Kinderheilkunde und Pflege

8. Auflage

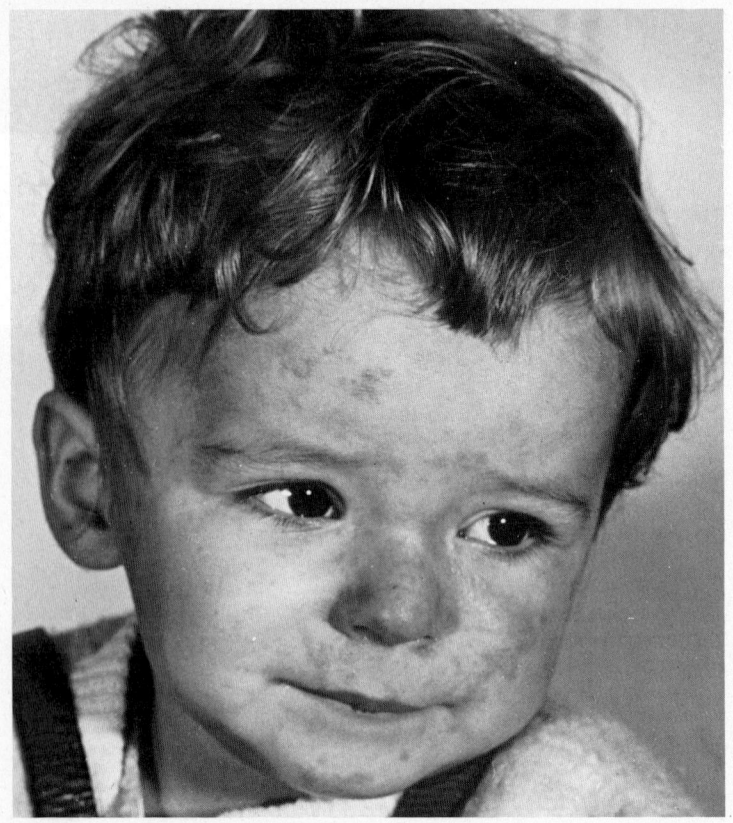

Einvernahme durch die Krankheit. 2jähriger Junge mit Masern. Augenbrennen durch Bindehautentzündung, behinderte Atmung durch Schnupfen, gespannte, heiße Haut durch den blühenden Ausschlag, Fieber.

Kinderheilkunde und Pflege

Michael Hertl

8., neu bearbeitete Auflage
277 teils zweifarbige Abbildungen
44 Tabellen

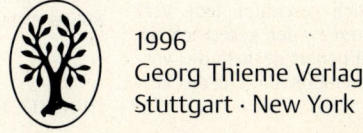

1996
Georg Thieme Verlag
Stuttgart · New York

Prof. Dr. Michael Hertl
apl. Professor für Kinderheilkunde
an der Universität Heidelberg
ehem. Chefarzt der Kinderklinik
des Krankenhauses Neuwerk,
Mönchengladbach

*Die Deutsche Bibliothek –
CIP-Einheitsaufnahme*

Hertl, Michael:
Kinderheilkunde und Pflege : 44 Tabellen /
Michael Hertl. – 8., neubearb. Aufl. –
Stuttgart ; New York : Thieme, 1996
7. Aufl. u.d.T.: Hertl. Michael: Kinderheil-
kunde und Kinderkrankenpflege für
Schwestern

1. Auflage 1968	1. spanische Auflage 1975
2. Auflage 1969	5. Auflage 1979
3. Auflage 1972	6. Auflage 1983
4. Auflage 1975	7. Auflage 1989

Titel der 1.–7. Auflage:
Kinderheilkunde und Kinderkrankenpflege
für Schwestern

Umschlagbild: Käthe Kollwitz,
Krankes Kind. Bleistiftstudie (1900)
© VG Bild-Kunst, Bonn 1996

Wichtiger Hinweis:

Wie jede Wissenschaft ist die Medizin
ständigen Entwicklungen unterworfen.
Forschung und klinische Erfahrung erweitern unsere Erkenntnisse, insbesondere
was Behandlung und medikamentöse Therapie anbelangt. Soweit in diesem Werk eine Dosierung oder eine Applikation erwähnt wird, darf der Leser zwar darauf vertrauen, daß Autoren, Herausgeber und Verlag große Sorgfalt darauf verwandt haben,
daß diese Angabe **dem Wissensstand bei
Fertigstellung des Werkes** entspricht.

Für Angaben über Dosierungsanweisungen
und Applikationsformen kann vom Verlag
jedoch keine Gewähr übernommen werden. **Jeder Benutzer ist angehalten,** durch
sorgfältige Prüfung der Beipackzettel der
verwendeten Präparate und gegebenenfalls nach Konsultation eines Spezialisten
festzustellen, ob die dort gegebene Empfehlung für Dosierungen oder die Beachtung von Kontraindikationen gegenüber
der Angabe in diesem Buch abweicht. Eine
solche Prüfung ist besonders wichtig bei
selten verwendeten Präparaten oder solchen, die neu auf den Markt gebracht worden sind. **Jede Dosierung oder Applikation erfolgt auf eigene Gefahr des Benut-
zers.** Autor und Verlag appellieren an jeden
Benutzer, ihm etwa auffallende Ungenauigkeiten dem Verlag mitzuteilen.

© 1968, 1996 Georg Thieme Verlag,
Rüdigerstraße 14, 70469 Stuttgart
Printed in Germany

Satz: Druckhaus Götz GmbH,
71636 Ludwigsburg
Gesetzt auf CCS Textline (Linotronic 630)

Druck: aprinta GmbH + Co. Druck KG,
86650 Wending

ISBN 3-13-348808-2   1 2 3 4 5 6

Vorwort zur 8. Auflage

Kundig und einfühlsam müssen Pflegende kranker Kinder und Jugendlicher sein, was heißt, ebenso über gründliche wissenschaftliche Kenntnisse verfügen wie über psychologische und pädagogische Einsichten und Fähigkeiten. Dies ist lehrbare Voraussetzung für eine Ganzheitsmedizin, wie sie im heutigen Verständnis von allen am Krankenbett Tätigen erwartet wird. Wesentliches kommt ergänzend und individuell geprägt hinzu aus der Hingabe, mit der sich der einzelne aus seinem Charisma, seiner „Pflege mit Gesicht" dem Kranken widmet.

Es ist nicht einfach, den Stoff eines so großen Faches, wie es die Kinderheilkunde mit ihrer engen Berührung zur Chirurgie, Orthopädie, Dermatologie, Hals-Nasen-Ohren-Heilkunde, Ophthalmologie, Neurologie und Psychopathologie und zu anderen Fächern darstellt, im Rahmen eines Taschenbuches unterzubringen. Es muß deshalb ein gedrängter und knapper Stil gewählt werden, mit dem die Einzelheiten aus ihrem Zusammenhang heraus verständlich entwickelt und nicht nur in Form einer trockenen Aufzählung aneinandergereiht sein sollten. Andererseits ist es mein Anliegen, einige basale Probleme der Pflege ausführlich zu besprechen, weil sie für jene atmosphärische Grundstimmung bedeutsam sind, mit der Krankenpflege, ist sie gut, geschehen sollte. Ich meine damit vor allem die Abschnitte zur psychischen Situation des kranken Kindes und zu den Hilfen, die für Kinder und Eltern gegeben sein müssen, zu den besonderen Problemen bei Kindern mit Fehlbildungen und onkologischen Krankheiten, und es ist dabei auch besonders angesprochen, wie sehr hier die Therapeuten selbst, bei dem Elend, das sie mitzutragen haben, ihre Belastung spüren. Ein längerer Abschnitt über die Entwicklungsschritte des noch ungeborenen Kindes soll ein besseres Verständnis in der Frühgeborenenpflege fördern. Wichtig sind auch die juristischen Probleme in der Tätigkeit des Pflegepersonals, zumal heute, da Eltern als Co-Therapeuten mit im Krankenhaus sind.

Bücher gehen ihre eigenen Wege. Das Taschenbuch wurde als Lehr- und Lernbuch für die Schwesternschülerin und als Fortbildungsbuch für die examinierte Schwester geschaffen. Inzwischen gibt es in jeder Kinderklinik auch Kinderkrankenpfleger. Im Gebrauch ist das Buch aber auch zu einem Nachschlagewerk der Kinderheilkunde und Pflege für andere medizinische und soziale Fachberufe, sowie für Eltern gesunder und kranker Kinder geworden. Schließlich ergänzt ein Pflegelehrbuch auch die ärztliche Literatur für Kinderheilkunde, wird doch der Arzt in seinen Lehrbüchern bezüglich der Pflege nur stiefmütterlich beraten.

Der Verlag hat das kleine Buch mit der Aufnahme zahlreicher weiterer Abbildungen und mit einem leserfreundlichen Layout didaktisch noch verbessern können, wofür nach den Jahren guter Zusammenarbeit ein besonderer Dank gesagt sei.

Sommer 1996 Michael Hertl

Verzeichnis der von anderen Autoren übernommenen Abbildungen:

Abb. **6** aus Harlow, H., Zimmermann, M.: Science 1959; 130: 421.

Abb. **15 a b** Bollmann, R., **c d e** Muck, B. R. aus Hertl, M.: Die Welt des ungeborenen Kindes. München; Piper 1994.

Abb. **43** aus Leiber, B.: Pais 1984; 3: 1.

Abb. **84** aus de Rudder, B.: Kinderärztliche Notfallfibel. 8. Aufl.; Stuttgart: Georg Thieme 1971.

Abb. **93** aus Weber, M.: Sozialpädiatrie 1994; 16: 21.

Abb. **136** aus Catel, W.: Das gesunde und das kranke Kind. Stuttgart: Georg Thieme 1977.

Abb. **140** aus Catel, W.: Differentialdiagnose von Krankheitssymptomen bei Kindern und Jugendlichen. 3. Aufl. Stuttgart: Georg Thieme 1961.

Abb. **224** aus Heubner, O.: Jb. Kinderheilk. N.F. 1887; 26: 52.

Abb. **257** aus Witzig, H.: Einmal grad und einmal krumm. München: Heimeran 1958.

Abb. **260** aus Zechlin, R.: Fröhliche Kinderstube. 9. Aufl. Ravensberg: Otto Maier 1956.

Inhaltsverzeichnis

Organische Krankheiten aller Altersgruppen

Gesundheitsfürsorge, Prävention 410

Arbeitshilfen: Ratschläge für pflegerische Aufgaben, zum Verständnis der ärztlichen Tätigkeit 425

Beruf wie kein anderer: tätig bei kranken Kindern

1 Kinder und Jugendliche in der heutigen Welt

■ Unsere Welt ging mit Optimismus ins 20. Jahrhundert. Als dementsprechend im Jahre 1900 die Schwedin Ellen Key dieses Jahrhundert mit ihrem Buch als „Jahrhundert des Kindes" ansprach, tat sie es nicht nur voller Hoffnung, sondern mit Zuversicht und in prophetischer Absicht. Wir sind heute – fast am Ende dieses Jahrhunderts – in der Lage, ein Urteil zur tatsächlichen Entwicklung abzugeben. Vielfältig und gegensätzlich sind die Wirkungen, die die Zeit für das Kind gebracht hat. Ein Jahrhundert des Kindes ist es nicht geworden. Zwiespältig ist die Stellung zum Kind. Für die einen Eltern ist es das höchste Glück, ein Kind zu besitzen. Andere, kinderlose Ehepaare tun alles, um ein Kind zu bekommen, einerseits durch Adoptionsbemühungen im In- und Ausland, andererseits z. B. durch Operationen und künstliche Insemination. Für eine In-vitro-Befruchtung sind sehr erfolgreiche Fortschritte gemacht, wenn diese Methode auch große psychische Probleme einschließt. Auf der anderen Seite steht die Abtreibung als Massenerscheinung; hier wird auf das Recht einer werdenden Mutter zur Selbstbestimmung gepocht, das Recht des Kindes aufs eigene Leben aber ignoriert. So zählt das Kind, das man will, zu den Höchstwerten, das Kind, das man nicht will, hat nur geringen oder keinen Wert. Es ist Wegwerfmaterial oder es hat Liebhaberwert oder man steht ihm gleichgültig gegenüber.

■ **Günstige Auswirkungen.** Ohne Zweifel hat dieses Jahrhundert das Kind in hohem Maße gefördert. Wenn die durchschnittliche *Lebenserwartung eines neugeborenen Menschen* heute bis auf rund 70 Jahre angestiegen ist (gegenüber 40 Jahren am Ende des vorigen Jahrhunderts), so ist dies in erster Linie der Verminderung der Säuglings- und Kindersterblichkeit zuzuschreiben. Hier finden das höhere Wissen um die perinatale Belastung des Kindes, die richtige Ernährung und die gesteigerte ärztliche Kenntnis um Krankheitsursachen und Heilungsmöglichkeiten, insbesondere von Infektionskrankheiten, ihren Ausdruck.

■ Vieles kommt dem Leben unserer Kinder zugute: Die schönen Schulgebäude von heute, die großzügigen neuen Krankenhäuser, die Förderung des Sports, der Bau von Spielplätzen und Schwimmbädern. Die sozialen Leistungen eines Staates nehmen einen großen Teil des Etats ein. Ein gesetzlich verankertes Krankenkassen- und Rentensystem schützt die Familien vor den materiellen Wirkungen der Krankheit und der Invalidität. Jeder Begabte kann finanzielle Ausbildungshilfen bekommen. In vielen Ländern ist Schulgeldfreiheit eingeführt. Hervorragend illustrierte Bücher, Zeitungen, Zeitschriften, Film, Radio und Fernsehen bringen eine Fülle wertvollen Wissens auch an die Kinder heran. Schon dem jungen Menschen steht fast die ganze Welt offen, um sie in ihren begeisternden Schönheiten kennenzulernen.

■ So entsteht der Eindruck, als habe das 20. Jahrhundert wie kein anderes das Kind gefördert. Die Erwachsenenwelt hat sich – offenbar wie nie zuvor – vom Wesen des Kindes gewinnen lassen. Sie sieht die Lebensfreude im kindlichen Gesicht; sie läßt sich davon anstecken und froher stimmen. Sie sieht aber auch am Ausdruck des Leidens im Kindergesicht in besonderer Dichte das vom Menschen oder den Naturgewalten verschuldete Elend der Welt und wird durch nichts mehr ermuntert und ermahnt, es zu lindern und zu verhindern. Diese weltweite Einstellung zum Kind – ohne Rücksicht auf Rasse, Nationalität und Religion – fand ihren Ausdruck in der *Charta des Kindes,* mit der die Generalversammlung der UNO am 20. November 1949 die Grundsätze einer Kinderhilfe in die Pflicht aller Völker übernahm. In der 25 Jahre älteren *„Genfer Erklärung"* der Internationalen Union der Kinderhilfe heißt es u. a., das Kind müsse in die Lage versetzt werden, sich in normaler Weise körperlich und geistig zu entfalten, hungernde Kinder müßten ernährt, kranke gepflegt, zurückgebliebene ermutigt, entgleiste Kinder zurückgeführt werden. In Zeiten der Not habe das Kind den ersten Anspruch auf Hilfe.

■ **Ungünstige Auswirkungen.** Diesen gutgemeinten Worten und positiven Erscheinungen der Zeit stehen zahlreiche negative Auswirkungen entgegen. Viele Jahre waren die Infektionskrankheiten und Ernährungsstörungen als Gefahr am meisten gefürchtet. In Mitteleuropa stehen heute die Gefährdungen im Vordergrund, die sich innerhalb des Elternhauses durch eine *mangelhafte Zuwendung* und durch *falsche Erziehung,* vielleicht sogar durch Vernachlässigung und Mißhandlung ergeben. In allen Lebensbereichen des Kindes und des Jugendlichen zeigt sich eine erschreckende Zunahme der Unfälle (vor allem Verkehrsunfälle), der Vergiftungen, des sexuellen Mißbrauchs (hohe Dunkelziffer!) und der Suchtwirkungen von Alkohol und Drogen.

■ Eine andere Einstellung zum Leben und eine „Öffnung zur Welt" haben unsere Fa-milien umstrukturiert und dabei mehr die Familienmutter als den Familienvater beeinflußt. Mit verschiedenen Motiven stehen nicht wenige Familienmütter im Beruf (echte Liebe zum Beruf; Bemühungen um eigenen Beruf und Verdienst und damit Unabhängigkeit vom Mann; Abneigung gegen Haushaltsarbeiten; Wunsch einer finanziellen Großzügigkeit innerhalb der Familie; materielle Not der Familie). Zwangläufig müssen die Kinder für längere Zeit sich selbst überlassen bleiben. Obwohl die wöchentliche Arbeitszeit im Beruf immer mehr sinkt, erwarten viele Erwachsene von den Stunden, in denen die Familie beisammen sein könnte, eher eigenes Vergnügen und Entspannung, als daß diese den Kindern gehörten. Oft fehlt also die Zeit zum Gespräch; viele Konflikte der Kinder werden den Eltern nicht offenbart, manche falsche Einstellung kann nicht korrigiert werden. Eine hohe *Scheidungsrate* macht viele Kinder früh zu Halbwaisen, überfordert dann häufig die Alleinerziehenden und drängt die Kinder bei haßerfüllten Auseinandersetzungen der Eltern in einen schmerzlichen Gefühlszwiespalt, da sie doch zu Vater und Mutter auch weiterhin Zuneigung empfinden. So erscheinen die Kinder heute trotz aller Förderung, Abwechslung und Anregung, die das Leben ihnen bietet, im Kern ihrer kindlichen Lebenswünsche oft nicht befriedigt und trotz des äußeren Reichtums in ihrer Vereinsamung arm. Zu Mängeln der Erziehung (fehlende oder falsche Erziehung; Verwöhnung, Inkonsequenz; Fremdeinflüsse von den „Eltern auf Zeit": Großeltern, Nachbarn) kommen noch Gefahren aus den Unterhaltungsmedien, Fernsehen, Kino und Illustrierte und aus dem unkontrollierten Umgang mit ungeeigneten Spielkameraden.

■ Der *moderne Wohnungsbau* ist nicht kinderfreundlich: kleine Kinderzimmer, geräuschdurchlässige dünne Wände, Hochhäuser, mehr Platz für Garagen als für Kinderspielplätze, nachmittägliche

Ruhezeit zur Hauptspielzeit der Kinder, Grünflächen oft mehr optische Zierde und für Kinder gesperrt. Nicht selten verunsichern unglückliche didaktische und systematische Schulreformen Eltern und Kinder. Zu viele Kinder kommen in fast allen Schulen auf einen Lehrer. Die Zahl der *Kindergärten* ist zu klein. Ihre öffentliche Förderung müßte der der Schulen entsprechen.

Kinderreichtum gilt in der Öffentlichkeit weithin als reine Unvernunft, obwohl die Kinder von heute in der Zukunft die Ernährung des immer mehr anwachsenden, nicht mehr arbeitsfähigen älteren Bevölkerungsanteiles sein werden (Abb. 1). Da-

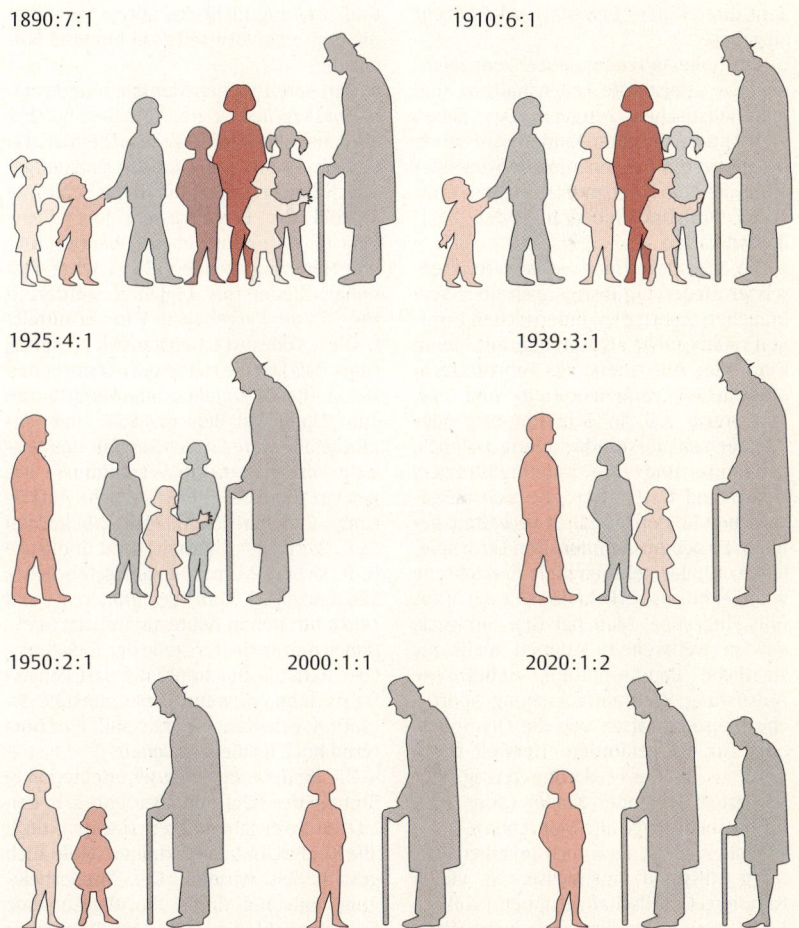

1890:7:1

1910:6:1

1925:4:1

1939:3:1

1950:2:1

2000:1:1

2020:1:2

Abb. **1** Alt (über 65 Jahre) und Jung (unter 15 Jahren) in der Entwicklung der Verhältniszahlen.

bei kommen Kinder in der politischen Willensbildung nicht direkt zu Wort, obwohl es bei vielen Elternentscheidungen um ihre persönliche Zukunft geht; ihre Eltern haben nur die eigenen (Wahl-)Stimmen, obwohl sie sich ganz besonders für ihre Kinder einsetzen wollen (und natürlicherweise müssen). Daher sollte man dem wahlpolitischen Vorschlag folgen, den Erziehungsberechtigten ein um die Zahl ihrer Kinder erweitertes *Wahlrecht* zu geben.

■ Eine hohe *Abtreibungsquote* kennzeichnet eine egoistische Lebenshaltung und materialistischen Zeitgeist. Das Leben vieler unerwünschter Kinder wird schon in den ersten Existenzmonaten beendet ohne die Not einer medizinischen, ethischen oder wirklich bedrängenden sozialen Indikation.

■ Die *öffentliche Hand* belastet trotz gewisser Steuervergünstigungen über Verbrauchersteuern die kinderreichen Familien relativ mehr als Familien mit einem Kind oder Alleinstehende. Fahrpreise in öffentlichen Verkehrsmitteln und Eintrittspreise z. B. in Schwimmbad oder Theater sind für Kinder relativ zu hoch. Ferienorte und ihre Kureinrichtungen, Hotels und Gaststätten, die sich ausgesprochen kinderfreundlich verhalten, gehören zu den Ausnahmen. Den Lärm spielender Kinder nehmen viele Erwachsene weniger hin als Verkehrslärm durch Autos und Flugzeuge. Man hat den Eindruck, daß in weltweitem Rahmen mehr für staatliche Repräsentation, militärische Aufrüstung, Weltraumforschung, sportliche Meisterschaften wie die Olympiade oder für die gefährdete Tierwelt getan wird, als für die Förderung geistig oder körperlich leidender Kinder (oder auch für hilfsbedürftige alte Menschen).

■ Schließlich ist auch noch auf einen weiteren Mißstand hinzuweisen: In vielen Familien, Gesellschaftsgruppen, Völkern und Nationen werden egoistische Wertgefühle zugelassen, egoistische Bewer-tungen oder Forderungen aufgestellt oder gehalten und damit Gegensätze im mitmenschlichen Zusammenleben geschaffen, womit weder dem sozialen noch dem politischen Frieden gedient ist. Soziale Randgruppen, chronisch kranke, behinderte und schwachsinnige Kinder, Kinder aus sozial ungünstigem Milieu, Mischlingskinder, Kinder fremder Rassen oder aus Familien ausländischer Arbeitnehmer finden häufig nicht das nötige Verständnis und eine vorurteilslose humane Förderung.

■ Der Anteil junger Menschen an *kriminellen Vergehen* ist groß und liegt bei 25% aller aufgeklärten Vergehen. Die Maßstäbe von Recht und Unrecht sind aufgeweicht, nicht zuletzt durch das schlechte Vorbild der Erwachsenen. Jugendliche (14–18 Jahre) sind ebenso häufig (10%) wie Heranwachsende (18–21 Jahre) beteiligt. Kinder (bis 14 Jahre) werden in rund 5% der Vergehen als Täter ermittelt.

■ Die Todesursachenstatistik (Abb. 2) zeigt, daß fast die Hälfte der verstorbenen Kinder heute *Unfällen und Vergiftungen* zum Opfer gefallen ist. 85% aller Unglücksfälle wären durch Sorgfalt und Vorsicht vermeidbar. Die Versäumnisse liegen vor allem bei Eltern (Vorsicht, Aufklärung), Erziehern (Aufklärung), Behörden (z. B. Verkehrssicherheit) und Industrie (z. B. sichere Verpackungen gefährlicher Substanzen). *Bösartige Tumoren und Leukämie* stehen heute an zweiter, *Infektionen* nun an dritter Stelle der Todesursachenstatistik. Der Impfwille darf keinesfalls erlahmen, wenn diese günstige Situation gehalten werden soll. Erschütternd hoch ist die *Suizidquote*.

■ Die *Kinderkrankenhäuser* erlebten eine Blüte in den 60er und 70er Jahren. In den letzten zwei Jahrzehnten sind praktisch alle Kinderkliniken verkleinert, viele auch geschlossen worden. Die Minderbelegung entstand durch die abgesunkene Geburtenzahl, die starke Verkürzung der Verweildauer im Krankenhaus bei der so

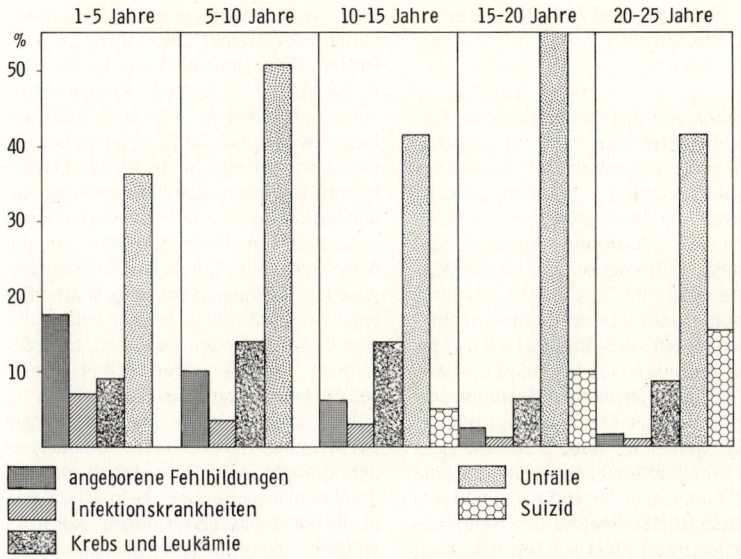

Abb. **2** Altersklassen und Todesursachen (%).

schnell erfolgreichen Therapie und einer psychologisch zu erklärenden Abneigung gegen einen Krankenhausaufenthalt sowie durch Zunahme der niedergelassenen Kinderärzte. Vieles an dieser Entwicklung ist verständlich, ja richtig und gut, jedoch ist damit auch die Arbeit für jene Kinder erschwert, die unbedingt stationäre Hilfe brauchen. Oft ging die bürgernahe Kinderklinik verloren. Die Anfahrtwege sind dann in lebensbedrohenden Situationen zu lang (nach Unfall, in der Atemnot beim Krupp-Syndrom, bei schwerer Infektion und in kardialen Notfällen, bei Vergiftungen, bei einer akuten Blutung, in einem Krampfstatus, nach einem Suizidversuch, bei Verlegung eines kranken Neugeborenen aus einer Frauenklinik). Der tägliche Krankenhausbesuch durch Eltern, der vor allem gegen das Trennungstrauma und zur Krankheitsbewältigung so nötig wäre, wird oft nicht mehr verwirklicht, aus finanziellen Grün-

den oder wegen der Versorgung der anderen Familienmitglieder. Bei stärkerer Belegung können Rooming-in-Wünsche nicht mehr erfüllt werden oder nur in unerträglicher Beengung. Aufstehkinder, Ärzte, Schwestern und Pfleger, Reinigungspersonal, auch die besuchenden Erwachsenen und Freunde brauchen Bewegungsraum. Die finanziellen Maßstäbe, die an die Rentabilität der Kinderkliniken angelegt werden, sind zu sehr aus der Erwachsenenmedizin genommen. Sie berücksichtigen zu wenig die speziellen Eigenschaften der kinderklinischen Tätigkeit: starke Belegungsschwankungen durchs Jahr hindurch, hohe Zahl isolierpflichtiger Kinder, hoher Durchgang mit kurzen Liegezeiten (relativ viele „Intensivtage"), sehr bewußte Bemühung um schnellen Durchgang, hohe, zeitfordernde Zuwendung auch zu den Eltern mit ihren Sorgen.

2   Stellung und Aufgaben der Pflegenden

■ Existenz, Stellung und Aufgaben der Kinderkrankenschwester, des Kinderkrankenpflegers und Kinderarztes sind von der Krankheit bestimmt. Erkrankungszeichen verlangen Erkennen, Erwägen (Differentialdiagnose), Einordnung (Diagnose) und Behandlung (Therapie). Ziel ist die Wiederherstellung der Gesundheit (Heilung, Rehabilitation) oder wenigstens ein Fähigmachen für ein selbständiges Leben. *Jeder Kranke muß in seiner Individualität gesehen und darauf der Heilplan abgestimmt sein.* Ein Lehrbuch der Medizin kann nur die prinzipiellen Hilfen geben, was die typischen Krankheitszeichen angeht, die eine Krankheitsursache hervorbringt, und was durchschnittliche Reaktionsweisen eines Menschen unter einer solchen Belastung sind. Darüber hinaus gehende Reaktionsvarianten können nur prinzipiell angedeutet sein, entzieht sich doch die Vielfalt der individuellen Erscheinungsbilder einer Darstellung. Diese kann nur aus der Lebens- und Berufserfahrung des Pflegenden wie des Arztes gewußt, aus mitmenschlicher Sensibilität jeweils erfaßt und mit gutem Willen helfend mitberücksichtigt werden. „Nicht die Krankheit, kranke Menschen sind zu behandeln." Dies gilt für den kranken Erwachsenen wie für ein erkranktes Kind oder einen Jugendlichen.

■ Aber, das Kind ist kein Erwachsener, auch *kein kleiner Erwachsener,* und so hat die Kinderheilkunde einige entscheidend wichtige Besonderheiten. Zusätzliche Aufgaben und Einsichten werden von den Pflegenden verlangt. Ihre Tätigkeit in der Organisation einer Kinderklinik ist unter folgendem Bild vorzustellen (sogenanntes *kinderklinisches Dreieck*):

Kind/Eltern

Pflegender ——————— Arzt

Man sieht Beziehungen der Pflegenden zum Kind, zu seinen Eltern und zum Arzt. Die natürliche enge Bindung zwischen Eltern und Kind ist durch die Krankenhausaufnahme gelockert. Pflegende und Arzt treten helfend für das Kind, aber auch für die Eltern ein. Auf beide Personenkreise kommt in diesem krankheitsbedingt nahen Verhältnis zum Teil noch die Funktion besonderer menschlicher Nähe zu, die dem Kind sonst durch die Angehörigen gegeben ist. Pflegender und Arzt arbeiten engstens zusammen, teils jeweils selbständig in ureigenen Aufgaben, teils zusammen in gemeinsamer Arbeit, immer auf das gemeinsame Ziel hin.

Es ist eine natürliche und folgerichtige Entwicklung, wenn es heute die Pflegenden drängt, ihren Berufsinhalt neu zu durchdenken, effektiver zu machen und in ihrem Leistungsvermögen selbstbewußter zu sein. Sie haben dabei drei Ziele vor Augen:

– *im Fortschritt der Medizin* eine Verbesserung der Pflegetechniken, wobei man weiß, daß Routinetechniken, Ernährung, Rehabilitation auf einem wissenschaftlichen Prüfstand neu durchdacht und verbessert werden können,

– *eine größere Nähe zum individuellen Kranken zu finden,* um ihn besser zu verstehen und ihm noch mehr das Gefühl eines persönlichen Engagements zu geben, was weg von einer funktionalen und hin zu einer ganzheitlichen Pflege unter anderer Organisation des Dienstablaufes bedeutet, bei den Pflegenden aber noch mehr psychologisch und pädagogisch fundiertes Wissen als bisher verlangt,

– *den Pflegenden selbst noch mehr Freude am Beruf zu vermitteln,* was einerseits aus mehr Selbständigkeit und Selbstverantwortung, andererseits aus überzeugender Anerkennung im therapeutischen Team und einem höherwertigen Berufsimage in der Öffentlichkeit kommen kann.

So werden scheinbar schon und für immer gestellte Fragen neu gestellt: was *ist* Pflege am Kranken? Was bedeutet Pflege für den Kranken und für mich als Pflegenden? Was geschieht bei der Pflege? Nur in Kürze soll an dieser Stelle einiges dazu gesagt werden.

■ Man kann die **Aufgabe der Pflegenden** zunächst auf einen einfachen Nenner definieren: *In der Krankheit ist eine menschliche Existenz in ihren Grundbedürfnissen und Aktivitäten beeinträchtigt oder zumindest bedroht. Die Pflegenden geben den Kranken ihre mögliche Hilfe, daß sie diese Grundbedürfnisse noch selbst erfüllen können, oder – wo dies nicht mehr möglich ist – die Pflegenden selbst erfüllen sie ersatzleistend mit den medizinischen und ihren mitmenschlich-persönlichen Möglichkeiten.* Dazu ein einfaches Beispiel: Die problematische Ernährung eines Schwerkranken wird möglich, entweder in einem seiner Schwäche angepaßten Zurichten der Nahrung (Diät, Zerkleinern, Trinken mit Schnabeltasse, Füttern mit Löffel) oder auf künstlichem Weg (Sondenernährung, Infusion).

Auf der *physischen Seinsebene des Kranken* können Essen und Trinken, Atmen, Stabilisierung der Körpertemperatur, Schlaf und Bewegung mehr oder weniger beeinträchtigt sein. Auf seiner *psychischen Seinsebene* herrschen Empfindungen wie Schmerz, Angst und Atemnot vor; weitere Krankheitsauswirkungen wie Abkopplung von der vertrauten sozialen Umwelt, Einengung für typische Aktivitäten und Existenz- und Zukunftssorgen kommen hinzu.

Die *Hilfsmöglichkeiten der Pflegenden* können oft nur bei den einfachsten Grundbedürfnissen ansetzen. Aber es ist doch für ihre Einstellung diesem Kranken gegenüber von größter Bedeutung, daß und wie weit sie sich klar gemacht haben, welche Person mit ihrer individuellen Eigenprägung hier ihnen zum Verstehen seines Leidens und zur Wiederherstel-

lung seiner Gesundheit anvertraut ist. Das ist, nur das ist dann ganzheitliches Pflegeverständnis: Es folgt ganzheitlich diesem individuellen Kranken, nimmt neben seinen körperlichen auch seine seelischen und geistigen Bedürfnisse wahr.

■ Die Wissenschaft von moderner Pflege macht bewußt, wie hier jeweils krankenbezogen ein **„Krankenpflegeprozeß"** im Entstehen ist: Der Pflegende kommt nach der Ausbildung und mit eigener Erfahrung in seinem Beruf mit einem ausgeprägten Verständnis für Gesundheit und Krankheit daher, er steht in einer kollegialen und hierarchischen Ordnung und in einem angepaßten Dienstplan in einem organisierten Pflegesystem und bringt zusätzlich sein Charisma in seinen Part dieses Krankenpflegeprozesses ein. In der Kommunikation mit dem Erkrankten wird dessen Betroffensein erkennbar: das Krankheitsbild nach Lehrbuchschema einerseits und dazu, wie er in seinen individuellen Bezügen emotional und sozial betroffen ist. Dies alles subsumierend wird nun der Pflegeplan erstellt, eine Handlungsanweisung für die Pflege, die immer von neuem aktualisiert bezogen ist auf das augenblickliche Sosein dieses Kranken und die für ihn wichtigen Pflegeziele.

Um dieses Optimum erreichen zu können, gibt man heute auch in der Erwachsenenmedizin (wie weitgehend schon immer in der Kinderheilkunde) dem *ganzheitlichen Pflegesystem* den Vorzug, was besagt, daß eine Schwester oder ein Pfleger bei einem Patienten für alle pflegerischen Tätigkeiten einschließlich der psychischen Betreuung zuständig und verantwortlich ist. Eine *Funktionspflege* allein umgreift dies nicht.

Um alle pflegerelevanten Daten und Aussagen über einen Kranken aktuell wirksam haben zu können, hat sich heute eine sorgfältige und ausführliche *Pflegedokumentation* entwickelt. Auf übersichtlichen Bogen werden nicht nur der krankheitsgegebene Verlauf, sondern auch Pflegeziele, Anordnungen, Diskussionsinhalte, Pflegemaßnahmen, Pflege- und Therapie(miß)erfolge und Kurzzeitziele aufgezeichnet. Wer längere Zeit so dokumentierend arbeitet, spürt einen emanzipatorischen Effekt für die Pflegenden, die die Wichtigkeit und Selbständigkeit ihrer Arbeit verstärkt fühlen. Er erkennt zusätzlich, daß damit ein Instrument der Pflegedienstleitung für Stellenplanverhandlungen entstanden ist, eine wirkungsvolle Argumentationshilfe, um den notwendigen Arbeitsinhalt mit seinem Zeitaufwand zu belegen. Nicht zuletzt kann sich eine solche sorgfältige Dokumentation einmal auch in rechtlicher Hinsicht als wertvolles Beweismittel bei Regreßansprüchen für die eigene Verteidigung erweisen.

■ Für Pflegekräfte in Lehr- und Leitungsfunktionen gibt es nun **Hochschulausbildung,** was die Eigenständigkeit des Pflegeberufs neben dem des Arztes immer deutlicher werden läßt. Dies wird sich nicht nur auf neue Organisationsformen und verbesserte Pflegetechniken günstig auswirken, sondern auch die fachliche Diskussion mit dem Arzt fruchtbarer gestalten, der für den Pflegebereich sowieso von seinen Lehrbüchern nur unzureichend beraten und darin nicht ausgebildet ist. Es wäre dann auch zu wünschen, daß in den ärztlichen Studienplan eine Vorlesung über Krankenpflege einbezogen wird, in der Krankenpflegedozenten dem angehenden Arzt die Bedeutung der Krankenpflege und den Weg zu einer guten Kooperation der Therapeuten nahebringen könnten. Vorausschauend muß aber *bei einer begrüßenswerten Akademisierung der Pflegewissenschaft eine Gefahr* vermieden werden, die die Ausbildung zum Arzt immer schon begleitete: Medizin ist eine so ausgesprochene Erfahrungswissenschaft, daß eine starke Betonung der Theorie den Weg zu einer individuellen Praxisproblemlösung dann erschwert, gibt sie sich zu wissenschaftlich dominant.

2.1   Pflege mit Gesicht

■ Die Aufgabe, dem kranken Kind in einer bedrohenden Krankheit beizustehen, ist nur in verständnisvoller Zusammenarbeit mit den Eltern oder jenen Personen gut zu lösen, die als Partner 1. Ordnung mit dem Kind und Jugendlichen leben. Die Pflegenden müssen diese Aufgabe mit echter menschlicher Wärme und Hingabe erfüllen. Krankenpflege ist kein Job! Ein ganzer gesunder Mensch begegnet einem ganzen kranken Menschen. Dieser braucht und erwartet einen Pflegedienst mit Gesicht. Es gibt da nicht nur die Hände für technische Verrichtungen, sie können auch streicheln und ruhig machen. Es gibt nicht nur den Kopf, der sachliche Daten speichert und wiedergibt, er trägt auch ein lebendiges Gesicht. Ein Gesicht mit Augen, die in Gesichtszügen des anderen lesen können, mit Ohren, die zuzuhören vermögen, mit einem Mund, der fähig ist zu persönlichem Zuspruch und Gespräch. Es ist ein Gesicht mit einem eigenen seelischen Ausdruck, der dem Kranken etwas von eigener Wärme und von der Fürsorgefähigkeit des Pflegenden vermitteln kann.

Auf der einen Seite sind die im Krankenhaus Pflegenden imstande, teilweise noch mehr zu leisten als die Mutter*. Dies ist ja der eine Grund der Klinikaufnahme: daß unter den häuslichen und familiären Möglichkeiten eine Gesundung des schwerkranken Kindes in Frage gestellt sein würde. In der pflegerischen Technik, im Wissen um das Nötige, im Geschick des Handelns und in der Festigkeit, zum Ziel zu kommen, sind Schwester und Pfleger der Mutter überlegen.

---

*   Hier und im folgenden: Neben der Mutter ist auch an den Vater oder eine andere besondere Bezugsperson gedacht.

In einem anderen Teil der Pflege aber sind die Pflegenden einer Mutter gegenüber geradezu bedrückend unterlegen: in der Möglichkeit, dem Kind die Echtheit und die Tiefe an Zuwendung zu geben, die es immer und vor allem unter der Last der Krankheit braucht. Dieser Tatsache wegen gehen wir im folgenden Abschnitt ausführlich auf die seelische Situation des kranken Kindes und auch auf den Hospitalismus, den Pflegeschaden in der Massenpflege, ein. Wenn nun ein Pflegender vor diesen Schwierigkeiten steht und diese, wie es scheint, unausbleibliche Folgen zu sehen glaubt, könnten Resignation und Mutlosigkeit ihn befallen. Gerade das Gegenteil aber sollte der Fall sein.

Weil dieser Pflegende weiß, was die Mutter für das Kind bedeutet und welche Gefahren eine seelische Unterernährung und Veröddung (wie der psychische Hospitalismus oft übersetzt wird) einschließen würde, muß er sich überlegen, wie er an seiner entscheidenden Stelle das Richtige tut. Mit selbstloser, fröhlicher Liebe und Zuneigung, mit gleichmäßiger Güte, in gelöster Sicherheit, mit unendlicher Geduld, mit Ruhe und Festigkeit wird er es richtig machen. Gewiß, hier wird viel erwartet, zumal in einer Zeit, in der man mehr vom Beruf der Schwester und des Pflegers als von der Berufung dazu spricht. Aber es gibt noch Viele, die mit großer Hingabe ihren Beruf erfüllen, in einer warmherzigen Nähe zum kranken Kind und Jugendlichen und zu den Eltern stehen, wie es auch im Wortbegriff „Schwester" von alters her zum Ausdruck kommt. Manchmal hat man den Eindruck, viele der jüngeren Schwestern und Pfleger hätten Hemmungen, ihre Zuneigung zum kranken Kind zu zeigen. Hier müßten ihnen die älteren Schwestern und Pfleger mit Vorbild und Ermunterung helfen. Viele von ihnen sind so glücklich zu wissen, wieviel Lebensfreude und Zufriedenheit sie selbst schon in ihrem Leben aus dem Kontakt mit den Kindern,

aus ihrer Natürlichkeit und beglückenden Zuneigung erlangen konnten.

■ Die Mütter spüren diese Bedeutung der Pflegenden, manchmal vielleicht mit einem leichten Gefühl der Eifersucht. Auch dies müssen Schwestern und Pfleger verstehen als eine für eine Mutter durchaus typische Reaktion und eventuell einer dadurch seelisch belastenden Mutter mit einigen erklärenden Worten helfen (Hinweis auf das Wohl des Kindes, das wünschen läßt, daß sich das Kind an die Pflegenden menschlich bindet; darin liege eine glückliche Hilfe der Natur, da sich das Kind sonst oft verlassen fühlen müßte; durch häufige Besuche könne das vertraute Band erhalten und die dem Kind nötige Sicherheit gegeben werden; das Kind würde sich nach der Entlassung schnell wieder zu Hause eingewöhnen).

Die Frage, ob ein Krankenhaus Vertrauen verdient, entscheidet sich nicht nur am Ruf des Arztes. Es ist für Eltern nicht weniger wichtig zu wissen, zu welchen Schwestern und Pflegern ihr Kind kommt. Jeder Pflegende darf sicher sein, daß beginnend mit dem Eintritt, mit Gruß und Vorstellung im Aufnahmeraum, alles an ihm – die Ordnung und Sauberkeit seiner Kleidung, die Art und Weise, wie er das Kind begrüßt und übernimmt, die Form, in der er mit dem Arzt im Gespräch ist und weiterhin jedes Wort und jede Geste – genau beobachtet und bewertet wird.

Eine Mutter hat auch noch Fragen an die Pflegenden, selbst wenn der Arzt aus seiner Sicht schon mit ihr gesprochen hat. Man soll ihr reichlich Gelegenheit zum Gespräch geben. Die konkreten Einzelheiten des täglichen Lebens, ob das Kind Heimweh habe, wie es so rede und spiele, was über Essen, Schlaf und Verdauung zu sagen ist, dies will die Mutter in allen Einzelheiten wissen, um daran dann ihr eigenes Kind immer wieder erkennen zu können. So werden Schwester und Pfleger für die Eltern zur Brücke zum Kind. Dies gilt vor allem beim länger kranken Kind, das

Wochen und Monate im Krankenhaus sein muß.

2.2   Diagnostische Aufgabe

■ Mit Recht wird auch von einer diagnostischen Aufgabe der Pflegenden gesprochen. Sie stellen zwar nicht die Diagnose, leisten aber wesentliche Hilfe dazu, die Symptome der Krankheit zu erfassen.
■ Diese Leistung beginnt schon bei den täglichen Messungen von Gewicht, Körpertemperatur und Längenmaßen; sie erstreckt sich ferner auf die laufende Registrierung der Ausscheidungen (Harn, Stuhl, Erbrochenes, Sputum) und auf jede Einzelheit, vor allem jede pathologische Besonderheit, die an der Körperstruktur und am Verhalten des kranken Kindes zu beobachten ist. Wenn auch der Arzt nach der stationären Aufnahme einen sorgfältigen Befund (Status praesens) erhebt und, so oft es nötig und möglich ist, zur Kontrolle wiederum untersucht, so ist doch seine Zeit sehr beschränkt. Er sieht das einzelne Kind zwangsläufig nur einen Bruchteil der Zeit, die es die Pflegenden jeden Tag bei den verschiedenen Verrichtungen der Ernährung, Pflege und Therapie sehen. Daher sind viele Beobachtungen möglich, die für die Diagnostik eine vielleicht entscheidende Bedeutung haben können. Ein Pflegender braucht also wache Augen, die Fähigkeit genauer Beobachtung und – was sehr schwierig ist: – er muß beschreiben können, was er gesehen hat. Hier hilft die Übung: das Gedächtnis läßt sich durch kurze Notizen stützen. Der Arzt muß sich auf ihn verlassen können. Vor allem in der Nachtwache trägt er hier mitunter eine große Verantwortung.

Während sich der „diagnostische Sinn" beim Pflegenden entwickelt, muß er einen ähnlichen Entwicklungsgang durchmachen wie der angehende Arzt. Neben der gefühlsgesteuerten Zuwendung zum Kind erwirbt er – wie auf Abruf – die Möglichkeit einer kühlen Übersicht des vorliegenden „Falles". Nur so ist er auch erschütternden Szenen gewachsen, die sein energisches Einschreiten und Handeln verlangen.

Dieser Sinn kommt ihm aber wieder für seine pflegerische Aufgabe zugute. Indem er lernt, seine Gefühle zu beherrschen und Einzelheiten zu trennen, verliert er auch nicht den unbeschwerten Kontakt zum Kranken, wenn dieser durch stark entstellende und – wie die Sprache sagt – schreckliche Veränderungen im Gesicht oder sonstwo am Körper gezeichnet ist. Es ist doch eine allgemeine Erfahrung im täglichen Leben, wie sehr schon kleinste Veränderungen im Gesicht, eine kleine Entzündung, eine Warze, ein Hämangiom den zwischenmenschlichen Kontakt stören können. Der Betrachter eines solchen Gesichtes ist mitunter so sehr von diesen Erscheinungen beeindruckt, daß er den daneben objektiv ungestört gegebenen seelischen Ausdruck nicht mehr voll wahrnimmt.

Wie oft gibt es aber im Krankenhaus Situationen, wo das Gesicht z. B. durch ausgedehnte Verbrennungen, ein superinfiziertes, verkrustetes Ekzem, durch ein schweres nephrotisches Ödem oder durch ausgedehnte Weichteilverletzungen jede Ausdrucksmöglichkeit wirklich verloren hat. Nun wissen die Pflegenden trotzdem hinter der zerstörten Fassade des Gesichts in unbeschränkter mitmenschlicher Empfindung die Seele des Kindes zu erreichen.

2.3   Therapeutische Aufgabe

■ Therapie ist der einzige Sinn der Medizin. Therapie ist alles, was dem Kranken in seiner Krankheit hilft. Therapie beginnt schon in der ersten Begegnung und im ersten Gespräch, soweit hier Vertrauen zum Therapeuten entsteht.
■ Wie die Diagnostik ist auch die Therapie eine auf Schwester und Pfleger zugeschnittene eigene Funktion. Es kommt

zwar nur in Ausnahmefällen dazu, daß diese selbständig Medikamente einsetzen (Notfälle); ständig gehen aber, genau dosiert und pünktlich verteilt, die vom Arzt angesetzten Medikamente durch ihre Hand. Das Einflößen ist vor allem bei den Kleinkindern mitunter sehr schwierig und die Durchführung von Injektionen wegen der kleinen Körperverhältnisse nicht ungefährlich.

Für den Arzt ist erwiesen, wieviel bei der Wirkung der Medikamente von seiner Persönlichkeit abhängt. Diese psychotherapeutische Seite der ärztlichen Therapie ist aus Erfahrung längst geläufig, mittlerweile auch durch Versuche mit pharmakologisch wertlosen Tabletten exakt bewiesen ("Leertabletten"; Plazeboversuche).

Beispiel einer solchen Versuchsreihe: 100 Patienten bekommen gegen Herzschmerzen eine Tablette oder Injektion, nur jeder zweite aber darin eine im Zellgewebe wirksame Substanz. Theoretisch dürften also höchstens 50% eine Schmerzlinderung verspüren, in Wirklichkeit sind es aber etwa 75%.

▪ Nichts liegt näher, als auch vom Arzt als von einer Arznei, von der "Droge Arzt" zu sprechen. Die gleich hohe Bewertung kann auch der therapeutischen Leistung der Pflegenden zukommen. Daß er sperrenden Kindern die Arznei einverleiben kann, daß diese Kinder auch bittere Substanzen mit einem Lächeln verschlucken, ist überzeugende Demonstration seiner suggestiven Kräfte. Wie oft werden Schmerzen durch Zuspruch und durch die streichelnde Hand gelindert, wie oft wird ein unruhiges Kind in den Schlaf gesungen und das erste Aufstehen nach einer Bauchoperation durch ein ehrgeizförderndes, ermunterndes Wort geschafft. Gewiß, dies sind allgemein bekannte Erscheinungen, aber es ist nötig, sie auch den Pflegenden sehr bewußtzumachen, und den Drogencharakter, den solche persönlichkeitsbedingte Wirkungen im Heilplan haben, hervorzuheben.

2.4   Erzieherische Aufgabe

▪ Adalbert Czerny sprach vom "Arzt als Erzieher des Kindes". Erziehen heißt Normen setzen und als Richtmarken in einen Menschen einfügen. Auch ein Pflegender sieht sich in der Klinik vor die Notwendigkeit gestellt bzw. hat viel Gelegenheit, erzieherisch tätig zu sein, sei es, damit sich die Kinder in die nötige Ordnung einfügen, die das Krankenhaus braucht und die dem Heilplan dient, oder wenn es für das weitere Leben von entscheidender Bedeutung ist, zum Beispiel einen Diabetiker in die rechte Lebensweise einzuführen.

▪ Das besondere Augenmerk gilt dabei Erscheinungen, die mit der Gesundheit im weitesten Sinne oder mit den Gründen für die gegebene Erkrankung zu tun haben. Werden im Gespräch des Pflegenden und des Arztes hier konkrete Familiensituationen kritisch angesprochen, so dient dies sowohl einer Rehabilitierung des kranken Kindes wie auch einer Vorsorge vor erneuter Schädigung. Kinder, vor allem Eltern, sind in solchen Gesprächen sehr aufgeschlossen und voll guten Willens, den gleichen Fehler nicht zu wiederholen. Ohne daß es immer in der bewußten Absicht des Pflegenden liegt, wird manche eigene gesunde Einstellung und Lebensnorm aus seiner Haltung und seinen Worten erkennbar, die mehr oder weniger nachhaltig in die Familien Eingang finden kann.

▪ Pflegender und Arzt nehmen durch ihren Beruf in unserer heutigen Gesellschaft insofern eine besondere Stellung ein, als Stellungnahmen und Wertsetzungen auch gegenüber außermedizinischen Dingen des Alltags wie kritiklosem Fernsehen, schlechter Lektüre, unvernünftigen Modegewohnheiten und familienschädlicher Haltung der Eltern akzeptiert werden. Beide sind also nicht nur Erzieher des Kindes, sondern in gewissem Sinne auch der Eltern.

3   Psychische Situation des kranken Kindes und Hilfen für Kinder und Eltern

3.1   Belastung durch die Krankheit und die fremde Welt des Krankenhauses

■ In der denkbar schlechtesten Eingangssituation wird ein krankes Kind in die Klinik aufgenommen. Es fühlt sich krank, schwerkrank, fühlt sich in seinem erhöhten Schutzbedürfnis und Liebesverlangen mehr denn je mit seinen Eltern verbunden und wird nun von ihnen getrennt – noch dazu offensichtlich auf deren Wunsch, mindestens mit deren Einverständnis. Gewiß, nicht jedes Kind kommt aus einem Elternhaus, nicht wenige von Pflegepersonen wie den Großeltern oder aus einem Heim. Im Prinzip leben alle Kinder bisher aber doch in einer gleichen oder ähnlichen Situation, so sehr verschieden diese quantitativ auch sein mag: Sie haben einen Partner, mit dem sie leben, der Teilhaber und Teilnehmer ihrer Sorgen und Nöte und auch ihrer Freuden ist. Allerdings kann man feststellen, daß Kinder, die in einem Heim leben oder bei Berufstätigkeit der Mutter tagsüber von einer größeren Personenzahl reihum versorgt werden, sich leichter in das fremde Krankenhausmilieu eingewöhnen. Der Wechsel der um sie lebenden Gesichter wird aus Gewohnheit nicht so schwer genommen.

■ **Neue Bezugspersonen.** Als neue Beziehungspersonen, denen es nicht ausweichen kann, treten nun *Pflegende und Ärzte* ins Leben des Kindes. Eine häufige Reaktion des kleinen Kindes ist brüllende Abwehr. Ein Pflegender wird nur in zweiter Linie davon betroffen. Ihm wird, wenn auch zögernd und oft nur schrittweise, am ehesten das Recht vertrautester Personen zugestanden: das Kind ausziehen, füttern und waschen zu dürfen. So ent-

wickelt sich ein erstes Vertrauensverhältnis leichter zu ihm als zum Arzt. Wie sehr muß aber ein Kind enttäuscht sein und zeitweise in ein Gefühl hoffnungsloser Isolierung hineingeraten, wenn sich bei diagnostischen und therapeutischen Eingriffen Schwester oder Pfleger als bedingungslose Helfer, als Verschworene des Arztes erweisen und sich sogar noch gegen das unruhig abwehrende Kind wenden.

■ Das *Verhalten des einzelnen Kindes bei der Untersuchung durch den Arzt* ist sehr verschieden und so wenig im voraus berechenbar, daß Überraschungen nicht ausbleiben können. Einige Kinder lassen die körperliche Untersuchung scheinbar völlig ungerührt, apathisch über sich ergehen, so daß man sich an den Totstell-Reflex mancher Tiere erinnert fühlt. Aber es ist oft nur eine Ruhe vor dem Sturm, der unstillbar losbricht. Die Untersuchung kann dann nur notdürftig zu Ende geführt werden. Andere Kinder brennen gleich von Anfang an ein Feuerwerk turbulenter Abwehr ab. Nur indem der Arzt sich in dieses Gewühl hineinbegibt, gelingt es ihm, zu ausreichenden Befunden zu kommen. Bei vielen Kindern bringen die Ermüdung und die Erkenntnis, daß alles „halb so schlimm" ist, doch bald so viel Beruhigung, daß die Untersuchung ungestört weiterläuft. Eine dritte Gruppe von Kindern, die erfreulichste Gruppe, zeigt sich – vielleicht durch ein freundliches Arztbild zu Hause vorbereitet, das glücklicherweise nicht Lügen gestraft wird – zutraulich und macht ohne Angst und in freundschaftlicher Aufgeschlossenheit bei der Untersuchung mit. Eine vierte Gruppe von Kindern duldet die Untersuchung, macht in Reserve mit, kommt aber über die Neutralität nicht hinaus. Hier zeigt sich eine durchaus lebenstüchtige Einstellung.

■ **Trennungstrauma, Schwierigkeiten der einzelnen Altersgruppen** (Abb. 3). Sprechen wir vordergründig von jenen Kin-

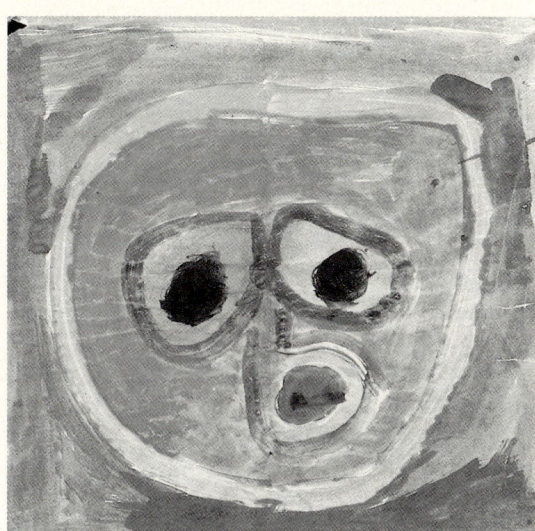

Abb. **3** Ein Bär, ein trauriger Bär. Von einem 8 Jahre alten Jungen mit Hepatitis.

dern, die allein dem Krankenhausalltag ausgeliefert sind und ihre Eltern nur in Besuchsstunden sehen können. Ein Kind muß die Krankenhausaufnahme um so schlimmer empfinden und mit Angst, Verzweiflung oder Depression reagieren,
– je jünger es ist, rein aus dem Gefühl heraus lebt und sich den positiven Sinn der Krankenhausaufnahme nicht vernünftig klarmachen kann,
– je unvorbereiteter es vom einweisenden Arzt und von den Eltern gelassen wurde, ja zusätzlich: je mehr das Krankenhaus dem gelegentlich ungezogenen Kind als Gefängnis und das Dorthinkommen als Strafe erzählt wurde,
– je oberflächlicher und abrupter die Verabschiedung von den Eltern bei der Aufnahme ist und schließlich
– je intensiver die ersten Eindrücke aus Schmerz und dem Gefühl der bedrohten körperlichen Integrität bestehen.
Von großer Bedeutung für alle Schwierigkeiten ist also das Alter des Kindes. Je größer ein Kind, um so mehr ist es Vernunfts-

erwägungen zugänglich, und um so eher kommt es in seinem Krankheitsgefühl vielleicht sogar zu einer positiven Einstellung zum Krankenhaus und den nicht selten unangenehmen Behandlungsmaßnahmen.
■ Bei *größeren Kindern* werden durch das Trennungstrauma mehr Erwartungsängste mit konkreten Inhalten ausgelöst, und die aus Diagnose und Therapie notwendigen Eingriffe bestätigen leider nur zu deutlich in vielen Fällen diese Sorge. Für nicht wenige Kinder bedeutet dann das Eingewöhntsein lediglich nur so viel, daß sie das neue Milieu nicht mehr erleiden (Abb. 4).
■ Auch der *Säugling* ist in einer besseren Situation, zumal der ganz junge. Das Bild seiner Umgebung ist noch zu schemenhaft, als daß es nicht leichter möglich wäre, manche Umwelterscheinungen auszutauschen und einen weitgehenden Ersatz der Mutter zu bieten, wenn nur die neuen Kontaktpersonen in ihrem Sprechen und Handeln genug Wärme ausstrahlen. Man

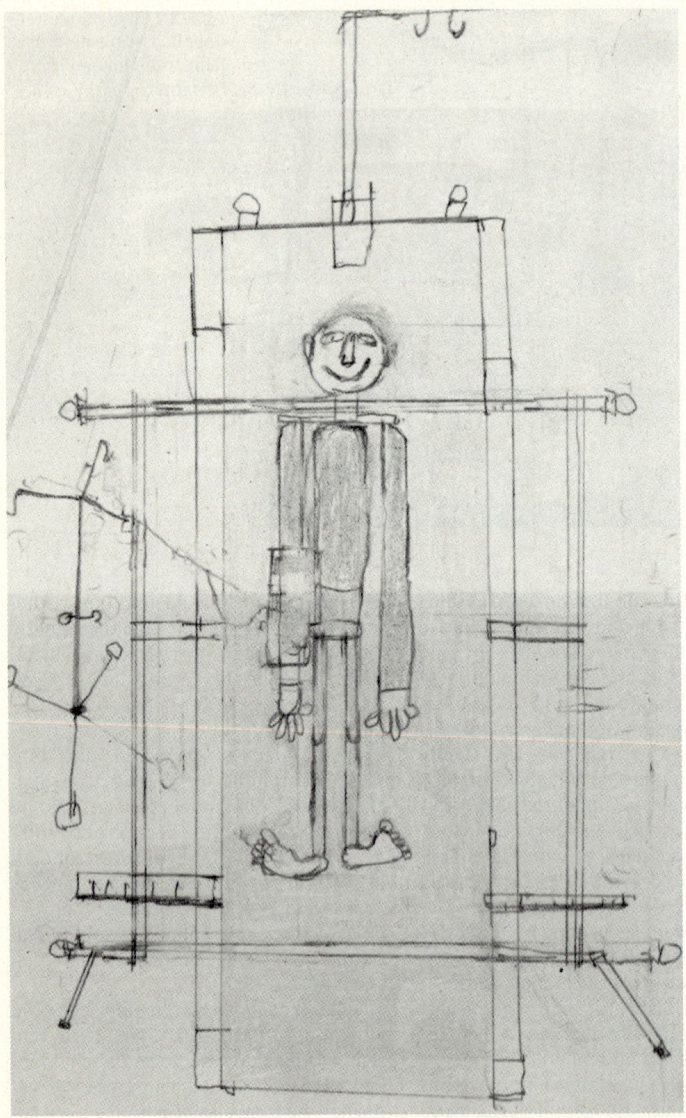

Abb. **4**   „Wie fühlt man sich, wenn man am Tropf liegt? Ich fühle mich wie sonst auch immer. Nur man kann nicht alles allein tun, man braucht Hilfe von anderen. Manche fühlen sich vielleicht schwach und gelangweilt. Ich fühle mich, wenn ich Medikamente über den Tropf bekomme, auch nicht gut." 12jähriger Junge in der Minderwuchsdiagnostik (Insulin-Belastungstest).

weiß aber heute mehr als früher von den ersten Objektbeziehungen des Säuglings und dem Aufbau einer differenzierten Kontaktaufnahme zu einer persönlich scharf geprägten Umwelt schon im Verlaufe des Säuglingsalters. Um so entschiedener werden von den Kinderpsychologen mit Recht Bedenken angemeldet, wenn einem Säugling die Mutter oder eine sich ständig mit ihm beschäftigende Pflegerin entzogen werden soll.

■ Am stärksten aber leidet das *Kleinkind* unter einer Trennung von der Mutter oder dem entsprechenden engen Vertrauten seiner Welt. Unzugänglich jeder Vernunft geben sich die Kinder dieses Alters ganz ihrem Empfinden hin. Der Trennungsschmerz trifft sie in der Tiefe ihrer Existenz. Vorherrschend ist die Angst, weswegen man am besten von der *Trennungsangst* spricht. Das Kind kann bei Abtrennung von der Mutter und in seiner Vereinsamung zunächst in eine Phase verzweifelten Schreiens kommen, das Stunden, mitunter auch Tage anhalten kann. Es folgt eine Zeit depressiver Verstimmung. Apathisch lehnt das Kind eine neue Kontaktaufnahme ab. Wenige Tage bis Wochen kann dieses Bild anhalten, bis das Kind eingewöhnt erscheint. Vielfach ist es nur ein äußerliches Angepaßtsein, was sich vor allem beim Besuch der Mutter entlarven kann: Das Bild schlägt um in erneute Heimwehreaktion, oder das Kind zeigt der nun tief enttäuschten Mutter Abwehr und Verleugnung. Auch die negativen Heimkehrreaktionen, die Erfahrung, daß einzelne Kleinkinder die Mutter nach der Heimkehr tagelang ablehnen, kann in diesem Zusammenhang als Ausdruck der tiefen Erschütterung des Kindes verstanden werden. Es ist auch möglich, daß das Kind nach einem echten Eingewöhntsein ins Krankenhaus nun das Zuhause als fremd empfindet.

■ **Zwangstrauma.** Die Mutter wendet sich ihrem Kind im Erkrankungsfalle in besonderer Weise zu, und erhöhte Nach-

giebigkeit ist die Regel. Das Krankenhausmilieu ist demgegenüber durch spürbare Sachlichkeit gekennzeichnet, nicht nur, weil die Pflegenden mit dem großen Ausmaß an elterlicher Zuwendung nicht mithalten können, sondern auch, weil diese gleichzeitig mehrere Kinder betreuen. In der Fremdheit, die das Kind den neuen Personen gegenüber empfindet, fühlt es sich vielen Handlungen von Arzt und Pflegenden passiv und hilflos ausgeliefert. Alle sollten sich fragen, wie weit beim Kind allein in der alltäglichen Pflege das Gefühl, daß über es einfach verfügt wird, unbedingt entstehen muß, zum Beispiel beim Entkleiden, Waschen, Füttern und Eingeben der Medikamente. Dem Kind soll soviel Freiheit, auch Verfügungsfreiheit über sich selbst, Freiheit zum Ja- und Neinsagen, erhalten bleiben wie nur möglich.

■ Ferner liegen manche, relativ einfach erscheinende Maßnahmen, wie Bettruhe, Diät und etwa auch intramuskuläre Injektionen, in der Vorstellungswelt eines Kindes allzunahe an häuslichen Strafen; das Kind empfindet also nicht den Heilwert, sondern einen Symbolwert: Ein ungezogenes Kind muß ins Bett, es bekommt nichts zu essen und zudem Schläge aufs Gesäß. Auch wenn dies alles im Krankenhaus nicht so gemeint ist, sollen die Pflegenden im Verständnis für das Kind auch von solchen Überlegungen ausgehen.

■ **Krankheitstrauma** im engeren Sinne ist *Schmerz, Atemnot und Angst* (Abb. 5). Es ist hervorgerufen durch die Krankheit und die ärztlichen Handlungen. Narkose und Operationen sind dabei besonders herauszustellen. Das (subjektive) Ausmaß des Schmerzes und der Atemnot ist abhängig vom Ausmaß der Ängste, die das Kind dabei hat. Sie machen die (sensorische) Schmerzempfindung erst zum Schmerzerlebnis. Hier liegt auch die Erklärung für das sogenannte tapfere Kind, das bei einer Injektion nur wenig weint oder schreit: Es steht weniger unter der

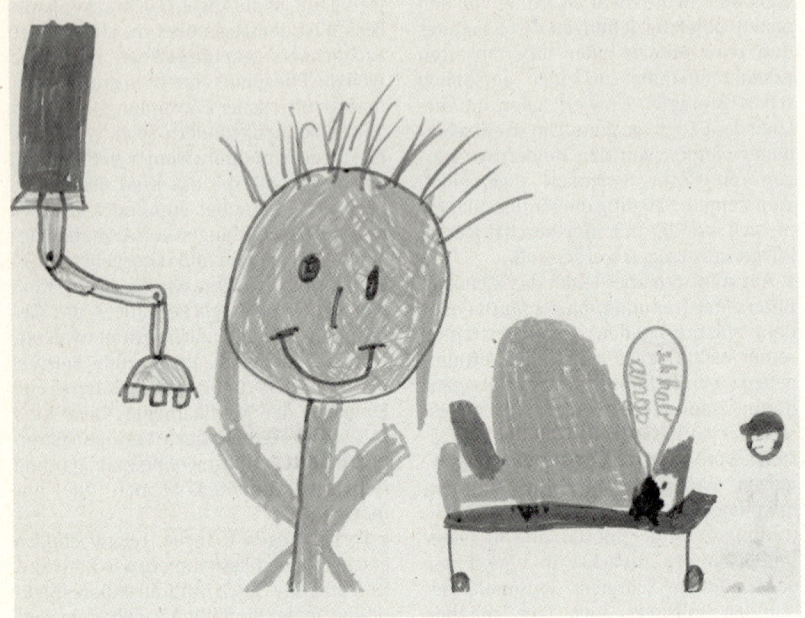

Abb. **5**   Bauchschmerz und Verdacht auf Blinddarmentzündung. Im Untersuchungszimmer. Links der übermächtig große, offenbar freundliche Arzt, gezeichnet mit dem typischen Körperschema eines kleinen Kindes. Die Mutter am Kopfende, in ihrer Ohnmacht dargestellt.

Herrschaft vorwiegend unbewußter ängstigender Phantasien.

■ Auch was eine *Operation* für das Kind bedeutet, ist nicht von der Schwere des chirurgischen Eingriffes allein, sondern von der Art und vom Ausmaß der Phantasien abhängig, die von ihr geweckt werden. Hier sind überraschende Erfahrungen schon für die einfachsten und häufigsten chirurgischen Eingriffe beim Kind gemacht worden (Phimoseoperation, Adenotomie, Tonsillektomie, Bruchoperation, Herzkatheterismus). Wieviel größer muß die Belastung bei eingreifenden Operationen, wie Amputation und Herzoperationen, oder bei folgenschweren Therapiewirkungen mit schwerem Hyperkortizismus und Haarausfall sein.

■ Schließlich werden die Kinder im Krankenhaus auch mit dem *Toderlebnis* konfrontiert. Sei es, daß sie selbst an einer schweren Krankheit leiden, mit dem Sterben aus unbedachten Äußerungen von Ärzten und Pflegenden oder aus eigenen Gedanken rechnen, sei es, daß sie Zeuge des Todes eines anderen Kindes werden.

■ **Ausdrucksbild** und **Verhalten** eines kranken Kindes werden in den ersten Kliniktagen um so mehr beachtet, als auch von diesen Äußerungen her die Kenntnis der Krankheitsursachen und Krankheitswirkungen erwartet werden muß, sowie allein davon Auskunft über die Wesensprägung und den geistigen Leistungsstand des bis dahin unbekannten Kindes

gegeben wird. In Ausdrucksbild und Verhalten äußert sich zweierlei:
- die Krankheit selbst,
- die Situation, in der sich das kranke Kind derzeit befindet, also die Krankenhaussituation mit ihren Erscheinungen der Isolierung, der Verfremdung, der körperlichen und seelischen Belastung, die auch bei schonendster Betreuung krankheitsbedingt nicht zu vermeiden sind.

■ Die *Schwierigkeiten der Beurteilung* sind oft sehr groß. Im auffällig stillen Verhalten des Kindes z. B. kann sich sowohl krankheitsbedingte Schwäche als auch Reaktion auf den Verlust der Mutter oder auch nur die normale Wesensstruktur äußern. Das gleiche gilt für das Gegenteil, eine Lebhaftigkeit oder Unruhe des Kindes; auch spezielle Verhaltensweisen wie Verschlossenheit, Weinerlichkeit, Spielunlust, Trotz und Appetitlosigkeit müssen unter diesen verschiedenen Aspekten betrachtet und beurteilt werden. Ein unter Luftnot leidendes Kind – schwere Herzkrankheit, Lungenentzündung, Asthma bronchiale – hat keine Neigung, auf freundliche Anregung zu Spiel und Spaß einzugehen, und reagiert nur mit Mißmut und Kälte, sogar in tätiger Ablehnung, Zorn und Weinen. Das ist für den, der sich um das Kind bemüht, manchmal eine Enttäuschung, vor allem, wenn er in dieser Erscheinung nicht die Krankheitswirkung, sondern einen ständigen Wesenszug zu sehen glaubt.

■ **„Kranksein zu zweit"**. Um ein gesundes oder krankes Kind verstehen zu können, muß man es in seiner Einheit mit der eigenen Lebenswelt zu verstehen suchen. Zwischen *Kind und Eltern,* insbesondere zwischen *Kind und Mutter* besteht ein Leben der gegenseitig engen Beziehung, und die Eltern sind deshalb in der Sprechstunde oder im Krankenhaus nicht allein als Übermittler kindlicher Beschwerden aufzufassen, sondern als mitbeteiligt in der Krankheitssituation, ja, miterkrankt.

Mit Recht hat man von einem „Kranksein zu zweit" oder „zu dritt" gesprochen. So versteht man auch besser das Verhalten mancher Mütter, das mitunter fast vernunftwidrig erscheint und die Geduld des Arztes auf eine harte Probe stellt.

■ Oft wird von Eltern aus dem Gefühl heraus diagnostiziert. Das Schlimmste wird angenommen und trotz eingehender Belehrung immer wieder davon gesprochen – oder in einer blindmachenden Angst vor dem Ernst der Sachlage nicht ins volle Bewußtsein gehoben. Sie machen sich laienhaft mit einem schlichten und natürlichen Kausalitätsbedürfnis ihre Gedanken von der vorliegenden Krankheit. Als Ursachen spielen Erkältung, Überanstrengung, Stürze oder Schläge eine große Rolle. Beim Säugling scheint das Zahnen als Krankheitsursache unausrottbar zu sein. Bei älteren Kindern geben Würmer oder Drüsenstörungen oder eine allgemeine Nervosität für viele Krankheiten eine Erklärung ab. Für die Entstehung von Fehlbildungen, Geschwülsten und Leukämie wird häufig die Strahlung der Atombomben oder Kernreaktoren, die Benutzung von Konserven und künstlichen Düngemitteln in der Ernährung angeschuldigt.

3.2   Hilfen für Kinder und Eltern

■ Dies sind also unsere Bezugspersonen im Kinderkrankenhaus: das *Kind in seiner leibseelischen Ganzheit,* nun besonders belastet durch die Krankheit und abhängig von einer Umwelt, die mit scheinbar feindlichen Handlungsweisen auf es zukommt. Dazu die *Eltern, insbesondere die Mutter, in ihrer Zuneigung und Sorge* im Grunde untrennbar vom Kind, so daß die Erkrankung des Kindes im psychologischen Effekt oft auch *Miterkrankung der Familie* bedeutet.

Das Kinderkrankenhaus ist dabei, sich mehr und mehr auf dieses Naturgesetz einzustellen. Unbeschränkte Besuchszeit für die kranken Kinder, Kontakt- und Pflegemöglichkeit auch im Säuglingszimmer und auf der Frühgeborenenstation, Bereitschaft zur Mitaufnahme der Mutter oder des Vaters (Rooming-in) sind die entscheidenden Grundlagen. Aber man darf sie nur wie ein Grundgerüst empfinden, das durch weitere Überlegungen für Kind und Eltern hilfreich ausgestaltet werden muß. Erst dann ist ein Optimum erreicht.

Pflegende und Arzt sollten ganz bewußt auch von den Eltern aus denken und ihnen im Heilplan ihren gewichtigen Stellenwert einräumen: Alles, was der Mutter hilft, hilft auch dem Kind. Eine Umkehr der anderen, gleich wichtigen Beziehung, daß alles, was dem Kind Besserung und Wohlbefinden verschafft, auch der Mutter in ihrer psychischen Belastung eine Hilfe ist.

■ Wo liegen die Hilfen? **Außerhalb der Tätigkeit von Schwester und Pfleger** setzen einige Überlegungen an, die kurz aufgezählt seien:

– *Einschränkung der Krankenhausaufnahme kranker Kinder:* Ohne Zweifel kann eine gute hausärztliche Versorgung und ein ausreichendes pflegerisches Geschick der Mutter in vielen Fällen eine Krankenhauseinweisung überhaupt überflüssig machen; in manchen Städten gibt es auch „mobile Kinderkrankenpflege" durch Kinderkrankenschwester und -pfleger, die vor allem chronisch Kranke zu Hause besuchen. Sie führen schwierigere Pflegetechniken oder Injektionen durch und beraten die Mütter, vor allem, wenn unter schlechten sozialen Verhältnissen oder bei Drogenabhängigkeit der Eltern eine Vernachlässigung durch Unterversorgung bzw. Unfähigkeit gegeben sein könnte.

– *Richtige Zeitwahl einer unumgänglichen Krankenhausaufnahme:* Sie nimmt Rücksicht auf kritische Entwicklungsphasen des Kindes. Manche Operationen zum Beispiel lassen sich aufschieben.

– *Kindbezogene Krankenhausorganisation wählen:* Kranke Kinder gehören möglichst in Kinderkrankenhäuser, in Kinderabteilungen, auf eine Kinderstation, auch dann, wenn eine Operation vorgesehen ist.

Ärzte, Pflegende und Eltern müssen es als eine gemeinsame Aufgabe sehen, jene Einstellungen und Kenntnisse sich zu verschaffen, jene Bemühungen unermüdlich anzubringen, die dem kranken Kind nützen. Vielfältig sind die Ansatzpunkte für ein besseres Kinderkrankenhaus. Einzelheiten seien der Kürze halber in Thesen abgehandelt.

■ **Pflegenden und Ärzten muß noch mehr auferlegt sein, sich für die Psychologie vom kranken Kind und der Eltern-Kind-Beziehung zu interessieren.** Es gibt das Schlagwort einer Psychologisierung der Tätigkeit im Krankenhaus, das heißt, die seelischen Probleme eines Kindes und seiner Eltern bewußt zu sehen, die Erfahrungen und Überlegungen der Psychologen dazu zu hören und den Krankenhausalltag für das Kind entsprechend zu gestalten. Die psychologische Literatur zum Thema ist reichhaltig, zum Teil aber für die Pflegenden schwer zugänglich und nicht immer leicht verständlich. Hier mehr zu wissen, würde den *Effekt* haben,

– dem Kind mit noch mehr rationaler und emotionaler Offenheit und damit Zuneigung zu begegnen,

– die Eltern noch besser zu verstehen mit ihren manchmal durchaus unbequemen Reaktionen der Besorgnis und Überbesorgnis, ihrem Drängen nach Entlassung, ihren manchmal unvernünftigen Verhaltensweisen. Alles gilt es ernst zu nehmen in seiner subjektiven Berechtigung, dann in seinem objektiven Ausmaß zu besprechen und daraus die Eltern zu einem angemessenen, heilkräftigen Verhalten zu führen. Mit dem Begriff *Compliance* meint man heute die Bereitschaft, einer medizinischen Empfehlung zu folgen, mehr noch, sich als Kranker/Eltern mit den Therapeuten gegen eine Krankheit partnerschaftlich zusammenzuschließen.

Die Türen der Kinderkrankenhäuser könnten sich noch leichter öffnen, nicht aus dem Andrängen von außen, sondern aus der einladenden Haltung von Pflegenden und Ärzten. Im Krankenhaus würde man von den Eltern erwarten, daß sie möglichst jeden Tag zu Besuch kommen, und sie dazu anregen. Unter einer psychologisch-fundierten Anleitung der Pflegenden würden diese noch mehr zur Genesung ihres Kindes beitragen können. Mit dieser Öffnung zur Psychologie würden sich Schwester und Pfleger wohl auch selbst einen Gefallen tun. Die bewußte nähere Beschäftigung mit seelischen Inhalten und Vorgängen würde ihnen einen Einblick in mitmenschliche Verhaltensweisen geben, der sie selbst bereichert, lebenssicherer, im eigenen Beruf erfolgreicher und zufriedener und auch in der eigenen Familie kundiger machen würde.

Auf zwei psychologisch gut studierte Erscheinungen sei besonders eingegangen, weil sie für die tägliche Arbeit von Schwester und Pfleger mit Säuglingen und Kleinkindern große Bedeutung haben und berücksichtigt werden sollten. Es sind die Untersuchungen über die *natürliche Sozialbeziehung zwischen Mutter- und Jungtier* und *über die Ausdrucksbilder seelischer Abläufe beim Säugling.*

■ *Was gibt das Muttertier?* Die Umwelt beeinflußt die spätere Entwicklung von Mensch und Tier. Jungtiere brauchen Anregung (Stimulation) und Schutz des Muttertieres. Um diese Wirkungen besser zu erfassen, wurden neugeborene Äffchen in Einzelkäfigen gehalten, in denen nur Kontaktmöglichkeiten zu Mutterattrappen gegeben waren. Der eine „Mutterkörper" war aus einem Drahtnetz gestaltet; er hatte eine Saugvorrichtung zum Füttern. Der andere war mit Haarstoff bezogen, gab aber keine Möglichkeit

zur Nahrungsaufnahme (Abb. 6). Trotzdem hielten sich die Äffchen lieber bei der „Haarstoffmutter" auf, rieben sich an ihr, umschmeichelten sie. Daraus kann man folgern, daß der Körperkontakt eine erstrangige, die Stillung des Hungers eine zweitrangige Bedeutung hat, so wichtig auch diese zweifellos ist. Diese Beziehung zur „Mutter" bekam besondere Bedeutung in Situationen eines plötzlichen Erschreckens: Die Jungen flüchteten instinktiv zur Stoffmutter. Waren die Äffchen in einem leeren Käfig ohne die Ersatzmutter und wurden sie dann von einem unbekannten Gegenstand, zum Beispiel einem sich bewegenden trommelnden Spielbär erschreckt, liefen sie entsetzt weg und drückten sich in einen Winkel. Die Forscher, die dies beobachteten, schrieben: „Sie froren im Winkel ein." War aber eine Ersatzstoffmutter zugänglich, flüchteten sie zu dieser, schmiegten sich an und beruhigten sich mehr und mehr. Von dort aus, von diesem beruhigenden Kontakterlebnis aus, begannen sie dann, sich nach dem unbekannten Gegenstand umzudrehen, sich ihm sogar zu nähern und ihn zu untersuchen. Im Konflikt zweier denkbarer Instinktreaktionen – entweder Flucht vor dem Unbekannten oder dem Verlangen, dieses kennenzulernen – entschieden sie sich also nun zur Erkundung der Umwelt: aus dem Schutz heraus, den die Mutter ihnen gab.

Aus diesen Experimenten an Affen, die mit ähnlichen Beobachtungen von Heimkindern und Familienkindern vergleichbar sind, läßt sich folgern, welch große Bedeutung eine Mutter oder eine andere in aller Wärme wirksame Person für die günstige Entwicklung eines Kindes haben, wie sich eine Lebenssicherheit, eine „Öffnung zur Welt" von einem solchen „sicheren Hafen" aus entwickeln kann. Diese Erfahrung zeigt, wie wenig ein Kind während eines Krankenhausaufenthaltes seine Mutter oder seinen Vater entbehren kann, und ferner, wie sehr Schwester und

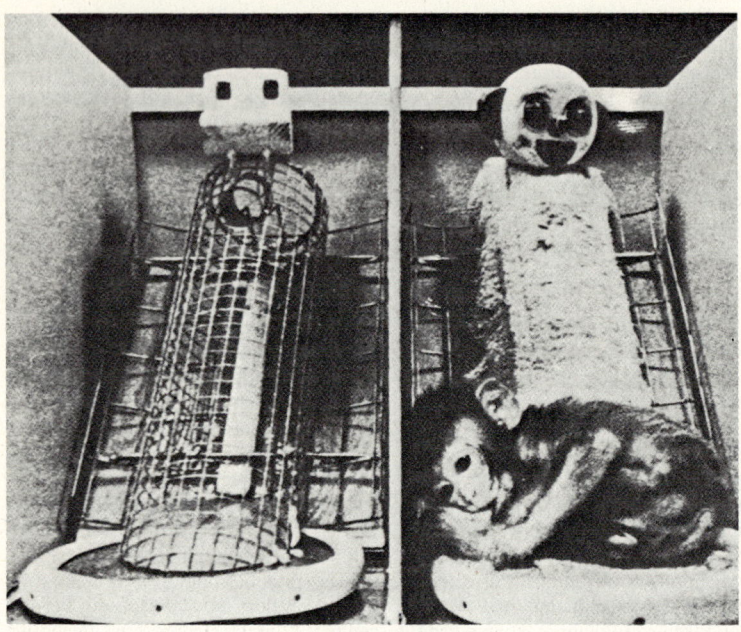

Abb. 6 Mutterqualitäten im Experiment. In Gefahr flüchtet das Äffchen instinktiv zur „Haarstoffmutter", obwohl die „Drahtmutter" Nahrung spenden würde (nach Harlow u. Zimmermann).

Pfleger im Krankenhaus durch ihre Zuwendung dem Kind helfen können, mit den gegebenen Belastungen fertig zu werden.

■ *Folgerungen.* Ein krankes Kind sollte möglichst nur von derselben Schwester oder demselben Pfleger versorgt werden und ein Wechsel von einer Station zur anderen, von einem Heim zum anderen nur aus Notwendigkeit vorgenommen werden. Jeder Säugling, jedes kranke Kleinkind sollte möglichst auf dem Arm gefüttert werden, in dieser „bergenden mütterlichen Haltung", wie einmal eine warmherzige Ärztin sagte. Bedeutsam ist die rechte Art des „Umganges" mit dem Kind, einerseits die Behutsamkeit und Zuneigung vermittelnde Wärme des Handelns, andererseits die Festigkeit und Sicherheit des Zugreifens bei der Pflege, der Hautkontakt im weitesten Sinne. Dies gilt ganz besonders für Säuglinge, für bewußtseinsgetrübte oder bewußtlose Kinder, für entwicklungsrückständige, zerebral-geschädigte Kinder, für blinde Kinder. Sterbenden Kindern kann damit noch ein wertvolles, beruhigendes Stück mitmenschlicher Nähe gegeben werden. Bei Untersuchung durch den Arzt soll der Pflegende möglichst dabei sein, vor allem bei jedem schmerzhaften Eingriff. Bei der „großen Visite", bei der viele Menschen mit unklaren oder manchmal leider allzu klaren Worten über das Kind sprechen, gehört der Pflegende an die Seite des Kindes. Man darf ein Kind auch nicht direkt, möglichst auch nicht indirekt anlügen, sonst kann es durch Verlust des Vertrauens in das Gefühl schmerzlicher Isolierung geraten. Bei Blutabnahmen soll man nicht so tun, als gebe es keinen Schmerz. In vielen (aber nicht allen!) Fällen könnte eine beim Eingriff anwesende Mutter eine Stärkung sein. Man muß auf die Frage nach dem „Wehtun" vom kleinen „Picks" sprechen und davon, daß ein gescheites Kind nicht darüber klagt, weil es gesund werden will. Instrumente für Eingriffe müssen von vornherein bereitliegen, um das Kind nicht zu ängstigen oder mißtrauisch zu machen. Man darf auch nicht den Fehler begehen, bei irgendwelchen schmerzhaften Eingriffen das nächste Kind schon vor der Türe warten zu lassen, wo es dann das Geschrei des vorangehenden Kindes beängstigend mitbekommt.

Zu der sorgenden Einstellung des Pflegenden gehört es, daß er sich nicht „fertig" fühlt in der Betreuung eines Kindes, wenn dieses sauber gepflegt und gesättigt ist. Es gehören auch Spiel, Spaß und Erzählen dazu; wie gern hören die Kinder, wenn ein Märchen oder eine Geschichte vorgelesen oder erzählt wird. Wie gern haben sie es, wenn gesungen wird. So sehr Schwester und Pfleger heute durch die einfachsten Pflegevorrichtungen zeitlich ausgelastet sind, so können sie doch immer wieder in ihrer Zuneigung zum Kind und mit gutem Willen Zeit auch für solche Leistungen gewinnen. Damit helfen sie dem Kind über seine großen Schwierigkeiten hinweg. Sich selbst schenken sie, ohne daß sie es vielleicht wissen, gerade dadurch eine tiefe Befriedigung im Beruf, die von allen im Kinderkrankenhaus Tätigen die Pflegenden am leichtesten und reichsten erfahren.

■ Leider haben die Pflegenden aber noch zuviel zu erledigen, was nur mittelbar dem Kind zugute kommt. Die Rationalisierung eines modernen Krankenhauses kommt ihnen mit einer Bettenzentrale, in der immer saubere Betten bereitstehen, mit einem Abholdienst, der den Transport von Untersuchungsgut ins Labor abnimmt, mit einem Bringdienst für Wäsche. Essen und Medikamente und mit einer Rohrpostanlage weit entgegen. An vielen anderen Einzelheiten kann aber noch verbessert werden, die Pflegenden sollten selbst Vorschläge machen: durch Vordrucke, Durchschreibeverfahren und Matrizensysteme, durch Hilfsmittel wie Flaschenwärmer und Flaschenwärmeöfen mit Thermostat, elektronische Temperaturmessung, Einmalmaterial wie Sonden, Spritzen und Nadeln u. a. In der Milchküche sollten die Nahrungen trink- und fütterungsfertig zubereitet sein, in der Diätküche für einzelne Kinder schon abgewogene Nahrung hergestellt werden. Alle Putzarbeiten sollten vom Reinigungspersonal übernommen sein.

Mehr Zeit zu haben, bedeutet für die Pflegenden nicht nur, mit größerer Entspannung Säuglinge, Kleinkinder und schwerkranke größere Kinder füttern, mit mehr Sorgfalt pflegen und beobachten zu können, sondern gerade für das Zeit zu gewinnen, was dem Kind in seinen seelischen Nöten am meisten bedeuten kann: mit ihm kleine und große Probleme durchzusprechen, zu erzählen, zu basteln, zu spielen, einfach „da zu sein". Ein besonderer Wert kann im Zeichnen und Malen liegen: Beschäftigung, Ablenkung, Befriedigung im Gelingen des Werkes, Möglichkeit über den Inhalt ins Gespräch zu kommen, eine Abfuhrhilfe für die Spannungen, die durch die Krankheit und das Krankenhausmilieu entstehen, falls die Zeichnungsmotive entsprechend gewählt werden. Zunächst hilft dies alles, das Trennungstrauma zu entschärfen, dann aber auch die anderen Belastungen zu überwinden, die das Krankenhaus als Institution und die Krankheit mit ihren jeweils verschiedenen Wirkungen mit sich bringt.

■ *Ausdruck des Seelischen beim Säugling.* Lächeln, Schreien, Weinen und lebhafte Bewegungen der Extremitäten sind die auffälligsten Ausdruckserscheinungen der ersten Lebensmonate. Unabhängig von Rasse und Kulturstufe werden sie überall auf der Welt als vorsprachliche Ausdrucksmöglichkeiten, als Stimmungsübermittler verstanden. Bei ihrer Bedeutung für den zwischenmenschlichen Kontakt muß man in ihnen wichtige psychosoziale Verhaltensphänomene sehen.

▪ *Lächeln* kann als *Stimmungsübermittler*, als *angeborene Instinktantwort* auf bestimmte Formvorlagen, schließlich als *aktives soziales Kontaktphänomen gegenüber vertrauten Personen* verstanden werden. Für die einzelnen Begründungen besteht ein enger Zusammenhang zu den einzelnen Säuglingsaltersstufen. Die uralte Frage, ob Lächeln eine angeborene oder erlernte Verhaltensweise darstellt, kann am überzeugendsten an seinem Gegenteil, dem Weinen, diskutiert werden. Allerdings kann man beim jungen Säugling für das Phänomen Weinen nicht die Absonderung von Tränen voraussetzen, obwohl Tränenflüssigkeit zur Befeuchtung der vorderen Augenfläche von Anfang an laufend gebildet wird. Weinen hat bei ihm im ganzen einen gröberen Erscheinungsaufwand, als er bei älteren Kindern oder beim Erwachsenen gegeben ist. Der Säugling „weint mit dem ganzen Körper", ein „Schreiweinen" als Zeichen einer aus vielerlei Ursachen entstandenen Mißempfindung (z. B. Hunger, Wundsein, Hitze, Kälte, Schmerzen). Gleich nach der Geburt wird Schreien ausgelöst, falls das Kind in eine lebensbedrohende Atemnot geraten ist: Die Nabelschnur wird abgeklemmt und durchtrennt. Das Kind kommt infolge des momentanen Sauerstoffmangels im Gehirn in Gefahr zu sterben, falls die in der Hirnorganisation vorbereitete Instinktreaktion nicht eintritt. Der erste Atemzug wird getan, die Lungen entfalten sich, das Kind kann sich nun mit eigenen Mitteln den nötigen Sauerstoff besorgen. Wie jeder Mensch sich, z. B. nach einem Strangulationsversuch, vorstellen kann, schlägt sich diese Luftnot unmittelbar in einer negativen seelischen Stimmung nieder. So tritt das Neugeborene mit seinem „ersten Schrei" und oft auch weiterem Schreien in diese Welt, was genaugenommen anders beschrieben sein müßte: Es nimmt mit dem ersten Atemzug sein Eigenleben auf. Das erste Schreien ist dann Zeichen des Unmutes nach der sehr belastenden existentiellen Bedrohung.

Sowenig ein Neugeborenes also Atmen und Schlucken lernen muß, sowenig braucht es Weinen und Schreien zu lernen. Genauso ist es mit dem Lächeln.

Ein entspannt schlafender oder mit offenen Augen entspannt liegender Säugling, noch mehr ein Säuglingslächeln signalisieren ein gegenüber dem Weinen gegenteiliges Zustandsbild: Zufriedenheit, innere Harmonie, ja Wohlbefinden. So wird jedenfalls dieses Bild auf der ganzen Welt als Ausdrucksbild verstanden. Dieses „innere" Lächeln, das keinen Kontakt mit dem Gesicht eines Beobachters hat und sucht, bezeichnet man im Volksmund auch als „Lächeln mit den Engeln". Jedes gesunde Neugeborene lächelt schon am ersten Tag der Geburt, vermutlich hat es schon im Mutterleib seit Wochen gelächelt. Dieses Lächeln, das Verziehen des Mundwinkels, währt jeweils nur ganz kurze Zeit. Sicher achten die meisten zu wenig darauf. Viele lassen diese Gesichtsbewegungen wohl auch nicht als Lächeln gelten und interpretieren sie dann als Grimasse.

Natürlich soll auch in diesem Zusammenhang nicht verschwiegen sein, daß es Gesichtsbewegungen, die an ein Lächeln erinnern, als pathologisches Zeichen gibt, zum Beispiel als Gesichtszuckung bei Hirnblutung, bei anderer schwerer Hirnschädigung, als Zeichen eines fokalen Krampfanfalles oder als Hinweis auf hypokalzämische Tetanie; diese Kinder zeigen dann aber noch andere neurale Störungen, wie allgemeine Unruhe, gestörte

Atmung, verstärkte Reflexe, Schreckhaftigkeit und Hypertonie der Muskulatur.

Neben diesem Stimmungslächeln gibt es das *Lächeln als Antwort auf von außen kommende Schlüsselreize*. Wenn der Säugling nach einigen Wochen, spätestens im 3. Lebensmonat ein von außen auslösbares Lächeln zeigt, ist dies anders zu interpretieren. René Spitz und andere haben dieses optisch ausgelöste Phänomen ausführlich untersucht und sind zu folgenden Erfahrungen gekommen. Unabhängig von Rasse oder sozialem Milieu (also gleich bei Heimkind oder Familienkind) lächelt der junge Säugling, sobald sich ihm ein menschliches Gesicht in voller Front sehr nahe präsentiert. Ob dieses Gesicht lächelt oder grimmig dreinschaut, spielt dabei keine Rolle; wichtig ist aber, daß es sich vor dem Kind bewegt (zum Beispiel Annäherung, Kopfnicken). Das Lächeln verschwindet, wenn sich das in voller Fläche (en face) angebotene Gesicht ins Profil dreht. Ein von vornherein in der Seitenansicht gezeigtes Gesicht vermag das Lächeln nicht auszulösen. Man fand, daß auch schon eine primitive Gesichtsattrappe dieses Lächeln auszulösen vermag; es reicht dabei sogar, wenn nur Stirn- und Augenpartie dieser Maske sichtbar waren. Es gibt Untersuchungen, die diesen Auslöseeffekt schon beim Neugeborenen beweisen.

Etwa ab einem Alter von 6 Monaten bleibt bei den meisten Säuglingen diese Reaktion dann aus, wenn das Gesicht einer fremden Person oder eine Gesichtsmaske dargeboten wird. Bis zu diesem Zeitpunkt sind also Personen, auf deren Anblick mit einem Lächeln reagiert werden kann, beliebig auswechselbar, ein wahlloses Lächeln wird also geboten. Somit ist es kein Anzeichen für eine echte Objektbeziehung, sondern aufgrund eines angeborenen Auslösemechanismus zu verstehen, identisch mit der Beobachtung bei jungen Vögeln, die ihre Schnäbel aufsperren, wenn ihre Mutter aufs Nest aufsetzt, ebenso wie bei jeder anderen (experimentellen) Erschütterung des Nestes oder schon dann, wenn man ihnen eine Attrappe mit zwei kleinen schwarzen Kreisscheiben vorhält.

Dieses automatische *Begrüßungslächeln der Säuglinge („smiling response")* richtet sich nicht ins Leere, sondern im Grunde immer an ein menschliches Gegenüber. Es hat eine für das Leben positive Bedeutung, indem es im menschlichen Gegenüber, dessen aktuelle Stimmung unbekannt ist und auch feindselig sein könnte, eine Stimmung der freundlichen Zuwendung erregen möchte. Diese Aggressionshemmung gelingt in der Regel; man spricht ja auch vom „entwaffnenden Lächeln".

Lächeln als Kontaktphänomen vertrauten Personen gegenüber. Faßt man die bisherigen Erfahrungen zusammen (Abb. 7), genügten zunächst einzelne Teile des menschlichen Gesichtes, auch in einer schematischen Darstellungsweise („Zeichengestalt"), um über den optischen Aufnahmevorgang ein (instinktives) Lächeln oder auch Lachen des Säuglings auszulösen. Nach dem 6. Monat vermag das Kind so viele Einzelheiten an einem dargebotenen Gesicht zu unterscheiden, daß eine positive Reaktion von der Vertrautheit mit diesem Gesicht und von schon erfahrenen positiven Eindrücken mit dieser Person abhängig wird. Das *Kind erkennt nun optisch seine Mutter* (vorher akustisch und über Hautreize). Es bleibt Fremden gegenüber ohne positive Reaktion, ja es kann diesen gegenüber seinen Unmut, seine Abwehr zeigen; es „fremdelt" (auch „fremden" genannt).

■ *Folgerungen.* Jede Mutter weiß, daß die in vielen physiognomischen Büchern aufgestellte Behauptung, das Gesicht des jungen Säuglings sei noch „ohne Ausdruck", nicht stimmt. Ein Neugeborenes und ein nur wenige Wochen alter Säugling drücken mit ihren Ausdruckserscheinungen in einer überzeugenden Weise

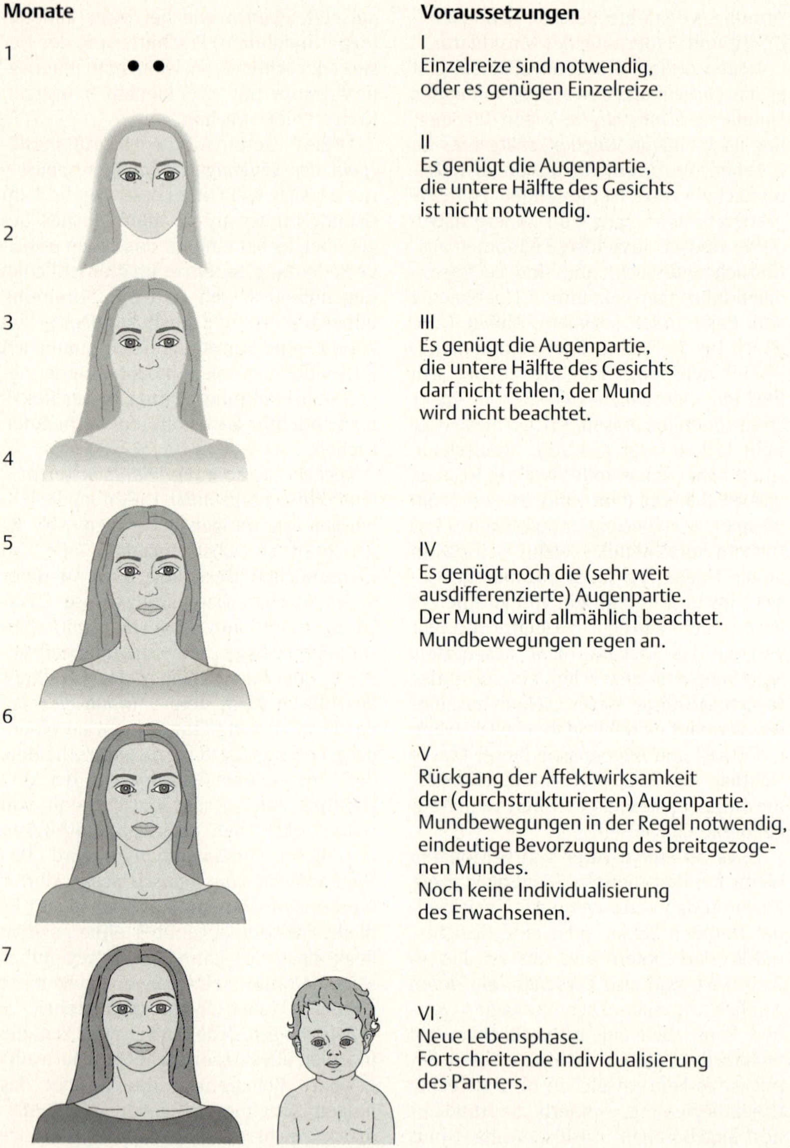

Monate	**Voraussetzungen**
1	I Einzelreize sind notwendig, oder es genügen Einzelreize.
2	II Es genügt die Augenpartie, die untere Hälfte des Gesichts ist nicht notwendig.
3	III Es genügt die Augenpartie, die untere Hälfte des Gesichts darf nicht fehlen, der Mund wird nicht beachtet.
4	
5	IV Es genügt noch die (sehr weit ausdifferenzierte) Augenpartie. Der Mund wird allmählich beachtet. Mundbewegungen regen an.
6	V Rückgang der Affektwirksamkeit der (durchstrukturierten) Augenpartie. Mundbewegungen in der Regel notwendig, eindeutige Bevorzugung des breitgezoge- nen Mundes. Noch keine Individualisierung des Erwachsenen.
7	VI Neue Lebensphase. Fortschreitende Individualisierung des Partners.

Abb. **7**   Gesichtserkennen beim Säugling. Notwendige bzw. hinreichende Voraussetzungen zur optischen Auslösung eines Lächeln oder Lachens in Abhängigkeit vom Alter (nach Ahrens).

Wohlbefinden und Mißempfinden aus als Bestätigung einer richtigen Pflege oder als Signal für besondere Besorgnis, die dem Kind gelten muß.

Das Lächeln der Neugeborenen und jungen Säuglinge ist Ausdruck einer guten Stimmung. Diese ist mit vielen Tätigkeiten auszulösen: indem die vertraute Person das Kind sättigt, es trockenlegt, leise und in möglichst hoher Stimmlage mit ihm plaudert, es im Arm hält, wiegt, sanft streichelt, und was einer zuwendigen Mutter alles noch eingegeben sein mag. Lautes Sprechen, abruptes Anpakken, nachlässige Pflege irritieren dagegen das Kind. Es sind also in erster Linie akustische Reize oder Hautreize, die das Kind aufnimmt.

Die ausdruckspsychologischen Darlegungen bestätigen nochmals die schon geäußerte Erfahrung, daß jüngere Säuglinge es leichter hinnehmen und ohne Schaden verkraften, wenn sie, falls von der Mutter getrennt, von einer Schwester oder einem Pfleger im Krankenhaus betreut werden, sofern diese nur genug Wärme (= affektives Klima der Mutter) ausstrahlen können.

Die positive Antwort des Lächelns schon auf ein menschliches Gesichtsschema hin, sollte für Mutter und Pflegende ein Anreiz sein, dem Kind in allen Tätigkeiten möglichst oft das eigene Gesicht frontal (en face) mit weit geöffneten Augen und sehr nahe (nur rund 20 cm entfernt) darzubieten. Diese können davon ausgehen, daß das Ausdrucksbild des Lächelns, das das Kind dann zeigt, mit einem positiven seelischen Affekt einhergeht.

Für größere Säuglinge unterstreichen die geschilderten Ergebnisse die Notwendigkeit, daß der Mutter-Kind-Kontakt auch nach einer Krankenhausaufnahme nicht abreißen darf und die Mutter möglichst täglich längere Zeit beim Kind mit all den ihr eigenen Funktionen einer engen Zuwendung verweilen soll. Die Pfle-

genden haben es mit ihrer Fremdheit, die sie zunächst ausstrahlen, schwer, älteren Säuglingen ihre Zuwendung nahezubringen. Um aber dennoch zum Ziel einer positiven Beziehung zum Kind zu kommen, sollte ihr nicht zuletzt die eigene Freundlichkeit, ihr eigenes Lächeln dabei helfen. Man sagt, ein Lächeln ist die kürzeste Entfernung zwischen Menschen; dies gilt ganz besonders auch im Krankenhaus.

■ **Viele Eltern müßten besser auf ein Kranksein ihres Kindes und auf das Krankenhaus vorbereitet sein.** Sie müßten mehr wissen – *für sich selbst!* – von der *unausweichlichen Belastung, die die Krankheit bringt,* gerade in besonderer Häufung für das Kleinkind mit seiner stärkeren Anfälligkeit für Infekte. Sie müssen sich Krankheitswirkungen in bezug auf ihr Kind klarmachen: Appetitlosigkeit, Schmerz, Atemnot. Sie müßten ihren größeren Kindern, denen man im Gespräch etwas darlegen kann, diagnostische wie therapeutische *Vorgänge besser darstellen können:* Wirkungen der Krankheit, der Medikamente, Narkose, Punktionen, Operation, vor allem solche Operationen, die als besonders bedrohlich empfunden werden wie Tonsillektomie, Phimoseoperation und Amputation.

▨ Sie müßten mehr um die *positiven und negativen Qualitäten eines Krankenhauses wissen* und sie gerecht abwägen können. Zu vielen, die kritisch über das Krankenhaus urteilen, ist nicht genug bewußt, daß das Krankenhaus bei einer ernsten Erkrankung von allen Möglichkeiten über die besten verfügt, um in der kürzesten Zeit am vollständigsten die Gesundung wieder zu erreichen. Dieser Dienst des Krankenhauses ist auch sein Verdienst. Alles Positive und Negative eines Krankenhauses muß vor dem Hintergrund beurteilt werden, den die Krankheit mit ihrer Bedrohung von Leben und Gesundheit darstellt. Und ferner: Ein Krankenhaus ist nicht nur eine kurative Einrichtung, etwa weil reine Diagnostik in jedem Falle – wie manche denken – ambulant möglich wäre. Komplexe Untersuchungsergebnisse, die über längere Zeit einzeln im Überweisungsverfahren an mehrere ärztliche Institutionen ambulant erzielt werden, verlieren allzu leicht ihren Wert, weil sie nicht mehr den exakten Zusammenhang dokumentieren – ganz davon abgesehen, daß viele schwerkranke Kinder bei diesem Verfahren zu stark belastet, Eltern zu lange in Sorge und zeitraubendem Engagement gehalten würden. In einem kompakt arbeitenden Krankenhaus sind dagegen auch kompliziertere Zusammenhänge in der Regel innerhalb weniger Tagen aufzuklären.

■ Eltern sollten auch ihre *Ärzte nicht überfordern*. Es ist vor dem zu warnen, was mehr und mehr geschieht: zum Beispiel die Verantwortungsfähigkeit eines Chirurgen zu überziehen und auch kompliziertere Operationen im ambulanten Verfahren zu verlangen. Viele Hausärzte sind für die postoperative Betreuung nach ihrem Kenntnisstand und noch mehr nach ihrer verfügbaren Zeit überfordert. Eltern kommen in kleinen Schwierigkeiten schon in Bedrängnis, die erfahrene Pflegekräfte ohne weiteres meistern. Man soll auch einen niedergelassenen Kinderarzt nicht dann als „ideal" empfinden, wenn er im häuslichen Milieu unter Drängen der Eltern mehrfach Infusionen anlegt und dabei die Überwachung den Eltern überlassen muß, wenn er dyspnoische Kinder in ihrer Atemnot und Lebensgefahr über eine vernünftige Zeit hinaus zu Hause behandelt oder Lumbalpunktionen ohne sachkundige Assistenz auf dem Küchentisch durchführt. Er vermeidet damit zwar die Belastungseffekte des Krankenhausmilieus, handelt aber vielleicht zu Hause oft noch größere Schwierigkeiten für Kind und Eltern ein. Der Dienstbereich Krankenhaus, der sich im idealen Falle ganz auf die leiblichen und seelischen Eigenheiten des Kindes eingestellt hat, könnte manche schwere Krankheitsent-

wicklung abfangen, schwerkranke Kinder schneller aus dem bedrohlichen Zustand herausführen und bei rechtzeitiger Einweisung auch den ungemein aufregenden und belastenden Notfalltransport ins Krankenhaus unter Blaulicht und Sirene vermeiden helfen.

Wenn man über *Krankheitsbelastung* spricht (und die daraus folgende *Belastung im Krankenhaus einschließt*), spricht man eigentlich etwas Grundsätzliches für die Eltern an. Die Eltern sollten sich frühzeitig bewußtmachen, daß sie diese Belastung als *eine typische Lebensbelastung* für sich und ihr Kind akzeptieren und aus dieser Haltung heraus die Möglichkeit zur Bewältigung gewinnen können. Jedes Menschenleben hat unausweichlich seine Belastungen. Man kann, soll und muß einüben, diese zu bewältigen. So gesehen, wirken Krankheit und Krankenhaussituation dann wie ein Probefall dahingehend, ob es den Eltern in ihrer bisherigen Erziehung gelungen ist, dem Kind aus ihrem vorgelebten Vorbild, aus den von ihnen induzierten Vernunfterwägungen, mit dem Vertrauen, das sie bei ihrem Kind zu sich selbst und zu den Mitmenschen aufgebaut haben, mit der auch im Krankenhausmilieu fortwirkenden persönlichen Nähe, ob sie es mit alledem fertiggebracht haben, ihr Kind auf das Leben mit seinen typischen Belastungen gut vorzubereiten. Wie oft erlebt man im Krankenhaus sogar Kleinkinder, die erstaunlich gut mit dem Krankenhausmilieu fertig werden, erfreulich für Pflegende und Ärzte und auch für die darob erleichterten Eltern. Dies ist ein Verdienst dieser Eltern, das man ihnen sagen und bewußtmachen muß, eine Bestätigung ihrer richtigen Haltung und ihres richtigen Erziehungsweges.

Schade, daß man in diesem Zusammenhang zum wiederholten Male darauf hinweisen muß, daß vernünftige Eltern ihrem Kind gegenüber *Arzt und Krankenhaus nicht verteufeln* und das Verbringen dorthin nicht wie eine Bestrafung darstellen dürfen.

■ **Die Kinder müssen besser aufs Krankenhaus vorbereitet werden.** Gegen einige Krankheiten kann man impfen; warum nicht auch gegen das Krankenhaus? Wie viele Menschen in entscheidende Lebenssituationen, wie Ehe und Kinderkriegen, geradezu unvorbereitet hineinschlittern, so werden die wenigsten Kinder aufs Krankenhaus als auf eine grundsätzlich voraussehbare Lebensbelastung vorbereitet. Im Augenblick der Notaufnahme ist alles zu spät. Und gerade für diese zugespitzt schwierige Situation müßte man eigentlich seine Vorbereitungen ganz besonders getroffen haben. Die akute schwere Krankheitsbelastung, der mit Betroffenheit aufgenommene Arztbeschluß der Einweisung, der stürmische Transport in eine fremde Welt – vielleicht auch noch nachts –, Verlassenwerden von den Eltern, die man jetzt mehr denn je bei sich haben möchte, alles potenziert sich zu einer großen Belastung. Dies gilt auf jeden Fall für das kleine Kind, aber auch für viele größere Kinder.

■ Hier sind – in Stichworten – die *Hilfen,* die Eltern ihren Kindern so früh wie möglich geben sollten:

– Vertrauen schaffen zu Arzt und Pflegenden im Krankenhaus, die in schwerer Krankheit eine große Hilfe aus Kenntnis und Zuneigung sein können, auch wenn es einmal weh tut.

– Rechtzeitiges Kennenlernen eines Krankenhauses, zum Beispiel durch einen Besuch der Kindergartengruppe im Krankenhaus, den die Erzieherin verabredet. Viele Chefärzte und Pflegedienstleitungen werden dies gerne ermöglichen. Die Kinder gehen an Krankenzimmern vorbei, sie sehen schwerkranke Kinder und viele fröhliche Kinder; sie sehen bunte Bilder an den Wänden und andere Bastelarbeiten, die kranke Kinder geschaffen haben. Sie sehen beim Blick durchs Fenster freundliche Ärzte, die Kinder untersuchen, Schwestern und Pfleger am Kranken-

bett, die Kinder pflegen, ohne daß sie weinen müssen, und Mütter bei ihnen.

– Vor einer planbaren Krankenhausaufnahme, zum Beispiel vor einer Operation, könnte das Kind das Krankenhaus besuchen, um von außen ein Zimmer zu sehen, in dem es dann sein wird. Es könnte die Pflegenden kennenlernen, die ihm dann helfen.

– Man kann die Kinder durch einige spezielle Kinderbücher, die es mittlerweile gibt, mit dem Krankenhausmilieu in Bild und Wort bekanntmachen.

– Durch Doktorspielen mit ärztlichen Geräten an der eigenen Puppe kann das Kind sich schon in Argumente einüben, die es dann selbst von Arzt, Schwester oder Pfleger zur Begründung von Schmerzen und therapeutischen Techniken hören wird.

– Man muß mit dem Kind auch voraussehbare besondere Belastungen, vor allem Operationen, gut durchsprechen und am besten an der eigenen Puppe mit all den Verhaltensweisen durchproben, die später dem Kind helfen, das Ganze besser zu verkraften.

– Man soll auch daran denken, Lieblingsspielzeuge ins Krankenhaus mitzunehmen, um auf diese Weise ein Stück Heimat mobil zu haben, auch Beschäftigungsmaterial zum Basteln und Lesestoff.

– Schließlich soll man dem Kind, soweit es das verstehen kann, eine klare Vorstellung darüber geben, wie man es möglichst oft besuchen wird und wie man sonst geistig in Verbindung bleiben will.

Dies sind einige von vielen möglichen Anregungen.

■ **Ein freundliches Kinderkrankenhaus schaffen.** Mehr mit Unrecht als mit einigem Recht hat man unsere Krankenhäuser als „Maschinerie von Technik und Hygiene" beschimpft. Sicher könnten aber viele Kinderkrankenhäuser noch viel freundlicher ausschauen: mit originellen Schildern, die ins Haus führen, mit fröhlichen Bildern an den Fenstern und Wänden, mit farbiger Gestaltung der Flure und Zimmer. Glück für die Kinder, wenn der Architekt schon für große Fenster zwischen den Zimmern gesorgt hat, die nicht nur der Beobachtung dienen, sondern auch zur freundschaftlichen Kommunikation von Zimmer zu Zimmer verhelfen (Abb. 8). Oder, wenn schon beim Bau Außentelefone installiert sind, mit deren Hilfe Besucher und Kinder einer Isolierstation miteinander sprechen können, während große Glastüren Blickkontakt erlauben.

Auch die Kleidung der Pflegenden könnte oft „normaler" aussehen. Bunte Kleider wären den „schneeweißen" vorzuziehen; sie müssen ja nicht gleich nach Karneval aussehen. Aus dieser Sicht ist auch zu begrüßen, daß die Krankenschwestern heute keine Häubchen mehr tragen.

■ **Bei der Krankenhausaufnahme für eine vernünftige Übernahme sorgen.** Gerade hier kann man für die ganze Aufenthaltszeit vieles gut, aber auch schlecht machen. Natürlich hängt die Form, in der die Übernahme gelingen kann, zunächst davon ab, wie das Kind von den Eltern und von früheren Erlebnissen her auf das Krankenhaus vorbereitet ist. Wenn das Krankenhaus verteufelt oder dem Kind das Versprechen gegeben wurde, es nicht hierzulassen, hat ein Pflegender für eine glückliche und freundliche Übernahme schon fast alles verloren. Lügen und Sich-davon-Stehlen mögen den Eltern wohl einiges erleichtern, machen aber die Verlassenheit des Kindes noch schlimmer. Es gilt, die barbarische Szene zu vermeiden, ein verzweifelt schreiendes Kind von einer weinenden Mutter mit Gewalt wegzunehmen. Man sollte die Eltern auf eine ordentliche Verabschiedung aufmerksam machen, falls sie es nicht schon von sich aus tun. Ein Abschied unter Tränen ist noch besser als das Davonschleichen. Die Eltern sollen durch ihre Haltung und einige Worte ihr Vertrauen zu Arzt, Schwester oder Pfleger dem Kind erkennbar machen.

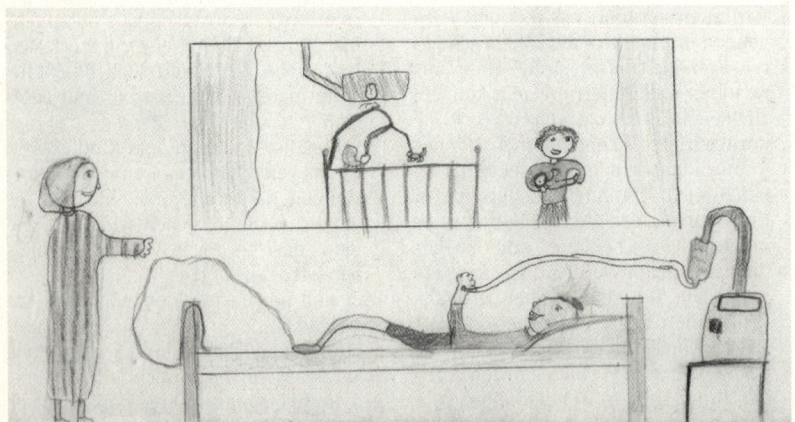

Abb. **8**   Ein schwerkranker Junge hängt an der Tropfinfusion. Die Mutter ist da. Trost kommt auch durchs Fenster aus dem Nachbarzimmer. Ein Mädchen, das schon aufstehen kann, zeigt ihm seine Puppe.

Der Pflegende erhält ersten Kontakt zum Kind mit der Frage nach dem Lieblingsspielzeug, das es mitgebracht hat. Vor allem bei kleinen Kindern sollte man vom früheren Schema abgehen, die Kinder im Ambulanzzimmer zu übernehmen, und statt dessen die Mutter mit auf Station bitten, damit sie ihr Kind selbst entkleiden und ins Bett bringen kann. Sie hat dabei auch noch Gelegenheit, den Pflegenden in einige Einzelheiten der Intimsphäre des Kindes einzuweisen. Dieses Selbst-ins-Bett-Bringen hat einen großen psychologischen Wert: Es bringt für Mutter und Kind den Eindruck, daß sie sich über den Vorgang der aktiven Eingliederung ins Krankenhaus der Notwendigkeit der stationären Aufnahme unterwerfen und aus freien Stücken sich den Gepflogenheiten des Krankenhauses anpassen. Das Lieblingsspielzeug im Arm erleichtert das Eingewöhnen.

■ Der Übergang für das Kind gelingt dann wohl am besten, wenn man ihm klarmachen kann,

- daß die Eltern es noch genauso lieb hätten,
- daß Schwester, Pfleger und Arzt es ebenfalls lieb hätten,
- daß man ihm schnell helfen wolle und
- es bald wieder nach Hause käme.

Man soll die Eltern nach *familiären Besonderheiten* fragen (kleine Gewohnheiten, Kosenamen und so weiter, Tab. 1) und darf dem Kind bei der Klinikaufnahme nichts wegnehmen, was es von zu Hause mitbekommen hat. Im Gegenteil, man sollte die Eltern auffordern, liebgewordene Spielsachen noch zu bringen, eventuell auch Fotografien, falls diese das Kind nicht dabei hat.

■ **Alle Hilfen geben zu einem anhaltend engen Eltern-Kind-Kontakt.** Ausgehend vom Wissen um die Mutter-(Eltern-)Kind-Einheit muß das Gefühl bei Ärzten und Pflegenden gegeben sein, daß nicht nur die Kinder, sondern auch die Eltern wie selbstverständlich „zu uns", zum Krankenhaus

Tabelle 1   Fragen an die Eltern

Wird ein Kind stationär aufgenommen, sollte den Eltern ein Fragebogen mit etwa folgenden Fragen vorgelegt werden. Die nähere Kenntnis von Gewohnheiten der Familie und Eigenheiten des Kindes hilft den Pflegenden das Kind besser zu verstehen und in seiner Eigenart besser zu nehmen.

Wie wird Ihr Kind in der Familie angesprochen? Wie nennt es sich selbst? (eventuell Kosenamen)

Wie werden Vater und Mutter angesprochen?

Wie heißen die Geschwister? (eventuell auch Kosenamen angeben)

Was ist das Lieblingsspielzeug Ihres Kindes?

Welche Erzählungen liebt Ihr Kind besonders? (Tiergeschichten, Märchen?)

Wo liegt das besondere Interesse Ihres Kindes? (Welches Hobby?)

Hat Ihr Kind besondere Ängste? Welcher Art?

Hat Ihr Kind schlechte Erfahrungen mit Ärzten, Schwestern und Pflegern im Krankenhaus?

Hat es gute Erfahrungen?

Was sind die Lieblingsspeisen? Lieblingsgetränke?

Gegen welche Speisen hat Ihr Kind eine Abneigung?

Ist Ihr Kind schon sauber? Tagsüber? Nachts?

Was sagt Ihr Kind zu Wasserlassen?

Was sagt Ihr Kind zu Stuhlentleeren?

Hat Ihr Kind besondere Einschlafgewohnheiten? (Lied, Gebet, mit oder ohne Licht, mit oder ohne Spielzeug?)

Wie haben Sie Ihr Kind auf das Krankenhaus vorbereitet?

Welche Eigenheiten möchten Sie noch besonders nennen?

gehören. Damit wird in erster Linie ein großer Beitrag zur emotionalen Entspannung der Eltern geliefert. Wer sich mit Müttern unterhält, weiß, was die Tatsache, gern gesehen zu werden und nicht nur geduldet zu sein, für sie bedeutet. Im einzelnen sei auf folgende *Hilfen* hingewiesen:

– sehr großzügig gehandhabte Besuchszeit, besonderes Entgegenkommen bei berufstätigen Eltern und Ausländern („unbeschränkte Besuchszeit") (Abb. 9).

– volle Akzeptierung von Ersatzmüttern, die zu Hause während des Tages an Stelle der berufstätigen Mutter das Kind versorgt haben: Großmutter, Pflegemutter, eventuell Nachbarin.

– Besuchserlaubnis auch für Geschwister, Freunde und Schulkameraden, falls diese älter als 6 Jahre sind (die Begrenzung ist in verschiedenen Kliniken verschieden festgelegt). Die früher übliche Grenze von 14 Jahren kann man ohne Zweifel heute unterschreiten, weil Einschleppungsgefahr für Infektionen durch jüngere Schulkinder kaum mehr gegeben ist.

– Bei größeren Kindern Förderung des telefonischen oder brieflichen Kontaktes mit zu Hause. Ein Telefonanschluß, der im Erwachsenen-Krankenzimmer oft eingerichtet ist, sollte auch für Kinderzimmer mehr und mehr denkbar sein.

■ Eltern, vor allem Mütter, werden natürlich *auch ins Säuglingszimmer* zugelassen. Wenn man den Besuch auf die Eltern beschränkt, durch ihre Einweisung in hygienische Vorschriften die Kinder abschirmt, sind die Erfahrungen nur gut. Ganz be-

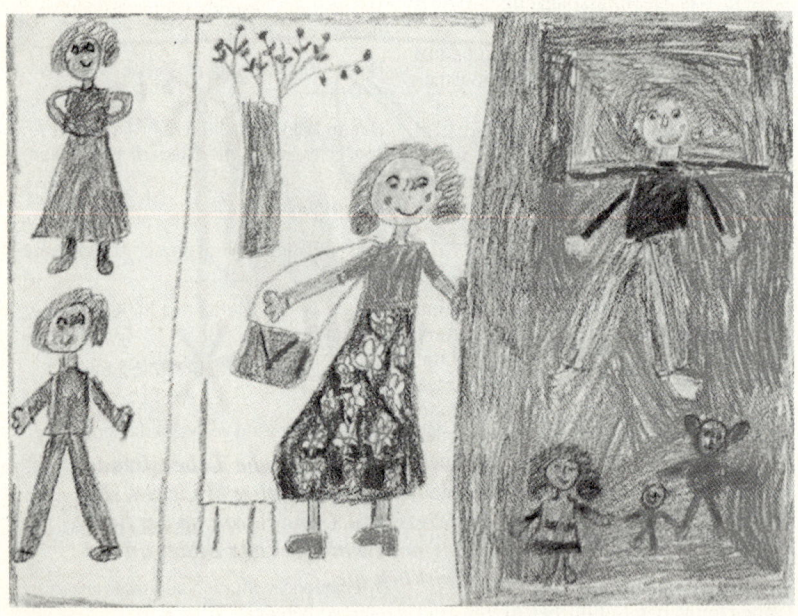

Abb. **9** Die schönste Stunde des Tages: Die Mutter kommt zu Besuch. Da der Junge an einer Infektion erkrankt ist, dürfen die Geschwister nur auf den Balkon und „durch die Scheibe besuchen".

sonders gilt dies für Kinder der Frühgeborenen- und Neugeborenenstation. Mutterliebe und Vaterliebe sind nicht schon fertig und intensiv bei der Geburt mitgegeben, sondern sind erst im Werden. Vor allem unverheiratete Mütter und unverheiratete Väter, unsichere junge Mütter und Mütter chronisch-geschädigter Kinder (Fehlbildungen, Down-Syndrom, infantile Zerebralparese) müssen hier die mitmenschliche Förderung der Pflegenden haben. Gerade diesen Kindern muß geholfen werden, daß die Bindungen der Eltern an sie möglichst fest werden. Hier haben also Schwestern und Pfleger eine ihrer wichtigsten und schönsten Aufgaben: den Müttern zu ihrem ersten, zunächst zögernden Kontakt zu ihrem Kind zu verhelfen, ihnen Mut zu machen, in den Inkubator zu greifen, sich der Zartheit der Kinder in der Pflege anzupassen, die steigende Leistungsfähigkeit in der Nahrungsaufnahme zu nützen. Die Mütter überwinden damit bei Frühgeborenen eine geradezu gefährliche Scheu, der sie früher in der Regel ausgesetzt waren und die eine Mutter einmal so ausgedrückt hat: „Ich habe Angst vor dem Tag, an dem ich mein winziges Kind übernehmen und dort mit meinen Kenntnissen fortfahren soll, wo erfahrene Schwestern und Pfleger mit all ihrer Tüchtigkeit notwendig waren." Besondere Einladung und Unterstützung brauchen auch ältere Mütter, die erst spät ihr erstes Kind bekamen.

■ Die *Isolierung infektiöser Kinder* läßt sich für einzelne Krankheiten nicht vermeiden. Hinter den nüchternen gesetzlichen Vorschriften steht die Sorge, daß noch weitere Familienangehörige oder weitere Personen erkranken, falls die Eltern im Lebensmittelgewerbe, als Erzieher oder mit intensivem Publikumskontakt berufstätig wären. In fast allen Fällen kann man aber die Eltern unter Anlegen eines Schutzkittels, unter Einweisung in die strengen Hygienevorschriften und Hinweis auf eine eigene An-

steckungsgefahr ins Krankenzimmer einlassen.

■ Nur schwer lösbare Besucherprobleme bieten *Intensivpflegestationen,* in denen mit allem Aufwand der Technik ums nackte Leben gekämpft wird, wobei psychologische Gedankengänge oft über Gebühr weit zurücktreten müssen. Man muß in einer Synthese allen Gesichtspunkten gerecht werden: somatische Hilfe *und* soweit möglich wiederholter und tragend wirksamer Eltern-Kind-Kontakt, wobei beiden, in dieser Situation schwerleidenden Partnern geholfen werden kann. Das Kind spürt beruhigend die Nähe der Eltern, selbst wenn es bewußtseinsgetrübt ist; das ärztliche Tun wird dadurch unterstützt. Eltern erleben ihr Kind hautnah in seinem bedrohten Zustand, in seiner Lebensnähe wie in seiner Todesnähe. Es ist sicher so, daß Eltern, die ihr Kind schließlich verlieren werden, einen Verlust dann leichter zu akzeptieren und zu tragen vermögen, wenn sie die schwere Erkrankung ihres Kindes aus der Nähe erkennen können.

■ *Chronisch-kranke Kinder und ihre Eltern* sind wechselseitig besonders stark aneinander gebunden. Hier ist einerseits an Kinder mit Stoffwechselstörungen, wie Phenylketonurie, an gliedmaßengeschädigte, schwachsinnige, sehgeschädigte und hörgeschädigte Kinder zu denken. In der Pflege ihres eigenen Kindes haben manche Mütter mittlerweile mehr Geschick als Schwestern oder Pfleger. Davon aber abgesehen, bedeutet das Chronisch-Kranksein schlechthin die Notwendigkeit, sich besonders intensiv mit Tages- oder Zukunftproblemen auseinanderzusetzen und mit Problemen der Identitätsfindung unter der chronischen Behinderung fertig zu werden, was unbedingt menschliche Nähe zu den Angehörigen als der Personifizierung eines festen Lebensuntergrundes braucht.

■ *Ausländerkinder* spüren im Krankenhaus infolge ihrer Sprachschwierigkeiten in besonderer Weise ihre Hilflosigkeit und Einsamkeit. Sie und ihre Eltern brauchen besonders viel Zuneigung, Geduld und Verständnis für einige Eigenarten. Rund 10% der Kinder eines Krankenhauses sind heute Ausländerkinder, speziell auf der Säuglingsstation können es 25% sein. Mit Übersetzungen von Elternbriefen, Anamnesebogen und bestimmten Merkblättern kann hier viel geholfen werden.

Trotz allen guten Willens sind manche Mütter einfach nicht in der Lage, täglich zu Besuch zu kommen aus ihren vielen anderen Verpflichtungen zu Hause, vor allem gegenüber weiteren Kindern, die sie nicht allein lassen können. Hier gilt es, *Nachbarschaftshilfe* zu suchen und zu geben. Eine Hilfe kann hier auch das Krankenhaus anbieten, indem zu bestimmten Besuchszeiten z. B. eine sogenannte *Spieltante* zur Verfügung steht, die in einem Wartezimmer *mitgebrachte Kinder,* die nicht auf Station dürfen, annimmt und sich mit ihnen beschäftigt.

■ **Manche Mütter wissen mit der Besuchszeit zu wenig anzufangen: Die Pflegenden sollten ihnen helfen, diese Zeit zu gestalten.** Die meisten Eltern können es wunderbar, ihren Kindern mit ihrem Besuch Entspannung und Freude zu bringen. Manche tun sich aber recht schwer. Durch Schwester und Pfleger wäre zu überlegen, was sie von sich aus zu einer befriedigenden Gestaltung der Besuchszeit beitragen können. Es gibt Situationen schwerkranker Kinder, in denen die günstigste Wirkung von der Mutter dann ausgeht, wenn man ihr rät, sich einfach still ans Bett des Kindes zu setzen. Manchen Müttern muß man dies sagen und verhindern, daß sie zuviel auf die Kinder einreden. Manchmal ist es gut, Bücher bereitzuhalten, aus denen die Eltern etwas vorlesen kann. Länger liegende, schon genesende oder chronisch-kranke Kinder haben sicher Lust, mit Vater und Mutter ein Spiel zu treiben oder etwas zu basteln und zu zeichnen

(Abb. 10). Die Eltern können sich auf längere Zeit mit dem Kind einfach nicht nur unterhalten, und es wäre wohl dann auch die Gefahr unvermeidlich, daß die Gedanken immer nur um die Krankheit und die noch nötige Aufenthaltszeit im Krankenhaus kreisen würden. Der Entspannung von Eltern und Kind könnte also dienen, wenn Spiele (Kartenspiele, Fragespiele, Puzzles, Mensch-ärgere-Dich-nicht und so weiter) oder Bastelwerk (Papier, Stifte, Schere, Klebstoff) angeboten würden.

Man wünscht sich in diesem Zusammenhang Schwester und Pfleger, die zu Mutter und Kind ans Bett treten und in einer warmherzigen Unterhaltung die positiven Aspekte des Krankheitszustandes und des Krankenhauslebens berühren, um damit sowohl der Mutter wie auch dem Kind wieder ein Stück weiterzuhelfen. Nicht jeder Pflegende kann dies von vornherein. Ältere Pflegende sollten die jüngeren dazu anleiten und ihnen Mut dazu machen. Das heißt nicht, daß Schester und Pfleger über Beurteilungen und Entscheidungen plaudern sollen, die Sache des Arztes sind.

■ Schwierig ist häufig am Ende der Besuchszeit der Abschied vom Kind, vor allem bei Kleinkindern und in den ersten Klinikstagen. Pflegende und Mutter müssen wie Bundesgenossen sein: Will die Mutter gehen, kommen sie zum Kind und erleichtern das Ablösen. Weint das Kind, soll die Mutter wissen, daß diese Trauer nicht lange anhält. Lange Abschiedsszenen sollen vermieden werden. Günstig ist es, wenn die Mutter vor dem Abschied erst das kleine Geschenk zum Auspacken gibt, das sie mitgebracht hat.

■ **Mitaufnahme der Mutter ins Krankenhaus hat verschiedene Indikationen: vom Kind aus, von der Mutter, von der Krankheit.** Kein Wunder, daß wegen der ungünstigen seelischen Lebensbedingungen eines kranken Kindes Psychologen immer wieder vorschlagen und fordern, die Mutter (oder der Vater) sollte mit in die Klinik

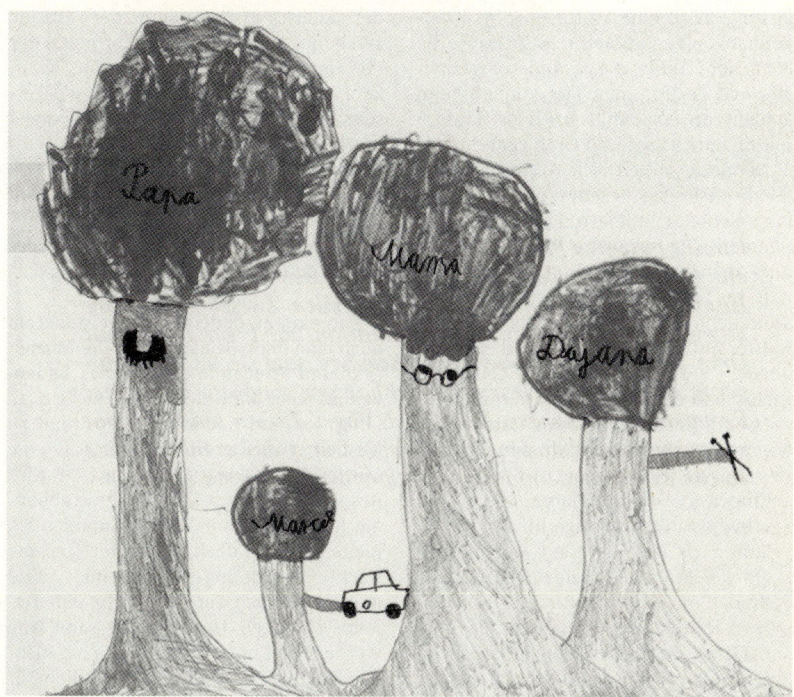

Abb. **10** Konstellation in einer Familie. Eltern und zwei Kinder, von einem 7 Jahre alten Jungen gezeichnet: eine größere, etwas kiebige Schwester (Schere) und der kleine, verspielte Junge, der besonders an der Mutter hängt.

aufgenommen werden (Rooming-in). Diese Überlegung gilt insbesondere für Kinder bis zum 5. Lebensjahr, denen die Notwendigkeit der Krankenhausbehandlung noch nicht genügend klargemacht werden kann. Bei allem Verständnis für diese Fragen ist es in vielen Krankenhäusern nicht leicht, solche Wünsche zu verwirklichen. Es hängt nicht einfach nur vom guten Willen bei Pflegenden und Ärzten ab. Es muß von einer völlig neuen Organisation unserer Kinderkrankenhäuser ausgegangen werden. Die Krankenzimmer müssen größer als bisher gebaut werden. Manche Schwierigkeiten, wie die

Übertragung von Krankheiten und Störungen der Diät, können sich verstärken. Die Überwachung der Eltern, die zahlreichen und in ihrer Wiederholung nicht immer nötigen Gespräche mit ihnen, können die schon beschränkte Zeit von Pflegenden und Ärzten noch weiter beschneiden. Die Anwesenheit der Eltern bei den diagnostischen und therapeutischen Eingriffen, die das Kind belasten und schmerzen können, führt zu weiteren Fragen und Diskussionen. Für viele Eltern ist das Erleben dieser für das Gesundwerden der Kinder unumgänglichen ärztlichen und pflegerischen Handlungen eine quälende Belastung. Wird eine Mutter mit ins Krankenhaus aufgenommen, fehlt zu Hause die Mitte der Familie; die gesunden Geschwister und der Familienvater können beim Fehlen von Ersatzmüttern oder Hausgehilfinnen in Schwierigkeiten geraten.

Dennoch sollten sich Ärzte und Pflegende positiv zu diesem Problem einstellen und die Mehrbelastung gerne auf sich nehmen. Die zeitweise geringere Belegung mancher Kinderkliniken kommt ihnen in praktischer Hinsicht entgegen, weil mehr Platz zur Verfügung steht. Die Mutter muß das befreiende und entspannende Gefühl haben, in die Lebensgemeinschaft der Station integriert zu sein.

■ *Für folgende Kinder und Situationen* kommt am ehesten die Mitaufnahme eines Elternteiles in Frage:

- Kinder im Alter bis 5 Jahre,
- schwerkranke unruhige Kinder, vor allem nach Unfällen und Operationen (Tonsillektomien, Schieloperationen), Kinder mit Enzephalitis und Schädel-Hirn-Trauma, in Einzelfällen mit Asthma und spastischer Bronchitis, schwerer Mukoviszidose und Keuchhusten,
- Kinder mit bösartigen Tumoren und Leukämie,
- Kinder mit Leiden, die eine schwere körperliche Behinderung mit sich bringen und für die die Mutter über spezielle Pflegeerfahrungen verfügt: Blindheit, Lähmungen wie bei Myopathien, infantile Zerebralparese (vor allem vom spastischen und hyperkinetischen Typ), skelettbedingte Behinderungen, Trisomie 21, Schwachsinn, dabei vor allem Kinder mit Phenylketonurie (schwierige Ernährung!),
- Kinder mit Hörstörungen und Kinder von Ausländern ohne Verständnis der Landessprache,
- Kinder besonders ängstlicher und besorgter Mütter, Mütter von Nachkömmlingen.

Für die genannten Kinder und ihre Krankheitsbedingungen nützt die Anwesenheit der Eltern, insbesondere der Mutter, zweifellos sehr viel. Die Erfahrungen mit der Hineinnahme der Mütter ins Krankenhaus sind fast überall gut. Andererseits bestehen auch Umstände, abhängig von der Schwere der Krankheit und der psychologischen Verknüpfung von Krankheit und Krankheitsursache (zum Beispiel bestimmte Verhaltensstörungen), unter welchen die *Trennung von der Mutter* den ersten Schritt zur Heilung darstellt.

■ **Rooming-in bedeutet unter anderem auch eine hohe Belastung für die Mutter. Arzt und Pflegende sollten dies bedenken.** Manche Mütter sind gar nicht dazu fähig, Tag und Nacht bei ihrem Kind zu bleiben. Wie oft erlebt man, daß eine Mutter die stationäre Aufnahme des Kindes strikt von ihrer Mitaufnahme abhängig macht. Wenn es ihr zugestanden ist, bleibt sie dann doch nicht oder nur eine Nacht. Rooming-in-Wünsche sind manchmal auch ein Thema für den Tiefenpsychologen. Und: Ein Tag kann lang werden, und opfermütig sind auch nicht alle Ehemänner, wenn sie plötzlich für sich selbst sorgen müssen.

Aber sprechen wir von den Müttern, die bleiben, Tag und Nacht oder nur den Tag von früh bis abends, und die man oft bewundern muß. *Besondere Hilfen* sind für diese zu bedenken, dabei ist zu unterscheiden, was systematisch organisiert sein sollte und was für Einzelfälle abrufbar gehalten sein sollte.

■ Die *Mutter-(Vater-)Kind-Pflegeeinheiten* sollten

- relativ kleine Zimmer sein, weil in der Regel andere Kinder im gleichen Raum nicht untergebracht werden können,
- ruhig gelegene Zimmer, deren Glasfenster und Glastüren durch Vorhänge fakultativ abgedeckt werden können,
- farblich freundliche Räume mit Bilderschmuck,
- Zimmer mit praktischen hygienischen Einrichtungen für Kinderpflege und zur Handdesinfektion der Mutter.

Ideal wäre es, der Mutter ein eigenes Bett zur Verfügung zu stellen, sonst müßten Liegen ausreichen, die man tagsüber zusammenklappen kann. Dusche und Toilette gehören in die Nähe der Zimmer.

▪ Mütter im Rooming-in haben zwar ihr Kind in ihrer Nähe, sie sind aber einsam. Ihre oft verkrampfte Haltung braucht bei den Pflegenden das Vorbild der Gelassenheit, ihre existentielle Angst den Hinweis auf die Zuverlässigkeit der medizinischen Hilfen, ihre laienhaften Vorstellungen brauchen das erklärende Gespräch, wobei der Pflegende für bestimmte Einzelprobleme immer wieder auch die Brücke zum Arzt schlagen muß. Ihr pflegerisches Ungeschick braucht Anleitung oder ein vertrautes gemeinsames Arbeiten. Kleine Gesten der Zuneigung werden zu großen emotionalen Hilfen in notvoller Situation: ein paar Blumen im Zimmer, ein appetitlich angerichtetes Tablett mit dem Essen, zwischendurch eine Tasse Tee.

▪ In manchen Müttern hat sich ein übersteigertes Pflichtgefühl für das Aushalten am Krankenbett festgesetzt. Arzt und Pflegende müssen diese Mütter in der Art einer Anregung oder auch in einer regelrechten Verordnung für kurze Zeit auch einmal wegschicken, zu einem Spaziergang oder zu einem Besuch zu Hause. Es dient ihrer Entspannung, um so leichter und besser wird sie ihren Dienst für das Kind wieder fortsetzen können.

▪ **Dem Kind alle vermeidbaren Belastungen ersparen und besser für Affektabfuhr sorgen.** Das Kinderkrankenhaus hätte sich in den vergangenen Jahren sicher manche Attacke von außen ersparen können, wenn der psychologische Kenntnisstand, die selbstkritische Eigenstellungnahme zu den Negativqualitäten des Krankenhauses und konsequente Anpassungsbemühungen im eigenen Haus gleichen Schritt gehalten hätten. So mußte sich das Kinderkrankenhaus durch oft überschießende Systemverurteilung unter Druck gesetzt fühlen, so wurde das ganze Pflege- und Be-

treuungssystem durch Schwester und Pfleger als unzureichend beurteilt. Um hier abzuhelfen, holte man in anderen Ländern neben Schwester und Pfleger neue Berufe ins Krankenhaus, Heilpädagoginnen (Kindbegleiter, Child-life-worker und Observatricen). Ihr Arbeitsfeld ist klar umrissen: Mitarbeiter des Kinderarztes, der Pflegenden und des Kinderpsychiaters, Kontaktperson zu den Eltern, Partner des Kindes in seinen seelischen Schwierigkeiten, Begleiter zu Untersuchungen, psychische Stütze bei Injektionen und belastenden Eingriffen. Diesem Berufsentwurf und diesen Bemühungen ist höchste Anerkennung zu zollen. Aber: begleiten und beobachten, engster Partner des Kindes zu sein, ständig anwesend, immer wirksam, daß heißt doch Tag und Nacht und auch am Wochenende; es ist bei den heute üblichen Arbeitszeiten auch mit diesem Modus undenkbar, daß hier eine Kontinuität für das Kind gegeben ist. So liegt der Wert der Publikationen von James Robertson, Emma Plank, Gerd Biermann und G. M. Veeneklaas darin, daß sie Kinderärzte, Kinderkrankenschwestern und Kinderkrankenpfleger aufrütteln können, ihre pädagogische und mitmenschliche Aufgabe für das kranke Kind endlich in genügender Deutlichkeit zu sehen. Heilpädagogin und Observatrice sind ursächlich Notgeburten, sachlich Funktionsmodelle, weil im Krankenhaus noch vieles nachzuholen ist, was man aus psychologischer Sicht erwarten möchte und erwarten darf. Aus diesem Ansporn und diesen Erfahrungen heraus müssen die Pflegenden durch psychologische und pädagogische Akzentuierung des Unterrichts und der Fortbildung eine noch bessere Ausbildung erhalten, aus diesen Überlegungen muß sich das Krankenhaus durch eine alltäglich spürbare Humanisierung und Psychologisierung noch weiter verbessern.

Schwester und Pfleger selbst sollten mit den neuen psychologischen Erkenntnissen nach ihrer inneren Einstellung und ihrem Können in den Stand gesetzt sein, neben ihren spezifischen Leistungen in Diagnostik und Therapie weitgehend die *Funktionen der Mutter und alle Funktionen einer Heilpädagogin* zu erfüllen, soweit dies gebraucht wird.

■ Was dem Kind an *Belastungen erspart werden kann* (Abb. 11), müssen Arzt und Pflegende als gemeinsame Aufgabe sehen:
– Dem Kind erklären, was erklärbar ist: Krankheit, Operation, Narkose, Punktionen, Bestrahlung.
– Einzeluntersuchungen, z. B. Blutabnahme, sollte man so weit zusammenfassen, wie es möglich ist.
– Abschirmen, was Angst machen kann: diagnostische und therapeutische Geräte; Schreien anderer Kinder, die Eingriffen ausgesetzt sind; vermeiden, daß man als Anästhesist, Operateur oder Operationsschwester mit Mundschutz vor das Kind tritt; Bevorzugung der Allgemeinanästhesie bei bestimmten Eingriffen.
– Bei der Visite des Arztes gehört der Pflegende an die Seite des Kindes.
– Bei Verlegung in ein anderes Krankenhaus sollte eine vertraute Pflegeperson mitfahren.

■ Viele Belastungen können dem Kind trotz aller Bemühungen einfach nicht erspart bleiben. Aber der Pflegende kann helfen, daß das *Kind besser damit fertig wird.* Man muß oft mit dem Kind über seine großen und kleinen Probleme sprechen, darf Antworten nicht aufschieben (wenn man auch mit neuer Argumentierung vielleicht noch einmal auf die Frage zurückkommt). Ja, man muß das Kind zu Fragen und zur Diskussion anregen, wenn man spürt, daß es etwas bedrückt.

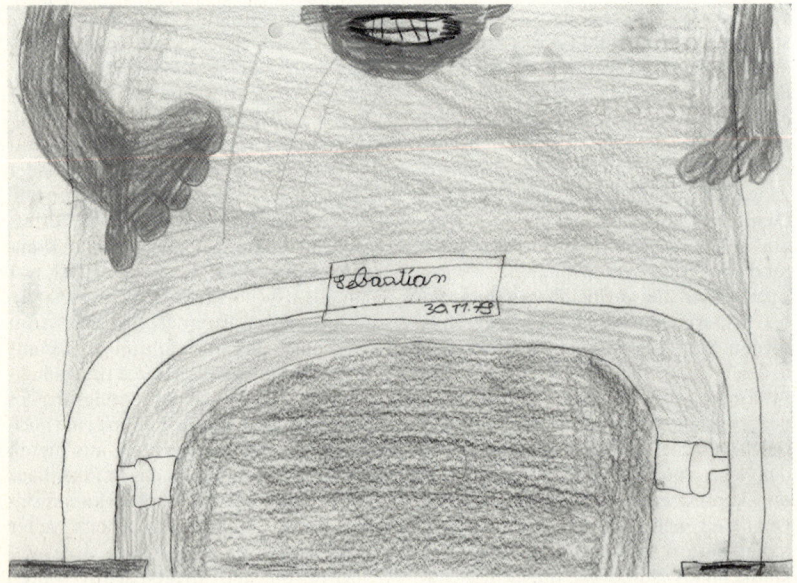

Abb. **11**   Über dem Kind, das seinen Namen über das Bett geschrieben hat, steht eine drohende Gestalt. Junge, 11 Jahre, Durchfallerkrankung.

Das spiel- und bewegungsfreudige Kind kann viel Konfliktstoff *durch Spiel abreagieren:* Spiel im Bett und außerhalb im Spielzimmer, auf einem Kinderspielplatz im Freien, im Kindergarten, Basteln mit allen Arten von Material, Malen im sogenannten Matsch- oder Befreiungsraum, Zeichnen auf großzügig zur Verfügung gestelltem Papier. Die Produkte der eigenen Bemühungen sollen die Kinder umgeben und an den Wänden zur Schau gestellt werden. Anerkannter Erfolg fördert das Selbstwertgefühl, das durch die Krankheit häufig gelitten hat. Manche Konflikte löst ein *gerichtetes Rollenspiel* der Kinder. Mit Puppen können sie als handelnde Personen, z.B. als Schwester oder Arzt, durchspielen, was sie selbst im passiven Ausgeliefertsein erlebt haben.

■ **Heimkehrschwierigkeiten vorbeugen.** Kleinkinder entwickeln manchmal Aggressionen gegen die Mutter, weil sie offenbar die Trennung als einen von der Mutter verschuldeten Liebesverlust empfunden haben. Sieht man solche Schwierigkeiten voraus, vor allem weil die Mutter von den Besuchszeiten nur wenig Gebrauch gemacht hat, sollte man diese schon einige Tage vor der Entlassung intensiv in die Pflege hineinnehmen und Gelegenheit geben, daß Mutter und Kind wieder ganz zueinander finden.

■ *Ein besonderes Problem:* **Kranke Neugeborene und Frühgeborene haben noch keine Familie; der Pflegende kann ihnen dazu verhelfen.** Der Eintritt ins Leben ist für manche Kinder mit mehr oder weniger schweren Problemen der gestörten Organfunktion verbunden: Störungen der Atmung, des Kreislaufs, des Leberstoffwechsels, der Elektrolyte, des Nervensystems. Die jeweiligen Symptome bestimmen Diagnostik und Therapie in einer Kinderklinik, was die räumliche Trennung von der Mutter bedeutet. Bei dieser – psychologisch gesehen – unphysiologischen Situation kann der natürliche Aufbau eines innigen, tragfähigen

Verhältnisses zwischen Kind und Mutter (Eltern) nicht in der üblichen Form gelingen, die *„Geburt der Familie"* wird aus dem günstigsten Zeitpunkt unmittelbar nach der Geburt in spätere Wochen verlegt, von der Enttäuschung ganz abgesehen, das Kind sogleich nach der Geburt wieder zu „verlieren".

Wir müssen uns die *psychische Situation einer Mutter und eines Vaters* eines kranken Neugeborenen und eines Frühgeborenen vor Augen halten. Bei einer Frühgeburt wird die Spätschwangerschaft, in der sich die Mutter normalerweise gefühlsmäßig auf die Entbindung und die erste direkte Beziehung zu ihrem Säugling vorbereitet, plötzlich und unerwartet für die Mutter beendet. Statt des erhofften gesunden Kindes wird ein kleiner Säugling mit verminderten Überlebenschancen geboren. In eine ähnliche, unerwartete Situation kommt die Mutter eines ausgetragenen, aber durch Krankheitszeichen gefährdeten Kindes. Angst, Enttäuschung, Trauer, Schuldgefühl bestimmen in der Regel nun ihr Erleben. Statt in ein ungetrübtes und unkompliziertes Verhältnis mit ihrem Kind zu kommen, bedrängen sie vordergründig die folgenden Gedanken.

Sie muß sich auf einen möglichen Verlust des Kindes vorbereiten und bremst sich dann in einer instinktiven Trauerreaktion, ein hohes Maß an innerer Zuwendung vollends aufzubauen. Sie muß ihr Versagen, einem gesunden Kind das Leben zu schenken, verarbeiten. Sie muß, wenn sie sieht, daß ihr Kind unter bleibender Behinderung (z.B. Fehlbildung) oder unter langwierig fortwirkenden Aufzuchtschwierigkeiten davonkommt, eine besondere Qualität der Mutter-Kind-Beziehung aufbauen, die den kommenden besonderen Bedürfnissen gerecht werden kann. In den ersten Lebenstagen des bedrohten Kindes fehlt insgesamt oft die Übersicht über Tod, bleibende Schädigung oder letztliche Gesundheit, was jede seelische Auseinandersetzung und Standortsuche in der Verarbeitung der Problematik bei den Eltern ungemein erschwert.

■ Daraus ergeben sich *verpflichtende Folgerungen.* Schon in den ersten Tagen nach der Übernahme des Kindes soll in einer intensiven mitmenschlichen Kontaktnahme das Frühgeborene oder kranke Neugeborene seelisch gefördert („stimuliert") werden. Stehen die Eltern nicht zur Verfügung, ist es eine Aufgabe der Pflegenden. Dies geschieht so, daß diese Kinder, sobald sie keinen zusätzlichen Sauerstoff mehr benötigen und ihre Körpertemperatur über etwa 36 °C aufrechterhalten können, *von der Schwester oder dem Pfleger* auf den Schoß genommen werden in einer Haltung, daß ein voller Kontakt von Gesicht zu Gesicht möglich ist (siehe dazu S. 23, 25). Sie sprechen dabei mit dem Kind, schaukeln es, liebkosen es, und dies täglich, möglichst in sechs halbstündigen Sitzungen, wie es eine natürlich empfindende Mutter oder ein Vater tun würde. An Mimik und Verhalten des Kindes wird man in vielen Fällen erkennen können, welch positive Stimmung damit im Kind hervorgerufen wird.

■ Darüber hinaus sind aber alle Schritte zu unternehmen, daß *die Mutter selbst* möglichst oft und möglichst nahe zu ihrem Kind kommen kann, um es zu versorgen und ihm die eigene Nähe spürbar zu machen. Läßt es nach einer schweren Geburt der Gesundheitszustand der Mutter noch nicht zu, daß sie selbst erscheint, sollte der *Vater* für diese fördernden und prägenden Effekte zum Kind kommen. Ist ein Kind zur Adoption freigegeben, gilt das Entsprechende für die *Adoptiveltern.*

Die Eltern sollten zu dieser *Anspracheähe,* wie sie oben für die Pflegenden beschrieben wurde, ermuntert werden und öfter einmal auch für eine halbe bis ganze Stunde ihr Kind auf die nackte Brust gebettet bekommen, damit dieses ihre Körperwärme, ihren Herzschlag, ihre für-

sorgliche Haltung spüren und ihre Worte hören kann (Känguruh-Pflege).

■ Viele Einzelheiten sind noch zu bedenken. Vor dem Betreten der Frühgeborenen- und Neugeborenenstation sollte *den Eltern geschildert werden, was sie erwartet:* eine Station der Intensivpflege unter Zuhilfenahme von viel Technik und – im Hinblick auf das eigene Kind – ein mehr oder weniger krankes Kind, das alle medizinischen Hilfen braucht. Die Eltern müssen in die strengen *hygienischen Vorschriften* eingewiesen werden; haben sie einen Infekt, können sie natürlich nicht zugelassen werden. Pflegender und/oder Arzt sollten vor allem beim ersten Kontakt ohne Zeitdruck zur Verfügung stehen und sich auch sonst immer wieder den *Fragen* stellen und im *Gespräch* die persönlichen Probleme der Eltern zu erfassen suchen. Ein solches Verhalten wird die Eltern stärken. Auf die *Krankheitszeichen des Kindes* soll im einzelnen aufmerksam gemacht, *Fehlbildungen* sollen gezeigt werden. *Positive Lebensäußerungen* werden genauso vorgewiesen, um so, ohne über negative Erscheinungen hinwegzureden, die stärkende Hoffnung ins Spiel zu bringen und das Ausmaß der objektiv begründeten Ängste zu begrenzen.

Die Eltern sollen, falls sie nicht auf Station erscheinen können, ermuntert sein, täglich sich wenigstens *telefonisch* zu erkundigen. Es kann daraus auch auf die Intensität der Zuwendung und Besorgnis geschlossen werden, die diese für ihr Kind fühlen.

Liegt ein Säugling unter der *Phototherapie,* soll beim Besuch der Mutter das Gerät vorübergehend abgeschaltet und die Augenbinde abgenommen werden, um den bedeutsamen Blickkontakt von Angesicht zu Angesicht zu ermöglichen.

■ Vielen Eltern muß Mut gemacht werden, zu ihrem Kind *täglich zu kommen,* es zu besuchen, bei ihm reichlich lange zu bleiben, es zu berühren, mit ihm zu sprechen, es zu füttern und zu pflegen. Manche

Eltern müssen auch auf diese Notwendigkeit drängend aufmerksam gemacht werden, falls man bei ihnen mangelndes Verständnis, Gleichgültigkeit oder Ablehnung des Kindes voraussetzen muß. Dies gilt ganz besonders dann, wenn nach klinischer Besserung die Entlassung des Kindes ins Auge gefaßt werden kann. Um den nahtlosen Übergang in die häusliche Pflege zu gewährleisten, soll die Mutter in den letzten Tagen weitgehend die Pflege selbst übernommen haben.

Ist eine Mutter in den ersten Tagen nach der Geburt mit einem Besuch noch nicht belastbar oder ist das Neugeborene in eine auswärtige Kinderklinik verlegt, könnte man auf Station ein *Polaroidphoto* des Kindes machen und der Mutter überbringen lassen.

■ **Wenn Eltern Schuldgefühle bei einer Erkrankung ihres Kindes haben: Man muß froh sein, wenn sie eine Form des Ausdruckes finden.** Die Pflegenden sollten mit ihnen sprechen, als sähen sie sich selbst und in eigener Familie betroffen. Es gibt:

– *Schuldgefühle und -vorwürfe magisch-abergläubischer Art,* wenn man sich eine Krankheit durch eine unwissenschaftliche Vorstellung anstatt aus naturwissenschaftlichem Verständnis erklärt. So geschieht es verstärkt bei geistig einfach strukturierten Menschen. Beispiele: Schielen, Anfallsleiden oder Fehlbildungen sind während der Gravidität durch Schreck oder bösen Blick ausgelöst; Wirkung eigener böser Gedanken oder von Geschlechtsverkehr in der Schwangerschaft, bei Jugendlichen Folge von Onanie; ferner Krankheit als Strafe Gottes.

– *Schuldgefühle und -vorwürfe aus tatsächlichen Ereignissen,* denen man einen Zusammenhang zur Erkrankung zumißt. „Was vor der Erkrankung geschah, muß folglich deren Ursache sein." Diese Überlegungen sind in der Suchphase der Eltern nach schockierend erlebter Eröffnung einer belastenden Diagnose verständlich. Beispiele: die Sorge, Krankheitsfrühzeichen übersehen zu haben; Leukämie-Erkrankung einer Tochter als Folge einer „Hodenerkrankung", die der Vater dann erst nach der Geburt operieren ließ; Nervenleiden oder Wirbelsäulenschaden, weil das Kind immer ungetadelt an der kalten Heizung gesessen habe; maligne Lymphknotenerkrankung am Hals nach einer Ohrfeige. In der Neigung zu solchen Selbstbezichtigungen kann man auch ein Relikt archaischer und christlicher Vorstellungen sehen, derart, daß Reuezeigen die Schicksalsmächte gnädig stimmt.

– *Schuldgefühle und -vorwürfe als Reaktion der Kränkung und Wut,* ein krankes oder behindertes Kind zu haben. Da man keiner eigenen Schuld bewußt ist, empfindet man bei der Willkürlichkeit und Ungerechtigkeit, mit der die Krankheit hier zuschlug, Wut und Selbstverletzung. Beispiele: Schuldsuche bei anderen, bei Ärzten, Pflegenden, in der weiteren Familie im Gedanken an Vererbung; Ärger auch dem Kind selbst gegenüber, „das einem dies angetan hat"; Verschiebung der Wutgefühle in eine Aktivität, „für das Kind zu kämpfen", z. B. gerichtlich.

– *Schuldgefühle und -vorwürfe als Folge familiärer Auseinandersetzungen,* auch Anlaß zu weiteren. Aus realer Begründung, z. B. nachgewiesener Vererbung, entstehen Selbstvorwürfe und Vorwürfe an andere. Beispiel: Vererbung von Nierenfehlbildung, Hämophilie, Mukoviszidose; Vorwürfe von seiten des betroffenen Kindes und Jugendlichen.

– *Schuldgefühle und -vorwürfe als Ausdruck persönlicher realer Schuld.* Beispiele: Körperschaden beim Kind durch Fahrlässigkeit in der Beaufsichtigung, Verkehrsunfall, Vergiftung, Verbrennung; Vorwurf, bei gegebenem Leiden durch Unvorsichtigkeit und mangelnde

Strenge eine Verschlechterung bewirkt zu haben; Suizidversuch im sexuellen Konflikt der Tochter, die mit ihrer Sorge nicht zu den Eltern kommen konnte.

■ Werden Schuldgefühle geäußert, ist dies ein Appell an Ärzte und Pflegende, sich mit deren Wahrheitsgehalt, Wirkung und Bewältigung ausführlich und sehr ernsthaft auseinanderzusetzen, – selbst wenn sie rational unfundiert erscheinen. Die subjektive Existenz zählt. Zuhören und Annehmen ohne zu verurteilen, muß die erste Reaktion sein. Dann gilt es auf Einzelheiten einzugehen, ihre Begründung zu bestätigen oder durch bessere Argumente zu ersetzen, und schließlich, eine Strategie des Weiterlebens damit zu entwerfen.

Hilfreich für ein therapiewirksames Gespräch ist es schon eingangs, den Eltern zu sagen, daß ihre Schuldgefühle ein positiver Hinweis auf ihre emotionale Bindung ans Kind und innerhalb der Familie sind und eine hilfreiche Voraussetzung für ein besserndes oder bewältigendes Verhalten sein können. Eine gründliche und ehrliche Auseinandersetzung, zu der man verhelfen kann, fördert die persönliche Reifung der Eltern.

Bei alledem sollte man sich vorstellen, wie durch eine längere, vor allem eine chronische Krankheit oder Behinderung immer das bisherige Leben einer Familie umstrukturiert wird. Wir erleben schon die hohe Belastung eines Familiengefüges, wenn ein Kind mit Mutter im Rooming-in für einige Wochen im Krankenhaus ist und zuhause „alles drunter und drüber geht". Die Sorge um ein anhaltend behindertes Kind hat immer erhebliche Auswirkungen auf die seelische Gesundheit der Eltern, auf die sozialen Beziehungen der Eltern untereinander und zu ihrem Umfeld. Folge bei den Eltern, vor allem bei der Mutter, ist oft anhaltende Niedergeschlagenheit, Gefühl der Überforderung, schlechter Schlaf und Angstträume, Neigung zu Verstimmung und Reizbarkeit, dem Kind gegenüber einerseits Neigung zu besonderer Härte in der rehabilitierenden Förderung andererseits zu mitleidvoller Nachgiebigkeit.

■ **Das todgeweihte und sterbende Kind teilt zunächst verschlüsselt seine Ängste mit und öffnet sich nur jemandem, der ehrlich und überzeugend auf seine Fragen eingeht.** Sterbende Kinder hätten es wohl viel leichter, über den Tod zu sprechen und zu sterben, wenn sie nicht spüren würden, wieviel Mysterium und Tabu die Erwachsenen um Sterben und Tod machen. So ähnlich sagt es Elisabeth Kübler-Ross, die viel mit sterbenden Kindern „gearbeitet" hat.

Ängste der kleinen Kinder sind Trennungsangst (deshalb leiden sie auch so stark bei einer Krankenhausaufnahme ohne Mutter) und Angst vor Verstümmelung (darum schreien sie so mörderisch schon bei einer Blutabnahme). Den Tod sehen sie von sich aus wie ein vorübergehendes Ereignis, eine Reise mit Wiederkehr, sie wissen nicht um seine Endgültigkeit, – und die Erfahrung aus Fernsehserien gibt ihnen dabei nur recht. Erst Kinder über 8 Jahren verstehen den Tod als ein endgültiges Ereignis genauso wie Erwachsene. Kinder im länger dauernden Krankenhausaufenthalt sehen es deutlicher. Sie werden vorzeitig reifer, unkindlicher in ihrem Nachdenken. Sie haben aus den Ängsten und dem Getuschel der Erwachsenen und aus dem plötzlichen Verschwinden eben noch schwerkranker anderer Kinder von der Wirklichkeit des Todes gespürt oder gehört, und es muß etwas ungemein Erschütterndes sein.

Sie fragen auch danach, ob es sie aus ihrer Krankheitsprognose aktuell betrifft oder nicht, sie fragen verschlüsselt und tasten bei nahestehenden Personen ab, wo die anderen Kinder seien, deren Tod sie vermuten. Meist geben Erwachsene dann ausweichende Antworten, als könnten sie nicht voraussetzen, daß das Kind

„etwas davon verstünde". Dann können Kinder auch deutlicher werden, wenn sie aus ihrer Schwäche, den objektiven Krankheitszeichen, dem bedenklichen Gesicht der sich beratenden Therapeuten und der Niedergeschlagenheit der Eltern merken, daß es nicht gut um sie steht. Sie fragen direkt, „Wenn ich sterbe…" und verteilen vorausschauend ihren Besitz. Dann sind die Angesprochenen meist in hilflose Erschütterung versetzt. Man antwortet dann ausweichend neutral (,,jetzt keine Zeit, später") oder entmutigend, vorwurfsvoll und an der Wahrheit vorbei (,,so sollst du nicht reden, nimm die Arznei schön, dann wirst du gesund"). Nun wird das Kind schweigen. Hier kann dann der Tod im Gefühl des Kindes zur Strafe für ein widerspenstiges, unfolgsames Verhalten werden, und dies belastet in einer zusätzlichen Weise. Am einfachsten hat es wohl ein Seelsorger, der aus seinem Glauben mit dem „Einschlafen ein Erwachen in einer schöneren anderen Welt" versprechen kann. Wenn dies ein Kind mitglauben kann, wird es sich erleichtert seiner Schwäche hingeben können.

Oft ist es den vom Tode bedrohten Kindern und Jugendlichen eine sehr bedrängende Last, daß von allen Seiten die Hoffnung auf Besserung geradezu verzweifelt vorgetragen, Hilfe durch Stärke im Ertragen erwartet und jeder Gefühlsausdruck von Schwäche unterdrückt wird. Da kann es dann eine große Hilfe sein, wie sie einem an Leukämie erkrankten Jungen zukam, als er wie entschuldigend zu seiner Mutter sagte: „Nun geht es aber wirklich nicht mehr", und diese erlösend antwortete: „Nun brauchst du auch wirklich nicht mehr zu können, wir wollen uns nun wirklich nicht mehr zusammennehmen."

Wenn es den Pflegenden, dem Arzt, den Eltern spürbar geworden ist, daß sie einem Kind oder Jugendlichen helfen konnten gut zu sterben, kann dies für alle Beteiligten unvergeßlich wichtig werden,

ja sogar als schön und beglückend in Erinnerung bleiben.

■ Dem Arzt gegenüber haben manche Eltern die Sorge, das Leben ihres Kindes könnte künstlich verlängert werden. Darüber sollte man offen sprechen und die ärztliche Handlungsweise, wie sie diesen Stunden angemessen ist, begründen. Arzt und Pflegende gehören ins Sterbezimmer zu Kind und Eltern. Sie sollten sich in der schlichtesten Weise menschlich geben und nicht bis zum Ende mit Überwachungsgeräten, Respiratoren und Injektionen beschäftigt sein.

■ Abschließend noch einige, mehr sachliche Bemerkungen. Sterbende Kinder sollen rechtzeitig von den anderen Kindern getrennt werden, aber nicht das Gefühl bekommen, in einen einsamen Raum abgeschoben zu sein. Die Pflege muß in der gleichen Sorgfalt, aber mit noch größerer Behutsamkeit weitergehen. Was diesen Kindern eine Erleichterung sein kann (Hochbetten oder nicht, Schweißabwischen, Trockenlegen, Zudecken oder Nichtzudecken) muß der Pflegende selbst herausfinden, weil diese Kinder kaum noch darüber sprechen können. Besonders wichtig ist Mund-, Lippen-, Augen- und Nasenpflege. Rachenschleim muß abgesaugt werden. Sauerstoffzufuhr kann die Atmung erleichtern. Unruhige oder schmerzgeplagte Patienten erhalten auf ärztliche Anordnung eventuell Sedativa. Die Ernährung sollte nur flüssig sein. Sterbende haben viel Durst. Treten Schluckstörungen ein, ist auf ärztlichen Rat eventuell durch Sonde zu ernähren. Alles, was der Pflegende tut, soll weiterhin erklärt werden. Wie bisher soll er mit dem Kind während der Pflege sprechen, auch wenn das Kind nun nicht mehr selber sprechen kann und benommen erscheint. Man sollte sich nicht täuschen, wie viele Kinder auch in scheinbarer Bewußtlosigkeit noch hören können. Besondere Zuwendung brauchen die Angehörigen. Soweit möglich, sollten sie zum Kind zugelassen werden. Unruhe darf aber nicht entstehen. Längerbleibenden Eltern, die eventuell die Wache übernommen haben, sollte man mit Ruhegelegenheiten und kleiner Verpflegung helfen.

Weitere Einzelheiten zu Sterben und Tod in den Arbeitshilfen S. 494.

3.3   Erziehung in und durch die Krankheit

■ **Was heißt Erziehung?** Jeder Mensch, ob jung oder alt, ist wie ein aus sich selbst drehendes Rad, in einer Bewegung auf ein sichtbares Ziel hin oder scheinbar ohne Ziel: eine Bewegung aus sich selbst, gefördert oder gehemmt durch die mitmenschliche und sachliche Umgebung. Jeder Mensch ist in seinem Leben dabei, zu einer eigenen Prägung zu finden, sich selbst zu verwirklichen: mit den Möglichkeiten, die er hat, und den Möglichkeiten, die man ihm gibt oder die man ihm läßt.

In diesem Entwicklungsgang auf etwas hin, den wir vor allem für das Kind vor unseren Augen haben, kommen die richtenden Impulse aus Erbanlagen, aus Erlebnissen (Schicksal) und durch eigene Mitwirkung. In diesem weiten Sinne einer Einflußnahme am Menschen geschieht Erziehung, einerseits Selbsterziehung und andererseits Erziehung durch Einfluß von außen. Dieser äußere Einfluß geschieht einerseits durch emotional positiv fördernde Effekte, andererseits durch Aufbau von Hemmungen.

In der üblichen Betrachtung sieht man im Begriff Erziehung vor allem die bewußte kritisch beurteilende und ausrichtende Einflußnahme von außen, wie sie z. B. durch die Erzieher, Eltern und Lehrer geschieht. In der Form sind es Erklärungen, Verständnishilfen, Anordnungen, Verbote, Belohnungen oder Strafen, Strafen durch Worte, Liebesentzug oder körperliche Züchtigung. Zu wenig wird in der Regel bedacht, daß die wichtigste, in der praktischen und moralischen Wertigkeit größte und im Zeitumfang ausgedehnteste Erziehungswirkung nicht aus der bewußten Aussage oder Tätigkeit eines Erziehers kommt, sondern aus der unbewußt angesetzten Wirkung von Worten, Taten oder Unterlassungen der erzieherisch wirksamen Personen. Deshalb ist es erzieherisch so gefährlich, wenn eine Lücke klafft zwischen dem ausgedrückten Erzieherwollen und dem gelebten Vorbild, wenn Eltern von ihren Kindern Dinge verlangen, die sie selbst nicht tun und für sich selbst nicht verbindlich halten.

■ **Sinn der Krankheit.** Die Frage nach dem Sinn der Krankheit ist schon oft gestellt worden und ebenso viele Antworten sind darauf schon gegeben, und es sind ebensoviel verschiedene. Eine der ältesten Antworten unseres Kulturkreises sei zuerst genannt, ohne ihr einen absoluten Anspruch auf Gültigkeit zubilligen zu wollen: Krankheit ist Teil der Unzulänglichkeit dieser unvollkommenen Welt. Krankheit ist Strafe für die Verfehlung der Menschen jeder Zeit. Einer anderen Antwort nach ist Krankheit Prüfung, ist sie Aufgabe für einen Menschen, der er sich unter Entfaltung seiner positiven Kräfte stellen sollte, um an ihr zu wachsen. So hätte Krankheit immer einen Sinn, ja sie sei wichtig für die Selbstverwirklichung eines Menschen. Manche Menschen wachsen tatsächlich in ihrem geistigen Wert unter dieser Last, andere aber zerbrechen. Wo von beiden Möglichkeiten soll da – allgemein gesehen – im Entwurf einer Weltordnung der Sinn der Krankheit liegen? Eine Antwort zu finden ist sehr schwer, es muß sich jeder im eigenen Nachdenken um eine eigene Stellung zur Krankheit bemühen – und dies bewußt auf die einzelne Situation bezogen.

■ **Krankheit und Lebensalter.** Am wenigsten öffnet sich ein einheitlicher Sinn der Krankheit unserer Vernunft, sieht man die Krankheitsbelastung in bezug auf die einzelnen Lebensalter von der Geburt bis ins Greisenalter.

■ In einem *Neugeborenen* und einem *jungen Säugling* läuft eine Krankheit einfach ab. Das Kind leidet unter der Krankheit, erlebt (in einer distanzierten Form empfunden) wird sie aber nicht. Das Kind gesundet oder das Kind stirbt oder es bleibt ein Defekt. Einen geistigen Anstoß hat es für dieses Kind nicht gegeben, einen Sinn hat diese Krankheit also für dieses Kind nicht gehabt. Eine Erziehungswirkung aus der Krankheit bleibt aus, es sei denn, daß diese mit verbleibenden Schäden in ein Alter mit höherem Bewußtsein hineinwirkt.

■ *Kleinkinder,* also Kinder von 1 bis 5 Jahren, erleiden ihre Krankheit und erleben sie damit. Sie erleben die Minderung ihrer Vitalität, erleiden vielleicht Schmerz und Atemnot, fühlen sich aus der Sorge der Eltern und den Anordnungen des Arztes manchem Zwang ausgesetzt. Sie kommen mit der krankheitsbedingten Ordnung in Konflikt. Eine Distanz zur Krankheit erhalten sie nur in sehr geringem Maße. Mit dem Krankheitsbegriff setzen sie sich noch nicht auseinander. Dennoch – so werden wir sehen – kann die Krankheit bei ihnen schon einen Erziehungseffekt haben.

■ *Schulkinder, Jugendliche und Erwachsene* erleben nicht nur passiv ihre Krankheit, sondern stellen sich dieser Last häufig in immer wieder neuen Denkansätzen, vor allem dann, wenn die Krankheit lange dauert, diese zu großer Schmerzens- und Atemnot führt, weitgehende Abhängigkeit vom Mitmenschen bedeutet, Entstellungen und Gliedverlust hinterläßt und eine Beschränkung der Lebenslust, der Leistungsfähigkeit und des Lebensglückes herbeiführt. In diesen Altersgruppen kann Bewußtsein, Verhalten und schließlich auch der Charakter eines Menschen stark beeinflußt werden aus zwei Wirkungen: einerseits aus den direkten Wirkungen der Krankheit und andererseits aus den sekundären Auswirkungen der Krankheit, da diese für den Kranken eine

neue dingliche und personale Umwelt schafft. Ein junger Mensch und ein Erwachsener auf der Höhe des Lebens erwartet vom Leben freie Entfaltungsmöglichkeit, Unbeschwertheit, Glück – und Krankheit läuft dem allen als Unglück zuwider.

■ Der *alte Mensch* schließlich muß seine Krankheit wieder anders sehen. Krankheit und Gebrechen gehören zum Alter. Der eine alte Mensch sieht es ihm anderen, daß es unausweichlich einfach so und nicht anders ist. Krankheit ist etwas Natürliches, als Geschick fast selbstverständlich. In der Regel muß das Alter über die Krankheit zum Tode führen. Dieses Wissen schließt natürlich nicht aus, sich auch als alter kranker Mensch in Schmerz und Lebensbehinderung dagegen aufzulehnen und das Leiden als sinnlos zu empfinden. Die Krankheit aber erzieht. Sie erzwingt die Resignation, sich dieser Altersschwäche zu ergeben.

Beschränken wir uns aber nun auf das Kind. Wir nehmen als Definition des Begriffes Erziehung, daß wir alle formenden Wirkungen auf Wesen, Verhaltensweise und Charakter des Kindes meinen. Wir erinnern noch einmal daran, daß in der Erziehung nicht nur das gesprochene, richtungweisende Wort wirksam ist, sondern noch mehr – und gerade als Sprache des großen, nachhaltig wirksamen Pädagogen – der stille Einfluß. Und wenn es in der Krankheit darum gehen sollte, von außen erzieherische Wirkungen beim Kind anzubringen, dann sollten wir als Richtlinie dabei sehen, daß es in schwierigen Situationen für den Erzieher immer eine bessere Einstellung ist und mehr Erfolg verspricht, nicht gegen die Schwäche des Kindes, sondern mit seiner Stärke zu arbeiten.

■ **Erziehung in der Krankheit.** Die Krankheit des Kindes bringt für die Erzieher neue Aufgaben. Viele Erziehungsinhalte und -probleme bleiben unbeschränkt weiter, unter den Krankheitsbedingungen vielleicht sogar in zugespitzt schwieriger Form. Manche Erziehungsprobleme vermag aber die Krankheit vorübergehend in ihrer Bedeutung zurückzustellen. Art und Schweregrad der Krankheit verändern weitgehend das Kind. Betrachten wir einige Beispiele.

Sonst vor Vitalität sprühende, eigenwillige und selbstbewußte Kinder sind vom Fieber und von körperlicher Schwäche gezeichnet und gehalten, sich in ruhiger Hingabe in eine notwendige Ordnung einzuüben. Unter der Krankheitsbedingung zeigen sie eine Eigenschaft, die man bisher bei ihnen vermißte: Geduld und ruhiges Verhalten.

Geschwisterkonflikte aus Eifersucht verlieren plötzlich in der Krankheitsbedrohung ihren Hintergrund: Das gesunde Geschwister bangt um das kranke. Fühlte sich ein Kind bisher gegenüber einem Geschwister durch die Mutter vernachlässigt, erfährt es nun dankbar die längst ersehnte volle, „ausschließliche" Zuwendung der Mutter.

■ Sehr zugewandte Eltern sind zu jeder Zeit in Gefahr, ein Kind zu verziehen und egoistischen Forderungen ihres Kindes über Gebühr nachzugeben. Manche Kinder sperren sich schon in ihrer Gesundheit gegen eine unproblematische Nahrungsaufnahme und sind dann schon als ewig appetitlose Kinder ein Kreuz der Eltern und der Kinderärzte. Der Essenstisch, an dem sie ihre Aggressionen gegen die Mutter richten, wird zu einem Schlachtfeld. Bis zum Erbrechen können sie sich steigern. Die Angst der Mütter, das Kind könnte zu wenig Nahrung bekommen und nicht gedeihen, treibt diese zu vielen Zugeständnissen. Wieviel schlimmer muß diese Abhängigkeit in der Krankheit werden, wenn sich nun zur psychogenen Appetitlosigkeit noch die Krankheitswirkungen hinzugesellen und sich in den Müttern aus vollkommener Nahrungsverweigerung und gehäuftem Erbrechen die Angst ins Maßlose steigert. Es braucht

nicht betont zu werden, daß in solcher Lage die Chancen gering sind, daß diese Mütter ein Kind ohne Hilfe des Krankenhauses wieder kurieren können.

■ **Zuneigung.** Das kranke Kind hat das Gefühl, hinfällig und schwach, abhängig und stützungsbedürftig zu sein. Es fordert damit zunächst die Zuwendung der Eltern heraus. Erhält es diese Zuwendung, bekommt es damit zuallererst eine Art Medikament, eine gute Basis, um wieder gesund zu werden. Es spürt Sicherheit, Güte und Wärme und kann in größerer Ruhe und Gelassenheit mit seiner Krankheit leben.

■ Damit ist aber auch das wichtigste Erziehungsmittel wirksam, in zweierlei Hinsicht. Einerseits fallen mit diesem Gefühl einer besonderen Harmonie mit Vater und Mutter viele Spannungen ab, die vielleicht sonst den Alltag belasten. Manches durch die Krankheit gegebene schwierige Problem läßt sich nun verhältnismäßig leicht lösen. Die Pflege wird trotz Schmerzen ermöglicht. Die nötige Nahrungsmenge wird trotz der Appetitlosigkeit aufgenommen und die bedenkliche Erbrechensneigung weitgehend überspielt.

■ Andererseits macht das Kind über den Zeitraum der Krankheit hinaus eine Erfahrung. Es spürt die Zuneigungsfähigkeit der Eltern, ihre Selbstlosigkeit, ihre Geduld und Verständnisbereitschaft und wird diese Erfahrung aufbewahren können für andere Zeiten, in denen Spannungen und Meinungsverschiedenheiten die Eltern-Kind-Beziehung belasten.

Vor allem größere Kinder brauchen dieses Erlebnis in der Krankheit, daß sie dankbar spüren, wie die Eltern ganz für sie dasein können, wollen und sind, und ferner auch, wie glücklich sie selbst sich im Erleben dieser unbeschränkten Harmonie fühlen. Was in der Krankheit aktueller Affekt ist, kann wie in einer Konserve gespeichert werden, um z. B. dann einmal zur Verfügung zu sein, wenn ein Jugendlicher sich in eine Torheit ausweglos verrannt hat und keine Hilfe um sich zu sehen vermeint. Dann könnte ihm vielleicht diese Erinnerung, in der Krankheitsnot glücklich bei den Eltern aufgehoben gewesen zu sein, den Weg zur rettenden, zumindest verstehenden Hilfe weisen.

Noch weiter reicht die Wirkung einer solchen elterlichen Zuwendung. Die Kinder von heute werden als Eltern von morgen die gleiche Einstellung leben, die sie von ihren Eltern als Verhaltensmodell bewahren. Man darf damit rechnen, daß sie es in ihrer Zuneigung eines Tages bei Erkrankung des eigenen Kindes ihren Eltern gleichtun.

Gewiß, es kommt hier sehr auf Feinheiten an. Wenn ein Kind in seiner Krankheit die elterliche Zuwendung nicht als Teil einer gegenseitigen Hingabe erlebt, sondern sie egoistisch erzwungen hat, wird es eigenen Kindern gegenüber nicht zu einer selbstlosen Hingabe fähig sein. Ein Lebensegoismus kann eingeübt werden und gerade auch von einem Kind in der Krankheit.

■ **Gelassenheit.** Ein zweites Erziehungsmittel ist die Gelassenheit. Eltern sind vor allem in schwerer Krankheit ihres Kindes zu sehr in Angst und Sorge gestürzt, als daß sie sich leicht zu einer solchen Haltung führen können. Diese aber in stets erneutem Bemühen anzustreben, sollte im Vertrauen auf eine moderne Medizin und einen guten Arzt möglich sein. Es gibt allerdings lebensbedrohliche, heute fast noch unheilbare Krankheiten, wie Krebs und Leukämie, wo den Eltern zunächst jeder Halt fehlt, Gelassenheit nicht aufkommen kann und Verkrampfung und Verspannung sie fast handlungsunfähig machen. Gerade in solchen Fällen werden aber dem Kind diagnostisch und therapeutisch große Belastungen auferlegt, die es nur mit seinen Eltern zusammen tragen kann. Der Arzt und die Pflegenden müssen diesen Eltern ihre besondere Hilfsbereitschaft und Zuwendung geben,

um so eine ausreichende Stabilität herbeizuführen, die sich auf das Kind übertragen läßt, Gelassenheit dort hervorbringt und für eine heilswirksame Fröhlichkeit noch Platz läßt. Ein Patient, der sich geborgen weiß, erleidet bei Luftwegserkrankungen ein geringeres Maß an Atemnot und bei schmerzhaften Krankheiten ein geringeres Ausmaß von Schmerzen.

■ **Festigkeit und Strenge.** Krankheitswirkungen bringen praktisch bei jedem Kind Situationen mit sich, wo eine Interessenkollision zwischen Kind und Erzieher trotz allen Geschickes auf seiten der Eltern nicht zu umgehen ist. Ein Kind mit Erbrechen und Durchfall muß einfach Flüssigkeit, z. B. Tee einnehmen, und die sonst noch angebotene Nahrung muß den medizinischen Schwierigkeiten als Diät streng angepaßt sein. Medikamente sind oftmals nicht wohlschmeckend, dennoch aber entscheidend für den Ausgang der Krankheit.

Bei Säuglingen und Kleinkindern kann sich hier eine sehr ernste Barriere aufbauen, weil die Eltern außer ihrer Geduld und ihrem technischen Fütterungsgeschick keine weitere Waffe in der Hand haben. Wenn es also nicht gelingt, Diät und Medikamente „irgendwie hineinzuschwindeln", wird die Lage bedrohlich.

■ Bei größeren Kindern bewährt es sich in einer solchen Situation, ob die Kinder sich auch der elterlichen Autorität einmal beugen können. Schon in der vorausgehenden Erziehungsarbeit hat es Ereignisse gegeben, in denen Kind und Eltern verschiedener Meinung waren, eine Einigung nicht durch Zuneigung oder das erklärende Wort zu erzielen war und die Einsicht des Kindes für die Ansicht der Eltern fehlte. Wenn Eltern in solchen Fällen vom Kind Gehorsam verlangten und eine solche Folgehaltung beim Kind eingeübt haben, verfügen sie in manchen schwierigen Krankheitssituationen über eine weitere Hilfe. Auch die Pflegenden im

Krankenhaus kommen dann leichter ans Ziel.

In unserer gegenüber Autorität überempfindlichen Zeit möchte man auch die Kinder ohne Autoritätswirkung (oder sogar antiautoritär) erziehen. Ganz gewiß soll man das Ausmaß einer autoritären Lenkung so klein wie nur möglich halten und anstelle dessen sich um Gefolgschaft aus eigener Einsicht und Zuneigung bemühen; aber ohne Autorität kommt die menschliche Gesellschaft einfach nicht aus. Die Krankheitssituation bei Kindern, wie wir sie schilderten, ist dabei nur ein Beispiel.

■ **Wort- und Diskussionserziehung.** Auch in der Krankheit soll man den Kindern erklären, was erklärbar ist. Es dient einem Verständnis für die Krankheit schlechthin und dient der Einsicht in die diagnostischen und therapeutischen Maßnahmen. Die Bereitschaft zum Mitmachen wird damit verbessert. Einwände der Kinder sind aufzunehmen und zu zerstreuen. Fragen sollten als Gesprächshilfe geradezu provoziert werden. Dies gilt vor allem für Kinder mit schweren langwierigen Krankheiten und chronischen Behinderungen, um daraus mögliche neurotische Verhaltensstörungen abfangen zu können.

■ In der Worterziehung ist es wie mit Medikamenten: mit wohlschmeckenden kommt man weiter. Mit den positiven Charaktereigenschaften und Neigungen eines Kindes zu arbeiten, mit Lob nicht zu sparen, im Mitmachen eine Zuneigung dankbar zu sehen, dies führt in der Regel weiter und leichter zum Ziel, als wenn mit Tadel, harter Strenge, Schimpfen, Poltern oder Angstmachen dieser Weg beschritten würde oder beschritten werden müßte.

■ **Verhaltensänderung der Eltern?** Der Probefall einer schweren Krankheit ist eine große Forderung an die Eltern. Sie werden zu einer anderen Haltung gezwungen, als sie sonst im Alltag einnehmen. In

vielen Fällen hat diese Situation auch auf sie eine Erziehungswirkung.

■ Sie erkennen in besonderer Deutlichkeit, vielleicht zum ersten Mal, welchen Wert dieses Kind für sie besitzt, und daß sie es auf keinen Fall verlieren wollen. Bei Krankheiten, deren Ausgang eine Defektheilung bedeuten kann, spüren sie angstvoll, was es ist, ein gesundes Kind zu haben und wie schmerzlich oder behindernd es für sie als Eltern wäre, in der Zukunft ein dauernd geschädigtes Kind haben und versorgen zu müssen. Aus welchem Motiv auch immer, sie helfen ihrem Kind, trösten, sorgen, fördern, schirmen ab, ängstigen sich und lieben es nun in einem verstärkten, zumindest verstärkt bewußten Maße.

■ Manche bisherige Erziehungshaltung wird überprüft und jetzt anders gesehen. Selbstvorwürfe stellen sich vielleicht ein, vor allem, wenn man sich Schuld an der Krankheit des Kindes gibt oder Anklagen von anderer Seite in dieser Hinsicht erfolgen.

■ Die Eltern spüren aber auch im Probefall einer Krankheit, in welchem Maße sie zur Hilfe fähig sind, wieviel Geduld und Selbstlosigkeit sie entwickeln können. Sie spüren, wie sehr sie sich als Eltern in ihrer Sorge vereint haben und gegenseitig helfen konnten, wie sehr sie sich mit ihrem Einsatz die Gesundung des Kindes verdient haben. Dieses Familienerlebnis kann die weitere Zukunft nachhaltig prägen.

■ **Krankheit – auch eine positive Erziehungssituation.** Die Krankheit des Kindes ist, so können wir feststellen, eine Erziehungssituation; sie ist in vielen Bezügen auch eine positive Erziehungssituation, die mit ihrer Belastung und dem Zwange, sich ihr zu stellen, auf die Charakterbildung des Kindes und auch seiner Eltern wertvolle Auswirkungen haben kann. Gerade von hier aus kann man - trotz allen Elendes und Jammers, alles Schreckens und aller Not, die die Krankheit hervorzurufen vermag – auch bedenken, in welchem Ausmaß die Krankheit zu den positiven tragenden Elementen unseres Menschseins gehört. Ohne die Forderungen, die die Krankheit an den Menschen von heute richtet, wäre er in seinem Wesen nicht derselbe. Viele wertvolle Eigenschaften, die ihn im besten Sinne auszeichnen, wären nicht gegeben oder nur kümmerlich entwickelt: seine Geduld für andere, Hilfsbereitschaft, Hilfsfähigkeit, Rücksichtnahme aufeinander und seine Liebesfähigkeit. Auch im Schönen und Unbeschwerten der Welt, im Glücklichsein seines Lebens wäre der Mensch ärmer, weil der Kontrast ihm fehlte.

3.4   Neugeborene mit Fehlbildungen

■ Mit verständlicher Spannung warten alle Mütter und Väter auf das erste Wort des Geburtshelfers und auf das Untersuchungsergebnis des Kinderarztes: „Ist alles in Ordnung, ist mein Kind gesund?" Kann ihre Hoffnung bestätigt werden, empfinden sie Erlösung und Beruhigung. Kann der Arzt diese klare Antwort aus Verdacht auf eine Störung mangels diagnostischer Sicherheit noch nicht geben, oder will er zur vermeintlichen Schonung der Mutter eine belastende Aussage hinausschieben, verstärken sich Befürchtungen und Unruhe. Was gut gemeint ist, wirkt sich dann oft gegenteilig aus: Es erweckt Unsicherheit und stört das Vertrauen zum Arzt. Kann die Mutter ihr krankes Kind nicht sehen, drängen sich monsterartige Phantasiebilder auf über das Aussehen des Kindes, die eine übersteigerte Erschütterung entstehen lassen. Schwester und Pfleger sind in einem solchen Zusammenhang in einer unglücklichen Situation, weil sie den ausgesprochenen Fragen einer Mutter ausweichen müssen, um dem Arzt nicht vorzugreifen, oder weil sie über die spürbaren Depressionen einer Mutter hinweggehen müssen, ohne den tieferen Grund direkt ansprechen zu kön-

nen. So erweist es sich psychologisch gesehen als besser, einer Mutter auch nach den Anstrengungen einer Geburt klare Antworten nicht vorzuenthalten, selbst wenn diese Sorgen und Enttäuschung hervorrufen müssen.

■ Die **Reaktion der Eltern** ist aus Erfahrung weitgehend vorhersehbar, so daß sich die Pflegenden hilfreich darauf einstellen können. Der *Schock* auf die *Mitteilung* führt zu einer tiefen Enttäuschung, zu angstbetonter ungläubiger Abwehr, oft zu übertriebenen Phantasievorstellungen, die über das wahre Ausmaß einer Behinderung des Kindes hinausgehen. Meist verharren die Eltern zunächst in einer *apathischen Phase* unter Zusammenbruch eines tragfähigen Selbstwertgefühles. Fragen, wie dies geschehen konnte, Grübeln, warum gerade in ihrer Familie, leiten in die zweite Phase, die *Suchphase* über, in der die Gedanken der Eltern um die Entstehungsursachen, um Vererbungsmöglichkeiten und eigene Schuldabhängigkeit kreisen. Ehepartner, die dazugehörige Familie und auch Ärzte werden als Schuldobjekte angesehen. Der Gedanke einer nun besonderen Fürsorge für das behinderte Kind wird durch Verneinung, Haßgefühle und auch Todeswünsche diesem gleichen Wesen gegenüber in Frage gestellt, weil es mit seiner Existenz offenbar eine schwere Zukunftsbelastung in die Familie gebracht hat. Fragen nach der Sicherheit der Diagnose können wiederholt gestellt und noch andere Ärzte angegangen werden in der Hoffnung, eine Erklärung mit besseren Zukunftsaussichten von ihnen zu hören. Diese noch ziemlich ungezielte Suchaktivität ist von den späteren sachlichen Aufklärungsbemühungen in der Aktionsphase zu unterscheiden. In der nun folgenden *Orientierungsphase* wenden sich die Eltern konkret ihrer Situation zu. Sie machen die ersten Schritte, um eine Lösung des Problems einzuleiten. Dabei sind sie aber in großer Gefahr, aus Büchern oder aus gut gemeinten Informationen von Bekannten ein falsches (meist hoffnungsärmeres) Bild von den Lebens- und Leistungsaussichten ihres Kindes und den ärztlichen Hilfsmöglichkeiten heute zu erhalten. Eine sachliche Orientierung, die Aufgabe von Arzt und Pflegenden ist, kann dann eine positive *Aktionsphase* einleiten. Die Eltern haben die Krise dann überstanden, wenn sie die Lage übersehen und die belastende Situation akzeptieren. Die daraus gewachsene sichere Position kann durch neue Befunde oder Behandlungsrückschläge immer wieder gefährdet werden.

■ **Verhalten der Pflegenden.** So ist es von entscheidender Bedeutung, daß sich Pflegende und Arzt jeder Phase entsprechend aktiv einschalten mit klaren Darlegungen, unter Mitgefühl, mit Bereitschaft zu wiederholten Gesprächen, die vielleicht mehrfach wiederholt die gleichen Fragen enthalten. Die Akzeptierung einer Lebenslast, wie sie die Geburt eines fehlgebildeten Kindes ist, hat einen langen psychischen Entwicklungsgang nötig. Unmittelbar nach einer solchen Geburt sollte man eine Verzögerung der Auskunft und eine Zeitspanne der Ungewißheit den Eltern ersparen. Wichtig ist im Erstgespräch, daß man *neben die klare Tatsache der Störung die Hoffnung* aufbaut, die man für die weitere Entwicklung sehen kann. Am besten ist es, ein Gespräch, das schockierende Mitteilung einschließt, mit beiden Eltern gleichzeitig zu führen, damit beide die gleiche Formulierung hören und sich in ihrer Besorgnis treffen und unterstützen können. Von den Pflegenden brauchen die Eltern das Gefühl, daß man ihre Enttäuschung und ihre Sorgen versteht, daß man ihnen zur Seite steht, und die überzeugende Zusicherung, daß man sie weiterhin über alle Einzelheiten auf dem laufenden halten will.

So früh wie möglich soll das *Kind den Eltern* gezeigt werden, damit einerseits das sachliche Ausmaß des Defektes gesehen, andererseits das Kind als Person an-

genommen werden kann. Falls das Kind von der geburtshilflichen Abteilung in eine Kinderklinik verlegt worden ist, sollte möglichst bald ein wiederholter hautnaher Kontakt zu den besuchenden Eltern ermöglicht werden.

In der Schock- und Suchphase müssen die Eltern ihre Gefühle der Enttäuschung, Trauer, Angst, vermeintlicher Schuld und auch des Ärgers *ausdrücken* können, und man soll ihnen erkennbar machen, daß man ihre Lage und ihre Gefühle versteht. Und wenn eine Mutter weint, soll man sie darin lassen und respektieren.

■ Das orientierende Gespräch muß umfassend und sprachlich klar sein, dem intellektuellen und gefühlsmäßigen Begreifen der Eltern angepaßt. Fragen der Eltern soll man erwarten, aber auch provozieren, damit aus konkreten Einzelheiten der Weg in die hilfreiche Aktion, in Akzeptierung und Anpassung beschritten werden kann. Tätig vor konkrete Aufgaben gestellt, frühzeitig in eine selbständige Mitpflege hineingenommen, kommen die Eltern mit ihrem Kind weiter, passives Verharren deprimiert nur. Der Pflegende kann auf ähnliche Fälle aus der Erfahrung hinweisen, in denen durch Ausnutzung der vielfältigen heilgymnastischen, chirurgischen apparativen oder heilpädagogischen Hilfen ein befriedigendes Endergebnis unter entscheidendem elterlichen Engagement erzielt werden konnte, über das die Eltern schließlich froh waren. Haben Eltern neben dem geschädigten Kind noch weitere gesunde, können sie die Last leichter tragen.

3.5   Kinder mit malignen Krankheiten

■ Ein Probefall der wissenschaftlichen und menschlichen Leistungsfähigkeit eines Kinderkrankenhauses ist jeder Fall eines Kindes mit Leukämie oder Krebs. In der Betreuung solcher Kinder wird auch der Pflegende im gesamten Ausmaß seiner beruflichen Fähigkeiten gefordert.

Bei der Vielseitigkeit und der Vielgestaltigkeit der Auswirkungen dieser Krankheiten bei jedem Kind und in jeder Familie verlangt jeder Fall ein elastisches therapeutisches Konzept in somatischer (körperlicher) und psychischer Hinsicht.

■ **Probleme für das Kind.** Die meisten Kinder kommen nach Wochen zunehmender Schwäche schwerkrank ins Krankenhaus. Fieber, Schmerzen und Blutungsneigung haben eine schwere Krankheit ahnen lassen, die Eltern verunsichert und den Hausarzt alarmiert. Leider müssen in der Klinik die initialen diagnostischen Eingriffe (Knochenmarkpunktion, Lumbalpunktion, Gewebsentnahme zur Diagnostik = Probeexzision) und die eventuell nötigen therapeutischen Maßnahmen (Bluttransfusion, lokale Druckverbände bei Blutungen, Nasentamponade) Schmerzen, Angst und Verunsicherung des Kindes noch erheblich verstärken, selbst wenn bei bestimmten Eingriffen durch Lokalanästhesie und Narkose eine Erleichterung erreicht wird. Zur Depression aus Heimweh kommt ein Gefühl des Ausgeliefertseins (Abb. 12). Die Verunsicherung und Unruhe nimmt das Kind zu seiner Bestürzung oft auch an den Eltern wahr. Hier kommt es entscheidend auf die gewinnende menschliche Art von Arzt, Schwester und Pfleger an, um dem Kind, vor allem dem besonders schwer leidenden Kleinkind, den Übergang ins Krankenhausmilieu zu erleichtern. Trost und Hilfe für die Eltern, Stabilisierung vor allem der Mutter, die ihnen mitgeteilte Diagnose zu ertragen, sind sekundär eine Hilfe für das Kind. Häufige Besuche sollten möglich sein, vielleicht kann die Mutter zunächst den ganzen Tag im Krankenhaus verbringen. Nach einigen Tagen stehen die Blutungen, verschwindet das Fieber, kehrt der Appetit wieder, hat das Kind Ärzte und Pflegende auch von ihrer freundlichen Seite überzeugend kennengelernt und ist schließlich, gerade aus dieser allgemeinen Besserung heraus, auch

eine erste Beruhigung der Eltern eingetreten.

■ Über den Schweregrad der Krankheit sollen die Kinder weitgehend aufgeklärt werden, um ihnen – soweit sie verständig sind – von daher die notwendigen Belastungen zu begründen. Das Gefühl einer Hoffnungslosigkeit dürfen sie aber nie bekommen. Sie könnten mit dieser Belastung genausowenig fertig werden, wie viele Erwachsene mit einer gleichen oder ähnlichen bösartigen Erkrankung. Je mehr man von der schwerwiegenden Diagnose sagt, um so wichtiger ist es, im anhaltenden offenen Gespräch mit den Kindern und vor allem den Jugendlichen zu bleiben. Man darf eben nicht vergessen, daß sich auch heute noch bei vielen Menschen mit den Worten Leukämie und Krebs der Gedanke an eine tödliche Krankheit ohne jede Hilfe und Hoffnung verbindet, und solche pauschalen deprimierenden Aussagen schnell auch dem Kranken zu Ohren kommen.

■ Für den Patienten sollte erreicht werden, daß er frei über die Krankheit reden kann, aus der offenen Darlegung ein Gefühl der Sicherheit und der Gelassenheit bekommt und nicht in Gefahr ist, sich in eine Isolierung zurückzuziehen. Die Kranken müssen also in einer sie überzeugenden Form aufgeklärt werden und eine Darstellung erhalten, die ihnen ihr Krankheitsbild, ihr Krankheitsgefühl und die Notwendigkeit der gegebenen Diagnostik und Therapie erklärt. Sie sollen Arzt und Pflegende stets gesprächsbereit finden. Natürlich müssen sich Eltern, Arzt und Pflegende gelegentlich aussprechen und ihre Erfahrungen austauschen. Jeder Arzt kommt zu seinem eigenen Konzept, über die „Knochenmarkskrankheit", über die „Entstehung kranker Zellen in verschiedenen Organen, auch am Gehirn", über die Wirkungsweise der Zytostatika und der Kortikoide, über die Notwendigkeit von Operation und Bestrahlung zu sprechen und damit eine laufende Erklä-

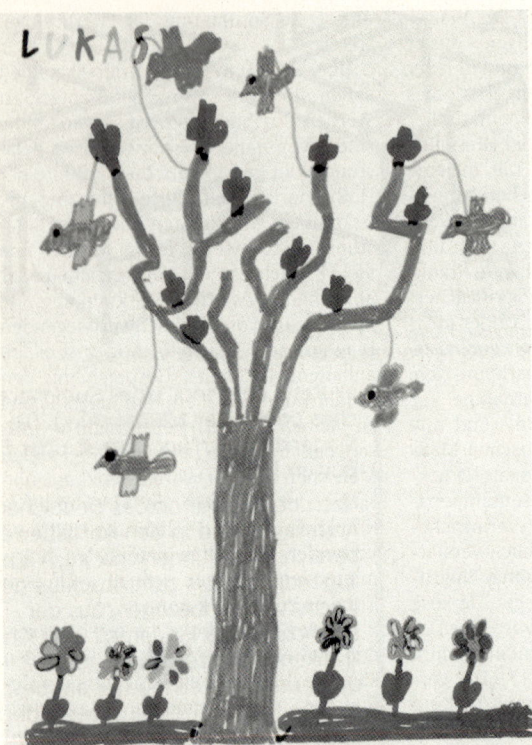

Abb. 12 So zeichnet ein 9jähriger Junge mit Leukämie seine Situation im Krankenhaus. Ein Baum mit fliegenden Vögeln, eine Wiese mit herrlichen Blumen. Aber, alle Vögel sind angehängt, am freien Flug gehindert. Und er kann nicht verstehen, daß er so lange im Krankenhaus sein muß.

rung für die Blutbildveränderungen, den Hyperkortizismus, den Haarausfall, für eine Amputation (bei Knochenkrebs), schließlich für die Kontrolluntersuchungen nach der Entlassung zu finden.

Manches Gespräch muß gesucht und offenbar zufällig herbeigeführt werden. Schwierige Entscheidungen teilt besser der Arzt als der Vater oder die Mutter dem Kinde mit, am besten wohl, ohne daß die Eltern dabei sind.

Wenn größere Kinder einen überzeugenden Sinn in der Behandlung sehen können, bringt man sie auch leichter dazu, in eine Amputation oder Bestrahlung einzuwilligen und den vorübergehenden Haarverlust hinzunehmen. Man muß

aber vorher darüber sprechen und darf es nicht erst dann tun, wenn das Bein weg ist oder Haare büschelweise ausfallen. Für eine Übergangszeit erhalten die Kinder eventuell eine Perücke. Aber auch darin liegt eine Schwierigkeit, wenn die Kinder nach Rückkehr in ihren Kameradenkreis ängstlich an den Augenblick denken, wo man den Haarersatz bemerken könnte. Eine solche Situation ist zweckmäßig vorher mit dem kranken Kind durchzuspielen, damit es dann im Ernstfall die Situation leichter beherrschen kann.

Wesentlich geringer sind diese psychologischen Probleme bei Kleinstkindern und Kindern mit 4 bis 5 Jahren. Über sie können Eltern und Arzt leichter verfügen, sie schneller mit einfachen Erklärungen zufriedenstellen oder ablenkend über ein augenblickliches Problem hinwegführen. Man unterschätze aber nicht die Depression eines kleinen Jungen von 4 Jahren, der zwar gesagt bekam, daß die Haare ausfallen werden, eines Tages jedoch erschrocken seinen kahlen Kopf im Spiegel sieht.

■ Fast alle Kinder mit Krebs und Leukämie erfahren in besonderem Maße die Zuwendung der Eltern und erhalten eine Sonderstellung innerhalb des Geschwisterkreises. Es sieht manchmal so aus, als hätten auch kinderreiche Familien auf einmal nur dieses eine Kind. Bei manchen Kindern entwickelt sich ein hohes Maß an Eigenwille und Egoismus, so daß die Eifersucht der Geschwister herausgefordert wird und manche notvolle Abhängigkeit der Eltern entsteht. Gerade diese Schwierigkeit muß der Arzt rechtzeitig voraussehen und den Eltern darstellen. Die Abhängigkeit der Eltern von einem aggressiven und tyrannischen Kind kann so drückend und verzweifelnd sein, daß diese schließlich den Tod ihres Kindes wie eine Erlösung empfinden müssen – ein verständliches Gefühl, was ihnen dann später Gewissensbisse verursachen kann.

Je mehr sich eine optimistische Prognose im Einzelfall bewahrheitet und je länger eine Remission ungestört anhält, um so mehr kommt auf das kranke Kind der Alltag mit seinen Schulpflichten wieder heran. In einer Vollremission kann das Kind auch unbedenklich belastet werden, und auch im Sport oder in den Urlaubsplanungen der Familie sind keine Einschränkungen aufzuerlegen. Gewiß, der Lehrer sollte von den Eltern über die Diagnose, die jeweilige Behandlung und die Prognose unterrichtet sein. Von großem Wert ist hier auch ein offenes Gespräch zwischen Lehrer und Arzt, zu dem die Eltern den Arzt von der Schweigepflicht entbinden. In Urlaubsplanungen muß natürlich die Möglichkeit zu unaufschiebbaren Kontrolluntersuchungen eingebaut

sein, manches läßt sich aber für diese Wochen vereinfachen. Ärztlicher Wunsch für die Ferienzeit ist es, die Familie einige unbeschwerte Wochen erleben zu lassen.

■ Hat ein Kind einen Rückschlag, ein erstes Rezidiv erlebt, vermindert sich die Hoffnung auf Heilung unter den heute üblichen Therapieverfahren erheblich. Selbst wenn es erneut zur Remission kommt, pflegt das zweite Rezidiv in kürzerer Zeit als das erste zu folgen. Andererseits berechtigen neue Therapieregime wieder zur Hoffnung. Der momentanen Mutlosigkeit der Eltern und des Kindes müssen Arzt und Pflegende begegnen, ihre eigene Entäuschung verbergen und weiter das, wenn auch geringere Maß an Hoffnung betonen, das auch in einer unglücklichen Krankheitssituation noch enthalten ist. Ein tragfähiger Rest an Hoffnung findet sich – bei einem Therapieversagen – zuletzt, im Endstadium noch im Bemühen, dem Kind durch Morphiumpräparate oder ähnliche Substanzen sowie durch Psychopharmaka seine Schmerzen zu erleichtern, die Depression zu lindern, Ruhe und Entspannung zu geben und die Eltern auch damit zu beruhigen, daß ihrem Kind geholfen wird.

■ **Probleme für die Eltern.** „Kranksein zu zweit" hat man gesagt, wenn ein Kind erkrankt und die Mutter aus Angst und Sorge um ihr Kind miterkrankt ist. Gilt diese Identifizierung und Gemeinsamkeit schon bei einfachen Krankheiten, wieviel mehr für Leukämie und Krebs. In einer eigenen Prägung und Intensität ist der Vater des Kindes in diese Schicksalsgemeinschaft einbezogen (vgl. Abb. 13).

Der Arzt sollte ein intensives Gespräch über die Leukämie oder die lokale Krebserkrankung so lange hinausschieben, bis er sich seiner Diagnose durch exakte Untersuchungen sicher ist. Aus dem Blut allein ist allenfalls Verdacht auf Leukämie zu schöpfen. Beide Elternteile sollten anwesend sein, weil beide die gleichen Worte direkt hören sollten, damit auch der

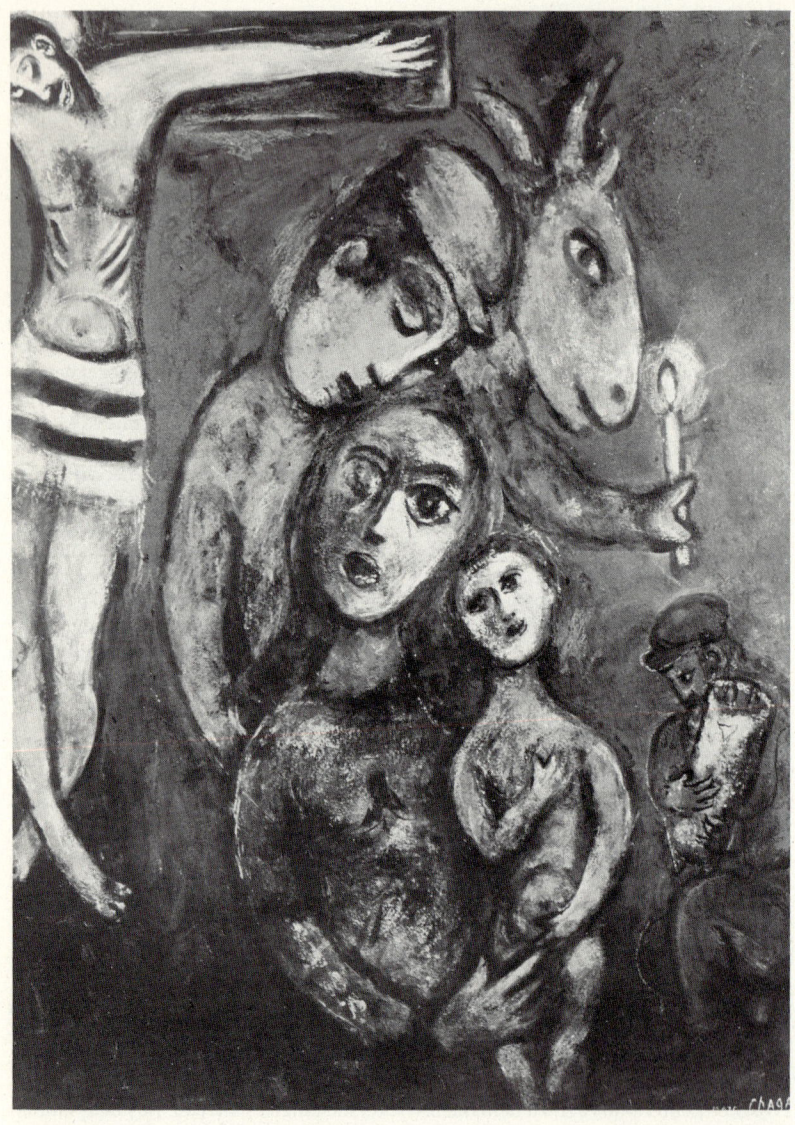

Eindruck vermieden wird, dem einen oder anderen sollte etwas verschwiegen sein. Man muß die Eltern als Einheit ansprechen, weil sie in der Folgezeit nur zusammen die schwere Belastung zu tragen imstande sind.

Der Arzt erfüllt nach aller Erfahrung seine Aufklärungspflicht nur dann, wenn er das Wort Leukämie oder Krebs klar ausgesprochen und die äußerst schlechte Prognose uneingeschränkt dargestellt hat. Gerade heute kann er aber eine große Hoffnung aufbauen, weil viele Kinder geheilt werden können und bei anderen die Überlebenszeit Jahre dauern kann.

Im ersten Gespräch finden die Eltern in ihrer Erschütterung nur wenige Worte. Sie brauchen Gelegenheit zu weiteren Gesprächen, in denen sie dann ihre zahlreichen Fragen nach der Ursache der Krankheit, der Sicherheit der Diagnose und nach der besten Therapie stellen können. Das Vertrauen zum Arzt wächst in dem Maße, in dem seine Prognose für das Kind zutrifft und in dem er den Eltern in ihren Zweifeln und ihrer Niedergeschlagenheit weiterhelfen kann.

Es vollzieht sich in den Eltern im Krankheitsverlauf nicht nur eine Wandlung. Auf die Erschütterung bei der Eröffnung der Diagnose folgt eine fast verzweifelte Auflehnung gegen das Schicksal, das gerade sie getroffen hat. Aggressionen können sich gegen den Hausarzt richten in der Annahme, er habe die Krankheit zu spät erkannt, aber auch gegen die medizinische Wissenschaft, wenn der Verlauf der Therapie ungünstig ist, somit auch gegen Arzt und Pflegende der Klinik. Es ist als ein Versuch anzusehen, an der Wirklichkeit vorbeizuleben, wenn die Eltern an die Möglichkeit einer Fehldiagnose glauben möchten, noch andere Ärzte oder Heilpraktiker zu Rate ziehen und andere, wenn auch noch so fragwürdige Medikamente anwenden möchten. Der Arzt muß sich diesen Aggressionen stellen, noch besser: sie auffangen können, ohne daß das gute therapeutische Verhältnis leidet. Er muß sich Gedanken des Zweifels an der definitiven Richtigkeit der Diagnose anhören, die dann meist geäußert werden, wenn das Kind in einer Remission wie ein gesundes Kind erscheint. Er muß es sogar als Ausdruck eines nötigen totalen Vertrauens zu ihm fordern, daß die Eltern mit allen Zweifeln und Fragen zu ihm kommen.

Sollten die Eltern von neuen Medikamenten, von einem echten Heilmittel oder auch nur von anderen Medikamenten bei Leukämie oder Krebs lesen oder hören, sollten sie aufgefordert sein, diese Kenntnis ins Gespräch zu bringen. Fast alle neugepriesenen Heilmittel sind längst bekannte Substanzen mit vielleicht ande-

◀ Abb. **13**   Marc Chagall, „Heilige Familie". Entstanden 1950, seit 1956 im Wilhelm-Hack-Museum Ludwigshafen/Rh. „Heilige Familie": Ein leidendes Kind, eine Mutter, ein Vater, ein Kreuz, die leuchtende Hilfe des kerzentragenden Esels, der gläubige Mann mit den Thora-Schriften des Moses. – Jede Bildbetrachtung deutet aus der eigenen Welt heraus. Sollten nicht Arzt und Pflegende eine Szene der Sprechstunde oder des Kinderkrankenhauses sehen können? Ein krankes Kind, abgemagert und leidend, am Kreuz der Krankheit. Kind und Mutter bilden eine Einheit. Der Vater ist dabei, in einer Haltung, wie sie oft in der kinderärztlichen Sprechstunde gegeben ist: der Vater eher im Hintergrund bleibend, zur Unterstützung der Mutter einfach dabei. Das kranke Kind wirkt älter, als es seinem Alter entspricht – auch eine kinderärztliche Erfahrung. Eine Mutter mit weiten Augen. Sie leidet und hat Angst um ihr Kind. – Eines der schönsten Bilder Chagalls. Nicht wirklichkeitsfremd und nicht phantastisch wie sonst viele seiner Bilder. Wirklichkeitsvertiefend und realistisch. (© Cosmopress, Genf).

rem Namen, wie sie das eigene Kind schon bekommt. Beobachtete Heilungen sind Remissionen, wie sie fast in jedem Leukämiefall eintreten. Kommen die Eltern mit solchen Nachrichten direkt zum behandelnden Arzt, wird ihnen mancher Irrweg und eventuell auch mancher finanzielle Schaden erspart. Der behandelnde Arzt ist aber verpflichtet, exakt den Dingen nachzugehen, selbst wenn es sich um kuriose Behandlungsverfahren, z. B. eine Behandlung mit Petroleum, roten Rüben, Mineraltabletten oder mit einem Heilserum unbekannten Inhaltes handelt. Mitdenkende, intelligente Eltern sind besser mit Logik als mit Autorität zu führen (obwohl gerade bei intelligenten Eltern in bestimmten Situationen die ärztliche Entscheidung auch aus Autorität einmal kommen muß). Auch Laien kann man viele medizinische Sachverhalte gut klarmachen, wenn man nur weitgehend auf die Fachsprache verzichtet. Dies gilt vor allem für die Gespräche mit dem Vater des Kindes.

■ Bei aller menschlichen Individualität kann man behaupten, daß sich Mutter und Vater in ihrem Verhalten grob unterscheiden. Mütter reagieren in der Regel viel emotionaler, darin viel unsachlicher, weniger distanziert, und Angst ist ihr beherrschendes Gefühl: Angst vor den Eingriffen, Angst im Augenblick einer Blutung, bei Fieber, bei Schmerzen, bei jeder Verschlechterung des Allgemeinbefindens. Aber sie können sich in guten Phasen schneller und leichter wieder über ihr Kind freuen, weil ihnen ein weiträumiges Denken nicht so gegeben ist wie den Vätern. Mütter handeln öfter unvernünftig, weichen Fragen der Kinder aus, statt sie vernünftig zu beantworten, versprechen im voraus manches, was dem Arzt die Hände bindet, falls er die Mutter nicht Lügen strafen will. Die Stärke einer Mutter liegt darin, dem Kind das beruhigende Gefühl ihrer Nähe zu geben und das Naheliegende und im Augenblick Hilfreiche

immer zu tun. Manche flüchten sich aber geradezu in eine motorische Aktivität in der Pflege, in der Bemühung, dem Kind Essen beizubringen, und in den sonstigen Aufgaben des Haushaltes, statt besser mit etwas Distanz dem Kind zu helfen, mit der Last der Krankheit und der dadurch gegebenen Lebensbehinderung geistig fertig zu werden.

Die meisten Väter bleiben scheinbar weniger beteiligt im Hintergrund, ohne weniger intensiv vom Schicksal ihres Kindes und der Familie betroffen zu sein. Väter können es wesentlich schlechter, die Krankheit in einem rein pathischen Erleben hinzunehmen, viele drängt es zum aktiven Handeln in der Auflehnung gegen die Krankheit. Sie suchen fachliche Einzelgespräche mit dem Arzt. Manche lesen systematisch über Leukämie und Krebs nach, was bis zum Studium der Fachliteratur gehen kann. Mit Wissen oder auch ohne Wissen des behandelnden Arztes konsultieren sie andere Ärzte. Da ihnen im Fehlen einer medizinischen Ausbildung und in der familiären Verknüpfung die kritische Distanzierungsmöglichkeit fehlt, kommen sie mitunter in schwere Konflikte. Sie fürchten, sich eines Tages Vorwürfe machen zu müssen, wenn sie das eine oder andere, wenn auch unerprobte, aber an ihrem Kind vielleicht doch erfolgreiche Behandlungsverfahren nicht angewandt sähen. In solchen Fällen ist es oft für den behandelnden Arzt sehr schwer, einen Rat zu geben. Es gibt aber im menschlichen Leben unsichere Wege, die von vornherein kaum einen Erfolg versprechen, die aber in einem notvollen Drange bis zum bitteren Ende gegangen werden müssen.

Die Entscheidung der Therapieform darf nur eine Entscheidung des Arztes sein, selbst wenn die Eltern natürlich um ein Einverständnis gefragt werden müssen. Eltern können die Last einer solchen Entscheidung einfach nicht tragen, und der Arzt soll deshalb nicht zu viel von ihnen erwarten. Dies gilt insbesondere für einige immer wiederkehrende Konfliktsituationen, die der Arzt aus dem eigenen Gewissen zu lösen hat: so den Fall, daß eine Leukämie bei einem schon voraus schwerst geschädigten Kind entsteht, z. B. einem Kind mit schwerem Down-Syndrom (Mongolismus = Trisomie 21); oder den Fall, daß die Eltern aus religiösen Gründen eine Bluttransfusion verweigern; schließlich die Situation, daß ein Kind, nach mehreren Rezidiven therapieresistent, zusätzlich an einer Pneumonie erkrankt.

■ In einem Behandlungszentrum gibt es immer wieder auch Kontakte der betroffenen Eltern untereinander, und in dieser Gemeinschaft sind Eltern, die „schon weiter" sind, anderen oft eine beispielhafte Hilfe. Dieser innere Zusammenhalt geht oft über den Tod des eigenen Kindes hinaus. Man nimmt Anteil am Ergehen der anderen Kinder und empfindet noch einmal einen Verlust, wenn auch diese Kinder sterben. An vielen Orten haben sich Vereine von Eltern und ihren Freunden mit den Zielen gebildet, ihr eigenes onkologisches Zentrum zu unterstützen und damit die Krankheits- und Therapiebelastung ihres eigenen Kindes zu vermindern, entspannende Ferien unter Einbezug der Familie zu ermöglichen, und um Forschungsinitiativen finanziell zu fördern. Die in der Bundesrepublik bekannteste Elterninitiative ist die 1973 gegründete „Deutsche Leukämie-Forschungshilfe – Aktion für krebskranke Kinder".

■ **Probleme für die Therapeuten.** Für Pflegende und Ärzte werden die täglichen Eindrücke auf einer onkologischen Station zu einer großen Belastung, die sie sehr unterschiedlich verkraften: verzehrendes Mitleiden, Bemühen um innere Distanz, Aussteigen und Arbeiten auf einer anderen Station, Berufsaufgabe, entlastender Ausgleich in einordnenden Gesprächen mit anderen, die zuhören und verstehen können.

Da sind die Einzelfälle mit den schlimmen Krankheitszeichen (Schmerzen, Blu-

tungen, Verunstaltung, Organfunktionsstörungen), mit den belastenden Entscheidungen (Mitteilung von Diagnose, Komplikationen und Rezidiv, diagnostischen Techniken, Operationen, Notwendigkeit einer erneuten Krankenhausaufnahme), mit den depressiven Reaktionen, mit der harten Therapie (Angst vor Spritzen, Übelkeit, Erbrechen, · Haarausfall, Amputation), mit den individuellen Reaktionen der Eltern (Erschütterung und Zusammenbruch, Verweigerung gegenüber bewährten Therapieangeboten, Therapiebehinderung, Wunsch nach alternativen Heilmethoden, unrealistische Hoffnungen, Familienzwist aus der Krankheitslast), mit den zum Teil schwierigen diagnostischen und therapeutischen Techniken (Punktionen, verantwortungsreiche Infusionen, Operationen), mit der vielleicht infausten Prognose und dem Sterben, mit den persönlichen Sorgen um die Korrektheit der eigenen Arbeit und der Fähigkeit dazu (richtige Diagnose und Therapiewahl, Form und Inhalt der Gespräche mit Kind und Eltern, glückliche Hand bei Pflegetechniken oder Eingriffen, Angst vor dem nächsten Tag mit denkbaren und noch undenkbaren Komplikationen, Angst davor, selbst zu resignieren und „nicht mehr zu können"), mit dem eigenen Verlusterleben beim Tod eines geliebten Kindes und dem Niederlagegefühl in der medizinischen Ohnmacht.

Und da ist die Wiederholung solcher Belastungen in den vielen Fällen einer solchen Station, – immer wieder dasselbe, Monate, Jahre.

■ Diese Probleme verstellen oft den Blick auf die guten Seiten dieser Arbeit, die sich heute glücklicherweise viel häufiger als früher zeigen: Remissionen, neue Hoffnung, Erleichterung bei Besserung, Schmerzlinderung, Blutungsstillstand, glückliche Heilung, vertrauensvolle Mitarbeit von Kind, Jugendlichen und Eltern.

■ In dieser Situation kann nur zweierlei helfen. Man sollte die Belastungen akzeptieren können als Notwendigkeit und im Wissen, daß man sehr hilfreich sein kann und ist, oft gerade dann gewesen ist, wenn die Grenzen eigener Belastungsfähigkeit überschritten erschienen. Man sollte sich die Philosophie aneignen wollen, daß man den Heilberuf als eine optimistische menschliche Antwort auf das Elend von Krankheit und Tod denken könnte, und daß auch Sterbehilfe für das Kind und Trostversuch für die Eltern zur Lebenshilfe gehören.

■ Die zweite wichtige Hilfe geben sich die Therapeuten füreinander. Sie liegt in der kommunikativen Erfahrung aller auf der Station, in gemeinsamer Aufgabe ein Ge-meinsames im Guten und Schlimmen zu erleben. Es sollte dort eine offene, freimütige, angstfreie Atmosphäre im Umgang miteinander sein. Ein Austausch der Meinungen, Erfahrungen, Sorgen und Belastungen sollte nicht nur die förderlichen Wege für Kinder und Eltern zum Inhalt haben, sondern auch der eigenen Entspannung, Affektabfuhr und Sinngabe der Arbeit dienen. Für die persönliche Krisenbewältigung können auch Seminare mit Psychologen und erfahrenen onkologischen Therapeuten, Gruppengespräche nach Balint, Supervision durch einen nicht dem Stationsteam angehörenden Psychologen etwas Wesentliches bringen.

4 Hospitalismus, Schäden in der Massenpflege

■ Hospitalismus tritt überall dort auf, wo Kinder lange Zeit in Massenpflege sind, also in Krankenhäusern, Kinderheimen, Tages- und Wochenkrippen. Man spricht deshalb im Deutschen von **Anstaltschaden.**

Krippen sind Einrichtungen, in denen Kinder im Alter bis zu drei Jahren betreut werden. *Tageskrippen* versorgen sie während der Arbeitszeit der Eltern. *Wochenkrippen* betreuen sie Tag und Nacht und geben sie zum Wochenende heim.

■ Die Kinder leiden unter einer Gedeihstörung im weitesten Sinne; sie ergreift den körperlichen und den seelischen Bereich. Schon beim Säugling im Kinderheim sind Unterschiede gegenüber Kindern, die in Familien leben, zu bemerken, insbesondere an Körpergröße und Körperkraft, Bewegungsfreude, Gewebsspannung (Turgor), statischer und geistiger Leistung, Mimik, Blick der Augen, Farbe und Frische der Haut, wie schon vor rund 85 Jahren der Münchner Kinderarzt v. Pflaundler feststellte. Die Vergleichskinder seiner genauen Untersuchungen entstammten dabei sogar vor allem städtischen Arbeiterfamilien, also einem sozial unbegünstigten Milieu. Diese Erfahrungen ließen ihn formulieren, daß noch ein siebtes Kind am schmutzigen Schürzenzipfel einer Mutter besser aufgehoben erscheinen muß als ein Kind in einem ordentlichen Heim, in dem weder an hygienischen Verhältnissen noch an der Ernährung etwas auszusetzen ist. Hier tritt der entscheidende Faktor für die Entstehung des Hospitalismus zutage, der Mangel an Aufmerksamkeit, liebevoller Zuwendung und menschlicher Begegnung, der einem Heim gegenüber einer Familie zwangsläufig anhaftet. Auch unter günstigen personellen Bedingungen kommen heute 6–8 Kinder auf eine Pflegerin, in der Regel

weit mehr, zumal bei dem großen Bedarf fast alle Heime überbelegt sind. Im Überschlag kommt man zur Feststellung, daß ein Kind im Heim pro Tag etwa 10mal persönlich angesprochen werden kann, in einer guten Familie wenigstens 100mal. Man muß aber auch der Arbeit gerecht werden wollen, die unter solchen Umständen für diese Kinder geleistet wird. Gerechterweise darf man nämlich ein Heim nicht mit einer guten intakten Familie in Vergleich setzen, sondern mit der tatsächlichen Lage jener Familie, aus der die im Heim untergebrachten Kinder stammen. Dann kommt einem gutgeführten Heim mit engagierten Mitarbeitern ein hoher positiver Wert zu.

Ist die Ansprache mangelhaft, so fehlen Anregungen zu geistiger Auseinandersetzung, zum steten Lernen und auch zu körperlicher Betätigung.[*]

Ist ein Kind von früher Säuglingszeit an im Heim groß geworden, ging es vielleicht durch mehrere Heime, sind die schlimmsten Auswirkungen zu erwarten. Es ist auffällig, daß solche Kinder weniger Spielgewohnheiten entwickeln und weniger Initiative beim Spiel zeigen. Viele wirken dadurch apathisch, „brav", und gelten gerade deswegen zu leicht als „besonders liebe Kinder". Andere allerdings zeigen sich eher überaktiv, dabei ohne großen Tiefgang, zerstreut, oberflächlich in ihren Bindungen zu Personen der Umwelt, die für diese Art der Zuwendung geradezu auswechselbar erscheinen. Die Sprachentwicklung ist schlechter, da das Erlernen des Sprechens auf Nachahmung und Korrektur aufgebaut ist. Von geringem sozialem Kontakt, von der mangelnden Ansprache, der geringeren geistigen Bewegtheit, der schlechten Sprache, der

---

[*] „Ein Kind braucht Lob, ermunternde Gesten, ein fröhliches Gesicht und die Liebkosungen der Ammen und der Erzieher." Dies hob im 13. Jahrhundert Salimbene de Adam aus Parma als für ein Kind wichtig hervor.

schlechten Ausdrucksmöglichkeit der Gedanken ist der Weg zu einer meßbaren Rückständigkeit der geistigen Entwicklung allzu leicht gegeben.

Auch *noch beim Jugendlichen und Erwachsenen* steht dann die Oberflächlichkeit der Gefühle wirklich tiefen Freundschaften hindernd entgegen. Dabei kommen sie durch ihre Gewandtheit gut durchs tägliche Leben. Sie wissen aus der täglichen Übung im Heim, wie man am besten durchkommt. Tiefe Schichten ihres Wesens sind aber fast unzugänglich, so daß sich auch ein Weg zu einer Hilfe nur selten öffnet. Ein Mangel an Offenheit, Mangel an Vertrauen zu anderen Menschen, Ungenauigkeiten im Respektieren fremden Eigentums (da man kaum zu eigenem Besitz kam und ihn schätzen lernte) können für diese Menschen und für die Umgebung große und kleine Schwierigkeiten bringen.

Man unterscheidet den psychischen und den physischen Hospitalismus.

■ Für das Ausmaß des **psychischen Hospitalismus** (Deprivation) ist ausschlaggebend, von welchem Alter an ein Kind die elterliche Zuwendung einbüßt, wie lange und wie vollständig dieser Verlust ist und wie wenig an die Stelle der familiären Zuwendung die Hilfe von „Ersatzeltern" getreten ist.

Eltern sind durch andere Personen zweifellos in Grenzen ersetzbar, wenn diese für das Kind ganz da sein können, in keinem Augenblick Fremdheit ausstrahlen und somit das Kind für sich aufschließen können. Als wichtiger Schritt zu einer Einschränkung des Hospitalismus ist es somit zu begrüßen, daß sich in Kinderheimen kleine Familien um eine Ersatzmutter oder um Ersatzeltern gebildet haben, die mit den Kindern in familieneigenen Räumen Tag und Nacht leben (ähnlich die SOS-Kinderdörfer).

Das Kinderkrankenhaus ist zweifellos weniger beteiligt an der Entstehung des psychischen Hospitalismus als etwa ein Kinderheim. Nur wenige Kinder bleiben länger als einige Wochen auf Station. Bei chronisch kranken Kindern, wie Kindern mit Mukoviszidose, Nephrose oder Nephritis, schweren Herzfehlern, Deformitäten der Wirbelsäule oder Dysmelien, organisch-hirngeschädigten oder gelähmten Kindern ist aber auch im Krankenhaus in weitem Ausmaße diese Gefahr gegeben, da nicht wenige von ihnen einen großen Teil ihrer Jugend im Krankenhaus verbringen.

■ Eine zweite Gruppe von Hospitalismus-Ursachen ist unter dem Begriff des **physischen Hospitalismus** zusammengefaßt. Hier ist zunächst auf die *Schäden durch eine falsche oder ungenügende Pflege* hinzuweisen, z. B. auf Wundwerden infolge ungenügenden Windelwechselns, auf Haltungsfehler oder Dekubitalgeschwüre durch falsche Lagerung, auf Vitaminmangelerscheinungen bei ungenügend zusammengesetzter Kost. Dazu kommen *Infektionen,* denen das Kind unter den Bedingungen der Massenpflege stärker ausgesetzt ist als anderswo. Je jünger das Kind, um so mehr ist es gefährdet. Dies ist der Grund, warum man mehrere Jahrhunderte hindurch in den Findelhäusern und anderen Kinderheimen eine erschreckend hohe Sterblichkeit sah und daher bis ins vorige Jahrhundert zögerte, Kinderkrankenhäuser zu eröffnen und insbesondere Säuglinge dort zu behandeln. Eine entschiedene Verbesserung brachten erst die Kenntnisse der Antisepsis und Asepsis. Mit der Entdeckung der Antibiotika glaubte man schließlich das Problem vollends beherrschen zu können, da durch ihre breite Anwendung im Krankenhaus alle Krankheitskeime vernichtet sein müßten. Da kam aber die überraschende Erfahrung, daß einige Bakteriengruppen (vor allem Staphylokokken, Koli-. Pyozyaneus- und Tuberkelbakterien) eine Resistenz gegen Antibiotika ausgebildet haben und sich gerade im Krankenhausmilieu in einer besonders gefährlichen Vitalität halten.

Schließlich spielen für den *infektiösen Hospitalismus* auch noch Infektionskrankheiten eine Rolle, die therapeutisch äußerst schwierig sind. Besonders Kinder mit angeborener oder erworbener Abwehrschwäche (Immunparese) sind durch die interstitielle Pneumonie, durch Virusinfekte und Pilzkrankheiten (z. B. Soor) gefährdet.

Insgesamt gibt es also eine Reihe von Ursachen sowohl in psychischer als auch in physischer (körperlicher) Hinsicht, die als besondere Belastung der unter Massenpflege stehenden Kinder Ursache einer Entwicklungsbehinderung und -hemmung sein können.

■ Die intensive Reaktion (Apathie, Depression, ablehnendes Schweigen), die vor allem Kleinkinder nach der Klinikaufnahme zeigen können, ist *nicht als Hospitalismus* zu bezeichnen. Sie löst sich in der Regel noch während des stationären Aufenthaltes oder verschwindet nach Rückkehr in das alte Milieu schnell und bleibend. Diese Reaktion ist akut durch das Trennungstrauma ausgelöst und kann durch Rooming-in, reichlichen Elternbesuch im Krankenhaus und durch eine zuwendige Pflege vermieden werden.

Anhangsweise sei erwähnt, daß eine Querverbindung zwischen dem Wesen des Hospitalismus und der Vernachlässigung eines Kindes in einer Familie besteht, wenn sich Eltern, aus welchen Gründen immer, zu wenig um ihre Kinder kümmern (s. Abschn. 46.1).

5 Zur Geschichte der Kinderheilkunde und Kinderkrankenpflege

■ Die Beschäftigung mit der Geschichte unseres Fachgebietes Kinderheilkunde und Kinderkrankenpflege sei den Pflegenden sehr empfohlen. Ihr eigenes Bewußtsein, mit dem sie heute dem kranken Kind dienen, erfährt eine tiefere menschliche Fundierung. Verständnis für die mühevolle wissenschaftliche Entwicklung, Bewunderung für zielgerichtete· Arbeit unter schwierigsten Umständen und Ansporn zum Einsatz der eigenen Fähigkeiten wird vermittelt. Im folgenden wird ein Abriß in Stichworten gegeben. Ein volles Verständnis kann man nur aus dem Studium von Zusammenhängen erhalten (Literaturangabe dazu im Literaturverzeichnis).

5.1 Alte Schriften über Kinderheilkunde

Die medizinische Wissenschaft erwächst aus primitiven Wurzeln: Im Anfang herrschen mystische Vorstellungen von der Krankheitsentstehung und von magischen Kräften in der Therapie vor. Selbst heute noch wirken sich solche Vorstellungen im Volksglauben aus.
■ **Älteste Schriften:** Ägypten, 16. Jahrhundert v. Chr.: Papyrus „Zaubersprüche für Mutter und Kind". Altassyrien, 7. Jahrhundert v. Chr.: Beschwörungstexte gegen Labartu, einen das Kind gefährdenden weiblichen Dämon.
■ **Griechenland, Römerreich:** Aus Griechenland stammen die Grundlagen unserer Heilkunde. Die Römer überlieferten nur, sie fügten wenig hinzu. Von damals geprägten Ausdrücken sind viele heute noch gebräuchlich: z.B. Hygiene, Diät, Hydrozephalus, Diabetes, Koma, Ikterus, Tetanus, Epilepsie, Dyspepsie, Asthma. Hippokrates (etwa 460–377 v. Chr.; geboren auf der Insel Kos, gestorben in Larissa/Thessalien) bringt die erste Aufzählung von Kinderkrankheiten: z.B. Aphthen, nächtliches Aufschreien (Pavor), Ohrenlaufen, Nabelentzündung, schwieriges Zahnen, Fieber und Krämpfe beim Zahnen, Pyurie. Soranus von Ephesus (etwa 100 n. Chr.; studierte in Alexandrien, kam später nach Rom) und Galen (129–199 n. Chr.; geboren in Pergamon/Kleinasien, gestorben in Rom) schreiben über Pflege, Ernährung und Krankheiten des Neugeborenen. Weitere Beschreibungen durch griechische Ärzte u. a. betreffen Hüftgelenksluxation, Brüche, Diphtherie, Cholera, Ileus, Blasensteine, Epilepsie, Eingeweidewürmer.
■ **Altes Indien:** Bower-Manuskript, eine alte Rezeptsammlung aus dem 4. Jahrhundert n. Chr., u. a. gegen Durchfälle, Gelbsucht, Struma, Koliken. In Lehrbüchern größere Abschnitte über Geburt und Pflege des Neugeborenen, Eigenschaften einer guten Amme, Kinderzimmer, Spielzeug (soll bunt sein, Töne hervorbringen, keine Spitzen aufweisen; darf sich nicht verschlucken lassen und keine Furcht erregen).
■ **Islamreich im Mittelalter:** Araber nahmen die Lehren der Griechen auf, verbesserten und verbreiteten sie über alle Teile der alten Welt. Vor allem Razes (865 bis etwa 925) und Avicenna (985–1036) beschäftigten sich mit Kinderkrankheiten.
■ **Germanien:** Griechische und römische Schriftsteller brachten nur wenige, teils positive (Tacitus), teils negative (Galen) Angaben über germanische Kinderpflege.
■ **Vom Mittelalter in die Neuzeit:** 1429 „Regimen sanitatis", ein Buch in Versen mit eingehenden Ratschlägen zur Säuglingspflege.
1472 erschien in Padua das erste gedruckte Buch über Kinderkrankheiten: „Libellus de aegritudinibus infantium".
1473: erstes Buch in deutscher Sprache: „Ein Regiment der jungen Kinder", noch ganz auf dem Boden der antiken Medizin und der arabischen Überlieferer.
1485: ein sehr fortschrittliches Buch von Cornelius Roelans von Mecheln über 52 Kinderkrankheiten: „Opusculum egritudinum puerorum".
1645: Beschreibung der Rachitis durch einen Engländer als „Englische Krankheit".
1657: Beschreibung des Kretinismus in den Alpen (Jodmangel).
1750/51: „Abhandlung von Kinderkrankheiten" durch G. Storch, er berichtet u. a. über die Milben bei Krätze, Hämaturie bei Scharlach, unterscheidet Röteln von Masern, ist jedoch noch stark dem Aberglauben verhaftet (z. B. Zusammenhang von Erbkrankheiten mit Erbsünde).
1764: Das berühmte große Werk des Schweden Rosen von Rosenstein „Anweisung zur Kenntnis und Cur der Krankheiten". Eingehende Beschreibung von Scharlach, Masern, Keuchhusten, Rachitis. Einpfropfung der Pocken, d. h.

Impfung durch Übertragung von Pockenlymphe eines Kranken auf den Impfling.

1768: Beschreibung der tuberkulösen Hirnhautentzündung.

1784: Kinderlähmung erstmals beschrieben.

1796: Einführung der Kuhpockenimpfung durch Eduard Jenner.

5.2   Alte Volksbräuche

■ Die magische Medizin hat sich am längsten in den Kinderstuben gehalten: „Heile, heile, Segen …" Weise Frauen, Hirten, Schäfer, Hebammen, Apotheker, ja Scharfrichter wurden teilweise den nur wenig hilfreichen Ärzten vorgezogen. Glaube an Dämonen, Hexen, den bösen Blick, das „Wechselbalg" (der Teufel unterschiebt mißgebildete Kinder). Amulette als Heilund Vorbeugungsmittel und Talismane finden sich in allen sozialen Schichten. Auch durch Farben (rot für Mädchen, blau für Knaben) meinte man, böse Geister abzuwehren.

Bei allen Völkern waren und sind Wiegen der verschiedensten Art gebräuchlich (in diesen Zusammenhang gehört das typische Liedergut der „Wiegenlieder"), in unseren Breiten bis vor einigen Jahrzehnten. Kinderwagen sind ab Ende des 19. Jahrhunderts üblich, übrigens zunächst von den Fußgängern, die sich behindert fühlten, empört abgelehnt. Enges Wickeln der Säuglinge (mit Binden) war im Altertum üblich, wurde von Rousseau (1712–1778) zwar energisch bekämpft, aber auch noch im 19. Jahrhundert angewandt. Noch um die Jahrhundertwende sind „Wickelkind", Wickelkommode, Wickelkissen selbstverständlich. Diese uns heute als unmenschlich erscheinende Bewegungsbehinderung der Kinder hatte sich durchaus als Mittel zur Vorbeugung rachitischer Verbiegungen unter damaligen Umständen bewährt (Abb. 14).

5.3   Soziale Not der Kinder

■ Besitzrecht der Eltern erlaubt im Altertum Neugeborene zu töten, auszusetzen oder zu verkaufen. Alte germanische Worte weisen auf diese Gefährdung des Kindes hin: War eine Mutter „nieder"-gekommen, das Neugeborene auf dem Boden geboren, hob es die „Heb"-amme auf und bot es dem Vater; nahm dieser das Kind an, erhielt es seinen Namen, sonst wurde es ausgesetzt. Das Christentum verbot Aussetzung und

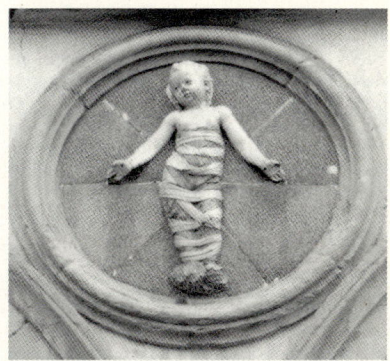

Abb. 14 Eines der Wickelkinder von Florenz, die von manchen Kinderkrankenpflegeschulen in die Schwesternbroschen übernommen wurden. Terrakottarelief von Andrea della Robbia. 1445 wurde das erste Findelkind durch die kleine Drehtür in der Loggia des Ospedale degli Innocenti abgegeben.

Kindermord. Versteckter Kindermord ist aber noch weiterhin verbreitet, vor allem bei außerehelicher Geburt.

1445: Die erste Findelanstalt in Florenz wurde gegründet, zahlreiche weitere in der folgenden Zeit an vielen anderen Orten (Abb. 14). Drehladen, in die man die Kinder hineinlegte, ließen die Mütter anonym bleiben. Zeitweise wurden viele Kinder aus Not oder Egoismus von Müttern abgegeben (Bericht aus Mailand aus dem Jahre 1863: 5 bis 12 pro Nacht). Nur wenige Kinder überlebten aber länger als ein Jahr in diesen Findelhäusern durch Ernährungsstörungen (Mangel geeigneter Ammen) und grassierende Infektionskrankheiten bei der schlechten Hygiene und dem Fehlen von Isolierungsmöglichkeiten. Die Findelhäuser waren daher trotz menschenfreundlicher Absicht für die Kinder letztlich „verheerender als Krieg und Pest", leicht zugängliche „Mördergruben" für die Mütter, die ihre Kinder los sein wollten.

Bis ins vorige Jahrhundert war Kinderarbeit an der Tagesordnung.

■ Entscheidende Hilfe für soziale Verbesserungen: aufklärende Literatur, Unterrichtung von Frauen und Mädchen in Säuglingspflege, Schaffung von Kindertagesstätten (Krippen, die erste 1802 in Detmold, dann vor allem in Frankreich), Forderung nach staatlich beaufsichtigtem Kinderschutz, Einführung der Berufsvormundschaft für uneheliche Kinder, Regelung des Pflegekinderwesens, Fürsorge für Schwangere, Wöchnerinnen und Stillende durch die Sozialversicherung, Organisationen wie der „Kinderschutzbund" und „Liga für das Kind".

5.4   Kinderkrankenhäuser, Forschung, Unterricht

■ Von wissenschaftlicher Kinderheilkunde ist seit Anfang des 19. Jahrhunderts zu sprechen, seit dem letzten Drittel des Jahrhunderts war sie in raschem Aufblühen. Mehr und mehr setzt sich die Erkenntnis durch: Das Kind ist „kein kleiner Erwachsener", es hat altersspezifische Krankheiten, eigen geprägte physiologische Reaktionen, eigene psychische Gesetzmäßigkeiten in seiner Lebensrolle und unter Krankheitsbedingungen. Entscheidende Forschungsgebiete sind: Ernährungslehre, Stoffwechsel unter gesunden und kranken Bedingungen, Hygiene, Bakteriologie, Immunologie, Impfwesen, Röntgenologie, Arzneimittelkunde, Medizintechnik, Anästhesie- und Operationsmethoden, Kinderpsychologie und -psychiatrie.

■ Das erste Kinderkrankenhaus „Hôpital des Enfants Malades" öffnete sich 1802 in Paris, das erste deutsche 1829 in der Berliner Charité, in Wien 1837, in London 1852. Eine hohe Infektionssterblichkeit belastete diese und andere Krankenhäuser noch lange, dabei ging ein hoher Anteil auf den infektiösen Hospitalismus zurück. Vor allem Kinder unter zwei Jahren waren betroffen (um 1880 noch 75%), weswegen kranke Säuglinge erst ab der Jahrhundertwende in größerer Zahl aufgenommen wurden.

■ Die Säuglingssterblichkeit betrug im 19. Jahrhundert in Deutschland etwa 30%; sie liegt heute bei 5‰. Die pränatale Sterblichkeit hat eine gegenläufige Entwicklung; sie ist heute aufgrund einer hemmungslosen Abtreibungspraxis auf rund 50% angestiegen, obwohl sorgfältige Schwangerenvorsorge, pränatale Diagnostik von Gefährdungen und schon dem Ungeborenen geltende Therapie erhebliche Verbesserungen gebracht haben.

1883: Gründung der Gesellschaft für Kinderheilkunde in Deutschland gegen den Widerstand der Internisten.

1884: Erster Lehrstuhl für Pädiatrie in Berlin und Wien.

1897: Das erste „Säuglingsheim", von Schloßmann in Dresden gegründet, bildete „Säuglingspflegerinnen" aus.

1903: Erste „Berufsorganisation der Krankenpflegerinnen Deutschlands", später „Agnes Karll-Verband" genannt; heute: Deutscher Berufsverband für Pflegeberufe, seit 1904 Mitglied im International Concil of Nurses (ICN; gegründet 1899).

1909: „Deutsche Vereinigung für Säuglingsschutz" gegründet, die 1953 in „Vereinigung für die Gesundheitsfürsorge des Kindesalters", 1966 in „Deutsche Gesellschaft für Sozialpädiatrie" erweitert wurde. Seit 1957 darin „Fachausschuß Kinderkrankenpflege".

1917: Staatliche Anerkennung der Säuglingspflegeschulen und staatliche Prüfung als „Säuglingspflegerin" nach einjähriger Ausbildung. Ab 1923 zweijährige Ausbildung für „Säuglings- und Kinderschwestern".

1918: Kinderheilkunde Prüfungsfach im medizinischen Staatsexamen.

1927: Reichsverband der Säuglings- und Kleinkinderschwestern (RSK); 1934 durch das NS-Regime aufgelöst.

1957: Deutsches Krankenpflegegesetz spricht von „Kinderkrankenschwester". Ab 1965 dreijährige Ausbildung.

1973: Die ersten (fünf) Kinderkrankenpfleger machen Examen.

1985: Neben der „Kinderkrankenschwester" „Kinderkrankenpfleger". Angliederung der deutschen Ausbildungs- und Prüfungsordnung an die EG-Richtlinien.

1991: Berufsverband für Kinderkrankenschwestern/Kinderkrankenpfleger (BKK).

1993: Gründung des „Deutschen Bildungsrates für Pflegeberufe" für Fragen der Grundausbildung und fachlichen Weiterbildung, sowie der Expertenkommission „Bildungskonzept Kinderkrankenpflege".

Nach 1960 öffnen sich die kinderklinischen Stationen in der täglichen Arbeit entsprechend den Erkenntnissen einer modernen Psychologie. Nachdem die Eltern jahrzehntelang aus Angst, Infektionskrankheiten könnten nicht genügend beherrscht werden, nur wenig oder keinen Kontakt zu ihren Kindern hatten, wird mehr und mehr die ganztägige Besuchszeit, die Mitpflegemöglichkeit durch die Mutter auf Säuglingsstationen und die Mitaufnahme eines Elternteiles

(Rooming-in) praktiziert. Diese Entwicklung vollzieht sich aus spontaner Einsicht von Schwestern und Ärzten der Krankenhäuser und unter dem Druck der Eltern, deren Durchsetzungsvermögen sich nicht zuletzt durch das „Aktionskomitee Kind im Krankenhaus" (seit 1968) verbessert hatte.

■ Noch heute aktuell:

Eid eines Krankenwärters *nach dem Vorschlag von Franz Anton Mai (1742–1814), einem Mannheimer Arzt und frühem Gründer einer Krankenpflegeschule 1781 in Heidelberg, in seinem Buch: „Stolpertus, ein junger Arzt am Krankenbette", Mannheim 1802 („Stolpertus" = der ans Krankenbett stolpernde junge Arzt)*

Ihr N. N. sollet geloben und schwören,

daß Ihr nach der in der Krankenwärterlehre erhaltenen Anleitung die Luft der Krankenzimmer nach Verschiedenheit der Jahreszeiten und Krankheiten reinigen, abkühlen oder erwärmen,

die Speisen, Getränke und Arzneien nach der Vorschrift des Arztes pünktlich verabreichen,

die Reinlichkeit des Kranken in Bettung und Weißzeug besorgen,

die Klistiere, Überschläge und Bäder nach der Angabe der Ärzte zubereiten und beibringen,

die Zufälle der Krankheiten sowohl bei Tag als nachts fleißig beobachten,

jähliche und ungewöhnliche Erscheinungen dem Arzt ohne Verzögerung anzeigen,

allen Aberglauben, Quacksalberei und hinterlistigen Gebrauch von Hausmitteln meiden,

Wiedergenesende sorgfältig pflegen,

dabei nüchtern, wachsam, verschwiegen, vorsichtig,

liebreich, gefällig,

geduldig, unverdrossen,

mitleidig, unbestechlich und herzhaft

sowohl in hitzigen als langwierigen Krankheiten sein,

die Armen wie die Reichen mit gleicher Liebe und Sorgfalt bedienen,

dabei in jählichen Zufällen, bei Scheintoten die allgemeinen Rettungsmittel bis zur Ankunft eines Arztes oder Wundarztes mit Unerschrockenheit und Standhaftigkeit anwenden,

überhaupt alles nach bestem Wissen und Gewissen besorgen, was wahre Nächstenliebe und Krankenwärterpflicht von euch fordern, und Ihr zu leisten im Stande seid.

Merkmale der normalen Entwicklung

6 Entwicklung von der Zeugung bis zum Erwachsensein

6.1 Alters- und Entwicklungsstufen

Man spricht von folgenden Altersstufen:

■ **Embryo:** bis zum Anfang des 3. Schwangerschaftsmonats. Der Zeitpunkt ist gestaltlich dadurch festgelegt, daß das kleine menschliche Wesen zu diesem Zeitpunkt die übliche menschliche Gliederung: Kopf mit Gesicht, Rumpf und Extremitäten mit Fingern gut erkennen läßt.

■ **Fetus (Fötus; Fet):** an die Embryonalzeit anschließend bis zur Geburt.

■ **Neugeborenes:** bis zum Ende der 2. Lebenswoche. In dieser Zeit geschieht das Angleichen (Adaptation oder Adaption) an das Leben außerhalb des Mutterleibes. Die sogenannten Übergangserscheinungen sind dann verschwunden. Äußerlich wird dieser Zeitraum durch den Abfall des Nabelschnurrestes abgeschlossen (9.–14. Tag).

■ **Säugling:** bis zum Ende des 1. Lebensjahres.

■ **Kleinkind:** bis zum Ende des 5. Lebensjahres, bis zum Schuleintritt.

■ **Schulkind:** bis zur Pubertät.

■ **Kind in der Pubertät, Pubertierender:** Zeit der Geschlechtsreifung.

■ **Adoleszent, Jugendlicher** (Jüngling, junger Mann; junges Mädchen): von der Pubertät bis zum Abschluß des körperlichen (somatischen) Wachstums (16–18 Jahre). Bis zu diesem Zeitpunkt ist der Kinder- und Jugendarzt zuständig.

6.2 Pränatales Leben

■ **Unbeschriebenes Blatt?** Im Zeitpunkt der Geburt sei der Mensch „wie eine Tafel, auf der noch nicht geschrieben ist", ein unbeschriebenes Blatt in Erwartung von Eindrücken und Auseinandersetzungen. Erst dann beginne alles Empfinden, Denken, Lernen, alles Handeln und alle Erfahrung eines Menschen, sagen Philosophen, Kirchenlehrer und Psychologen noch bis weit in unser Jahrhundert. Aber andere ahnen oder wissen es längst besser.

■ **Pränatale Psychologie und Naturwissenschaft.** Der Anstoß für ein neues Wissen um die seelischen Qualitäten des noch ungeborenen Menschen kommt von der Psychologie, insonderheit der Psychoanalyse. Aus der Analyse vieler Träume war abzuleiten, daß in ihnen viele Merkmale der pränatalen Lebensverhältnisse und der Geburt erkennbar sind, die der Mensch unbewußt in seinem Gedächtnis bewahrt. An der prägenden Bedeutung auch des pränatalen Lebens für später scheint also kein Zweifel zu bestehen. So muß auch diese Lebensstrecke im Daseinswechsel des Menschen von seiner Zeugung bis zum Tode bei der Neurosenentstehung mitbetrachtet werden als eine weitere „kritische Phase" neben dem schon herausgestellten Ur-Trauma der Geburt. In einer „Internationalen Studiengemeinschaft für Prä- und Perinatale Psychologie und Medizin" (ISPPM, gegründet 1971, erweitert 1986) werden für das Ungeborene die Ergebnisse sehr unterschiedlicher Disziplinen ganzheitlich interpretiert. Die *Fragen,* die man sich stellt, können in Kürze so zusammengefaßt werden: Einzelheiten zur Gestaltwerdung des Menschen, zur Organentwicklung und zur Physiologie, Hinweise zur gleichzeitig wachsenden Organfunktion. Wird durch Nahsinne wie Fühlen und Fernsinne wie Hören schon die Umwelt erfaßt? Können aus Empfindungen Emotionen werden? Mutter und Kind: Wie kommunizieren beide? Welche Folgerungen gibt es für die perinatale Medizin und für eine Konflikt-Psychodiagnostik im späteren Leben?

■ **Deutung von Beobachtungen am Ungeborenen.** *Erlebnisinhalte vom ungeborenen Menschen,* Hinweise auf eine unmittelbare innere Erfahrung, die seine Erlebnisinhalte für unsere Verständniswelt übermitteln könnten, sind auf direktem Wege nicht zu erhalten. So sind wir für den ungeborenen Menschen auf Einzelheiten des uns zugänglichen Verhaltens angewiesen, auf die *Beobachtung von spontanen Erscheinungen oder auf Reizantworten.* Des Wirklichkeitsgehaltes dieser Deutungen am ungeborenen Kind können wir uns aus *vergleichbaren Beobachtungen bei frühgeborenen und reifgeborenen Kindern* noch sicherer werden. So läßt sich –weil alles in der Natur seine Entwicklungszeit braucht – auf vieles rückschließen, was im Mutterleib entwickelt, in dieser Zeit mehr oder weniger differenziert gestaltet und eingeübt und so insgesamt schon vorgeburtlich gegeben sein muß.

■ **Zeitablauf von Organentwicklung und -funktion.** In der Regel wohlbehütet wächst das Kind im Mutterleib heran: angekoppelt an den Mutterkuchen mit seiner hochdifferenzierten Aufgabe als trennende Schutzwand, als vermittelnde Versorgungsbasis für Nahrung und Sauerstoff und als Ausscheidungsorgan für Stoffwechselmüll, im Fruchtwasser ebenso abgepuffert gegen mechanische Verletzungsgefahren wie zugleich frei beweglich für motorische Aktivitäten und für das fortschreitende Massenwachstum, insgesamt in einem Raum, der es zudem abschirmt gegen Temperaturschwankungen, helles Licht und übermäßigen Lärm.

Eine moderne Embryologie beschreibt nicht allein Zeitablauf und Formierungsvorgang von Körpergestalt und Organentwicklung, sondern fragt auch nach der organisatorischen Fügung, die über Zeit und Form herrscht. Ein Organismus entsteht, indem in jeder Entwicklungssituation sich das eine neben anderem in Abhängigkeit voneinander entwickelt. Nicht nach dem Bauteilprinzip entsteht ein Ganzes, sondern in einem aus sich heraus entwickelndem Wachstum, wie es nur die belebte Natur vermag. In einem Fließschema wird die Entwicklung von Stufe zu Stufe weitergereicht, auch die prospektive *Funktion* ist von Anfang an eingegeben.

Schon von der unreifen Zelle wird Leistung verlangt. Parallel zur Organmasse wächst diese in Einübung bis zur Vollkommenheit.

Der Einübungscharakter solcher Leistungen ist uns anschaulich und in der Vorbereitung aufs

selbständige Leben verständlich. Aber, daß dieses Entwicklungsprinzip schon so frühzeitig wirksam ist, mutet im ersten Gefühl als wunderbar an. Aristoteles hat ein überwältigendes Beispiel am befruchteten Hühnerei beschrieben: Er sah eine winzige Stelle inmitten der rötlichen Keimscheibe sich rhythmisch bewegen, den „springenden Punkt", die Herzanlage, die jungen Herzmuskelzellen, die sich schon in Kontraktion üben, längst bevor es ein gestaltetes Herz und einen Blutkreislauf gibt. Beim Menschen rechnet man mit dem Kontraktionsbeginn der Herzanlage am 21. Lebenstag.

Leber- und Nierenzellen arbeiten schon frühzeitig, Galle und Harn werden produziert. Schon ab der 13. Lebenswoche werden intrauterine *Atmungsbewegungen* beobachtet, auch ohne daß das Kind offenbar in Sauerstoffnot ist. Der „erste Atemzug" nach der Geburt ist also für das Kind als mechanischer Vorgang nichts neues. Kein Wunder, daß er in der Regel auf Anhieb klappt und die notwendige Luft in die Lunge bringt.

Trinken und Schlucken ist frühestens bei einem 11 Wochen alten Feten beobachtet. Man hat inzwischen auch berechnet, daß ein Fet ab der 20. Lebenswoche täglich ca. 400 ml Fruchtwasser trinkt. Damit übt sich nicht nur die schwierige Technik, die nach der Geburt ein Verschlucken in die Luftwege vermeiden soll, sondern diese ist auch in den 3-Stunden-Zyklus des Fruchtwasseraustausches als eine feste Größe eingeplant. Verschlucktes Fruchtwasser wird über die Darmwände ins Blut übernommen und in der Hauptmenge über die Plazenta in den mütterlichen Kreislauf gebracht, zum Teil aber auch durch Niere und Harnwege des Kindes ins Fruchtwasser wieder ausgeschieden. Bei einer Ösophagusatresie müßte der Druck des Fruchtwassers anwachsen.

Alle Organe des *Nahrungsweges* sind vor der Geburt längst in Übung, der erste Stuhl nach der Geburt beweist es.

■ **Methoden der Beobachtung.** Für das neue Wissen um das vorgeburtliche Leben sind insbesondere die Methoden wichtig geworden, die eine direkte Beobachtung von Embryo und Fet erlauben: *Ultraschalldiagnostik, Embryo- und Fetoskopie.* Die letzteren sind technisch problematisch, weil sie direkt in den Uterus eindringen. Sie irritieren das Kind und können es unter Umständen auch schädigen. Die Fetoskopie hat aber operative Eingriffe am Kind im Mutterleib erst präzise möglich gemacht. Das große Problem der Beleuchtung ist heute durch die Fiberglastechnik gelöst.

Durch *Sonographie* sieht man ab der 6. Lebenswoche spontane Lageveränderungen, Beugungen, Streckungen, Seitwärtswenden und Drehbewegungen. Das Kind stößt sich von der Fruchtblasenwand ab und schwimmt langsam sinkend wieder in die alte Position zurück. Bei dem hohen Wassergehalt des Feten und seinem damit geringen spezifischen Gewicht genügen geringe Kräfte, den Körper zu bewegen. Nur die kräftigsten Abstoßbewegungen werden von einer Mutter registriert, – von einer Mehrgebärenden aus Erfahrung zeitlich früher und deutlicher. Aus Häufigkeit, Wegstrecke und Schnelligkeit des Bewegungsablaufes gewinnt der Arzt

den Eindruck einer gesunden Vitalität. Ein gesunder Fet macht lebhafte Bewegungen etwa 3 bis 8 mal pro Minute, daneben gelegentlich träge. Zwischendurch gibt es längere bewegungslose Phasen, die einem Ruhe- oder Schlafstadium entsprechen können. Sorgen macht sowohl eine Verminderung nach Zahl und Intensität oder auch Bewegungsunruhe. Lutschen oder Saugen am Daumen oder an der ganzen Hand, Spielen mit der Nabelschnur wird ab der 15. Lebenswoche gesehen. Bei älteren Feten sind auch mimische Gesichtsbewegungen zu beobachten, Augenschluß, Verziehen oder Öffnen des Mundes (Abb. 15).

Diese Möglichkeiten der Ultraschalluntersuchung stellen sehr früh eine direkte und anschau-

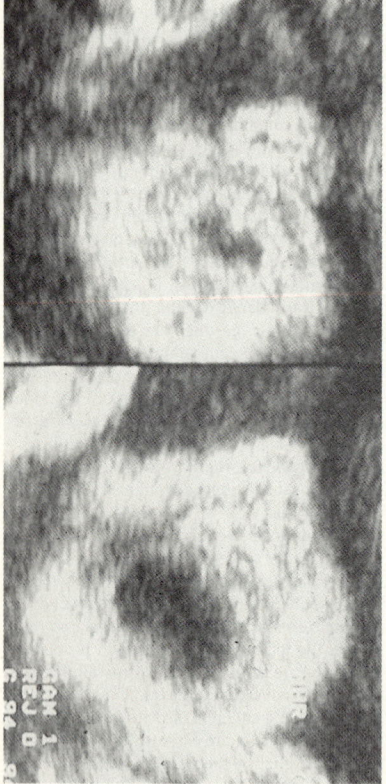

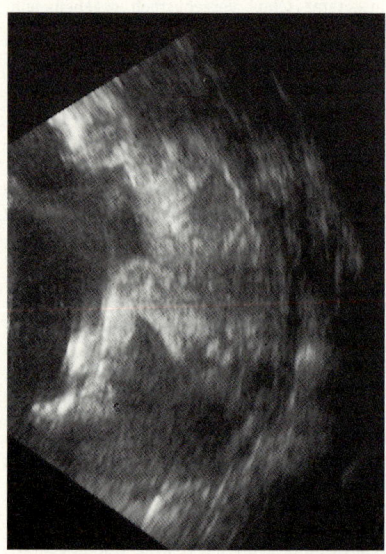

Abb. **15**   Der Fet. **a** Mund- und Nasenregion im Blick von unten. Der Mund leicht und weit geöffnet. In der unteren Aufnahme sind die Zähne schon gut sichtbar.
b In der 25. Woche, von der linken Seite her gesehen.

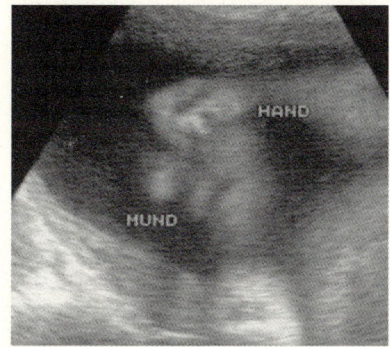

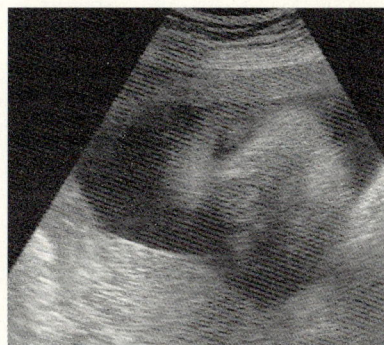

c

d

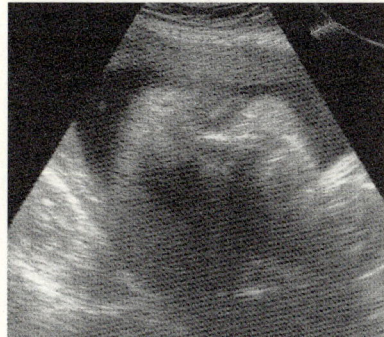

e

Abb. **15 cde**   Sein Gesicht en face.

liche Beziehung zwischen Mutter und Kind her. Frauenärzte erleben ein Aufblühen zärtlichen Verhaltens, wenn eine werdende Mutter so ihr Kind zum ersten Mal mit eigenen Augen sieht, in seiner geschützten Lage, mit seinem Köpfchen, seinen Armen und Beinen, seiner Bewegungsvitalität, später mit dem Profil seines Gesichtes und den Merkmalen seines Geschlechts, – eine Erfahrung, die ähnliche Gefühlsauslösefunktion hat wie das Spüren der ersten Kindsbewegungen oder nach der Geburt das unmittelbare Gegenüber mit dem Neugeborenen. Oft kann übermäßige oder berechtigte Besorgnis, das Kind könnte geschädigt sein, durch diese direkte Beobachtung neutralisiert werden. Und manche Mutter, die sich im Kindeswunsch noch unschlüssig ist oder nach Abtreibung verlangt, kann nun eine positive Beziehung zu ihrem Kind aufbauen.

Eine direkte Beobachtung von Lebensäußerungen noch unreifer Kinder ist dann möglich, wenn noch lebende Feten durch sogenannten Abort abgehen oder bei einer Abtreibungsoperation noch lebend zur Welt kommen.

■ **Entwicklung der Sinne.** Die Funktion der Sinne, Informationen zur Außenwelt und vom eigenen Körper zu vermitteln, ist schon im Mutterleib aus guten Gründen gegeben. für jedes Sinnesorgan gibt es einen adäquaten Reiz: Licht- und Schallwellen, Geschmacksstoffe, Reize aus einem Beschleunigungsvorgang und aus der Lage des Körpers im Raum.

■ Der **Hautsinn** verfügt über eine Reihe isoliert ansprechbarer Sinnesorgane: Berührungs- oder Tastsinn, Schmerzsinn, Kalt- und Warmsinn.

Sehr früh übt sich der Fet in der *Wahrnehmung der Umgebung* über die Sinnesfläche Haut, die ihre besondere Sensibilität an den Fingern und im Mundbereich hat. Schon bei einem Embryo mit einer Länge von 20 mm – also im Alter von etwa 7 Wochen – kann man auf Berührung mit einem Haar motorische Reflexe auslösen, noch vor den Spontanbewegungen. Die Berührungsempfindlichkeit beginnt in der Mundregion und geht dann auf Augenregion, Schultern, Arme, Rumpf und Beine über. Berührt man die Gesichtshaut, dreht sich der Kopf nach einer Seite. Hier wird schon jenes spätere Verhalten voraus gezeigt, bei dem der Säugling nach Berührung seiner Wange den Kopf suchend zur Mutterbrust wendet, um sie mit seinem Mund zu ergreifen. Mit 8 Wochen erfaßt die Bewegungsreaktion den ganzen Körper. Streicht man über die Augenlider, schließen sich die Augen.

Berührt man die Handfläche, schließt sich die Faust. Dieser *Greifreflex*, den noch reife Neugeborene in den ersten Lebenstagen nach der Geburt zeigen und der Affenjungen so hilfreich im ersten Klammerkontakt mit der Mutter ist, wurde frühestens bei einem 11 Wochen alten Feten beobachtet.

Auf *Temperaturreize* zu reagieren, wird im Mutterleib offenbar relativ spät, aber doch mit hoher Sensibilität erworben. Schon Beobachtungen an Frühgeborenen zeigen, daß diese in der Unterkühlung unruhig werden. Jedes normale Neugeborene beginnt, wenn es aus dem warmen Mutterleib in die kalte Außenluft getreten ist, zu schreien, zu zittern und zu erblassen, während es sich im warmen Bad wieder beruhigt und seine Haut sich rötet.

■ **Gleichgewichtssinn.** Das Leben im Fruchtwasser ist beim geringen spezifischen Gewicht des Feten fast wie ein *Leben in der Schwerelosigkeit.* Wechselt eine Mutter ihre Position, wechselt Beschleunigung mit Bremsen oder kommt das Fruchtwasser aus anderen Gründen in Bewegung, teilt sich die andere Lage im Raum dem Gleichgewichtsorgan des Feten mit. Nun ausgelöste Extremitätenbewegungen bringen ihn wieder in seine Lieblingslage. Eindrucksvolle plötzliche Einwirkungen wie ein Sprung der Mutter oder ein Sturzunfall bringen das Kind abrupt aus seiner Lage. Es antwortet mit einer blitzschnellen Reaktion, dem Moro-Reflex, den man auch nach der Geburt bei einer heftigen Erschütterung der weichen Unterlage oder beim Fallenlassen des angehobenen Oberkörpers beobachten kann. Das Kind streckt sich im ganzen, führt die gestreckten Arme in Kreuzbalkenstellen nach der Seite und spreizt dabei die Finger. Diese Reflexhaltung im Fruchtwasser offenbar bestens geeignet, in einer Situation der Instabilität wieder stabiles Gleichgewicht zu bekommen. Diese Flügelhaltung bremst die ausgelöste Schleuderwirkung mehr, als wenn das Kind nur als glatte Walze mit angelegten Extremitäten durch den Raum wirbelte.

■ **Hören.** Hörenkönnen hat man dem Feten, ja vielfach noch dem Neugeborenen lange nicht zugetraut. Dabei liegen die anatomischen Voraussetzungen dazu bei der Geburt hinsichtlich Trommelfell und Gehörknöchelchen schon in der Erwachsenengröße vor. Der Grund für diesen Irrtum mag darin liegen, daß das Trommelfell vor der Geburt beiderseits noch mit Flüssigkeit umgeben ist; davon ließ man sich täuschen.

Damit fehlen zwar die typischen Voraussetzungen einer Schall-über-Luft-Leitung, aber auch Flüssigkeiten können die Schallwellen leiten und zudem ist auch über die Knochenleitung das Innenohr zu erreichen. Also kann auch der Einwand nicht greifen, man höre ja auch nach Untertauchen in der Badewanne das gesprochene Wort nur gedämpft. Ursache *dieser* Schalldämpfung ist das vor dem Trommelfell liegende Luftkissen.

In der Tat erreichen den Feten *Geräusche* von außerhalb der Mutter wie auch von ihr selbst. Vergleiche lassen auf eine weitgehende Ähnlichkeit zwischen intra- und extrauterinen Klangspektren schließen. Die Gebärmutter ist keine Oase der Ruhe. Dort herrscht ein hoher Geräuschpegel. Bis 100 Dezibel (db) sind gemessen. Die meisten Geräusche wie Stimmen, Herzschlag und Blutstromgeräusche in den großen Arterien der Mutter gehen bis 55 Dezibel. Von den Strömungsgeräuschen her kann man das Leben im Mutterleib mit dem Leben an einer Autobahn vergleichen. Aber dem Kind macht es offenbar nur wenig aus, es gewöhnt sich an dieses Straßangebot. Gewiß, laute und schrille Töne wie eine Autohupe werden in einer „Schreckreaktion" mit heftigen Körperbewegungen und mit Pulsanstieg beantwortet.

Nicht nur Tonhöhen werden unterschiedlich aufgenommen, auch *Klangfärbungen.* Ein Neugeborenes läßt sich durch die menschliche Stimme besser beruhigen als durch verschiedenes anderes akustisches Angebot, am besten durch den vertrauten Klang der Mutterstimme.

Wer als Kind 38 Wochen unter dem Herzen der Mutter lag, deren *Herzschlag,* das lup-dup-lup-dup-Programm durchschnittlich 70 mal pro Minute hörte, dazu den gießenden Durchschuß des Blutes durch die Bauchaorta, der lebt im Rhythmus, gewöhnt sich an ihn mit seinem Gleichmaß, seiner Zuverlässigkeit. Er scheint auch geschaffen für die moderne Rockmusik. Er reagiert beunruhigt, wenn dieser Rhythmus sich, weil der Mutter etwas widerfährt, verlangsamt oder beschleunigt. Auch die Erfahrungen am Neugeborenen kann man hier verwerten. Man bot unruhigen Neugeborenen Tonrhythmen mit der Frequenz und Klangfarbe des mütterlichen Herzschlages an und sie wurden ruhiger. Ein Metronom mit gleicher Frequenz schaffte dies nicht. Erhöhte man die Frequenz dieser Mutterherzschläge nur um 10%, reagierten die Kinder mit Unruhe und dem Ausdruck von

Ängstlichkeit. Schlafende erwachten und begannen zu schreien. Mit alter Rhythmusfrequenz waren sie sofort wieder zu beruhigen. Neugeborenen wurde 8 Stunden nach der Geburt das komplexe Tonbild, wie es intrauterin gehört wird, vorgespielt. Die Kinder zeigten das Ausdrucksbild gespannter Aufmerksamkeit, als wären sie angesprochen; Unruhige beruhigten sich und begannen einzuschlafen.

So mag auch das Füttern eines Säuglings, wenn es ein Liegen an der Mutterbrust ist, umsomehr *ein Stillmachen, ein Stillen* sein, als das Kind nun wiederum die vertrauten Herztöne der Mutter in sein Ohr bekommt. Angefügt sei die Beobachtung, daß Mütter ihr Baby am liebsten auf ihrer linken Körperseite tragen, ob sie nun selbst Rechts- oder Linkshänder sind. Hier könnte eine zum Instinkt gewordene Erfahrung, daß Säuglinge in der Nähe des Herzschlages ruhiger sind, wirksam sein. Ein unruhiges Kleinkind nimmt die Mutter zu sich ins Bett, der Zürcher Arzt Jakob Rueff gibt 1552 den Rat: „… zu irer lingken Syten, gegen dem Herzen siner Mutter".

■ **Geschmack.** Daß ein Neugeborenes die klassischen Geschmacksqualitäten einer Nahrung –süß, sauer, salzig, bitter – wohl zu unterscheiden weiß, wurde schon Mitte des vorigen Jahrhunderts festgestellt. Trinklust und -abscheu kennt auch schon der Fet: Wurde ein Teil des Fruchtwassers durch Saccharinlösung ersetzt, trank er das Doppelte. Gab man das ekelhaft schmeckende Röntgenkontrastmittel Lipidol ins Fruchtwasser, sank die Trinkmenge extrem. Und schließlich weiß man von Frühgeborenen z. B. aus der 26. Woche, daß gesüßter Tee lieber genommen und Fencheltee von Schwarztee unterschieden wird.

■ **Sehen.** Sehen ist der letzte der Sinne, der sich ausbildet. Das Kind lebt im Mutterleib in einem dunkelroten Dämmerlicht. Eine früheste Aussage zur Funktionsentwicklung der Augen und des Sehens läßt sich aus der Pupillenreaktion machen. So verengt schon in der 20. Lebenswoche Lichteinfall die Pupille, wobei die Reaktion um so träger verläuft, je jünger das Kind ist. Helligkeitssehen steht außer Zweifel, Farbsehen scheint sich erst in den ersten Tagen nach der Geburt einzustellen.

Das Erkennen eines menschlichen Gesichtes ist nach der Geburt nur in einfachsten Merkmalen möglich, aber doch für jene Kontakte zu dem Mitmenschen ausreichend, der hier für Nah-

rung, Pflege und Nestwärme zu sorgen hat. Gesichtserkennen in diesem einfachen Sinne ist als Instinkt – wie der Nestbau bei Vögeln – dem Kind eingegeben. Mehr als über das Sehen hat das Neugeborene Umgebungskontakte über die Haut und über den akustischen Empfang.

■ **Schmerzempfindung.** Die Frage nach der vorgeburtlichen Schmerzempfindung hat nicht nur das allgemeine Interesse einer Entwicklungsbeobachtung, sondern sie verlangt auch eine genaue Antwort aus alltäglicher medizinischer Problematik. Der medizinische Fortschritt erlaubt heute auch im Mutterleib schon bestimmte Operationen am Kind: die intrauterine Blutaustauschtransfusion bei schwerer Unverträglichkeit im Rhesus-Blutgruppen-System, Operation bei einer Fehlbildung an Niere und Harnwegen mit Harnstau, Entlastungsoperation bei erhöhtem Hirnwasserdruck, bei Hydrozephalus.

Die Antwort ist auch verlangt im Zusammenhang mit einem operativen Schwangerschaftsabbruch. Dieser spezielle Beweggrund führte zunächst in den USA zur leidenschaftlichen Erörterung in Presse, Rundfunk und Fernsehen. Bewegend hierzu war insbesondere das Titelbild des TIME-Magazins vom 25. März 1985 mit einem Fetus, der auf einem Ultraschallbild während des operativen Schwangerschaftsabbruches seinen Mund weit geöffnet hatte, so daß er für den Betrachter laut zu schreien schien. In Deutschland ist der stärkste Impuls von der „Juristenvereinigung Lebensrecht e. V." ausgegangen, so daß sich schließlich 1991 der Wissenschaftliche Beirat der Bundesärztekammer mit klaren Aussagen geäußert hat.

Beim *Embryo* schließen die derzeitigen Kenntnisse über die Entwicklung des Zentralnervensystems ein Schmerzerlebnis mit Sicherheit grenzender Wahrscheinlichkeit aus. Allerdings besteht kein Zweifel an der Aufnahme des Schmerzreizes. Daß man im Alter von etwa 7 Wochen an noch lebenden Embryonen nach Hautberührung motorische Reaktionen sieht, wird als Fluchtreflex auf Rückenmarksebene gedeutet.

In der *Fetalzeit* gibt es keinen Zweifel, daß der Schmerzreiz mindestens bis in den Hirnstamm hochgeleitet wird. Dies bedeutet: Nach der 8. bis zur 21. Lebenswoche führt ein Schmerzreiz zur Schmerzperzeption, zur Schmerzempfindung, offenbar aber noch nicht zum Schmerzerlebnis. Mit Verfeinerung der Hirnstrukturen wird dann ab der 22. Woche der periphere Schmerzreiz bis zur Großhirnrinde „durchgeschaltet", so daß nun ein Schmerzerlebnis des Feten zunehmend wahrscheinlich ist. Nach der 28. Woche muß mehr und mehr auch von einem Erinnerungsvermögen ausgegangen werden. Das Kriterium einer mangelnden Myelinisierung zieht heute nicht mehr, seit man weiß, daß auch beim Erwachsenen die meisten schmerzleitenden Fasern nicht von einer isolierenden Nervenscheide umgeben sind.

An sehr kleinen Frühgeborenen auf der pädiatrischen Intensivstation ist zu beobachten, daß Schmerzreize Herzfrequenz, Blutdruck und Hormonausschüttung von Adrenalin und Kortisol steigern. Die Mimik des Gesichts gleicht im schmerzhaften Eingriff auch bei kleinen Frühgeborenen unter 30 Wochen dem Gesichtsausdruck bei Schmerzen älterer Kinder. Auch kleine Frühgeborene versuchen durch Zurückziehen der Extremität einer Nadel zu entkommen. Im Mutterleib können Feten, im Fruchtwasser schwimmend, noch effektiver einem aggressiven Reiz ausweichen. So wird neuerdings empfohlen, Feten vor einem intrauterinen Eingriff, z. B. einer der geschilderten Operationen, zunächst einmal mit Curare zu immobilisieren. Schließlich spricht ein mit dem Schmerzreiz einsetzendes Schreien bei Früh- und Reifgeborenen für ein Schmerzerlebnis. Dieser Schmerzschrei zeigt bei subjektiver und spektroskopischer Analyse Unterschiede zu anderen Schreiqualitäten.

Aus einer Reihe von Erfahrungen, daß auch schon Früh- und Reifgeborene sensorische Erlebnisse als *unbewußte Erinnerung speichern* können, seien einige kennzeichnende genannt: Wird diesen Kindern mehrfach Mund- und Rachensekret abgesaugt, führt dies zu einer Abneigung gegenüber jeglicher oraler Funktion, so daß die reguläre Nahrungsaufnahme erschwert wird oder verzögert in Gang kommt. Viele reife Neugeborene, bei denen ohne Betäubung z. B. aus religiösen Gründen die Beschneidung durchgeführt wurde, reagieren später mit langdauernden Verhaltensstörungen, was trotz Fehlens eines „Bewußtseins" als Hinweis auf ein Gedächtnis schon beim Neugeborenen gewertet wird. Ein Frühgeborenes aus der 28. Woche kann schon die mütterliche Stimme von einer anderen unterscheiden.

Für medizinische Entscheidungen schloß der Wissenschaftliche Beirat der Bundesärztekammer auf eine Stufenfolge der Schmerzsensibilität und machte folgende anästhesiologische Einstellung für Operationen verbindlich: Für einen Embryo, also bis zur 8. Lebenswoche, werden keine schmerzbekämpfenden Maßnahmen für erforderlich gehalten. Ab der 8. Woche müssen für einen Feten Schlaf- oder Beruhigungsmittel eingesetzt werden. Ab der 22. Woche ist ein Schmerzerlebnis des Feten mit den gleichen anästhesiologischen Prinzipien auszuschalten wie z. B. bei einem erwachsenen Patienten. Bei allen Geborenen, Früh- und Reifgeborenen, sind bei Operationen selbstverständlich angepaßte Narkosemaßnahmen anzuwenden.

Welch ein Wandel, wo man noch vor 20 Jahren Säuglinge mit Magenpförtnerkrampf ohne Narkose operierte und noch in den 80er Jahren Säuglinge für Herzoperationen zwar mit Curare aber ohne Allgemeinnarkose vorbereitete!

■ **Kontakte der werdenden Mutter mit dem Kind.** Das Leben des ungeborenen Kindes mit seiner Mutter steht unter den Sternen einer *beidseitigen Abhängigkeit,* die positiv oder negativ für alle Zeit prägt. Wenn eine Frau am Ausbleiben der Regel ihre Schwangerschaft vermutet, ist das Kind schon etwa 3 mm lang, beim Spüren der ersten Kindsbewegungen 20 cm. Längst kennt sie es im Ultraschallbild mit eigenen Augen.

So sehr man das wachsende Kind *als Teil der Mutter* interpretieren möchte: Dies trifft *nur in sehr beschränktem Umfang* zu.

Die Vereinigung von Ei und Samenzelle hat den Anstoß zu einer hormonellen Umstellung im Mutterorganismus gebracht, diktathaft ist die Mutter einem „Parasiten" mit seinen Forderungen ausgeliefert. Alles, was das Kind zum Leben und zu seiner Entwicklung stofflich und in der Milieubeschaffenheit braucht, erwartet und nimmt es von der Mutter. So einfach beherrscht zu werden, bereitet nicht wenigen Frauen Schwierigkeiten, die Schwangerschaft anzunehmen.

Am deutlichsten ist die *a-priori-Individualität* immunologisch formuliert. Mutter und Kind haben ja nur die Identität des halben Chromosomensatzes, die andere Hälfte kommt vom Vater. Die biologisch-chemische Fremdheit der beiden müßte zu harten Auseinandersetzungen bis zur Abstoßungsreaktion führen, wenn nicht die hormonelle Umstellung der Mutter den immunologischen Abwehrmechanismus gegen das Kind blockiert hätte.

Der kleine Mensch hat aber auch ganz und gar gutmütige Seiten und versucht soweit möglich ein *symbiotisches Leben* zu führen. Die Bereitschaft dazu ist sicher wesentlich abhängig von der Mutter: Wie sie sich auf ihr Kind einstellt, es angenommen hat oder ablehnt, wieviel Streß sie in ihrem Leben ertragen muß oder zuläßt. Positives und Negatives überträgt sich aufs Kind.

Es erfährt die *Stimmungen und emotionalen Krisen der Mutter,* die über ihren Herz- und Pulsschlag, ihre Atemfrequenz und Zwerchfellbewegung, über Muskelspannung und Kontraktionen der Gebärmutter, über ihre Stimme weitergegeben werden. Ob es Schreckreaktionen z. B. bei einem Sturz oder im Autoverkehr, Aufregungen aus bösen verbalen Auseinandersetzungen oder auch freudige Erregungen sind, das Mitgehen des Kindes ist an dessen motorischer Unruhe und höherer Herzfrequenz abzulesen.

Ein älterer Fet kennt die Stimme seiner Mutter, auch eine gemeinsame Musikliebe gibt es. Es ist denkbar, daß es nicht allein der akustisch direkte Empfang ist, der das Kind stimmt, sondern der Weg auch über die Stimmung der Mutter geht, weil diese Gefallen findet und so ein damit verbundener stofflicher Effekt – denken wir ans Adrenalin und an die Neurotransmitter – aufs Kind übertragbar wird.

Werdende Mütter bekommen schließlich auch eine *handgreifliche Nähe zu ihrem Kind,* wenn sie es durch die Bauchdecke hindurch am Bein fassen und dies wiederholt, so daß sich vielleicht in einer stillen Verabredung, wie Mütter berichten, eine nachmittägliche Begegnungsstunde einrichten läßt.

Im *Schlafverhalten* paßt sich ein Fet weitgehend seiner Mutter an. Es kommt zwar leider nicht zum gut-bürgerlichen Tag-Nacht-Rhythmus, doch aber zu einer Betonung der Ruheperioden während der mütterlichen Schlafzeit. Daß das Kind dabei auch die bekannten Schlafstadien erreicht, ist durch charakteristische Hirnstromkurven erwiesen. Dies bedeutet, daß auch REM-(rapid-eye-movement-)Phasen erreicht werden, in denen erfahrungsgemäß Erwachsene ihre *Träume* haben. Wer schließt also aus, daß auch Feten träumen – wie die Mutter?

■ **Gefährdungen.** Die engste Schale der Umwelt ist für das Kind der mütterliche Organismus. Was der Mutter schadet, schadet bestimmt dem Kind, dem Kind in mancher Hinsicht verstärkt, da der lebhaftere Wachstumsstoffwechsel manche Stoffe mehr an sich zieht und empfindlicher darauf reagiert. Denken wir an die Viruskrank-

heit *Röteln,* für die Mutter eine lächerliche Krankheit, die am Kind zu den Fehlbildungen der Rubeolenembryopathie führen kann. *Nikotin,* auch aus wenigen Zigaretten pro Tag, engt sofort die Durchblutung des Mutterkuchens ein und verändert die Herzfrequenz des Kindes. *Alkohol,* von der Mutter auch nur in kleiner Menge genossen, ist für das Kind eine hochtoxische Substanz, bis zur Entwicklungsschädigung (Alkohol-Embryofetopathie). *Drogen* machen auch den Feten süchtig und – nach der Trennung von der Mutter – in der Entzugphase vegetativ höchst bedroht.

■ **Bedeutung des Streß.** Viele Belastungen aus stofflichen oder seelischen Bedingungen, unter denen die Mutter lebt, kann man einem Kind nicht ersparen. Ohne jegliche Belastung, ja Streß geht es nicht. Ein gewisses Maß an kindlichem Streß ist sogar notwendig für die Entwicklung einer Anpassungsfähigkeit und Widerstandskraft als Voraussetzung, daß das Kind die kommende Geburtsbelastung und die Umstellung auf das ganz andere Leben in der äußeren Welt bewältigt.

■ **Bewertung des Jahres vor der Geburt.** Auf dem vorgeburtlichen Entwicklungsweg des Kindes haben wir einen Abschnitt des Menschenlebens kennengelernt, der in seinen Anforderungen, Gefährdungen und Leistungen *von keinem anderen Lebensabschnitt übertroffen* wird. Die Geburt, die man als Stunde Null und Startblock des Menschen gern überbewertend interpretiert, ist im rechten Licht nur ein später Meilenstein am Wegesrand. Der Wirklichkeit entspricht, wenn buddhistische Chinesen zur üblichen Lebensalterbestimmung noch ein weiteres, das vorgeburtliche Jahr hinzusetzen. Ein neuer Mensch hat sein Erscheinen angekündigt mit den Signalen einer hohen Sensibilität, einer überraschenden Lernfähigkeit, einer sozialen Kontaktfähigkeit, aber auch einer großen Verletzlichkeit und Abhängigkeit, mit wachen Sinnesorganen, für seine Lebenssituation in Vollkommenheit geschaffen – doch aber ein junger Mensch, der ohne unsere besondere Fürsorge lange Zeit nicht auskommen kann.

■ **Folgerungen für den Kreißsaal und das Kinderkrankenhaus.** Ein Geburtshelfer, der das Kind in seinem Leben vor der Geburt verstanden hat, wünscht für das Kind eine *„sanfte Geburt",* wie es der französische Geburtshelfer Frédérick Leboyer formuliert hat. Er möchte eine Atmosphäre haben, in der die Mutter ihr Kind in Ruhe zur

Welt bringen und ihm nach der belastenden Geburtsstrecke noch ein Stück weiter ins neue Leben mit ihren schon bewährten Zuwendungsqualitäten helfen kann. Die Schule von Leboyer wartet spontane Wehentätigkeit bei der Schwangeren ab, erlaubt noch ein Umhergehen in der Eröffnungsperiode. Der Kreißsaal soll eher wie ein Wohnzimmer eingerichtet sein. Er ist abgedunkelt, Musik wird angeboten. Fast unnötig zu betonen, daß man diese zuwartende Haltung nur bei einem normalen Geburtsverlauf, nicht bei einer Risikogeburt einnehmen kann.

▪ Ohne laute Geräusche, ohne Hektik, behutsam soll das Kind in Empfang genommen werden. Es wird der Mutter in gekrümmter Fetalposition auf den nackten Leib gelegt. Das Halbdunkel schont die empfindlichen Augen. Die Abnabelung erfolgt spät, wenn die Nabelschnur zu pulsieren aufgehört hat und das Kind spontan atmet. Der Mutter Herzschlag, ihr warmer Körper, der weiche Bauchgrund, ihre umgreifenden Hände und ihre Stimme, anschließend noch das warme Bad mit behutsam streichenden Händen geben nach so großer Belastung dem Kind wieder seine vegetative und seelische Ruhe.

▪ Bei frühgeborenen und durch besonders schwere Geburt überlasteten Kindern sind die *Kinderärzte und Kinderkrankenschwestern/pfleger* in besonderer Weise gefordert, diese Erfahrungen über das Leben vor der Geburt einzubringen, um neben aller notwendigen Technik den seelischen Bedürfnissen des Kindes zu entsprechen: Wärme geben, Zugluft vermeiden, Auskühlen verhindern; Umgrenzung des Kindes mit kleinen Aufstellflächen, die wie ein Nest wirken; dem Muckelbedürfnis des Kindes trotz gleichzeitiger Infusions- oder Sondenernährung durch eine Saugerattrappe entgegenkommen; anstelle einer harten Unterlage ein weiches Fell; bei allen Maßnahmen keine abrupten Bewegungen, keine scharfen Artikulationen, bei Schwierigkeiten der Durchführung zwischendurch Pausen für das Kind; schmerzende Belastungen einschränken, schmerzunterbindende Medikamente geben; grelles Licht und laute Geräusche vermeiden. Man sollte soviel wie möglich die Mutter, die sprechende und streichelnde Mutter an den Inkubator lassen oder, wenn es geht, ihr das Kind wiederholt auf die Brust legen, damit sie es ansehen, mit ihm sprechen und sich wiegend mit ihm bewegen kann. Manche Kliniken haben auch gute Erfahrungen gemacht, wenn sie über einen Walkman Herztöne der Mutter, ihre Stimme oder beruhigende Musik ins kindliche Ohr leiten. Man hat übrigens verglichen, was besser ankommt, Akustisches von der Mutter oder von Mozart. Die Mutter war besser.

So kommt der Mensch unreif, rund 1 Jahr zu früh auf die Welt, biologisch mittellos und auf eine Lebenshilfe zunächst ganz entschieden angewiesen. Man kann die Zeit der Entwicklung und des Wachstums im Mutterleib (uterine Phase) mit der Säuglingszeit zu einer ersten Entwicklungsphase des Menschen, in der er die allernötigsten Voraussetzungen zum Erdenleben gewinnt, zusammenfassen. Es ist aus dem gleichen Grunde verständlich, daß die Säuglingszeit in den Lehrbüchern der Kinderheilkunde einen bevorzugten Platz einnimmt und mit den Problemen der Geburtsperiode, der Anpassungserscheinungen an das extrauterine Dasein und denen der Ernährung zusammengefaßt besprochen wird.

6.3 Kindheit und Adoleszenz bis zum Erwachsensein

▪ Für die Erwachsenen liegen die Hauptaufgaben, die das Leben ihnen stellt, in den Problemen des Berufs, der Ehe und Familie und in der Teilnahme am Gemeinschafts- und Kulturleben. Beim Kind und Jugendlichen handelt es sich dagegen darum,

- jung zu sein mit Neugierde und Freude am Leben,
- körperlich und seelisch-geistig zu reifen,
- selbst ein einmaliges, einzigartiges, einheitliches Ganzes zu sein und weiter zu werden, sich selbst zu verwirklichen und
- in das Berufsleben, damit auch in das Gemeinschaftsleben und in das Kulturleben von Zeit und Mitwelt hineinzuwachsen und sich ihm einzugliedern (soziale Einordnung).

Dieses Werden und Wachsen, Geformtwerden, Sich-formen-Lassen und Sich-selbst-Formen kommt zustande

- durch die Auswirkung ererbter Energien (Erbanlagen),
- durch die prägenden Einwirkungen der Umwelt (der Dinge, Personen und Ereignisse; „Schicksal") und
- durch eigene Mitwirkung und Selbstgestaltung in Form von Nachahmung, Willensanstrengung sowie in eigener Ziel- und Wertsetzung.

※ Für den Prozeß des Wachsens, der Differenzierung und der Reifung müssen viele Einzelvorgänge im Körper zusammenwirken. *Wachstum* ist eine Vermehrung von Körperzellen und Körpersubstanz. *Differenzierung* ist Spezialisierung der Körpergewebe in ihrer Gestalt und in ihrer Leistung. *Reifung* ist die Wandlung und Verbesserung der Organleistungen im Laufe der Zeit. Soll dieses Zusammenspiel zum Erfolg der normalen Entwicklung führen, muß jeder Teil des Körpers mit seiner Entwicklung dem Ganzen eingeordnet sein (Abb. 16). Die einzelnen Organsysteme müssen harmonisch zusammenwirken: der Atmungsapparat, das System der Nahrungsaufnahme, des Stofftransportes, des Stoffwechsels und der Ausscheidung, das Skelett und die Muskulatur, die Bereiche des Nervensystems und das System der hormonbildenden Drüsen. Man kann sich also allzu leicht vorstellen, wieviel eine angeborene oder im Verlauf der Zeit entstehende isolierte Störung eines Organs, beispielsweise des Herzens, der Lunge, des Gehirns, des Darmes und seiner Drüsen oder eines Sinnesorganes wie des Auges bedeutet.

Ebenso unerläßlich für den normalen Entwicklungsverlauf ist eine menschliche Umwelt, die das Kind liebevoll aufnimmt, versteht, fördert und führt.

■ **Kriterien für den Entwicklungsstand.** Der Entwicklungsstand eines Kindes ist einerseits an körperlichen, andererseits an seelisch-geistigen Merkmalen zu erfassen. Soweit für diese Beur-

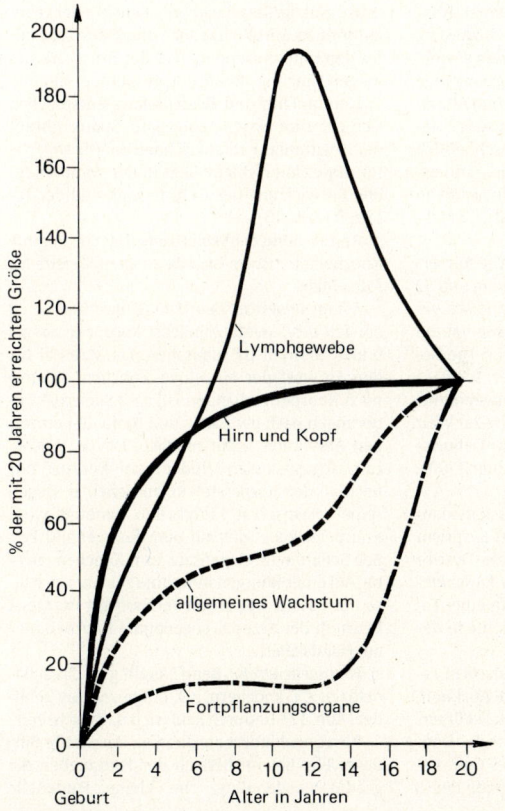

Abb. **16** Wachstumskurve verschiedener Organsysteme. Die einzelnen Altersstufen stellen unterschiedliche Anforderungen an die einzelnen Funktionssysteme. Das Zentralnervensystem (Gehirn und Kopf) erfährt eine schnelle und frühe Ausdehnung, die Fortpflanzungsorgane kommen erst in der Pubertät ins Wachsen. Unter „allgemeines Wachstum" ist die Zunahme an Körpergewicht und -größe zusammengefaßt. Das lymphatische Gewebe wird zur Infektabwehr früh gebraucht; es zeigt einen Gipfel der Ausdehnung und Tätigkeit im Kleinkind- und Schulkindalter und geht in der Pubertät stark zurück. In der Zeichnung ist als 100% das Ausmaß beim 20jährigen genommen.

teilung die eigene Erfahrung nicht ausreicht, bedient man sich der vorliegenden *Entwicklungstabellen*, die sich heute auf genügend breite Statistiken stützen können. Diese Tatsache aber weist darauf hin, daß es sich jeweils nur um *Mittelwerte* handeln kann, wenn für einzelne Altersstadien bestimmte Werte, etwa der Größe oder des Gewichtes, festgelegt sind. Um Fehlschlüssen und Falschbeurteilungen vorzubeugen, ist es also wichtig, sich vor Augen zu halten, daß die *Norm nicht dem Mittelwert entspricht, sondern ihn in einem breiten Bereich einschließt.*

Je jünger ein Kind ist, desto mehr gelten die Pegel der Norm und desto ernsthafter wollen Abweichungen genommen und auf ihre Ursachen untersucht werden. Je älter das Kind ist, je mehr also das Eigene seiner Entwicklung in Erscheinung tritt, desto weniger darf es – vor allem im geistigen Bereich – mit Durchschnittsmaßen gemessen und danach beurteilt werden.

In der *Entwicklungsdiagnostik* werden sowohl Wachstums- als auch Differenzierungsvorgänge beachtet, und man spricht daher von den Altersgruppen und -stufen, vom Längenalter, Gewichtsalter, Skelettalter, Zahnalter, schließlich vom Pubeszenzalter oder Geschlechtsreifungsalter, in statischer und psychischer Hinsicht von Kriechalter, Sitzalter, Lauf-, Greif-, Spiel-, Sprach- und Intelligenzalter.

■ **Körperlänge und Körpergewicht.** Die *Körperlänge Neugeborener* liegt zwischen 48 cm und 52 cm. Knaben sind eher etwas länger und schwerer als Mädchen. Das *reife Neugeborene* hat ein durchschnittliches *Gewicht* von 3300 g. Die Geburtsgewichte ausgetragener Kinder schwanken zwischen 2500 und 5000 g. Neugeborene, die vor der 37. Schwangerschaftswoche zur Welt kommen, gelten als *Frühgeborene*; ihr Geburtsgewicht liegt mehr oder weniger tief unter 2500 g, die Länge unter 48 cm.

Haben nach normaler Schwangerschaftsdauer Geborene ein Gewicht unter 2500 g, spricht man von *Mangelgeborenen* (pränatale Dystrophie). Bei Gewicht über 4500 g von *Riesenkindern.* Mit zunehmender Kinderzahl in einer Familie steigen die Neugeborenengewichte in der Regel an.

■ Über *Länge und Gewicht in den einzelnen Lebensabschnitten* gibt die Tab. 33, S. 536 Auskunft.

■ Beim gesunden Säugling erreicht das *Körpergewicht* während des 5. Lebensmonats das Doppelte, im 12. Monat das Dreifache des Geburtsgewichts. Das *Längenmaß* liegt am Ende des 1.

Lebensjahres 50% über der Geburtslänge. Die Längenzunahme beträgt im 1. Jahr also 25 cm, im 2. und 3. Lebensjahr nur noch 10 cm. Der Zuwachs in den einzelnen späteren Lebensjahren ist wesentlich geringer. Während der *Pubertät* zeigen sich deutliche Geschlechtsunterschiede. Um das 10. Jahr herum wachsen die Mädchen etwas schneller als Jungen. Sie haben ihre Endgröße schneller erreicht, die geringer ist als beim jungen Mann.

■ **Umfänge von Kopf, Brust und Bauch.** *Kopfumfang:* Messung oberhalb der Augenbrauen. *Bauchumfang:* Messung in Nabelhöhe. *Brustumfang:* Messung in Höhe der Brustwarzen. Von großer praktischer Bedeutung sind Umfangsmessungen, vor allem in den ersten Lebensjahren (siehe Tab. 33, S. 536). Bei der Geburt überwiegt noch die Größe des Bauches über den Brustumfang. Dies hängt vor allem mit der Leber zusammen. Sie bewirkt auch durch ihre Lage unter den unteren Rippen, daß der Brustkorb des jungen Säuglings faßförmig gestaltet erscheint.

Kopfumfang und Brustumfang entsprechen sich etwa im ersten Lebensjahr. Später nimmt der Brustumfang relativ schnell zu. Die Ursache für diese Unterschiede liegt in der vorauseilenden Entwicklung des Gehirns während der Fetalzeit (Abb. 16).

■ **Bestimmung der Skelettreife.** Das sogenannte Knochenalter ist im Grunde an allen *Skelettteilen* festsellbar.

■ *Röntgenologische Beurteilung.* Bekanntlich ist ein Teil des Skeletts zunächst knorpelig ausgebildet. Knorpel ist sozusagen das Material für den Entwurf der einzelnen Knochen. Solange noch Knorpel vorhanden ist, sind Skelettveränderungen nach der Länge und Breite der einzelnen Abschnitte leicht möglich. Ist das Wachstum abgeschlossen, findet man Knorpel nur noch an den Körperstellen, an denen er wegen seiner elastischen Fähigkeiten benötigt wird. Knorpelgewebe gibt auf dem Röntgenbild keinen Schatten im Gegensatz zum Knochengewebe. Auf einer Röntgenaufnahme zeichnet sich also nur das ab, was schon verknöchert ist. Meist beurteilt der Arzt das sogenannte Knochenalter am Handskelett.

■ *Fontanellengröße.* Beim Säugling ist das Schädeldach z. T. knöchern, z. T. bindegewebig gebildet (Abb. 17). Dadurch kann sich das wachsende Gehirn ungehindert ausdehnen. Das straffe Bindegewebe hat im Bereich der Fontanellen die größte Ausdehnung. Die kleine Fontanelle

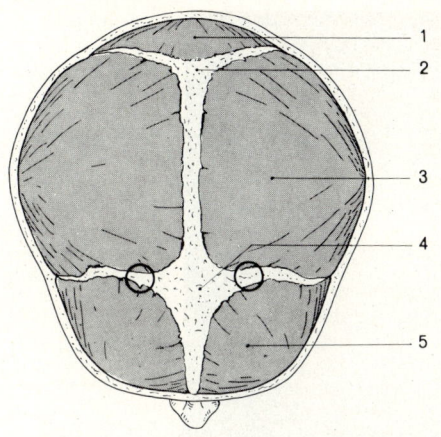

Abb. **17**   Schädelknochen mit Fontanellen beim Neugeborenen. Schwarze Kreise: Ort der Fontanellenpunktion.

1 Hinterhauptschuppe
2 Kleine Fontanelle
3 Scheitelbein
4 Große Fontanelle
5 Stirnbein

schließt sich bald nach der Geburt, die große mit 8–15 Monaten. Vorzeitiger Verschluß aller Schädelnähte führt zum erhöhten Schädelinnendruck (Abb. 18 a), Verschluß einzelner Nähte zu verformendem Schädelwachstum (Abb. 18 b).

■ **Zahnentwicklung.** Als erste Zähne treten im 6. bis 8. Lebensmonat die mittleren Schneidezähne des Unterkiefers durch. Weitere Einzelheiten sind der Abb. 19 zu entnehmen. Das *Milchgebiß* ist mit 20 Zähnen vollständig. Das *bleibende Gebiß* enthält in der Regel 32 Zähne. Der hinterste Backenzahn pflegt häufig große Duchtrittsschwierigkeiten zu haben, falls er überhaupt durchkommt („Weisheitszahn"). Um das 5.–6. Lebensjahr beginnen die Frontzähne etwas auseinanderzurücken. Der Kiefer wächst, da die Zähne des bleibenden Gebisses breiter sind und daher mehr Platz beanspruchen.

■ **Körperproportionen.** Es vollzieht sich ein langsamer, aber steter Wandel in der körperlichen Erscheinung des Kindes. Der Bauplan des Neugeborenen weist ganz andere Proportionen auf als der des Erwachsenen. Die Kopfhöhe verdoppelt sich, die Rumpfhöhe verdreifacht sich in der Entwicklung. Das Bein des Erwachsenen ist 5mal, der Arm 4mal so lang gegenüber den entsprechenden Maßen beim Neugeborenen. Die waagerechte Mittellinie verläuft beim Neugeborenen etwa in Nabelhöhe, beim Erwachsenen in Höhe der Symphyse. Das Verhältnis von Kopf zu Körperlänge beträgt beim Neugeborenen 1:4, beim Erwachsenen 1:8.

■ **Körperoberfläche.** Die Körperoberfläche eines Kleinkindes ist, für sich betrachtet, geringer als die eines Erwachsenen. Bezieht man die Fläche aber auf die Masse des Körpers, ist das Verhältnis umgekehrt: Je kleiner das Kind, um so relativ größer ist die Körperoberfläche. Dies ist eine sehr wichtige Feststellung zum Verständnis der Stoffwechselsituation des kindlichen Körpers. Über die größere Oberfläche strahlt z.B. viel mehr Körperwärme ab: das Herz-Kreislauf-System des Kindes muß sich darauf einstellen. Hier wird also eine Ursache auch dafür sichtbar, warum das Herz des Säuglings wesentlich schneller als das eines Schulkindes schlagen muß. Die Körperoberfläche ist somit ein viel besseres Stoffwechselbezugsmaß für das jeweilige Alter eines Kindes als etwa das Gewicht. Daher wird bei der Berechnung von Stoffwechselgrößen oder bei der Bestimmung der Medikamentendosis nicht selten von der Körperoberfläche ausgegangen (siehe für solche Berechnungen Abb. 275, S. 531).

■ **Geschlechtsmerkmale.** Das Auftreten der sekundären Geschlechtsmerkmale stellt zuverlässige und wichtige Entwicklungsmarken dar, wenn auch gerade hierfür eine große Spielbreite des ersten Auftretens zu betonen ist (Einzelheiten siehe in Tab. 2).

■ **Motorische Entwicklung, Verhalten und Sprache.** Aus ungerichteten Bewegungen entwickelt sich eine fein abgestufte Betätigung der Muskeln (Motorik). Ein Ausdruck dieser immer si-

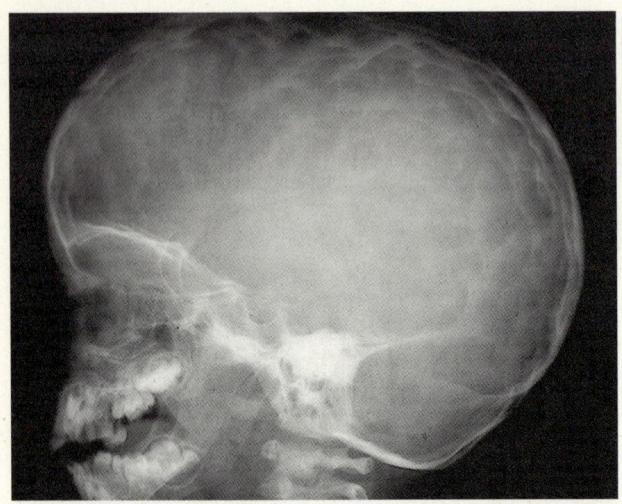

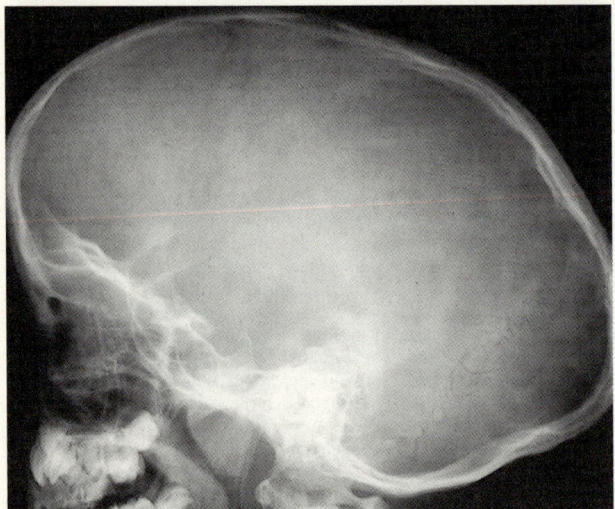

Abb. **18** Vorzeitige Verknöcherung der Schädelnähte (prämature Synostose).
a Sind alle Nähte betroffen, bleibt der Hirnschädel im ganzen klein (Mikrozephalie), die Innendruckerhöhung ist röntgenologisch am „Wolkenschädel" erkennbar. 2jähriger Junge.
b Vorzeitiger Schluß der Pfeilnaht (als Beispiel) führt hier zum Kahnschädel. 7jähriger Junge.

Reihenfolge des
Durchbruchs

Alter des
Durchbruchs

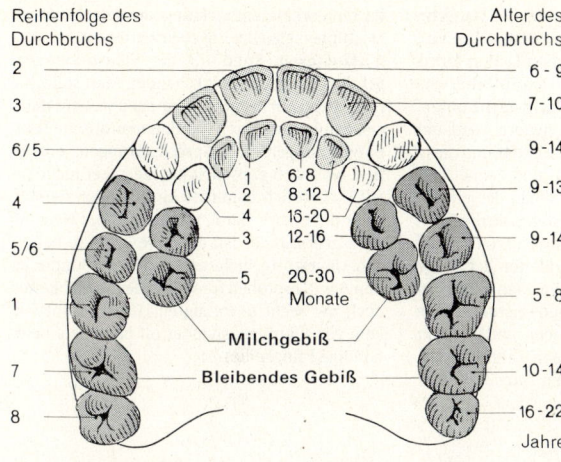

Abb. **19** Gebißent-
wicklung. Zähne in der
Reihenfolge ihres Auf-
tretens unter Angabe
des Alters des Kindes.

Tabelle **2   Geschlechtliche Reifezeichen in der Reihenfolge ihres Auftretens**

Knaben	Alter in Jahren	Mädchen
infantile Verhältnisse	9 – 10	Beginn des Uteruswachstums, Hervorwachsen („Knospen") der Brustwarzen
erstes Wachsen von Hoden und Penis	10 – 11	Knospen der Brust, manchmal einseitig voraneilend („Thelarche"), erste Schamhaare („Pubarche")
Wachsen der Hoden (jetzt etwa 3 ml Volumen) und des Penis, erste Prostata-Aktivität	11 – 12	Wachstum der inneren und äußeren Geschlechtsorgane, im Abstrich nachweisbare Veränderungen des Vaginalepithels
Schamhaare	12 – 13	Pigmentation der Warze, Auffüllung der Brust, Achselbehaarung
rasches Wachstum von Hoden und Penis, leichte Brustdrüsenschwellung	13 – 14	erste Regelblutung („Menarche"), Variationsbreite 9 – 17 Jahre. Die Menses können während der ersten Jahre unregelmäßig mit oder ohne Eisprung verlaufen.
Achselhaar, Flaum auf der Oberlippe, Stimmwechsel („Stimmbruch")	14 – 15	regelmäßige ovulatorische Menses, früheste normale Schwangerschaft
gelegentlich nächtliche Samenergüsse („Pollutionen") mit reifen Spermien (Variationsbreite $11^{1}/_{4}$ – 17 Jahre)	15 – 16	Akne, Tieferwerden der Stimme
Rückgang der Brustdrüsenschwellung, Beginn von Bartwachstum und Körperbehaarung, Akne	16 – 17	Stillstand des Skelettwachstums (Epiphysenschluß)
Stillstand des Skelettwachstums	17 – 19	

cherer ablaufenden Leistungen ist die statische Entwicklung (Sitzen, Krabbeln, Stehen, Laufen). Aus ersten zufälligen akustischen Lauten formt sich langsam das Instrument der Sprache. Aus einem Wesen, das Tag und Nacht nicht unterscheidet, das nur triebhaft reagiert, wird ein Kind, das sich in seine Umwelt einfügt und diese mitprägt durch sein Wesen und seine Leistungen. Um eine Zusammenschau der einzelnen Leistungen zu ermöglichen, wurde die Form der Abbildung bzw. Tabelle (Abb. 20, Tab. 3) gewählt. Es lohnt sich, die Einzelheiten der Länge und der Quere nach zu studieren. Man erfährt, in welcher Folge sich die einzelnen Leistungen wie Bewegung, Schlaf, Spiel, Sprache und Kontakt zur Umgebung entwickeln. Man kann beurteilen, was im jeweils gegebenen Alter bei einer harmonischen Entwicklung an verschiedenen Leistungen gleichzeitig zu erwarten ist.

■ **Händigkeit.** Rund 10% der Kleinkinder und Schulanfänger sind Linkshänder. Man sollte sie nicht strikt auf Rechts umerziehen wollen; manche glauben, dadurch würden neurotische Fehlentwicklungen, z. B. Sprechstörungen, entstehen, was nach großen Statistiken aber nicht zutrifft. Natürlich benutzen Linkshänder spontan auch die rechte Hand, häufiger, als es Neigung der Rechtshänder ist, auch die linke zu benutzen. Ungestörte, nicht reglementierte Kinder jeden Alters erproben freiwillig die Möglichkeiten auch der nicht bevorzugten Hand; so entwickeln vor allem Linkshänder oft beneidete beidhändige Fähigkeiten.

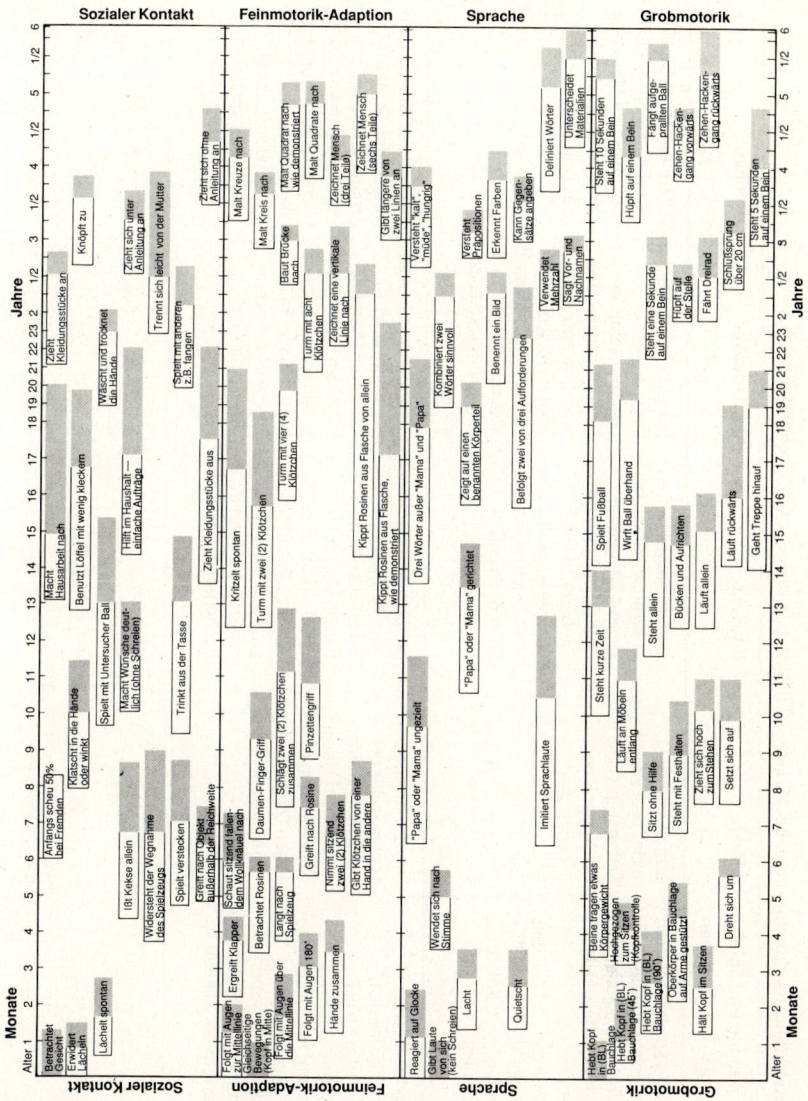

Abb. 20 Entwicklungsmerkmale der ersten 5 Lebensjahre: Grobmotorik, Sprache, Feinmotorik, sozialer Kontakt. Denver-Entwicklungsskala.

Tabelle 3   **Entwicklungsmerkmale vom 6. bis 16. Lebensjahr** (nach *Hellbrügge*). **6.–7. Lebensjahr**

Alter	Bewegung und Spiel		Affekte	Intellekt	Besitzdenken	Familie
	Jungen	Mädchen				
6 Jahre	wildes Spielen, Klettern, Schaukeln, Interesse für Rollschuhe, Radfahren und ähnliche Spiele, ferner Cowboy, Räuber, Polizei, Indianer	Spiel mit Puppen, Koffer	schreit schnell los, weint bei Geringfügigkeiten, tapfer bei echten Verletzungen	Warum-Fragen, erfaßt Zusammenhänge, bekommt Zeitgefühl; großes Interesse für Zauberei, Märchen, Schreiben: häufig Verdrehungen, rechnet in Einer und Fünfern	hat gern Besitz, zeigt ihn, verstreut seine Sachen im ganzen Haus, macht sie entzwei, weiß nicht, wo sie geblieben sind, sammelt alles mögliche, eifersüchtig auf Besitz anderer	Eltern geben Maßstab für Gut und Böse, liebt oder haßt die Mutter, zunehmender Einfluß des Lehrers
7 Jahre	starkes Interesse für Schwimmen, lebhaftes Spiel im Freien Laufen, Hopsen, Ballspiel, Seilspringen, Auf-die-Bäume-Klettern, Rollschuhlaufen		wechselnde Stimmung, weint bei scharfem Anreden oder einem kleinen Klaps, lernt in wesentlichen Dingen sich zusammenzunehmen	benutzt Zeitbegriffe; gute Beobachtung, Schulleistungen abhängig vom Lehrer, Schrift: groß, ungeschickt. Liest oft mechanisch ohne Sinnerfassung, Vorliebe für Rechenspiele	geht mit manchen Gegenständen achtsamer um, besonders Mädchen mit ihrer Kleidung, tauscht und sammelt alles mögliche, wachsendes Interesse für Geld	kommt mit Mutter und Vater gut aus, Mädchen mit Vater, stolz auf Zuhause, ziehen es anderen Familien vor, Eifersucht auf Geschwister, ältere werden bewundert

8.–9. Lebensjahr Fortsetzung Tab. **3**

Alter	Bewegung und Spiel Jungen Mädchen	Affekte	Intellekt	Besitzdenken	Familie
8 Jahre	macht Unterschied zwischen Arbeit u. Spiel, Interesse an Gruppenspiel, Handball, Fußball, rennt wild umher, jagt, ringt. Absonderung der Knaben vom Spiel der Mädchen	empfindlich, leicht verletzbar, besonders durch achtlose Worte, dramatisiert eigene Empfindungen	kennt Himmelsrichtungen, „rechts", „links", liest noch laut, Anfänge von Geheimsprache, begreift Ursache-Wirkung-Zusammenhänge, Rechnen: Multiplizieren, Dividieren	Interesse an Eigentum, will eigenen Aufbewahrungsplatz, leiht sich von anderen etwas aus und gibt es beschädigt zurück, sammelt Bildserien	wird unstet, bleibt ungern zu Hause, mag keine Hilfeleistungen im Haushalt geben, lieber außerhalb; Mutter steht im Mittelpunkt der Familie, Fremden gegenüber ungezwungen
9 Jahre	spielt und arbeitet so heftig, daß häufig vor Erschöpfung aufgegeben werden muß. Beliebter Sport: Bergabfahren mit Rad, Schwimmen, Schlittschuhlaufen balgen sich häufig spielen miteinander mit Puppen	weint aus Ärger, Übermüdung, wegen seelischer Verletzungen	willensgesteuerte Aufmerksamkeit, Vorliebe für technisch-praktische Betätigung, liest jetzt leise, gern Tier- u. Abenteuerbücher, Sprachbeherrschung, schreibt schnell und gewandt	Jungen interessieren sich allgemein für Geld und Tausch, weniger für Taschengeld	ist liebevoll zu den Eltern, prahlt mit ihnen, ärgert sich aber auch über sie

10. – 16. Lebensjahr   Fortsetzung Tab. **3**

Alter	Bewegung und Spiel		Affekte	Besitzdenken	Familie
	Jungen	**Mädchen**			
10 Jahre	noch starker Bewegungsdrang Auf-die-Bäume-Klettern, Wettrennen, Wettfahren, Cowboyspiel, „Unsinnmachen"	Seilspringen, Rollschuhlaufen, Schwimmen	eine der glücklichsten Altersstufen, selten traurig, weint kaum	an Geld nicht interessiert, gibt es leicht aus, sammelt systematisch	fühlt sich mit der Familie eng verbunden, vertrauensvolles Verhältnis zur Mutter, verehrt den Vater, streitet mit jüngeren Geschwistern
11 Jahre	Radfahren Indianer- und Räuberspiel, Ballspiele, Schwimmen	manchmal noch Lust an Rollschuhlaufen, Seilspringen, Schwimmen, Ballspiele	tränenreichste Altersstufe zwischen 10 und 16, Hauptursache: Wut und Enttäuschung	Freude am Taschengeld, das durch gelegentliche häusliche Dienstleistungen gern aufgebessert wird	starker Familiensinn, gegenüber Mutter und jüngeren Geschwistern grob und widerspenstig, Mädchen neigen zu Streit mit Eltern
12 Jahre	klettern auf Bäume, spielen Fußball, Hockey, veranstalten Wettspiele; Basteln	verlieren Interesse an Bewegung und Sport, beginnen herumzulungern, herumzusitzen; Basteln; Schallplattenhören	gelegentlich traurig, vor allem über Disharmonie zwischen den Eltern, weint kaum	Aufstellen eines Etats, größeres Interesse an Taschengeld, beginnt zu sparen für bestimmte Dinge	weniger Interesse an der Familie, gutes Verhältnis zu Mutter und Vater, sehr schlechtes Verhältnis zu älteren, etwas besseres zu jüngeren Geschwistern

6 Entwicklung von der Zeugung bis zum Erwachsensein   **83**

13.–16. Lebensjahr   Fortsetzung Tab. 3

Alter	Bewegung und Spiel		Affekte	Besitzdenken	Familie
	Jungen	Mädchen			
13 Jahre	erfüllt vom Sport (Fußball, Leichtathletik, Wettkämpfe), machen Unsinn	körperliche Betätigung wird vernachlässigt, will vom Schulturnen befreit sein	relativ wenig glückliche Altersstufe, häufig deprimiert, vor allem nach Enttäuschungen, weint oft	beginnt Geld sorgfältiger einzuteilen, möchte Geld verdienen	zieht sich von Familienunternehmen, besonders von der Mutter zurück, Jungen gehen lieber mit dem Vater aus, zärtliches Gefühl nur gegenüber jungen Geschwistern
14 Jahre	neben aktiven Sportarten (Fußball) Interesse am Zusehen, Herumstehen	gelegentlich Spaziergänge (ins Kino gehen); Musikhören	fröhlicher als mit 13, Ärger mit Lehrern, Mißverständnisse mit Freunden	individuelle Unterschiede in der Einteilung des Geldes treten hervor, möchte zum Geldverdienen aus der Schule heraus	will sich von der Familie absetzen, findet Mutter hoffnungslos altmodisch, kommt mit Vater besser aus, Verhältnis zu den Geschwistern bessert sich
15 Jahre	alle Sportarten (Fußball usw.), will unbedingt Autofahren	stundenlang regungsloses In-die-Gegend-Schauen, „irgendwohin gehen"	Unglücklichsein ist allgemeine Stimmung, weint aber selten	Umgang mit Geld und Besitz ähnelt mehr dem der Erwachsenen, einzelne Kinder noch nicht reif, mit Geld umzugehen	Jungen vertrauen sich gelegentlich der Mutter an, Verhältnis zum Vater etwas besser, streitet mit seinen Geschwistern
16 Jahre	ausdifferenzierte Bewegungsinteressen, aktiver Sport nur bei einem geringen Teil, bei Jungen überwiegt einfach „Herumstehen"; Schallplattenhören		mehr glücklich als traurig, nur Mädchen weinen zuweilen		Verhältnis zur Familie leicht gebessert, meist noch Streit mit den Eltern

7   Akzeleration

■ *Unter dem* **Akzelerationsphänomen** *versteht man einen Entwicklungswandel im Sinne der Beschleunigung.* Man hat ihn vorwiegend in zivilisatorisch besser gestellten Ländern und hier wieder verstärkt in der sozial besser lebenden, vorwiegend städtischen Bevölkerung festgestellt. Die Akzeleration zeigt sich in der gesamten körperlichen und seelischen Entwicklung des Kindes als Vorverlegung des Starts der einzelnen Entwicklungsabschnitte, Beschleunigung des Tempos und Steigerung im Endergebnis.

Vergleicht man etwa mit den entsprechenden Verhältnissen um das Jahr 1900 oder noch 1950, so sind heute die Neugeborenen größer und schwerer. Der Zahndurchtritt erfolgt früher. Die Längen- und Gewichtsentwicklung ist beschleunigt, eine höhere Endgröße wird erreicht (größere Hüte und Schuhe als um 1900). Auch Regelblutung und männliche Pubertät treten früher auf.

Geistig ist eine Frühreife nach Wissen und Einsicht erkennbar, was sich auch an größerer Selbständigkeit des Redens und Denkens und in positiven Schulleistungen ausdrückt.

■ Insgesamt wäre eine nur erfreuliche Entwicklungsförderung ablesbar, wenn nicht manche Krankheiten, die vorwiegend beim Erwachsenen unter dem Einfluß der Lebensbelastung gesehen werden, nun häufiger bei Jugendlichen erscheinen würden, wie Rheumatismus, Chorea und Magengeschwüre. Zweifellos sind diese Erscheinungen der Akzeleration aber auch geeignet, die Labilität und Verletzlichkeit der Jugendlichen, vor allem in geistiger Hinsicht, noch zu verstärken. Nach Erfahrung wird jeder Mensch so genommen, wie er aussieht („Kleider machen Leute"). Auch bei diesen großen Kindern geht man von der Größe und vom „erwachsenen Aussehen" aus. Man erwartet oft etwas zu früh hohe Leistungen und noch unbekannte Einsichten und gesteht andererseits auch manches zu, was noch nicht ohne Gefahr zu verarbeiten ist. Die schützenden Vorschriften für Kinos und den Besuch von Gaststätten sind nicht selten nur theoretischer Natur. Im sexuellen Bereich erleben sich die Jugendlichen durch ihr Aussehen als schon älter und sehen auch, daß sie auf das andere Geschlecht eine entsprechende Wirkung haben. Seelisch sind sie aber den Problemen ihres Körpers oft noch nicht gewachsen. Vor allem die Mädchen sind gefährdet und einer größeren Gefahr sehr früher sexueller Kontakte ausgesetzt, da sich die Partner im Alter verschätzen.

■ Die **Ursachen** der Akzeleration liegen in den anderen Lebensgewohnheiten von heute, in der anderen Ernährung, der Verstädterung des Lebens und der Reizüberflutung des modernen Lebens (lebhaftes Verkehrsleben der Stadt, Lichtüberflutung Tag und Nacht, Fernsehen, Zeitschriften, Kino, Rundfunk, Reisen), schließlich in der Tatsache, daß die Entwicklung der Kinder und Jugendlichen heute nicht so häufig durch Infektionen gebremst wird.

Der gesunde und der kranke Säugling

8 Das gesunde und das kranke Neugeborene

8.1 Normaler Ablauf der Neugeborenenperiode

■ Die Geburt bringt eine entscheidende Umstellung im Entwicklungsablauf des Kindes. Bisher wuchs es im Mutterleib, vom Fruchtwasser und den mütterlichen Geweben mechanisch geschützt, in einer gleichmäßigen Körpertemperatur auf. Alles für das Leben Notwendige an Sauerstoff, Körperbausteinen und Energieträgern wurde über den Mutterkuchen (Plazenta) herangeführt; Stoffwechselendprodukte wurden auf dem umgekehrten Wege aus dem kindlichen Organismus entfernt und über die Ausscheidungsorgane der Mutter (Leber, Lunge, Niere) beseitigt (Abb. 21). Nun tritt das Kind nach einer mitunter langen und mechanisch belastenden Geburt in ein anderes Lebensmilieu, das von ihm auf Anhieb eine Reihe von Leistungen verlangt, die es bisher noch nicht oder nur wenig geübt hat. Daß diese Umstellung in den einzelnen Organsystemen bei fast allen Kindern so tadellos gelingt, grenzt ans Wunderbare.

■ **Eigene Atmung.** Mit dem Abbinden der Nabelschnur entsteht ein akuter Sauerstoffmangel, der vom kindlichen Organismus den ersten Atemzug erzwingt, falls er am Leben bleiben will. In der Regel kommt der erste Atemzug nach etwa 3 Sek.; spätestens nach 10–15 Sek. setzt eine regelmäßige, anfangs langsame, später frequentere Atmung ein (etwa 40 Atemzüge/Min.). In die sich entfaltende Lunge strömt Luft ein. Gleichzeitig wird jetzt der volle Blutstrom aus dem rechten Herzen durch die Pulmonalarterie in die Lunge geleitet. Dieses Blut kann nun arterialisiert, d. h. mit Sauerstoff beladen werden. Fetaler Blutkreislauf siehe in Abschnitt 24 und Abb. 120.

■ **Eigene Temperaturregulation.** Aus dem wohltemperierten Fruchtwasser von konstant 37 °C tritt das Kind in eine kühlere

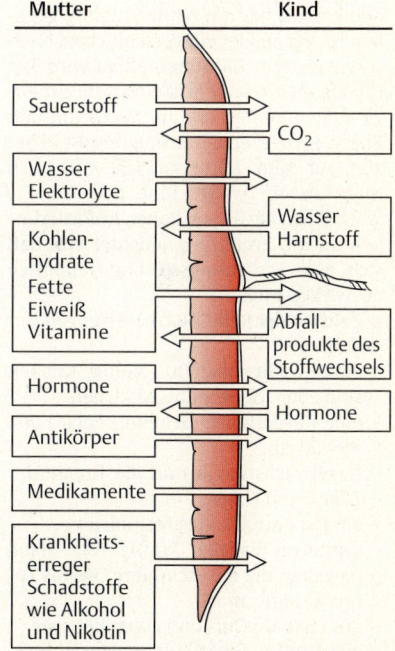

Abb. **21** Funktion der Plazenta. Austausch von Stoffen durch die Plazentaschranke.

Umwelt. Es lernt schnell, mit seiner Körperwärme hauszuhalten, und so blaßt die am ersten Tag rosarote Hautfarbe bald ab. Durch Verengung der Blutkapillaren wird die Oberfläche, von der die Blutwärme abströmen könnte, vermindert. Bald halten sich Wärmeverlust und Wärmeproduktion im Körper so weit die Waage, daß eine konstante und normale Körpertemperatur gegeben ist (36,5 – 37,5 °C).

■ **Nahrungsaufnahme.** Im Uterus hat das Kind schon Fruchtwasser verschluckt und damit den Schluckakt geübt. Beim Neugeborenen und jungen Säugling besteht die Eigenart, daß auch während der Nahrungsaufnahme und des Schluckens geatmet wird. Der Luftweg aus der Nase in den Kehlkopf und der Speiseweg vom Zungengrund in die Speiseröhre überkreuzen sich also. Nur die besonders hohe Lage des Kehlkopfes, wie sie beim Säugling gegeben ist, vermeidet ein Verschlucken. Nach schrittweisem Nahrungsaufbau wird Tag für Tag eine relativ große Nahrungsmenge aufgenommen und in Wachstum und Energie umgesetzt. Der Säugling ißt in bezug auf sein Körpergewicht erheblich mehr als ein großes Kind oder ein Erwachsener. Bei diesen hohen Anforderungen an die Ernährung leuchtet ein, daß sich jede Ernährungsstörung gefährlich auswirken muß.

■ **Zeichen der Reife.** Normale Neugeborene haben

- ein Gewicht von 2500 – 3500 g; Knaben sind eher schwerer als Mädchen,
- eine Körperlänge (Scheitel – Ferse) von 48 – 50 cm,
- Nagelwachstum bis an die Kuppe der Zehen und Finger,
- ein gut entwickeltes Fettpolster,
- samtartig weiche, kräftig rote Haut, nachdem die Käseschmiere (Vernix caseosa) entfernt ist,
- gut tastbare Ohr- und Nasenknorpel,
- einwandfrei funktionierenden Schluck- und Saugreflex, regelrechten Muskeltonus,

- gut belüftete Lungen mit normaler Atemfrequenz (um 40 pro Minute),
- Herzfrequenz 110 – 140 pro Minute.
- Bei Jungen liegen die Hoden im Hodensack, bei Mädchen ist die Vulva durch die großen Schamlippen (Labien) geschlossen.

■ Ein solches Kind, frei von Mißbildungen und von gesunden Eltern stammend, darf als gesundes Kind bezeichnet werden. Für das weitere Leben des Kindes enthält dieses Urteil natürlich die Einschränkung, daß noch nicht alle konstitutionellen Eigentümlichkeiten bekannt und somit überschaubar sind, z. B. die Neigung zu einer Entzündung der Schleimhäute und zu Lymphknotenschwellungen (exsudative Diathese oder Disposition) und die Neigung zur Nervenschwäche und zu Verhaltensstörungen (Neuropathie).

■ Kinder unter 2500 g sind **Frühgeborene** oder **pränatal dystrophe Kinder** (s. Abschnitt 9). Kinder über 4500 g nennt man **Riesenkinder**; Mütter dieser Kinder leiden häufiger als andere an schon bekanntem oder latentem Diabetes mellitus.

■ **Physiologische Gewichtsabnahme.** Jedes Neugeborene nimmt mit Tiefpunkt am 2. bis 4. Lebenstag an Gewicht ab, rund 5% (vgl. Abb. 22). Die Haut kann trocken und etwas welk werden, der Turgor kann bei stärkerem Gewichtsverlust merklich reduziert sein. Es gibt mehrere Ursachen dafür: Flüssigkeitsaufnahme geringer als Abgabe, Wasserverlust an der Körperoberfläche, Abatmen von Wasserdampf über die Lungenoberfläche, Abgang von Mekonium und Harn, Hunger und Durst in den ersten Lebenstagen. Nach 10 Tagen ist das Geburtsgewicht in der Regel wieder erreicht. Nimmt die Gewichtsabnahme erhebliche Ausmaße an (über 10% des Geburtsgewichtes), kann es zur Temperaturerhöhung auf 38 – 39 °C kommen (Dehydratationshyperthemie, Durstfieber, Abb. 22). Sie ist Zeichen ernst zu nehmender Stoffwechselstörung. Infusionen und

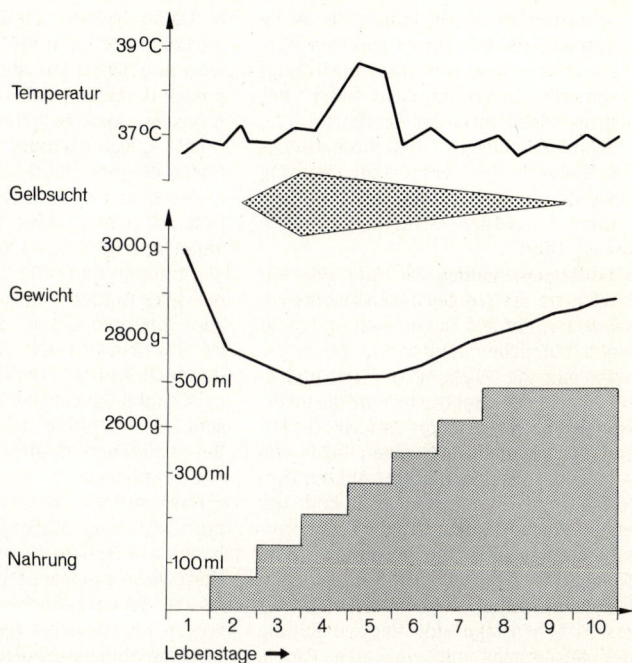

Abb. 22 Erste 10 Lebenstage mit einer über das physiologische Maß hinausgehenden Gewichtsabnahme, daher Durstfieber; der Zeitdauer nach physiologischer Ikterus. Unten: Steigende Milchmenge bei gestillten Kindern.

Teezulage sind nötig. (Bei jeder Temperaturerhöhung muß aber auch immer an eine Infektion oder an eine Hirnblutung gedacht werden.)

■ **Physiologische Neugeborenen-Reflexe.**
Das Wissen darum ist für die Beurteilung der normalen Vitalität und für die Abgrenzung von pathologischen neuralen Reizerscheinungen (z. B. Anfälle) nötig. Mit Ausnahme der Schutzreflexe werden sie unter dem Begriff Primitivreflexe zusammengefaßt; sie lassen sich nur in einem bestimmten Zeitraum aulösen:
– *Schutzreflexe:* Lidschluß, Niesen (Husten), Pupillenreflex, Hustenreflex, Schluckreflex.

– *Suchreflex:* Bei Bestreichen einer Wange wird der Mund verzogen, der Kopf zur Reizseite gewendet.
– *Saugreflex* wird durch Berühren der Lippen ausgelöst.
– *Greifreflex:* Bei Bestreichen der Handinnenfläche schließt sich die Faust, verstärkt bei Zug.
– *Fluchtreflex:* Bei leichtem Bestreichen der Fußsohle wird das Bein angezogen.
– *Umklammerungsreflex* (Moro-Reflex), der intrauterin im Fruchtwasser der Gleichgewichtsregulierung diente. Man hält ein Kind in Rückenlage und senkt es plötzlich, oder es wird die Unterlage eines liegenden Kindes plötzlich er-

schüttert: Ruckartig fahren die Arme auseinander, die Finger spreizen sich. Anschließend werden die Arme in langsamerer Bewegungsform über der Brust wieder zusammengeführt.

– *Schreitphänomen* (automatisches Schreiten): In senkrechter Haltung werden beim Berühren der Unterlage mit den Füßen Schreitbewegungen ausgeführt.

■ **Hauterscheinungen.** Die *Haut- oder Käseschmiere der Neugeborenen (Vernix caseosa)* besteht aus Talgmassen und stellt einen nützlichen Hautschutz gegen die aufweichende Wirkung des Fruchtwassers dar. In der Hauptsache wird sie im ersten Bad nach der Geburt entfernt; die Reste verschwinden in wenigen Tagen von selbst oder können mit ölgetränkten Tupfern abgewischt werden. Gegen Ende der ersten Woche können sich die Epidermisschichten großflächig abstoßen *(physiologische Neugeborenen-Schuppung).*

Bei vielen Kindern sieht man während der ersten Lebenstage eine fleckige Rötung der Körperhaut mit einzelnen Papeln *(Erythema toxicum neonatorum).* Sie hat keine krankhafte Bedeutung. Fettende Salben können in der Pflege nützen. An der Nase finden sich häufig zahlreiche feine Pünktchen, *Milien,* die erweiterte und gefüllte Talgdrüsengänge darstellen. Ist die Umgebung der Talgdrüsen entzündlich gerötet, spricht man von der *Neugeborenen-Akne.* Auch Wangen und Stirn sind dann meist mit Herden versehen. Eine spezielle Hautbehandlung ist nicht nötig, die Erscheinungen verschwinden innerhalb 3 Wochen.

■ **Neugeborenen-Gelbsucht.** Bei jedem 3. Kind ist ab dem 3. Lebenstag eine deutliche Gelbfärbung des Körpers, einschließlich der Augen, zu bemerken (Abb. 22). Die roten Blutkörperchen des Fetus waren auf die geringe Sauerstoffsättigung des Plazentablutes eingestellt. Die eigene freie Atmung führt dem Kind nun mehr Sauerstoff zu, als es bisher erhalten konn-

te. Daher erweist sich das spezielle Hämoglobin F (F = Fetus) als entbehrlich, es wird in einem 3 Monate langen Umbauprozeß durch das bleibende Hämoglobin A (insbesondere A$_1$) ersetzt („Blutmauserung"). Gleich nach der Geburt setzt der Abbau der roten Blutkörperchen ein (Hämolyse), schrittweise wird der gesamte Bestand ersetzt. Diese großen Mengen anfallenden Bilirubins überlasten selbst die gesunde und reife Leber; es kommt bei vielen Kindern zum Stau vor der Leber, zum physiologischen Säuglingsikterus. Der Bilirubinwert steigt im Blutserum auf durchschnittlich 7 mg%. Werte über 10 mg% sind möglich, aber dann jeweils besonderer Beachtung und Diagnostik wert. Bei gestillten Kindern ist ein verlängerter Ikterus möglich.

■ **Harn** wird fast immer bald nach der Geburt zum ersten Mal entleert. Die Nieren haben also schon im Uterus gearbeitet, Harn wurde schon ins Fruchtwasser abgelassen. Weitere Entleerungen erfolgen wegen der zunächst fehlenden Flüssigkeitsaufnahme eventuell erst im Abstand von Tagen. Harnsäurekristalle bedingen ziegelmehlrote Flecken in den Windeln.

■ **Mekonium.** Als erster Stuhl wird das Mekonium, auch Kindspech genannt, meist bald nach der Geburt, zumindest in den ersten 2 Tagen entleert. Mekonium ist dunkel- bis schwarzgrün, klebrig und besteht aus eingedicktem Schleim, Epithelresten, Gallenfarbstoffen, Fruchtwasser und Lanugohaaren. Dem vorangehenden Abschnitt des ersten Stuhls sitzt ein ca. 3 mm dicker weißlicher Abschnitt auf, Mekoniumpfropf genannt. Später folgen die sogenannten Übergangsstühle aus Mekoniumresten und Verdauungsresten der ersten Milchnahrung. Fehlt noch 36 Stunden nach der Geburt der erste Stuhl, so wird durch Röntgenaufnahme oder Ultraschall in Kopfhängelage eine Darmstenose ausgeschlossen. Ein Metallstück markiert dabei den Anus. Die Luft im Darm zeigt, wie weit der Darm entfalten ist. Eine tiefsitzende Rektumatresie ist durch das Fieberthermometer oder ein Darmrohr auszuschließen. Bei anatomisch regelrechten Verhältnissen fördert nun ein Einlauf in der Regel den ersten Stuhl.

■ **Darmbesiedlung.** Nach der Geburt füllt sich innerhalb einiger Stunden das Magen-Darm-System von oben her mit Luft. Von Mund, Nase und Anus her setzt die Bakterienbesiedlung der Schleimhäute ein. Bei mit Muttermilch ernährten Kindern überwiegen im Darm die Bifidumbakterien, bei Kuhmilchernährung Kolibakterien. Die Bakterien haben eine große Bedeutung für das Aufschließen der aufgenommenen Nahrung und bei der Bildung von Vitamin K.

■ **„Schwangerschaftsreaktionen" am Kind.** Hormonell erklären sich vorübergehende Veränderungen am Neugeborenen. Man nannte sie „Schwangerschaftsreaktionen" in der Vorstellung, sie entstünden durch transplazentar übergetretene Hormone der Mutter. Heute weiß man, es ist eine kindliche Hormonproduktion aus der eigenen Hypophyse, die nach Wegfall der plazentaren Gonadotropine aktiv geworden ist. Vorübergehend steigen nun für etwa 4 Monate Testosteron und Östrogene auf Werte, wie sie erst wieder in der Pubertät erreicht werden. Die Ansprech-

barkeit der sekundären Geschlechtsorgane und anderer Körperbereiche auf diese Hormonwirkung ist aber offenbar im ganzen und auch wieder von Kind zu Kind sehr unterschiedlich gering. Am häufigsten ist die *Brustdrüsenschwellung,* eine sichtbare und tastbare, nicht entzündliche Schwellung des Drüsenkörpers bei Knaben und Mädchen (*Neugeborenen-Mastopathie;* Abb. 23). Der Höhepunkt wird erst am Ende der ersten Woche erreicht. Wegen Infektionsgefahr (*Mastitis;* Abb. 24) darf die Drüse nicht gedrückt werden. Zum Schutz legt man eine sterile Mullage und Watte auf. Die gelegentlich austretende weißliche Flüssigkeit wird *Hexenmilch* genannt. Aus der *Scheide* wenige Tage alter Mädchen kann Schleim und auch etwas Blut abgehen. Die aufgelockerte Schleimhaut des Uterus wird abgestoßen (*Desquamativkatarrh*). Eine Rötung der Vulva und Abgang von gelblichem Schleim (Eiter) wäre allerdings sehr verdächtig auf eine Entzündung. Auch die oben schon genannten *Milien* und die

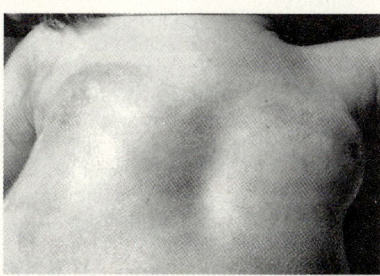

Abb. **23** Mastopathie. Brustdrüsenschwellung beiderseits ohne entzündliche Zeichen. (Vgl. mit Abb. 24.)

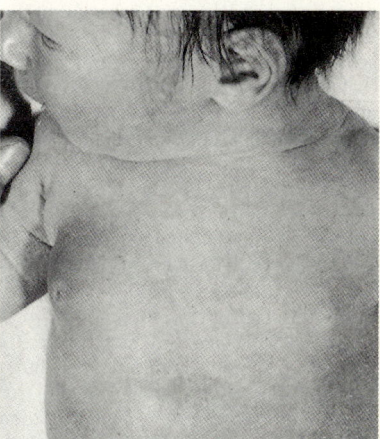

Abb. **24** Rechtsseitige Mastitis (Rötung) bei leichter Mastopathie. (Vgl. mit Abb. 23.)

Akne der Neugeborenen gehen auf hormonelle Wirkungen zurück.

■ **Nabel.** Der Nabel wird nach der Geburt gewöhnlich 5 cm über der Ansatzstelle an der Bauchwand abgeklemmt oder abgebunden. Hoch genug, daß man bei einer Nachblutung noch einmal darunter abbinden könnte. Oberhalb der Stelle, an der das Amnion der Nabelschnur in die Epidermis der Bauchhaut übergeht, verfällt der Nabelschnurrest der Nekrose unter Eintrocknung, Härtung und schwarzbrauner Verfärbung. Das Ende fällt zwischen dem 5. und 10. Tag ab. Zunächst bleibt eine kleine Wunde zurück, die sich innerhalb weniger Tage mit Epithel schließt. Die *Nabelpflege* unterstützt diesen physiologischen Vorgang. Wurde die Nabelschnur abgebunden, wird der Nabelschnurrest mit Puder bestreut. Nach Auflegen einer sterilen Mullage wird die breite, elastische Nabelbinde um den Leib gelegt. Wurde der Nabelschnurrest mit einer Nabelklemme versehen, geht man folgendermaßen vor: Ein steriler Tupfer (7,5 × 7,5 cm) wird zum Band gefaltet, um den Nabelschnurstumpf gewickelt und unter der Klemme fixiert. Weiterer Verband und Nabelbinde sind dann nicht nötig. Bei nässendem Nabel wird bakterienfeindlicher (bakterizider) Puder, z. B. Dermatolpuder, aufgestreut. Zur Wickeltechnik: Windeln oder Pampers werden unterhalb des Nabels geschlossen, damit keine feuchte Kammer entsteht, die das Mumifizieren des Nabelschnurrestes verzögern und einer Bakterienbesiedlung Vorschub leisten würde. Baden der Kinder ist möglich, anschließend soll der Nabelbereich gut getrocknet (abgetupft) werden.

■ **Credé-Prophylaxe.** Um die schwere eitrige Neugeborenen-Konjunktivitis durch Gonokokken zu vermeiden (Gefahr der Erblindung), wird jedem Neugeborenen durch die Hebamme ein Tropfen einer 1%igen Argentum-nitricium-Lösung in den Bindehautsack jedes Auges eingeträufelt (gesetzliche Vorschrift). Manche Kliniken nehmen mit gleichem Erfolg Penicillin-Lösungen. Nicht selten ruft das Einbringen der Lösung für einen Tag eine leichte Rötung der Bindehäute hervor (Reiz-Konjunktivitis), mitunter auch leichtes Lidödem.

■ *Ernährung der ersten Lebenstage,* natürliche Ernährung s. Abschnitt 11.3, künstliche s. Abschnitt 11.4. *Prophylaxe beim Neugeborenen* s. Abschnitt 66. *Tuberkulose-Schutzimpfung (BCG)* s. Abschnitt 67.

8.2   Beobachtung eines Neugeborenen

■ Die *Säuglingssterblichkeit,* d. h. die Zahl der im ersten Lebensjahr sterbenden Kinder, ist trotz aller Verbesserungen der Geburtshilfe und der postnatalen Intensivpflege noch relativ hoch (Bundesrepublik um 5‰). Unter **Säuglingssterblichkeit** versteht man die Zahl der Totgeborenen und der im ersten Lebensjahr verstorbenen Kinder, bezogen auf 1000 Geburten. Diese Zahl gliedert sich auf

– in die *Frühsterblichkeit,* d. h. die perinatale Sterblichkeit vor der Geburt (ab 28. Schwangerschaftswoche), während und nach der Geburt bis zum 7. Lebenstag (= rund 40% der Todesfälle),
– in die *Spätsterblichkeit* vom 7. bis einschließlich 28. Tag und die *Nachsterblichkeit* vom 28. bis 365. Tag (= rund 60%).

In anderen Ländern gibt es andere statistische Einteilungen, so daß nicht alle Statistiken ohne weiteres vergleichbar sind.

Die Frühsterblichkeit ist abhängig von einer sorgfältigen Schwangerschaftsbetreuung (Früherfassung von Risikogeburten), von einer technisch perfekten und psychologisch guten Geburtshilfe und einer guten pädiatrischen neonatalen Intensivmedizin, wo den Gefahren der Ateminsuffizienz, der Hirnblutung und der Infektionen gesteuert werden kann und fehlgebildete Kinder mit Störungen des Nervensystems und des Herzens baldigst und in einem guten Zustand der Operation zugeführt werden. Die wichtigsten Ursachen der Säuglingssterblichkeit s. Tab. 4.

■ Sogleich nach der Geburt wird, in der Regel vom Geburtshelfer oder der Hebamme, die Vitalität des Neugeborenen nach dem *Apgar-Schema* geprüft (sog. U1, S. 92, 110). In den ersten Lebenstagen folgt eine gründliche Untersuchung, die *Basisuntersuchung* (sog. U 2); sie wird in fast allen Krankenhäusern vom Kinderarzt durchgeführt (S. 110).

■ *Pathologische Besonderheiten,* die in den ersten Lebenstagen festzustellen sind, faßt Abb. 25 schematisch zusammen.

■ **Einzelheiten der Beobachtung.** *Die Lebensfrische eines Neugeborenen hängt in erster Linie von Atmung und Kreislauf ab.* Die Pflegenden sollten ihren Beobachtungen ein kleines Schema zugrunde legen, um keine wichtigen Einzelheiten zu übersehen. Sie achten auf:

■ *Häufigkeit der Atemzüge, Mechanik der Atmung.* Für die Bewertung der Frequenz ist es wichtig, ob die Atmung in Ruhe (Schlaf) oder bei Unruhe des Kindes gezählt wurde. Regelmäßige Atmung? Apnoische Zustände? Schnelle Brust- oder Bauchatmung? Seitendifferenz der Brustatmung? Ausmaß der Exkursionen? Einziehungen im Inspirium oder Exspirium? Stöhnen oder Stridor oder andere Geräusche („Knorksen") bei Atmung?

■ *Hautfarbe.* Rosige oder rote Farbe beim Gesunden. Bläuliche Verfärbung, Zyanose ist bedenklich; Zyanose der Hände und Füße kann am ersten Tag aber ohne wesentliche Bedeutung sein. Ikterus in den ersten 24 Lebensstunden ist immer pathologisch. Der physiologische Ikterus beginnt erst am Ende des 2. Tages.

■ *Herzfrequenz.* Bradykardie: unter 100/min, Tachykardie: über 150/min.

■ *Körpertemperatur.* An Sauerstoffmangel leidende Kinder haben länger als normal niedrige Körpertemperaturen. Unmittelbar nach der Geburt hat das Kind 36–37 °C. Die Temperatur kann schnell absinken auf 35–36 °C und normalisiert sich gegen Ende des 1. Lebenstages auf Werte um 37 °C. Die Kinder frieren leicht.

■ *Bewegungen des Kindes.* Ein gesundes Kind ist ziemlich aktiv, reagiert lebhaft auf Reiz, schreit kräftig.

■ *Verhalten bei der Fütterung.* Das Kind sollte sich zu den Mahlzeiten durch Hunger melden, kräftig trinken, ungestört schlucken und danach keine besondere Auftreibung des Leibes oder Erbrechen zeigen.

■ *Ausscheidung* von Mekonium und von Harn und deren Menge.

■ *Anatomische Abweichungen* am Kind, ferner Störungen der Bewegungen, Krampfanfälle und Erbrechen.

Ferner ist es wichtig, bei Anwendung von Sauerstoff und von Medikamenten auf die Zeit genau darüber Buch zu führen.

■ Unter erschwerten Bedingungen ins Leben getretene Kinder *(Risikokinder)* bedürfen ganz besonderer Sorgfalt in der Beobachtung (Tab. 5).

Tabelle **4** **Todesursachen im ersten Lebensjahr**

Frühsterblichkeit	*Spätsterblichkeit*
Unreife	inoperable Fehlbildungen
Atemnotsyndrom	Infekte
schwere Fehlbildungen	plötzlicher Kindstod
Hirnblutung	maligne Tumoren
Infektionen	

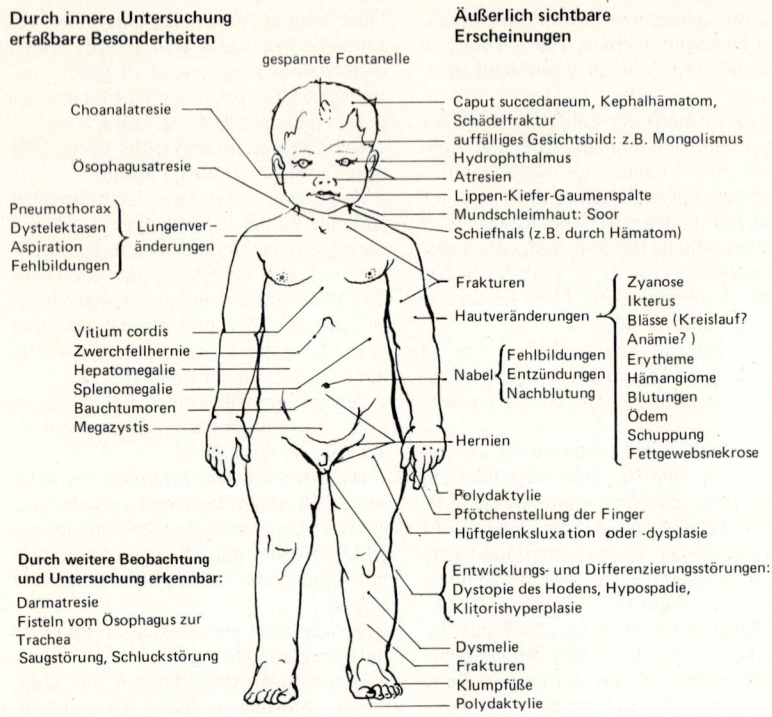

Abb. **25** Pathologische Besonderheiten in den ersten Lebenstagen.

■ **Apgar-Score.** Nach dem Vorschlag von Virginia Apgar werden fünf gut zu beobachtende Erscheinungen registriert: Hautfarbe, Atembewegungen, Herzfrequenz, Spannung der Muskulatur (Muskeltonus), Reflextätigkeit (Antwort auf bestimmte Reize) und in ein (am besten vorgedrucktes) Schema eingetragen (s. Tab. 6). Die erste Beurteilung erfolgt 1 Minute nach der Geburt, dann nach 5 und 10 Minuten (sog. Vitalitätsprüfung). Je nach Punktzahl der einzelnen Befunde kommt man zu einer Apgar-Zahl zwischen 0 und 10. Nach 1 Minute bedeutet

eine Punktzahl unter 3 akute Gefahr für das Leben des Kindes. Entschiedene Behandlung, höchste Wachsamkeit sind nötig!

Eine Punktzahl zwischen 3 und 7 leichte bis mäßige Asphyxie, sie verlangt hohe Achtsamkeit, sorgfältige Untersuchung, eventuell Behandlung;

eine Punktzahl über 8 einen gesunden normalen Befund. 70% der Neugeborenen haben 8 Punkte und mehr.

■ **Neugeborenen-Stoffwechsel-Screening** S. 412.

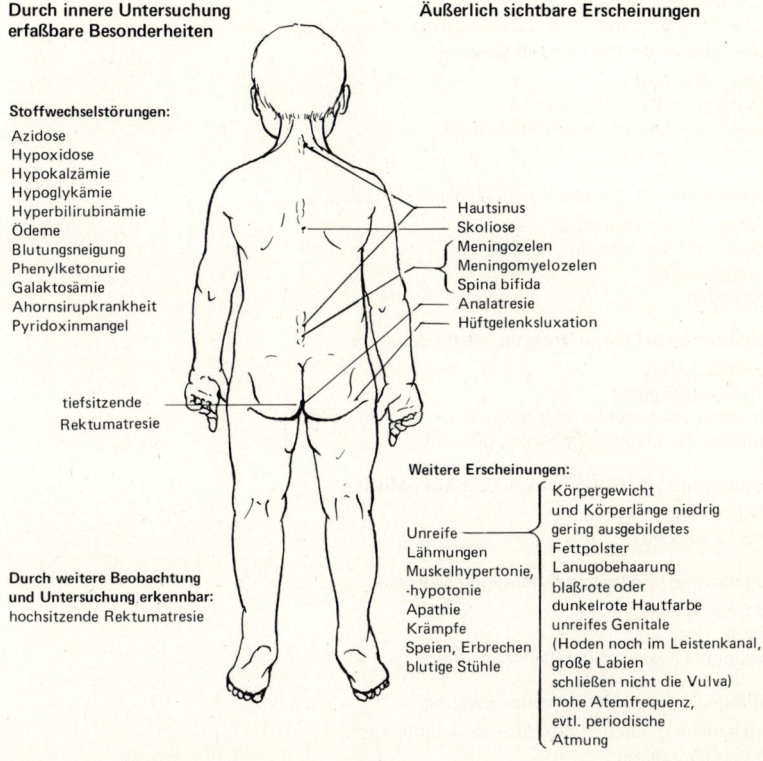

Durch innere Untersuchung erfaßbare Besonderheiten

Äußerlich sichtbare Erscheinungen

Stoffwechselstörungen:
Azidose
Hypoxidose
Hypokalzämie
Hypoglykämie
Hyperbilirubinämie
Ödeme
Blutungsneigung
Phenylketonurie
Galaktosämie
Ahornsirupkrankheit
Pyridoxinmangel

Hautsinus
Skoliose
Meningozelen
Meningomyelozelen
Spina bifida
Analatresie
Hüftgelenksluxation

tiefsitzende
Rektumatresie

Durch weitere Beobachtung und Untersuchung erkennbar:
hochsitzende Rektumatresie

Weitere Erscheinungen:

Unreife
Lähmungen
Muskelhypertonie,
-hypotonie
Apathie
Krämpfe
Speien, Erbrechen
blutige Stühle

Körpergewicht
und Körperlänge niedrig
gering ausgebildetes
Fettpolster
Lanugobehaarung
blaßrote oder
dunkelrote Hautfarbe
unreifes Genitale
(Hoden noch im Leistenkanal,
große Labien
schließen nicht die Vulva)
hohe Atemfrequenz,
evtl. periodische
Atmung

Tabelle **5   Risikokinder   Angegeben sind die speziell zu überwachenden Symptome**

Neugeborene mit Icterus praecox

Bilirubin im Serum innerhalb der ersten 24 Lebensstunden über 7 mg/100 ml. Inkompatibilität (Rh, AB0, seltene Blutfaktoren)? Sepsis? Anämie?

Neugeborene mit Asphyxie

Sauerstoffmangel, Azidose, Atemnotsyndrom
Blutungsneigung, Hirnblutung
Belastungsikterus, Anämie

Neugeborene von diabetischen Müttern

Hypoglykämie, Hypokalzämie, Hyperbilirubinämie
Ödeme (Hypervolumämie)
Azidose, Atemnotsyndrom, hyaline Membranen
Blutungsneigung

Tabelle **5** (Fortsetzung)

Neugeborene von Müttern mit Gestose

pränatale Dystrophie
Hypoglykämie, Belastungsikterus
metabolische Azidose, Atemnotsyndrom
Blutung, Anämie

Neugeborene mit Zeichen von Plazentadysfunktion

Exsikkose, Belastungsikterus
Azidose, Atemnotsyndrom, Anämie
Blutungsneigung
Hirnschaden

Neugeborene bei Entbindung aus Beckenendlage

Hirnschädigung
Hüftgelenksdysplasie
Hämatom des M. sternocleidomastoideus, Klavikulafraktur
Streßulkus der Magenschleimhaut (Melaena)

Neugeborene von HIV-positiven und AIDS-Müttern

Gedeihstörung
Abwehrschwäche

Neugeborene von heroinabhängigen Müttern

pränatale Dystrophie
Krämpfe, Unruhe
Atemnot bei Nasenschleimhautschwellung

Zwillinge, insbesondere zweiter Zwilling

Hirnschädigung durch Hypoxidose, Belastungsikterus
Hirnblutung, Anämie
Atemnotsyndrom

Frühgeborene und pränatal Dystrophe (unter 2500 g)

Hypoglykämie, Hypokalzämie, Hyperbilirubinämie (Belastungsikterus)
Azidose, Atemnotsyndrom, insbesondere durch hyaline Membranen
zerebrale Läsionen durch Hypoxidose oder Hirnblutung
Ödeme

Sectio-Kinder

Atemnotsyndrom durch Aspiration und andere Geburtskomplikationen
Azidose
zerebrale Syndrome

Geburt nach vorzeitigem Blasensprung

Sepsis

Tabelle **6** **Untersuchung der Lebensfähigkeit von Neugeborenen nach Apgar**
Das in der rechten Rubrik eingetragene Beispiel weist auf ein schwerbedrohtes asphyktisches Neugeborenes hin.

Einzusetzende Punktzahlen	0	1	2	Beispiel
Hautfarbe	blau oder weiß	Stamm rosig, Extremitäten blau	rosiges Aussehen	0
Atembewe-gungen	keine	unregelmäßig, Schnappatmung, nur schwaches Schreien	regelmäßige Atem-züge, kräftiges Schreien	1
Herzschlag	fehlt	langsam, unter 100	über 100	1
Muskeltonus	schlaff	mäßige Spannung, geringe Beugung der Extremitäten	gute Spannung, aktive Bewegungen	1
Reflextätigkeit * a) beim Absaugen oder beim Einführen eines Katheters in ein Nasenloch	keine	Gesicht wird ver-zogen	Schreien oder Niesen	
b) leichter Schlag auf die Fußsohle	keine	leichte Bewegung	schreit	0

Apgar-Zahl: 3

* Man kann a) **oder** b) prüfen

8.3   Asphyxie und Atemnotsyndrom

■ **Asphyxie** ist ein Zustand zwischen Leben und Tod, unmittelbar nach der Geburt. Die Atmung ist noch nicht in Gang gekommen oder wieder erloschen. Das Herz schlägt, wenn auch zu schnell oder zu langsam. Belebung oder Wiederbelebung erscheint möglich, zumal ein Neugeborenes in diesem Zustand länger existieren kann als ein Kind jeder anderen Altersgruppe. Je länger dieser Zustand aber anhält, um so mehr sind für später zerebrale Dauerschäden zu befürchten. Man unterscheidet

▪ *blaue Asphyxie* mit den Kennzeichen:
– erhebliche Zyanose, schnappende, un-regelmäßige Atembewegungen,
– noch auslösbarer Hornhautreflex und Reflextätigkeit beim Absaugen von Schleim aus den Luftwegen,
– langsame, kräftige Herztöne (unter 80/min).
▪ *blasse Asphyxie* mit den Kennzeichen:
– grau-blaß-zyanotische Haut, keine Atembewegungen oder nur seltene Schnappbewegungen,
– allgemeine Schlaffheit, Fehlen von Re-flexbewegungen,
– sehr leise, rasche, nicht immer sicher vernehmbare Herztöne.
Die blasse Asphyxie hat eine wesentlich schlechtere Prognose als die blaue Asphyxie.

■ **Atemnotsyndrom.** Entwickelt sich das Bild der gestörten Atmung erst allmählich Minuten bis Stunden nach der Geburt, spricht man vom Atemnotsyndrom. Der Schweregrad hängt vom Ausmaß und von der Art des Sauerstoffmangels ab. Den verschiedenen Ursachen gemeinsam sind folgende Zeichen der Atemstörung (Röntgenbild Abb. 26):

– fleckige, zyanotische Haut,
– beschleunigte Atmung mit leichteren oder stärkeren Einziehungen,
– exspiratorisches Stöhnen und eigenartiges Vor-sich-hin-Jammern („Knorksen"),
– Nasenflügelatmen und Unruhe als Zeichen von Lufthunger (Dyspnoe),
– beschleunigte oder verlangsamte Herzfrequenz (normal 100 bis 140/min),
– Schlaffheit der Extremitäten, Trinkschwäche,
– zunehmende Verschlechterung des Allgemeinzustandes und der Atembewegungen.

Die **Ursachen** sind mannigfach. Sie führen letztlich alle zu einer lebensbedrohenden schlechten Sauerstoffversorgung *(Hypoxie)*, die sich im Bereich des Gehirns, des Herzmuskels, der Atemmuskulatur, der Nieren und der Leber besonders ungünstig auswirkt. Im einzelnen:

■ *Intrauterine Ursachen, so z. B.*
– Krankheiten der Mutter: Gestose, Infektion, schwere Anämie,
– Tetanie des Uterus (= starke Dauerkontraktion) durch zu viel Wehenmittel oder vorzeitige Lösung der Plazenta,
– Nabelschnurvorfall oder Nabelschnurumschlingung um den Hals des Kindes, die noch im Muterleib zu akuter Sauerstoffnot, zu vorzeitigem Abgang von Mekonium, zu ersten Atemzügen und dabei zu Aspiration von Fruchtwasser und Mekonium führten.

■ *Infektion* bei vorzeitigem Blasensprung, *Sepsis.*

■ Nach der Geburt wirken sich *zerebrale* Störungen ungünstig aus, so
– Unreife des Atemzentrums, vor allem bei Frühgeburten,
– Anlähmung des Atemzentrums durch Narkosemittel oder morphinhaltige

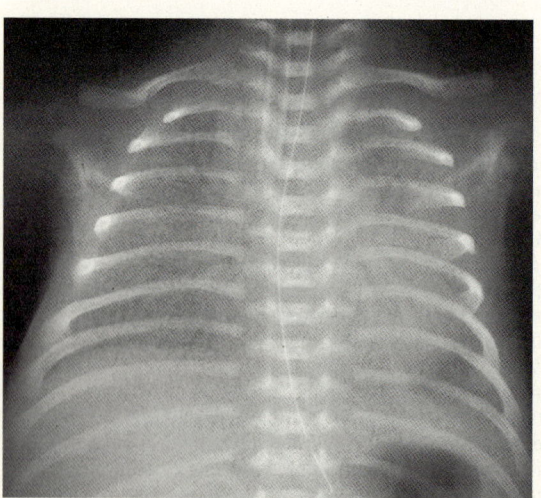

Abb. 26 Idiopathisches Atemnotsyndrom, röntgenologisches Stadium II: feingranuläre Lungenfelder, Bronchienstreifen (Bronchogramm) sichtbar, Herz und Zwerchfell noch abgrenzbar. Endotracheale Intubation bei einem 2 Tage alten Neugeborenen. Der Tubus wurde nach dieser Aufnahme etwas zurückgezogen.

Medikamente, die die Mutter erhalten hat,
– Hirnblutungen unter der Geburt,
und es fehlt damit der entscheidende Impuls auf die Atemmuskulatur zur Aufnahme einer regelmäßigen Atemtätigkeit.

▪ *Lungen und Luftwege* weisen folgende Ursachen auf:
– Pneumothorax beim ersten Schrei oder durch notwendige Beatmungshilfe,
– Atelektasen durch mangelnde Entfaltung oder – bei Frühgeborenen und Sectio-Kindern – Verklebung der Lungenalveolenwände infolge der hyalinen Membranen;
– Aspiration von Fruchtwasser vor oder während der Geburt; Folgen sind Atelektasen und Pneumonien;
– Mißbildungen wie Lungenzysten oder raumfordernde Zwerchfellhernien, wobei durch eine Lücke des Zwerchfells hindurch Darmschlingen, Leber oder Milz in den Brustraum eingedrungen sind;
– schmerzbedingte Bewegungseinschränkung des Brustkorbs bei Schlüsselbeinfraktur.
– Schließlich ist an dieser Stelle die Choanalatresie zu nennen (fehlende Öffnung der Nasenhöhle zum Rachen (Abb. 27), die eine schwere Atemnot macht, da die Neugeborenen nicht durch den Mund atmen können.

▪ *Kardiale Ursachen* ergeben sich durch
– schwere Herzfehler, die einen Übertritt von venösem Blut in den großen Kreislauf zur Folge haben,
– Persistenz des fetalen Kreislaufs (PFC-Syndrom); Rechts-Links-Shunt durch das Foramen ovale und/oder den offenen Ductus Botalli, und
– schwere Herzmuskelschädigung, wie sie Folge des länger dauernden Sauerstoffmangels ist.

▪ *Anämie.* Bei sehr blassen Kindern denke man daran, daß das Neugeborene unter der Geburt eine große Menge Blut verloren haben kann *(Verblutungsschock).* Bei

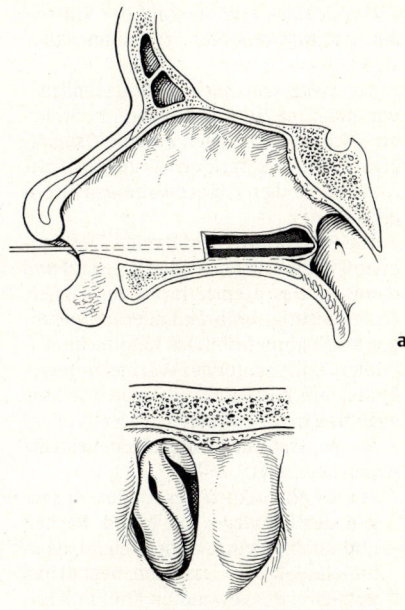

Abb. 27   Rechtsseitige Choanalatresie.
a Die Sonde stößt gegen die Membran.
b Ansicht der Choanen von hinten.

einer vorzeitigen Plazentalösung oder bei Vorliegen einer Placenta praevia kann nicht nur aus dem mütterlichen Teil der Plazenta, sondern auch aus dem kindlichen Teil Blut abgeströmt sein. Es kann unter den Druckveränderungen in der Plazenta zum Einreißen von Zotten und dabei zum Abstrom kindlichen Blutes in den mütterlichen Kreislauf kommen *(feto-maternale transfusion* = Blutübertritt von Kind zu Mutter). Bei eineiigen Mehrlingen, bei denen die Mutterkuchen nicht vollständig getrennt sind, kann Blut des einen in den Kreislauf des anderen Geschwisters übertreten *(feto-fetale Transfusion);* das eine Kind ist dann sehr blaß, das andere rosig.

■ *Polyglobulie,* erhöhte Zahl der Blutzellen, dadurch erhöhter Strömungswiderstand.

■ Bei *wiederkehrenden Zyanoseanfällen* – vor allem im Zusammenhang mit Stillen oder Füttern – ist auch an eine Ösophagusmißbildung mit einer Fistel zur Luftröhre zu denken (sofort weiteres Füttern einstellen!).

Die **Behandlung** verfolgt das Ziel, Sauerstoff in die Lungen, in den Kreislauf und damit an das Atemzentrum zu bringen. Dabei wichtig: Während aller notwendigen Maßnahmen soll das Kind nicht auskühlen. Daher unter der Wärmelampe arbeiten, am besten mit warmen Tüchern, eventuell unter Einhüllen in Metallfolien!

■ *Bei der Asphyxie* ist entschiedenes Vorgehen angezeigt:

– Kurzes Abtrocknen des Kindes. Absaugen der Luftwege, mit Mund, Rachen und Kehlkopfeingang beginnend, dann die Nasenhöhle. Das Kind liegt dabei mit seitwärts gewandten Kopf in Kopftieflage.

– Anregung der Atmung durch leichtes Beklopfen des Rückens und des Gesäßes sowie Frottieren der Haut. Sauerstoffgabe.

– Künstliche Beatmung durch direktes Einblasen von Luft in die Luftwege: Beatmung durch Atembeutel oder maschinell mit Beatmungsgerät nach Intubation, im Notfall Mund-zu-Mund-Beatmung. Sobald die Atmung einsetzt, hört die Atemhilfe zunächst auf.

– Herzmassage bei extrem niedriger Frequenz oder Stillstand.

– Medikamentöse Hilfe: Eventuell Adrenalin 1 : 10 000(!), i.v. Glukoselösung, Natriumbikarbonat, Plasmaexpander, Bluttransfusion.

Gegenmittel sind gegen Morphin angezeigt (Lorfan), falls die Mutter während der Entbindung Morphin-Präparate oder Dolantin bekam.

Besondere Vorsicht verlangen hirngeschädigte Kinder (Kinder mit Hirnblutung, Krämpfen, vorgewölbter Fontanelle, Nystagmus), damit sich durch die Belebungsmaßnahmen die Hirnverletzung nicht verstärkt, und Frühgeborene wegen ihrer allgemeinen Zartheit und Verletzlichkeit.

■ Die *Behandlung des Atemnotsyndroms* besteht

einerseits in allgemeinen Maßnahmen, wie

– Warmhalten der Kinder; Frieren bewirkt höheren Sauerstoffbedarf,

– Absaugen und Sauerstoffzufuhr, maschinelle Dauerbeatmung im positiven Druckbereich über Tubus oder Anwendung eines kontinuierlichen dehnenden Atemwegsdruckes über Trachealoder Nasen-Rachen-Tubus (Hilfe zur Entfaltung der Alveolen). Einzelheiten zur Technik in Abschnitt 73.2.

– Infusionen, eventuell Sondenernährung,

– Inkubatorbehandlung,

andererseits in Behandlung der Ursachen, so

– antibiotische Behandlung bei Pneumonien oder Sepsis,

– Operation bei Fehlbildungen an Herz, Trachea und Ösophagus, u. a.,

– Bluttransfusionen bei Anämie, Vitamin K bei Hirnblutungen und Meläna (Prothrombinverminderung s. Abschnitt 8.5).

Die **Prognose** nach längerer Asphyxie und schweren Atemstörungen ist nur vorsichtig zu stellen, und erst nach $1/2$ bis 1 Jahr ist in etwa abzuschätzen, ob sich das Kind körperlich und geistig normal entwickeln wird. Bei länger dauernder maschineller Beatmung, vor allem mit notwendig hohem Druck, kommt es zur *bronchopulmonalen Dysplasie* (Starre des Lungengewebes, starke Rechtsbelastung des Herzens, Neigung zu Bronchitis; Abb. 28). *Weitere Komplikationen:* Pneumothorax, subglottische Narbenstenose der Trachea.

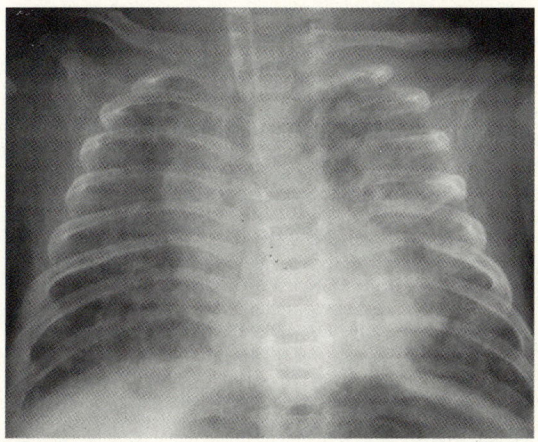

Abb. **28** Bronchopulmonale Dysplasie. Flekkig-inhomogene Lungenzeichnung. Leichte Thymusvergrößerung. Langzeitbeatmung über Trachealtubus. Aufnahme etwas verdreht. 2 Monate alter Säugling.

8.4 Gelbsucht, Ikterus

■ *Jede Gelbsucht bei einem Neugeborenen muß besonders beachtet werden, damit über die physiologische Gelbsucht nicht pathologische Ursachen für einen Ikterus übersehen werden.* Im einzelnen hat man den Ikterus eines Neugeborenen auf drei Eigenschaften hin näher zu beobachten (vgl. Abb. 29):

▪ *Zeitpunkt des Beginnes:* Ein Ikterus vor dem 2. Lebenstag ist ein vorzeitiger Ikterus = Icterus praecox. Er kann schon bei der Geburt bestehen und ist vor allem dann höchst verdächtig auf eine Erythroblastose, aber auch auf eine Sepsis.

▪ *Ausmaß:* Ein Ikterus mit Bilirubinwerten über 15 mg% ist ein schwerer Ikterus = Icterus gravis; er kann, unabhängig von seiner Ursache, einfach von seinem Ausmaß her schon Anlaß für eine Austauschtransfusion sein.

▪ *Dauer:* Ein Ikterus über 2 Wochen Dauer ist ein verlängerter Ikterus = Icterus

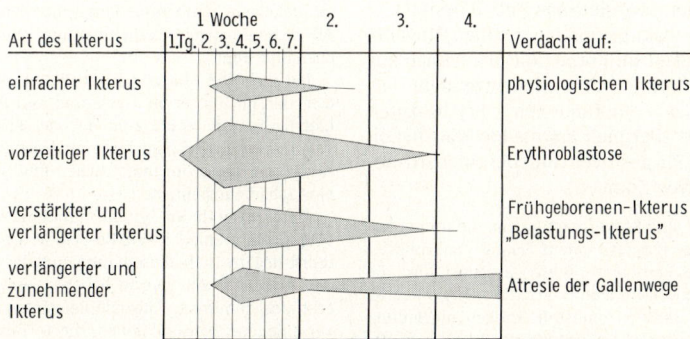

Abb. **29** Gelbsucht in der Neugeborenenperiode. Ursachen und Zeiträume.

prolongatus; er weist auf eine Leberfunktionsstörung oder eine Enge in den Gallenwegen oder auf eine hämolytische Erkrankung hin.

■ **Erythroblastose, hämolytische Erkrankung des Neugeborenen.** Die Erythroblastose des Neugeborenen hat einen pränatalen Ursprung und beruht auf einer Auseinandersetzung zwischen mütterlichem und kindlichem Blut, die durch Blutgruppenungleichheit ausgelöst ist. Die wichtigsten menschlichen Blutgruppen sind A, B, AB und 0 (Null) sowie der Rhesusfaktor, der vorhanden sein (Rh-positives Blut) oder fehlen kann (rh-negatives Blut). Einzelheiten über die Blutgruppen s. Abschnitt 70.4.

■ *Entstehungsmechanismus.* Um die Vorgänge bei einer Erythroblastose verständlich zu machen, sei etwas weiter ausgeholt. Nicht jedes Blut verträgt sich mit einem anderen. Diese Erfahrung wird bei einer Bluttransfusion sorgfältig berücksichtigt (s. Abschnitt 74.4). Wird dennoch Blut mit einer falschen Blutgruppe transfundiert, kommt es

– entweder zu einer heftigen Sofortreaktion (Transfusionsschock), falls das Blut des Empfängers schon chemische Substanzen (Antikörper) gegen die Erythrozyten des Spenders enthält (Beispiel: Transfusion von Blut der Gruppe B bei einem Patienten mit Blutgruppe A, der Isoagglutinine Anti-B besitzt)

– oder zum Beginn einer stillen Abwehrtätigkeit im Körper, die schließlich zur Zerstörung der eindringenden, als fremd empfundenen Erythrozyten führt (Beispiel: erstmalige Transfusion von Rh-positivem Blut bei einem rh-negativen Kranken).

Es tritt jene Körperreaktion ein, die immer gegenüber körperfremdem Eiweiß (Nahrungseiweiß, Bakterieneiweiß etc.) ausgelöst wird, die sog. *Antigen-Antikörper-Reaktion.* Dieser Begriff besagt, daß ein Fremdstoff (Antigen) die Bildung von Gegenstoffen (Antikörper) hervorruft, die sich dann an ihn anlagern und ihn zur Auflösung

bringen. Treten solche Fremdstoffe erstmals in den Körper ein, muß die Produktion der spezifischen Antikörper erst begonnen werden. Bei einer zweiten Invasion treffen solche Fremdkörper aber auf einen vortrainierten chemischen Abwehrapparat, der im Augenblick über eine große Menge von Antikörpern verfügt. Dementsprechend heftig ist nun die Auseinandersetzung, die mit bedrohlichen klinischen Zeichen einhergehen kann: Kreislaufschwäche, Hautausschläge, Ödem, Fieber. Sind diese körperfremden Eigenschaften an die Substanz von übertragenen Erythrozyten gebunden, kommt es zum abrupten Zerfall dieser Erythrozyten, zur Hämolyse unter dem klinischen Bild der Gelbsucht. Solche Vorgänge liegen der fetalen Erythroblastose zugrunde.

Es ist nachgewiesen, daß während der Schwangerschaft immer wieder einmal einige kindliche Erythrozyten ins mütterliche Blut gelangen, etwa dadurch, daß ein Zottengefäß einreißt, und während der Geburtswehen kommt es zu einem stärkeren Einstrom von kindlichen Erythrozyten. Bei Blutgruppenungleichheit richtet die Mutter gegen die Eindringlinge ihre Antikörper und zerstört sie. Im Überschuß gebildete Antikörper (= freie Antikörper) passieren wie andere chemische Substanzen die Plazentaschranke und setzen sich im kindlichen Blut an die Erythrozyten (= gebundene Antikörper).

Es ergeben sich praktisch wichtige Unterschiede, wenn die Unverträglichkeit (Inkompatibilität) im AB0-System oder im Rh-System liegt. Ein Organismus mit der Blutgruppe 0, A oder B verfügt schon von Geburt an über Anti-A oder Anti-B im Blut oder über beide Substanzen. Somit ist schon das erste Kind einer Familie gefährdet, wenn es mit seiner Blutgruppe A, B oder AB in ungünstigem Verhältnis zum mütterlichen Blut steht.

Beispiel: Die Mutter hat die Blutgruppe 0, d. h., daß ihr Blutserum Anti-A und Anti-B enthält. Ein Fet mit der Blutgruppe A oder B ist also gefährdet, und es hängt nur vom Ausmaß der Antikörpermenge im mütterlichen Blut ab, ob eine Schädigung eintritt.

Differenzen im Rh-System sind immer dann bedeutsam, wenn das Kind Rh-positiv, die Mutter rh-negativ ist. In diesem Falle muß der Vater den Rhesus-Faktor vererbt haben; dieser vererbt sich dominant. Folgende Beispiele zeigen verschiedene Konstellationen, die in Familien gegeben sein können:

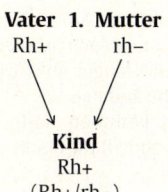

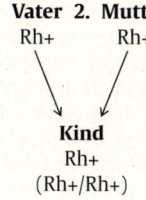

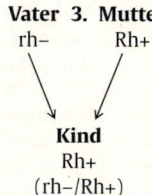

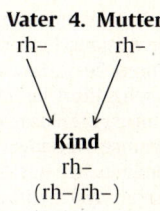

In den Beispielen 1–3 erhält das kindliche Blut die Rh-positive Eigenschaft. Aber nur im Beispiel 1 bilden sich im mütterlichen Blut Antikörper. Da diese Mutter während der ersten Schwangerschaft zum erstenmal mit dem Rh-Faktor bekannt gemacht wird, erkrankt das erste Kind noch nicht. Ab der zweiten Schwangerschaft kann in immer intensiverem Maße die Antikörperproduktion vor sich gehen, und schwere Erythroblastosen können dann an den Kindern hervorgerufen werden. Erfolgt dagegen die Sensibilisierung der Mutter schon vor der ersten Schwangerschaft durch eine falsche Bluttransfusion (Rh-positives Spenderblut!), kann schon das erste Kind erkranken.

■ Die meisten Erythroblastosen (90%) sind durch den Rhesusfaktor bedingt. Diese Tatsache zeigt die große antigene Kraft dieser Blutkörpercheneigenschaft. Totzdem aber kommt nur in jeder 10. Familie, die eine ungünstige Rh-Konstellation zwischen Mann (Rh-positiv) und Frau (rh-negativ) hat, eine Rh-Erythroblastose vor.

Die Gründe liegen

– darin, daß nur wenige Frauen so intensive Antikörperbildner sind, daß gefährliche Mengen (hohe Titer) im Blut auch bei wiederholten Schwangerschaften auftreten, und

– darin, daß nicht alle Rh-positiven Väter homozygote Rh-Träger sind; bei Mischerbigkeit (Heterozygotie) zeugen sie zu 50% Rh-positive, zu 50% rh-negative Kinder. Eine solche Vererbungssituation entsteht z.B. für die Nachkommen des Kindes in den oben angeführten Beispielen 1 und 3.

Der Blutzerfall setzt in der Regel erst nach der Geburt ein; für den Mechanismus ist also der Wegfall der Plazenta von Bedeutung. Manche Kinder kommen aber schon gelb zur Welt.

■ *Klinisches Bild.* Folge der Antigen-Antikörper-Reaktion ist gesteigerte *Hämolyse* (Ikterus, Anämie); Knochenmark und Leber schütten in dieser Notsituation sogar unreife, kernhaltige rote Vorstufen, Erythroblasten, aus, die dem Krankheitsbild den Namen gegeben haben.

In schweren Fällen finden sich ferner *Leberschädigung, Hirnschädigung* (Trinkunlust, Apathie, schließlich Zeichen einer Schädigung der Stammganglien –„Kernikterus" –, Muskelhypertonie, Krämpfe) und *Kapillarschädigung* (Ödeme).

■ Die *Diagnose* wird im Einzelfall durch Untersuchung des mütterlichen und des kindlichen Blutes gesichert. Bei der Rh-Erythroblastose ist der Coombs-Test positiv, bei der Mutter sind in großer Menge Rh-Antikörper nachweisbar. Bei der ABO-Erythroblastose ist dementsprechend bei der Mutter ein hoher Titer Anti-A (bei Blutgruppe A des Kindes) oder Anti-B (bei Blutgruppe B des Kindes) festzustellen.

Ergibt sich außerhalb einer Kinderklinik Verdacht auf Erythroblastose, ist in Eile, aber auch mit Umsicht, der Transport in die Kinderklinik zu veranlassen und folgendermaßen zu verfahren: Besteht schon bei der Geburt Ikterus, sollte Nabelschnurblut für die serologischen Untersuchungen abgefüllt und der Nabelschnurrest mit physiologischer Kochsalzlösung feucht gehalten und nicht trocken versorgt werden. In die Klinik sollten mitgegeben werden: mütterliches Blut für die Untersuchung auf Blutgruppe und Antikörper, ein Bericht über den Geburtsverlauf und Angaben über die eventuell bekannte Blutgruppe des Vaters und über die Gelbsucht bei früher geborenen Kindern. Beim Transport des gut gegen Kälte geschützten Kindes ist wegen der Anämie eventuell Sauerstoff zu geben.

■ Die *Therapie* des schweren Ikterus ist die Austauschtransfusion (Technik s. Abschnitt 74.5). Sie verhindert, früh genug durchgeführt, fast mit Sicherheit den Kernikterus. Die Bösartigkeit der Rh-Erythroblastose verlangt besondere Aufmerksamkeit. Bei nur geringem Ausmaß der Bilirubinvermehrung können auch einfachere und schonendere Verfahren ausreichen und einen weiteren Anstieg verhindern: Luminal in kleinsten Dosen, Kortikoide, reichliche Zufuhr von Flüssigkeit (Teezulage, Magentropfinfusion durch Speiseröhrensonde, intravenöse Infusion von 5%-Glukose-Lösung) und vor allem die Phototherapie (s. Abschnitt 76.4). – Sowohl bei der Rh- als auch bei der ABO-Erythroblastose, wie auch bei Hyperbilirubinämien anderer Genese (s. unten) wird der Austausch von der Höhe des Bilirubinspiegels im Blut abhängig gemacht. Er erfolgt spätestens, wenn beim Frühgeborenen 18 mg% Bilirubin, beim reifen Neugeborenen 20 mg% überschritten werden. Der Arzt benützt für seine elastische Entscheidung das modifizierte Diagramm von Poláček, eine Kurvendarstellung des fortschreitend zu erwartenden Bilirubinspiegels. Risikofaktoren wie Untergewicht, hohes Hämoglobin, Hypoxie, Azidose, Hypoglykämie, Hirnblutung und Atemnotsyndrom werden dabei zusätzlich berücksichtigt. Liegt der Bilirubinwert in der sogenannten Beobachtungszone unterhalb der Austauschgrenze, ist besondere Aufmerksamkeit angezeigt. Mit einem einzigen Austausch läßt sich in der Regel der Bilirubinwert genügend senken; jedoch kann durch Nachstrom von im Bindegewebe abgelagertem Bilirubin erneut die kritische Grenze überschritten werden und darum ein zweiter und sogar ein dritter Austausch nötig sein. *Prophylaxe* der Erythroblastose s. Abschnitt 66.

■ **Belastungsikterus.** Der hier zu besprechende Typ einer Hyperbilirubinämie ist dadurch gekennzeichnet, daß er etwa mit dem physiologischen Ikterus am Ende des 2. Lebenstages beginnt, jedoch stärkeres Ausmaß annimmt und länger, eventuell bis in die dritte Woche andauert.

■ Mehrere *Ursachen* kommen dafür in Frage. Eine entscheidende Rolle spielt dabei stets die *Leber*, die

– entweder *noch zu unreif* ist (Glukuronyltransferase-Mangel), so beim Frühgeborenen,

– oder *durch Toxine oder Sauerstoffmangel schwergeschädigt* und deshalb weniger leistungsfähig ist, so bei Kindern von Müttern mit Schwangerschaftsvergiftung (Eklampsie, Gestose), nach Placenta-praevia-Blutung, bei schweren Infekten, wie Sepsis, Pneumonie, Lues connata u. a., und bei Stoffwechselstörungen, wie Azidose (Atemnotsyndrom), Galaktosämie u. a.

– oder bei normaler Leistungsfähigkeit *durch ein unphysiologisch hohes Angebot an Bilirubin einfach überfordert* ist, so bei ausgedehntem Kephalhämatom, bei zusätzlichem hämolytischen Blutzerfall, wie er schon von Geburt an z. B. bei der familiären hämolytischen Kugelzellanämie gegeben sein kann.

■ Für die *Therapie* gelten die im vorigen Abschnitt angegebenen Richtlinien. Daneben kommt – soweit möglich – der Bekämpfung der Grundkrankheit große Bedeutung zu.

■ **Stauungsikterus.** Geht ein Ikterus über die 2. Woche hinaus und verstärkt er sich zusehends, so handelt es sich aller Wahrscheinlichkeit nach um einen Stauungsikterus infolge Behinderung des Gallenabflusses. Im Blut ist nicht nur das Eiweiß gebundene Bilirubin, sondern vor allem auch das freie Bilirubin als typisches Zeichen für eine Gallenstauung erhöht.

■ *Ursachen* sind:

Atresie der Gallengänge, und nur in wenigen Fällen ist durch Operation eine Heilung zu erzielen. Es ist charakteristisch, daß hierbei das Mekonium grauweiß oder lehmfarben sehr hell ist.

Bildung stark eingedickter Galle, „Syndrom der eingedickten Galle". In diesem Fall ist für die Diagnose wichtig, daß nach der Geburt zunächst normal gefärbtes Mekonium, vielleicht auch weitere normal gefärbte Stühle beobachtet wurden, bis sich unter zunehmender Gelb-Grün-Verfärbung der Haut farblose Stühle eingestellt haben.

8.5 Blutungsneigung, Melaena neonatorum

■ Bei jedem Neugeborenen sinken einige Gerinnungsfaktoren des Blutserums in den ersten Lebenstagen ab (Prothrombin, Faktor VII, IX, X), auch die Thrombozytenzahl liegt $1/4$ tiefer als normal. Trotzdem kommt es in der Regel nicht zu einer Blutung.
■ Eine Übersteigerung der zunächst physiologischen Erscheinungen liegt also bei der **Meläna** vor, bei der es am 3. bis 5. Lebenstag zu mitunter schweren Blutungen aus dem Darm kommt; die Haut bleibt meist frei. *Sorgfältige Beobachtung ist notwendig.* Schon zwei blutige Stühle können signalisieren, daß ein Neugeborenes die Hälfte seines Blutes in die Darmlichtung verloren hat! Schnelle Atmung, Unruhe, schwacher Puls, blaß-graues Aussehen sind die alarmierenden Symptome bei Anämie und Kreislaufschwäche.
■ *Therapie:* Transfusion von Frischblut, Infusion von Gerinnungsfaktoren; Vitamin K.
■ *Prophylaxe:* Allen Neugeborenen, Frühgeborenen und übertragenen Kindern, gestillten und nicht gestillten Kindern wird heute Vitamin K gegeben (Konakion, oral je 2 mg am ersten Lebenstag, bei U2 und U3; kranken Neugeborenen und Frühgeborenen, wenn eine orale Zufuhr nicht möglich ist, dann i.m. oder s.c. in kleinerer Dosis).
■ Über dieser häufigsten Ursache von Neugeborenenblutungen (3% der Kinder) seien aber **andere Ursachen** nicht vergessen: Sepsis, Lues connata, Hämophilie. Aber: Das Blut kann auch aus Brustrhagaden der Mutter stammen (verschlucktes Blut: Scheinmeläna).

8.6 Unmittelbare Geburtsfolgen

■ Die **Geburtsgeschwulst (Caput succedaneum)** ist eine physiologische Erscheinung (Abb. 30): eine weiche, bläulich verfärbte Schwellung am Kopf des Neugeborenen, ein Ödem, das den bei der Geburt vorangehenden Kopfabschnitt bezeichnet. Es hält sich nicht an Knochengrenzen und ist über die Knochennähte verschiebbar. In verstärktem Ausmaß kann diese Geschwulst nach Anlegen der Vakuumglocke gegeben sein; auch mehr oder weniger intensive Einblutungen sind dabei denkbar (**subgaleatische Blutung** unter die Kopfschwarte).
■ Ein **Kephalhämatom** ist ein Bluterguß zwischen einem flachen Schädelknochen und der darauf liegenden Knochenhaut (Abb. 30). Eine ziemlich pralle Vorwölbung ist tastbar, welche die Knochengrenzen *nicht* überschreitet. Das volle Ausmaß wird erst einige Tage nach der Geburt sichtbar. Das Hämatom bildet sich über Wochen und Monate langsam zurück. Am Rande hält sich über $1/2$ Jahr ein harter Knochenwall. Die Gefahren des Kephalhämatoms liegen

in der *Infektion;* daher besonders saubere Pflege, wenn das Hämatom unter einer Druckmarke entstanden ist;

in der Möglichkeit, daß bei Abbau des Hämoglobins ein *Belastungsikterus* durch das zusätzlich anfallende Bilirubin entsteht;

in der *Anämie,* falls eine große Blutmenge ins Hämatom geströmt ist;

in der *inneren Blutung,* die gelegentlich auch an der Innenseite des Knochens entsteht und dann Hirndruckzeichen und Herdsymptome macht. Puls! Erbrechen? Krämpfe? Muskelhypertonie? Schädelfraktur?

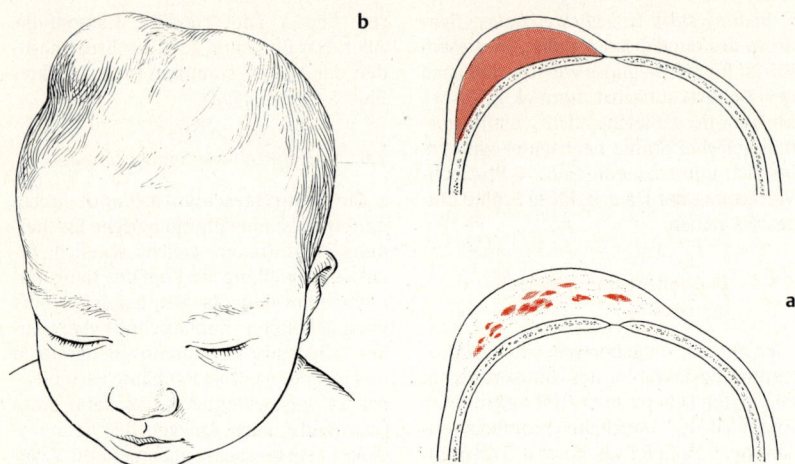

Abb. 30   Caput succedaneum (Geburtsgeschwulst) (**a**) und Kephalhämatom (subperiostale Blutung) (**b**). Ein Kephalhämatom überschreitet die Knochengrenze nicht.

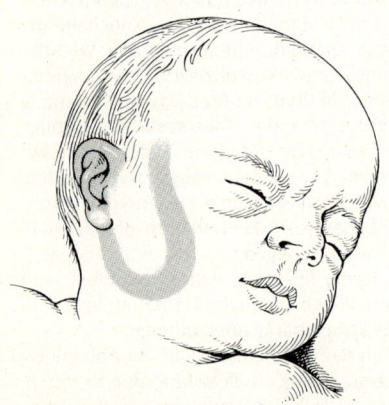

Abb. 31   Zangenmarke im Gesicht eines Neugeborenen.

■ **Weichteilverletzungen.** Druckmarken am Schädel – rote Flecken, Hautabschürfungen, Streifen – entstehen durch Druck vorspringender Beckenteile der Mutter, durch die Vakuumglocke oder die Zange des Geburtshelfers (Abb. 31).

■ *Therapie:* aseptische Wundbehandlung.
   Subkutane Fettgewebsnekrosen, die vor allem am Rücken und Gesäß adipöser Neugeborener zu bemerken sind, haben auf den ersten Blick große Ähnlichkeit mit einer Phlegmone. Sie entstehen durch abscherenden Druck bei schwerer Geburt und einem Mißverhältnis zwischen der Enge der Geburtswege und der Körpermasse des Kindes. Sie werden aber erst im Laufe der ersten oder zweiten Lebenswoche an der Rötung, derben Verhärtung und Schmerzhaftigkeit sichtbar, wenn das gesunde Gewebe auf den umschriebenen, subkutanen Gewebszerfall reagiert. Abszeßartige Erweichungen werden nicht inzidiert, höchstens punktiert. Weitere Therapie ist nicht nötig.
■ Als Geburtstrauma ist die **Verletzung des Kopfdrehermuskels** (M. sternocleidomastoideus) bemerkenswert. Sie führt zu einem taubeneigroßen Hämatom, das oft erst nach mehreren Tagen fühlbar wird, und zu Schiefhaltung des Kopfes (sog. muskulärer Schiefhals; vergl. Abb. 211).

■ Von den **Nervenverletzungen** ist die *Fazialislähmung* (Lähmung der mimischen Muskulatur), die *obere Armplexuslähmung* (Erbsche Lähmung: Schultergürtel- und Oberarmmuskulatur betroffen, oft auch das Zwerchfell), und die *untere Armplexuslähmung* (Klumpke-Lähmung: Unterarm und Handmuskeln, „Fallhand", Abb. 32) mit typischem Ausfall von Muskeln hervorzuheben. Die untere Plexuslähmung hat eine schlechtere Prognose als die obere.

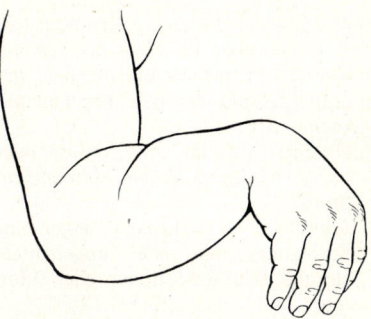

Abb. 32 Untere Halsplexus-Lähmung, Klumpke-Lähmung. Fallhand.

■ *Therapie:* Sorgfältige Lagerung mit Sandsäcken, um die Überdehnung von Muskeln und Kontrakturen zu vermeiden. Der Arm ist dabei im Schultergelenk etwas nach vorn und seitlich gehoben und nach außen gedreht. Der Unterarm steht rechtwinklig im Ellbogengelenk und mit nach außen gedrehter (supinierter) Hand. Oder: Parallellagerung der Arme am Körper. Später Massage, aktive und passive Bewegungsübungen, wobei zur Anregung für den kranken Arm der gesunde vorübergehend festgebunden sein kann; vorsichtige elektrische Reizung.

■ **Knochenbrüche** sind nicht selten, Frakturen der langen Röhrenknochen und vor allem des Schlüsselbeins (Abb. 33). Die Kinder sind an diesen Stellen berührungsempfindlich. Frakturen werden nicht selten von einem gut beobachtenden Pflegenden zufällig entdeckt. Bei der Schlüsselbeinfraktur ist meist eine Stufe im Knochenverlauf zu tasten; aus der schmerzbedingten Schonreaktion kann sich eine Ateminsuffizienz (Atemnotsyndrom) entwickeln. Pflege nach den chirurgischen Regeln, behutsam, um Schmerzen zu vermeiden; bei Klavikularfraktur, vor allem wenn Schmerz und Ateminsuffizienz entsteht, sog. Rucksackverband (s. Abb. 167 S. 308).

■ **Hirnblutung.** *Ursachen* für die relativ häufige Blutung im Bereich der Hirnhäute und im Gehirn sind die Schädelweichheit und leichte Verformbarkeit, die Druckerhöhung im Schädelinnern während der Geburt, die gesteigerte Permeabilität der

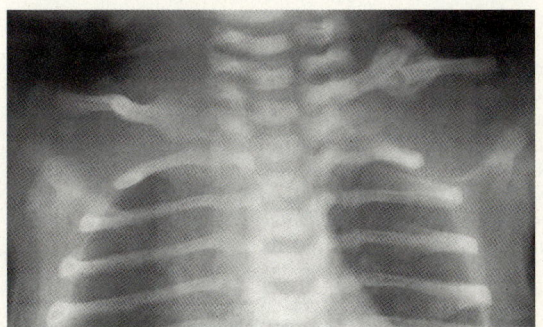

Abb. 33 Ältere Klavikularfraktur mit übereinandergeschobenen Abschnitten und beginnender Kallusbildung. 4 Wochen alter Säugling.

Blutgefäße und die leichte Zerreißlichkeit des Hirngewebes. Die *klinischen Symptome* wechseln mit Ort und Ausmaß der Blutung, sie sind aber in der Regel nur allgemeiner Art:

- schlechte Atmung mit Zyanose oder Blässe, häufiges Gähnen (Atemnotsyndrom),
- Schlaffheit der Muskeln, allgemeine Bewegungsarmut oder ungerichtete Unruhe, schrilles Schreien oder Wimmern,
- langsamer Puls, Erbrechen, vorgewölbte Fontanelle,
- Fehlen von wichtigen Reflexen, auch von Saugen und Schlucken,
- Einzelzuckungen und generalisierte Krämpfe, Lähmungen.

▨ *Nachweis* durch Schädelsonographie. Bei Lumbal- oder Fontanellenpunktionen ist der Liquor oft blutig oder intensiv gelb, so bei älteren Blutungen und beim schweren Ikterus.

▨ Die *Behandlung* verlangt:

- große Ruhe und Vorsicht, leichtes Hochlagern des Kopfes, evtl. Anlagern einer Eisblase an den Kopf,
- auch Sauerstoff, eventuell vorsichtige künstliche Beatmung,
- Infusionen, Ernährung durch Sonde,
- Vitamin-K-Gabe, Infusion von gerinnungsfördernden Medikamenten, auch kleine Bluttransfusionen,
- eventuell Entlastungspunktionen, wobei man von der goßen Fontanelle aus die Hämatome ansticht, oder Operation.

Beim *subduralen Hämatom* wird nach einigen Wochen der Punktionsbehandlung die chirurgische Ausräumung der Blutreste und Gerinnselmembranen erwogen.

Viele Kinder sterben in den ersten Stunden nach der Geburt, für Überlebende muß die *Prognose* der Entwicklung sehr vorsichtig gestellt werden; sie müssen unter anhaltender ambulanter Überwachung bleiben.

8.7 Anpassungskrankheiten

Der Übergang ins extrauterine Leben, die Anpassung, geht mitunter nicht ohne Störungen ab.

■ *An den Lungen* sind es u. a.
- mangelhaft entfaltete Bezirke = *Atelektasen* oder
- *hyaline Membranen,* die die Alveolenwände verdicken – vor allem bei Frühgeborenen und Kaiserschnittkindern – und somit die Belüftung und den Gasaustausch (Sauerstoff, Kohlensäure) behindern.

■ *Im Magen-Darm-Bereich* ist es
- *die hypertrophische Pylorustenose und Kardiainsuffizienz;*
- *der Mekoniumileus,* der als erstes Symptom der Mukoviszidose akut das Leben bedroht. Die Kinder zeigen aufgetriebenen Leib und Erbrechen, Stuhlverhaltung. Wiederholte, Pankreasfermente oder Gastrografin enthaltende Einläufe führen manchmal zum Ziel, sonst die Operation.

■ *Als Stoffwechselstörungen* zeigen sich
- *Ödeme,* zu denen Neugeborene wegen Lebensunreife (Beeinträchtigung der Eiweißsynthese) und der mangelhaften Natriumausscheidung durch die Niere neigen.
- über das physiologische Maß (10% des Körpergewichtes) hinausgehende *Gewichtsabnahme.*
- *hypokalzämisch ausgelöste Unruhe und Krämpfe* (Spasmophilie), die vor allem bei Frühgeborenen auftreten und wahrscheinlich durch Unreife der Epithelkörperchen bedingt sind. Der Kalziumwert des Blutserums ist erniedrigt. Gleiches Bild gelegentlich auch durch Magnesium- oder Vitamin-B_6-Mangel.
- *Überregbarkeit und Krämpfe durch Hypoglykämie.* Diese Störung ist bei Kindern diabetischer Mütter besonders ausgeprägt.
- *Ikterus* s. Abschnitt 8.4; *Blutungsübel, Meläna* s. Abschnitt 8.5.

■ Das Neugeborene zeigt große *Infektanfälligkeit*. Die von der Mutter übertragenen Antikörper gegen Infekte, die die Mutter früher selbst durchgemacht hat, vermögen hier nur relativ wenig Schutz zu bieten. Solchen „Nestschutz" hat der Säugling in der Regel gegen Masern, Röteln, Windpocken und Mumps, sehr gefährdet ist er für Keuchhusten und Tuberkulose.

8.8 Infektionen

■ Die *Nabelwunde* kann Eintrittspforte für verschiedene Keime sein (u. a. Staphylococcus aureus).

■ Wird der *Nabelschnurrest* nicht trocken behandelt, bietet er einen idealen Nährboden für Bakterien. Er wird schmierig und übelriechend. Diese **feuchte Gangrän** (= Gewebszerfall) kann auf die Bauchwand um den Nabel herum übergreifen. In der Pflege ist intensivste austrocknende, antiseptische Puderbehandlung nötig.

■ Der sog. *nässende Nabel* (**Nabelblennorrhö**) geht meist auf eine Infektion der Nabelwunde zurück. Bei längerer Entzündungsdauer kann das Bindegewebe überschießend wuchern (**Nabelgranulom**). Neben der austrocknenden Behandlung ist dann Ätzen mit dem Silbernitratstift (Höllensteinstift) nötig. Größere Granulome werden vom Arzt mit einem sterilen Faden abgebunden; mit Puder bestreut, verfallen sie dann der trockenen Gangrän. Manche Granulome werden erst beim Auseinanderziehen der Nabelfalten sichtbar. Bei der **Nabeldiphtherie** sieht die Nabelwunde hochrot aus; stellenweise ist sie mit fest haftenden, weißen Membranen bedeckt. Es handelt sich hierbei um eine sehr gefährliche Form der Diphtherie.

■ Der **Neugeborenentetanus** entsteht über die verschmutzte Nabelwunde. Lokal sieht man nichts Auffälliges. Nach einigen Tagen verweigern die Kinder Fla-

sche oder Brust. Die Kieferklemme (Trismus), das gespannte Gesicht mit den zusammengekniffenen Augen und den vorgeschobenen Lippen („Karpfenmund") führt zur Diagnose. Bald stellen sich allgemeine Streckkrämpfe mit Zyanose ein, wenn nicht die rasch einsetzende intensive Behandlung den Verlauf abkürzen kann. Die Kinder müssen gut sediert und durch Sonde in zahlreichen kleinen Mahlzeiten ernährt werden. Viele der kranken Säuglinge sterben.

■ Die Blutgefäße des Nabels enthalten nach dem Abfallen des Schnurrestes Gerinnsel (Thromben). Bakterienbesiedlung führt zur Entzündung, eventuell zu schwerer *Eiterung,* die sich auf den Ort beschränkt, oder zur **Peritonitis** und zur gefährlichen Aussaat in den ganzen Körper (**Nabelsepsis**) führen kann. Die lokalen Entzündungszeichen am Nabel sind bei diesen Komplikationen oft nur gering. Die Kinder verfallen akut, zeigen das Bild des Atemnotsyndroms, eventuell Krämpfe. Nur sorgfältige, zugreifende Diagnostik und intensive Behandlung mit Antibiotika, Gammaglobulinen, Transfusionen und sorgfältige Pflege können die Heilung herbeiführen. Auch über andere Hautflächen (Kopfwunde z. B.) oder Schleimhäute (Atemwege, Nahrungsweg) können Sepsiserreger eindringen. *Besondere Manifestationsformen* sind Meningitis, Pneumonie und Osteomyelitis. *Laboruntersuchungen* erlauben Frühdiagnose und Erregernachweis: Abfall des Leukozyten- und Thrombozytenwertes, Erhöhung des C-reaktiven Proteins (CRP) und des IgM, Bakterienkultur u. a.

■ Der *nässende Nabel* kann – neben der Infektion der Wundfläche – zwei weitere Ursachen haben: Bestehenbleiben einer Gangverbindung zum Dünndarm (Ductus omphaloentericus) oder Urachusfistel, ein Verbindungsweg zur Blase.

■ Die **nekrotisierende Enterokolitis** befällt v. a. frühgeborene, an Atemnotsyndrom leidende Neugeborene in den ersten 10 Lebenstagen. Ihre schlechte Prognose ergibt sich aus Allgemeinschädigung (Intoxikation), Perforation von Darmgeschwüren, Peritonitis, paralytischem Ileus und Sepsis. Auslösend ist wahrscheinlich eine durch Streß verursachte Ischämie (Hypoxie) und lokale Noxen ausgelöste Schädigung der Darmschleimhaut, die das Eindringen von toxinbildenden Bakterien begünstigt. 25% der Kinder haben blutige Stühle. Frühsymptom ist Meteorismus, gespannter Bauch, Stuhlverhaltung, dann folgt Fieber (Kreislaufschock-Syndrom), eventuell Erbrechen (Bild des „akuten Abdomens"). Im Röntgenbild wird die Gasbildung innerhalb der Darmwand sichtbar (Pneumatosis intestini), nach Perforation auch freie Luft in der Bauchhöhle. Dann ist Operation erforderlich. sonst versucht man Antibiotika und Darmentlastung durch parenterale Ernährung.

■ **Eitrige Konjunktivitis durch Gonokokken.** Nach Infektion auf dem Geburtsweg entwickelt sich eine schwere Rötung und hochgradige Schwellung der Augenlider mit zunächst dünnflüssig trüber, dann eitriger Sekretion aus dem Bindehautsack. Der Ausstrich des Eiters enthält bei mikroskopischer Betrachtung Gonokokken. Die vorgeschriebene Credésche Prophylaxe (s. S. 90) sucht diese Infektion, die früher eine der häufigsten Ursachen für Blindheit war, zu verhindern. Therapie: Penizillin. Eine andere Form der **Konjunktivitis** wird **durch Chlamydien** ausgelöst.

■ Auch eine **Scheidenentzündung** (Vulvovaginitis) kann schon beim Neugeborenen durch Gonokokken hervorgerufen sein; diese stammen aus den Geburtswegen.

■ Die **eitrige Meningitis** wird beim Neugeborenen vor allem durch Streptokokken und Kolibakterien hervorgerufen. Erbrechen, Fieber, Krämpfe, Nahrungsverweigerung, oft auch die vorgewölbte Fontanelle sind die wichtigsten Symptome.

■ **Angeborene Lues,** Pemphigus u.a. s. Abschnitt 19.35.

■ **Eitrige Hauterkrankungen** s. Abschnitt 30.4.

■ Auf dem Boden einer Mastopathie kann sich eine **Entzündung der Brustdrüsen, Mastitis,** entwickeln (s. Abb. 24). Unter Antibiotika kommt es heute selten zum Abszeß, der meist inzidiert werden muß.

■ Schließlich muß auch eine sonst so banale Erkrankung wie der **Schnupfen (Rhinitis)** genannt werden, da er das Leben eines Neugeborenen ernstlich bedrohen kann. Der junge Säugling kann noch nicht aushilfsweise durch den Mund atmen (s. auch S. 97). Der Schnupfen ist in der Regel durch Viren ausgelöst, kann in den ersten Lebenstagen aber auch Zeichen der angeborenen Lues sein.

■ **Soor,** die häufigste Pilzinfektion der Mundhöhle, s. Abschnitt 19.37.

8.9   Das übertragene Neugeborene

■ Geht eine Schwangerschaft 10–14 Tage über den berechneten Geburtstermin hinaus, spricht man von **Übertragung.**

Wie bei der Bewertung der frühgeborenen und der pränatal-dystrophen Kinder geht der Kinderarzt auch bei überreifen Kindern nicht nur von der gegebenen Schwangerschaftsdauer, sondern auch von den objektiven Zeichen am Kind aus. So haben manche Kinder auch die **Zeichen der Überreife,** ohne nach der Zeitrechnung übertragen zu sein:

– Das Fruchtwasser ist von geringerer Menge, eventuell grünlich bis bräunlich durch Abgang von Mekonium verfärbt.

– Die Haut ist an Hand- und Fußflächen welk, sog. Waschfrauenhände; bald schilfert die Haut in großen Lamellen ab. Anfangs fehlt – anders als bei zeitgerecht Geborenen – die Käseschmiere (Vernix caseosa).

■ Die Kinder sind durch ihre Neigung zu Atemstörungen und durch Austrocknung gefährdet und sollten daher bei deutlicher Ausprägung der Überreifezeichen ins Kinderkrankenhaus aufgenommen werden.

Frühgeburt und intrauterine Dystrophie s. Abschnitt 9.

8.10   Mehrlingsgeburt

■ Die **Häufigkeit** von Zwillingen liegt bei etwa 1:75 der Geburten. Zwei Drittel sind eineiig (monozygot), sie haben gemeinsame Eihäute und gleiche Erbanlagen. Drillinge gibt es einmal unter 5000 Geburten.

■ Typische **Komplikationen einer Mehrlingsschwangerschaft** sind Frühgeburt und fetale Hypotrophie. Geburtshilflich entstehen besondere Probleme durch Quer- und Steißlage oder Wehenschwäche, wodurch Asphyxie bei den nachrangig Geborenen droht. Bei eineiiger Basis und somit gemeinsamer Plazenta können Blutverschiebungen zwischen den Kindern bewirken, daß des eine Zwilling mit Anämie bis zum Bild des Blutungsschocks sehr blaß geboren wird, während der andere hochrot auf eine Polyglobulie hinweist (fetofetale Transfusion, Zwilling-zu-Zwilling-Transfusion). Therapeutisch ist für den letzteren ein Aderlaß indiziert, welcher Transfusionsblut für den anderen Zwilling geben könnte.

▪ Mehrlingsgeborene zu haben, ist eine **besondere Aufgabe für Eltern.** Sie müssen sehr verständige und anhaltende Hilfen haben. Gesunde Mehrlinge können die besondere Freude einer Familie sein. Zunächst ist es aber eine erhebliche Last, die mit großen Sorgen verknüpft sein kann, eine *multiplizierte Arbeitslast;* eine Mutter von Drillingen hat dies in folgende Worte gebracht: Eine Brust zu wenig! Eine Hand zu wenig! Ein Knie zu wenig! Die Mühe muß sich verstärken, wenn die Kinder unreif und mit Störungen des Nervensystems zur Welt kamen, wenn finanzielle Schwierigkeiten groß sind, die Wohnung einfach zu eng ist und manueller und aufmunternder Beistand aus Familie und Nachbarschaft fehlen.

■ Man muß auch die **medizinische Seite von Mehrlingsschwangerschaften** kritisch beleuchten. Oft sind Mehrlingsschwangere bei der *Wahl der Entbindungsklinik falsch* beraten, indem Frauenkliniker ohne Mehrlingserfahrung, unzulänglich technisch ausgerüstet und zu weit ab von einer Kinderklinik, sich für diese Risikogeburt gerüstet ausgeben. So stirbt manches Kind bei dieser unzureichenden Versorgung oder der Transport zur entfernten Intensivstation schädigt es noch weiter.

Wichtig ist in der Schwangerenbetreuung alles daran zu setzen, daß sich in einer *möglichst langen Schwangerschaftsdauer* die Geburtsgewichte möglichst noch erhöhen, um damit Schäden als Folge einer Frühgeburt zu vermeiden.

Vorsorge vor Mehrlingsgeburten ist es auch, nicht alles zu akzeptieren, was der medizinische „Fortschritt" preist. Es häufen sich Mehrlinge nach *Hormongabe in der Sterilitätsbehandlung* von Paaren; da ist in erfahrener Hand einiges zu vermeiden.

▪ Unverantwortlich ist es, wenn bei *In-vitro-Fertilisation* mehr als drei Embryonen „eingesetzt" werden, wie es prinzipiell in manchen Kliniken geschieht. Die Folgen haben allein die Eltern zu tragen. Der selektive Abort, auch *selektiver Fetozid* genannt, ist eine brutale unmenschliche Korrektur. Sie belastet zudem Eltern erheblich, wenn man sie zunächst glauben machte, alles müsse so sein, wie es geschah, und man dann bittet, die „überzähligen", keineswegs geschädigten Feten auf eine geringe Anzahl „reduzieren" zu dürfen, weil „so viele Babys nicht verantwortet werden können". Gesunde Feten sollen also dann zugunsten anderer mit Injektionen wieder getötet werden, – ohne Auswahl diejenigen, die die Nadel am leichtesten erreicht. Es entstehen seelische Konflikte bei den Eltern, die zunächst nur guter Hoffnung waren.

8.11 Überwachungsprogramm in der Neugeborenenperiode (Zusammenfassung)

■ In die Überwachung und Betreuung eines Neugeborenen auf der Geburtshilflichen Abteilung teilen sich heute in vernünftiger Zusammenarbeit Frauenärzte und Kinderärzte, Hebammen, Kinderkrankenschwestern und -pfleger. Im folgenden soll in einem Programm noch mal übersichtlich zusammengestellt werden, was in dieser Zeit für Kind und Mutter getan werden muß. Die Einzelheiten zu dieser kurzen Aufzählung sind in den vorhergehenden Abschnitten schon dargestellt worden.

■ Die **erste Untersuchung** (sog. U 1) geschieht unmittelbar nach der Geburt durch Geburtshelfer, Hebamme, eventuell durch den anwesenden Kinderarzt:

– Vitalitätsprüfung: Untersuchung mit dem Apgar-Schema, 1, 5, 10 Minuten nach der Geburt: Hautfarbe, Atembewegungen, Herzschlag, Muskeltonus, Reflextätigkeit;

– Bestimmung des Reifegrades des Kindes;

– grober Ausschluß von Fehlbildungen, insbesondere der Wirbelsäule (Meningozelen, Meningomyelozelen), von Stenosen der Nasengänge (Sondierung), des Ösophagus (Sondierung) und des tiefen Rektumabschnittes (Temperaturmessung);

– exakte Geschlechtsdiagnose;

– Ausschluß von geburtstraumatischen Verletzungen.

■ Die sog. **Basisuntersuchung** (sog. U 2) wird am 2. bis 5. Lebenstag durch den Kinderarzt durchgeführt. Dieser gehört in der Regel nicht zum Ärztestamm der Geburtshilflichen Abteilung, sondern kommt von draußen für diese Untersuchung ins Neugeborenenzimmer (Tätigkeit als Consiliarius). Seine Aufgabe umfaßt:

– exakte Organbeurteilung mit Blick auf mögliche Fehlbildungen, Veränderungen an der Haut, Besonderheiten am Nabel, Veränderungen am Skelettsystem (Fehlbildungen, Fraktur), Besonderheiten am Herzen und an der Lunge, Besonderheiten im Bauchraum und am Nervensystem (Reflexe, Muskeltonus).

– besondere Fragen: Ikterus, Anämie, Krämpfe, Krampfbereitschaft, Zyanose, abnorme Atmung, Schwierigkeiten der Ernährung wie Spucken, Erbrechen, schlechtes Trinken.

– Besondere Gefährdungen des Kindes werden besprochen: Drogenabusus, AIDS, Lues oder Toxoplasmose der Mutter; Stoffwechselkrankheiten in der Familie, insbesondere Diabetes, Mukoviszidose oder Phenylketonurie; Infektionskrankheiten in der Familie wie Keuchhusten oder Tuberkulose.

– Eventuell die BCG-Impfung.

■ **Untersuchungen im Labor** ergänzen die direkte ärztliche Untersuchung:

– Blutgruppenbestimmung beim Kind, falls die Mutter die Blutkörpercheneigenschaft „rhesus-negativ" besitzt.

– Frühzeitige und fortgesetzte Untersuchung des Bilirubinspiegels beim Ikterus. In diesem Zusammenhang Bestimmung der Blutgruppe des AB0-Systems und des Rhesus-Faktors mit seinen Untergruppen, dazu des Coombs-Testes.

– Gerinnungsanalyse bei Blutungsneigung aus dem Nabel, bei Verdacht auf Hirnblutung oder bei Blutungen in den Magen-Darm-Trakt.

– Frühdiagnose-Tests: Ausschluß der Phenylketonurie und der Galaktosämie (Absenden von Blutproben für den Guthrie-Test nach dem 4. Lebenstag, nachdem das Kind einige Tage Milchnahrung hatte). Screening-Test auf Hypothyreose durch TSH-Bestimmung (thyreotropes Hormon der Hypophyse). BM-Screening-Test auf Mukoviszidose. Zusammenfassung des Neugeborenen-Screening s. S. 412.

■ Die **fortlaufende Beobachtung** des Kindes obliegt den Pflegenden im Neugeborenenzimmer, dem Geburtshelfer, in manchen großen Entbindungskliniken auch dem dort angestellten Pädiater: Erfassung pathologischer Symptome der Atmung, des Kreislaufes, des Nahrungsweges und des Nervensystems.

■ **Weitere besondere Aufgaben der Pflegenden** auf der Geburtshilflichen Abteilung bestehen in folgenden Einzelheiten:

– Einweisung der Mutter in etwaige anatomische und funktionelle Besonderheiten des Kindes (falls dies nicht der Arzt besorgt);

– allgemeine Einführung der Mutter in die Probleme des Neugeborenen und des jungen Säuglings; Einweisung und Anleitung der Mutter bei Stillen, Füttern und Pflege des Kindes; kritische Stellungnahme zu den einzelnen Nahrungstypen; Einweisung in die Rachitisprophylaxe;

– Hinweis auf die Wichtigkeit ärztlicher Überwachung der Säuglingszeit beim Kinderarzt;

– Aufklärung über den lokalen Infektionsablauf an der Stelle der BCG-Impfung.

9 Frühgeburt und intrauterine Dystrophie

■ Von untergewichtigen Neugeborenen spricht man bei einem **Geburtsgewicht unterhalb 2500 g**. Alle diese Kinder bringen für ihr nun eigenständiges Leben ungünstigere Bedingungen als ein normalgewichtiges, normal ausgetragenes Neugeborenes mit. Nach der **Definition der WHO** ist es wichtig zu wissen, ob hier eine verkürzte Schwangerschaftsdauer (weniger als 37 Wochen) die im Prinzip normal ablaufende Ausreifung des Kindes beendete *(echter Frühgeborenenzustand, Frühgeborenes)* oder ob bei normaler Schwangerschaftsdauer eine Entwicklungsschädigung des reifenden Kindes vorliegt *(Mangelgeburt, intrauterine Dystrophie, Mangelgeborenes, „small-for-date-baby")*. Natürlich können beide Bedingungen auch zusammenkommen. Pränatal-dystrophe Kinder können also eine verkürzte oder eine normale, ja auch eine verlängerte Schwangerschaftsdauer haben.

■ Alle diese Kinder (10% der Neugeborenen) sind funktionell unreif und labil. Sie haben in ihrem Zustand vorzeitig Aufgaben zu übernehmen, die sonst einem reifen Neugeborenen zukommen. Ihre hohe Gefährdung kommt darin zum Ausdruck, daß die Neugeborenensterblichkeit zu 50% diese zu früh geborenen oder mangelhaft entwickelten Kinder betrifft; daher zählen sie zu den *Risikokindern*.

9.1 Ursachen für geringes Geburtsgewicht

■ In 30% der Fälle bleiben die Ursachen von Frühgeburt und pränataler Dystrophie unbekannt. Viele Fälle erklären sich aber aus folgenden Gründen:

schwerere Erkrankungen der Mutter wie Herzkrankheiten, Zuckerkrankheit, Nierenkrankheiten, Krebskrankheit mit Anwendung von Zytostatika;

ungünstige Lebensformen der Mutter: schwere körperliche Arbeit, aufreibende geistige Berufsarbeit und seelische Belastungen, eventuell dabei Alkohol-, Drogen- und Nikotinabusus; mangelnder Wille zum Kind und Abtreibungsversuche, beabsichtigte Fehlgeburt führt dabei zur unbeabsichtigten Frühgeburt;

schwangerschaftsbedingte Störungen: EPH-Gestose, Insuffizienz oder vorzeitige Lösung der Plazenta, Placenta prävia, Hydramnion, Mehrlingsschwangerschaft, Halteschwäche des Uterus, vorzeitiger Blasensprung;

pränatale Infektionen und Fehlbildungen des Kindes, z. B. Hydrocephalus, chromosomale Schädigungen, Lues, Listeriose, Toxoplasmose.

9.2 Anatomische Kennzeichen und funktionelle Besonderheiten

■ Das Gestationsalter (Schwangerschaftsdauer) eines Früh- und Mangelborenen kann nach äußeren Merkmalen ziemlich genau geschätzt werden (z. B. nach der Tabelle von Farr).

■ **Das Äußere** fällt durch folgende Erscheinungen auf:

■ *Niedriges Körpergewicht.* Frühgeborene haben geringere Körperlänge, pränatal Dystrophe können die normale Neugeborenenlänge haben. Die Kinder erscheinen aus Mangel an Unterhautfettgewebe sehr mager.

■ *Besonderheiten im Kopfbereich.* Die folgenden Ausführungen gelten vor allem für den echten Frühgeborenenstatus. Der Schädelumfang überschreitet den Brustumfang um 4–6 cm und mehr, ohne daß ein Hydrozephalus vorliegt. Das Verhältnis der Schädelhöhe zur Körperlänge beträgt 1:3 (bei reifen Neugeborenen 1:4). Die Ohren sind infolge der mangelnden Knorpelausbildung weich.

■ Blaßrote oder dunkelrote *Hautfarbe*, leicht bläuliche Verfärbung der Hände und Füße (Akrozyanose). Bei den häufi-

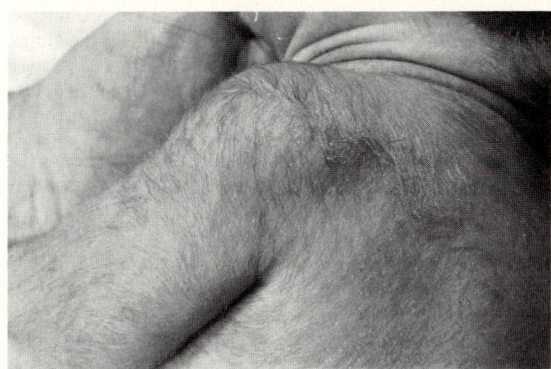

Abb. **34** Lanugo-Behaarung, das zarte Haarkleid der Frühgeborenen.

gen Atemstörungen kommt es zu allgemeiner Zyanose. Gelbfärbung weist auf Ikterus hin. Weite Hautflächen sind beim echten Frühgeborenen noch mit feinem Wollhaar *(Lanugo,* Abb. 34) bedeckt.

▪ *Relativ großer Bauch* mit tiefstehendem Nabel.

▪ *Unreifes Genitale.* Bei Mädchen sind die kleinen Labien zwischen den noch gering ausgebildeten großen Labien sichtbar. Die Klitoris ist relativ groß. Bei Knaben ist der Hodensack klein; die Hoden liegen eventuell zunächst noch im Leistenkanal und steigen erst innerhalb von 4 Wochen ab.

▪ Die *Organunreife* drückt sich um so mehr und um so leichter in der *Störanfälligkeit der Funktionen* aus, je kleiner das Neugeborene ist.

▪ **Wärmeregulierung.** Frühgeborene und pränatal Dystrophe neigen zur Unterkühlung und Überhitzung (Hypothermie, Hyperthermie). Meist schwankt die Temperatur zwischen 35,5 und 36,5 °C. Temperaturanstieg auf über 37 °C ist also schon bemerkenswert, desgleichen die Temperaturschwankung eines Tages über 2 °C. *Ursachen* für die Thermolabilität liegen in der Unreife des Wärmezentrums im Gehirn, in der relativ großen Körperoberfläche, in der mangelhaften Muskeltätigkeit, im geringen Fettpolster und in der ungenügenden Schweißabsonderung.

▪ **Atmung.** Die Atmung dieser Kinder ist rascher und oberflächlicher als beim reifen Neugeborenen. Die geringe Muskelkraft erlaubt nur kleine Exkursionen, schwache Hustenstöße und leises Schreien. Dazu sind die Alveolen der Lunge noch unreif, aus Surfactent-Mangel neigen sie immer wieder zum Kollabieren. Das elastische Gewebe und das Blutgefäßsystem der Lunge sind ungenügend entwickelt. Die Atemfrequenz liegt anfangs zwischen 40 und 60 pro Minute und sinkt bald auf 35 bis 45 pro Minute ab. *Höhere Zahlen* sind Hinweise auf Aspiration, mangelnde Entfaltung der Lunge (Atelektase), Aspirationspneumonie, Hirnblutung oder Azidose, später auch Zeichen der interstitiellen Pneumonie. Ein gleichmäßiger Atemrhythmus fehlt oft. Durch die Unreife des Atemzentrums kommt es leicht zu entwicklungsgeschichtlich niederen Atemformen, vor allem zur Cheyne-Stokes-Atmung; dies ist noch kein bedenkliches Zeichen. Neben den Störungen der Atemfrequenz sind auch *andere Zeichen der gestörten Atmung* zu nennen: die angestrengte Atmung mit Einziehungen, das Nasenflügelatmen, ein leises Stöhnen, gequälter Gesichtsausdruck und wechselnde Hautfarbe mit Zyanose. Am gefährlichsten sind die *Erstickungsanfälle* (apnoische Anfälle). Eine Gruppe von

Atemzügen wird von längerem Atemstillstand unterbrochen, es folgen einzelne kurze Atemzüge („Schnapper"), wobei der Kopf zurückgeworfen und der Mund geöffnet wird. Die Kinder durchlaufen dabei unter Zyanose oder Blässe die Stadien der blauen und blassen Asphyxie (s. Abschnitt 8.3), wenn sie keine Hilfe erhalten. Auch nach längerem Stillstand der Atmung (bis über eine Stunde!) kann das Herz immer noch schlagen, was bei den Bemühungen zur Wiederbelebung, aber auch bei der Toterklärung eines Frühgeborenen zu bedenken ist.

■ **Herzaktion.** Bradykardie, Puls unter 80/min. Tachykardie über 180/min.

■ **Nahrungsaufnahme.** Durch die Schwäche der Muskulatur und die Unreife der Nervenzentren sind Saug- und Schluckreflexe mangelhaft; sie können sogar fehlen. Damit ist eine Neigung zum Verschlucken und Erbrechen verständlich. Der Magen ist relativ klein. Die Enzymabsonderung im Magen-Darm-Weg ist noch mangelhaft. Die Kinder neigen zu Durchfällen.

■ **Wasser- und Salzhaushalt.** Frühgeborene neigen zur Hydrolabilität, zum Ödem genauso wie zu Gewichtsstürzen infolge Wasserverlust. Die bei Geburt häufig bestehenden Ödeme werden in den ersten Lebenstagen ausgeschwemmt. An ödematösen Hautstellen entstehen eventuell Sklerödeme, Gewebsbezirke mit erhöhter Konsistenz. In engem Zusammenhang damit steht die Labilität des Säure-Basen-Gleichgewichtes, die Neigung zu Azidose und zu Störungen im Elektrolythaushalt. Hier macht sich die Unreife der Niere bemerkbar. Anstieg der harnpflichtigen Substanzen im Blut ist oft mit geringer Harnausscheidung verknüpft.

■ **Weitere   Stoffwechselfunktionen.** Durch erhöhte Brüchigkeit der Blutkapillaren und Mangel an Prothrombin (*Vitamin-K-Mangel*) haben Frühgeborene eine besondere Bereitschaft zur Blutung in Haut, Schleimhäute und Gehirn. Unreife

Neugeborene neigen nach der Geburt zu niedrigen Blutzucker- und Blutkalziumwerten (*Hypoglykämie, Hypokalzämie*), wodurch Krämpfe entstehen können. Vitamin-D-Mangel bei hohem Wachstumsprogramm bewirkt eine besondere *Neigung zur Rachitis*. Der Mangel an Eisen führt regelmäßig zur *Anämie*. Die wenigen, von der Mutter übertragenen Abwehrstoffe (Immunkörper) verursachen eine hohe *Anfälligkeit für Infekte*. Die Unreife der Leber bedingt, daß der *Neugeborenenikterus* früh beginnt, größeres Ausmaß annimmt, später abklingt (Abb. 29, S. 99); daher kann Phototherapie einfach wegen Überladung des Körpers mit Bilirubin nötig sein, ohne daß eine Blutgruppenunverträglichkeit zwischen Mutter und Kind vorläge (Belastungsikterus).

■ **Prognose.** *Kinder mit einem Gewicht unter 400 g* sterben immer kurz nach der Geburt: Regelmäßige Atmung kommt nicht in Gang;

von 400 – 1000 g, was einer Schwangerschaftsdauer von 20 – 28 Wochen entspricht: Die Chance überleben zu können, steigt mit dem Geburtsgewicht (700 g: 25%; 850 g: 50%; 1000 g: 75%). Oft tritt also der Tod durch Ateminsuffizienz oder infolge Hirnblutung in Stunden bis wenigen Tagen ein;

von 1000 – 1500 g, was einer Schwangerschaftsdauer von 28 – 31 Wochen entspricht: Etwa 90% der Kinder könnnen unter günstigen Umständen aufgezogen werden;

von 1500 – 2000 g, was einer Schwangerschaftsdauer von 31 – 34 Wochen entspricht: ca. 90% der Frühgeborenen überleben. Viele Frühgeborene aus dieser Gruppe müssen die erste Zeit in Inkubatoren gehalten werden;

von 2000 – 2500 g, was einer Schwangerschaftsdauer von 34 – 36 Wochen entspricht: In dieser Größenklasse befinden sich etwa 60% der Frühgeborenen. Die Unreifezeichen sind zwar in dieser Gruppe noch deutlich, doch sind die Aufzuchtschwierigkeiten unter der nötigen Vorsicht und Sorgfalt nicht mehr so groß. 97% der Kinder können aufgezogen werden.

■ Der spätere Lebenswert entscheidet sich an *bleibenden Schäden,* die aufgrund der hohen Gefährdung dieser Kinder trotz intensivster und sorgfältigster Therapie prinzipiell unvermeidlich sind. Sie betragen zur Zeit zum Beispiel bei 1000-g-Kindern etwa 20%. Sie sind in ihrer relativen Häufung natürlich abhängig vom Unreifestand. Im einzelnen: Hörschäden (durch Hyperbilirubinämie, Hypoxie, eventuell Medikamententoxizität), Hirnschäden (durch Hypoxie, Hypothermie, Blutungen, Infektionen, Azidose, Hypoglykämie, Hyperbilirubinämie), Augenschäden (durch Hypoxie, andererseits retrolentale Fibroplasie durch hohes Sauerstoffangebot), Lungenschäden (durch Unreife, Dauerbeatmung, Infektionen).

■ Immer wieder stellt sich auf einer neonatologischen Intensivstation bei der Prämaturität, aus Organdefekten oder aus schlechtem Allgemeinbefinden die Frage, ob nun bei einem solchen Kind die biologische Grenze für eine wünschenswerte Lebenserhaltung erreicht ist und wie nun das weitere therapeutische Vorgehen bestimmt sein soll. Ehrlicherweise muß man die Frage nach einem **Therapieabbruch** auch hier stellen, obwohl man sie mit allgemeinen Richtlinien nicht beantworten kann: Zuviele Faktoren kommen im Einzelfall pro und kontra zusammen. Es hat sich, überschaut man die letzten Jahrzehnte, zweifellos die Grenze der Möglichkeiten immer mehr zu den unteren Frühgeborenengewichten verschoben und der therapeutische Optimismus genährt. Bei extremer Unreife oder bei einer schweren Fehlbildung ist es zweifellos leichter, eine Kreißsaalreanimation nicht durchzuführen, als eine einmal begonnene Beatmung abzubrechen. Keinesfalls darf es eine halbherzige Therapie und Pflege geben. Eine Entscheidung zum Therapieabbruch muß auch von den El-

tern mitgetragen werden, die sich dabei um so leichter tun, je mehr sie hautnah das Leiden und die Lebensunfähigkeit ihres Kindes in der Station miterleben mußten.

■ Eine günstige Prognose für die Aufzucht leitet sich zusammenfassend aus folgenden Zeichen ab: keine Mißbildungen, Geburtsgewicht über 1500 g, Fehlen von Zyanose, unauffällige Atmung, kein wesentlicher Ikterus, deutliches Reagieren auf äußere Reize, einwandfreier Schluckreflex, gute Trinkleistung, frühzeitige Normalisierung der Körpertemperatur.

9.3 Therapie und Pflege

Diese Kinder stellen hohe Anforderungen.

■ Die **pflegerischen Hauptsorgen** sind, sie warm zu halten (Wärmelampen, Inkubator, Wärmebett), in der Atmung wenn nötig zu unterstützen (Absaugen, Lagerung, assistierte Beatmung), vor Infektionen bei ihrer Immunschwäche zu bewahren, schrittweise aufbauend zu ernähren und sie ihrer körperlichen Zartheit entsprechend einfühlsam zu begleiten. Die Pflegetechnik verlangt bei der geringen Größenordnung, die hier herrscht, viel Geschick und Geduld. Die Kinder werden behutsam angefaßt, Wert und Notwendigkeit jeden Handgriffs ist überlegt *("minimal handling").*

■ Die *hygienischen Vorschriften* verlangen täglich gewechselte Berufskleidung. Tragen von Uhren und Schmuck ist nicht erlaubt. Die Pflegenden müssen infektfrei sein; bei Schnupfen ist Mundschutz zu tragen. Vor und nach jeder Versorgung eines Kindes ist gründliche Händedesinfektion unerläßlich.

■ **Mutter und Vater** werden so früh und so weit wie möglich in die Pflege einbezogen (Weiteres S. 37).

Die Behandlung und Pflege dieser frühgeborenen und untergewichtigen Kinder wird am besten abgeschirmt vom anderen Klinikbetrieb durchgeführt. Die Frühgeborenenstation ist ihrem Arbeitscharakter nach eine Intensivpflegestation und ausgestattet mit Inkubatoren, Wärmebetten, Beatmungsgeräten, Monitoren für Atmung und Herzfunktion, Säuren-Basen-Balance im Blut (pH) und Blutgaskonzentration (O_2, CO_2).

■ Eine **sorgfältige Beobachtung** erfaßt alle Besonderheiten frühzeitig, damit rasch sachgemäß gehandelt werden kann:
- jeden Wechsel des Verhaltens (Bewegungen, Schlaffheit, Muskelzittern, Krämpfe),
- jeden Wechsel der Hautbeschaffenheit (Zyanose, Blässe, Gelbsucht, Ödem, Turgorverlust),
- jede Änderung des Rhythmus und der Frequenz der Atmung, auch der Nebengeräusche und des mit der Atmung zusammenhängenden Verhaltens, sowie der Herzfrequenz,
- jede Veränderung der Körpertemperatur,
- pathologische Stühle, Erbrechen,
- Blutungen,
- noch unbekannte Fehlbildungen, z. B. Analatresie und Hernien.

■ Schon **im Kreißsaal** beginnt die besondere Betreuung durch ein Team der Kinderklinik: *Erstversorgung und geschützter Transport* (Transportinkubator, der angewärmt und mit Sauerstoffanlage, je nach Bedarf auch mit Monitoren und Beatmungsgerät ausgerüstet ist). Im Vordergrund besorgter Erstversorgung steht der *Wärmeerhalt,* damit das Kind nicht auskühlt: Arbeit unter Wärmelampen, Vermeiden von Zugluft, Abtrocknen durch und Einschlagen in vorgewärmte Tücher. Aus Mund, Rachen und Nase wird Fruchtwasser abgesaugt. Eventuell ist Sauerstoffgabe und Intubation nötig.

■ **Auf Station** werden die Kinder in einen Inkubator oder ins Wärmebett gebracht. Auf das erste Reinigungsbad wird verzichtet. Jedes Früh- oder Mangelgeborene bekommt *Vitamin K* oral oder injiziert.

■ **Behelfsmäßiger Transport im vorgewärmten Korb.** Bei unvorhergesehener Geburt und für einen schleunigen Transport wird ein Wäschekorb folgendermaßen vorbereitet: Der Korb wird mit einem Laken ausgeschlagen. Auf den Boden kommt eine gefaltete Decke, darüber Gummituch und Laken. In U-Form werden drei Wärmeflaschen (notfalls Flaschen mit abdichtenden Schraubverschlüssen) mit einer Wassertemperatur von 40–42 °C gelegt. Es kann das Frühgeborene auch auf eine Gummiwärmflasche von 40 °C gelagert werden. Auf einwandfreie Verschlüsse der Flaschen ist zu achten! Auch erwärmte Ziegelsteine können benützt werden; jedoch ist ihre Temperatur nicht so genau feststellbar. Das Frühgeborene wird gründlich abgetrocknet, mit Alufolie bis aufs Gesicht umwickelt und eventuell vorsichtig in Watte gepackt. Wenn vorhanden, wird darüber noch Babykleidung gezogen, ein Mützchen oder Kopftuch schützt den Kopf. Als Zudecke dient ein leichtes Daunenkissen. Für den Transport wird ein Laken über den Korb gespannt.

■ **Inkubatoren** von heute (*incubare,* lat., behütet liegen), im Volksmund *Brutkästen* genannt, haben eine über 100jährige medizinisch-technische Entwicklung hinter sich. Es sind Klimakammern, in denen Innenwärme, Sauerstoff- und Feuchtigkeitsgehalt der Luft genau eingestellt werden können. Die Gefahr einer Tröpfcheninfektion ist vermieden. Die Kinder liegen in ihnen zunächst nackt, nur mit einer Windel bekleidet. Der Pflegende kann durch die Plexiglashaube beobachten, er greift durch zwei verschließbare runde Öffnungen.

■ Die notwendige *Temperaturregulation* ist von der Wärmeproduktion des Kindes abhängig. Je untergewichtiger und unreifer es ist, um so mehr Inkubatorwärme muß hinzugefügt werden. Die Temperatureinstellung am Inkubator liegt in der Regel bei 30–32 °C. Die Hauttemperatur des Kindes soll mindestens bei 36 °C liegen. Bei befriedigender Entwicklung wird die Geräteheizung über Tage und Wochen unter zunehmender Bekleidung des Kindes langsam auf 28–29 °C reduziert, bis dann die Kinder im Wärmebett weiter gepflegt werden können. Die *Luftfeuchtigkeit* dient der Anfeuchtung der Atemluft, sie wird während der ersten Tage auf 80–90% eingestellt, später allmählich auf 50–60% reduziert, bei erhöhter Atemfrequenz aber wieder gesteigert.

Alle *Pflegeverrichtungen* (Körperpflege, Nahrungsverabreichung, Trockenlegen), auch Eingabe von Medikamenten, Blutentnahme, Injektionen, Infusionen, Blutaustausch, Beatmung, Röntgenaufnahmen sind in diesem Raum zu leisten. Wichtig bei der Pflege: keinen Puder irgendwelcher Art im Inkubator anwenden (Aspirationsgefahr). Normalerweise ist kein zusätzliches Eincremen der Haut mit Salbe, Lotionen oder Babyöl vonnöten. Im Zusammenhang mit den beiden Arbeitsöffnungen gilt das Prinzip, daß die Öffnung am Kopfende für das „Saubere", z. B. für saubere Windeln, die Öffnung am Fußende für das „Schmutzige", z. B. für benutzte Windeln, gedacht ist. Die Schwenktüren sind leise zu öffnen und zu schließen. Wird es nötig, das Kind aus dem Inkubator vorübergehend herauszunehmen, muß für Wärmeerhalt durch Wärmelampen gesorgt sein.

Leider ist es im Inkubator ziemlich laut (etwa 40 dcB), was hoffentlich bald technisch verbessert werden kann.

■ Die **Atmung der Frühgeborenen** ist vor allem anfangs durch die reichliche Schleim- und Wasseransammlung im Rachen gefährdet. Vorsichtiges Auswischen aus der Nase und Absaugen aus Mund und Rachen muß öfter wiederholt werden. Die Lage des Kindes soll alle 2–3 Stunden gewechselt werden, damit die Lungenbelüftung gleichmäßiger geschieht.

■ *Zur Behandlung des Atemnotsyndroms* S. 96 f und Abschnitt 73.2. Die Lungenunreife der Frühgeborenen (übrigens auch der Kinder diabetischer Mütter) hängt in erster Linie mit dem Mangel an einer oberflächenaktiven Substanz zusammen („*surfactant factor*"), die ein Kollabieren der Lungenalveolen in der Ausatmungsphase verhindert und die Ausdehnung der Alveolen in der Inspiration begünstigt. Faktormangel führt über Hypoxämie und Azidose zur Bildung von hyalinen Membranen (aus Fibrin), zu Atelektasen und damit zur Einschränkung der für den Gasaustausch zur Verfügung stehenden Lungenoberfläche *(Hyalinmembrankrankheit, Surfactant-Mangelsyndrom).* Deshalb wird den Frühgeborenen frühzeitig durch Beatmungsgeräte assistiert, entweder mit kontinuierlichem positiven Druck in den Luftwegen (Nasen-CPAP), mit kontinuierlicher Beatmung bei positivem endexpiratorischen Druck (PEEP) oder intermittierend (IMV).

Sauerstoff wird auch im Inkubator nur gegeben, wenn ihn das Kind benötigt. Kriterien sind graue, zyanotische Verfärbung der Haut, graues Munddreieck, mehr als 60 Atemzüge in der Minute, Azidose, niedriger Sauerstoffdruck im Blut (transkutane Messung durch Transoxode). Mit der Sauerstoffanreicherung geht man möglichst bald, aber dabei nur langsam (5–10 Vol% in 24 Stunden) wieder zurück. Nur so – und durch fortlaufende Kontrolle der Sauerstoffsättigung im Blut – ist die retrolentale Fibroplasie der Augen (s. Abschnitt 9.5) zu vermeiden.

Bei den bedrohlichen *Apnoezuständen* der Kinder kann innerhalb der Inkubatoren *mechanische Atemhilfe* geleistet werden (Thoraxkompression, Maskenbeatmung). Wird es nötig, die Kinder aus dem Gehäuse zu nehmen, soll man durch Wärmelampen Unterkühlungen vermeiden. Leichte Anfälle mit Atemstörungen bessern sich auch auf Beklopfen und Streichen über die Fußsohlen. In anhaltend bedrohlichen Zuständen muß künstliche Dauerbeatmung nach Intubation einsetzen.

■ **Ausschleusen aus dem Inkubator** kann nach Erreichen eines Körpergewichtes von 1800–2000 g nach langsamer Verminderung der Luftfeuchtigkeit und der Inkubatortemperatur vorgenommen werden, vorausgesetzt, daß die Vitalfunktionen stabil sind.

■ **Wärmebett-Pflege** ist von vornherein für Früh- oder Mangelgeborene über 2000 g oder für aus dem Inkubator ausgeschleuste Kinder vorgesehen. Auch hier kann Sauerstoff bei Bedarf unter der Abdeckplatte gegeben werden.

9.4   Ernährung

■ Kinder über 2000 g verfügen oft über genügend Kraft, **an der Mutterbrust oder aus der Flasche** zu trinken (Fütterversuche). Man gibt bei den kleinen Magenverhältnissen anfangs 8–12 Mahlzeiten, später 5–6. Während der Mahlzeiten soll man den Kindern Zeit lassen, jedoch 20 Minuten nicht überschreiten. Zwischendrin und anschließend müssen die Kinder gut aufstoßen. Warmes Einpacken während des Trinkens nicht vergessen!

■ Oft ist aber **Sondenernährung** nötig (Magensonde durch die Nase), wobei die aus Kunststoff (Polyäthylen) gefertigten Sonden 3–5 Tage liegenbleiben können. Vor dem Sondieren der Nahrung muß durch Aspiration geprüft werden, ob das Sondenende noch im Magen liegt. Nach einer solchen Mahlzeit ist Aufstoßenlassen nicht nötig, weil keine Luft mitsondiert werden darf. Technisches zum Legen und Pflegen einer Verweilsonde s. Abschnitt 73.4.

■ Im einzelnen ist die **Ernährungstechnik** aber vom Alter, von der Größen-/Gewichtsordnung und von eventuellen Zusatzproblemen der Frühgeborenen und untergewichtigen Mangelgeborenen abhängig. Fehlt der Schluck- und Saugreflex, leiden die Kinder an schwerer Anämie, Sepsis oder Atemnotsyndrom u. a. fällt schon deshalb die Entscheidung zur Infusionstherapie. Allenfalls kann Sondenernährung in kleinen Einzelportionen (8–24), eventuell auch über Tropfinfusion in die Magensonde zusätzlich in Betracht kommen. *Kinder unter 1500 g* brau-

chen zunächst immer parenterale Ernährung. *Bei 1500–2000 g Geburtsgewicht* kann man 2–3 Stunden nach der Geburt mit 5 ml 10%iger Traubenzuckerlösung beginnen und alle 2–3 Stunden mit 6–8 ml Detroneonat (einem Glukose-Oligosaccharid-Gemisch), ab dem 2. Tag mit adaptierter Milch, am besten Muttermilch in gleicher Menge fortfahren. *Bei Kindern über 2000 g* beginnt man mit 15 ml 10%iger Glukose oder Dextroneonat. Beim Nahrungsaufbau der ersten Tage hält man sich am besten als Bezugsgröße ans Gewicht. So empfiehlt sich am 1. Lebenstag 40 ml/kg Körpergewicht spezielle Frühgeborenenmilchnahrung (s. S. 491), am 2. Tag 60, am 3. Tag 80, am 4. Tag 100, am 5. Tag 120 ml/kgKG, ab der 2. Woche 150 ml/kgKG.

■ *Dystrophe Kinder* erhalten zusätzlich ein Oligosaccharidgemisch (z. B. Dextroneonat) ab dem 1. Lebenstag bis zum Erreichen einer täglichen Gewichtszunahme von mindestens 20 g über mehrere Tage. Folgende Tagesmengen: geboren unter der 32. Schwangerschaftswoche (SSW) 2 ml/kgKG, 32.–35. SSW 5 ml, 35.–38. SSW 10 ml, älter 20 ml/kgKG.

Um den 10. Lebenstag wird in dieser und weiterer Steigerung $1/6$ bis $1/5$ des Körpergewichts erreicht.

■ *Hypoallergene Milchnahrungen* (H.A.) sind für Frühgeborene nicht geeignet.

■ *Aufnahme von abgepumpter Muttermilch* ist sehr erwünscht. Die Brust sollte man vor dem Abpumpen sorgfältig reinigen, eventuell mit desinfizierenden Waschlösungen. Die ersten Muttermilchstrahle werden wegen bakterieller Kontamination verworfen. Die Milch wird steril abgepumpt, in sterile Flaschen gefüllt, im Kühlschrank bei $+4\,°C$ aufbewahrt und in einer Kühltasche 1–2mal täglich in die Klinik gebracht.

■ Die **intravenösen Infusionen** enthalten 5–10%ige Glukoselösung, zusätzlich den Erhaltungsbedarf an Elektrolyten, bei längerer Dauer werden sie durch Aminosäuren und Fettemulsionen angereichert.

■ An *Vitaminen* werden ab der 2. Woche Vitamin C, D und E gegeben, zusätzlich *Kalzium* und *Phosphat.* Jedes Frühgeborene leidet an einem *Eisenmangel,* daher ab 2. Lebensmonat Eisenpräparate.

■ Bei der **Entlassung eines Frühgeborenen** ist die Zeit der besonderen Risiken noch nicht vorbei. Daher sind die Eltern, vor allem die Mutter, sorgfältig und geduldig während des stationären Aufenthaltes sobald möglich in die Pflege einzuweisen und über alle möglichen Schwierigkeiten aufzuklären. Es ist verständlich, daß sich eine Mutter nicht recht zutraut, unter häuslichen Bedingungen das fortzusetzen, was eine erfahrene Schwester erreicht hat. Wichtig ist, auf die besondere Infektionsgefährdung des Frühgeborenen hinzuweisen. Gewöhnlich werden Frühgeborene mit einem Gewicht von 2800 g entlassen, wenn sie keine Krankheitszeichen aufweisen.

9.5 Krankheiten

■ Frühgeborene und Pränataldystrophe sind **Risikokinder.** In der Neugeborenenperiode sind sie besonders gefährdet durch **Störungen der Atmung** (s. Abschnitt 8.3), **schweren und verlängerten Ikterus** (s. Abschnitt 8.4) und **Infektionen,** vor allem Sepsis.

Bei älteren Frühgeborenen zeigt sich
■ die **Frühgeborenenanämie,** die teils durch Unreife des Knochenmarks (Hyporegeneration), teils durch Eisenmangel ausgelöst ist. Erhebliche Ausmaße mit niedrigen Hämoglobinkonzentrationen verlangen Transfusionen. Auf die Eisenbehandlung wurde schon hingewiesen,
■ die **Neigung zu Rachitis;** da sie ein höheres Wachstumsprogramm im 1. Lebensjahr haben, brauchen sie mehr D-Vitamin (s. S. 164).
■ Diese Kinder zeigen in den kommenden Lebensmonaten häufiger als ausgetragene, normalgewichtig geborene Kinder die Zeichen der **infantilen Zerebralparese** (s. Abschnitt 27.7). Schließlich ist noch an die **retrolentale Fibroplasie** zu denken. Hierbei bilden sich innerhalb 4–6 Wochen hinter der Linse, im Glaskörper des Auges, weißliche Membranen, die Erblindung verursachen. Auslösend wirkt übermäßiges Sauerstoffangebot im Inkubator. Seitdem man Sauerstoff nur bei Bedarf gibt und fortlaufend den Sauerstoffgehalt im Blut mißt, ist die retrolentale Fibroplasie fast verschwunden.

10 Notgeburtshilfe, Kreißsaal, Wochenpflege

■ Zur Ausbildung von Kinderkrankenschwester und -pfleger gehört auch die Tätigkeit auf einer Entbindungsstation, in der Kinderpflege des Neugeborenenzimmers und in der Wochenpflege der Mutter. Die Schwester braucht solche Erfahrungen insbesondere in der privaten Pflege im Haushalt. Oft wird die Kinderschwester schon vor der Geburt des Kindes engagiert, so daß sie die Vorbereitungen für die Geburt mitzutreffen hat.

10.1 Ende der Schwangerschaft

■ **Beschwerden der werdenden Mutter.** *Die Größe des wachsenden Kindes und das Tiefertreten des kindlichen Kopfes, schließlich bis auf den Beckenboden, wirkt sich als Druckbelastung, vor allem als „Druck nach unten"* mehr und mehr aus. Die Bewegungen der Mutter werden schwerfälliger, die Arbeit geht nicht mehr so leicht von der Hand. Nicht wenige Mütter spüren speziell Druckschmerz, manchmal heftig einschießenden plötzlichen Schmerz am Ischiasnerv mit der typischen Ausstrahlung an der Oberschenkelrückseite bis ins Knie.

Die Verdauungsorgane, Magen, Dünn- und Dickdarm werden räumlich bedrängt. Viele werdende Mütter haben deshalb gegen Ende der Schwangerschaft mit *Obstipation* zu tun. Täglicher, erleichterter Stuhlgang kann durch diätetische Hilfe wie Essen von Sauermilch, Joghurt, Äpfeln oder Feigen, eventuell Leinsamen oder Milchzucker erreicht werden. Medikamente sollten nur auf ärztliche Anordnung genommen werden. Heftige Abführmaßnahmen führen zu Durchfällen und eventuell zur vorzeitigen Wehenauslösung.

Die hormonell bedingte Auflockerung der Venenwände, die mechanische Abflußstörung durch das wachsende Kind und die Obstipation führen bei fast allen Frauen zu *Venenerweiterungen* (Varizen) im Bereich der Beine, der Vulva und zu schmerzhaften, manchmal äußerst lästigen *Hämorrhoiden*. Linderung bringen Kamillensitzbäder oder Waschungen mit Kamillenlösung, besonders nach dem Stuhlgang. Auf ärztli-

che Anordnung werden diese Maßnahmen durch Salben und Zäpfchen unterstützt.

■ **Pflege der Brust.** Die Brustdrüse nimmt am Ende der Schwangerschaft erheblich an Volumen zu. Oftmals beginnt schon im 8. Monat eine Milchsekretion (Vormilch). Aufsaugende Spezialeinlagen oder Watte werden in den Büstenhalter eingelegt, damit sich keine Verkrustungen und Hautreizungen bilden. Zur Hautpflege des Warzenhofes und der Mamille sollen kalte Waschungen und leichte Massage mit einem Hautöl durchgeführt werden und so die Brust auf das Stillen vorbereitet sein. Bei Hohl- oder Flachwarzen können sich Brustwarzenformer bewähren: Durch Druck auf den Warzenhof werden die Brustwarzen herausgedrückt. Sie werden während der letzten Schwangerschaftswochen getragen.

■ Der **Koffer für das Krankenhaus** sollte ab dem 7. Monat für die Klinikentbindung gepackt sein mit Wäsche für Mutter und Kind sowie den nötigen Papieren (Tab. 7).

■ **Zeitpunkt der Fahrt ins Krankenhaus.** Oft werden einige Tage vor dem errechneten Geburtstermin die lebhaften Kindsbewegungen wegen der Raumenge im Uterus spärlicher, ohne daß sich deshalb die Mutter beunruhigen muß. Sollten diese aber plötzlich ganz aufhören, wäre dies ein Signal, den Arzt sofort aufzusuchen.

Manchmal kommt es schon vor Einsetzen einer Wehentätigkeit zum Platzen der Fruchtblase und *Abgang des Fruchtwassers*. Die Mutter soll sich ruhig hinlegen und Vorlagen benutzen. Indem das Fruchtwasser abfließt, tritt der kindliche Kopf tiefer ins Becken hinein; so wird der Geburtskanal wieder abgedichtet, weiterer Abfluß des Fruchtwassers hört auf. Fast immer treten nun bald Wehen ein. Fruchtwasserabgang wäre also ein weiterer Grund, die Krankenhausaufnahme mit dem Arzt akut zu besprechen.

Die *baldige Geburt* kündigt sich an, wenn die gelegentlich auftretenden kurzen Schwangerschaftswehen regelmäßiger werden und schließlich in kürzeren Abständen (10 bis 20 Minuten) kommen. Dann ist es Zeit, die Fahrt ins Krankenhaus anzutreten, bei Mehrgebärenden manchmal sogar höchste Zeit.

Beginnt die Geburt 10 bis 14 Tage nach dem errechneten Termin noch nicht, spricht man von einer **Übertragung**. Bei Gefahr für das Kind leitet der Arzt die Geburt medikamentös ein.

Tabelle **7**   **Inhalt des Koffers für die Entbindungsklinik**

Für die Mutter:

Morgenrock	Gesichtswaschlappen
Hausschuhe, Strümpfe	Körperwaschlappen
3 – 4 kochfeste Nachthemden	Brustwaschlappen
(vorn zum Öffnen)	desodorierende Seife, Desodorans-Spray
leichtes Bettjäckchen	Zahnpasta, Zahnbürste, Shampoo
8 – 12 kochfeste Schlüpfer	Nagelfeile und -schere
weiche Monatsbinden	die gewohnten Kosmetika
2 Stillbüstenhalter mit Einlagen	

Für das Kind:

1 Wolldecke	1 Nabelbinde
1 Hemdchen	4 Windeln
1 Jäckchen	Strampelhose
1 Mützchen	

An Papieren:

Mütterpaß	Heiratsurkunde (Geburtsurkunde)
Personalausweis	Kostenübernahmeschein der Krankenkasse
Familienstammbuch	oder einen Kostenvorschuß

10.2 Unerwartet eintretende Geburt: Notgeburt

■ Auch in einer so verhältnismäßig schwierigen Situation soll eine Kinderkrankenschwester sinnvolle Hilfe leisten können. Es soll sie und die Mutter prinzipiell beruhigen, daß die Geburt als ein natürlicher Vorgang auch jetzt ganz „spontan" ablaufen kann, ohne Gefährdung für Mutter und Kind. *Beruhigung steht also an erster Stelle des Handelns!* Die Gebärende wird auf frisch gebügelte Wäsche flach hingelegt, der Unterkörper entkleidet. Ist das Kind geboren, wird es in Seitenlache flach auf den Bauch der Mutter gelegt, daß es entspannen kann und Schleim und Reste des Fruchtwassers noch aus Mund und Nase fließen können. Hier hat es einen warmen Platz, der auch noch günstigerweise auf einem Transport beibehalten werden könnte. Auskühlung wäre eine große Gefahr für das Neugeborene. Der Kopf des Kindes liegt nach der Seite gewandt. Ist die Ankunft der Hebamme oder des Arztes bald zu erwarten, kann diesen das Abnabeln überlassen werden. Sonst legt die Schwester zwei Bändchen (die durch Auskochen oder Bügeln sterilisiert sein sollten) etwa 8 cm von der Haut entfernt im Abstand von 5 cm um die Nabelschnur fest herum und durchtrennt die Nabelschnur dazwischen mit einer (ausgekochten) Schere.

■ Sollte das Kind geschädigt wirken, das *Bild der blassen oder blauen Asphyxie* zeigen, wird zunächst versucht, durch rhythmisches Zusammenpressen des Brustkorbes (20- bis 25mal pro Minute) die Atmung in Gang zu bringen. Noch besser ist die Mund-zu-Mund-Beatmung. Um so dringlicher ist es aber nun, für schnelle ärztliche Hilfe am Geburtsort oder – noch besser –schnellen Transport ins Krankenhaus zu sorgen. Zur Ausstattung des Transportkorbes s. S. 116. Belebungsmaßnahmen müßten auch auf dem Transport fortgesetzt werden.

■ Auch das *Ausstoßen des Mutterkuchens* (Plazenta) überläßt man am besten den natürlichen Kräften. Der Mutterkuchen wird für den Arzt aufgehoben und eventuell ins Krankenhaus mitgenommen, damit der Arzt sicher sein kann, daß der gesamte Mutterkuchen aus dem Uterus entfernt ist.

10.3 Tätigkeit im Kreißsaal

■ Falls eine Schwester oder ein Pfleger im Kreißsaal tätig sind, werden sie dies unter der Leitung des Geburtshelfers und/oder der Hebamme sein.

Tabelle 8 Vorbereitungen im Kreißsaal für die Geburt eines eventuell asphyktischen Kindes

Wärmelampe, warme Tücher, Metallfolie, Wärmebett bereithalten

Zum Freimachen der Atemwege, zur Atemspende:
Intubationsbesteck mit geradem Spatel. Batterie überprüfen!
Tubi verschiedener Größe von 2,0 bis 3,5 mm Durchmesser, Faßzange. Auf Wunsch des Arztes eventuell dünner Führungsdraht
Absaugschläuche verschiedener Dicke
Mundabsauggerät, elektrisches Absauggerät
Respirator, Sauerstoffflasche (schon offen! Druckkontrolle!)

Zum Legen des Nabelvenenkatheters:
Sterile Tücher, Lochtuch (etwa 6 cm Durchmesser)
Klemmen, spitze Schere, große Schere, Sonde, sterile Venenkatheter (weich, Innendurchmesser 1,0–1,5 mm)

Medikamente:
5%ige Glukoselösung, physiologische Kochsalzlösung, 5%iges Humanalbumin
8,4%ige Natriumbikarbonatlösung, Liquemin
Suprarenin (Adrenalin 1 : 10 000), Atropin, Kalziumglukonat, Serumkonserve, Lorfan
Spritzen, Kanülen, Ampullensäge
Gute Kennzeichnung der Spritze, falls Medikamente aufgezogen bereitgehalten werden!

Einzelne Aufgaben können ihr selbständig übertragen werden, so die Vorbereitung einer instrumentellen oder medikamentösen Hilfe für ein asphyktisch geborenes Kind (s. Tab. 8).

10.4 Einige geburtshilfliche Begriffe

Die Schwester oder der Pfleger sollte über einige geburtshilfliche Begriffe gut orientiert sein, weil diese im Gespräch mit der Mutter immer wieder eine Rolle spielen.
■ **Vakuumextraktion.** Zur Erleichterung der spontanen Geburt (zum Beispiel bei Wehenschwäche) wird eine Saugglocke am Schädel des Kindes angelegt und stetig daran gezogen. Die schon üblicherweise gegebene Geburtsgeschwulst (Caput succedaneum) verstärkt sich noch, bildet sich aber fast immer ohne Folgen schnell zurück. Durch Blutungen in das Gewebe kann ein Kephalhämatom entstehen.
■ **Zangenentbindung** („Forceps" = Zange) ist eine Form der operativen Entbindung, wobei bei der Mutter die Schmerzempfindung durch Narkose oder Lumbalanästhesie ausgeschaltet wird.

Der Kopf des Kindes wird durch die breiten Blätter der Zange vorsichtig umfaßt und herausgezogen (extrahiert).
■ **Kaiserschnitt (Sectio caesarea).** Die abdominelle Schnittentbindung wird durchgeführt, wenn ein Mißverhältnis zwischen kindlichem Kopf und Becken der Mutter zu vermuten ist, eine anormale Lage des Kindes vorliegt (zum Beispiel Querlage) oder ein anderes Hindernis eine Geburt auf natürlichem Wege erschwert.
■ **Kardiotokographie.** Aufzeichnung der kindlichen Herztöne während der Geburt. Verlangsamung der Herzaktion nennt man Dezeleration.

10.5 Wochenpflege

■ Wochenpflege gehört zur schönsten Tätigkeit einer Kinderkrankenschwester oder eines -pflegers, weil sie an der Freude der Mutter und der Familie nach der glücklichen Geburt teilnehmen können. Schwierigkeiten sind in der Pflege der Mutter zu erwarten, falls die Geburt für sie sehr belastend war, falls sie unerfahren und unvernünftig ist und falls das Kind durch die Geburt geschädigt, durch Unreife lebensschwach oder durch angeborene Organstörungen (Fehlbildungen, vor allem des Herzens, der Mundhöhle oder des Verdauungsweges) erkrankt ist. In der privaten Pflege bestimmt dann das sachverständige Urteil der Schwester wesentlich mit, wann ein Kinderarzt zugezogen werden muß.

■ **Rooming-in von Mutter und Kind.** Es ist ein verständlicher Wunsch einer Mutter, nach der Geburt das Kind nun so nahe wie möglich, vielleicht im eigenen Zimmer mitzuhaben. Bei Hausentbindungen ist dem leicht zu entsprechen, obwohl auch dort manche ruhebedürftige Mutter durch ein unruhiges Kind gestört sein kann. Der Gedanke, Mutter und Kind in einem Krankenhauszimmer zusammen zu pflegen, ist aus psychologischen Gründen jeder Förderung wert. Durch einen ständigen Kontakt von Mutter und Kind und dem besuchenden Vater schon vom ersten Lebenstag ab wird die „Geburt der Familie" in schönster Form unterstützt. Es müssen aber auch einige Schwierigkeiten für die uneingeschränkte Rooming-in-Methode bewußtgemacht werden: schwierige Beobachtung kranker Kinder, die Beobachtung durch die Mutter könnte oft nicht ausreichen; zu wenig Ruhe für eine durch die Geburt stark belastete Mutter. Drei Formen des Rooming-in sind zu unterscheiden: Beim *unbeschränkten Rooming-in* bleiben Mutter und Kind in einem Zimmer bis zur Entlassung zusammen. Beim *eingeschränkten Rooming-in* bleiben die Kinder tagsüber bei der Mutter, nachts werden sie in das Säuglingszimmer gefahren. Im *Compartmentsystem* grenzen die Zimmer der Mütter und der Säuglinge aneinander. Die Mutter kann zu ihrem Kind gehen, wann sie es wünscht. In manchen Kliniken ist in die Zwischenwand ein großes Fenster gesetzt, das optischen und (durch Öffnen) auch akustischen Kontakt ermöglicht; Besuchern wird das Kind dann durch die Scheibe gezeigt.
■ Wie auch in den einzelnen Krankenhäusern die Möglichkeiten gegeben sind, die Pflegenden sollten als Hilfen für einen intensiven und ungetrübten Mutter-Kind-Kontakt geben. Sie sollten die *Mutter anleiten und beraten, das Stillen fördern, die Pflege lehren* und über Untersu-

chungsergebnisse (zum Beispiel des Kinderarztes) *orientieren.* In diese **„familienbildende Hilfe"** sind Vater, Geschwister und andere Familienangehörige wie die Großeltern des Neugeborenen einzubeziehen.

■ **Abheilung der Geburtsfolgen bei der Mutter.** Dammrisse oder Schnittwunden an Damm und Scheide heilen meist überraschend schnell. Fäden werden in der Regel am 6. Wochenbettag gezogen. Die Abheilung der Uterusinnenfläche dauert 3–5 Wochen; so lange besteht der zunächst blutige, dann eitrig-seröse Wochenfluß (= die *Lochien*). Eine Infektion mit der Gefahr des *Wochenbettfiebers* gilt es zu vermeiden durch peinliche Sauberkeit (häufiges Wechseln der Wäsche und der Vorlagen) und durch sorgfältige Körperpflege (täglich mehrmaliges Berieseln des äußeren Genitales mit einer Desinfektionslösung).

Obstipation macht auch jetzt vielen Müttern zu schaffen, begründet durch die ruhige Bettlage, die Schlaffheit der Bauchdecke und die Schmerzen im Dammbereich. Hilfen: Abführmittel, Körperbewegung durch Aufstehen und Gymnastik.

Bei normalem Wochenbettverlauf kann die Mutter zu den kleinen persönlichen Verrichtungen der Körperpflege vom 1. Tag an aufstehen. Vom 2. Tag an wird auch mit Gymnastik begonnen. Eine einfache Übung zur Straffung der Bauchmuskulatur: Aufrichten aus der flachen Rückenlage ohne Stützhilfe der Hände, etwa 10mal hintereinander. Die gewohnte Arbeit im Haushalt kann etwa vom 7. bis 12. Tag an wieder aufgenommen werden. Die zusätzliche, recht zeitraubende Bemühung um den neuen Erdenbürger verlangt gerade für die Anfangszeit eine gute Arbeitseinteilung.

10.6 Stillen

Vorzüge der Muttermilch und Biologie der Brustdrüsentätigkeit sowie Zusammensetzung der Muttermilch s. Abschnitt 11.3.
■ **Stilltechnik.** Sogleich nach der Geburt, noch im Kreißsaal, wird das Neugeborene erstmals an beiden Brüsten angelegt, dann in 3- bis 4stündigen Intervallen. Durch frühes und häufiges Anlegen kommt die Milchsekretion besser in Gang. Reicht die Milch nicht aus, werden ab 6 Stunden nach der Geburt in 4stündi-

gen Intervallen 10–15 ml dünnen Tees oder abgekochten Wassers mit 10%igem Traubenzucker oder ein Präparat wie Dextroneonat gegeben, am besten mit dem Löffel gefüttert, keinesfalls Milchnahrung.

■ Das Stillen gelingt dann richtig, wenn es für Kind und Mutter eine angenehme Tätigkeit ist: Die Mutter braucht Ruhe. Zu Hause soll sie möglichst in einem Zimmer allein sein. Im Krankenhaus wird der Besuch gebeten, sich zu verabschieden. Vor dem Anlegen wäscht die Mutter die Hände. Die Brust wird mit abgekochtem lauwarmen Wasser abgewaschen und mit Tupfern gesäubert. Im Bett stillt sie am besten in halber Seitenlage (Abb. 35). Sonst sitzt sie bequem auf einem niedrigen Stuhl (Abb. 36), indem sie das Kind in einem Arm hält, der wiederum von den Oberschenkeln gestützt wird. Bei den im Haushalt üblichen Stühlen muß man also noch einen Fußschemel benutzen. Das Kind umfaßt mit Lippen und Kiefer die Brustwarze und den Warzenhof. Die freie

Hand der Mutter drängt dabei die Brust etwas von der Nase des Kindes ab, um die Atmung frei zu ermöglichen.

■ Ein starres *Stillschema* sollte man nicht anstreben *(„ad-libitum-Fütterung")*. Im allgemeinen äußert das Kind seinen Hunger alle 3–4 Stunden. Es soll aus beiden Brustseiten trinken, im Wechsel links und rechts beginnend. Die Einzelmahlzeit soll nicht länger als 20 Minuten dauern; tatsächlich wird von einem gesunden Säugling schon in den ersten 5 Minuten über 80% der Gesamtmenge getrunken. Dieses Intervall ist günstig, um die vollständige Entleerung des Magens bis zur nächsten Mahlzeit zu sichern, das Sättigungsgefühl auf einen relativ großen Tagesbereich auszudehnen und dabei der Mutter möglichst bald eine zusammenhängende Nachtruhe von 8 Stunden zu gewähren.

Solange das Kind einen zufriedenen Eindruck macht und wöchentlich 150–200 g zunimmt, besteht auch bei sehr unterschiedlichen Einzelmahlzeitmengen kein Grund zur Besorgnis. Zur Einzelmen-

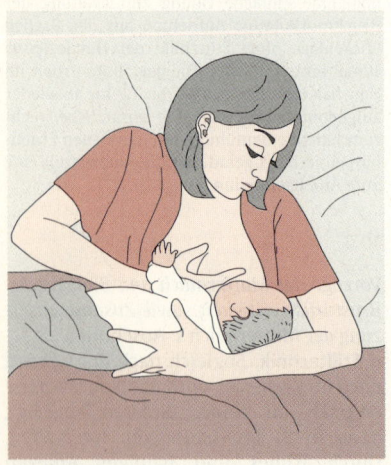

Abb. **35** Stillen im Bett. Mutter in halber Seitenlage.

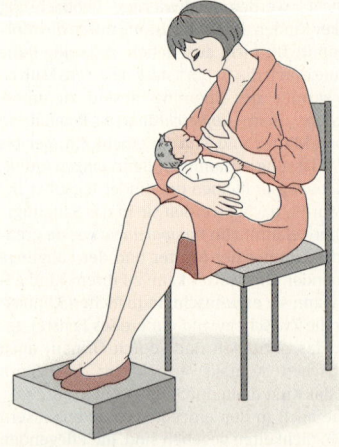

Abb. **36** Stillen im Sitzen. Wichtig die steile, dem Rücken angepaßte Lehne und die Unterstützung der Beine.

genbestimmung wird der Säugling vor und nach einer Mahlzeit in denselben Kleidern und Windeln gewogen (Stillprobe; mehr dazu S. 127). Die *Trinkmenge* pro Mahlzeit sollte in den ersten Tagen, von Tag zu Tag ansteigend,

10 – 15 g × (Zahl der Lebenstage – 1)

betragen. Die Tagesmenge wächst dann zunächst von Tag zu Tag, wie in Abschnitt 11.3 näher ausgeführt wird. Die durchschnittlichen Trinkmengen eines gestillten Kindes entsprechen denen eines auf künstliche Ernährung eingestellten Kindes.

Viele Kinder schlafen in den ersten 4 – 6 Wochen nachts nicht durch, da sie noch keinen unterschiedlichen Tag-Nacht-Rhythmus haben, auf ein gleichmäßiges Zeitintervall der Mahlzeiten eingestellt sind und ihr Schlafen sehr vom Sättigungsgefühl abhängig ist. Keinesfalls soll man die Kinder nachts längere Zeit schreien lassen, sondern sie mit Tee, besser mit einer Milchmahlzeit füttern (zur Erleichterung: anschließendes Trockenlegen ist nicht unbedingt erforderlich). Solange die Mutter stillt, ist dies technisch einfach. Dieses Vorgehen ist auch deshalb besser, da ohne Füttern die Nachtruhe der Mutter (der Familie und Nachbarn) noch mehr gestört wäre. Die Sorge, daß ein nächtlich gefüttertes Kind erst später, als wenn man es schreien ließe, die Nächte durchschläft, ist auf Grund vergleichender Untersuchung nicht begründet.

■ Bei untergewichtigen und schwächlichen Kindern wird die Nachtruhe der Mutter schon deshalb unterbrochen, da man 6 – 8mal anlegen muß.

■ Nach der Mahlzeit müssen die Kinder gründlich aufstoßen (3mal). Da ein Säugling gleichzeitig trinken und atmen kann, wird Luft mitgeschluckt. Hastig trinkende Kinder verschlucken besonders viel Luft, so daß sie auch während der Mahlzeiten aufstoßen sollten. Anschließend werden die Kinder auf die rechte Seite gelegt, was

die Entleerung des Magens erleichtert und bei Speien oder Erbrechen ein Fehlschlucken der Nahrung (Aspirieren) vermeiden hilft.

■ Kommt die Milchproduktion nur langsam in Gang, sollte man die fehlende Flüssigkeitsmenge mit traubenzuckerhaltigem Tee ersetzen, weiterhin aber durch regelmäßiges Anlegen versuchen, die Brusttätigkeit zu fördern. Bei Erfolglosigkeit dieser Bemühungen muß dann bei jeder Mahlzeit die fehlende Milchmenge aus der Flasche gegeben werden *(Zusatzernährung, Zwiemilchernährung)*.

■ Hat ein Säugling vor dem ausreichenden Stillen durch die Mutter zunächst einige Mahlzeiten einer Kuhmilchmischung erhalten, kann sich möglicherweise damit schon eine Auseinandersetzung im Sinne der **Kuhmilchallergie** entwickelt haben. Diese Tatsache würde sich später unter mehr oder weniger heftigen Symptomen auswirken können (Exanthem, Erbrechen, Kreislaufschock), wenn eines Tages auf die Kuhmilch übergegangen wird. Deshalb sollte eine Mutter – vor allem in einer *Familie mit Allergiesorgen* – möglichst 6 Monate stillen und dann vorsichtig einen Übergang auf die Kuhmilchmischung erproben: Zunächst gibt sie einen Tropfen Kuhmilch auf die Innenseite des Unterarmes und prüft, ob Hautrötung erscheint. Bleibt die Rötung aus, gibt sie einen Tropfen Milch in den Mund. Ist auch diese Probe einwandfrei, steigert sie langsam in die altersgemäße Milchmenge. In jedem anderen Falle hat sie sich genau mit ihrem Kinderarzt zu besprechen, der dann sicher eine *hypoallergene Nahrung* empfiehlt. Bei einer solchen Nahrungsmittelallergieform muß auch mit einer Allergieentwicklung durch einige andere Nahrungsmittel gerechnet werden (gegen Nüsse, Ei u. a.). Diese Form der *alimentären Allergie* bildet sich nach den ersten 3 Lebensjahren wieder zurück, so daß dann kleine Mengen von Milch ohne besondere Auswirkung gegeben werden können.

■ **Zwiemilchernährung:** Man spricht von Zwiemilchernährung, wenn neben der natürlichen Ernährung (Muttermilch, Ammenmilch) noch eine Kuhmilchmischung verfüttert wird. Heute bevorzugt man dabei sog. *hypoallergene Milchmischungen oder überhaupt milcheiweißfreie Nahrungen*, unbedingt dann, wenn in der Familie eines Elternteiles oder bei einem Geschwister eine Allergie bekannt ist. Zur Technik zwei Möglichkeiten:

1. Das Kind wird bei jeder Mahlzeit zunächst gestillt und die fehlende Milchmenge anschließend aus der Flasche gefüttert. Man wählt diesen Weg bei Hypogalaktie. Dadurch gelingt es am besten, die gegebene Leistungsmöglichkeit der Brust auszunützen (Zusatzernährung).

2. Die Mutter gibt mehrere Mahlzeiten des Tages aus der Brust. Die restlichen Mahlzeiten wird das Kind ausschließlich mit Kuhmilch ernährt. Diese Notwendigkeit, so zu handeln, ergibt sich z. B. bei Berufstätigkeit der Mutter. Leider läßt sich, wenn die Mutter nur 3mal (z. B. 7 Uhr, 18 Uhr, 22 Uhr) oder weniger stillt, die Milchsekretion nicht auf der alten Höhe halten.

■ **Brustpflege bei der Mutter:** Bei jeder Mahlzeit werden beide Brüste gereicht, mit wechselnder Seite beginnend. Enthält die Brust mehr Milch als ein gutgedeihender Säugling pro Mahlzeit austrinken kann, soll die restliche Milch abgedrückt oder abgepumpt werden (Technik siehe unten). Nach dem Stillen entfernt man Milchreste und legt einen sterilen Tupfer („Stilleinlage") mit einem antiseptischen Puder auf die Brustwarzen. Ein Brusttuch (Windel), das in den vorn zu öffnenden Stillbüstenhalter eingelegt wird, nimmt die zwischen den Mahlzeiten eventuell austretende Milch auf.

■ **Abpumpen und Abdrücken der Muttermilch.** Größte Sauberkeit der Brust, der Hände und der Gefäße ist oberstes Gebot. Am einfachsten (allerdings nicht am ergiebigsten) ist die Benützung einer *Milchpumpe* aus Glas. Der Ball muß oben stehen, damit keine Milch in ihn eindringen (Abb. 37). Das *Abdrücken* der Brust geschieht entweder durch die Frau selbst oder eine Helferin. Die Brust wird mit 4 Fingern von unten her gefaßt (eine Hilfsperson würde also hinter der Frau stehen) und der oben liegende Daumen drückt aus den einzelnen Abschnitten der Drüse die Milch in eine Schale oder in einen Trichter. Die Haut der Brust muß gut eingefettet sein. Knoten weisen auf einen Milchstau (Entzündungsgefahr).

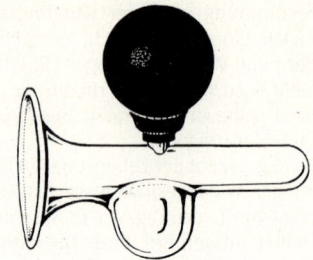

Abb. **37**   Milchpumpe. Es gibt auch andere Glasformen, neben diesem per Hand betriebenen Typ auch elektrische Pumpen.

■ **Mastitis, Brustdrüsenentzündung** entsteht durch Schmierinfektion mit Bakterien, meist mit Staphylokokken. Sie wird gefördert durch falsche Brustpflege und Stilltechnik (Rhagadenbildung, Milchstauung). Die Mutter klagt zunächst über Schmerzen in der Brust und bekommt dann Fieber. Die betroffene Brustseite zeigt umschriebene Rötung, Hitze der Haut und heftigen Druckschmerz. Gelingt es nicht, durch Hochbinden und Ruhigstellung der Brust (nicht mehr anlegen!), durch kühlende Umschläge und Antibiotika die Entzündung zurückzubilden, kommt es zur eitrigen Gewebseinschmelzung (Abszeß); dann ist oft eine Inzision zur Eiterentleerung nötig.

■ **Stillhindernisse:** Wenigstens in den ersten Lebenswochen sollte jedes Kind gestillt werden, und bei ernstlichem Willen und geschickter Beratung könnten etwa 90% der Mütter ihre Kinder die ersten 4 Wochen hindurch an der Brust ernähren. Die Schwester soll alle Hilfen dazu geben. Sie soll sich aber hüten, allzuviel Druck auf eine Mutter auszuüben, daß sich etwa der Gedanke bei dieser festsetzen müßte, nur durch Stillen könnte man eine gute Mutter sein. Eine solche Gedankenkombination wäre ganz und gar nicht berechtigt. Bei Neugeborenen, die adoptiert werden sollen, darf das Stillen nicht begonnen werden.

▪ **Stillhindernisse auf seiten der Mutter** sind:
Milchmangel, Hypogalaktie.
Rhagaden (Schrunden) an der Brustwarze oder auch nur eine Überempfindlichkeit der Warze. Mit Anästhesin-Salbe, die 10 Minuten vor dem Anlegen aufgetragen, dann wieder abgetupft

wird, läßt sich der Schmerz dämpfen. Brustwarzenformer, wie sie im Handel sind (Medela) können auch Schutz für die verletzten Brustwarzen bringen.

Beginnende Mastitis. Bei gleichzeitiger Behandlung mit Antibiotika und feuchter Wärme sollte die Milch abgepumpt werden. Nach Abkochen kann sie mit der Flasche gefüttert werden.

Schlecht ausgebildete Brustwarzen (Hohl- oder Flachwarzen), die aber nur selten unüberwindliche Hindernisse darstellen, da die Kinder die ganze Kuppe der Brust in den Mund nehmen oder mit aufgesetzten Brusthütchen („Infantibus") oder Saugtellern aus Glas mit Gummisauger Hilfe erhalten können. Sonst Abpumpen und mit Flasche füttern!

■ Ein **Stillverbot** begründen folgende schwere Erkrankungen der Mutter:

Herzklappenfehler mit Herzmuskelschwäche, Geisteskrankheit (wegen Gefährdung des Kindes), *schwere Stoffwechselkrankheiten* wie Hyperthyreose und schlecht eingestellter Diabetes mellitus, Karzinome und schwere Blutkrankheiten, *Infektionskrankheiten* wie Typhus, Keuchhusten, Diphtherie, Sepsis, AIDS (HIV-Infektion) und Tuberkulose. Bei vielen Organ- und bei allen Geisteskrankheiten könnte abgepumpte Milch gefüttert werden, was aus psychologischen Gründen sehr zu bedenken wäre.

■ **Ein Stillverbot begründen nicht:**

Lues der Mutter, da auch das Kind immer infiziert ist,

Epilepsie und Psychose der Mutter, solange eine zweite Person beim Stillen sicherheitshalber anwesend sein kann,

grippale Infekte der Mutter, wenn sich die Mutter durch ein Mundtuch schützt,

Erythroblastose des Kindes, da sich Antikörper praktisch nur im Kolostrum befinden und schon beim einige Tage alten Kind alle Eiweißkörper nur chemisch aufgespalten resorbiert werden,

erneute Schwangerschaft der Mutter, solange das Stillen keine übermäßige Belastung der Mutter bedeutet,

Berufstätigkeit der Mutter, da die Möglichkeit zur Zwiemilchernährung besteht.

■ Als **Stillhindernisse auf seiten des Kindes** kommen in Frage:

Fehlbildungen der Speise- oder Luftwege wie Lippen-Kiefer-Spaltbildungen, Choanalstenose. Kinder mit Spaltbildungen können in der Regel aus Brust oder Flasche dennoch gut trinken;

eventuell muß mit dem Löffel oder über die Sonde gefüttert werden. Eine beiderseitige Choanalatresie muß sofort operiert werden.

Verdacht oder Nachweis von Stoffwechselkrankheiten, so Galaktosämie und Laktoseintoleranz, da hierbei Bestandteile der Muttermilch als schädlich anzusehen sind. Bei Phenylketonurie kann gestillt werden.

Trinkschwäche, so bei frühgeborenen und pränatal dystrophen Kindern, bei Kindern mit Herzfehlern, mit schweren Infekten, Atemnotsyndrom oder Hirnschädigung. Die Ernährung erfolgt in 8–10 kleinen Mahlzeiten über die Verweilsonde.

Schnupfen der Säuglinge, er kann aber fast immer mit reinigender 0,9%-Kochsalz-Lösung oder abschwellenden Nasentropfen (z.B. Otriven für Säuglinge) als Hindernis beseitigt werden.

Große Schwierigkeiten machen mitunter *neuropathische Säuglinge,* die vor den Mahlzeiten heftig schreien, dann hastig trinken, dabei aber nicht lange durchhalten und viel Luft schlucken. Spucken, Erbrechen, langes Schreien zwischen den Mahlzeiten und Gewichtsstillstand sind die Folge. Oft hilft dann betont ruhige und gleichmäßige Pflege, unterstützt durch leichte medikamentöse Sedierung.

■ **Stillprobe.** Besteht Unklarheit darüber, ob ein Kind schlecht trinkt oder die Mutterbrust zu wenig hergibt, wird die Stillprobe durchgeführt. Das Kind wird vor und nach der Mahlzeit in denselben Kleidern und Windeln gewogen. Hat ein Kind nach 20 Minuten nicht ausreichend Nahrung aufgenommen und enthält die Brust noch abdrückbare Milch, liegt das Defizit an der Saugschwäche oder Trinkfaulheit des Kindes. Diese Beurteilung läßt sich sichern, wenn man nach Beginn des Stillens jeweils nach 5, 10 und nach 15 Minuten nachwiegt. Bei Trinkschwäche trinkt das Kind in jedem Zeitraum nur wenig und die Brust bleibt gefüllt. Bei schlechtgehender Brust (Hypogalaktie) hat das Kind in den ersten 5 Minuten fast alles, in den späteren 10 Minuten nur noch sehr wenig getrunken. Die Brust ist leer, die Gesamtmenge der Mahlzeit gering und das Kind unzufrieden.

■ **Abstillen.** Wenn möglich, sollte etwa bis zum 6. Lebensmonat gestillt werden. Ergibt sich die Notwendigkeit des Abstillens aus irgendwelchen Gründen früher, muß, je jünger das Kind ist, um so vorsichtiger bei der Umstellung vorgegangen werden. Wenn möglich, sollte im Abstand von etwa 8 Tagen eine Brustmahlzeit nach der anderen durch Flasche oder Brei ersetzt werden. Menge, Milchart oder Breiart richten sich nach den Regeln der künstlichen Ernährung. Bei schnellerem Vorgehen kommt es leicht zu Reizerscheinungen des Magen-Darm-Weges, zur *Abstilldyspepsie*. Die größte Gefahr hierfür ist in den Sommermonaten, während oder kurz nach Erkrankungen des Kindes, gleichzeitig mit Impfungen oder bei Milieuwechsel (Reisen) gegeben.

■ Die **Milchstauung** kann dabei der Mutter erhebliche Schmerzen machen, aber durch Hochbinden der Brüste, Abpumpen oder Abdrücken der Milch, Einschränkung der Flüssigkeitsaufnahme oder durch Medikation eines Prolaktinhemmers eingeschränkt werden.

10.7 Sozialhilfen und Schutzfristen

Durch das *Mutterschutzgesetz* sind eine Reihe von Hilfen für die werdende Mutter und die Wöchnerin juristisch fixiert.

■ **Kündigungsschutz.** Ein Arbeitgeber darf während einer Schwangerschaft und bis zum Ablauf von 4 Monaten nach der Niederkunft bzw. zum Ende eines angetretenen Erziehungsurlaubes nicht kündigen. Sollte dies dennoch geschehen, kann mit einer Frist von 2 Wochen dagegen unter Vorlage eines ärztlichen Attests Einspruch erhoben werden. Die Arbeitnehmerin selbst kann während der Schwangerschaft und bis 8 Wochen nach der Entbindung ohne Frist zum Ende der Schutzfrist kündigen. Wird eine Kündigung später als nach 8 Wochen ausgesprochen, gilt die gesetzliche bzw. die vertraglich vereinbarte Kündigungsfrist.

■ **Schutzfristen.** Werdende Mütter dürfen in den letzten 6 Wochen nicht am Arbeitsplatz beschäftigt werden, Wöchnerinnen erst wieder nach Ablauf von 8 Wochen nach der Geburt des Kindes, 12 Wochen nach Mehrlingsgeburt.

■ Es gibt noch **zahlreiche weitere Regelungen,** über die die werdende Mutter oder die Wöchnerin zu ihrem Vorteil orientiert sein muß: Vorsorgeuntersuchungen in der Schwangerschaft (Ausstellen des Mütterpasses), besondere Arbeitsplatzbedingungen, Mutterschaftsgeld (statt Arbeitseinkommen), Kostenübernahme für die Geburt durch die Krankenkasse, Beihilfen, Steuererleichterungen und Kindergeld nach der Geburt, Mutterschaftsurlaub ohne Verlust des Arbeitsplatzes. Auskünfte bei Krankenkassen, Personalbüro, Finanzamt, Arbeitsamt und Sozialamt.

11 Ernährung des gesunden Säuglings

11.1 Nahrungsbedarf

Der Nahrungsbedarf des Kindes ist diktiert von den Mengen an Bausteinen und Energie, die für
- den Erhaltungs- und Leistungsstoffwechsel, für Körperwärme, Organtätigkeit und Zellersatz und
- den Wachstumsstoffwechsel benötigt werden.

Diese Bedingungen sind bei den einzelnen Altersgruppen des Menschen sehr verschieden, und gerade beim Säugling ist wegen seines besonders großen Wachstumsprogramms ein sehr großer Nahrungsbedarf gegeben. Schon bei der Besprechung der Körperoberfläche (S. 75) und der ersten Nahrungsaufnahme (S. 86) wurde darauf hingewiesen. So läßt Tab. 38 (S. 539) erkennen, daß *ein Säugling dreifach höhere Anforderungen an den Energiegehalt (Kaloriengehalt) der Nahrung stellt als der Erwachsene.*

▓ Die Eigenart des jüngeren Organismus gegenüber dem des Erwachsenen zeigt sich besonders eindrucksvoll am *höheren Wassergehalt.* Dieser beträgt beim Neugeborenen 80%, beim Kleinkind etwa 70%, beim Erwachsenen nur noch 60% des Körpergewichtes.

▓ Über das *Massenwachstum* siehe S. 74. Pro Tag nimmt ein gestillter Säugling anfangs 25–30 g, im 2. Vierteljahr 20–25 g, im 2. Lebenshalbjahr 15 g an Gewicht zu. Näher betrachtet heißt dies zum Beispiel bei einem jungen Säugling, daß er täglich etwa 4 g feste Substanz neu aufbaut, der Rest der Gewichtszunahme (etwa 20–25 g) ist Wasser.

Natürlich ist das Körpergewicht nur *ein* Anhalt für die Beurteilung eines gesunden Entwicklungsganges. Ein gesundes Kind nimmt bei gutem Appetit langsam und gleichmäßig an Gewicht zu. Die Haut ist glatt, warm und gut durchfeuchtet, das Fleisch ist kernig fest, das Fettpolster an allen Rundungen gut ausgebildet.

11.2 Nahrungsstoffe

▓ Die Nahrungsstoffe liefern Energie, Bausteine und Vitamine.

▪ **Eiweiß, Fette, Kohlenhydrate** müssen in einem bestimmten Verhältnis zueinander stehen. Eiweiß soll 15%, Fett 35%, Kohlenhydrate sollen 50% der Kalorien ausmachen. Bei einem Säugling beträgt also das Eiweiß-Soll täglich 2,2 g pro Kilogramm Körpergewicht.

Eiweiß verschiedener Abkunft ist nicht dasselbe, und Fett ist nicht gleich Fett. Daher ist die **Wertigkeit der einzelnen Nahrungsmittel** recht verschieden. Am bekanntesten ist diese Tatsache für das Eiweiß. Es muß eine Reihe von essentiellen Aminosäuren als Bausteine fertig anbieten, weil sie der Organismus nicht synthetisieren kann. Bei den Fetten ist das Verhältnis von gesättigten zu ungesättigten Fettsäuren ein Maßstab für die biologische Wertigkeit; Frauenmilch enthält mehr ungesättigte Fettsäuren als Kuhmilch, Pflanzenfette enthalten davon mehr als tierische Fette. Diese Tatsache berücksichtigt die Herstellung von „adaptierten" Milchen.

▪ Dem hohen Wassergehalt des Körpers entspricht die tägliche große **Flüssigkeitszufuhr** beim Säugling: etwa 150 ml pro kg Körpergewicht und Tag. Gemessen an der täglichen Gewichtszunahme von 25–30 g wird also fast die ganze Flüssigkeit wieder ausgeschieden. Aber der Stoffwechsel des Kindes braucht diese Mengen, ein fieberndes Kind braucht noch erheblich mehr! Ein Säugling ist durch Durst oder Flüssigkeitsverlust nach außen (Erbrechen, Durchfälle) schneller lebensbedroht als durch Hungern.

▪ Auch der **Salzbedarf** ist beim jugendlichen Organismus wesentlich größer als beim Erwachsenen. Vom Kalzium z. B.

werden täglich 30 bis 50 mg pro kg aufgenommen, über 10mal mehr als beim Erwachsenen. Die Milch ist der wichtigste Kalziumspender. Für Eisen, das zur Hämoglobinbildung benötigt wird, ergibt sich in den ersten Säuglingsmonaten ein Versorgungsengpaß, da die Milch nur wenig enthält. Allerdings wurde in den letzten Schwangerschaftsmonaten noch reichlich Eisen in die Leber eingelagert, so daß die Zeit bis zu den ersten Gemüsemahlzeiten beim gesunden Kind gut überbrückt werden kann. Ein Frühgeborenes verfügt über ein solches Depot nicht. Wichtige *Spurenelemente* sind Zink, Kupfer, Jod, Chrom, Mangan, Fluor u. a.

■ Von allen **Vitaminen** braucht der Säugling mehr als der Erwachsene, insbesondere Vitamin A, B, C, D und K.

Die von der Natur des Säuglings gestellten Forderungen werden am besten von der **arteigenen Nahrung,** der Muttermilch erfüllt. Je schneller das Wachstum einer Tierart ist, um so eiweiß- und mineralreicher ist die Milch. So enthält die Milch des Kaninchens etwa 15 g% Eiweiß, die der Kuh nur 3,3 g%. Das Kaninchen hat bereits nach 8 Tagen sein Geburtsgewicht verdoppelt, das Kalb nach 50 Tagen, der Mensch aber erst nach 150 Tagen (Abb. 38). Vergleich von Muttermilch und Kuhmilch s. Tab. 9. Kuhmilch ist daher für den menschlichen Säugling

Tabelle **9** **Nahrungsstoffe und Salze in Frauenmilch und Kuhmilch**

100 g enthalten	Eiweiß	Fett	Milch-zucker	Salze	Joule kJ	Kalorien kcal
reife Frauenmilch	1,2	4,0	7,0	0,25	294	70
Kuhmilch	3,3	3,5	4,5	0,75	273	65
Magermilch	3,3	0,5	4,5	0,75	160	38

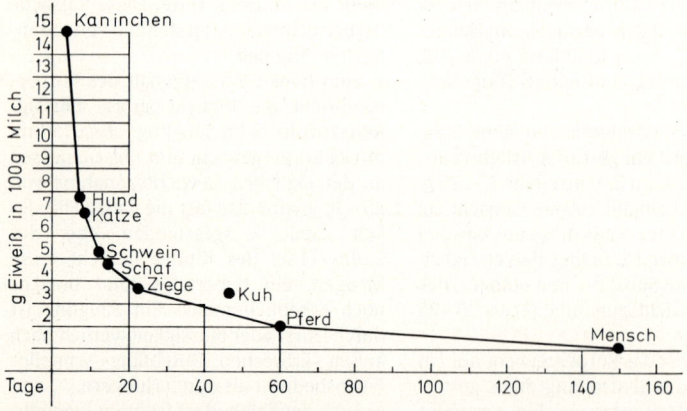

Abb. **38** Beziehung des Eiweißgehaltes der arteigenen Nahrung zum Zeitpunkt der Gewichtsverdopplung (o). Sog. Bunge-Gesetz.

ein Behelf, der unter angepaßten Bedingungen aber ebenfalls zum Gedeihen des Kindes führen kann.

■ Nicht jeder Säugling kann – aus verschiedenen Gründen – mit Muttermilch ernährt werden. Man unterscheidet daher eine *natürliche Säuglingsernährung* von einer *künstlichen.*

11.3 Natürliche Ernährung des Säuglings, Stillen

■ Die **Vorzüge der Muttermilch** liegen
– in der optimalen Zusammensetzung der Nährstoffe,
– in ihrer Keimfreiheit,
– in ihrer leichten Verdaubarkeit und hochgradigen Ausnutzung,
– in ihrem Gehalt an spezifischen Schutzstoffen (Antikörpern),
– in der Verhinderung einer Kuhmilchintoleranz,
– in der Vertiefung des seelischen Kontaktes zwischen Mutter und Kind,
– in der Förderung der biologischen Umstellung der Mutter im Wochenbett und
– darin, daß es die billigste und bequemste Art der Säuglingsernährung ist.
Man sollte daher den Stillwillen einer stillfähigen Mutter durch Ermunterung und Ratschläge stärken. Daß auch die Muttermilch *unerwünsche Schadstoffe* (Pestizide) enthält, wird unter Berücksichtigung ihrer Vorzüge in Kauf genommen. Mit Blick darauf und wegen wertvoller Nährstoffe in der Beikost sollte die *Stilldauer* aber auf die ersten 6 Monate begrenzt sein.

■ Die *Brustdrüsentätigkeit* bei der Mutter wird während der Schwangerschaft durch Hormone vorbereitet (Östrogene, Progesteron) und schließlich von einem Hormon des Hypophysenvorderlappens (Prolaktin) in Gang gebracht. Zunächst wird nach der Geburt das *Kolostrum* (= Vormilch) gebildet, eine geringe Menge gelblicher, trüber, sehr eiweißreicher Flüssigkeit, die beim Kochen gerinnt. Diese Milch wandelt sich

innerhalb 3 Wochen zur *reifen Frauenmilch* mit schließlich ziemlich konstanter Zusammensetzung (Tab. 9). Am 1. Tag wird von der Brust, selbst wenn man ein Neugeborenes mehrfach anlegt, nur die geringe Menge von 10 – 20 g abgesondert. In den folgenden Tagen nimmt aber die tägliche Produktionsmenge um etwa 70 – 80 g zu („Einschießen" der Milch), so daß nach 8 Tagen etwa 400 – 500 g Milch zur Verfügung stehen. Die weitere tägliche Zunahme ist geringer; nach 8 Wochen werden 700 – 900 g Tagesmenge, im 3. bis 6. Monat 800 – 1000 g erreicht.
■ **Stilltechnik, Stillhindernisse, Zwiemilchernährung** s. Abschnitt 10.6.

■ **Breie und Frage der Beikost** (siehe auch Abb. 39, S. 134). Bei vollgestillten Kindern ist die Zufütterung von Gemüse- (Karotten-) und Obstsaft nicht erforderlich. Sie sind mit Vitaminen versorgt mit Ausnahme von Vitamin D. Als erster Brei empfiehlt sich ein Gemüse-Karotten-Fleisch-Brei. Man beginnt im 5. Monat mit reinem Karottenmus (am besten Fertigprodukt). Anfänglich wehren sich viele Kinder gegen die neue Fütterungstechnik, die Mutter soll sich nicht entmutigen lassen. Nach dieser Einübung mit dem Löffel werden zunächst Kartoffeln und Keimöl, schließlich noch Fleisch dazu gegeben. Im 6. Monat folgt ein Vollmilch-Getreide-Brei, im 7. Monat ein Getreide-Obst-Brei. Muttermilch wird im 7. Monat durch Folgemilch oder Vollmilch ersetzt.
■ *Fertignahrungen* Abschnitt 79.3.
■ *Rezepte zur Selbstherstellung* Abschnitt 79.4.
■ *Übergang zum „Tisch des Hauses"* S. 133.

11.4 Künstliche Ernährung des Säuglings

■ Man spricht von künstlicher Ernährung, wenn Säuglinge ohne Mutter- oder Ammenmilch aufgezogen werden. Heute werden mehr Kinder in diesem Sinne mit Ersatzprodukten ernährt als gestillt. Die Fortschritte der letzten 100 Jahre zeigen sich gerade in diesem Bereich der wissenschaftlichen Kinderheilkunde: Mitte des

19. Jahrhunderts bedeutete Stillunfähigkeit der Mutter und Fehlen einer Amme praktisch das Todesurteil für einen jungen Säugling. Heute ergibt sich mit Recht der Eindruck, daß auch ohne Muttermilch, mit Hilfe der säuglingsgerechten Kuhmilchmischungen ein fast ebenso gutes Gedeihen des Kindes zu erzielen ist. Dennoch muß (aus den auf S. 131 dargelegten Gründen) das Stillen propagiert werden und die künstliche Ernährung als Behelf und als ein Verfahren, das seine eigenen Schwierigkeiten und Gefahren hat, angesehen werden.

Diese Form der Ernährung macht sich die praktischen und wisssenschaftlichen Erfahrungen bei der natürlichen Ernährung zunutze.

■ **Angleichung der Kuhmilch an die Muttermilch.** *Quantitative Unterschiede* zwischen Kuhmilch und Frauenmilch sind aus der Tab. 9, S. 130, abzulesen. Die etwa 3fach höhere Menge an Eiweiß und Salzen in der Kuhmilch steht mit dem 3fach schnelleren Wachstum des Kalbes in innerer Beziehung (Abb. 38, S. 130). In der Frauenmilch überwiegen dagegen Fette und Kohlenhydrate (Milchzucker).

■ Dazu kommen die *qualitativen Unterschiede* im Aufbau insbesondere des *Eiweißes* und des *Fettes*. Kuhmilchprotein setzt sich mehr aus Kasein, weniger aus Laktalbumin zusammen; bei der Frauenmilch ergibt sich ungefähr das umgekehrte Verhältnis. Daraus erklärt sich ein gröberes Ausflockungsbild unter der Wirkung des Magensaftes und eine längere Verweildauer der Kuhmilch im Magen. Im Kuhmilchfett ist ein geringerer Prozentsatz an ungesättigten Fettsäuren gegeben als in der Frauenmilch.

■ *Vitamine.* Frauenmilch und Kuhmilch enthalten nur sehr wenig Vitamin D, so daß in unserer geographischen Lage bei jeder Art der Ernährung noch zusätzliche D-Versorgung vonnöten ist. Vitamin C ist in reichlicher Menge in der Frauenmilch enthalten, bei Kuhmilchernährung kommt also Vitamin-C-Gaben noch größere Bedeutung zu. Vitamin A und einige Vitamine aus der B-Gruppe finden sich in beiden Milcharten in etwa gleicher, aber nicht ausreichender Menge, so daß auf jeden Fall auf Zufuhr von Vitamin-A-Trägern wie Karotten Wert gelegt werden muß.

■ Ausgangspunkt für die *Herstellung von säuglingsgerechten Milchmischungen* sind Frischvollmilch oder Dauervollmilch. Von den *Frischmilchen* ist nur die pasteurisierte* Markenmilch uneingeschränkt zu empfehlen; sie enthält 3,5% Fett. Sie sollte vor der Verwendung gekocht werden. H-Milch* ist ebensowenig wie pasteurisierte Milch hitzegeschädigt, sie ist für die Ernährung im 2. Lebenshalbjahr gut geeignet. Ungeeignet sind Magermilch (zu wenig Fett), Rohmilch (zu viele Bakterien, da nicht pasteurisiert) und auch Ziegenmilch (zu wenig Folsäure, Gefahr der megaloblastären Anämie). Von den *Dauermilchen* kann Trockenvollmilchpulver genommen werden (Auflösevorschrift genau beachten), mit Einschränkung Kondensmilch, nicht aber Sterilmilch (Eiweißstruktur verändert, wenig Vitamin C).

■ Bei der *Angleichung der Kuhmilch an die Muttermilch* gilt als einfachste Methode, durch *Wasserzusatz* den Eiweiß- und Salzgehalt zu vermindern. Damit werden aber Fette und Zucker der Milch unerwünscht reduziert und der Kaloriengehalt herabgesetzt. Ein *Ausgleich* kann nun erfolgen

– entweder durch Zugabe von Kohlenhydraten: Es entstehen Milchmischungen mit Kohlenhydratanreicherung

– oder durch Zugabe von Kohlenhydraten und von Fetten: Es entstehen Milchmischungen mit Kohlenhydrat- und Fettanreicherung.

■ Früher sprach man von *adaptierter Kuhmilch.* Nach den **Richtlinien der Europäischen Gemeinschaft (EG)** spricht man nun von

– „Anfangsmilchnahrung" zur ausschließlichen Milchernährung in den ersten 4–6 Lebensmonaten und von

– „Folgemilch" als Teil der Mischkost nach dem 4. Monat.

■ Die „Anfangsmilch", im Protein an die Muttermilch adaptiert (unter 2,5 g auf 100 kcal) enthält als Kohlenhydrat entweder ausschließlich Laktose (Produktbezeichnung „Pre") oder auch andere Kohlenhydrate (Produktbezeichnung „1",

---

* *Pasteurisierte Milch* ist während ca. 30 Sek. auf 75 C erhitzt, daher frei von pathogenen Mikroorganismen, enthält aber in geringer Menge noch Sporenbazillen. *Ultrahocherhitzte Milch* = uperisierte Milch = H- oder UHT-Milch: für einige Sek. auf 134 °C in gespanntem Dampf erhitzt, dadurch keimfrei.

S. 491 unter dem Begriff Dauernahrungen zusammengefaßt).

■ *„Folgemilchen"* enthalten mehr Eiweiß (entsprechend einer 2/3-Milchmischung), sie haben bei uns die Produktbezeichnung „2".

Soviel zur Angleichung der Kuhmilch an die Muttermilch. Die EG-Richtlinien stellen die Definition der Säuglings-Flüssignahrungen noch auf eine breitere Basis, indem sie *als Proteinquelle sowohl von Kuhmilch als auch von Soja* ausgehen.

■ **Ernährungstechnik.** Einen *Überblick* über die künstliche Ernährung im ersten Lebensjahr gibt Abb. 39, S. 134. Dabei sind die folgenden Mengenangaben nur als (bewährter) Anhalt zu verstehen. Jedes Kind kann individuell davon abweichen und dabei gut gedeihen (Ad-libidum-Fütterung nach dem Appetit des Kindes).

■ *Aufbauphase der ersten Lebenstage.* Ab 2 – 4 Stunden nach der Geburt wird dem gesunden Neugeborenen in etwa 2- bis 4stündigen Intervallen, vom Appetit (Geschrei) abhängig, 10 – 15 ml Tee mit 10%igem Traubenzucker oder eine Oligosaccharid-Lösung (z. B. Dextroneonat) gegeben. Ab dem 2. Lebenstag wird die Milchernährung aufgrund der Erfahrungen bei der Brusternährung nach der

Formel: Tagestrinkmenge =
(Lebenstage –1) × 60 – 70 g

aufgebaut (sog. Finkelstein-Formel). Die mit dieser Berechnung erzielte Tagesnahrung entspricht am 8. Lebenstag etwa $^1/_6$ des Körpergewichtes, d. h. 420 – 480 ml/ Tag. Die Kinder erhalten Anfangsmilchnahrung, bei Allergiebelastung der Familie hypoallergene Nahrungszubereitungen.

■ *Angleichende Steigerung der Milchmenge in den ersten Lebenswochen.* Ab der 2. Lebenswoche wird die Nahrungsmenge langsam weitergesteigert, wobei der 6. Teil des jeweiligen Körpergewichts einen ausreichenden und praktischen Maßstab darstellt. Die Gesamtmenge ist beim Säugling auf 800 – 1000 g begrenzt. Ha-

ben die Kinder bei Fieber oder in heißen Monaten Durst, sollen sie zusätzlich nicht Milch, sondern Tee (Kräuter- oder Fencheltee eventuell mit Süßstoff) bekommen.

■ Bei *Selbstherstellung der Milchnahrung* gibt man bis zum 7. Monat Halbmilch, dann Vollmilch. Nur bei selbsthergestellten Milchen ist es notwendig, daß ab der 6. Lebenswoche Vitamin C und A als Säfte zugegeben werden. Wurde die industriell hergestellte Anfangsmilchnahrung gegeben, folgt auf sie ab 6. Monat die Folgemilch oder ab 7. Monat die Vollmilch mit Zusätzen.

■ *Übersicht für die Flüssigfertignahrung für den Säugling* Abschnitt 79.3.

■ *Rezepte zur Selbstherstellung von Milchnahrung für den Säugling einschließlich Breie* Abschnitt 79.4.

Breireste dürfen nie aufgewärmt werden (bei Spinat Nitritvergiftungsgefahr, Methämoglobinbildung).

Die im Handel angebotenen *Gemüsekonserven* können als mindestens gleichwertige neben den selbsthergestellten Gemüsemahlzeiten betrachtet werden. In Wintermonaten ist ihr höherer Vitamin-C-Gehalt sogar ein Vorteil. Allerdings ist die Ernährung mit Konserven etwas teurer als bei eigener Herstellung.

Honig sollte der Nahrung des ersten Lebensjahres nicht zugesetzt werden (Botulismusgefahr).

■ **In den letzten Monaten des ersten Lebensjahres** wird die Nahrung des Kindes immer mehr aufgelockert. Neben flüssigbreiiger Kost erhalten die Kinder auch feste Nahrung. Dabei wird die Ernährung der des Kleinkindes angenähert. So können Vollmilch, Milchkaffee oder Kakao mit eingebrocktem Brot, Butterbrot oder Kornflocken gegeben werden. Zwieback, Bisquit oder Brotrinde, Butterbrot mit Streichwurst oder Frischkäse werden gern zu Kauversuchen zwischen den Mahlzeiten genommen.

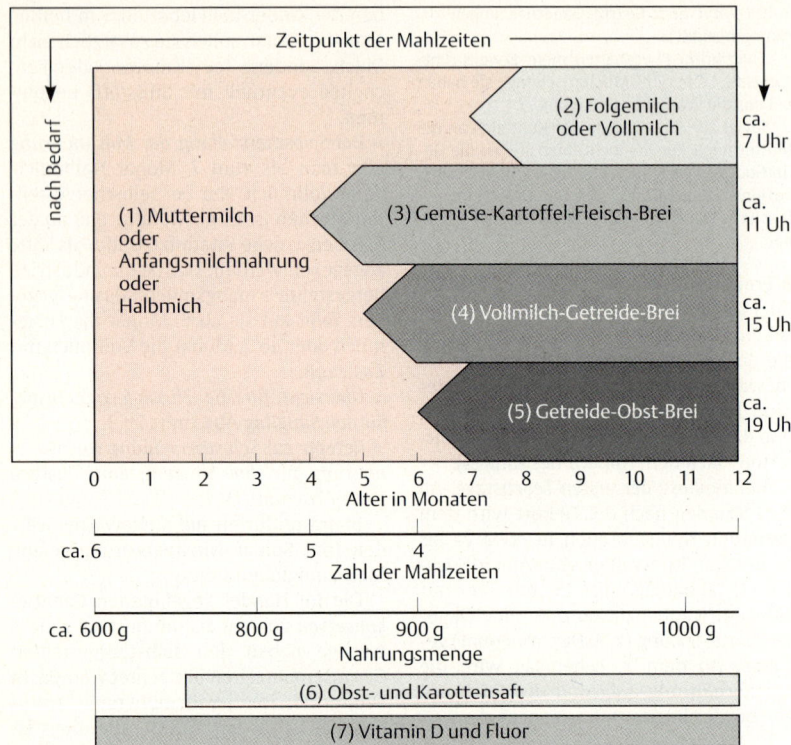

Abb. 39 Ernährung im ersten Lebensjahr. Wie jedes Schema ist auch das abgebildete individuellen Erfordernissen anzupassen. Dies gilt für Nahrungsmenge und Zahl der Mahlzeiten. Manche Kinder verlangen mehr, um satt (zufrieden) zu sein, andere sind mit weniger zufrieden. Viele Kinder „verschlafen" schon im 4. Monat die Abendmahlzeit, erzwingen früher, als es dem Schema entspricht, den Übergang auf 4 Mahlzeiten. Dann müssen schon im 4. Monat 2 Breie gegeben werden. Weiteres zu den Einzelheiten der Abbildung:

(1) *Muttermilch oder Anfangsmilchnahrung oder bei Selbstherstellung Halbmilch.* Menge pro Flasche ab 2. Woche 100–120 ml, langsame Steigerung bis zum 4. Monat 180–200 ml.

(2) *Folgemilch oder Vollmilch mit Zusätzen,* pro Flasche 180–200 ml.

(3) *Gemüse-Kartoffel-Fleisch-Brei ab 5. Monat.* Zunächst einige Tage Karottenmus vom Löffel, dann Karotten-Kartoffel-Brei mit Keimöl, eine Woche später zusätzlich Fleisch.

(4) *Vollmilch-Getreide-Brei mit Obstsaft ab 6. Monat,* 150–200 g.

(5) *Getreide-Obst-Brei ohne Milch im 2. Lebenshalbjahr,* 150–200 g. Jetzt auch Übergang auf 4 Mahlzeiten.

(6) Bei Milchernährung in Selbstherstellung (Frischmilch): *Obst- und Karottensaft ab 6. Woche,* zunächst 3, nach einigen Tagen 5 Teelöffel über den Tag verteilt. Bei Muttermilchernährung und Fütterung von Industriemilch nicht nötig.

(7) *Vitamin D* täglich 500–1000 IE, am besten mit *Fluorzusatz* bei allen Säuglingen gleich welcher Milchernährung.

■ **Zur Flaschenzubereitung.** Zur Auflösung der Fertignahrung nimmt man abgekochtes Wasser, nicht wärmer als 50 C. Genaue Dosierung des Pulvers. Die 24-Std.-Flaschenmenge kann auf einmal zubereitet und im Kühlschrank bis zum Gebrauch gelagert werden.

■ Zu Desinfektion der Sauger und Flaschen S. 467.

12 Ernährungs- und Gedeih-störungen des Säuglings

12.1 Ursachen, Einteilung

■ Die Ursachen für Ernährungs- und Gedeihstörungen eines Kindes und vor allem eines Säuglings sind mannigfaltig. Es sind:

■ **Ernährungsfehler.** Die Nahrung ist in ihrer Menge falsch, zu viel oder zu wenig. So hungern Säuglinge an einer schlecht gehenden Brust, so werden Kinder mit $1/3$-Milch mit zu wenig Kalorien ernährt. Die Zusammensetzung der Nahrung kann durch Fettmangel (zu lange Heilnahrungen mit Magermilch!), durch Eiweißmangel (Mehlnährschaden, Milchmangelschaden), durch zu hohe Milch-Eiweiß-Konzentrationen und durch Vitaminmangel abweichen.

■ **Infekte** (Viren: z. B. Rota-, Adeno-, Echoviren; Bakterien: Salmonellen, Shigellen, Dyspepsie-Koli; Pilze), die sowohl im Darmbereich als auch außerhalb des Darmes (Otitis, Pyelonephritis, Enzephalitis, Meningitis, Lues, Tuberkulose usw.) auftreten können und die Verwertung der Nahrung behindern.

■ **Konstitutionelle Ursachen.** Eine angeborene Störung ist anzuschuldigen. Hier ist zu denken an die Kinder mit Herzfehlern, mit anderen Organminderwertigkeiten, mit Mukoviszidose (Pankreasfibrose), endokrinen Störungen und Pylorusstenose, ferner an Frühgeburten, an nervöse Kinder und solche mit allergischer und exsudativer Diathese* oder Disposition*.

---

* *Diathese, Disposition* zu übersetzen als „Neigung zu…" Allergische D.: Neigung zu Allergie, z. B. zu atopischer Dermatitis. Exsudative D.: Neigung zu heftiger Entzündungsreaktion, z. B. am Krupp bei Infektion der Luftwege, zu Durchfallskrankheit, zur Lymphknotenschwellung.

■ **Allergien gegen Nahrungsmittel,** so Zöliakie, Kuhmilchunverträglichkeit.

■ **Pflegeschäden,** die in mangelhafter Sauberkeit und fehlender Vorsicht bei der Zubereitung der Nahrung, in schlechter Körperpflege (Unterkühlung, Überhitzung, Wundsein) und in falscher und übermäßiger Zufuhr von Medikamenten liegen können.

Das Bild der aus diesen Ursachen entstehenden Störungen teilt man am besten ein in

akute Störungen: leichtere Form = Säuglingsenteritis, Dyspepsie (= Durchfallskrankheit); schwere Form mit erheblicher Dehydratation und toxischer Allgemeinstörung = Intoxikation = Toxikose = Coma dyspepticum,

■ *chronische Störungen:* leichte Form = Dystrophie = Gedeihstörung, die mit und ohne Dyspepsie verlaufen kann; schwere Form = Atrophie = schwerste Gedeihstörung.

12.2 Säuglingsenteritis

■ Wie die Darstellung der Ursachen zeigt, ist die Säuglingsenteritis in vielen Fällen infektionsbedingt. Damit ist auch die Bezeichnung Enteritis (oder Gastroenteritis) naheliegend und anstelle Dyspepsie gebräuchlich. Der alte Ausdruck Dyspepsie ist jedoch umfassender, weil er einfach auf die Ernährungsstörung mit Durchfall schlechthin hinweist.

■ Oft zeigen sich **Vorboten** einer Durchfallserkrankung, Stillstand des Gewichtes, Appetitmangel, Neigung zum Wundsein, Neigung zum Speien, Unruhe und Unleidigkeit, bis dann Erbrechen, Durchfälle, dünne, wäßrige, schleimige Stühle und Gewichtsabnahme als Folge des Wasser- und Salzverlustes eintreten.

■ Das **Ausmaß** einer Dyspepsie ist nach der Zahl und Qualität der Stühle, nach der Häufigkeit des Erbrechens, nach dem Ausmaß des Wasser- und Salzverlustes (Dehydratation), nach dem Fieber und nach dem Alter des Kindes zu beurteilen. Eine Dyspepsie bei einem jungen Säugling ist immer ernst zu nehmen.

■ Die **Behandlung** richtet sich nach der Grundkrankheit. Bei bakteriellen Prozessen im Darmbereich oder in anderen Körperregionen („parenterale Dyspepsie") werden daher Antibiotika eingesetzt. Diese medikamentöse Behandlung wird von der diätetischen Behandlung ergänzt, die in vielen leichteren Dyspepsiefällen als allein ausreichend angesehen werden kann.

■ Die **Diät** hat zwei Stufen:

▪ *Entlastung des Darms und Rehydrierung* durch Infusionen oder eine aufs Nötigste reduzierte perorale Ernährung, die dem Ausgleich des Flüssigkeit-Elektrolyt-Verlustes dient (Glukose-Elektrolyt-Lösung wie Oralpädon, GES 60 oder Elektrolyt-Reisschleim; S. 491).

▪ *Heilnahrung als Aufbaudiät und Übergang zur altersgemäßen Dauernahrung.* In steigender Menge wird die altersgemäße Säuglingsmilchnahrung in die ebengenannte Glukose-Elektrolyt-Lösung bzw. den Elektrolyt-Reisschleim gegeben.

Faßt man beide Diätstufen zusammen, sind für einen Zeitraum von vier Tagen Schritte wie in Tab. 10 aufgeführt zu empfehlen.

■ Die **Besserung** zeigt sich am Appetit, am Aufhören des Erbrechens, Abfall des Fiebers, an der Besserung der Stuhlqualität und an der Gewichtskurve. Treten im Verlauf erneut Durchfälle auf, reicht es oft, auf die Entlastungsnahrung zurückzugehen und mit der weiteren Entwicklung von Nahrungsmenge und -gehalt langsamer fortzufahren.

Bei den unterschiedlichen Schweregraden der Dyspepsien und im Hinblick auf das Alter des Kindes lassen sich in einer kurzen Darstellung nur kursorische Hinweise für das diätetische Vorgehen im Einzelfall geben. Auch die Gewohnheiten der einzelnen Krankenhäuser und Kinderkrankenpflegeschulen sind sehr unterschiedlich. Mehrere Wege führen zum Ziel. Wichtig ist, daß mit Geschick, Vorsicht und Geduld die jeweiligen Erfahrungen genutzt werden.

Die Appetitarmut der kranken Kinder und ihre Neigung zum Erbrechen machen die Ernährung oft sehr schwierig. Man hilft sich mit leichter Sedierung, mit mehreren kleinen Mahlzeiten (6–8 statt 4–5), Süßstoffsüße zur Nahrung, eventuell durch Legen einer Dauersonde für einige Tage und/oder Teilernährung über Infusion.

■ **Pflege.** Je nach Erregerart können *besondere Isolier- und Desinfektionsmaßnahmen* erforderlich sein. *Sorgfältige Händedesinfektion und Kittelpflege* ist immer angezeigt.

Die erhöhte Frequenz und dünne Konsistenz der Stühle reizt die empfindliche Säuglingshaut bis zum Wundsein (Intertrigo). Häufiges Trockenlegen (keine Gummihöschen oder Plastikwickelfolien)

Tabelle **10 Nahrungsaufbau bei Säuglingsenteritis**
GE = Glukose-Elektrolytlösung oder Elektrolyt-Reisschleim, SM = Säuglingsmilchnahrung, KG = Körpergewicht.

Tage	GE	SM
1. Tag	150 ml × kg KG	0
2. Tag	100 ml × kg KG	50 ml × kg KG
3. Tag	50 ml × kg KG	100 ml × kg KG
4. Tag	0	150 ml × kg KG

mit peinlicher Sauberkeit ist die beste *Hautpflege* und vermeidet Keimstreuung. Stuhl und Urin werden mit warmen Wasser entfernt, die Haut anschließend gut durch Abtupfen getrocknet. Werden Öl-reinigungstücher oder in Öl getränkte Tupfer benutzt, muß das Öl wieder von der Haut abgetupft werden, da sonst die Creme nicht einwirken kann. Die Pflegecreme wird dünn aufgetragen.

Ist die Gesäßhaut schon *wund,* empfiehlt sich Desitinsalbe oder Zinkpaste. Nach Harn- und/oder Stuhlentleerung wird nun ohne heftiges Reiben nur mit Öl gereinigt und die dabei verbleibende Salbenschicht belassen. Anschließend wird das Öl mit trockenem Tupfer abgetupft und wiederum Heilsalbe auf die wunden Hautstellen gegeben. Pudern sollte man nicht, da Puder den mechanischen Reiz auf der Haut erhöht.

Bei schwerem Wundsein ist *„offene Behandlung"* zu empfehlen. Der Säugling wird nicht gewickelt, um die Luft an die Haut zu lassen. Eine Wärmelampe muß in ungefährlicher Nähe aufgestellt und die Körpertemperatur überprüft werden. Eventuell Kamille-Sitzbäder.

Auf *Soorinfektion* muß besonders geachtet werden.

Zur *Sondenernährung* siehe Abschnitt 9.4 und 73.4.

Das lebensbedrohliche Bild der *Toxikose* verlangt besonders aufmerksame Beobachtung und intensive Therapie.

12.3   Intoxikation, Toxikose

■ Durch Infektion, aus einer Säuglingsenteritis heraus, aber auch ohne wesentliche Durchfälle und Erbrechen, kann sich in kürzester Zeit (Stunden) das lebensbedrohende Krankheitsbild der Toxikose entwickeln:
■ *hohes Fieber;*
■ *Bewußtseinsstörung:* Die Kinder „schwimmen weg", sind auffallend ruhig oder unruhig, stoßen schrille Schreie aus, zeigen große, starre Augen, seltenen Lidschlag, „verlorenen Blick" (Abb. 40).
■ *Zeichen der Dehydratation:* tiefliegende, geränderte Augen, langsam verstreichen-

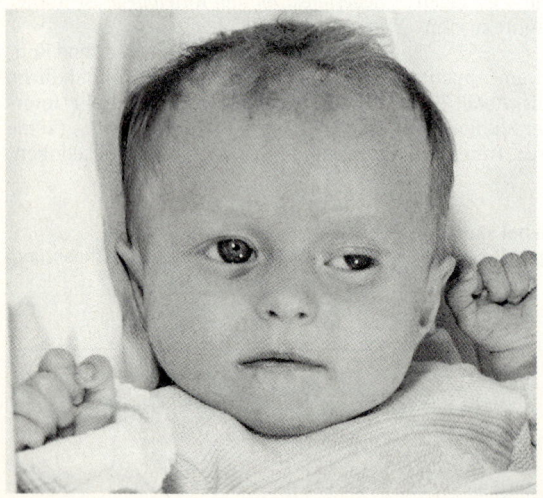

Abb. **40** Säuglingstoxikose bei Gastroenteritis. Apathie bis Bewußtlosigkeit. Große, starre, eingesunkene Augen. Fauststellung der Hände.

de Hautfalten, eingesunkene Fontanelle, spitze Nase, kaum tastbarer, schneller Puls (Kreislaufschock), wenig Urin;

■ *tiefe Atmung,* dabei schwere Säuerung des Blutes (Azidose, Azetonprobe im Harn + +);

■ *oft Krämpfe,* auch Lähmungen (z. B. Schielen, Hängen eines Augenlides).

■ Sofortige und energische **Behandlung** in einem Krankenhaus ist nötig. Vor allem muß der Elektrolyt- und Wassermangel ausgeglichen, der Kreislauf gefüllt (Dauertropfinfusion), die Azidose durch Pufferlösung beseitigt werden. Große Bedeutung haben die fiebersenkenden Maßnahmen (Abdecken, Wadenwickel, Medikamente). Die Schwester hat eine große Aufgabe in der sorgfältigen Beobachtung dieser Kinder (Bewußtseinslage, Krämpfe, Erbrechen, Atemstörungen). Neben den bei der Dyspepsie genannten Pflegemaßnahmen kommt der Augenpflege besondere Bedeutung zu. Wegen des seltenen Lidschlags neigen die Augen zur Austrocknung. Man streicht Augensalbe (Bepanthen-Augensalbe) ein.

12.4 Dystrophie, Atrophie

■ Die Dystrophie ist gekennzeichnet durch ein zurückgebliebenes Massenwachstum bei normalem oder annähernd normalem Längenwachstum. Dystrophie und Atrophie sind prinzipiell dieselben Erscheinungen. Sie unterscheiden sich jedoch im Ausmaß des Schadens. Atrophe Kinder bestehen nur noch „aus Haut und Knochen". Schwer dystrophe und atrophe Kinder sind müde, unzufrieden, kontaktfeindlich. Im abgemagerten, bei Atrophie greisenhaften Gesicht fallen die großen Augen und der breite Mund auf. Die Hautspannung (Hautturgor) ist vermindert.

■ **Ursachen** sind die gleichen Bedingungen, die auch zu akuten Ernährungsstörungen führen können (S. 136). Durch ihre lange, vielleicht lebenslange Wirkung stören sie das körperliche und geistige Gedeihen. Verständlicherweise hängt die Möglichkeit einer Heilung ganz von der Art der Ursache ab, und die Behandlungsverfahren haben je nach Ursache recht verschiedene Schwerpunkte. So müssen chronische Entzündungen mit Antibiotika intensiv behandelt, Fehlbildungen an den Speisewegen operativ beseitigt werden. Manchmal sind Heilungen sehr leicht zu erzielen, wenn die Ursachen in der unbemerkten Milcharmut der Mutterbrust oder in einer falschen Ernährung gefunden werden können.

■ Fast immer besteht bei den dystrophen und atrophen Kindern Appetitarmut und Neigung zu Durchfall und Erbrechen, so daß man schon zu Hause zwangsläufig zu einer besonderen Kostform gekommen ist. Daher muß in allen Fällen ein vorsichtiger Übergang von der augenblicklichen Ernährungsweise auf die altersgemäße Nahrung geschaffen werden.

■ Hier folgt dann die gleichen Prinzipien wie bei der Enteritis-**Behandlung:**

– Ausgleich des Wasser- und Elektrolythaushaltes,

– Ernährung mit einer Heilnahrung: Reisschleime, Banane-Magermilch-Heilnahrung, wobei noch Darmenzympräparate (Panzynorm, Pankreon) zur Unterstützung der Verdauung herangezogen werden können; bei Nahrungsmittelallergie (z. B. Zöliakie) allergenfreie Nahrung.

– Übergang auf die altersgemäße, evtl. allergenfreie Dauernahrung.

Manche Kinder müssen anfangs über Sonde ernährt und mit Infusionen versorgt werden. Der Nahrungsaufbau vollzieht sich in der Regel vorsichtig über mehrere Wochen. Am besseren Appetit, an Stimmungsänderung und Gewichtsanstieg ist der Erfolg abzulesen. Zunächst ist die Nahrung kalorisch noch unterwertig. Oft muß später wegen des Nachholbedarfes kalorisch überwertige Nahrung gegeben werden.

Organische Krankheiten aller Altersgruppen

13 Angeborene Anomalien und Schädigungen

■ **Erbgut** (Erbgefüge der individuellen Eigenschaften = *Genotyp*) und **Umwelt** prägen das gegebene Erscheinungsbild (= *Phänotyp*) eines Menschen. Der Begriff Umwelt ist sehr weit zu fassen. Er umschließt alle materiellen und geistigen Faktoren, die auf ein Lebewesen einwirken. Die Umwelt setzt schon im Mutterleib mit günstigen und ungünstigen Impulsen an. In der Körperstruktur fixierte, krankhafte Besonderheiten, die bei der Geburt als angeboren auffallen, können daher in ihren **Ursachen**
– entweder ererbt, d. h. in den Vererbungsträgern (Genen) fixiert sein, oder
– durch Toxinwirkung, Infektion oder Ernährungsstörung erworben sein.

Die **Gene** sind in allen Körperzellen paarweise vorhanden; die eine Satz stammt von der Mutter, der andere vom Vater; sie sind in den Chromosomen des Zellkerns nebeneinander wie auf einer Wendeltreppe aufgereiht. In den Keimzellen (Samenfäden = Spermien; Eizelle = Oozyt) ist infolge einer Reduktionsteilung nur der halbe Chromosomensatz, somit auch von jedem Genpaar nur ein Vertreter enthalten. Nicht alle Eigenschaften des Erbgutes erscheinen im neuen Organismus, der aus dem Zusammengehen väterlicher und mütterlicher Keimzellen entsteht; es gibt **rezessiv vererbte Anlagen:** Anlagen, die im Phänotyp in der Regel unterdrückt werden und nur bei besonderer familiärer Belastung (von beiden Elternteilen) erscheinen, und **dominant vererbte Anlagen:** Anlagen, die bei etwa 50% der Nachkommen im Phänotyp erscheinen, bei denen also eine durchschlagende Vererbungsfolge von einem Elternteil auf ein Kind häufig zu sehen ist. Krankmachende Gene können an den Autosomen oder an den Geschlechtschromosomen sitzen. Beispiel eines autosomal-rezessiven Erbganges: Mukoviszidose (Abb. 41). Von einem X-chromosomalen Erbleiden spricht man, wenn ein verändertes Gen am X-Chromosomen sitzt: Bei einem Jungen (XY) kann es zur Krankheit führen, bei einem Mädchen (XX) kann das gesunde X-Chromosomen ausgleichend wirken. Beispiel: Hämophilie.

■ Trotz aller Konstanz des Erbgutes kommen immer wieder auch **Erbänderungen, Mutationen** vor. Dadurch entstehen vollkommen neue, auf Kinder wiederum vererbbare Eigenschaften. Die bekanntesten Ursachen sind *Röntgenstrahlen* und *radioaktive Strahlung*. Offenbar können aber auch ohne äußeres Zutun *Spontanmutationen* entstehen.

■ Nach ersten Erfahrungen bei Pflanzen (Mendelsche Gesetze) und Tieren hat heute die **Humangenetik** zahlreiche Kenntnisse der Chromosomenpathologie beim Menschen gewonnen. In Zellkulturen können die Chromosomen nach Zahl und Struktur analysiert werden. Normalerweise hat der Mensch 46 Chromosomen, die sich näher aufgliedern in 22 Autosomenpaare und 2 Geschlechtschromosomen: XY beim Mann, XX bei der Frau. Es kommen Zahlabweichungen vor allem nach oben, aber auch nach unten vor. Findet sich zu einem Chromosomenpaar noch ein weiteres gleichartiges Chromosom, spricht man von *Trisomie;* z. B. Trisomie 18, wobei von den durchlaufend numerierten Chromosomen Nummer 18 dreifach vorliegt und sich die Gesamtzahl somit auf 47 Chromosomen erhöht. Über dieses Beispiel hinaus sind heute geradezu zahllose Abweichungen vom Normalen bekannt. Zahlreiche Kinder haben eine so weit geschädigte Erbmasse, daß sie schon intrauterin zugrunde gehen (Abort); man sagt, das Erbgut enthält „Letalfaktoren".

■ **Pränatale Diagnostik.** Die Schädigung der Kinder kann in einigen Fällen schon im Mutterleib diagnostiziert werden, z. B. Chromosomenabweichungen, einige Stoffwechseldefekte, Meningomyelozele. Mit folgenden Methoden:
– *Sonographie,* ab der 12. Schwangerschaftswoche: Fehlbildungen der Extremitäten oder großer Organe.

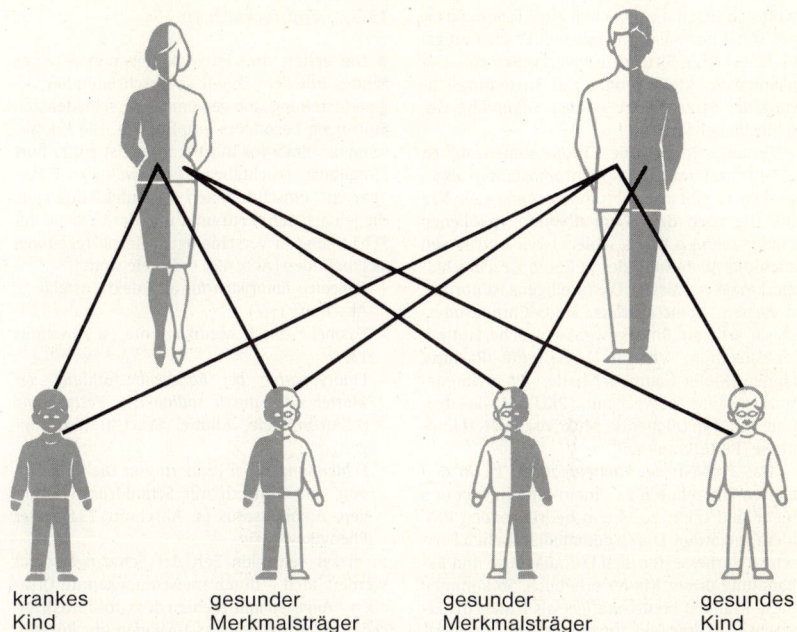

krankes
Kind

gesunder
Merkmalsträger

gesunder
Merkmalsträger

gesundes
Kind

Abb. **41** Mukoviszidose: autosomal-rezessiver Erbgang. Beide Eltern klinisch gesund, jedoch Träger des krankmachenden Gens. Nach der Statistik ist von 4 Kindern eines gesund, eines krank, 2 weitere gesund, aber Merkmalträger.

– *Amniozentese,* ab der 16. Schwangerschaftswoche: Fruchtwasser mit Amnionzellen wird entnommen (Chromosomenuntersuchung, Stoffwechseltests).
– *Fetoskopie,* in der 2. Schwangerschaftshälfte: Erkennen von Fehlbildungen, eventuell Organpunktion mit Gewebsuntersuchung.
– *Chorionbiopsie,* ab der 9. – 12. Schwangerschaftswoche: Eihautzellen werden abgesaugt zur Chromosomenuntersuchung und zu Stoffwechseltests.

■ Die **Indikation zur pränatalen Diagnostik** kann man folgendermaßen sehen: Alter der Mutter über 37 Jahre, bekanntes Erbleiden oder Chromosomenabweichungen in der Familie, Entwicklungsschäden bei früher geborenen Kindern mit Sorge der Wiederholung, Blutsverwandtschaft der Eltern.

Verschafft man sich über die angeborenen Schädigungen eines Kindes einen Überblick, kommt man, *abhängig vom Zeitpunkt der Schädigung,* zu folgender Einteilung: Gametopathien, Blastopathien, Embryopathien, Fetopathien.

13.1 Gametopathien, Chromosomenaberrationen

■ Die Störung ist schon auf der Stufe der Keimzellen, der Gameten, in den Chromosomen entstanden und fixiert. Die Chromosomenzahl kann abweichen vom Normalen, so bei folgenden Krankheitsbildern:
■ *Down-Syndrom, Mongolismus, Trisomie 21* (s. Abschnitt 13.5).
■ *Trisomie* 18. Kieferfehlbildungen, Ohrmuschelfehlbildungen, Extremitätendeformierungen und Herzfehler kennzeichnen diese Kinder.
■ *Klinefelter-Syndrom:* Hier ist das X-Chromosom doppelt vorhanden (XXY-Kombination),

wodurch sich die weiblichen Züge innerhalb eines sonst normalen männlichen Erscheinungsbildes erklären (Brustdrüsenvergrößerung = Gynäkomastie; kleine Hoden mit Ausreifungsstörung der Samenfäden; geringe sekundäre Geschlechtsbehaarung).

▪ *Turner-Syndrom.* Die Chromosomenzahl ist auf 45 unter Verlust des Y-Chromosomens abgesunken. Es gibt auch Chromosomenmosaik: XX/X0. Die nach dem Genitalbefund weiblichen Kinder werden nie geschlechtsreif und lassen auch die Ausreifung der äußeren Geschlechtsmerkmale vermissen. Die Intelligenz ist normal.

▪ *Weitere Gametopathien sind:* Chrondrodysplasie, schwere Bindegewebsschwäche, Hüftgelenksluxation, Vitamin-D-resistente Rachitis, Lippen-(Kiefer-Gaumen-)Spalte, Phenylbrenztraubensäure-Schwachsinn (PKU), Muskelatrophie vom Typ Duchenne, Mukoviszidose, Hämophilie (Bluterkrankheit).

Das *Problem der Gametopathien* ist in den letzten Jahrzehnten zu einem öffentlichen und mehr und mehr zu einem bedrückenden Problem geworden. Durch den medizinischen Fortschritt verbesserten sich Frühdiagnose und Behandlung dieser Kinder erheblich. So kommen diese Kranken heute häufiger als früher ins Erwachsenenalter und zur Möglichkeit, sich fortzupflanzen. Ihre Zahl steigt. Unter Behandlung der Symptome wird ihnen ein Überleben ermöglicht. Der Lebenswert ist aber oft sehr eingeschränkt bei den Mühen und Entsagungen, die diese Kranken dabei auf sich nehmen müssen. Bei hoher Vererbungspenetranz sehen Humangenetiker eine Hilfe in der Gentherapie und der Sterilisierung dieser Kranken (Eugenik), ethische Bedenken stehen dem jedoch teilweise entgegen.

13.2 Blastopathien

■ Die ersten Zellteilungen auf dem Wege durch die Eileiter in den Uterus können gestört sein, so daß viele Keime dann schon vor der Einnistung (Nidation) absterben. Anderenfalls entstehen totale oder teilweise Doppelbildungen, große Spaltbildungen oder es fehlen ganze Körperabschnitte.

13.3 Embryopathien

■ Die ersten drei Entwicklungsmonate eines Kindes mit der schnell voranschreitenden Organentstehung sind gegenüber verschiedensten Störungen besonders empfindlich. Die Erkrankung des Embryos führt wohl meist zum Abort (Totgeburt, Fruchtabgang), in weiteren Fällen aber zu umschriebenen Organfehlbildungen, die je nach dem Zeitpunkt und der Ursache der Schädigung in verschiedenen Körperregeionen sich befinden (Abb. 42). Beispiele sind:
- *Rubeolen-Embryopathie* als Infektionsfolge (s. Abschnitt 13.7),
- *Dysmelie* durch Medikamente (s. Abschnitt 13.9),
- *Embryopathie bei Röntgenbestrahlung der Mutter oder durch radioaktive Bestrahlung* (Mikrozephalie, Idiotie, Wachstumsstörungen),
- *Fehlbildungen* bei Kindern von Diabetikerinnen, von Müttern mit Schilddrüsenstörungen, Alkoholismus (s. Abschnitt 13.8) oder Phenylketonurie.

In dieser sensiblen Zeit der Schwangerschaft werden auch – durch meist unbekannte Ursachen – *Anenzephalie* (Fehlen des Großhirns), *Rachischisis* (Entwicklungsstörungen am Rückenmark mit Bildung von Meningozelen und Myelozelen), *angeborene Herzfehler und Speiseröhren- und Darmatresien* hervorgerufen.

13.4 Fetopathien

■ Fetopathien entstehen in der letzten Periode der Schwangerschaft. Es sind
- *Infektionen* wie die angeborene Lues, Toxoplasmose, seltener die Listeriose und Zytomegalie,
- *mechanische Abtreibungsschäden* (Verletzungen), *Strahlenbelastung* (z. B. Linsentrübung),
- *chronische Intoxikation durch Alkohol* (s. Abschnitt 13.8),
- *die Auseinandersetzung bei Blutgruppenunverträglichkeit* (Rhesus- oder AB0-System) zwischen Mutter und Kind, die nach der Geburt zum Krankheitsbild der Erythroblastose führen,
- *Entwicklungsschäden* (Dystrophie) *durch Nikotinabusus der Mutter* (verminderte Plazentadurchblutung).

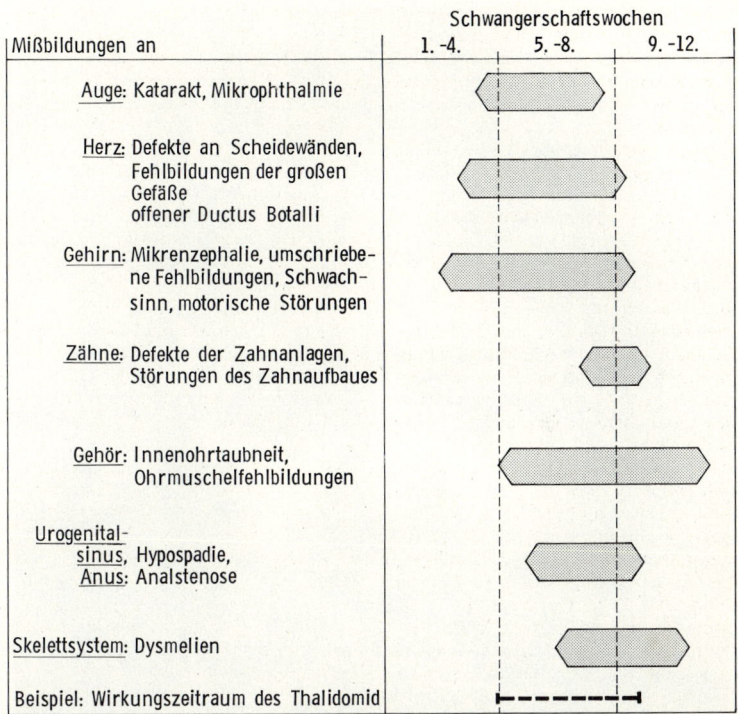

Abb. 42 Entstehung von Embryopathien. Empfindliche Phasen der Organentwicklung in den ersten 3 Schwangerschaftsmonaten. Das Bild der entstehenden Fehlbildung ist abhängig davon, wann die schädigende Ursache einwirkte. Umgekehrt kann man aus dem „Muster" des Schädigungskomplexes eventuell auf den Zeitpunkt der Schädigung zurückschließen. (Zur Wirkung des Thalidomid [hier als Beispiel eingezeichnet] vergl. Abschnitt 13.9).

13.5 Down-Syndrom, Mongolismus, Trisomie 21

■ Der Name Mongolismus ergibt sich aus einer äußerlichen Ähnlichkeit des Gesichtsbildes mit dem Gesicht asiatischer Rassen. Man spricht besser von Down-Syndrom oder Trisomie 21. Nicht immer ist das **Vollbild** ausgeprägt:
– typisches Gesichtsbild: flaches Gesicht, großer Augenabstand (Hypertelorismus), Schrägstellung der Lidspalten von außen oben nach innen unten, zusätzliche, senkrechte halbmondförmige Falte über dem inneren Augenwinkel (Mongolenfalte = Epikanthus), kleine Stumpfnase, clownhafte Rötung der Wangen, lange Zunge (Abb. 43, 44),
– Tatzenhände mit Vierfingerfurche (Abb. 45),
– allgemeine Muskelhypotonie mit Überstreckbarkeit der Gelenke,
– Herzfehler (meist Ventrikelseptumdefekt),

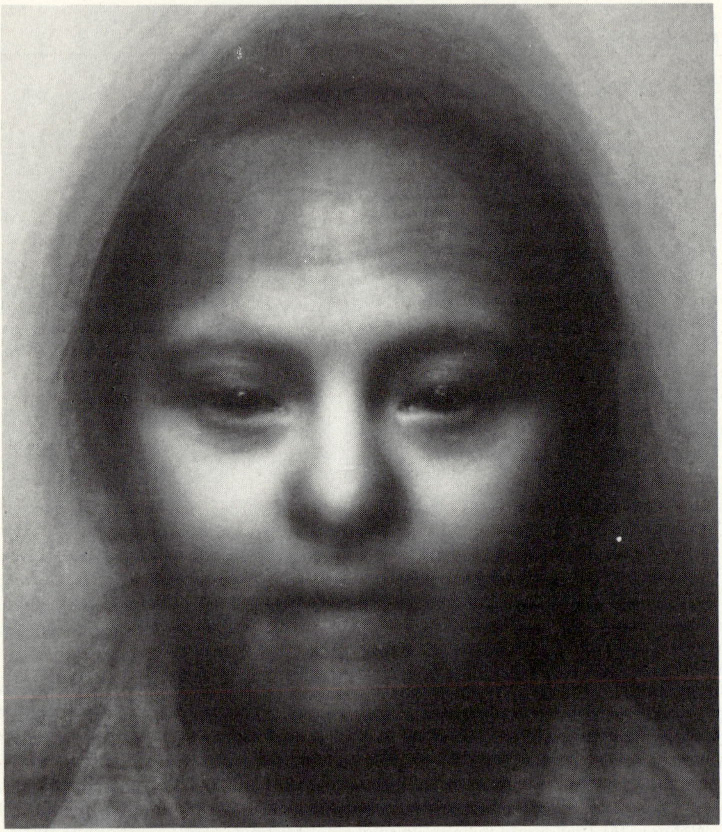

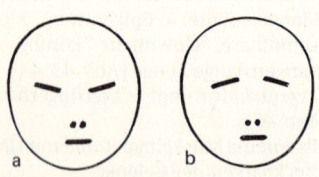

Abb. **43**   „Typgesicht" der Trisomie 21, des Down-Syndroms, gewonnen aus 19 Individual-
photographien, Durchschnittsalter 36 Jahre (nach Leiber.)

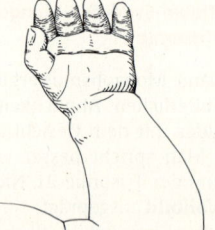

Abb. **44**   Zu Trisomie 21. Monogoloider (**a**)
und antimongoloider Lidachsenverlauf (**b**).

Abb. **45**   4-Finger-Furche bei Trisomie 21.

– geistiger Entwicklungsrückstand: Imbezillität bis Idiotie.

Oft sind nur einzelne Zeichen (Stigmata) ausgeprägt. Epikanthus oder Vierfingerfurche allein berechtigen nicht zur Diagnose des Mongolismus; sie sind auch bei völlig gesunden Kindern zu finden. Entscheidend ist überhaupt zunächst der Chromosomenbefund. Die geistige Entwicklungshemmung ist recht unterschiedlich ausgeprägt, und vor allem im Säuglingsalter ist diesbezüglich noch keine klare Prognosestellung möglich. Daher sollte man, je jünger das Kind ist um so mehr, mit dem Wort mongoloide Idiotie, vor allem den Eltern gegenüber, sehr vorsichtig umgehen, nicht zuletzt auch deshalb, um ihnen nicht den Mut für eine intensive Entwicklungshilfe zu nehmen. Kinder mit Down-Syndrom erkranken häufiger an Leukämie als andere Kinder.

■ Eine an der Ursache ansetzende **Therapie** ist nicht möglich. Durch intensive, geduldige Zuwendung und liebevolle, aber konsequente Erziehung und durch heilpädagogische Maßnahmen in Sonderschulen ist eine wesentliche Hilfe auch bei den schwachsinnigen Kinder mit Down-Syndrom zu leisten. Allerdings werden die meisten nicht zu einem selbständigen Berufsleben ermächtigt. Die Erziehungsschwierigkeiten sind bei den lebhaften, schwer lenkbaren Kindern mitunter, vor allem in der Pubertät, sehr groß.

Andererseits gewinnen die Kinder durch ihre meist fröhliche Art (oft große Musikliebe) die Zuneigung der Familienmitglieder. Vorliegen und Ausmaß des Herzfehlers ist bei der Beurteilung der Leistungsfähigkeit besonders zu berücksichtigen.

■ In der **Beratung von Familien** mit Mongolismus gibt heute die Chromosomenbeurteilung wertvolle Hilfen. Ursächlich liegt eine Trisomie 21 vor, d. h. ein Chromosom (Nummer 21) ist dreimal statt zweimal zu finden. Dieses überzählige Chromosom kann im Zellkern ungebun-

den bleiben, die Gesamtzahl der Chromosomen pro Zellkern steigt also von 46 auf 47, oder sich mit einem anderen Chromosom verbinden (= meist „Translokation" an das Chromosom Nummer 14): die Chromosomenzahl bleibt dann scheinbar bei 46. Zur ersteren Gruppe gehören jene Mongolismusfälle, die bei älteren oder sehr jungen Müttern sporadisch auftreten. Die Wahrscheinlichkeit, daß weitere Kinder mit Mongolismuszeichen geboren werden, ist sehr gering, es sei denn, die Mutter ist selbst mongoloid. Bei Kindern mit dem zweiten Befundmuster ist auch ein äußerlich gesund erscheinender Elternteil chromosomal auffällig: Er hat nur ein freies Chromosom 21, das andere ist auf ein anderes Chromosom gelagert. Solche Eltern bekommen nicht selten noch weitere mongoloide Kinder. *Frühdiagnostik* bei Verdacht auf Trisomie 21: Zellkulturen aus Fruchtwasserzellen nach Amniozentese.

13.6 Mukoviszidose, Pankreasfibrose, zystische Fibrose

■ Für die Mukoviszidose ist kennzeichnend, daß die ekkrinen Drüsen einen viskösen (zähen) Schleim (mukos) absondern. Sie ist die häufigste, oft familiär auftretende Erbkrankheit, etwa 1 Fall auf 2000 Geburten. Sie wird autosomal-rezessiv vererbt mit dem Risiko der Geschwistererkrankung von 25% (Abb. 41, S. 141). Länger bekannt sind unter dem Begriff Pankreasfibrose die zystischen Veränderungen der Bauchspeicheldrüse und ihre Leistungsschwäche. Mittlerweile hat sich herausgestellt, daß auch an anderen Drüsen eine Störung der Sekretzusammensetzung gegeben ist, vor allem an den Schleimdrüsen der Bronchien und den Schweißdrüsen. So hat das Vollbild der Krankheit *2 Schwerpunkte:*

■ **Verdauungsschwäche durch Enzymmangel im Darm,** da das Pankreas nur wenige Enzyme absondert. Die Kinder haben große, fettglänzende Stühle mit reichlich Nahrungsresten, die sie schon in den ersten Lebenswochen nach dem Abstillen zeigen können. Mit Muttermilch ernährte Kinder gedeihen noch, da die

Milch genügend Lipase enthält. Der Leib erscheint durch die Speisebreimassen und den durch Gärung bedingten Meteorismus stark aufgetrieben. Als erstes Zeichen der gestörten Darmenzymtätigkeit kann das harzartige zähe Mekonium dieser Kinder einen *Mekonium-Ileus* unmittelbar nach der Geburt verursachen.

■ **Chronische, schwere pulmonale Infekte.** Der zähe Bronchialschleim führt zu langwieriger Bronchitis und begünstigt durch Sekretstauung die Ausbildung von Bronchiektasen. Immer wieder entstehen Pneumonien. Die Kinder sind in ihrem Wachstum und Gedeihen schwer behindert und durch den hartnäckigen Husten, der zeitweise Bild und Schweregrad eines schweren Keuchhusten annehmen kann, stark in Mitleidenschaft gezogen.

■ Von Kind zu Kind ist das Ausmaß der Erkrankung verschieden schwer und auch der Krankheitsschwerpunkt auf Lunge und Darm verschieden gelagert. Die *Diagnose* wird bewiesen durch die erhöhte Natrium- und Chlorausscheidung im Schweiß (*Schweißtest* mit der Methode der Pilocarpin-Iontophorese; typisch > 60 mmol/l). Verdacht auf Mukoviszidose kann sich schon gleich nach der Geburt aus einem positiven Mekonium-Test *(BM-Test Meconium)* ergeben. Grundlage des Tests ist der besonders hohe Eiweißgehalt des Mekoniums bei Mukoviszidose. Zur Frühdiagnose kann der *immunreaktive Trypsin-Test* (IRT) angeschlossen werden (5. Lebenstag; Wert sollte unter 80 ng/ml liegen). Zur Abgrenzung des Krankheitsbildes von der Zöliakie s. Tab. 17, S. 245.

■ *Therapie:* Die Enzymschwäche des Pankreas ist durch Enzympräparate einigermaßen zu kompensieren und in Verbindung mit hochwertiger, kalorien- und vitaminreicher Nahrung ein gewisses Gedeihen der Kinder zu erzielen. Gegen die pulmonalen Erscheinungen kommen Antibiotika, Hustensäfte ohne Kodein, schleimlösende Aerosolbehandlung mit anschließender Drainagelagerung (s. S. 236) und Atemgymnastik zum Einsatz. Im Beginn der Aerosolbehandlung können sich schnell größere Sekretmengen verflüssigen, die dann zu Atemnot führen. Deshalb Vorsicht und protrahierter Therapiebeginn! Gute Beobachtung, vor allem auch nachts!

13.7 Röteln-(Rubeolen-) Embryopathie, Gregg-Syndrom

■ Erkrankt eine schwangere Frau in den ersten 12 Wochen an Röteln, kann auch der Embryo infiziert werden (abfallende Häufigkeit: 60% im 1. Monat, 10–20% im 3. Monat). Das Kind weist dann bei der Geburt und später folgende **Krankheitszeichen** auf: Augenmißbildungen (grauer Star bei 70% der Erkrankten), Innenohrtaubheit (70%), Herzfehler (50%), Hirnfehlbildungen mit neurologischen Störungen und geistigen Defekten, Zahnschäden; spezifische Antikörper vom IgM-Typ für etwa 12 Monate. 15% der infizierten Kinder sterben intrauterin ab.

■ Die **Behandlung** kann sich nur gegen die einzelnen Symptome richten; im Bereich der Ohren und des Auges ist sie praktisch hoffnungslos. Für die *Pflege* sei hervorgehoben, daß diese pränatal mit Röteln infizierten Kinder mehrere Monate lang das Virus noch ausscheiden können (Speichel, Stuhl, Urin).

■ Wichtig ist die **Prophylaxe** dieser Störungen:
- Schutz vor Rubeoleninfektion im ersten Teil der Schwangerschaft,
- bei Infektion der Mutter intensive Behandlung mit Gammaglobulinen, noch besser mit Rubeola-Hyperimmun-Globulin.
- Wünschenswert ist, daß Mädchen vor dem heiratsfähigen Alter Röteln durchmachen und immun werden oder eine aktive Rötelnschutzimpfung erhalten.

13.8 Embryofetales Alkoholsyndrom

▨ Trinkt eine Schwangere alkoholische Getränke, wird auch das wachsende Kind für viele Stunden des Tages einem hohen Alkoholspiegel ausgesetzt. Das Kind kann schwere Schäden davontragen. Bei der Häufigkeit des Alkoholabusus heute kommt dem Krankheitsbild der Alkohol-Embryofetopathie hohe sozialmedizinische Bedeutung zu. Es ist häufiger als das Down-Syndrom. Es ist das häufigste Mißbildungssyndrom, das heute durch äußere Ursachen ausgelöst wird.

■ Die toxische Alkoholwirkung kann sowohl in der Embryonal- als auch in der Fetalzeit einsetzen und an folgenden **Merkmalen** sichtbar werden:

– niedrige Geburtsmaße: Gewicht unter 2500 g, Länge unter 46 cm,
– weitere Veränderungen des Äußeren: kleinerer Schädelumfang bei hoher Stirn (Mikrozephalie), kleiner Unterkiefer, aufgebogene Nase, Gaumenspalte, Epikanthus, Strabismus, Verkleinerung der Augen (Mikrophthalmus), Trichterbrust, in vielen Fällen auch Herzfehler (Scheidewanddefekt), große, tief angesetzte Ohren, Hypospadie, Hüftdysplasie, Nagelhypoplasie,
– geistige Entwicklungsverzögerung unterschiedlichen Grades,
– motorische Störungen: insbesondere Störung der feineren Einstellbewegungen.

Entscheidend für die diagnostische Einordnung des Krankheitsbildes ist natürlich die Alkoholanamnese der Mutter. Die Gefahr, ein durch Alkohol geschädigtes Kind zu bekommen, ist besonders groß, wenn der tägliche Konsum 60 g reinen Alkohol übersteigt. Diese Menge entspricht etwa 3 kleinen Flaschen Bier oder $^1/_2$ l Wein.

■ *Prophylaktisch* ist einer Schwangeren von jedem Alkoholgenuß abzuraten.

13.9 Embryopathien durch Medikamente

■ Um 1960 kam es zu einer epidemieartigen Häufung von Extremitätenmißbildungen durch ein Schlafmittel (Contergan = Thalidomid), das die Mütter zumindest zwischen dem 25. und 44. Tag nach der Konzeption eingenommen hatten. Neben diesen *Extremitätendefekten (Dysmelie)* wurden weitere Mißbildungen an den Verdauungswegen, am Herzen und an den Harnorganen beobachtet (vgl. Abb. 42, S. 143).

Thalidomid ist längst aus dem Handel. Inzwischen kennt man auch durch andere Medikamente Keimschäden, z. B. durch *Antiepileptika* (Hydantoin, Valproinat), *Zytostatika* oder *Hormone* (Gestagene, Androgene: Gestaltabweichungen des Genitale, Vermännlichungszeichen bei Mädchen, Pseudohermaphroditismus femininus). Die Beweisführung ist oft außerordentlich schwierig. Notwendige Medikamente können während einer Schwangerschaft nicht ohne weiteres weggelassen werden, z. B. wenn eine Frau an Epilepsie leidet. Immer muß aber der Grundsatz gelten, während einer Gravidität jegliches Medikament nur nach ärztlicher Absprache einzunehmen.

14 Krankheiten und Störungen des Stoffwechsels

14.1 Wasser- und Elektrolytstoffwechsel

■ Der *Flüssigkeitsbedarf* eines Kindes ist sehr viel größer als der eines Erwachsenen. Die Gefahr der Austrocknung (Exsikkose) durch vermehrten Verlust von Flüssigkeit (Erbrechen, Durchfall, Harnflut, Schwitzen) oder durch Durst ist daher viel größer.

■ Die *Mineralstoffe* (Salze) müssen in einer ganz bestimmten Zusammensetzung, qualitativ und quantitativ, vorhanden sein. Sie dienen

- der Regulierung des osmotischen Drucks in Blutserum und Lymphe und im Zellinneren,
- der Aufrechterhaltung eines lebensnotwendigen Säuren-Basen-Gleichgewichts,
- der Bildung fester Körpersubstanzen, vor allem beim Wachstum der Knochen,
- der Flüssigkeitsbindung im Organismus, wobei die Salze von Eiweißkörpern unterstützt werden,
- weiteren Aufgaben, die sich auf die einzelnen Atome, entsprechend ihren chemischen Eigenschaften, unterschiedlich verteilen.

■ *Säuren und Basen* treten unter Bildung von Salzen zusammen. So besteht z. B. das Kochsalz aus Natrium (Basenrest) und Chlor (Säurenrest). Es ist eine charakteristische Eigenschaft der Mineralstoffe, daß sie, in Körperflüssigkeiten gelöst, in elektrisch geladenen Teilchen (= *Ionen*, zu deutsch: Wanderer im elektrischen Feld) zerfallen. *Die wichtigsten Salzbildner* des Organismus sind: Natrium, Kalium, Kalzium, Chlor, Magnesium, Eisen, Kupfer, Bikarbonat, Phosphat.

14.1.1 Azidose, Alkalose

■ Von größter Bedeutung für den Stoffwechsel, insbesondere für die Tätigkeit der Enzyme, ist ein gleichmäßiger pH-Wert der Körperflüssigkeit. Die Reaktion des Blutplasmas beträgt: pH = 7,35 – 7,45. Man spricht

- bei Werten über 7,45 von Alkalose; Basen überwiegen die Säuren,
- bei Werten unter 7,35 von Azidose; Säuren überwiegen die Basen.

■ Der Stoffwechsel des gesunden, noch mehr des kranken Kindes produziert ständig Substan-

zen, die in hoher Konzentration als Gifte wirken müssen und daher über Lunge, Niere, Darm und Haut schnellstens ausgeschieden werden sollen. Da sie meist Säuren- oder Baseneigenschaften haben, bahnt sich zunächst eine Verschiebung des pH-Wertes des Blutes an. Diese wird sofort durch ein *„Puffersystem"* aufgefangen. Erst bei zu starker Beanspruchung der Säuren- und Basenreserven des Blutes entsteht die gleichbedrohliche Situation der Azidose oder der Alkalose. Nun muß durch entsprechende Diät und unter Einsatz von genau berechneten Salzlösungen das Säuren-Basen-Gleichgewicht wiederhergestellt werden. Anhaltspunkte für die Berechnung gewinnt man aus der Bestimmung der aktuellen chemischen Reaktion (sog. pH-Wert), der Alkalireserve bzw. des Standardbikarbonats des Blutes (s. Tab. 11). (Der Betriff Astrup-Wert bezieht sich auf Poul Astrup, der ein sehr brauchbares Gerät für diese Untersuchung baute.)

■ *Infusionsbehandlung von Azidose und Alkalose.* Für die Behandlung stehen u. a. folgende Puffer zur Verfügung: bei Azidose Natriumbikarbonat, bei Alkalose Lysin-Hydrochlorid.

■ **Gefahr der Azidose** besteht

- bei gestörtem Gasaustausch in den Lungen (mangelnde Entfaltung, Hyalin-Membran-Krankheit, Pneumothorax, schwere Herzerkrankung, interstitielle Pneumonie, schwere Pleuropneumonie, zentrale Atemlähmung). Man spricht auch von *respiratorischer Azidose;*
- bei Niereninsuffizienz, bei Diabetes mellitus, bei Hunger oder bei azetonämischem Erbrechen, bei Toxikosen aus verschiedenen infektiösen Ursachen. Bei diesen Ursachen spricht man von *metabolischer Azidose.*

■ **Gefahr der Alkalose** entsteht

- bei stark gesteigerter Atemtätigkeit, Hyperventilation (z. B. Enzephalitis, hohes Fieber, Hysterie). Man spricht von *respiratorischer Alkalose;*
- bei großen Säureverlusten, so beim Erbrechen durch schwere Pylorusstenose *(metabolische Alkalose).*

Tabelle **11** **Störungen des Säuren-Basen-Haushaltes. Bestimmungen nach Astrup**
Symbole, Definitionen, Normbereiche.

pH	Bezeichnung der Wasserstoffionenkonzentration
	Normbereich = 7,35 bis 7,45
	pH im Normbereich = keine oder kompensierte Störung
	pH erhöht = dekompensierte Alkalose
	pH erniedrigt = dekompensierte Azidose
pCO_2	Kohlendioxiddruck = Partialdruck von Kohlendioxid in der Luft, welcher sich im Diffusionsgleichgewicht mit dem Blut befindet
	Normbereich = 34 bis 45 mmHg
	pCO_2 im Normbereich = keine respiratorische Störung
	pCO_2 erhöht = respiratorische Azidose
	pCO_2 erniedrigt = respiratorische Alkalose
Stand.-HCO_3^-	Standardbikarbonat = Bikarbonatgehalt des Blutplasmas
	Normbereich = 21,3 bis 24,8 mmol/l
	Stand.-HCO_3^- im Normbereich = keine metabolische Störung
	Stand.-HCO_3^- erhöht = metabolische Alkalose
	Stand.-HCO_3^- erniedrigt = metabolische Azidose
BE	Basic excess = Baseüberschuß: die Menge an starker Base oder Säure, die pro Liter Blut zugesetzt werden muß, um den willkürlich mit 0 festgesetzten Wert (Stand.-HCO_3^- = 22,8 mmol/l) zu erreichen
	Normbereich = – 2,3 bis + 2,3 mmol/l
	BE im Normbereich = kein Base- oder Säureüberschuß
	BE erhöhter +Wert = Alkalose
	BE erhöhter – Wert = Azidose

14.1.2 Bedeutung von Natrium, Kalium, Kalzium

■ Salze und Eiweißkörper binden eine große Menge von Wassermolekülen. Insbesondere vom Kochsalzspiegel im Blut ist die Wassermenge abhängig.

■ Ein *Absinken* von **Natrium** führt zum Wassermangel, zum Welkwerden der Haut (Turgorverlust), zum Gewichtsverlust und zur Kreislaufschwäche, da das Gefäßsystem aus Blutvolumenmangel nicht mehr genügend gefüllt wird. Ein *Anstieg* des Natriums bringt Überwässerung, Ödembildung. Natrium findet sich vornehmlich außerhalb, Kalium vornehmlich innerhalb der Zellen.

■ **Kalium**mangel, Hypokaliämie, entsteht u. a. bei schweren Durchfällen und Erbrechen. Die Kinder zeigen allgemeine Muskelschwäche, Darmblähung und Verminderung der Darmperistaltik, eventuell Dyspnoe und Herzschwäche. Die Behandlung erfolgt oral durch Kaliumsalze, Fruchtsäfte und Gemüse, z. B. durch Karotten und Aprikosen, intravenös durch vorsichtige Infusion kaliumhaltiger Lösungen.

■ **Hyperkaliämie** tritt ein bei Urämie (durch Verminderung der Kaliumausscheidung), bei Hämolyse und beim Crush-Syndrom (Freiwerden größerer Kaliummengen aus den Erythrozyten bzw. aus anderen zerstörten Zellen) und bei Leistungsschwäche der Nebennierenrinde (adrenogenitales Syndrom, Addison-Krankheit). Soweit sich Symptome zeigen, bestehen sie in feinen Muskelzuckungen (z. B. „Fibrillieren" der Zunge), Schocksymptomatik und Verwirrtheitszuständen.

■ Aufgabe des **Kalziums:**
- Verfestigung des Skeletts; es wirkt dabei mit dem Phosphat zusammen. Kalziummangel führt daher zu Rachitis.
- Erhaltung der normalen Erregbarkeit von Nerven und Muskeln. Kalziummangel führt zu Spasmophile und Krämpfen.
- Abdichtung der Zellmembranen (Zellwände). Kalziummangel wirkt sich besonders empfindlich am intensiv tätigen Herzmuskel aus (EKG-Veränderung).
- Förderung der Blutgerinnung bei Blutungen. Aus diesem Grunde kann Transfusionsblut durch Entzug von Kalzium ungerinnbar gemacht werden (sog. Zitratblut).

Die *Behandlung des Kalziummangels* erfolgt diätetisch (Milch!), bei akuten Symptomen durch Injektion von Kalzium. Von großer Bedeutung für einen ungestörten Kalziumstoffwechsel ist die ausreichende Versorgung mit Vitamin D.

▨ *Rachitis,* s. Abschnitt 14.5.4
■ Selten einmal kommt auch eine *Erhöhung des Kalziumspiegels* im Blut vor **(Hyperkalzämie).** Die Kinder zeigen Appetitlosigkeit, Verstopfung und Erbrechen. *Behandlung:* Weglassen von Vitamin D, reichlich Flüssigkeit, kalkarme Nahrung (beim Säugling: Anfangsmilchnahrung, Halbmilch).

14.2   Kohlenhydratstoffwechsel

■ Der *Blutzuckerspiegel des Kindes* liegt bei 60 – 140 mg/100 ml und entspricht damit dem des Erwachsenen. *Neugeborene* können in den ersten Lebenstagen bis auf 30 mg/100 ml erniedrigte Werte aufweisen.

Eine Verminderung des Blutzuckerspiegels wird *Hypoglykämie* genannt, eine Erhöhung *Hyperglykämie;* das letztere Symptom kennzeichnet insbesondere den nicht seltenen Diabetes mellitus.

▨ Der Stoffwechsel der Kohlenhydrate ist eng mit dem Stoffwechsel der Fette verknüpft. So erklärt sich die vor allem bei hungernden Kindern gegebene *Neigung zur Vermehrung der Ketonkörper* (Azeton, Azetessigsäure im Blut); dadurch kann das Kind krisenhaft schwerst bedroht sein.

14.2.1 Hypoglykämien

■ Eine Verminderung des Blutzuckers bewirkt vor allem dann **klinische Symptome,** wenn sie abrupt erfolgt. Die Kinder zeigen
- Wesens- und Verhaltensänderungen: allgemeine Unruhe oder Apathie, Starrköpfigkeit, unklare Angst,
- Blässe, Schweißausbruch, Tachykardie, Schwäche, Zittern,
- sie äußern Heißhunger, Kopf- u. Bauchschmerzen und
- können sogar in tiefe Bewußtlosigkeit und Krämpfe verfallen.

Treten schwere Anfälle mit Bewußtlosigkeit öfter auf, sind zerebrale Dauerschäden möglich *(hypoglykämische Enzephalopathie).*

■ Die wichtigsten **Ursachen** sind:
▨ *Regulationsstörungen des vegetativen Systems:* So beobachtet man diese Zustände
- vor allem bei vegetativ und affektiv labilen Kindern, manchmal 3 – 4 Stunden nach größeren Mahlzeiten,

– mitunter speziell kurz nach eiweiß-(milch-)reichen Mahlzeiten (leucin-empfindliche Hypoglykämie).
– Auch die Neugeborenen-Hypoglyk-ämie, die gehäuft bei Frühgeborenen und bei Kindern von diabetischen Müt-tern auftritt, ist hier einzuordnen. Sie ist oft schwer erkennbar. Zittern, Unru-he und Trinkfaulheit der Kinder weisen darauf hin.

▫ *Insulinüberdosierung oder ungenügende Kohlenhydratzufuhr* bei behandeltem Dia-betes (s. Tab. 12).

▫ *Vermehrung der insulinproduzierenden Zellen in der Bauchspeicheldrüse* (Inselzell-adenom oder Inselzellenhyperplasie).

▫ *Andere Störungen des Kohlenhydrat-stoffwechsels,* wie die angeborene Unver-träglichkeit von Fruktose oder Galaktose sowie die Glykogenspeicherkrankheit.

■ Zur **Behandlung** des akuten Zucker-mangels werden Kohlenhydrate gegeben. In leichten Fällen reicht ein Stück Brot, Orangensaft oder eine Banane, in schwe-reren ist Traubenzuckerinjektion oder Glukagon s.c. nötig, bis die Symptome verschwinden. Auf Dauer ist es wichtig, kohlenhydratreiche Nahrung auf zahlrei-che Einzelmahlzeiten über den Tag zu verteilen, im übrigen muß die mitunter schwierige Vorsorge vor erneuten be-drohlichen Zuständen von der nachge-wiesenen Grundlage ausgehen.

14.2.2 Azetonämisches Erbrechen

■ Fast ausschließlich bei Kleinkindern kommt es zu **Erbrechensanfällen** bis 40 mal pro Tag mit Neigung zur Wiederho-lung in Wochen bis Jahren. Die Kinder

Tabelle **12** **Unterscheidung des diabetischen Komas vom hypoglykämischen Schock**

	Coma diabeticum	hypoglykämischer Schock
Bewußtseinsverlust	allmählich (Stunden)	plötzlich (Minuten)
Anamnese	zuviel Kohlenhydrate, Weglassen des Insulins, Infektion	weniger Nahrung, Erhöhung der Insulindosis, Überanstrengung
Haut	trocken, gerötet	feucht, blaß
Atmung	vertieft, pausenlos (Kussmaul-Atmung)	normal
Puls	rasch, weich, klein	voll
Erbrechen	häufig	selten
Krämpfe, Zittern	fehlen	häufig
Blutzucker	hoch, über 130 mg/100 ml	tief, unter 45 mg/100 ml
Urin	sofort: immer Zucker ++, Azeton ++, nach Stunden dergleichen	sofort: evtl. Zucker +, eventuell Azeton +, nach einigen Stunden: Zucker und Azeton ∅
Bei Entscheidungsschwie-rigkeiten injiziert der Arzt 10 – 20 ml einer Glukose-lösung	keine Änderung des Bildes	Patient wacht auf, zumindest erhebliche Bes-serung

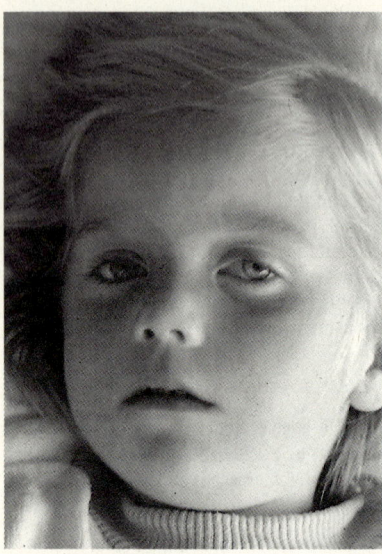

Abb. **46** Apathie bei azetonämischem Erbrechen. Diffus gerötetes Gesicht.

machen dabei einen mitgenommenen Eindruck, sind apathisch und appetitlos (Abb. 46). Die Haut ist meist blaß, die Wangenfarbe in fortgeschrittenem Stadium hektisch rot, die Augen sind umrändert (haloniert). Die Atemluft hat den obstartigen Azetongeruch.

■ **Ursache** ist eine schwere Stoffwechselstörung, wobei in reichlichen Mengen Azetessigsäure und Azeton entstehen. Diese Stoffe führen zur Azidose. Harn: Azetonprobe positiv. Nur wenn durch das intensive Erbrechen und den damit verbundenen Chloridverlust eine Alkalisierung des Blutes (Alkalose) eingetreten ist, wird die Atmung flach, „oberflächlich". Die Bewußtseinsstörung kann in Ausnahmefällen bis zum Koma gehen, dann „große" Atmung (= Kussmaul-Atmung). Krämpfe können durch Abfall des Blutzuckers bedingt sein. *Auslösende Bedingungen:* Bindung an das Kleinkindesalter,

oft bei psychisch und vegetativ labilen, überbehüteten Einzelkindern oder bei Nachkömmlingen, meist Infekte.

■ Die **Behandlung** bekämpft
in erster Linie die Stoffwechselstörung
– durch Sedierung oder ein brechreizstillendes Mittel,
– durch kontinuierliche, geduldige Zufuhr von kochsalz-, kalium- und traubenzuckerhaltigen Getränken, z. B. eine eisgekühlte Mischung von $^1/_3$ physiologischer Kochsalzlösung (am einfachsten Mineralwasser), $^1/_3$ Orangensaft und $^1/_3$ Tee mit 10%igem Traubenzucker,
– bei schwerer Azetonämie und anhaltendem Erbrechen durch Infusion von Glukose, Fruktose und Salzlösungen,
in zweiter Linie die auslösenden Ursachen, den Infekt und – vor allem bei wiederkehrenden Attacken von azetonämischem Erbrechen – die möglichen psychischen (Mit-)Auslöser. Oft hören die Kinder schon unter dem Milieuwechsel vom Elternhaus in die Klinik auf zu erbrechen. Wegen der Schwere viele azetonämischer Krisen ist Klinikaufnahme in vielen Fällen unumgänglich.

14.2.3 Diabetes mellitus

■ Der Diabetes (Zuckerharnuhr) beruht auf **Insulinmangel,** also auf einer Funktionsschwäche der Bauchspeicheldrüse (genauer der B-Zellen des endokrinen Inselapparates des Pankreas) mit der Folge der *Hyperglykämie.* Diabetes ist auch unter Kindern eine häufige Krankheit (5000 in der Bundesrepublik). Er zeigt sich meist in der Präpubertät oder Pubertät, gelegentlich schon im Säuglingsalter. In manchen Fällen ist eine familiäre Erblast erkennbar. Für die Manifestierung spielen oft Infekte, Mumps, Coxsackie u. a. und besondere seelische Belastungen eine Rolle.

■ In der heutigen Einteilung sieht man den *insulinabhängigen Typ-I-Diabetes* (früher juveniler Diabetes genannt), den

■ *nicht-insulinabhängigen Typ-II-Diabetes* (früher adulter Diabetes) und

■ *Sonderformen* (bei Mukoviszidose, Morbus Cushing, Kortisontherapie, als MODY-Diabetes u. a.).

■ Die **Symptome** des unbehandelten oder des behandelten, aber entgleisten Diabetes sind großer Appetit, Durst, Harnflut, auch nächtliches Wasserlassen, Abmagerung, körperliche und geistige Leistungsschwäche, Resistenzschwäche gegen bakterielle Infekte, vor allem an der Haut; bei Azidose Azetongeruch der Atemluft.

■ Im gefährlichsten Ausmaß entsteht, gerade beim Kind häufig, das *diabetische Koma*, wobei zu den obengenannten Zeichen noch Zeichen der Austrocknung des Körpers (langsam verstreichende Hautfalten, eingesunkene Augäpfel) und eine Störung des Bewußtseins von schwerer Apathie („Präkoma") bis zur Reaktionslosigkeit dazukommen (s. Tab. 12, S. 151).

■ Durch *Labortests* wird starke Erhöhung des Blutzuckerspiegels bis aufs 8fache des Normalwertes, Erhöhung des HbA_{1a-c}-Wertes, Zucker- und Azetonausscheidung im Harn, eventuell Blutazidose festgestellt. Das Glukohämaglobin Hb_{A1a-c} kann auch zur Langzeitkontrolle dienen (beim Gesunden unter 6%, bei länger bestehender Hyperglykämie bis 15% des Gesamthämoglobins).

■ **Prognose.** Gelingt es, einen Diabetes gut einzustellen, sind die körperliche und intellektuelle Leistungsfähigkeit sowie die sexuelle Entwicklung des Kindes normal. Dann ist ein Diabetiker nicht „krank", sondern „bedingt gesund", d. h. gesund mit den Einschränkungen der Lebensweise, die auferlegt sind und befolgt werden. Die Kinder holen ihren Gewichtsverlust auf, Appetit und Durst regulieren sich ins normale Ausmaß zurück. Anfänglich werden hohe Insulinmengen benötigt, die dann im Verlaufe von Wochen bis auf geringere Mengen reduziert werden können. Das Bild kann sich sogar soweit bessern, daß man unter Diät ohne Insulin auskommt. Man möchte an eine Heilung denken; die *Remissionsphase* (honey moon period) endet aber nach Wochen oder Monaten, vielleicht erst nach 2 Jahren. Die mittlere Lebenserwartung der Diabetiker ist gegenüber früher um Jahrzehnte verbessert. Sie ist im Einzelfall von der Güte der Stoffwechseleinstellung abhängig. Die besonderen *Gefahren* sind schwerste Stoffwechselentgleisungen unter dem Bilde des diabetischen Komas, Hypoglykämie bis zum Schock, Infekte, u. a. Tuberkulose, in späteren Jahren die Blutgefäßveränderungen, die sich vor allem als Augen- und Nierenleiden zeigen.

■ Die besonderen **Schwierigkeiten der Behandlung** liegen

im kindlichen Stoffwechsel, der nicht nur der Erhaltung der Körpersubstanz und der Energieproduktion, sondern auch noch dem Wachstum dienen muß.

*in der Tatsache, daß der kindliche Diabetes ein *Insulinmangeldiabetes* ist, daher eine Tablettenbehandlung mit Antidiabetika nicht möglich und ohne Injektionen nicht auszukommen ist.

in der kindlichen Wesensart, im kindlichen Temperament, weswegen die Berechnung der benötigten Kalorien für die Muskelleistung des Körpers schwieriger ist, und im Mangel an Vernunft und Disziplin, der hier häufiger als beim Erwachsenen eine verabredete Diät durchbricht.

■ Die Vorstellung, chronisch krank und minderwertig zu sein, die täglichen Insulin-Injektionen, die häufigen ambulanten und klinischen Stoffwechselkontrollen, die strenge Regelung des Tagesablaufes und die entsagungsreiche Diät bedeuten eine große Belastung, und nur unter besonnener, verständnisvoller Führung durch den Arzt und die Pflegenden und unter liebevoller, aber nicht verhätschelnder oder bemitleidender Fürsorge der Familie sind seelische Fehlhaltungen zu vermeiden oder im Ausmaß gering zu halten. Um die Abhängigkeit möglichst klein zu halten, soll man schon 6jährige Kinder die Spritztechnik lehren und Schulkinder mit Austauschtabellen und Schnelltests vertraut machen. Erzieher, Arbeitgeber, Leiter von Jugendgruppen müssen unbedingt über die Krankheit des Kindes orientiert sein.

Als beste Behandlung für das Kind hat sich eine geregelte *Diät* unter großzügiger Anwendung von *Insulin* entwickelt. Größte Bedeutung hat ausgiebige körperliche Bewegung *(Muskeltätigkeit).*

■ **Diät.** Die *Nahrungsmenge* richtet sich nach dem Brennwertbedarf (Kalorien-, Joule-Bedarf) des Alters (Tab. 38, S. 539) und setzt sich zu etwa 20% aus Eiweiß, zu 30% aus Fetten und zu 50% aus Kohlenhydraten zusammen. Das Kind erhält am besten *7 Mahlzeiten,* die etwa zum gleichen Zeitpunkt täglich genommen werden sollen.

Die Diät soll einem Kind entsprechen und abwechslungsreich sein. In Deutschland rechnet man mit *Broteinheiten* (1 BE = 12 g KH = 50 kcal = 210 kJoule). *Austauschtabellen* (s. Tab. 31, S. 488) sind eine große Hilfe; schon das größere Diabeteskind kann erzogen werden, sie strikt zu beachten, sie aber auch freizügig zu benutzen. *Diät s. S. 487.*

■ Für die **Insulintherapie** stehen heute synthetische oder gentechnisch hergestellte *Humaninsuline* mit unterschiedlich langer Wirkungsweise zur Verfügung: *Kurzzeitinsulin = Normalinsulin* (früher Altinsulin genannt; „schneller Eintritt, kurze Dauer"), *Verzögerungsinsulin vom NPH-Typ* („langsamer Eintritt, lange Dauer") und *Kombinationsinsuline* (z. B. Gemisch aus 85% Verzögerungs- und 15% Kurzzeitinsulin; „schneller Eintritt, mäßig lange Dauer"). Die verlängernde Wirkung wird durch unterschiedliche physikalisch-chemische Eigenschaften der Insulinkristalle erreicht.

Dem **System der Insulinsubstitution** liegt die Tatsache zugrunde, daß das Pankreas Tag und Nacht Insulin ins Blut absondert, – kontinuierlich die *Basalrate* und nach Einnahme einer Mahlzeit, vom Blutzuckeranstieg abhängig, die *Abrufrate.* So haben sich heute je nach Schweregrad des Diabetes und je nach Compliance des kranken Kindes und/oder der Eltern zwei Systeme eingeführt, die mit Abb. 47 näher dargestellt werden sollen: Die konventionelle und die intensivierte konventionelle Insulintherapie.

■ Die *konventionelle Insulintherapie* arbeitet mit Verzögerungsinsulin oder deren Kombination mit Normalinsulin (1 – 6). In der Remissionsphase nach Manifestation des Diabetes kann der nur geringe Insulinbedarf durch eine ein- bis zweimalige Injektion von Verzögerungsinsulin vom NPH-Typ gedeckt werden (1, 2), bei steigendem Bedarf setzt man auch Kombinationsinsulin mit 15% Normalinsulinanteil ein (3, 4). Die Mischungsanteile der Insulintypen passen sich dem Individualfall an, es können z. B. Mischungen aus 25 – 30% Normal- und 75 – 70% Verzögerungsinsulin sein (5). Bis dahin war mit 2 Injektionen pro Tag auszukommen. Besondere Einstellungsschwierigkeiten können bei höheren Insulindosen durch reaktiv hohe Nüchternblutzuckerwerte entstehen (Morgenhyperglykämie, Dawn-Phänomen); man teilt deshalb die Abenddosis in den Normalinsulinanteil (vor der Abendmahlzeit) und den Verzögerungsinsulinanteil (etwa 22 – 23 Uhr) auf, um dessen Hauptwirkung zwischen 4 – 8 Uhr morgens zu nutzen (6). Nun muß allerdings 3 mal pro Tag injiziert werden.

■ Die *intensivierte konventionelle Insulintherapie* will sich dem sehr schweren Diabetes anpassen, bei dem die Eigenproduktion des Pankreas fast null ist. Hier muß allerdings der Patient zu täglich mindestens 4 Blutzuckerbestimmungen bereit sein und 4mal Insulin injizieren bzw. injiziert erhalten. Eine basale Insulindosis wird abends vor dem Schlafengehen und eventuell zusätzlich am Tag im Zusammenhang mit den Normalinsulingaben verabfolgt (7). Die Abrufrate ist Normalinsulin, – morgens, mittags und abends vor den 3 Hauptmahlzeiten. Die Dosis der Abrufrate hängt vom aktuellen Blutzuckerspiegel und der vorgesehenen Nahrungsmenge ab (1,5 – 2,5 E. Insulin pro vorgesehener BE, abgerundet bei einem Blutzuckerwert unter 80 mg/dl, aufgerundet bei Werten zwischen 160 und 240 mg/dl).

Für die *exakte Abmessung der Insulindosis* werden die schlanken Insulinspritzen eingesetzt. Beim intensivierten Therapieverfahren

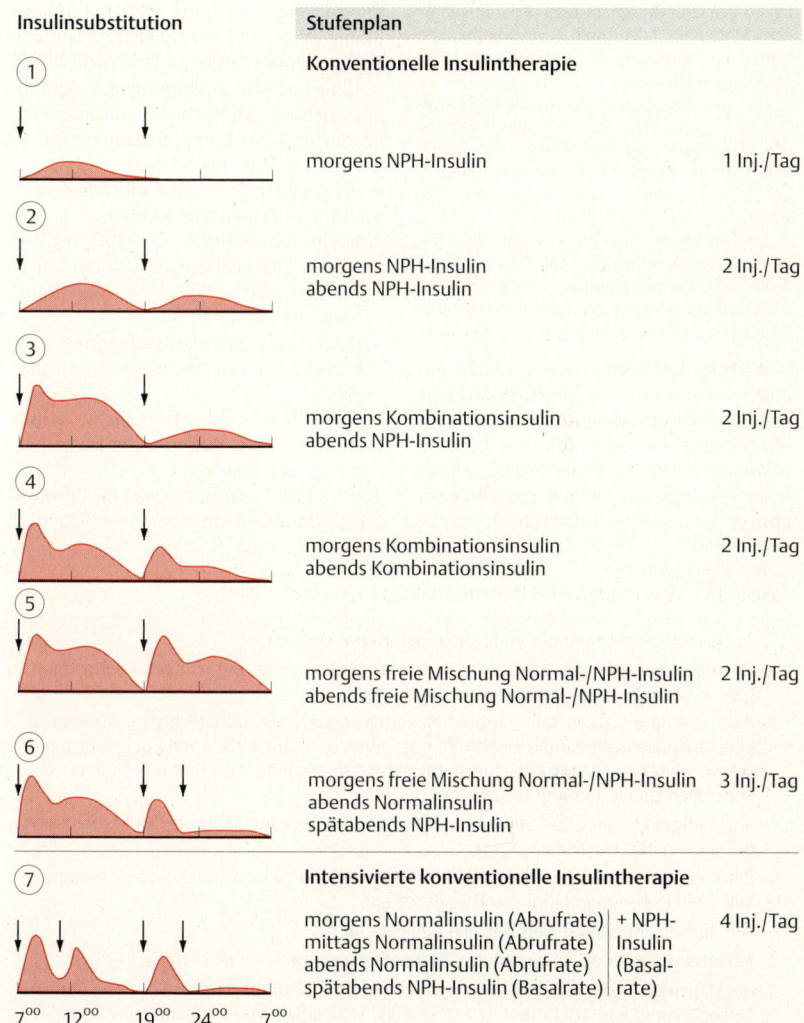

Insulinsubstitution	Stufenplan	
	Konventionelle Insulintherapie	
①	morgens NPH-Insulin	1 Inj./Tag
②	morgens NPH-Insulin abends NPH-Insulin	2 Inj./Tag
③	morgens Kombinationsinsulin abends NPH-Insulin	2 Inj./Tag
④	morgens Kombinationsinsulin abends Kombinationsinsulin	2 Inj./Tag
⑤	morgens freie Mischung Normal-/NPH-Insulin abends freie Mischung Normal-/NPH-Insulin	2 Inj./Tag
⑥	morgens freie Mischung Normal-/NPH-Insulin abends Normalinsulin spätabends NPH-Insulin	3 Inj./Tag
⑦	**Intensivierte konventionelle Insulintherapie** morgens Normalinsulin (Abrufrate) mittags Normalinsulin (Abrufrate) abends Normalinsulin (Abrufrate) spätabends NPH-Insulin (Basalrate) + NPH-Insulin (Basal-rate)	4 Inj./Tag

Abb. **47** Stufenplan der Insulinsubstitution bei diabetischen Kindern und Jugendlichen (nach Hürter). Einzelheiten im Text.

haben sich Druckdosierspritzen (Pen) eingebürgert. Stationäre oder tragbare Insulinpumpen sind in der Erprobung, aber noch kaum bei Kindern eingesetzt.

Um zuverlässige und gleichmäßige Resorption zu erzielen und gleichmäßige Resorption von Fettgewebe) am Injektionsort zu vermeiden, wird die Einstichstelle nach dem *Etagenprinzip* im Abstand von jeweils etwa 1,5 cm gewählt.

Kurzzeitinsuline werden – wegen ihres raschen Wirkungseintrittes bei kurzer Dauer –stets in der Komabehandlung, bei Operationen, nach Unfällen oder bei interkurrierenden Infektionen mit Stoffwechselentgleisung angewandt.

■ **Wichtig:** bei geringstem Verdacht auf eine hypoglykämische Situation darf kein Insulin gespritzt werden (Schwester oder Pfleger müssen sofort den Arzt benachrichtigen, sofort Blutzuckertest bestellen).

■ Im Krankenhaus erfolgt die **Überwachung** des Zuckerstoffwechsels durch Blutzuckerbestimmung vor den Hauptmahlzeiten (je nach Fall auch zu anderen Zeiten), durch laufende Urinzuckerbeurteilung und durch Prüfung der Azetonausscheidung im Harn. Der Harn wird am besten in 3 Portionen gesammelt (6–12 Uhr, 12–18 Uhr; 18–6 Uhr).

■ Als *Zeichen einer guten Einstellung* gelten für das diabetische Kind:

– Nüchternblutzucker bis 100 mg/100 ml, im Tagesverlauf ein Blutzuckerniveau zwischen 90 und 160 mg/100 ml, normaler Hb A_{1c}-Wert,

– Harn: keine Azetonausscheidung, Zuckerausscheidung bis höchstens 10 g am Tag,

– körperliches Normalgewicht. Ohne Hunger ist das Kind mit der Nahrungsmenge zufrieden.

Tab. 13 faßt zusammen, was Kindern mit Zuckerkrankheit eingeprägt werden muß.

Tabelle 13 Was Kindern mit Diabetes eingeprägt werden muß

1. Auch ein Diabetiker ist ein **voll leistungsfähiger Mensch**.
2. Alle **Anweisungen des Arztes** im Hinblick auf Diät, Insulin und körperliche Bewegungen müssen genau eingehalten werden.
3. Auch das Kind soll mit seiner Krankheit **selbständig** leben, pünktlich sich selbst spritzen, Diätpläne selbständig einhalten, über Austauschmöglichkeiten in der Nahrung Bescheid wissen, Urinkontrollen auf Zucker und Azeton, möglichst auch die Blutzuckerkontrollen selbst durchführen.
4. Sorgfältiger Umgang mit Spritzen und Nadeln! Saubere **Injektionstechnik!** Injektionsort regelmäßig wechseln!
5. Bei Änderungen der durchschnittlichen **Lebensweise** (Schulausflug, Sportstunden) Insulin und Nahrung entsprechend abstimmen.
6. Auf körperliche **Sauberkeit** peinlich genau achten.
7. **Verletzungen** jeder Art vermeiden, **Hautentzündungen** sofort dem Arzt zeigen.
8. Bei **Störungen des Wohlbefindens während des Schulunterrichts** (Zeichen der Unterzuckerung: Bauchschmerz, schneller Puls, Schweißausbruch, Unruhe mit Angst, Heißhunger, Kopfschmerzen, Zittern, Schwindelgefühl, träges Denkvermögen) sich vertrauensvoll an den Lehrer wenden, dabei auf Diabetes verweisen. Lehrer muß überhaupt orientiert sein. Sofort etwas essen.
9. Stets ein Stück Brot oder Dörrobst, besser noch Traubenzuckertabletten für **„Unterzuckerung" (Hypoglykämie)** bei sich tragen.
10. **Ausweis** mit Name, Wohnung, Telefon der Eltern, Diagnose, Insulindosis und Name des Hausarztes immer einstecken (sog. SOS-Kapsel).

■ **Eigenkontrollen und ärztliche Überwachung.** Diabetiker werden mindestens alle 4 – 8 – 12 Wochen ärztlich kontrolliert (Hausarzt oder Diabetiker-Ambulanz an größeren Kliniken). Mindestens alljährlich ist eine genaue Durchuntersuchung einschließlich Tuberkulintestung und augenärztlicher Untersuchung angezeigt. Die Eltern oder die kranken Kinder müssen selbst Blutzuckerbestimmung und Urinkontrollen auf Zucker und Azeton durchführen (Teststreifen) und Aufzeichnungen davon dem Arzt vorlegen.

■ Die **Komabehandlung** bei Diabetes kann nur in einem Krankenhaus unter laufender Blutzuckerkontrolle erfolgen. Innerhalb von Stunden muß die gefährliche Stoffwechselsituation beherrscht werden. Mehrfach wird Altinsulin injiziert. Anfangs werden Salzlösungen, später Salz- und Zuckerlösungen infundiert. Sehr wichtig ist dabei die schnelle Beseitigung der Hypokaliämie und der Azidose. Die Pflegenden sorgen für einwandfreie warme Lagerung des manchmal unruhigen und unterkühlten Kindes (Dekubitusgefahr, weitere Unterkühlung), überwachen die Dauertropfinfusion, Atmung und Puls, registrieren die Ausscheidungen und achten auf hypoglykämieverdächtige Zeichen. Sobald das Kind trinkt, können Fruchtsäfte und gesüßter Tee nach genauer Anordnung vorsichtig mit dem Löffel gegeben werden.

■ **Hypoglykämie bei Insulinbehandlung,** Symptome und Behandlung s. in Abschnitt 14.2.1.

14.2.4 Angeborene Störungen

■ **Glykogenspeicherkrankheit (Glykogenose).** Durch eine Enzymstörung entsteht eine krankhafte Speicherung von Glykogen in Leber, Niere und Herz unter Vergrößerung dieser Organe. Die Kinder sind dick, auch im Gesicht ("puppenartiges Aussehen"), minderwüchsig und appetitlos. Da sie zu Hypoglykämie und Azidose neigen, muß die Nahrung kohlenhydratreich sein.

■ **Mukopolysaccharidosen, Pfaundler-Hurler-Krankheit, Gargoylismus.** Es handelt sich um verschiedene Typen einer Speicherkrankheit (vor allem Mukopolysaccharide) mit Zwergwuchs, Schwachsinn, Schwerhörigkeit, Leber- und Milzvergrößerung. Bei der *Pfaundler-Hurler-Krankheit* erinnert das grobe Gesicht an die

Tabelle **14** **Chemische Ordnung der Kohlenhydrate**

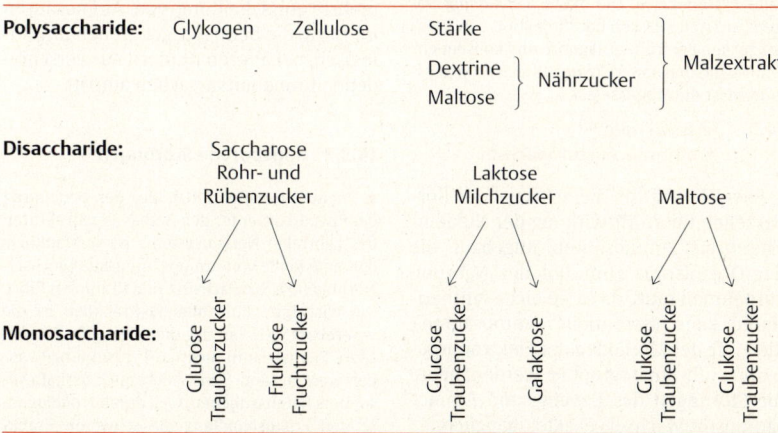

Polysaccharide:	Glykogen	Zellulose	Stärke			
			Dextrine	Nährzucker	Malzextrakt
			Maltose		

Disaccharide: Saccharose Rohr- und Rübenzucker Laktose Milchzucker Maltose

Monosaccharide: Glucose Traubenzucker / Fruktose Fruchtzucker / Glucose Traubenzucker / Galaktose / Glukose Traubenzucker / Glukose Traubenzucker

Wasserspeier an gotischen Domen (Gargoyl) und wurde namengebend. Die Extremitäten sind plump verkürzt, die Hände tatzenartig groß. Die meisten Kinder sterben vor dem 10. Lebensjahr. Behandlungsmöglichkeit ist nicht bekannt. Große Ähnlichkeit besteht insbesondere zur Morquio-Krankheit.

■ **Galaktose-Intoleranz (Galaktosämie).** Die Galaktose der Nahrung (Milchzucker s. Tab. 14) kann nicht verwertet werden. Es kommt zur Schädigung des Gehirns (Schwachsinn), der Leber (Zirrhose) und der Augen (Katarakt). Unter Anstieg der Galaktose im Blut fällt der Blutzuckerspiegel erheblich ab, ohne daß es aber gewöhnlich zu hypoglykämischen Krämpfen kommt. Die schwersten Formen erscheinen schon in der 1. Lebenswoche mit Beginn der Milchzufuhr unter dem Bilde von Erbrechen, Durchfall, Gewichtsverlust, Nahrungsverweigerung, Gelbsucht und Lebervergrößerung. *Therapie:* Bei galaktosefreier Ernährung gedeihen die Kinder ungestört. Milch und Milcherzeugnisse (auch Butter) müssen vermieden werden. Screening-Test in den ersten Lebenstagen zur Frühdiagnostik (auf etwa 50 000 Neugeborene 1 Fall).

■ Die **Fruktose-Verwertungsstörung (hereditäre Fruktoseintoleranz)** hat große Ähnlichkeit mit der Galaktose-Intoleranz (vgl. Tab. 14). Nach Genuß von fruchtzuckerhaltigen Speisen (Kochzucker, Honig, Früchte, Karotten) steigt der Fruktosespiegel im Blut an, der Blutzucker fällt. Die Kinder zeigen Apathie bis Somnolenz, heftiges Erbrechen, Blässe, Schweißausbruch und kalte Extremitäten. Die akute *Behandlung* besteht in Trinkenlassen oder Injektion von Traubenzucker. Bei früher Diagnose und konsequentem Vermeiden von fruktosehaltigen Nahrungsmitteln ist die *Prognose* gut.

14.3 Eiweiß- und Aminosäurenstoffwechsel

■ Eiweiß wird für die Struktur der Körperzellen unter Mitwirkung der Nukleinsäuren aus Aminosäuren aufgebaut, die der Organismus zum Teil der Nahrung entnehmen muß, da er sie nicht synthetisieren kann (essentielle Aminosäuren). Mit Hilfe der Methoden der Elektrophorese und Chromatographie werden heute die Störungen des Eiweiß- und Aminosäurenstoffwechsels exakt zugänglich.

14.3.1 Eiweißmangel

■ Mangelhafte Ernährung ist eine erste Bedingung für Dystrophie und niedrigen Eiweißspiegel im Blut (= **Hypoproteinämie**). Ein klinisches Symptom ist bei Ausprägung Ödemneigung. Dieses Bild entstand früher häufig bei zu milcharmer Ernährung *("Mehlnährschaden");* es wird heute noch in unterentwickelten Ländern beobachtet und ist bei Negerkindern als Kwashiorkor besonders bekannt geworden. Hypoproteinämie entsteht ferner *bei starkem Eiweißverlust nach außen* (Nephrose, Eiweißverlust bei Darmwanderkrankungen, großflächige Verbrühungen, schwere nässende Ekzeme).

■ Unter **Dysproteinämie** versteht man eine Mengenverschiebung der einzelnen Eiweißarten des Blutes (Albumine, Globuline).

■ Beim **Antikörpermangelsyndrom (Immunparese)** ist durch Mangel an Gammaglobulin und/oder eines Teils der Betaglobuline die Abwehrkraft gegen Infekte schwer gestört, da die genannten Eiweißfraktionen die Antikörper (Immunkörper IgG, IgA, IgM) enthalten. Sonst leichte Infekte nehmen dann einen schweren Verlauf. Mehr in Abschnitt 18.9.

■ **Hyper-Aminoazidurie** ist eine vermehrte Ausscheidung von Aminosäuren im Harn, die beim Neugeborenen physiologisch, bei älteren Kindern aus verschiedenen Krankheitsursachen auftritt.

14.3.2 Angeborene Störungen

■ **Phenylketonurie (PKU).** Bei der Bedeutung der Eiweißkörper für den Aufbau der Strukturen des zentralen Nervensystems ist verständlich, daß eine Reihe von Aminosäuren-Stoffwechselstörungen zu Schwachsinn und Krämpfen führt. Die wichtigste Enzymdefekt-Krankheit ist die vererbbare PKU, bei der die essentielle Aminosäure Phenylalanin nicht zu Tyrosin umgewandelt werden kann. Sie ist heute auch deshalb besonders herauszuheben, weil durch *Frühdiagnose* und *Frühbehandlung* die schweren Krankheitsfolgen verhindert werden können. *Häufigkeit:* 1 auf 8000 Neugeborene. Phenylalanin und dessen Abbauprodukte (vor allem Phenylbrenztraubensäure) häufen sich im Blut und im Gewebe, sie werden auch durch den Harn ausgeschieden. *Nachweis:* im Blut mit Hilfe des Guthrie-Testes, der schon ab dem 5. Lebenstag vorzunehmen ist, nachdem das Kind einige Tage lang Milchnahrung erhalten hat (Abb. 48).

▪ *Klinisches Bild.* Das äußere Bild dieser Kinder ist sehr charakteristisch. Über 90% sind pigmentarm, hellblond und blauäugig. 30% haben Ekzeme. Viele fallen durch Ratten-, Raubtierstall- oder Pferdestallgeruch des Körpers und des Harns auf. Der Schwachsinn wird in der Regel erst im 2. Lebenshalbjahr bemerkbar. Jedes 2. Kind hat Krämpfe.

▪ Die *Behandlung* erfolgt mit einer Diät, die in ihrem Eiweißanteil nur das notwendige Minimum von Phenylalanin gestattet (20–40 mg/kg/Tag, das Doppelte beim Säugling). Man verwendet, um die nötigen anderen Aminosäuren zuzuführen, hauptsächlich ein phenylalaninfreies Eiweißhydrolysat. Das Umstellen der Kinder auf diese monotone und im Geschmack wenig angenehme Kost gelingt mit Geschick und Konsequenz nach einigen Wochen. Das verwendete, teure Präparat ist vom Erfolg her gut zu begründen: Beginnt die Behandlung in den ersten 3–4 Lebensjahren, kann der geistige Entwicklungsstand erheblich angehoben werden, je früher, um so mehr. Kann die Behandlung gleich nach der Geburt einsetzen, ist die Entwicklung normal oder fast normal. Nach dem 5. Lebensjahr ist die Hirnstruktur so weit ausgereift, daß die Diät ohne Schaden gelockert werden kann.

▪ *Stillen* ist unter den üblichen Phenylalaninspiegel-Kontrollen erlaubt, mit Blick auf die Mutter psychologisch sogar erwünscht.

Angestrebt wird ein Phenylalanin-Blutspiegel von 2–6 mg/dl.

▪ **Albinismus.** Diese erbliche Stoffwechselstörung beruht auf einem Unvermögen zur Melaninbildung. Durch Fehlen von Pigment ist daher die Haut auffallend weiß, sehr empfindlich gegen Sonnenstrahlen, das Haupthaar hellgelb. Durch die pigmentlose Regenbogenhaut scheint die rote Aderhaut hindurch. Die Sehschärfe ist durch Streulicht beeinträchtigt. Sonnenlicht muß durch eine Sonnenbrille abgeschirmt und die Haut durch Salben entsprechend geschützt werden.

▪ Bei der **Zystinkrankheit** unterscheidet man

▪ *Zystinurie,* wobei es zur Vermehrung von Zystin (sowie von Arginin und Lysin) im Harn unter Bildung von Zystinsteinen in den Harnwegen kommt, und

▪ *Zystinose (Zystinspeicherkrankheit),* bei der Zystin in vielen Geweben, vor allem in Milz, Knochenmark und Hornhaut, abgelagert wird und die Kinder nicht gedeihen. Sie sterben schon in den ersten Lebensjahren an Infekten oder an Urämie, falls sie nicht zystinarm ernährt werden können. Ein Ausgleich der Störung des Wasser- und Elektrolythaushaltes wird mit Alkaligaben (Natriumzitrat) und hohen Dosen von Vitamin D versucht.

▪ Für die **Ahornsirup-Krankheit** ist der eigenartige, süßwürzige Körper- und Uringeruch namengebend (nach „Maggi" oder eben nach Ahornsirup). *Ursache* ist eine Enzymstörung bei Ketoaminosäuren, so daß Leuzin, Isoleuzin und

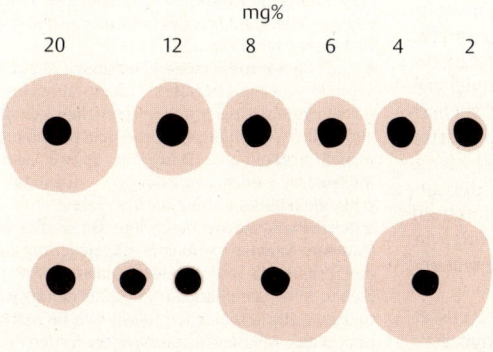

mg%

| 20 | 12 | 8 | 6 | 4 | 2 |

a | | | b | | b

Abb. 48 Guthie-Test, Phenylalanin-Testplatte. In der oberen Reihe die Standartbluttropfen mit ansteigender Phenylalanin-Konzentration. Je mehr Alanin darin vorhanden, umso größer das Bakterienwachstum (Hofbildung). In der unteren Reihe zwei positive Fälle (**b**), ein verdächtiger Probandentropfen (**a**), sonst unauffällige Proben.

Valin im Plasma u. a. erhöht gefunden werden und metabolische Azidose entsteht. Schon in den ersten Lebenstagen zeigen die Kinder ein bedrohliches *Bild:* Trinkfaulheit, Erbrechen, Krämpfe, Bewußtseinsverlust, Hypoglykämie. *Therapie:* Diät unter starker Reduktion der genannten Aminosäuren; in der initialen Notfallsituation Glukoseinfusionen mit Insulin, eventuell Blutaustauschtransfusion.

■ Bei der **Homozystinurie** ist der Methioninstoffwechsel beeinträchtigt. Augenstörungen (Myopie, Linsenluxation), langgliedrige Körpergestalt, z. T. Intelligenzdefekt sind die Folgen. *Therapieversuch* mit Vitamin B_6, sonst Einschränkung der Methioninzufuhr.

■ Beim **Biotinidase-Mangel** fehlt das Enzym, das das Vitamin Biotin (sogenanntes Vitamin H, ein Wachstumsfaktor) von seiner Eiweißbindung abspaltet und so in eine aktive Form bringt. Erste *Symptome* etwa im Alter von 3 Monaten: Lethargie, Muskelhypotonie, Krämpfe, später Schwerhörigkeit.

14.4   Fett- und Lipidstoffwechsel

14.4.1 Alimentäre Fettsucht, Adiposogigantismus

■ Der häufigste Typ der Fettsucht ist die alimentäre Fettsucht **(Mastfettsucht).** Meist tritt sie in der Präpubertät auf, gelegentlich mit Überlänge verbunden (**Adiposogigantismus).** Das Sollgewicht kann bis zum Doppelten gesteigert sein. X-Beine, Senkfüße und Rückenschmerzen sind oft die Folge. Zweifellos spielen **konstitutionelle Faktoren** (Vererbung) eine Rolle. Entscheidend ist eine mengenmäßig übertriebene und in der Bevorzugung der Kohlenhydrate auch qualitativ *ungünstige Nahrung.* Viele der gutmütigen, seelisch unausgeglichenen, meist introvertierten Kinder haben *psychische Lebensschwierigkeiten* (ungünstige Stellung in der Geschwisterreihe, Überforderung durch die Schule, Hänseleien ihrer Umgebung). Im Essen finden sie eine Art Befriedigung und Entspannung („Kummerspeck").

■ Die *Behandlung* besteht in eiweißreicher, sehr fettarmer und kohlenhydratar-

mer Kost, geringer Salzzufuhr, Anregung zu intensiver körperlicher Betätigung (Gymnastik, Sport, Radfahren) und Psychotherapie: Heben des Selbstwertgefühls durch Förderung wertvoller schöpferischer Eigenschaften, Ermunterung und geduldiges Verständnis, Abbau einer Bevorzugung von Geschwistern. Wird der Ehrgeiz des Kindes angeregt und bei Erfolg mit Lob nicht gespart, ist viel zu erreichen. Der Erfolg einer Diät hängt davon ab, ob das Kind mit der gegebenen Kost satt wird und sich wohl fühlt. Es ist besser, den Geschmack nach Kohlenhydraten (Kuchen, Süßigkeiten) ganz auf Eiweißkost umzugewöhnen, als ab und zu (z. B. „weil Sonntag ist") den ungebremsten Genuß zu erlauben. Dem Kind wird viel erleichtert, wenn – wie so oft – auch die Mutter wegen der gleichen Ursache die Diät auferlegt bekommt. Erlaubte und zu meidende Nahrungsmittel sowie Vorschlag eines Tagesplanes s. S. 486 f.

14.4.2 Speicherkrankheiten

■ Unter der Bezeichnung **Lipidosen (Lipoidosen)** faßt man Stoffwechselstörungen zusammen, bei denen Neutralfette oder fettähnliche Stoffe in pathologischer Menge im Blut oder in pathologischer Lagerung in Geweben angetroffen werden. Die Behandlung ist fast immer hoffnungslos.

■ Bei der **infantilen amaurotischen Idiotie (Tay-Sachssche Krankheit)** handelt es sich um eine Speicherkrankheit des Gehirns und der Retina (Rezessiver Erbtyp).

■ Die **Niemann-Picksche Krankheit** führt regelmäßig noch in den ersten 2 Lebensjahren unter völligem geistigen und körperlichen Verfall zum Tode. Schwellung von Leber und Milz, häufiges Erbrechen, auch Durchfälle, Spastik oder Muskulatur oder vollständige Hypotonie, schließlich Blindheit sind die Symptome.

■ Bei der von Gaucher beschriebenen Krankheit (**Morbus Gaucher)** erfolgt die Speicherung in den Zellen des retikuloendothelialen Systems (Leber, Milz, Lymphknoten und Knochenmark) und im Gehirn. Die Zellen lassen sich im Mark und in der Milz leicht nachweisen. In der *Be-*

handlung hat die Entfernung der erheblich vergrößerten Milz eine gewisse Bedeutung, weil sich dann die Symptome der Knochenmarksschwäche (Anämie, Verminderung der weißen Zellen und der Thrombozyten) bessern. Der Verlauf geht über Jahre und Jahrzehnte.

■ Der erbliche **Carnitin-Mangel** führt zur Fettspeicherung in der Muskulatur, zu Muskelschwäche einschließlich Herzinsuffizienz. Bei der *myopathischen Form* sitzt der Enzymdefekt im Muskel, das Serum-Carnitin ist normal. *Therapie:* orale Carnitingabe. Die Symptome der *systemischen Form* sind dramatisch: Akute Enzephalopathie, Erbrechen, Leberfunktionsstörung kommen zu den oben genannten Symptomen dazu, ein schweres, unbehandelt tödliches Krankheitsbild; der Carnitinspiegel ist hier niedrig. *Therapie:* Glukose und Carnitin i.v.

14.5 Vitaminstoffwechsel

■ Die Vitaminmangelkrankheiten in ihrem verschiedenen Ausmaß **(Hypo- oder A-Vitaminose)** können
– durch mangelndes Angebot in der Nahrung oder
– durch unzureichende Resorption aus dem Darm entstehen.
■ *Vitamine sind im Stoffwechsel benötigte Substanzen, die der Körper nicht selbst aufbauen kann.* Besonders groß ist die Gefahr einer Hypo-Vitaminose bei der künstlichen Säuglingsernährung. Bei einigen

Vitaminen (A und D) führt auch eine *Überdosierung* zu Störungen **(Hyper-Vitaminose).** Für die Resorption der sog. fettlöslichen Vitamine A, D, E und K sind Fettsäuren als Vehikel nötig. Bei länger dauernder, fettfreier Ernährung müssen diese Vitamine also eventuell parenteral substituiert werden.

14.5.1 Vitamin A

■ Vitamin A (Retinol) kommt im Eigelb und in tierischen Fetten (Milch, Lebertran) in großen Mengen vor, nicht in Pflanzenölen. Praktisch wichtig ist es, daß das Provitamin Caroten (in Blatt- und Wurzelgemüsen, u. a. Karotten) durch Darmenzyme in Vitamin A zerlegt werden kann. Vitamin A wird in der Leber gespeichert.
■ Zeichen des **A-Mangels** sind:
■ *blasse (= dicke), trockene Haut.*
■ *Austrocknung von Schleimhäuten.* Durch Störung der Tränendrüsentätigkeit trocknet das Epithel der Hornhaut und der Konjunktiva (Xerophthalmie, Augendarre). Die Hornhaut ist mehr oder weniger stark getrübt, sie neigt zur Erweichung (Keratomalazie), Perforation mit Abfluß des Kammerwassers und Infektion. Das Auge wird bleibend blind (Abb. 49).
■ *Nachtblindheit,* da Vitamin A beim Aufbau des Sehpurpurs benötigt wird.
Die beste *Prophylaxe* ist eine vernünftige Ernährung, in der die obengenannten Vitamin-A-Träger ausreichend enthalten sind. Zeichen einer reichlichen Karottenzufuhr bei Säuglingen

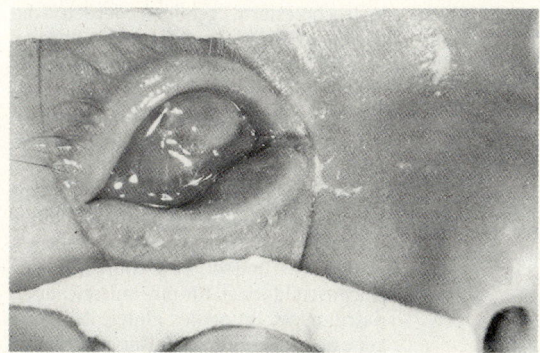

Abb. **49** Keratomalazie bei Vitamin-A-Mangel. Trübung und Geschwürbildung an der Hornhaut beider Augen. 4 Monate altes Mädchen aus einem Flüchtlingslager, das bisher noch nie Gemüse oder Obstsäfte bekam.

ist der *Karotinikterus*, der von der echten Gelbsucht leicht abzugrenzen ist; das Augenweiß
bleibt dabei frei.

■ Zeichen der **Hypervitaminose A** sind akute
Hirndrucksteigerung (vorgewölbte Fontanelle)
mit Erbrechen, Apathie. Da Vitamin A auch in
der Aknebehandlung eingeführt ist, muß für
schwangere junge Frauen bedacht sein, daß
durch hohe Vitamin-A-Dosen *fetale Fehlbildungen* erstehen können.

14.5.2 Vitamin-B-Gruppe

■ Mangel an **Vitamin B$_1$** (Thiamin; enthalten in
Naturreis und Schrot) führt zu Störungen im
Kohlenhydratstoffwechsel und zum Krankheits-
bild der Beriberi (Lähmungen).

■ Unter dem Begriff **Vitamin B$_2$** werden heute
mehrere Stoffe zusammengefaßt. Bei *Riboflavin-
Mangel* entstehen Rhagaden und Entzündungen
der Mundschleimhaut. **B$_3$** (Niacin) verhindert
die Pellagra (Hautrötung und Bläschenbildung).
Pantothensäure wird zur Förderung der Wundheilung eingesetzt.

■ **Folsäure** wird in der Nukleinsäurensynthese
gebraucht. Mangel führt zur *megalozytären Anämie*. Anti-Vitamine der Folsäure (Folsäureant-
agonisten, z. B. Amethopterin = Methotrexate)
werden wegen ihrer Hemmwirkung in der Behandlung der Leukämie u. a. eingesetzt.

■ Mangel an **Vitamin B$_6$** (Pyridoxin) kann bei
Neugeborenen Ursache von Krampfanfällen sein.
Bei tuberkulösen Kindern, die mit INH (Isonikotinsäurehydrazid) behandelt werden, treten
durch B$_6$-Mangel nicht selten Nervenschmerzen
(Polyneuritis) auf; deshalb wird in der Regel
gleichzeitig mit INH Vitamin B$_6$ gegeben.

■ Durch *Vitamin-B$_{12}$-Mangel* (Cyanocabal-
amin, Antiperniziosafaktor) wird die *perniziöse
Anämie* ausgelöst, durch Zufuhr behandelt.

Insgesamt sind Mangelzustände im Bereich
der Vitamin-B-Gruppe beim gesunden, normal
ernährten Organismus äußerst selten.

14.5.3 Vitamin C

■ Durch Vitamin-C-(Ascorbinsäure-)Mangel
entsteht bei Säuglingen die **Möller-Barlow-
Krankheit,** die man beim Erwachsenen *Skorbut*
nennt. Der junge Organismus bildet etwas andere *Krankheitszeichen* aus:

▪ erhöhte *Infektanfälligkeit*,

▪ schwere *Schmerzhaftigkeit* der Gliedmaßen,
so daß die Kinder einerseits auffällig bewegungsarm daliegen und mit ängstlichem Gesichtsausdruck jede Annäherung verfolgen
(Abb. 203), andererseits aber bei den leichtesten
Berührung oder Erschütterung zusammenzuk-
ken („Hampelmann-Phänomen"). Grundlagen
der Schmerzen sind

▪ die *Blutungen* (Hämatome) unter der Knochenhaut und in den Weichteilen, vor allem der
Beine. Ferner können einzelne petechiale Hautblutungen, leichtes Nierenbluten und Anämie
entstehen. Am Kiefer entstehen auch Zahn-
fleischblutungen.

▪ Wichtiges Zeichen ist der skorbutische *Rosenkranz*, eine Abknickung im Rippenverlauf nahe
dem Brustbein.

Bei den kranken Kindern handelt es sich fast
immer um Säuglinge im 2. Lebenshalbjahr, die
ohne Obstsäfte und Gemüse, dabei aber mit zu
lange gekochter Milch oder der sog. Sterilmilch
ernährt wurden.

■ Für die *Verhütung* sind Obstsäfte und Gemüse
wichtig. Die *Behandlung* erfolgt durch Vitamin-
C-reiche Kost und Tabletten. Bei Infekten ist der
Vitamin-C-Bedarf etwa 10mal größer; diese Tatsache erklärt auch, daß bei einem akuten Infekt
aus einem latenten Vitamin-C-Mangel plötzlich
das schwere Krankheitsbild entsteht.

14.5.4 Vitamin D

▪ Vitamin D erfüllt nicht ganz die Definition eines Vitamins. Einerseits kann es
unter der Wirkung von Ultraviolett-
Strahlen (Sonne, UV-Lampe) in der
menschlichen Haut aus der Vorstufe De-
hydrocholesterin gebildet werden; die
gegebene Menge reicht aber in unserer
geographischen Lage nicht aus. Daher ist
Zufuhr mit der Nahrung (etwas in Eigelb,
Milch und Butter), im Säuglingsalter auch
noch medikamentöse Versorgung vonnöten.

Vitamin D fördert die Kalziumresorp-
tion aus dem Darm, erhöht das Kalkbin-
dungsvermögen in den Wachstumszonen
der Knochen und sorgt, zusammen mit der
Nebenschilddrüse, für eine ausreichende
Kalziumversorgung des Blutes, der Muskeln, des Herzens und des Nervensystems.

■ **Rachitis.** Die Rachitis ist als *Vitamin-D-Mangelkrankheit* eine Erkrankung des wachsenden Kindes. Früher trat sie wie eine Seuche als Ursache schwerer, bleibender Verbiegungen der Extremitäten und der Wirbelsäule (Buckel) auf. Mindestens in leichter Form war jedes Kind betroffen. Viele Säuglinge starben an Kalkmangelkrämpfen.

▒ Das *klinische Bild* setzt sich zusammen aus:

Zeichen am Knochensystem, die durch mangelnde Kalkeinlagerung in die noch weiche Knochengrundsubstanz zu erklären sind:
- Weichheit der Schädelknochen, vor allem am Hinterhaupt (Kraniotabes), große offene Fontanelle, verzögerter Fontanellenschluß,
- rachitischer Rosenkranz, d. h. Auftreibungen an den Rippenenden nahe dem Brustbein (Abb. 50),
- Verformungen des Schädels (Plattschädel, Quadratschädel, Schiefkopf), des Brustkorbes (Glockenform, Furche in Höhe des Zwerchfellansatzes), der Wirbelsäule (Skoliose, Kyphose) und der Beine (beim älteren Säugling),
- Neigung zu Frakturen, verspäteter Durchtritt der Milchzähne.

Ein Teil der Deformierungen bleibt auch nach Ausheilung der Rachitis. Die Zähne des bleibenden Gebisses können in dem Ausmaß Kalkmangel und Schmelzdefekte zeigen, wie die Zeiträume der Zahnbildung und der Rachitis zusammenfallen; bekanntlich werden Teile bleibender Zähne schon im Säuglingsalter gebildet.

▒ *Zeichen am Nervensystem,* die ebenfalls durch den niedrigen Kalkspiegel, aber auch durch ein Mißverhältnis zwischen Kalk- und Phosphatspiegel erklärt sind; die Situation ist vor allem in der beginnenden Heilungsphase gegeben und wegen der zunehmenden Sonnenbestrahlung vor allem im Januar und Februar zu beobachten. Es sind

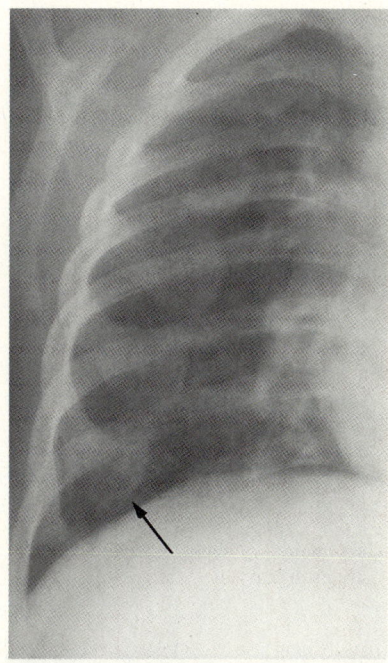

Abb. **50** Rachitischer Rosenkranz. Nebenbefund sog. Infektlunge.

latente Spasmophilie = zur Vorsicht mahnende Symptome einer gesteigerten Nerventätigkeit:
- Schreckhaftigkeit, Übellaunigkeit,
- bei ärztlicher Prüfung positive Zeichen nach Chvostek (Schlag auf den Stamm des Fazialisnerv: Gesichtszuckung) oder nach Lust (Schlag auf den Fibularisnerv: Heben des seitlichen Fußrandes);

manifeste Spasmophilie = Symptome einer akut lebensbedrohlichen Stoffwechselsituation:
- Krämpfe, nur im Gesicht, nur an den Extremitäten oder am ganzen Körper, meist mit Bewußtlosigkeit;
- Stimmritzenkrampf (Laryngospasmus), wobei unter dramatischen Zei-

chen der Atemnot die Atmung stillsteht oder die Kinder „nur einfach zu atmen vergessen". Dauer: einige Sekunden. Häufigkeit: bis 10mal am Tag. Es kommt dabei zu grauer Blässe, zu Schweißausbruch und Lippenzyanose, falls sich die Kinder wieder erholen und nicht der gefürchtete Herzstillstand eintritt. Vielleicht ist mancher plötzliche und unerklärliche Säuglingstod durch solche Ursachen verständlich.

– Tetanie, das heißt über Stunden und Tage anhaltende Muskelspasmen an Händen und Füßen, die zu einer charakteristischen Fingerstellung führen („Pfötchenstellung"). Das Greifen ist unmöglich. An Fuß- und Handrücken bilden sich Ödeme. Auch das Gesicht ist vermehrt gespannt, die Lidspalten sind klein, die vorgeschobenen, gespitzten Lippen behindern das Trinken. Im Zusammenhang auch typische EKG-Veränderungen.

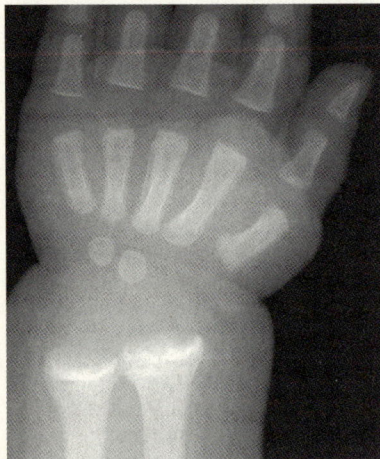

Abb. 51 Vitamin-D-Mangel-Rachitis in Heilung. Becherung der Enden der langen Röhrenknochen. Osteoporose. Beginnende Kalkeinlagerung nach Vitamin-D-Gabe.

■ *Labor:* Kalzium im Blut erniedrigt bis normal, alkalische Phosphatase erhöht.

■ *Röntgen:* Osteoporose, becherförmige Gestaltung der Metaphysen, Rosenkranz (Abb. 50, 51).

■ *Behandlung:* Anfangs täglich 5000–10 000 IE Vitamin D, in weiteren Wochen abfallend auf 2000 IE. Gleichzeitig orale Kalziumgaben. Die Erscheinungen der manifesten Spasmophilie verlangen zuallererst Kalzium i. v. und Sedativa wie Luminal. Kinder mit Verbiegungen muß man nach ärztlichem Rat sorgfältig lagern. Vor Ausheilung der Rachitis dürfen sie nicht zum Laufen und Stehen ermuntert werden.

■ Die *Prophylaxe* der Rachitis gelingt durch eine ausgewogene, rechtzeitig Gemüsekost aufnehmende Säuglingsernährung, großzügige Exposition der Säuglinge in Luft und Sonne und Vitamin-D-Tabletten. Dosis 500 IE pro Tag (bis 1000 IE bei kleinen Frühgeborenen) während des ersten Lebensjahres, auch bei Brustmilchernährung. Wurde ein Kind in den Monaten Oktober bis Dezember geboren, wird die D-Prophylaxe noch über die folgenden Wintermonate einschließlich März weitergeführt. Bei den Vitamin-D-Mengen ist zu berücksichtigen, daß industriell hergestellte Milch in der Regel einen Zusatz von etwa 400 IE/l hat (nachzulesen in den Produkterläuterungen). Alternative Lebens- und Ernährungsweisen schließen mitunter eine Ablehnung der Vitamin-D-Prophylaxe in Medikamentenform ein, wobei man eventuell Ersatz in pulverisiertem Muschelkalk und Phosphat sieht. In der Regel ist damit eine Rachitis nicht zu vermeiden. Andere gehen den ebenfalls alternativen, aber besseren Weg einer natürlichen Prophylaxe mit Lebertran; hier muß dann auf Vitamin-A-Hypervitaminose geachtet werden, falls nicht Lebertranextrakte angewandt sind.

■ Die prophylaktische D-Gabe sollte immer mit einer kleinen *Fluor-Dosis* (0,25 mg) zur **Karies-Prophylaxe** verknüpft sein.

Muß eine Mutter als unzuverlässig gelten, kann auch heute noch die „*Stoßprophylaxe*" von Nutzen sein. In der ärztlichen Sprechstunde erhält der Säugling jeweils 5 mg Vitamin D: ein Frühgeborenes jeweils am Ende der 1., 3. und 6. Lebenswoche und am Ende des 3., 6. und 9. Lebensmonats, ein ausgetragenes Kind jeweils am Ende der 1. und 4. Lebenswoche und am Ende des 3., 6. und 9. Lebensmonats.

■ **Wichtig:** Eine fortlaufende Vitamin-D-Gabe ist auszusetzen und nur auf ärztlichen Rat fortzuführen, wenn das Kind aus irgendwelchen Ursachen Wachstumsstillstand zeigt und nicht gedeiht.

■ **Vitamin-D-Hypervitaminose.** Bei Überdosierung von Vitamin D kommt es zu uncharakteristischen Zeichen wie Appetitlosigkeit, Erbrechen und Obstipation, im Blut zu hohen Kalkwerten und Anstieg von harnpflichtigen Substanzen, da sie die Niere schlecht ausscheidet. *Ursachen* sind Überdosierungen von fortlaufend gegebenen Vitamin-D-Präparaten in Kombination mit vitaminisierten Nahrungsmitteln (Milch, Nährmittel) oder zu häufige Gabe von hochdosierten Vitamin-D-Stößen. Besonders gefährdet sind schlecht gedeihende Kinder, da ihre Vitamin-D-Empfindlichkeit erhöht ist. *Behandlung:* Weglassen von jeglichem Vitamin D und kalkarme Nahrung (adaptierte Säuglingsmilch). Das in England zuerst beschriebene Krankheitsbild der **idiopathischen Hyperkalzämie** mit Gedeihstörung, das im Alter bis zu 18 Monaten auftritt, läßt an eine konstitutionelle Vitamin-D-Überempfindlichkeit gegenüber normalen Vitamin-D-Dosen denken.

14.5.5 Vitamin K

■ Vitamin K wird bei der Prothrombinbildung in der Leber benötigt. Mangelzustände (**Blutungsneigung**) entstehen in der Neugeborenenzeit (s. Abschnitt 8.5) und bei Leberkrankheiten.

15 Krankheiten der endokrinen Drüsen

■ Drüsen mit innerer Sekretion geben ihre Stoffe, die **Hormone,** direkt ins Blut. Die einzelnen Drüsen stehen zueinander in einer elastischen Abhängigkeit („Rückkopplung"), und man spricht aus dieser Vorstellung heraus vom hormonellen System. Eine gewisse Sonderstellung hat die Hypophyse, die mit speziellen Hormonen einige Drüsen besonders stimulieren kann und in einem besonders engen Zusammenhang mit den vegetativen Zentren im Zwischenhirn (Hypothalamus) steht (Beispiel Schilddrüse Abb. 52). Durch diese Verknüpfung heben sich *verschiedene Ursachen von hormonellen Störungen* heraus:
– Überfunktion der Drüse durch Veränderungen in der Drüse selbst oder durch verstärkten Antrieb von seiten der Hypophyse und der vegetativen Zentren,
– Unterfunktion durch Veränderungen in der Drüse selbst oder durch verminderten Antrieb von seiten der Hypophyse und von den vegetativen Zentren.
In der Kindheit mit den Aufgaben des Wachstums und der sexuellen Ausreifung ist das hormonelle System besonders belastet.
■ **Diabetes mellitus,** *Zuckerkrankheit,* s. Abschnitt 14.2.3.

15.1 Hypophyse

■ Die Hypophyse (Hirnanhangsdrüse) setzt sich aus zwei Teilen mit ganz verschiedenen Funktionen zusammen. Der *Vorderlappen* bildet das Wachstumshormon (somatotropes Hormon = STH) und 5 glandotrope Hormone, die die Schilddrüse (thyreotropes Hormon = TSH), die Nebennierenrinde (adrenokortikotropes Hormon = ACTH) und die Sexualdrüsen (Ovarien, Hoden) anregen. Der *Hinterlappen* enthält das Adiuretin, das in der Niere durch eine Drosselung der Wasserausscheidung die Konzentrierung des Harnes bewirkt.

■ **Erkrankungen des Hypophysenvorderlappens.** *Hypophysärer Zwergwuchs* beruht auf dem Mangel an Wachstumshormon (Somatotropin, Human growth hormon, HGH). Die Kinder kommen normal groß auf die Welt, ab dem 3. Lebensjahr zeigt sich sehr deutlich der Wachstumsrückstand. Die Zwerge behalten auch im Erwachsenenalter die kindlichen Proportionen bei. Die Intelligenz ist normal. Eine Substitutionstherapie ist heute möglich. *Labor:* Verminderung von HGH in Blutproben, die nach muskulärer Belastung oder 1 Stunde nach dem Einschlafen entnommen wurden; Stimulierungsversuch mit insulin-abhängiger Hypoglykämie oder Arginin. *Therapie* mit Wachstumshormon (Biosynthese durch Kolibakterien oder Extrakt aus menschlichen Hypophysen). Durch frühzeitig einsetzende jahrelange Substitution kann fast normale Erwachsenengröße erreicht werden.

■ Das *eosinophile Adenom* der Hypophyse, also Überfunktion bewirkt Riesenwuchs. Jenseits der Pubertät wächst aber nicht mehr der ganze Körper; es wachsen nur Teile wie Kinn, Nase, Hände, Füße; man spricht von Akromegalie. Ausfall des gesamten Vorderlappens (vor allem durch Tumoren) bewirkt die *Simmonds-Krankheit,* die durch höchstgradigen Appetitmangel, Abmagerung und Wesensänderung gekennzeichnet ist.

■ **Erkrankungen des Hypophysenhinterlappens.** Fällt die Produktion des Adiuretins aus, entsteht der *zentrale Diabetes insipidus*[*]. Die Niere verliert ihre Konzentrationsfähigkeit. Daher entleeren diese Kinder riesige Harnmengen von 4 – 10 l. Das spezifische Gewicht des sehr hellen Harns steigt nicht über 1008, auch nicht nachts oder im Durstversuch, der wegen des sehr starken Durstes der Kinder nie exakt durchzuführen ist. Die Kinder trin-

---

[*] *Diabetes mellitus, Diabetes insipidus.* Das Wort Diabetes kennzeichnet den „Durchtritt" großer Wassermengen; „mellitus" weist darauf hin, daß der Harn süß schmeckt; „insipidus" besagt, daß er nicht süß schmeckt. Diese Bezeichnungen stammen aus einer Zeit, in der sich der Arzt noch nicht auf ein Labor stützen konnte und durch einfache Methoden, hier also durch Abschmecken des Harns seiner Patienten, zur Diagnose kam.

ken alle erreichbaren Flüssigkeiten, Waschwasser, auch den eigenen Urin. Ursachen sind meist Tumoren im Bereich der Hypophyse, vor allem die Granulome der Histiozytose X. Es gibt auch eine *nierenabhängige Form* des *Diabetes insipidus:* die Ansprechbarkeit der Niere auf das Hormon ist herabgesetzt. *Therapie:* Desmopressin, nasal oder als Tablette gegeben. Auch mit bestimmten Diuretika läßt sich die Harnmenge auf 2 – 5 l reduzieren. Keine Flüssigkeitsbeschränkung!

■ **Erkrankung des Hypophysen-Zwischenhirn-Systems.** Bei der seltenen *Dystrophia adiposogenitalis Fröhlich* sind Veränderungen im Hypothalamus nachgewiesen, die offenbar Wirkungen auf den Hypophysen-Vorderlappen haben. Daraus werden die Erscheinungen: Minderwuchs, Adipositas, sexueller Infantilismus verständlich. In der gleichen Weise – Zusammenwirken geschädigter Hirnzentren mit der Hypophyse – erklären sich auch andere *hormonelle Störungen bei Tumoren und nach Enzephalitis.*

15.2 Schilddrüse

■ Das jodhaltige Hormon der Schilddrüse, Thyroxin, hat wichtige stimulierende Aufgaben für die Funktion fast aller Organe, insbesondere auch für das seelische und körperliche Wachsen und Reifen des Kindes. Der Regelkreis, der die Schilddrüse steuert, bezieht Zwischenhirn und Hypophyse ein (Abb. 52). Das im Zwischenhirn gebildete Thyreotropin-Releasing-Hormon (TSH) setzt im Hypophysenvorderlappen das Thyreoidea-stimulierende Hormon (TSH) frei. Auf dem Blutweg kommt dieses zur Schilddrüse, Thyroxin wird gebildet und ins Blut gebracht (T4 mit 4, T3 mit 3 Jodatomen). Der nun gegebene Thyroxinspiegel wird rückkoppelnd Hypophyse und Zwischenhirn mitgeteilt (feed-back-Effekt): hoher Thyroxinspiegel bewirkt dann Bremsung von TSH, niedriger Erhöhung.

■ **Unterfunktion der Schilddrüse, Hypothyreose.** Verschiedene Gründe, Fehlen oder Unterentwicklung des Drüsengewebes (Aplasie, Hypoplasie), Enzymdefekte in den Drüsenzellen oder Jodmangel, fer-

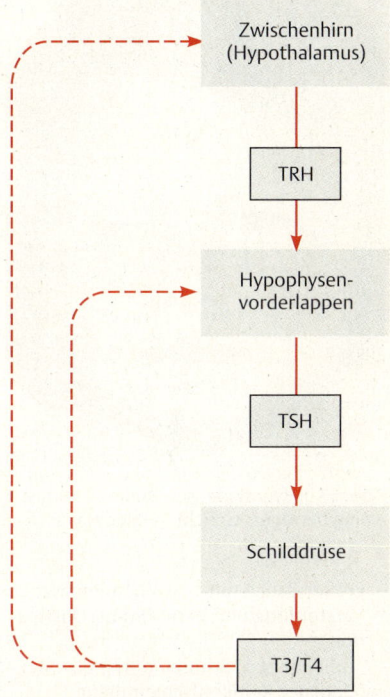

Abb. 52 Die Steuerung der Schilddrüsentätigkeit durch Zwischenhirn und Hypophyse im hormonalen Regelkreis. Näheres im Text.

ner zu wenig Antrieb durch das thyreotrope Hypophysenhormon (TSH) können zu einem mehr oder weniger starken Hormonmangel führen und das

■ *Krankheitsbild* bewirken:
- schon früh Trinkschwäche, später Antriebsmangel und geistiger Entwicklungsrückstand,
- blaß-gelbliche, trockene „teigige" Haut (Myxödem),
- im Gesicht: enge Lidspalten, großer Mund, große Zunge und grobe Mimik (Abb. 53),

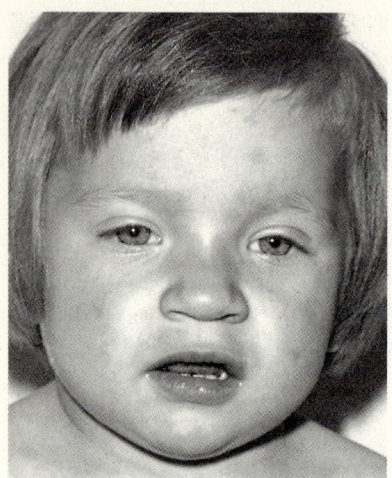

Abb. **53** Hypothyreose. Breites, mimisch wenig bewegtes Gesicht, teigige Haut.

– großer Bauch mit tiefstehendem Nabel, Verstopfung und harter Stuhl (Obstipation),
– rauhe, heisere Stimme durch das Myxödem der Kehlkopfschleimhaut,
– sexuelle Unterentwicklung im Pubertätsalter (Hypogenitalismus),
– *röntgenologisch* Rückstand des Knochenalters, ^{123}J-*Szintigraphie* zur Drüsenmorphologie, *im Blut* TSH meist vermehrt, Thyroxin (T_3 und T_4) vermindert, Anämie.

Der Schilddrüsenkörper kann dabei, je nach Grundlage des Leidens gut tastbar, auch zur Struma (Kropf) vergrößert sein. Entscheidend für die kindliche Entwicklung ist die Frühdiagnose, z. B. schon durch einen Screening-(Such-)Test am 5. Lebenstag (TSH-Test). Dann kann mit dem frühzeitigen Beginn der *Substitutionstherapie* durch Schilddrüsenhormon, falls diese mit altersentsprechenden Dosen konsequent lebenslang durchgeführt wird, eine fast normale Entwicklung vorausgesagt werden. Auf *Zeichen der Überdosierung* ist zu achten: Temperaturanstieg, Pulsbeschleunigung, Schwitzen, Durchfall.

■ **Struma.** Struma oder Kropf ist beim Kind meist eine allgemeine, gleichmäßige, selten eine knotige Vergrößerung der Schilddrüse,
– die mit hormonellen Störungen einhergehen kann, aber nicht muß, und
– die eventuell durch Druck auf die Umgebung das Schlucken oder die Atmung behindert (Stridor bei Anstrengung).

■ Die *Neugeborenenstruma* entsteht in Kropfgegenden aus Jodmangel und nimmt besonders große Ausmaße an. Jodzufuhr oder L-Thyroxin heilt in Kürze.

■ In der Pubertät, vor allem bei Mädchen, ist eine leichte Drüsenschwellung *(Pubertätsstruma)* nicht selten (Abb. 54). Stoffwechselabweichungen sind damit nicht

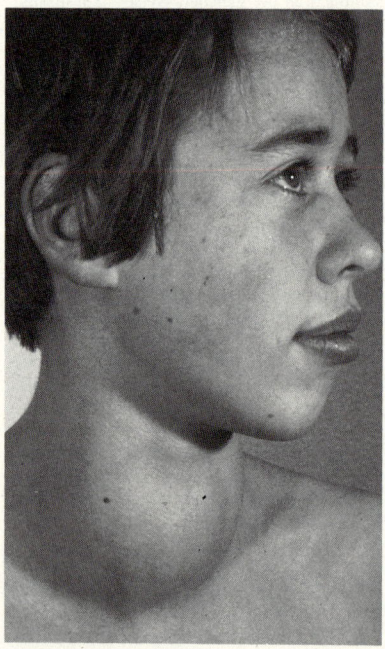

Abb. **54**   Pubertätsstruma.   Euthyreote Struma.

verbunden (euthyreote Struma). Als Ursache könnte die erhöhte Aktivität des hormonellen Systems in dieser Entwicklungsphase oder ein relativer Mangel bei dem Mehrbedarf dieser Zeit in Frage kommen. *Behandlung:* L-Thyroxin in kleinsten Dosen. Viele Mädchen brauchen wegen der kosmetischen Störung beruhigenden Zuspruch.

■ Die *Jodmangelstruma* wird in manchen Gebieten der Schweiz, des Südschwarzwaldes und Tirols endemisch beobachtet. Genaue Untersuchungen bewiesen den Jodmangel des Trinkwassers. Durch gesetzlichen Zusatz von Kaliumjodid zum Kochsalz ging die Kropfhäufigkeit entschieden zurück. Der höchste Grad der Schädigung, Idiotie und Minderwuchs, wurde in solchen Gegenden früher beim Kretin erreicht *(Kretinismus)*.

■ **Überfunktion der Schilddrüse, Hyperthyreose** (Basedow-Krankheit), ist im Kindesalter sehr selten. Wie beim Erwachsenen zeigen sich Vergrößerung der Schilddrüse, Augensymptome und der typische Gesichtsausdruck mit den wie im Schreck weit aufgerissenen Augen, mit Tachykardie, Schwitzen, Heißhunger, Durchfall und Gewichtsabnahme (Abb. 55). Der Grundumsatz ist erhöht. *Labor:* T$_3$ und T$_4$ erhöht; TSH niedrig, auch im Releasing-Test. *Therapie:* Thiourazil, bei zunehmender Struma in Kombination mit L-Thyroxin.

15.3 Epithelkörper (Parathyreoidea)

■ Die neben der Schilddrüse gelegenen kleinen Epithelkörperchen haben in Zusammenarbeit mit der Niere und dem Vitamin D eine wichtige Aufgabe im Kalzium- und Phosphorstoffwechsel.
■ Bei *Überfunktion* entsteht der **Hyperparathyreoidismus:** Kalk wird aus den Knochen gelöst, der Blut-Kalk-Spiegel steigt, die Kalkausscheidung durch die Niere ist stark erhöht. Merkwürdig oft werden dabei Magengeschwüre (Bluterbrechen?, Teerstühle?) beobachtet. *Vorsicht bei der Pflege:* Wegen der Entkalkung der Knochen (Osteoporose) entstehen leicht Frakturen! *Therapie:* Falls ein Tumor die Ursache ist, Operation.
■ Bei *Unterfunktion* entsteht der **Hypoparathyreoidismus** mit den entgegengesetzten Verschiebungen im Kalkstoffwechsel. Es kommt durch die Hypokalzämie zu Krämpfen.

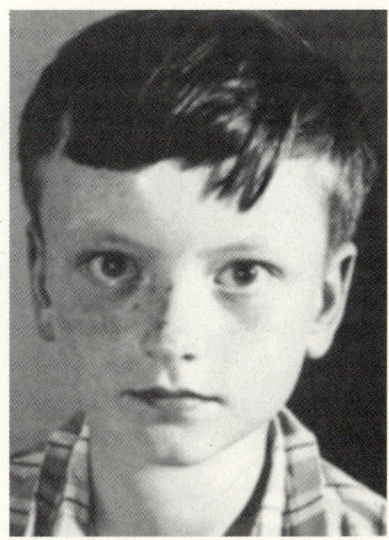

Abb. **55** Hyperthyreose. Exophthalmus. Struma.

15.4 Thymusdrüse

■ Diese, im mittleren Brustkorbbereich (Mediastinum) gelegene Drüse hat offenbar Aufgaben beim Wachstum und bei der Infektabwehr. Sie hilft in den ersten Lebensjahren eine Grundimmunität aufbauen und verliert dann mehr und mehr an Größe und offenbar auch an Bedeutung.
■ Die **Thymushyperplasie** ist in erster Linie eine röntgenologische Diagnose: Man sieht beim Säugling häufig auf dem Herzschatten ein weiteres schattengebendes Gebilde mit einer charakteristischen Begrenzung (Abb. 56). Ob sonst unerklärliche Symptome wie Atemnot, Stridor und auch plötzliche Todesfälle durch einen großen Thymus bedingt sein können, ist mehr als fraglich. Meist handelt es sich beim sog. Thymustod um schnellst verlaufende Infektionen mit Beteiligung des Gehirns oder um unbemerktes Erbrechen mit Aspiration.

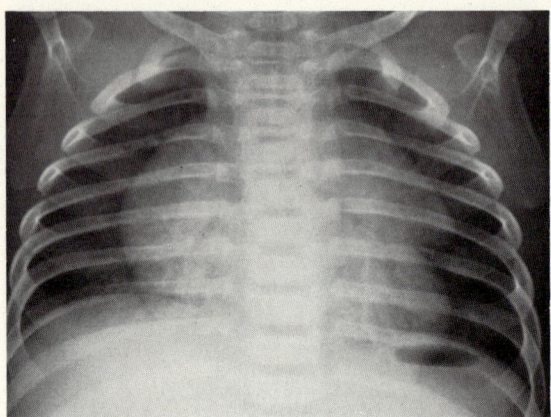

Abb. **56** Intensive, das Herz überlappende Thymushyperplasie.

15.5 Nebennieren

■ In der Nebenniere sind *Markanteil* und *Rindenanteil* anatomisch vereinigt, jedoch in ihren Leistungen entschieden getrennt.

Die **Rindenregion** der lebensnotwendigen Drüse ist die Produktionsstätte von mehreren Hormonen. Die *Glukokortikoide* wirken eiweißabbauend, blutzuckererhöhend und entzündungswidrig. Das natürlich entstehende Cortisol kann heute durch die synthetischen Kortikoide ersetzt werden. Die *Mineralokortikoide* regulieren den Salz- und Wasserhaushalt, halten Natrium im Körper (damit auch Chlorid und Wasser) und fördern die Abgabe von Kalium. Das wichtigste Hormon dieser Gruppe ist das Aldosteron, das heute als Medikament zur Verfügung steht. Die *Nebennierenandrogene* – Hormone mit sexualspezifischer Wirkung – fördern das Längenwachstum in der Pubertät, die Skelettreifung und die Ausbildung der sekundären Geschlechtsmerkmale (Axillar- und Schambehaarung). In Situationen besonderer Belastung (*„Streß“*) erfolgt eine akute intensive Tätigkeitssteigerung der Nebennierenrinde.

Im **Nebennierenmark** werden *Adrenalin und Noradrenalin* gebildet. Sie sorgen für eine gute Durchblutung des Organismus und stehen auch als Medikamente bei Kreislaufschwäche zur Verfügung.

Krankheiten der Nebennierenrinde sind Addison-Krankheit, Cushing-Syndrom, Hyperaldosteronismus und das adrenogenitale Syndrom.

■ **Addison-Krankheit.** Kinder mit der seltenen chronischen Nebennierenrindenschwäche zeigen äußerste Müdigkeit, Dystrophie, niedrigen Blutdruck und Blutzuckerspiegel, bronzefarbene Hautverfärbung, besonders an den dem Licht ausgesetzten Körperstellen. Die Behandlung mit Kortikoiden und reichlicher Kochsalzzufuhr kann eine wesentliche Besserung der Symptome bringen.

■ **Akute Addison-Krise** bei perakuter Meningokokkensepsis *(Waterhouse-Friderichsen-Syndrom)*.

■ **Cushing-Syndrom, Hyperkortizismus** (Abb. 57). Die gleichen klinischen Symptome wie Fettsucht des Stammes, gerötetes Vollmondgesicht, blaurote Striae an den Flanken, Minderwuchs, Kalkarmut der Knochen (Osteoporose), Blutdruckerhöhung und Blutzuckererhöhung, dadurch Glukosurie können aus verschiedenen Ursachen entstehen: bei einem Tumor der Nebennierenrinde oder medikamentös durch langdauernde Anwendung von ACTH und/oder Glukokortikoiden. Die häufigste Ursache ist heute die medikamentöse; man spricht meist von *Pseudo-Cushing* und vom *medikamentösen Hyperkortisonismus*. Eine andere Ursache, einseitiges Ademon oder beidseitige Hyperplasie, ist äußerst selten. Die Therapie ist bei Tumoren die Operation. Bei medikamentöser Auslösung gehen die Erscheinungen nach Reduktion oder Absetzen der Medikamente wieder zurück. Man muß diese unerwünschten Nebenerscheinungen bei Anwendung der so segensreichen Kortikoide in Kauf nehmen.

■ **Hyperaldosteronismus.** Eine Erhöhung der Aldosteronproduktion besteht bei bestimmten *Nebennierenrindentumoren;* die Behandlung erfolgt möglichst durch Operation. *Bei Wasser- und Natriumverlust* (z. B. beim nephrotischen Syndrom) steigt der Aldosteronspiegel aber auch reaktiv im Blut an. Ödeme können dann in erheblichem Ausmaß entstehen. Die Behandlung erfolgt mit Substanzen, die sich im Stoffwechsel an die Stelle des Aldosteron setzen und damit dessen Wirkung verhindern (z. B. Spironolacton = Aldactone). Man nennt diese Stoffe Aldosteron-Antagonisten (zu deutsch Gegenspieler).

■ **Adrenogenitales Syndrom** (AGS). Bei dieser angeborenen endokrinen Störung bestehen verschiedene Enzymdefekte bei der Synthese des Cortisols, wegen ihrer Häufigkeit und Problematik ist die Frühdiagnostik heute vielfach schon mit dem Neugeborenen-Screening angestrebt. Der niedrige Kortisolspiegel im Blut veranlaßt die Hypophyse zum intensivsten Ausstoß von ACTH, wodurch die Nebennierenrinde nun ausreichend Kortisol bildet. Gleichzeitig mit dieser unerwünschten Wirkung wird aber nun zuviel von den Nebennierenrinden-Androgenen gebildet, und es entsteht

▨ *bei Knaben* das Bild einer vorzeitigen Pubertät (Pseudo-Pubertas praecox): Scham- und Axillarbehaarung, Peniswachstum und Stimmwandel treten schon im Kleinkindesalter auf, die Muskulatur bildet sich kräftig aus.

▨ *bei Mädchen* Virilisierung, das Bild männlich geprägter Pseudo-Pubertas praecox: Das äußere Genitale bekommt durch die bis zum Penisausmaß gehende Klitorishypertrophie männliche Prägung, und manche Mädchen werden, sofern dieses Bild schon bei der Geburt vorliegt, als Knaben verkannt.

Unter diesen Bedingungen ist bei beiden Geschlechtern der Wachstumsverlauf abnorm. Im Kleinkindes- und frühen Schulalter eilt das Wachstum um 3 bis 4 Jahre voraus. Ab dem 10. Lebensjahr – also um rund 8 Jahre zu früh – hört das Knochenwachstum auf, und die Kinder bleiben letzten Endes bei einer Endlänge von etwa 150 cm deutlich minderwüchsig. Zur vollen Ausreifung kommen die Geschlechtsdrüsen nicht, die Kranken bleiben unfruchtbar.

▨ Eine besondere Gefahr besteht in **Salzverlustkrisen,** wobei durch Erbrechen und Durchfälle die Kinder stark herunterkommen, falls nicht durch Aldosteron, Kochsalz und Flüssigkeit der Zustand abgefangen wird.

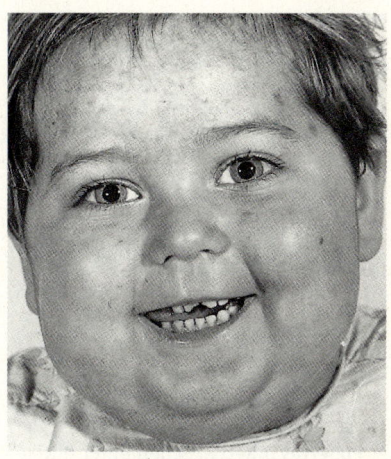

Abb. **57** Medikamentöser Hyperkortisonismus, ein Bild, das dem Hyperkortizismus (Nebennierenrindenüberfunktion) entspricht. Akne auf der Stirn.

▨ Die *Behandlung* des AGS geschieht durch Dauerersatz des fehlenden Kortisols durch Kortikoidpräparate. Die Kinder sollen ihrem Alter entsprechend wachsen. Bei Infekten darf die Medikamentendosis auf keinen Fall abgesetzt werden, sie muß sogar in dieser Streßsituation noch wesentlich erhöht werden. Besonders ernst zu nehmen sind Erbrechen, Durchfall und Gewichtsverlust, da es sich um eine Salzverlustkrise handeln kann. Viele Kinder brauchen ständig eine Zulage von täglich 1 – 3 g Kochsalz zur normalen Kost. Besonders wichtig und schwierig zugleich ist die *seelische Betreuung* und pädagogische Führung der Kinder. Mädchen leiden unter den Vermännlichungserscheinungen, Jungen unter dem Erscheinungsbild der Pubertas praecox, beide oft durch den Minderwuchs. Bei Mädchen wird eine stärker vergrößerte Klitoris noch im Vorschulalter operativ teilweise abgetragen. Beim erworbenen, durch Tumor hervorgerufenen AGS kann die Operation Heilung bringen; Virilisierungserscheinungen gehen allerdings nicht mehr zurück.

■ **Krankheiten des Nebennierenmarkes.** Bei einem isolierten Ausfall des Nebennierenmarkes kommt es noch nicht zur Kreislaufschwäche, da andere Produktionsstätten für Katecholamine

(Adrenalin, Noradrenalin) einspringen. Wichtig sind die Tumoren des Nebennierenmarkes.

■ Das **Phäochromozytom** geht mit Überproduktion einher und verursacht anfallsweise Kopfschmerzen, Erbrechen, Schweißausbruch und Sehstörungen oder ständig hohen Blutdruck.

■ Viel häufiger sind die **Neuroblastome,** die als große Geschwülste den Bauch auftreiben können und in Knochen, Leber und Haut Tochtergeschwülste entsenden. Neuroblastome können auch im Brustraum entstehen. Die Diagnose wird durch Sonographie und Nachweis der Katecholamine im Harn gesichert. *Therapie:* Operation, Zytostatika.

15.6 Störungen der Pubertät

■ **Pubertas praecox.** Schon unter physiologischen Bedingungen variiert der Zeitpunkt des Eintrittes der Geschlechtsreife sehr. Krankhafte Pubertas praecox liegt vor, wenn die Pubertätszeichen bei Mädchen vor dem 8., bei Knaben vor dem 10. Lebensjahr auftreten. Man unterscheidet:
■ *die genuine Pubertas praecox,* die häufiger bei Mädchen als bei Knaben schon im Kleinkindesalter ohne erkennbare Ursache auftritt. Vor allem die Mädchen sind in der Diskrepanz zwischen körperlicher Reifung und geistiger Unreife gefährdet (Verführung, Schwangerschaft);
■ *die hypothalamische Pubertas praecox,* die durch frühzeitige Aktivierung des Systems Hypothalamus-Hypophyse-Gonaden hervorgerufen wird, bedingt durch Veränderungen im Zwischenhirn (Tumoren, Hydrozephalus, Enzephalitis).

■ **Pseudopubertas praecox** liegt vor, wenn eine vorzeitige geschlechtsspezifische Habitusentwicklung durch Östrogene oder Androgene ohne Erhöhung der hypophysären Gonadotropine einsetzt (Nebennieren- und Gonadentumoren).

■ **Verspätete Pubertät.** Treten die ersten sekundären Geschlechtsmerkmale beim Knaben nach dem 15. Lebensjahr, bei Mädchen nach dem 14. Jahr auf, die Menarche (= erste Menstruation) nach dem

18. Lebensjahr, spricht man von verspäteter Pubertät *(Pubertas tarda).* In den meisten Fällen führt sie dennoch zur vollen Geschlechtsreife. Sie hat verschiedene Ursachen (konstitutionell, hormonell außerhalb der Gonaden, psychosozial, Gonadendysgenesien).

15.7 Geschlechtsabartungen, Intersexualität

■ **Somatische Intersexualität** liegt vor, wenn eine Unstimmigkeit zwischen der Entwicklung der äußeren Geschlechtsmerkmale, der Art der Keimdrüsen (Hoden, Ovar) und dem Chromosomengeschlecht beziehungsweise dem Kerngeschlecht besteht.

■ Von **psychischer Intersexualität** ist zu sprechen, wenn sich ein Individuum bei klarer körperlicher Geschlechtsausbildung psychisch andersartig verhält (Homosexualität).

■ Die *psychosexuelle Identität* eines Menschen wird trotz aller chromosomaler und gonadaler Festlegung in utero erst allmählich in den ersten 3 Lebensjahren „erfahren". Bedeutsam ist die soziale Umgebung mit ihrer Erwartung, Rollenzuweisung und ihrem eigenen Verhalten; dies alles kommt wesentlich zu den hormonellen Einflüssen hinzu.

Chromosomen werden in Zellkulturen bestimmt. Das *Kerngeschlecht* zeigt sich auch bei mikroskopischer Untersuchung von Zellkernen. Von weiblichem Kerngeschlecht spricht man, wenn an weißen Blutzellen (Leukozyten) ein trommelschlegelartiger Kernanhang *(„drumstick")* oder in Mundepithelkernen ein besonders kräftig gefärbter Kerneinschluß *(Barr-Kernkörper)* zu finden ist.

■ **Turner-Syndrom** und **Klinefelter-Syndrom** in Abschnitt 13.1.

■ Der Begriff **Pseudohermaphroditismus** besagt: Die äußeren Geschlechtsmerkmale sind mit gegengeschlechtlichen Gonaden und gegengeschlechtlichen genetischen Merkmalen verknüpft. So ist beim *maskulinen Pseudohermaphroditismus* das äußere Genitale weiblich, beim *femininen Pseudohermaphroditismus* das äußere Genitale männlich geprägt.

■ Bei einem **echten Hermaphroditismus (Zwitter)** findet sich gleichzeitig männliches und weibliches Keimdrüsengewebe.

■ Viele dieser Erscheinungen werfen große **psychologische Probleme** in der Führung und Lebensgestaltung dieser Kinder und späteren Erwachsenen auf. Jeder Mensch wird nach seinem Erscheinungsbild beurteilt, und auch er selbst sieht sich zunächst einmal in der Rolle, die seinem Habitus entspricht. Bei den geschilderten sexuellen Disharmonien weichen aber nicht selten Verhalten und Fühlen davon ab.

Die **Geschlechtsdiagnose bei der Geburt** ist in manchen Fällen besonders schwierig und die getroffene Entscheidung immer von größter Tragweite. Wenn auch diese, der standesamtlichen Registrierung dienende Entscheidung fallen muß, kann doch die letztgültige praktische Entscheidung auf einen späteren Zeitpunkt verschoben und bis dahin mit einer neutralen Namengebung überbrückt werden. Dann ist nach Bestimmung des Kerngeschlechts, der Chromosomenverhältnisse, der Keimdrüsenspezifität (eventuelle operative Nachschau und histologische Untersuchung) und der seelisch-geistigen Entwicklung die Entscheidung leichter möglich.

Führend für die Entscheidung ist in der Regel die äußere geschlechtliche Prägung. Die kerngeschlechtlich männlichen Mädchen mit *Turner-Syndrom* wird man in ihrer Mädchenrolle lassen und nach dem 13. Lebensjahr den weiblichen Phänotyp durch Hormongaben sogar noch verdeutlichen. Das entsprechend gleiche gilt für die im Phänotyp männlichen Kranken mit *Klinefelter-Syndrom*. Dagegen wird bei Mädchen mit *adrenogenitalem Syndrom* (= Pseudohermaphroditismus femininus) die penisartig vergrößerte Klitoris teilweise entfernt. Umgekehrt kann – bei Knaben – bei einer *Harnröhrenfehlmündung auf den Damm* durch plastische Operationen die Harnröhrenmündung an die Spitze des Penis verlegt werden.

Es gibt immer wieder Fälle, wo früher getroffene Einordnungen revidiert werden müssen. Dann sollte man nicht zu lange zögern und sich möglichst bis zum Schuleintritt entscheiden. Kranke Kinder mit Abartungen im sexuellen und genitalen Bereich sachlich richtig und in seelischer Hinsicht verständnisvoll zu betreuen und zu führen, gehört zu den schwierigsten und menschlichsten Aufgaben von Ärzten, Schwestern und Pflegern.

16 Allergie

■ *Der Ausdruck Allergie bezeichnet eine veränderte Reaktionsfähigkeit des Organismus.* Sie entsteht durch Abwehrstoffe (Antikörper), die der Körper bei der Abwehr einer Krankheit oder eines in den Körper eingedrungenen körperfremden Stoffes (Antigen) gebildet hat. Antigen und Antikörper passen chemisch genau aufeinander, wie „ein Schlüssel in ein Schloß". Diese **Antigen-Antikörper-Reaktion** kann entweder innerhalb der Blutbahn (mit humoralen Antikörpern) oder an Zellen (mit zellständigen Antikörpern) vor sich gehen. Nach einer Sensibilisierung (Antikörperbildung) reagiert der Organismus bei erneutem Kontakt mit dem entsprechenden Antigen anders,

– entweder ohne Krankheitszeichen, und das dürfte bei den vielen Fremdstoffen, mit denen sich unser Körper täglich auseinandersetzen muß, die Regel sein,
– oder mit mehr oder weniger heftigen Erscheinungen, die an allen Geweben

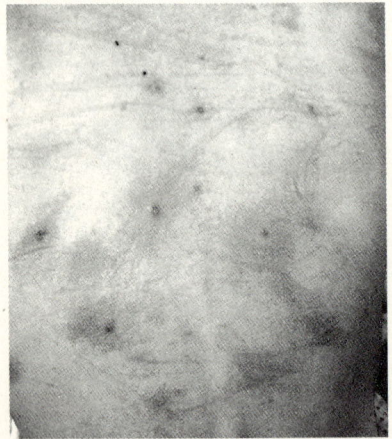

Abb. **58** Gräserallergie.

vorkommen können. Es ist dann unter Umständen die Abwehrreaktion des Organismus noch gefährlicher als der Fremdstoff selbst.

Es gibt eine genetisch bestimmte Bereitschaft, auf Umweltantigene mit Antikörper-(IgE-)Bildung zu reagieren: **Atopie,** z. B. in der Form der atopischen Dermatitis.

■ **Besonders bekannt sind die Umstimmungsvorgänge bei Infekten.** Sie führen bei vielen Krankheiten zu **Immunität,** so daß ein einmaliges Überstehen der Infektion vor weiteren Erkrankungen schützt (z. B. bei Masern). Praktische Bedeutung hat die Allergie z. B. bei der Tuberkulose, da sie bei den Tuberkulintesten ausgenutzt werden kann (S. 437). Das Musterbeispiel für eine Antigen-Antikörper-Reaktion ist die Erythroblastose der Neugeborenen.

■ **So vielseitig die stofflichen Allergieursachen sind, so schmal ist doch die Skala von Reaktionsformen.** Hinter dem gleichen klinischen Bild können also verschiedene auslösende Ursachen stehen, deren Erfassung sehr schwierig ist (Allergene aus der Nahrung, aus Wohnungen, Industrie, Tier- und Pflanzenwelt, Medikamenten).

■ *An der Haut* sind es Exantheme verschiedenster Prägung, vor allem die Urtikaria (Abb. 58). Besondere Formen sind Strophulus (Abb. 59), atopische Dermatitis (Abb. 157, 192), Erythema exsudativum multiforme (Abb. 60), das Erythema nodosum (Abb. 89, Farbtafel II) und das Quinckesche Ödem.

■ *An den Organen der Atmung* sind es die allergische Rhinitis (z. B. Heuschnupfen), Asthma bronchiale und allergische Lungeninfiltrate (z. B. bei Spulwurmbefall).

■ *Im Darmbereich* spielen sich viele Auseinandersetzungen bei Nahrungsmittelallergien ab; die bekannteste ist die Zöliakie und die Kuhmilchunverträglichkeit.

■ *Am Nervensystem* sind manche enzephalitisähnlichen Krankheitsbilder und

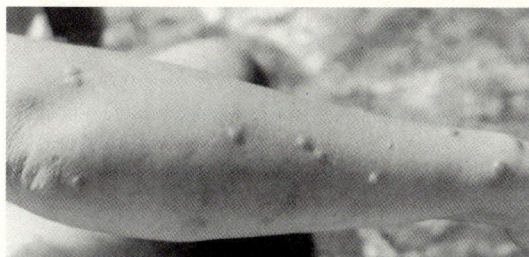

Abb. **59** Strophulus, Juckblattern. Bläschen mit dicker Wand.

Nervenentzündungen Ausdruck einer allergischen Krankheit.

■ Besondere Besprechung verlangen die *rheumatischen Erkrankungen* und die *Serumkrankheit.*

■ *Transfusionszwischenfall,* s. Abschnitt 74.4.

■ *Anaphylaxie* („Schutzlosigkeit") entsteht nach Injektion von artfremdem Eiweiß; bei erneuter Injektion kann es zum gefährlichen *anaphylaktischen Schock* kommen: Bild des Kreislaufschocks (z. B. bei wiederholter Injektion von Heilseren gleicher Tierart; humorale *Allergie vom Soforttyp*). Akuttherapie: Adrenalin.

■ **Serumkrankheit.** Als Serumkrankheit werden Überempfindlichkeitserscheinungen nach Injektion von Heilseren (meist vom Tier: Pferd, Rind, Hammel) bezeichnet; gleiche können bei (Frisch-) Zelltherapie beobachtet werden. Sie zeigen sich meist erst nach einer Zweitinjektion, können aber auch schon nach einer 1. Serumgabe auftreten, vor allem, wenn größere Serummengen angewandt wurden; es richtet sich die dann schnell einsetzende Antikörperbildung gegen die noch vorhandenen Antigene. Je nach Art der Sensibilisierungsvorgänge treten nach Stunden oder Tagen, meist am 7. bis zum 10. Tag nach der Seruminjektion hohes Fieber, Hautausschläge, meist mit Juckreiz, Ödeme, Schmerzen und Schwellungen an den Gelenken, im Harn Eiweißausscheidung, im Blut Eosinophile auf *(Allergie vom verzögerten Typ).*

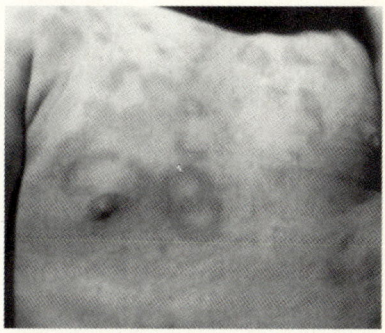

Abb. **60** Erythema exsudativum. Kokardenherde.

Ärztliche Vorsorge und Behandlung versucht auf verschiedenen Wegen, die Allergiekrankheit zu verhindern:

■ *Diagnostik:* oraler Auslaßtest und Provokation bei Verdacht auf Nahrungsmittelallergie; inhalative Provokation bei Verdacht auf Inhalationsallergie; Hauttests. Nachweis der in der Blutbahn befindlichen Antikörper: IgE-Bestimmung, RAST (= *Radio-Allergo-Sorbent-Test*); Eosinophilie im Blut.

■ *Vermeiden der allergiemachenden Substanzen* ist die beste Therapie; entsprechende Nahrungswahl, Beseitigung von schädlichen Kontaktsubstanzen im Haushalt, Vermeiden von Tierkontakt, Leben nach einem „Pollenkalender"; genaue Befragung der Eltern kranker Kinder nach früheren Seruminjektionen vor weiteren Injektionen.

■ *Desensibilisierung* bei Kenntnis des Antigens, wobei durch Injektion kleiner Antigendosen in steigender Konzentration eine Unempfindlichkeit gegen die krankmachende Antigendosis erreicht wird (z. B. bei Pollenallergie, Heufieber; vorsichtiges Vorgehen bei Seruminjektion, um anaphylaktischen Schock zu verhüten).

■ *Allgemeinumstimmung* des Körpers durch Klimakuren.
■ *Langzeitmedikamente:* Chromoglizin, Antihistaminika.
■ *Akut wirksame Medikamente:* Kortikoide, abschwellende Nasentropfen, Antihistaminika.

17 Rheumatische und rheumatoide Krankheitem

■ Für die Bezeichnung der rheumatischen Erkrankungen sind verschiedene Begriffe gebräuchlich, die die Verständigung manchmal erschweren. Man unterscheidet beim Kind am besten
– das rheumatische Fieber oder die akute rheumatische Polyarthritis und
– die rheumatoide Arthritis oder die juvenile chronische Arthritis.
Gelenkerscheinungen bei anderen Krankheiten, so bei Serumkrankheiten, Ruhr, Leukämie und Scharlach, haben mit Rheumatismus nichts zu tun. Man kann natürlich von rheumatoiden, rheumaähnlichen Erscheinungen sprechen. Auch das Gelenkrheuma der Erwachsenen und vor allem alter Menschen hat meist eine andere Ursache (Altersabnutzung = Arthrose).

17.1 Rheumatisches Fieber, akute Polyarthritis, akuter Gelenkrheumatismus

■ Wiederholte Infektionen mit β-hämolysierenden Streptokokken der Gruppe A und eine individuelle Krankheitsbereitschaft führen zu diesem ernst zu nehmenden Krankheitsbild. Über 5 Jahre alte Kinder erkranken in steigendem Maße. Der statistische Gipfel liegt etwa bei 10 Jahren; nach der Pubertät fällt die Häufigkeit stark ab. In der Vorgeschichte solcher Kinder finden sich Scharlach, Neigung zu Halsinfekten, vor allem häufige Anginen.
■ Die **klinischen Zeichen** sind:
■ mehr oder weniger hohes, anhaltendes *Fieber* (100% der Kinder).
■ *Schmerzen* in großen Gelenken, die gleichzeitig in mehreren Gelenken bestehen oder von einem zum anderen springen (75%). Manchmal leichte Schwellung der betroffenen Gelenke mit Hautrötung.

■ *Herzsymptome,* die bei näherer Untersuchung auf eine Myokarditis, Endokarditis und/oder Perikarditis hinweisen (40%): Mattigkeit, Schweißneigung, Blässe, schnelle Pulsfolge, eventuell Irregularität, Druckgefühl und Schmerzen in der Herzgegend.
■ *Hauterscheinungen* (15%): schmale, blaßrote Ringe an der Rumpfhaut (Erythema anulare), schmerzhafte kleine Knoten im Unterhautgewebe, meist in der Nähe von Sehnen.
■ *Chorea minor* (Veitstanz, 8%) bei Befall des Nervensystems (s. Abschnitt 27.5).
■ *Blutbefunde:* sehr hohe Senkung, Vermehrung der Gammaglobuline, hoher Antistreptolysintiter.
■ Leitschnur der diagnostischen Einordnung sind neben Hinweisen auf eine Streptokokkeninfektion die **Jones-Kriterien.**
Hauptkriterien: Karditis, Polyarthritis, Chorea, Erythema anulare.
Nebenkriterien: Fieber, Gelenkschmerzen, erhöhtes BKS oder erhöhtes C-reaktives Protein.
2 Hauptkriterien oder 1 Hauptkriterium und 2 Nebenkriterien sollten nachweisbar sein.
Schubweiser Verlauf über Monate und Jahre, falls nicht behandelt wird. *Rezidivneigung* bei unzureichender Behandlung.
Das unbehandelte rheumatische Fieber führt nur selten akut zum Tode, meist zu Defektheilung, wobei die Schädigung des Herzmuskels und der Herzklappen die Leistungsfähigkeit auf die Dauer mehr oder weniger stark beschränkt. Sind alle Schichten des Herzens betroffen, spricht man von *Pankarditis.* Als Folge der rheumatischen Endokarditis (Narbenbildung an den entzündeten Herzklappen) entstehen vornehmlich *Mitralfehler* (Mitralstenose, weniger -insuffizienz) und *Aorteninsuffizienz.*
Die **Behandlung** richtet sich in erster Linie
gegen die Streptokokken: langdauernde Penizillinbehandlung im akuten Stadium,

jahrelange Anwendung kleiner Penizillin-
dosen, auch um ein Rezidiv zu verhindern
(Rezidivprophylaxe);

gegen den Gewebsprozeß, der in mikroskopischer Betrachtung sich als eine Art
von Entzündung erweist: Anwendung
von Kortikoiden und Salizylpräparaten;

■ *ferner gegen die Organschäden:* bei
rheumatischer Karditis Ruhe, Diät, Medikamente; bei Ausbildung eines Herzfehlers später eventuell Operation; bei Gelenkschmerzen schmerzfreie Lagerung;
bei Chorea minor Beruhigungsmittel.

In jedem Falle bis zur Normalisierung
der Blutkörperchensenkung Bettruhe.

■ Das **Reiter-Syndrom** (Trias: Arthritis, Ure-
thritis, Konjunktivitis) entsteht wenige Wochen
nach einer Enteritis durch Salmonellen, Yersinien u. a. Meist sind die Betroffenen Träger des
Gewebsantigens HLA-B 27.

17.2   Rheumatoide Arthritis, juvenile chronische Arthritis

■ Bei der rheumatoiden Arthritis handelt
es sich um eine Systemerkrankung des
Bindegewebes, vorwiegend an den Gelenken (Erwachsenenform) oder dazu
auch an inneren Organen (Still-Syndrom).
Die *Ätiologie* ist noch unbekannt, auch eine Autoimmunkrankheit wird diskutiert.

■ Die **Erwachsenen-Form** der juvenilen
chronischen Arthritis beginnt nach dem
6. Lebensjahr plötzlich oder allmählich
mit Bewegungsschmerz, Steifigkeit und
Gelenkschwellung, wobei sowohl die
kleinen wie auch die großen Gelenke
symmetrisch befallen sind.

■ Bei der generalisierten Form, dem **Still-
Syndrom,** Beginn zwischen dem 2. und 4.
Lebensjahr, sind Gelenkerscheinungen
mit meist intermittierendem Fieber,
Exanthem, Lymphknoten- und Milz-
schwellung verknüpft.

■ Bei jeder Form der rheumatoiden Arthritis besteht die große Gefahr der *Iridozyklitis,* die durch Spaltlampe frühzeitig
diagnostiziert sein sollte (Gefahr der Erblindung). Andere Folgen sind

■ Deformierungen, Kontrakturen und damit Krüppeltum.

■ In der *Behandlung* spielen daher neben
antirheumatischen, eventuell auch zyto-
statischen Medikamenten Bewegungsübungen, Kältepackungen, Bäderbehand-
lung, besondere geistige Förderung und
entsprechende Berufsberatung eine entscheidende Rolle.

17.3   Mukokutanes Lymphknotensyndrom Kawasaki-Syndrom

■ Das *akute febrile mukokutane Lymph-
adenopathiesyndrom,* als ziemlich häufige
Krankheit von Kawasaki in Japan vor einigen Jahren beschrieben, kommt offenbar
auch bei uns nicht selten vor. Es wird hier
bei den rheumatischen Krankheiten aufgeführt. Vom erkrankten Organismus ge-
schaffene Immunglobuline (Autoaggres-
sionskrankheit) spielen dabei offenbar eine auslösende Rolle, ein Zusammenhang
mit einem Virusinfekt wird diskutiert.

Vor allem Kleinkinder erkranken an
diesem sehr schweren Krankheitsbild,
das in einigen Fällen durch Herzversagen
(Miterkrankung der Herzkranzgefäße)
auch zum Tode führen kann.

■ Die schwierige Diagnose ergibt sich aus
folgender **Symptomkombination:** hohes
Fieber über eine Woche, Konjunktivitis,
Auflockerung und Rötung der Mundschleimhaut mit Himbeerzunge, an Hand
und Fußsohlen Rötung, Ödem und später
Schuppung, ein ausgedehntes grobflecki-
ges Exanthem am Stamm, Schwellung der
Halslymphknoten, dazu oft Zeichen einer
Karditis (Tachykardie, Herzrhythmusstö-
rung) und Gelenkbeschwerden. *Labor:*
hohe BKS, IgE erhöht, Thrombozytose.

Therapie: Salizylate. Die behutsame
Pflege dieser schwerkranken Kinder muß
sich vor allem auf die möglichen Herz-
komplikationen einstellen.

18 Krankheiten des Blutes und des Knochenmarks

18.1 Physiologische Vorbemerkungen

■ Während der kindlichen Entwicklung im Uterus erfolgt die Blutzellbildung zeitweise auch in Leber und Milz, erst nach der Geburt allein im Knochenmark (Abb. 62 a). Dieser Entwicklungsgang macht verständlich, daß der kindliche Organismus, vor allem im Säuglingsalter, bei Blutkrankheiten gern auf frühere Blutbildungsstätten „zurückgreift"; Folge ist die Vergrößerung von Leber, Milz und Lymphknoten.

Von großer Wichtigkeit sind einige Besonderheiten am kindlichen Blut, die beim Neugeborenen und im anschließenden jungen Alter in Erscheinung treten und bei Unkenntnis dieser physiologischen Befunde als Zeichen einer Erkrankung fehlgedeutet werden:

Die Zahl der *Erythrozyten* und die Menge des Hämoglobins ist nach der Geburt sehr hoch. Im Verlauf eines Vierteljahres werden alle Erythrozyten ersetzt. Einzelheiten s. S. 88. Diese „Blutmauserung" führt zur physiologischen Neugeborenengelbsucht.

Die *weißen Blutkörperchen*, die sich in Granulozyten, Lymphozyten und Monozyten weiter aufteilen lassen, sind in den ersten 2 Tagen nach der Geburt stark erhöht. Im Kleinkindsalter überwiegen die Lymphozyten über die Neutrophilen (Lymphozytose). Ab dem 5. Lebensjahr dominieren beim gesunden Kind die Neutrophilen in der gleichen Weise wie beim Erwachsenen.

Die *Blutplättchen (Thrombozyten)* sind in den ersten Tagen nach der Geburt etwas niedriger. Die Blutungsneigung mancher Neugeborener hat aber in erster Linie andere Gründe (s. Abschnitt 8.5).

18.2 Erythropoese, Anämien

■ Der komplizierte Entwicklungsgang bis zur reifen roten Blutzelle (Erythrozyt) geschieht in der *Erythropoese*. Aus Vorstufen werden immer reifere Zellen, die zuletzt Eisen aufnehmen und Hämoglobin synthetisieren. Schließlich verlieren sie den Zellkern und werden zu unreifen Erythrozyten (= Retikulozyten), dann mit einer Lebensdauer von 120 Tagen. In dieser Entwicklungsreihe von der Stammzelle bis zum reifen Erythrozyten können viele Schadensursachen ansetzen und dabei zu charakteristischen Krankheitsbildern führen (Abb. 61).

■ Bei den korpuskulären Formen der chronischen hämolytischen Anämie (z. B. Sichelzellanämie) treten *atypische Hämoglobine* auf, die durch *Hb-Elektrophorese* erfaßt werden können. Ein klares Bild über die Erythropoese liefert der *Knochenmarksausstrich.*

■ Bei einer *Anämie* ist immer die Hämoglobinmenge, in der Regel auch die Zahl der roten Blutkörperchen erniedrigt. *Symptome* sind Blässe, Mattigkeit, Appetitmangel, bei schwerem, vor allem akuten Blutverlust, Atemnot und Tachykardie. Nicht jedes blasse Kind hat aber eine Blutarmut.

● **Aplastische Anämie, Erythroblastopenie.** Die Kinder zeigen eine Anämie, weil zu wenig Stammzellen vorhanden sind und folglich zu wenige reife Erythrozyten entstehen. *Therapie:* eventuell Antibiotika und Kortikoide; bei Hypothyreose z. B. Thyroxin; bei der chronischen Form Androgene, eventuell Knochenmarkstransplantation.

● **Megaloblastäre und perniziöse Anämie.** Hierbei ist – bedingt durch B_{12}-Mangel oder aus anderen Ursachen – die Entwicklung der verschiedenen Reifungsstufen der Erythroblasten behindert. Zellteilungen fallen aus. Es entstehen daher zu große Erythrozyten (Megalozyten), die mit Hämoglobin überladen sind (hyperchrome Anämie). *Therapie:* Vitamin B_{12}, Folsäure.

● **Eisenmangelanämie.** Diese Anämieform ist die häufigste im Kindesalter. Die Hämoglobinbildung ist gestört, da der Zelle zu wenig Eisen zur Verfügung steht oder sie das Eisen infolge eines Enzymdefektes nicht einbauen kann. Der einzelne Erythrozyt ist kleiner als normal (Mikrozyt); durch seine geringe Hämoglobinbeladung färbt er sich nur wenig an *(hypochrome Anämie).*

Eisenmangel entsteht durch
– mangelhafte Zufuhr von eisenhaltiger Kost (z. B. Gemüse beim Säugling),

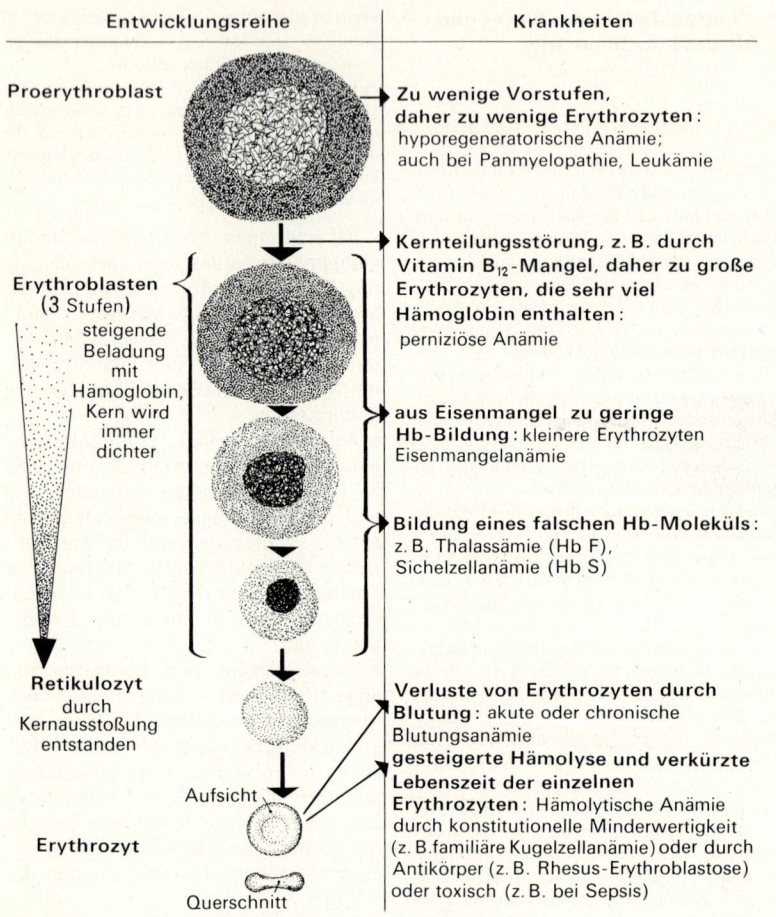

Entwicklungsreihe	Krankheiten

Proerythroblast

**Zu wenige Vorstufen,
daher zu wenige Erythrozyten:**
hyporegeneratorische Anämie;
auch bei Panmyelopathie, Leukämie

**Erythroblasten
(3 Stufen)**
steigende
Beladung
mit
Hämoglobin,
Kern wird
immer
dichter

**Kernteilungsstörung, z. B. durch
Vitamin B_{12}-Mangel, daher zu große
Erythrozyten, die sehr viel
Hämoglobin enthalten:**
perniziöse Anämie

**aus Eisenmangel zu geringe
Hb-Bildung:** kleinere Erythrozyten
Eisenmangelanämie

Bildung eines falschen Hb-Moleküls:
z. B. Thalassämie (Hb F),
Sichelzellanämie (Hb S)

Retikulozyt
durch
Kernausstoßung
entstanden

Erythrozyt

Aufsicht

Querschnitt

**Verluste von Erythrozyten durch
Blutung:** akute oder chronische
Blutungsanämie
**gesteigerte Hämolyse und verkürzte
Lebenszeit der einzelnen
Erythrozyten:** Hämolytische Anämie
durch konstitutionelle Minderwertigkeit
(z. B. familiäre Kugelzellanämie) oder durch
Antikörper (z. B. Rhesus-Erythroblastose)
oder toxisch (z. B. bei Sepsis)

Abb. 61 Störungen der Erythropoese. Es entstehen Anämien.

– gestörte Resorption aus dem Darm wie
  bei der Zöliakie,
– Abwanderung des Eisens in andere Zellen wie beim Infekt oder bei Tumoren,
– starken Eisenverlust bei fortdauernden
  Blutungen nach außen, meist Darmblutungen,
– Einbaustörung des Eisens wie bei der
  sog. sidero-achrestischen Anämie oder

– verstärkten Eisenverschleiß wie bei
  manchen chronischen hämolytischen
  Anämien.
  Therapie: je nach Ursache Vollkost, Infektbekämpfung, Beseitigung der Blutungsquelle, Eisengaben u. a.
  ■ **Blutungsanämie.** Durch akute oder
  chronische Blutverluste, deren Quelle
  manchmal erst bei sehr sorgfältigem Su-

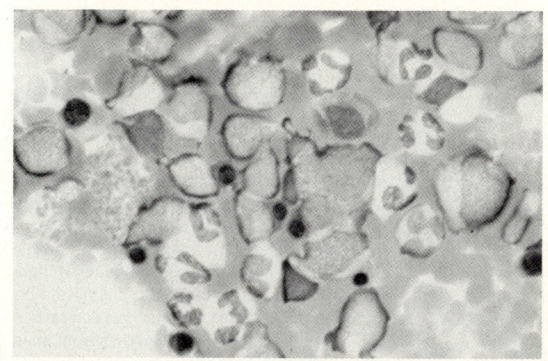

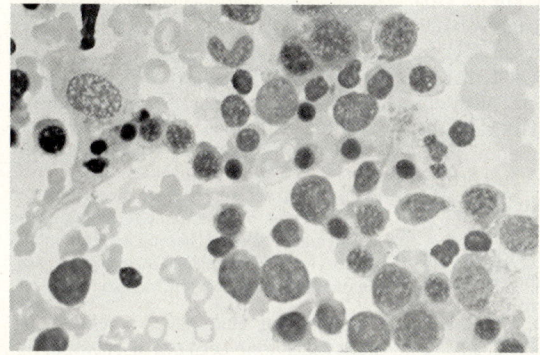

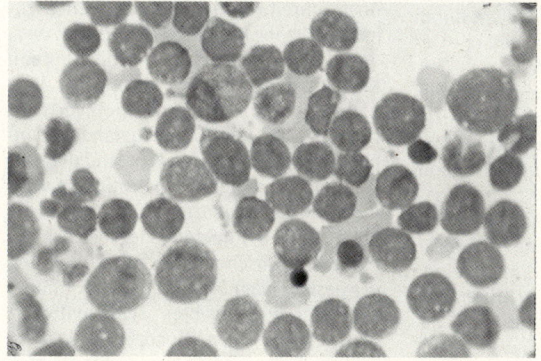

Abb. 62 Knochenmark mit typischer Krankheitsprägung.
a Normales Mark mit seinen verschiedenen Zellsystemen der Erythopoese und der Leukozytenbildung.
b Erheblich gesteigerte Erythopoese bei einer chronischen hämolytischen Anämie.
c Akute lymphoblastische Leukämie mit der Einförmigkeit der atypischen Zellen.

chen (Darm!) gefunden wird, kann oft selbst eine gesteigerte Erythropoese die Anämie nicht verhindern. *Therapie:* Blutstillung, Bluttransfusion, später evtl. Eisengaben.

■ **Hämolytische Anämie.** Durch angeborene Minderwertigkeit der Erythrozyten (wie bei der konstitutionellen familiären Kugelzellanämie, verminderte osmotische Resistenz; Cooley-Anämie = Thalassämie; Sichelzellanämie), durch Entstehen von Hämolysinen (Erythroblastose der Neugeborenen) oder durch Toxine (Giftpilze) wird die normale Lebensdauer der Erythrozyten stark vermindert. Durch den Zerfall der Erythrozyten fällt in großer Menge Bilirubin an. Es kann von der Leber nicht schnell genug ausgeschieden werden. Gelbsucht (Ikterus) entsteht. Fast immer ist die Milz vergrößert. Auch ein gesteigert tätiges Knochenmark kann die Anämie oft nicht kompensieren (Abb. 62b). *Therapie:* je nach Ursache Kortikoide, Milzentfernung, Blutaustausch, Transfusion, Infektbekämpfung.

Bei den folgenden Anämieformen ist die Ursache nicht so leicht überschaubar.

■ Die **Frühgeborenenanämie** entsteht durch Unreife des Knochenmarks und durch Eisenmangel. *Therapie:* In den ersten Wochen kommen nur Transfusionen in Frage, dann kann das Eisendefizit durch tägliche Eisengabe und durch tägliche Gemüsezufuhr gebessert werden.

■ Die **Infektanämie** entsteht einerseits durch Toxinwirkung, andererseits durch Eisenmangel. *Therapie:* Infektbekämpfung, anfangs eventuell Bluttransfusion, später Eisengaben.

■ Zu einer **alimentären Anämie** kann quantitative Unterernährung (Eiweiß-, Eisen- oder Vitaminmangel), mangelnde Speiseaufspaltung im Darm (Mukoviszidose) oder mangelnde Resorption (Zöliakie, chronische Durchfälle) führen. *Therapie* entsprechend der Ursache.

18.3 Leukopoese, Veränderungen der Leukozyten

■ Entsprechend der Erythropoese spricht man von der *Leukopoese.* Jede Leukozytenart im Blut (neutrophiler Segmentkerniger und Stabkerniger, eosinophiler und basophiler Leukozyt, Lymphozyt, Monozyt, Plasmazelle) hat ihren eigenen Bildungsgang und ihre eigene Aufgabe. Am kompliziertesten ist die Entwicklung in der *neutrophilen Granulopoese.* Von der Stammzelle (Myeloblast) aus reifen die Zellen unter völliger Umgestaltung von Zellkern und Zellplasma bis zum Segmentkernigen aus. Auch bei den *eosinophilen und basophilen Leukozyten* nimmt man einen ähnlichen Entwicklungsgang an, nur daß anstelle der feinen neutrophilen Körnchen (Granula) grobe rote (= eosinophile) oder blaue (= basophile) Granula im Zellplasma eingelagert werden. *Leukozytose* = Vermehrung der Leukozyten im Blut. *Leukopenie* = Verminderung der Leukozytenzahl gegenüber normal. *Leukämoide Reaktion:* Vermehrung der Leukozyten über 40 000/mm^3. *Eosinophilie* = Vermehrung der Eosinophilen. *Differentialblutbild:* prozentuale Auftrennung der Leukozyten; die ermittelten Zahlen werden in einer Reihe folgendermaßen nebeneinandergesetzt: Basophile, Eosinophile/ Myelozyten, Jugendliche, Stabkernige, Segmentkernige/Lymphozyten, Monozyten.

■ Bei *akuten bakteriellen Infekten* entsteht meist eine **Leukozytose,** wobei neben den Stab- und Segmentkernigen auch noch unreife Zellen aus der Entwicklungsreihe ins Blut ausgeschwemmt werden können (Abszesse, Scharlach). Beim Keuchhusten dagegen kommt die Vermehrung der Gesamtzahl durch Vermehrung der Lymphozyten zustande *(Lymphozytose).* Bei *Virusinfekten* sind die Leukozyten meist deutlich vermindert. *Vermehrung der Monozyten* findet sich bei abklingenden Infekten oder bei schwelenden chronischen Infekten. *Vermehrung der eosinophilen Leukozyten* ist vor allem bei Allergien gegeben. *Lymphoidzellen, lymphatische oder monozytäre Reizformen, Virozyten* – viele Namen für die gleiche, schwer beurteilbare Zellart – sieht man oft bei Virusinfekten, Hepatitis und

Verbrennungen; sie sind mit der *Pfeiffer-Zelle* beim Pfeifferschen Drüsenfieber identisch. Ihre Ähnlichkeit mit Lymphozyten und Monozyten kommt in den Bezeichnungen zum Ausdruck.

■ Von **Neutropenie** und **Agranulozytose** spricht man, wenn eine Ausreifungsstörung in der neutrophilen Granulopoese so hochgradig oder die Zerstörung von Segmentkernigen durch Toxine oder Leukozytenagglutinine so umfangreich ist, daß nur wenige oder keine reifen Zellen im Blut erscheinen. Damit ist ein Bollwerk der Infektabwehr verloren und Lebensgefahr gegeben. Es entstehen oft schwere Entzündungen in der Mundhöhle, hohes Fieber und das Bild einer Sepsis.

■ *Therapie:* Frischblut- und Leukozyten-Transfusionen, Antibiotika, Kortikoide; sorgfältigste *Pflege,* vor allem der Mundregion, peinliche Asepsis bei Eingriffen, wie dem Harnblasenkatheterismus.

■ Die Agranulozytose kann wie eine Anämie Teil einer umfassenderen Markkrankheit sein (Panmyelopathie, Abschnitt 18.6, Leukämie, Abschnitt 18.5).

18.4 Störungen der Blutgerinnung (Hämostase)

18.4.1 Physiologische Vorbemerkungen

Ein *Blutungsübel* liegt vor, wenn Blutungen spontan auftreten oder Blutungen nach Verletzungen auffällig verlängert oder verstärkt sind.

Für objektive Feststellungen sind folgende Aussagen wichtig: *Blutungszeit* = Zeitdauer, bis entnommenes Blut geleeartig gerinnt. *Zahl der Thrombozyten,* der Blutplättchen (s. Tab. 34, S. 537). *Kapillarfestigkeit:* Legt man eine Blutdruckmanschette mit geringem Druck an, treten bei erhöhter Gefäßbrüchigkeit flohstichartige (= petechiale) Blutungen in der Ellbeuge auf (= positives Rumpel-Leede-Zeichen). *Gerinnungsanalyse* durch Untersuchung der einzelnen Faktoren (z. B. Prothrombinzeit [Quick]; partielle Thromboplastinzeit = PTT).

Für die **Blutgerinnung** ist das Zusammenwirken der Blutgefäße, von Gerinnungsfaktoren im Blutserum und von Substanzen aus Thrombozyten nötig. Im letzten Teil der Blutgerinnung, den Abb. 63 zeigt, wird durch die Wirkung des Gewebs-Thromboplastins oder des Blut-Thromboplastins – unter Anwesenheit von Kalzium – aus Prothrombin Thrombin, aus Fibrinogen Fibrin. Die Thromboplastine benötigen zu ihrer Bildung eine ganze Gruppe von Faktoren, u. a. das antihämophile Globulin (Faktor VIII), den Christmas-Faktor (IX) und den Thrombozytenfaktor III. Alle Gerinnungsfaktoren sind, sofern sie vermindert sind, auch als Einzelursache von Gerinnungsstörungen bekannt. Nur das Kalzium macht eine Ausnahme, da es bei Hypokalzämie eher zum Tode des Kindes als zu einer Gerinnungsverzögerung kommt.

■ **Einteilung der Blutungsübel.** Je nach Ursache unterscheidet man:

■ *Koagulopathien:* Die Störung liegt bei den Gerinnungsfaktoren des Blutserums; die Kranken zeigen vorwiegend große Blutungsflecken auf der Haut (Abb. 64).

■ *Thrombozytenbedingte Blutungsübel:* Die Thrombozyten sind mengenmäßig erniedrigt oder funktionell minderwertig oder beides zusammen; die Kranken zei-

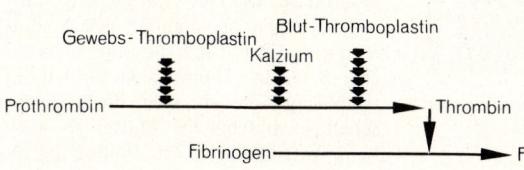

Abb. **63** Blutgerinnung. Das Zusammenwirken einiger Gerinnungsfaktoren.

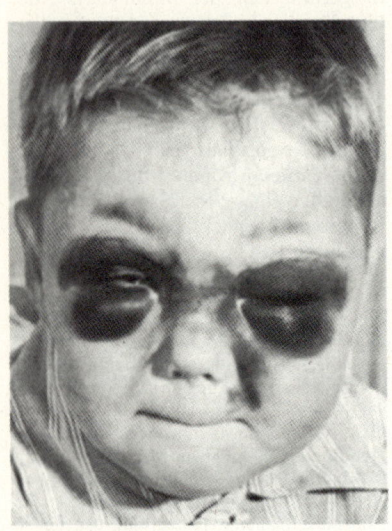

Abb. **64**   Hämophilie A. Große Blutungen nach einem Spieltrauma: Sturz auf die Nasenwurzel. Die Sicheln oberhalb der Augenlider sind durch Kontraktionen des Stirnmuskels entstanden.

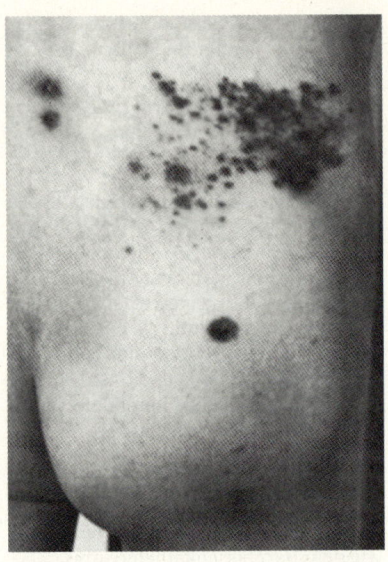

Abb. **65**   Blutungen bei Thrombozytopenie. Petechien und größere Blutungsherde.

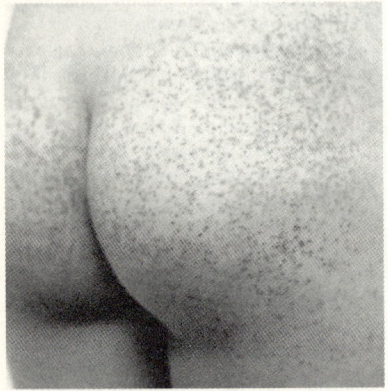

Abb. **66**   Anaphylaktoide Purpura Schoenlein-Henoch. Petechien.

gen sowohl kleine petechiale Blutungsherde als auch große (Abb. 65).

Gefäßbedingte Blutungsübel: Ursache ist eine Gefäßwandschädigung; die Kranken zeigen fast ausschließlich kleinste Blutungsherde von einigen Millimetern Durchmesser (Petechien) (Abb. 66).

18.4.2 Koagulopathien

■ **Hämophilie, Bluterkrankheit.** Die Bluterkrankheit wird geschlechtsgebunden vererbt. Nur weibliche Familienangehörige übertragen, nur männliche Nachkommen erkranken. Unter besonderer erblicher Belastung kommt auch einmal ein weiblicher Bluter vor, wenn die Erbeigenschaft sowohl bei der Mutter als auch beim Vater gegeben ist. Hämophilie A:

Mangel an Faktor VIII. Hämophilie B: Faktor-IX-Mangel (Christmas-Faktor). Im Hinblick auf den Vererbungsmodus, auf das klinische Bild und auf die Prognose unterscheiden sie sich nicht.

■ *Klinisches Bild:*
- Erste langdauernde Blutungen können schon in der Neugeborenenperiode auffallen.
- Schon bei Alltagstraumen (unbemerktes Anstoßen) kann es zu großen Hämatomen kommen, die sich vor allem über hautnah gelegenen Knochen (Schienbeine, Hüfte, Gesicht) ausbilden. Um so stärkeres Ausmaß haben Blutungen bei schweren Traumen (Abb. 64).
- Kleine Operationen (Zahnextraktion, Tonsillektomie) sind Anlaß zu langdauernden gefährlichen Blutungen.
- Jede therapeutische Injektion oder jede Impfung (i.m., s.c.) kann ein schweres Hämatom provozieren, in das sich bis $^1/_2$ l Blut ergießen kann.
- Häufige kleine Blutungen in die großen Gelenke (vor allem in die Knie) machen schmerzhafte Auftreibungen und Leistungsbehinderung; im Laufe der Zeit kann es zur Versteifung des Gelenkes kommen.
- Folge ist mehr oder weniger schwere Anämie.

■ *Therapie:* Bei beiden Formen exakte lokale Blutstillung, Frischblut. Bei Hämophilie A: Faktor VIII oder Frischblut. Bei Hämophilie B: Faktor IX oder Konservenblut. *Pflege:* Die Schwester oder der Pfleger muß diese Kinder besonders gut beobachten, wenn Blutungen noch nicht ganz zum Stillstand gekommen sind. Blutergelenke verlangen einerseits schmerzfreie Lagerung, Kompressionsverband, Eisbeutel, andererseits dürfen sie nicht zu lange inaktiviert werden, damit sich nicht Kontrakturen entwickeln (vorsichtige Massage und Bewegungsübungen). Nach jeder unumgänglichen Injektion sind Kompressionsverbände nötig; man soll sich nicht täuschen lassen von Vorstellungen, daß ein gut bekannter Bluter „zur Zeit eine gute Phase mit wenigen Blutungen" habe.

■ *Seelische Führung:* Kaum eine Krankheit belastet einen Kranken mehr. Die ständige Sorge vor schweren Blutungen oder vor Gelenkbeschädigungen entzieht diese Kinder dem unbehinderten Umgang mit Spielkameraden und fast jeglichem Bewegungsspiel und führt bei besonders schweren Erscheinungen oder besonderer Ängstlichkeit der Eltern nicht selten zu häuslicher Asylierung mit Unterricht durch einen Hauslehrer. Viel Zeit verbringen die Kinder in Kliniken, und oft müssen sie schleunigst, stark blutend, dorthin gebracht werden und sich energischen Erste-Hilfe-Maßnahmen unterziehen (Gerinnungsfaktor-Injektion, Nasentamponade, Kompressionsverbände, wiederholte Transfusionen). In diesen Schwierigkeiten bedarf es eines guten Kontaktes zwischen Elternhaus, Lehrer, Arzt und Pflegenden. Besondere Fragen ergeben sich durch die Berufswahl (sitzende Zimmerberufe) und später die Fragen der Heirat und Familienplanung.

Beim **Willebrand-Jürgens-Syndrom** (Angiohämophilie), einer vererbbaren Gerinnungsstörung (Willebrand-Faktor-Mangel), entstehen fast immer größere Hämatome, keine Petechien.

■ **Erworbene Koagulopathien.** Bei langdauernden schweren *Lebererkrankungen* muß immer mit Gerinnungsstörungen durch Verminderung der Gerinnungsfaktoren gerechnet werden. Bei der lebensgefährlichen *Verbrauchskoagulopathie* werden im Schockzustand akut Gerinnungsvorgänge in Gang gebracht. Dadurch wird die Menge der freien Gerinnungsfaktoren und Thrombozyten vermindert, so daß Blutungen allerorts entstehen. Die *Therapie* liegt in der Ursachenbekämpfung, in der Beseitigung der Schocksymptome und in der Gabe von Heparin, das die pathologischen Gerinnungsvorgänge stoppt.

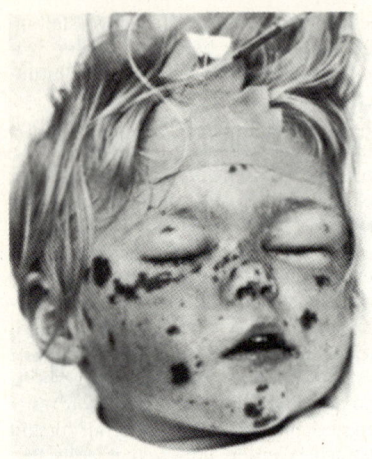

Abb. **67** Verbrauchskoagulopathie bei Meningokokkensepsis.

Weitere Syndrome einer Verbrauchskoagulopathie sind das *Waterhouse-Friderichsen-Syndrom* (v. a. bei Meningokokkensepsis [Abb. 67]), die *Purpura fulminans* (toxisch z. B. nach Scharlach) und das *Kasabach-Meritt-Syndrom,* wobei durch Gerinnungsvorgänge in Riesenhämangiomen große Mengen von Thrombozyten und Gerinnungsfaktoren verbraucht werden.

18.4.3 Thrombozytenbedingte Blutungsübel

■ Die **Thrombozytopenie (Thrombopenie)** ist als akute (85% der Fälle) und chronische (15%) Form bekannt, letztere auch **Werlhof-Krankheit** genannt. Der Schweregrad des klinischen Bildes wechselt stark von Kind zu Kind. Auch die Blutungsneigung schwankt, ohne daß jedes Mal eine Änderung der Thrombozytenzahl eine Erklärung ist. *Ursache* ist eine Bildungsstörung oder eine frühzeitige Zerstörung der Thrombozyten. Die Kinder neigen zu Nasenblutungen, Hautblutungen *(Petechien und große Hämatome),* vor allem an den unteren Extremitäten, zu Schleimhautblutungen, Darm- und Nie-

renblutungen. Eine Anämie ist mehr oder weniger ausgeprägt. Die häufigste Form ist die **postinfektiöse Thrombozytopenie (ITP)**. *Therapie:* exakte lokale Blutstillung, Eisblase, Sedierung, Transfusion von Frischblut oder Thrombozytenkonzentrat. Hochdosiert Gammaglobulin i. v., Kortikoide und bei chronischer Form Milzentfernung. Keine vermeidbaren Injektionen! Wie bei der Hämophilie sind bei der chronischen Form besondere psychische Lebenshilfen nötig (s. S. 185).

■ Auch die **Thrombasthenie** (Glanzmann) ist vererbt. Es handelt sich, wie der Name sagt, um eine Funktionsschwäche der Thrombozyten (Aggregation gestört). Vor allem Schleimhautblutungen entstehen. Die Thrombozytenzahl ist normal.

18.4.4 Gefäßbedingte Blutungsübel

■ Eine Reihe von Ursachen führt zu einer pathologischen Brüchigkeit der Kapillaren, so daß vorwiegend *stecknadelkopfgroße Blutungen (Petechien)* entstehen. Sie können sich über den ganzen Körper verteilen. Thrombozyten und Gerinnungsfaktoren sind normal.

■ Dieses Bild der Blutungsneigung ist von schweren Infektionen her bekannt, vor allem von Sepsisformen, bei denen der gesamte Körper von Toxinen überschwemmt ist. Die **Meningokokkensepsis** ist wegen ihrer Gefährlichkeit besonders herauszuheben. Gerade bei ihr ist das Auftreten der Hautblutungen ein wichtiges, für die Diagnose und Therapie richtungweisendes Symptom (Abb. 67).

■ Die **anaphylaktoide Purpura (Schönlein-Henochsche Purpura)** entsteht meist 1–2 Wochen nach einem Infekt vornehmlich durch β-hämolysierende Streptokokken und bei Kleinkindern.

Die klinischen Zeichen sind im Einzelfall recht unterschiedlich schwer:

An der Haut vielgestaltige *Exantheme,* vor allem an den Streckseiten der Extremitäten meist symmetrisch ausgebildet und mit reichlich petechialen *Blutungen* in diesem Bezirk versehen, die auch ganz im Vordergrund stehen können (Abb. 66).

Bauchschmerzen von Kolikcharakter, meist mit sichtbarer *Darmblutung* verbunden; Teerstühle, noch öfter hellrotes Blut aus dem Anus.

Harnbluten, nicht selten auch hartnäckige Glomerulonephritis.

Flüchtige *Gelenkschmerzen und -schwellungen* (daher der Name Purpura rheumatica).

Die Krankheitsdauer wechselt von Tagen bis zu vielen Monaten. *Therapie:* Bettruhe, Schmerzmittel, Antibiotika, eventuell Kortikoide.

■ **Petechien an Kopf und Hals** (nur in diesen Bereichen!) werden bei Keuchhustenkindern beobachtet oder manchmal nach heftigem Schreien oder nach einer Lumbalpunktion, gegen die sich die Kinder gewehrt haben. Diese Erscheinungen sind dadurch zu erklären, daß die zarten Blutgefäßwände bei dem erhöhten Rückstaudruck des Blutes im Kopf-Hals-Bereich gerissen sind. Die Gefäßwandfestigkeit ist dabei normal.

18.5 Leukämien

18.5.1 Akute Leukämie, Leukose

■ Man unterscheidet *akute und chronische Leukämien*. Bei der akuten Leukämie ist in vielen Fällen heute eine Heilung möglich, bei der chronischen allenfalls durch Knochenmarktransplantation. Im Kindesalter handelt es sich zu 98% um die akute Form (**akute lymphoblastische Leukämie** 80%, **akute myeloische Leukämie** 15%). Die kranken Zellen (Leukämiezellen) nehmen den gesamten Knochenmarkraum ein, treten oft ins Blut über und finden sich meist zusätzlich noch in Leber, Milz, Lymphknoten und Nieren (Abb. 62 c). Die Prägung der Zellen ist bei den einzelnen Fällen immer etwas verschieden, worauf eine große Zahl der

Bezeichnungen wie Para-Myeloblasten, Para-Blasten, Para-Leukoblasten, Para-Promyelozyten hinweisen will. Die Vorsilbe „Para" bezeichnet dabei das Abwegige (Atypische) der Zellen. In 80% der Fälle findet man ausschließlich atypische Stammzellen (sog. lymphoblastische Leukämie). Aus unbekannten Ursachen bricht bei den bisher gesunden Kindern die normale Knochenmarktätigkeit zusammen.

■ Aus dem Fehlen aller drei physiologischen Marksysteme, von Erythropoese, Leukopoese und von Thrombozytenbildung, erklären sich die **Symptome** (Abb. 68):

– *schwere Anämie* bis zu Hb-Werten von 4 g/100 ml. Folge: Blässe, Mattigkeit, Appetitlosigkeit.

– *starke Verminderung oder vollständiges Fehlen von Segmentkernigen.* Die Leukozytenzahl im Blut kann dabei vermindert oder auch durch die Ausschwemmung von Leukämiezellen stark erhöht sein (bis auf 80 000 und weit mehr Leukozyten). Folge: Infekte, Fieber.

– *Thrombozytopenie, Verminderung der Blutplättchen.* Folge: schwere Blutungen in die Haut und auf Schleimhäute (Nase, Darm, Harnwege).

– Oft bestehen *Knochenschmerzen und Vergrößerung von Leber, Milz und Lymphknoten.*

Die besonderen Gefahren liegen in der gestörten Infektabwehr und in der Blutungsneigung, und sie bedingen, daß früher ein Kind mit akuter Leukämie „akut", wie bei einer Infektionskrankheit, innerhalb 1–4 Wochen nach Erscheinen der Krankheit verstarb.

■ *Risikofaktoren* beeinflussen die Prognose negativ, zum Beispiel hohe Zellzahl im Blut, Vergrößerung von Leber, Milz, Nieren und Hoden (Abb. 69) oder Meningosis.

■ *Meningosis leucaemica.* Eine besondere Komplikation stellt der Befall des Zentralnervensystems dar. Symptome wie bei ei-

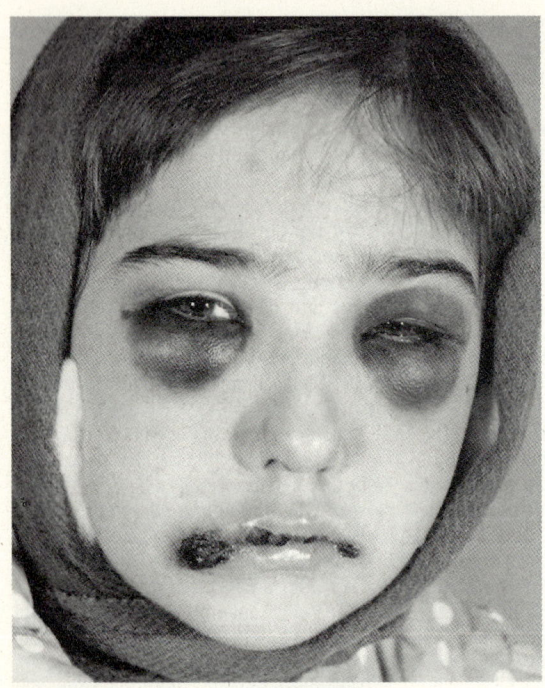

Abb. **68**   Akute Leukämie (Stammzellenleukämie): Anämie, Blutungsneigung, Geschwüre an den Lippen und Stomatitis, laufendes rechtes Ohr (Wattevorlage). Im Blut 320 000 Leukozyten, 100% atypische Zellen.

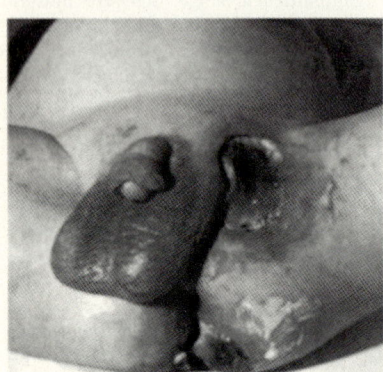

Abb. **69**   Hodeninfiltration bei akuter Leukämie. Ferner: ekthymatöse Geschwüre bei der Immunparese.

ner Meningitis und wie bei einem raumfordernden Prozeß im Schädel oder im Wirbelkanal weisen darauf hin. Im Vordergrund stehen dann Erbrechen, Kopfschmerzen, Lähmungen und Krampfanfälle, eventuell gesteigerter Appetit.

■ **Non-Hodgkin-Lymphom,** früher **Lymphosarkom** genannt. Hier handelt es sich anfangs um eine isolierte bösartige Erkrankung eines Lymphknotens, vor allem im Bereich des Halses, des Mediastinums und des Bauchraumes. In 60% der Fälle erfolgt dann ein „Umschlag" in eine akute Leukämie. Wegen dieser Beziehung sehen viele Hämatologen hierin eine besondere Verlaufsform der akuten Leukämie.

■ Die heutige **Therapie** hat einerseits wertvolle Verbesserungen, andererseits aber neue Probleme gebracht. Unter der

Behandlung mit Bluttransfusionen, Kortikoiden und Zytostatika (erste Phase = Induktionstherapie, zweite Phase = Reinduktionstherapie) gelingt es bei über 90% der Fälle, in wenigen Wochen alle Krankheitszeichen zurückzudrängen. Eine *Remission* ist eingetreten. Bei 70% der Kinder leitet sie die Heilung ein. Von großer Bedeutung für diese heute gegenüber früher so großen Behandlungschancen ist die Eliminierung der Leukämiezellen im Bereich des Zentralnervensystems (Radiotherapie, liquorgängige Zytostatika). *Rückschläge (Rezidive)* sind noch nach 3–5 Jahren möglich; durch höhere Dosis der Medikamente und/oder Knochenmarkstransplantation ist aber in einzelnen Fällen immer wieder erneute Remission, auch Heilung erreichbar.

■ *Durch die lange Überlebenszeit und moderne Behandlung entstehen besonders große Probleme.* Sie sind dadurch besonders schwer zu lösen, daß man für das einzelne Kind die Prognose kaum übersieht, nicht voraussehen kann, ob es im ersten Ansturm der Krankheit oder nach längerer Remission mit jahrelangem Wohlbefinden in einem Rezidiv stirbt oder zu den Geheilten gehört. Kinder und Eltern kommen in eine enge Abhängigkeit vom Arzt eines Behandlungszentrums: längere stationäre Behandlung, häufige Blutbildkontrollen, Lumbalpunktion, Knochenmarkspunktion. Psychisch belastend ist der (vorübergehende) Haarausfall als Nebenwirkung mancher Zytostatika und der Telekobaltbestrahlung des Zentralnervensystems (Abb. 70). Die Kinder nehmen plötzlich eine Sonderstellung in der Familie ein: Es erwachsen Spannungen zu anderen Geschwistern. Es entstehen Inkonsequenzen in der Erziehung. Die meisten Kinder entwickeln im Laufe der Zeit ein problematisches Ausmaß an Eigenwillen, das vor allem die Eltern sehr belastet. Sie möchten die Schule besuchen, sind aber wegen großer Versäumnisse, aus Schwäche, auch mangels Fleiß (der eine Ursache

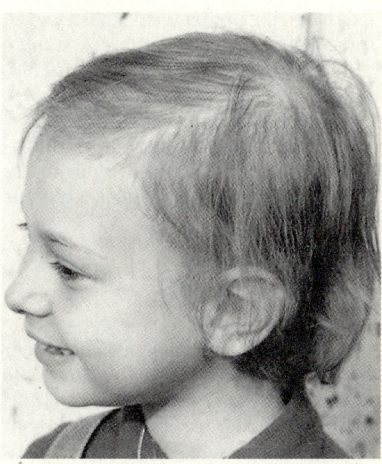

Abb. **70** Diffuse Alopezie (Haarausfall) nach Schädelbestrahlung und Zytostatikabehandlung. Akute Leukämie.

auch in der gewandelten Erziehungssituation hat) mitunter eine Belastung für den Unterricht und für die pädagogische Neutralität des Lehrers. Je älter die Kinder sind, je länger die Remission anhält, um so entschiedener muß auch die Berufswahl bedacht werden. Daher ergibt sich der Rat, die Kinder, solange sie sich in einer einwandfreien Remission befinden, in den Pflichten des Alters zu belassen und in gleichbleibender Strenge Leistungen zu verlangen.

Die **psychischen Probleme** sind nur in harmonischer, vertrauensvoller Zusammenarbeit von Eltern, Hausarzt, Klinik und Schule einigermaßen befriedigend zu lösen. Den Pflegenden fällt dabei eine große Aufgabe zu:

– in der Pflege des akut schwer blutenden, durch Fieber und Schmerzen gequälten und durch Erbrechen, Übelkeit, Stomatitis und ärztliche Eingriffe besonders belasteten Kindes,
– in der Betreuung der Eltern, die anfangs unter der Diagnose schwer leiden, meist für Wochen im Rooming-in dabei

sind und die immer wieder auch wegen ihrer Neigung, das tödlich erkrankte Kind zu verziehen, Erziehungsratschläge brauchen,
– in ihrer Bemühung, das Krankenhaus zur zweiten Heimat des Kindes zu machen. Man bringt am besten die Kinder bei jeder Einweisung wieder auf die gleiche Station.
Weitere Einzelheiten zu den psychologischen Problemen bei Kindern mit Leukämie und Krebs s. Abschnitt 3.5, S. 49.

■ Die zytostatische Dauerbehandlung führt bei den Leukämiekindern zu einer *Infektabwehrschwäche (Immunparese),* so daß Infektionen einen schwereren, mitunter tödlichen Verlauf nehmen; besonders gefürchtet sind Varizellen, interstitielle Pneumonie und Soor.

18.5.2 Chronische myeloische Leukämie (Myelose)

■ Wie beim Erwachsenen ist die reifzellige, chronische Leukämie, auch **chronische Myelose** oder **myeloische Leukämie** genannt, durch einen hohen Anstieg der Leukozyten (100 000 und mehr), durch Leberschwellung, leichte Lymphknotenschwellung und vor allem durch erhebliche Milzschwellung charakterisiert. Bei Kindern ist sie selten (4% der Leukämieformen). Der Verlauf geht unter der Behandlung mit Myleran oder Purinethol u. a. nach jahrelanger Besserung bis zum Tode, falls nicht die Knochenmarkstransplantation die Heilung bringen kann. Manche Kinder zeigen zuletzt das Zellbild der akuten Leukämie (sog. **Myeloblastenschub**). Eine *chronische lymphatische Leukämie* wird bei Kindern nicht beobachtet.

18.6   Panmyelopathie, Knochenmarkschwäche

■ Wie die Leukämie ist die Panmyelopathie eine *Erkrankung aller Marksysteme;* atypische Zellen werden aber in der Regel nicht gebildet.
■ Dementsprechend werfen die **Symptome** Anämie, starke Verminderung der

Granulozyten und Absinken der Thrombozytenzahl die gleichen Probleme des Sauerstoffmangels im Gewebe, der Infektanfälligkeit und der schweren Blutungsneigung auf wie bei der Leukämie.
Die **Prognose** ist schlecht. 40% der Kinder sterben in Jahresfrist.
Die *Therapie*möglichkeiten sind gering: Transfusionen, Kortikoide, Antibiotika, Knochenmarkstransplantation. Besonders schwer beeinflußbar ist die Blutungsneigung, so daß sich für die Zeit der Entlassung nach Hause und den eventuellen Schulbesuch ähnliche Überwachungsschwierigkeiten wie bei der Hämophilie (s. S. 185) und der Werlhof-Krankheit (s. S. 186) ergeben können.
■ Nach der **Ursache** sind drei Gruppen abgrenzbar:
familiäre Panmyelopathie, eine ererbte Knochenmarkschwäche, meist auch mit anderen Mißbildungen verbunden *(Fanconi-Anämie).*
sekundäre Panmyelopathie, hervorgerufen durch infektiöse und toxische Schädigung (z. B. Benzol) oder durch Verdrängung des Markes (z. B. Tumormetastasen),
idiopathische Panmyelopathie, für die noch keine Ursache zu finden ist (= $^2/_3$ der Fälle).

18.7   Lymphogranulomatose Hodgkin

■ Bei der *Hodgkin-Krankheit* handelt es sich um eine bösartige Erkrankung der Lymphknoten, wahrscheinlich durch ein Virus ausgelöst. In einem Drittel der Fälle sind Halslymphknoten befallen. Die Abgrenzung von banalen entzündlichen Lymphknotenschwellungen ist zunächst nicht leicht. Die Diagnose wird daher immer durch mikroskopische Untersuchungen erhärtet. Weitere Symptome sind hohe Senkung, Fieber, oft Milzschwellung, Leukozytose, Anämie. Ohne Behandlung würde die Krankheit in Monaten bis Jahren zum Tode führen. Unter günstiger Verknüpfung von Operation, Bestrahlung und Einsatz von Zytostatika und Kortikoiden werden heute etwa 90% geheilt. Die psychologischen Schwierigkeiten bei der langjährigen Füh-

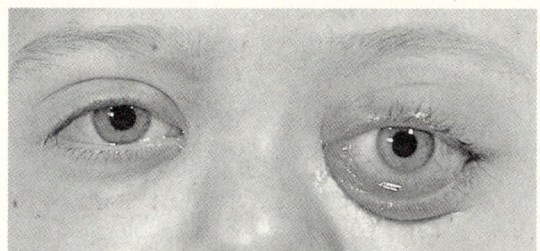

Abb. **71** Lipoidgranulomatose Hand-Schüller-Christian. Entwicklung des entarteten Granulationsgewebes in der linken Orbita unter Verdrängung des Auges nach der Seite, unten und vorn. Exophthalmus.

rung dieser Kinder und ihrer Eltern sind groß; sie ähneln denen bei der Leukämie.
■ *Non-Hodgkin-Lymphome* S. 188.

18.8 Histiozytose X, Langhans-Zellhistiozytose

■ Die unter dieser Bezeichnung oder unter **Retikuloendotheliose** zusammengefaßten Krankheitsbilder sind Erkrankungen des retikuloendothelialen Systems (RES). Sie zeigen bei noch unklarer Ätiologie Zellproliferationen von lokaler oder disseminierter Ausdehnung, mit akutem oder chronischem Verlauf, verschiedene Typen mit fließenden Übergängen. Man unterscheidet:
■ Die **Abt-Letterer-Siwe-Krankheit** (akut-disseminierter Typ) tritt vor allem im Säuglings- und Kleinkindesalter auf und nimmt in Wochen einen tödlichen Verlauf. Kennzeichnend sind Schwellung von Leber, Milz und Lymphknoten, Anämie, Fieber und Blutungsneigung, papulöse Hauterscheinungen mit Petechien.
Therapie: Kortikoide und Zytostatika.
■ Das **eosinophile Granulom,** der lokalisierte Typ, enthält eosinophile Zellen und befällt einen Knochen, einen Lymphknoten oder die Haut.
Therapie: Operation, Bestrahlung.
■ Bei der **Hand-Schüller-Christian-Retikulogranulomatose** sind Knochen und Weichteile befallen (chronisch-disseminierter Typ). In den Zellen findet zusätzlich Cholesterinspeicherung statt. Es entstehen zahlreiche Knochenherde, vor allem im Schädelbereich (Röntgenbild: „Landkarten-Schädel"). Durch andere Herde können die Augen vorgetrieben und der Hypophysen-Hinterlappen ausgeschaltet werden, so daß Diabetes insipidus entsteht (Abb. 71). Die Krankheit geht über Jahre.
Therapie: Radiotherapie, Zytostatika.

18.9 Immunschwächekrankheiten

■ Das Abwehrsystem des Menschen (**Immunsystem**) dient der *Abwehr körperfremder Substanzen, der Beseitigung abgestorbener Zellen und dem Schutz vor entartetem Zellenwachstum* (Tumorwachstum). Dafür stehen zwei Lymphozytentypen bereit (B-und T-Zellen), die in genügender Zahl und mit einer unbehinderten Immunproteinsynthese verfügbar sein müssen. Zum Teil sind sie an Organe gebunden (Thymus, Milz, Lymphknoten), zum Teil frei bewegt in den Körpersäften.
■ Ein **primärer Immundefekt** wird häufig bei *jungen Säuglingen,* v. a. nach Frühgeburt beobachtet, eine vorübergehende Erscheinung. Auf Dauer besteht er bei isoliertem *IgA-Synthesedefekt,* bei *Thymushypoplasie* (Di-George-Syndrom) oder bei anderen vererbten Stoffwechseldefekten (verknüpft mit Gefäßerweiterung an den Bindehäuten: *Louis-Bar-Syndrom;* verknüpft mit Ekzem und Thrombozytenverminderung: *Wiskott-Aldrich-Syndrom;* viele weitere Formen).
■ **Sekundäre, d. h. erworbene Immundefekte** sind viel häufiger als angeborene, so
– bei *viralen Infektionen* wie Windpocken, Masern und Pfeiffer-Drüsenfieber (paralleles Zeichen ist das Negativwerden einer vorher positiven Tuberkulinprobe),
– bei *malignen Erkrankungen* wie der Leukämie,
– durch Einwirkung von *Zytostatika und ionisierenden Strahlen,*
– durch *Eiweißverlust* über den Harn (nephrotisches Syndrom), den Darm oder die Haut (Verbrühung, Ekzem),
– bei *AIDS.*
■ **AIDS** (acquired immun deficiency syndrome) ist eine bisher unheilbare Erkrankung der In-

fektabwehr (T-Helferzellen-Defekt), eine über-
tragbare Krankheit, auch im Sinne des Seuchen-
gesetzes. 1983 wurde der 1. diesbezügliche Virus gefunden und HIV genannt (*Human Immuno-
deficiency Virus*). Infektion mit HI-Virus bedeutet noch nicht Erkrankung; diese folgt aber
nach einer symptomfreien Zeit von Monaten bis
Jahren; auch dieser so vage Zeitraum der Unsicherheit ist eine enorme Belastung für den Erkrankten, falls er von seiner Infektion weiß. *Letalität: 70% nach zwei Jahren.*

■ Nachgewiesen ist das HIV in *Körperflüssigkeiten* von Infizierten, in Sperma, Vaginalsekret,
Blut, Speichel, Tränen, Urin, Stuhl, Schweiß, Na-
sensekret, Muttermilch; aber allein über Sperma und Blut ist bisher eine Übertragung beobachtet worden. Insbesondere in der Pädiatrie
besteht für eine AIDS-Furcht kein Anlaß. Bisher
gibt es keine Hinweise auf HIV-Übertragung von
Neugeborenen und Kindern auf Ärzte oder Pflegepersonal, ebensowenig wie auf Eltern, Geschwister oder Spielkameraden. Eine Beschränkung der Sozialkontakte infizierter Kinder ist
hygienisch ebensowenig zu rechtfertigen wie
Isolierung im Einzelzimmer der Klinik. Es ist
also auch jene Bestrebung abzulehnen, diese
Kranken in Spezialkliniken zusammenzuzie-
hen: Sie würden in vielen Fällen fern vom Hei-
matort behandelt, ohne den gerade jetzt so besonders wertvollen Zuspruch der Angehörigen
und Freunde regelmäßig haben zu können.

■ Das *akute Initialsyndrom der Erkrankung* wird
meist übersehen: grippeähnliche Zeichen, rö-
teln-ähnlicher Hautausschlag. Nach 3 Wochen
bis 6 Monaten sind *HIV-Antikörper* nachweisbar.
Wichtig ist, daß mindestens zwei technisch einwandfreie Verfahren (Suchtest mit ELISA-Tech-
nik und Westernblot-Bestätigungstest) positiv
sind, ehe der Patient davon erfährt. Ein solcher
Befund ist für den Betroffenen und seine Familie
mit einer erheblichen seelischen Belastung verbunden, so daß man seiner Diagnose absolut sicher sein muß. Zu betonen ist, daß ein positiver
Test keineswegs mit der Diagnose AIDS gleich-
zusetzen ist. Der HIV-Test ist also strenggenom-
men kein AIDS-Test, sondern nur ein Test auf
HIV-Infektion.

■ Monate bis Jahre nach der Infektion wird eine
monatelang *anhaltende Lymphknotenschwellung* mindestens in 2 Körperregionen (v. a. Hals
und Leiste) beobachtet, verbunden mit unspezifischen Zeichen wie Fieber und Gewichtsverlust.
Auch Leber und Milz schwellen an.

■ Vom *Vollbild von AIDS* spricht man dann,
wenn der Patient immer wieder unter Infekten
leidet, das Bild der Immunschwäche zeigt, wobei Infektionen mit Pneumocystis carinii (interstitielle Pneumonie), Toxoplasmen, Pilzen
(Soor), Viren (Herpesbläschen nicht nur an den
Lippen, echte Warzen und Dellwarzen) und einige Bakterien (Aknepusteln auf der Haut) eine
besondere Rolle spielen. Schließlich tritt eine
besondere Form des Hautkrebses, das Kaposi-
Sarkom auf, das auch innere Organe befällt.

■ Aus den Übertragungsmaterialien Sperma, Vaginalsekret und Blut leiten sich die *besonders gefährdeten Personenkreise* ab: Personen mit wech-
selndem hetero- und homosexuellen Geschlechtsverkehr, Drogensüchtige (Fixer), Kranke, die infizierte Blutkonserven oder Blutbe-
standteile übertragen bekamen (wie früher viele
Hämophile), Neugeborene von infizierten Müttern (Weg über die Plazenta).

■ Prinzipiell gelten bei HIV-infizierten Kindern
die gleichen Pflegemaßnahmen wie bei einer
Hepatitis-B-Infektion, wobei HI-Viren sogar wesentlich empfindlicher gegenüber äußeren Einflüssen sind als die Hepatitiserreger.

■ *Ratschläge zur Pflege* im einzelnen: Für Win-
delwechsel sind Handschuhe nicht erforderlich.
Ein normaler Baumwollkittel genügt. Zur Beseitigung von Erbrochenem und Stuhl, mit der Gefahr, die Hände zu kontaminieren, sollte man
Einmalhandschuhe nehmen. Beim Infusionsbe-
steckwechsel oder beim Umstecken einer Dauertropfinfusion sind sie nicht nötig. Händesin-
fektion vorher und nachher genügt. Für Blutentnahmen empfiehlt sich ein geschlossenes
Blutentnahmesystem. Beim Anlegen von Transfusionen und Dauertropfinfusionen werden
Handschuhe angeraten, da mit Blutkontamina-
tion zu rechnen ist. In vielen Fällen reicht aber
auch schon *ein* Handschuh, z. B. für die linke
Hand, die beim Umstecken einer Infusion die
Kanüle hält, aus der Blut läuft. Zum Abtupfen
von ausgetretenem Blut aus der Einstichstelle
sind 2 oder 3 Papiertupfer übereinander ausreichend, ohne daß unbedingt ein Handschuh angezogen sein muß. *Augenschutz* ist erforderlich
bei Reanimation eines Neugeborenen einer HIV-
positiven Mutter, da das Neugeborene häufig infiziert ist. Augenschutz auch bei Absaugen von
bluthaltigem Trachealsekret oder bei Intubation, wenn man mit Verspritzen rechnen muß.
Im gleichen Zusammenhang sind Handschuhe
anzulegen.

19 Infektionskrankheiten

19.1 Allgemeine Infektionslehre

■ Haut und Schleimhäute des Menschen sind keine sterilen Flächen, sondern von Mikroorganismen (Bakterien) in gewisser Dichte besiedelt. Dieses Gast-Wirt-Verhältnis ist in der Regel ohne Nachteil, mitunter sogar für den Menschen von Vorteil; man spricht dann von **Symbiose** (Beispiel: physiologische Darmflora).

■ Krankheitskeime sind Mikroorganismen (Viren, Bakterien, Pilze, Einzeller), die unter bestimmten Bedingungen Krankheiten hervorrufen. Das menschliche Auge kann sie nur unter optischer Vergrößerung im Mikroskop (Lichtmikroskop, Elektronenmikroskop) als einzelne Gebilde sehen und beurteilen. Dringen sie durch die natürlichen Schranken der Haut und Schleimhäute in den Körper ein, setzt der Organismus seinen Abwehrapparat (Leukozyten und molekulare Abwehrkörper in den Gewebssäften) dagegen an. In einem solchen Fall ist eine **Infektion** erfolgt; ob der Befallene erkrankt, ob eine **Infektionskrankheit** entsteht, hängt von verschiedenen Umständen ab: von der Art und der Aggressivität der Erreger (Virulenz), auch von ihrer Zahl, ferner von der augenblicklichen Abwehrlage des Organismus.

■ Manche Menschen verfügen über eine natürliche Widerstandsfähigkeit gegen einzelne Erreger (**Resistenz**), auch ohne daß sie früher eine entsprechende Krankheit durchmachten oder dagegen geimpft wurden. Andere erhielten diese Resistenz durch Impfung mit abgeschwächten oder abgetöteten Erregern (**aktive Immunisierung**) oder durch Injektion von Seren mit Antikörpern (**passive Immunisierung**), schließlich durch früheres Überstehen einer Infektionskrankheit mit dem gleichen Erreger; sie wurden also immun, und diese **Immunität** kann das ganze Leben lang anhalten.

■ Die Zeit zwischen dem Eindringen eines Erregers (Ansteckung) und dem Krankheitsbeginn nennt man **Inkubationszeit** (Tab. 15).

■ Ein Teil der in diesem Abschnitt aufgeführten Infektionskrankheiten heißt im Volksmund

Tabelle **15** **Inkubationszeiten der wichtigsten Infektionskrankheiten**

Krankheit	Inkubationszeit in Tagen	Krankheit	Inkubationszeit in Tagen
Botulismus	3 bis 6	Pertussis, Keuchhusten	7 bis 14
Diphtherie	3 bis 5	Pleurodynie	2 bis 14
Encephalitis epidemica	6 bis 8	Poliomyelitis	7 bis 14
Exanthema subitum	3 bis 7	Psittakose, Ornithose	7 bis 14
Gonorrhö	1 bis 4	Röteln, Rubeolen	14 bis 21
Grippe	1 bis 3	Ruhr, bakterielle	1 bis 7
Hepatitis A und B	15 bis 90	Salmonellen-	
Herpes simplex	4 bis 6	Gastroenteritis	$^{1}/_{4}$ bis 3
Katzenkratzkrankheit	10 bis 12	Scharlach	1 bis 7
Lyssa, Tollwut	5 bis 60	Toxoplasmose	7 bis 9
Masern	9 bis 11	Tuberkulose	28 bis 42
Meningokokken-Meningitis	4 bis 5	Typhus abdominalis	7 bis 21
Mononukleose, infektiöse	5 bis 14	Windpocken	11 bis 28
Mumps	14 bis 21	Wundstarrkrampf	1 bis 180
Paratyphus	3 bis 7	Zoster	7 bis 16

Kinderkrankheiten (z. B. Masern, Windpocken). Diese Krankheiten werden durch ihre hohe Ansteckungsfähigkeit zu Kinderkrankheiten, da der Mensch schon im Kindesalter erkrankt, um dann im Erwachsenenalter immun zu sein. Aus diesen Überlegungen wird klar, daß auch noch ein Erwachsener Masern oder Keuchhusten bekommen könnte, falls er als Kind mangels Kontakt nicht immun wurde. Allerdings gibt es auch eine unbemerkte Auseinandersetzung mit dem Erfolg der Immunität, die sogenannte **stille Feiung**.

▪ Die **Krankenhauseinweisung** eines infektkranken Kindes erfolgt, da
– die Schwere der Infektionskrankheit und/oder
– eine eingetretene Komplikation dies im Einzelfall erfordert oder
– eine Isolierung aus seuchenhygienischen Überlegungen unbedingt nötig oder erwünscht ist, damit nicht noch andere erkranken.

▪ Jedes infektkranke Kind bringt dem Krankenhaus neben der Schwere des eigentlichen Krankheitsbildes als Keimträger und -ausscheider weitere Probleme, nämlich die **Gefahr der Krankheitsübertragung** auf andere Kinder und auf das Pflegepersonal. Daher sind für viele Infektionskrankheiten besondere Isolierungs- und Desinfektionsvorschriften einzuhalten und eine gewisse Vorsicht zum Schutz vor eigener Infektion nötig; auch besuchende Eltern sind in diese Sorge einzubeziehen.

Nach den erlassenen Seuchengesetzen veranlaßt die allgemeine Gefährlichkeit mancher Infektionen den Arzt, schon **Beobachtungs- und Verdachtsfälle einer Erkrankung** oder sogar gesunde Bakterienträger (**Keimausscheider** aus Rachen oder Darm) ins Krankenhaus einzuweisen. Bei diesen Fällen muß in der Pflege in gleicher Weise hygienisch verfahren werden.

▪ Bei **meldepflichtigen Krankheiten nach dem Bundesseuchengesetz** (laufend Ergänzungen) unterscheidet man je nach Allgemeingefährdung in folgender Weise: Verdacht, gesicherte Diagnose der Erkrankung, Tod des Patienten, Bakterienausscheidung beim Gesunden. Manche Erkrankungen müssen dann gemeldet werden, wenn sie gehäuft in Gemeinschaftseinrichtungen (Schule, Kindergarten, Heim, Krankenhaus) auftreten.

19.2   Pflegerichtlinien bei Infektionskrankheiten

▪ **Isolierung.** Bei der Pflege von infektkranken Kindern hat die Grundeinstellung zu herrschen, durch weitestgehende Absonderung eine Übertragung von Kind zu Kind zu verhindern. Jede einzelne Infektionskrankheit verlangt dabei besondere Maßnahmen; Einzelheiten dazu werden bei den Krankheiten besprochen. Hier ist lediglich herauszustellen, daß einige Infekte wie die Luftwegsinfekte so zahlreich vorkommen und durch eine so breite Skala von Erregern verursacht werden, daß ihre Isolierung (selbst bei Kenntnis der Keime) schon aus räumlichen Gründen unmöglich wäre. Andererseits: Obwohl bei schwerer wiegenden Krankheitsbildern wie Durchfallerkrankung und Hirnhautentzündung schon frühzeitig strenge Isolierung angezeigt wäre, kann sie anfangs nicht vorgenommen werden, da der Erreger noch nicht bekannt ist. Hier ist man dann berechtigt, gleiche Krankheitsbilder solange (mit getrennter Kittelpflege) zusammenzulegen, bis durch den Keimnachweis eine sinnvolle Isolierung geschehen kann. Nicht selten bringen aber schon vor der exakten Diagnose manche Feinheiten des klinischen Bildes wichtige Anhaltspunkte, so daß einzelne Kinder schon auf einen Verdacht hin vorsichtshalber isoliert werden.

Eine Isolierung hat, von der Krankheit abhängig, einige praktische Abstufungen. Kinder mit Krankheiten, die nur durch direkten körperlichen Kontakt oder durch beschmutzte Gegenstände übertragen werden, können in einem Zimmer mit anderen Kindern zusammen gepflegt werden, falls diese Übertragungsmöglichkeiten ausgeschlossen sind (sorgfältige Händedesinfektion bei den Pflegenden, für die Kinder getrennte Pflegemittel und Spielzeug). Eine dazwischen gestellte Abschirmwand hilft das Risiko noch vermindern. Andere Infektionen werden selbst über größere Entfernungen übertragen, so daß die Kinder durch Doppeltüren (Schleusen*) abzusondern sind. Dementsprechend ist auch beim Öffnen der Fenster auf benachbarte, seitlich davon, ein Stockwerk höher

---

* Von einer *Schleuse* spricht man, wenn ein Zimmer durch 2 Türen vom Flur getrennt ist. Die zweite Tür darf erst geöffnet werden, wenn die erste geschlossen ist.

oder tiefer gelegene Zimmer mit Kranken besondere Rücksicht zu nehmen (bei „fliegenden Infektionen" wie Masern und Windpocken). Es gibt aber auch Infektionskrankheiten, die nicht ansteckend, also vom Erkrankten nicht weiter übertragbar sind (z. B. Wundstarrkrampf).

Manche Infektionskrankheiten (z. B. Keuchhusten, Mumps, Masern, Windpocken) führen nach Überstehen zu einer Immunität. Es gibt also die Möglichkeit, Kinder mit solchen Krankheiten mit immunen Kindern zusammenzulegen, sofern deren jetzige Krankheit von sich aus keine Isolierung verlangt.

Andere, besonders schutzbedürftige Kinder werden deshalb isoliert gehalten, damit möglichst jede nosokomiale (= Krankenhaus-)Infektion ferngehalten wird: Kinder mit Antikörpermangelkrankheit, Leukämie, AIDS.

■ **Kittelpflege.** Der direkte Kontakt der Pflegenden mit dem kranken Kind bringt die Gefahr der Übertragung auf andere („Schmierinfektion") und die der eigenen Erkrankung. Hier schützt, soweit nur denkbar, eine sorgfältige hygienische Händedesinfektion vor und nach jedem Kontakt mit einem Kind und die sog. Kittelpflege. Man unterscheidet dabei – je nach Ansteckungsfähigkeit und Gefährlichkeit der Krankheit –
– eine normale Isolierpflege, wobei das Überziehen eines Kittels vor jedem Berühren des Kindes gefordert wird und
– eine strenge Isolierpflege, wobei in jedem Falle vor Betreten des Zimmers ein Kittel angezogen werden muß. Bei Pflege besonders infektiöser Kinder sind Gummihandschuhe, bei offener Tuberkulose auch Mundtuch vorgeschrieben.

Ein Isolierkittel wird hinten geschlossen. Korrektes An- und Ausziehen ist nicht einfach und will geübt sein. Nach Gebrauch wird ein Kittel in der Regel außerhalb des Krankenzimmers abgehängt, die „unsterile" Seite wird dabei sorgfältig nach innen gekehrt. Hängt der Kittel dagegen im Krankenzimmer, bleibt die „unsterile" Seite außen.

■ **Desinfektion,** ihr Ziel ist Reduzierung der Keime auf ein apathogenes Maß. Man unterscheidet:

▨ *Laufende Desinfektion.* Sie soll die Keime an Händen, Fußböden, beschmutzter Wäsche, Geräten und in den infektiösen Ausscheidungen des kranken Kindes unschädlich machen.

▨ *Schlußdesinfektion.* Sie soll nach Entlassung des Kindes das Zimmer mit seiner Einrichtung

für anderweitigen Gebrauch reinigen und Besitzstücke des Kranken von Keimen befreien.

Im Rahmen der Desinfektion ist die **physikalische Desinfektion** eine nur auf wenige Gegenstände anwendbare Maßnahme: nur wenige Stoffe vertragen trockene Hitze oder Wasserdampf von 100 °C. Daher dienen der Desinfektion in erster Linie die Mittel der **chemischen Desinfektion,** von denen eine ganze Reihe, von Krankenhaus zu Krankenhaus wechselnd, gebräuchlich ist. Das ideale Mittel ist kaum zu finden, es sollte folgende Eigenschaften haben: Es soll alle Krankheitskeime in kurzer Zeit töten, die Haut der Pflegepersonen schonen, geruchlos sein und die Oberfläche der gereinigten Gegenstände nicht angreifen.

■ **Laufende Desinfektion.** Die *Hände* haben den engsten Kontakt zu Patienten und sind die gefährlichsten Keimträger. Die notwendige **„hygienische Händedesinfektion"** erfolgt mit einem Alkohol-Wasser-Gemisch (z. B. Sterilium), indem Hände und Unterarme 30 Sek. lang eingerieben werden. Nur bei „grober Verschmutzung" sind die Hände mit Flüssigseife und Wasser zu reinigen. Wichtig ist, die Hände durch Fett zu pflegen, um Rauhwerden und Einrisse zu vermeiden. Die Schwester bzw. der Pfleger hat jede eigene Wunde sorgfältig zu behandeln und am besten durch wasserdichten Verband oder Handschuhe vor Infektionen zu schützen. Hat sie/er selbst eine offene Infektion an der Hand, muß sie/er eventuell aus der Pflege ausscheiden.

Im *Krankenzimmer* dürfen die Fußböden nur mit feuchten, Desinfektionslösung enthaltenden Lappen gewischt werden; niemals darf mit dem Besen gefegt oder gar maschinell gebohnert werden. Beim möglichst ausgiebigen Lüften der Zimmer muß die Möglichkeit, Krankheitskeime durch das Fenster zu verbreiten, bedacht werden (Masern, Windpocken). Benützte Flaschen und Geräte, wie Wickeltischpolster, Umbettmulden, Waagen, Badewannen, Waschbecken, Krankentragen und Kinderwagen, sind sofort nach Gebrauch durch Besprühen und Reinigen mit einem Lappen zu desinfizieren („Scheuer-Wisch-Desinfektion").

▨ *Wäsche.* Die Wäsche muß in gut zu reinigenden, wasserdichten Behältern gesammelt und in festen Säcken ins Waschhaus transportiert werden.

▨ *Spritzen, Kanülen, Schläuche* sind heute meist aus sog. Einmalmaterial; sie werden nach Gebrauch sorgfältig gesammelt und vernichtet.

Andere Gebrauchsgegenstände werden nach Gebrauch zuerst in eine Desinfektionslösung gelegt und mechanisch gereinigt. Je nach Material können sie durch Kochen oder trockene Hitze sterilisiert werden (s. Abschnitt 75). Mehr und mehr haben sich Geräte für den einmaligen Gebrauch eingebürgert.

■ *Thermometer, Blutdruckapparat, Lichtbügel und Inhaliergeräte, auch Gummischürzen, Gummieinlagen, Stethoskopansätze, Perkussionshammer, Röntgenapparate* werden durch Desinfektionsmittel gereinigt.

■ *Eßgeschirr:* Nahrungsreste werden vernichtet. Das Geschirr wird in Desinfektionslösungen eingeweicht, dann mit heißem Wasser oder in der Spülmaschine bei 60 °C im Intensivspülgang gereinigt.

■ *Windeleimer, Stuhltöpfe und Nierenschalen* werden nach Beseitigung des infektiösen Inhaltes mit Desinfektionslösungen von allen Seiten gereinigt.

■ Für die Beseitigung von *Ausscheidungen* infektiös-kranker Kinder (Stuhl, Urin, Erbrochenes, Eiter, Auswurf) weichen die technischen Möglichkeiten in den verschiedenen Krankenhäusern voneinander ab. Eine große Hilfe sind mit kochendem Wasser zu reinigende und desinfizierende Apparate, in welche die Stuhltöpfe einfach hineingestellt werden. Sonst sind Stuhl, Urin und Erbrochenes mit der zwei- bis dreifachen Menge an Desinfektionslösung zu versetzen; kräftiges Umrühren mit einem Glas- oder Holzstab fördert die Einwirkung des Desinfektionsmittels. Nach 3 Stunden kann in die Toilette entleert werden. Anschließend müssen Gefäß und Stäbe desinfiziert und gereinigt werden. In manchen Krankenhäusern erfolgt eine zentrale Abwasserdesinfektion vor Einleitung ins öffentliche Abwassersystem. *Infizierte Verbände* werden verbrannt.

■ *Desinfektion kann auch durch Luftfiltern erreicht werden:* in Klimaanlagen, Inkubatoren und Laminar-Air-Flow-Geräten.

■ **Schlußdesinfektion.** Man unterscheidet die gewöhnliche Schlußdesinfektion („Scheuer-Desinfektion") von der besonders strengen Schlußdesinfektion.

■ *Gewöhnliche Schlußdesinfektion.* Fußboden und Wände des Zimmers, Kinderbetten und Möbel werden mit Desinfektionslösungen gründlich abgewaschen. Wäsche und Kleider gehen ins Waschhaus. Nicht kochbare Gegenstände wie Spielzeug werden mit Desinfek-

tionslösung abgewaschen oder – falls sie keinen wesentlichen Wert darstellen – verbrannt. Die Matratzen kommen in die Dampfdesinfektion.

Die strenge Schlußdesinfektion (nur bei hochinfektiösen Erkrankungen wie Hepatitis und Tuberkulose) schließt darüber hinaus eine Gasdesinfektion mit Formaldehyddämpfen durch einen Desinfektor ein. Das Gas bleibt mindestens 4 Stunden im Raum. Nach guter Lüftung folgt das Abwaschen des Zimmers.

19.3   Einteilung der Infektionskrankheiten

Eine Einteilung der Infektionskrankheiten kann erfolgen

■ **nach der Art der Erreger,**

■ *Bakterien:* Scharlach, Diphtherie, Keuchhusten, Typhus, Paratyphus, Salmonellen-Gastroenteritis, bakterielle Ruhr, Koli-Dyspepsie, bakterielle Sepsis, Gonorrhö, bakterielle Meningitis, Tetanus, Appendizitis, Peritonitis, bakterielle Angina, Pyelonephritis, bakterielle Pneumonie und Bronchitis, Listeriose, Tuberkulose,

■ *Viren:* Masern, Röteln, Ringelröteln, 3-Tage-Fieber, Windpocken, Zoster, Pocken, Herpes, Hepatitis, Poliomyelitis, Bornholm-Krankheit, Mumps, Tollwut, infektiöse Mononukleose, Zytomegalie, Grippe, virale Meningitis und Enzephalitis, Stomatitis, virale Pneumonie und Bronchitis, virale Angina, AIDS,

■ *Einzeller:* interstitielle Pneumonie, Toxoplasmose, Amöbenruhr,

■ *Leptospiren, Spirochäten:* Leptospirosen, Lues, Borreliose,

■ *Pilze:* Aktinomykose, Soor, Trichophytie,

■ *Würmer:* Oxyuriasis, Bandwurmkrankheiten, Askaridiasis;

■ **nach dem zeitlichen Ablauf der Krankheit,** so

■ *akute Infektionskrankheiten:* Scharlach, Masern, Röteln, Ringelröteln, 3-Tage-Fieber, Windpocken, Zoster, Pocken, Herpes, Hepatitis (aber auch chronische Verläufe), Poliomyelitis, Bornholm-Krankheit,

Mumps, Borreliose, Tollwut, infektiöse Mononukleose, interstitielle Pneumonie, Grippe, Diphtherie, Keuchhusten, Typhus, Paratyphus, Ruhr, Sepsis (auch langdauernde Verläufe), Gonorrhö, Meningitis, Enzephalitis, Tetanus,

■ *chronische Infektionskrankheiten:* Tuberkulose, Lues, Toxoplasmose, Mykosen, Wurmbefall, AIDS.

Man könnte ferner *nach dem Befall des Organs* (z. B. des Rückenmarkes bei Poliomyelitis) *oder des Organsystems* (z. B. des lymphatischen Systems bei der infektiösen Mononukleose) einteilen und ferner

die Besonderheiten einer Infektionskrankheit darin sehen, daß sofort (Sepsis) oder schrittweise (Tuberkulose) *der Gesamtorganismus* befallen sein kann.

19.4 Scharlach, Scarlatina

■ *Erreger: β-hämolysierende Streptokokken der Gruppe A,* durch direkten Kontakt mit Kranken, gesunden Keimträgern oder über infizierte Gegenstände übertragen. Nach einer *Inkubationszeit* von 1–7 Tagen kommt es, bevorzugt bei Kindern von 5–9 Jahren, schnell zu hohem Fieber, Er-

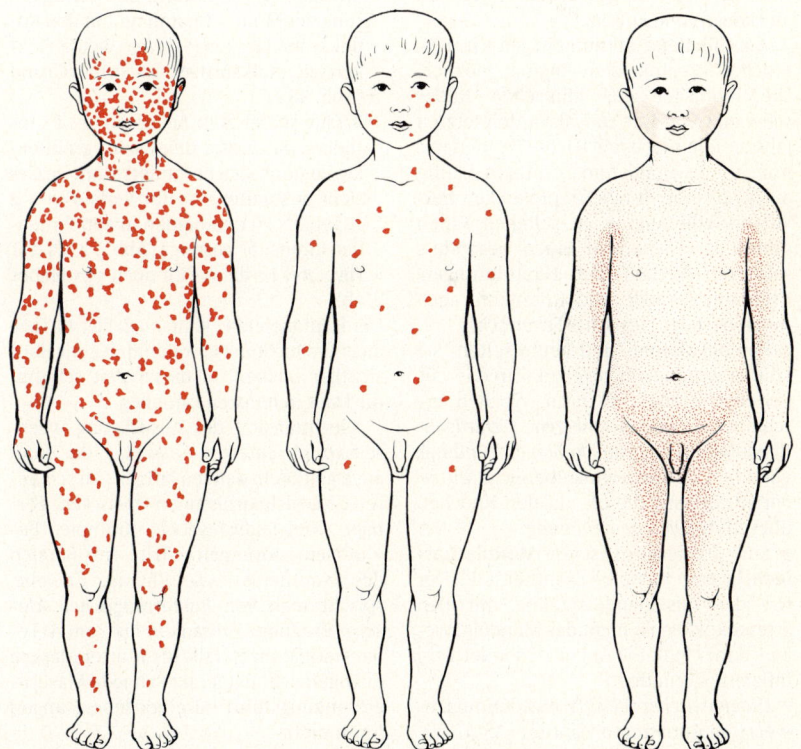

Abb. **72** Masern, Röteln, Scharlach. Typische Ausprägung des Exanthems, die eine Unterscheidung erleichtert.

brechen, Kopfschmerzen und Schluck-schmerzen. *Ansteckungsfähigkeit* besteht, solange Erreger im Rachenabstrich nach-gewiesen werden.

■ **Klinisches Bild:** Angina mit flammend-roter Verfärbung auch des weichen Gau-mens. Anfangs belegte, dann kräftig rote Zunge mit geschwollenen Papillen *("Him-beerzunge")*. Ab dem 2. Krankheitstag er-scheint das *kleinfleckige Exanthem* am Rumpf und an den Innenflächen der Oberschenkel; das Gesicht ist dagegen diffus rot mit blassem Mund-Lippen-Be-reich (Abb. 72, 73 auf Farbtafel I). In der 2. bis 3. Krankheitswoche stößt sich die Haut oft in groben *Lamellen* ab, vor allem an Händen und Füßen.

Anschließend Immunität, jedoch neu-erliche Streptokokken-Angina möglich. Die Intensität des klinischen Bildes schwankt von Fall zu Fall. In den letzten Jahren sieht man viele leichte Formen mit nur zart ausgebildetem Exanthem, häufig auch nur eine durch Streptokokken her-vorgerufene Angina. In seltenen Fällen nimmt der Scharlach einen besonders schweren Verlauf mit Hautblutungen, Kreislaufschwäche und Krämpfen, auch mit Todesfolge *(toxischer Scharlach).*

■ **Komplikationen** sind heute selten; sie können schon früh gegeben sein oder als "zweites Kranksein" nach Wochen er-scheinen: *Gelenkschmerzen (Scharlach-Rheumatoid); Lymphknotenentzündung,* vor allem im Kieferwinkelbereich; *Mittel-ohrentzündung,* die oft auf den Knochen übergreift; *Nierenentzündung.*

■ Eine Sonderform ist der **Wundschar-lach.** Er zeigt dasselbe Exanthembild. Der Ort der Auseinandersetzung mit den Streptokokken ist nicht das Mandelgewe-be – daher fehlt die Angina –, sondern ein infiziertes Wundbett.

■ *Diagnostischer Beweis* aus Keimnach-weis und Antistreptolysintiter (ASL).

■ *Therapie:* Penizillin. Die *Pflege* berück-sichtigt anfangs vor allem das hohe Fieber und die Schluckschmerzen. Strenge Iso-lierung für 5 Tage; der Rachenabstrich sollte dann keine Streptokokken mehr enthalten. Händedesinfektion und Kittel-pflege. Normale Schlußdesinfektion.

19.5 Masern, Morbilli

■ Diese *Viruserkrankung* wird meist durch Tröpfcheninfektion, aber auch durch Verschleppen der Viren mit der Luft übertragen. Nach einer *Inkubationszeit* von 9 – 11 Tagen kommt es zu

– Fieber und Schleimhauterscheinungen (= Prodrome = "Vorläufer"): Schnupfen, Bronchitis mit Husten, Konjunktivitis mit Lichtscheu, Rötung und Auflocke-rung der Mundschleimhaut mit den Ko-plikschen Flecken (winzige weiße Flek-ken wie "Kalkspritzer" auf rotem Grund (Abb. 98 a).

– 3 Tage später zum Ausbruch des Exan-thems, das hinter den Ohren grobflek-kig beginnt, sich besonders stark im Ge-sicht ausbreitet und im Verlauf von 2 Tagen bis zu den Beinen in abnehmen-der Intensität absteigt (Abb. 72, 74 auf Farbtafel I); dann fällt auch das Fieber ab.

Der Hautausschlag kann noch fast 14 Tage an einer leichten Fleckenbildung der Haut sichtbar bleiben. In dieser Zeit schuppt die Haut in feinsten Lamellen.

Die Intensität der Ausprägung wech-selt vom leichtesten Ausschlag, der dann auch an Röteln denken läßt, bis zu schwe-ren, lebensbedrohenden *toxischen For-men* (Kreislaufschwäche, Krämpfe, Be-wußtseinsstörungen). Tritt im Bereich des Exanthems etwas Blut ins Gewebe, spricht man von *hämorrhagischen Ma-sern.* Säuglinge erkranken bis zum 4. Le-bensmonat nicht, falls die Mutter Masern duchgemacht hat. Praktisch jede Masern-erkrankung führt zu einer lebenslangen Immunität.

■ Masern sind eine sehr ernst zu neh-mende Krankheit; die Gefahr von **Kom-plikationen** ist groß:

- anfangs Masern-Krupp mit erheblicher Behinderung der Atmung durch Entzündungen im Bereich des Kehlkopfes und der Trachea,
- Pneumonie, meist Bronchopneumonie,
- Mittelohrentzündung (Schmerzen, laufendes Ohr),
- Masernenzephalitis (Erbrechen, Bewußtseinsstörung, Krämpfe),
- Verschlechterung einer akuten Tuberkulose oder Wiederaufflackern einer schon abgeheilten Tuberkulose.
- Auch andere zusätzliche Infektionen wie Varizellen, Stomatitis, Appendizitis oder weitere Belastungen wie Operationen werden wegen der Verminderung der körperlichen Abwehrfähigkeit schlechter als sonst absolviert.

Masernkinder sind gegenüber Tuberkulose besonders gefährdet und daher anschließend besonders zu überwachen, vor allem, wenn sich in der Umgebung ein Tuberkulosekranker befand oder befindet (Tuberkulindiagnostik!).

■ *Therapie:* Fiebersenkende Maßnahmen, Nasentropfen, Hustensaft, bei Komplikationen Antibiotika und Gammaglobulin. In der *Pflege* nützt bei starker Konjunktivitis eine leichte Abdunklung des Zimmers, reichliche Flüssigkeitszufuhr, Abwaschen und frische Wäsche bei Fieber, Pflege der vielleicht verkrusteten Augenlider mit lauwarmem Kamillentee, gute Mund- und Lippenpflege, häufiges Lüften. Die Kinder müssen vom Beginn der Prodrome bis einschließlich dem 5. Exanthemtag strengstens isoliert werden. Das Zimmer sollte durch eine Schleuse gesichert sein. Sonst darf die Tür nur geöffnet werden, wenn alle anderen Türen der Station geschlossen sind. Vorsicht auch beim Öffnen der Fenster. Händedesinfektion und Kittelpflege. Nach Verlassen des Zimmers hat die Pflegeperson jedesmal für etwa 1 Minute ins Freie zu treten („lüften"). – Normale Schlußdesinfektion, reichlich lüften.

■ **Inkubierte Kinder** sollen 2 Wochen die Schule nicht besuchen. Im Krankenhaus rechnet man 3 Wochen Isolierzeit für inkubierte Kinder. *Masern-Schutzimpfung* s. Abschnitt 67.

19.6   Röteln, Rubeola

■ Das Virus wird durch Kontakt, Tröpfcheninfektion oder infizierte Gegenstände übertragen. Es ruft nach 14–21 Tagen rote, locker stehende Hautflecken im Gesicht und am Rumpf ohne wesentliche Schleimhauterscheinungen hervor (Abb. 72, 73 auf Farbtafel I). Die Lymphknoten im Nacken (an der Haargrenze) sind oft geschwollen tastbar. Die Plasmazellen des Blutes sind vermehrt. Die Krankheit verläuft leicht, Komplikationen sind selten. Anschließend besteht in der Regel Immunität.

■ *Pflege:* Isolierung mit Kittelpflege, möglichst Schleuse für 5 Tage. Normale Schlußdesinfektion. Inkubierte Kinder werden im Krankenhaus 3 Wochen isoliert. *Schwestern, die selbst noch nicht Röteln hatten,* dürfen in den ersten Monaten einer Schwangerschaft keinesfalls Rötelkranke pflegen, geschah es aus Versehen dennoch, erhalten sie Röteln-Hyperimmunoglobulin; vorrausschauend gilt ihnen der Rat, vor Beginn der Ausbildung zur Kinderkrankenschwester den Rötelntiter feststellen und sich eventuell impfen zu lassen. *Rubeolen-Embryopathie* Abschnitt 13.7, *Impfungen* Abschnitt 67.

19.7   Ringelröteln, Erythema infectiosum

■ Bei dieser seltenen *Virusinfektion* entsteht nach 7–14 Tagen Inkubationszeit eine scharf begrenzte, symmetrische Hautrötung beiderseits der Nase („Schmetterlingsfigur"), einen Tag später auch ein girlandenförmiges Exanthem an den Streckseiten der Arme und Beine. Die Farbe geht schnell ins Blaurote. Dauer 6–10 Tage. Keine Komplikationen. Anschließend Immunität. *Pfle-*

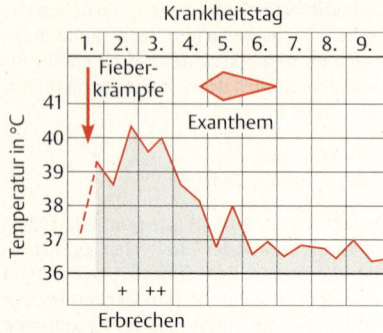

Krankheitstag

Abb. **76** 3-Tage-Fieber, Exanthema sub-itum. Im hohen Fieber nicht selten ein Krampfanfall, gehäuftes Erbrechen.

ge: bei Fieber Bettruhe, sonst keine Behandlung nötig. Keine Isolierung und besondere Desinfektion.

19.8 3-Tage-Fieber, Exanthema subitum

■ Offensichtlich virusbedingte Krankheit, die praktisch nur Kinder bis zum 4. Lebensjahr befällt. Nach einer Inkubationszeit von 7 – 14 Tagen kommt es für 3 Tage zu hohem Fieber, manchmal mit Nackensteife und Krämpfen verbunden (Abb. 76). Mit dem plötzlichen Abfall des Fiebers entsteht ein Exanthem am Rumpf, das meist an leichte Masern erinnert. Keine Komplikationen zu erwarten. Anschließend Immunität. *Pflege:* Fiebersenkung, reichlich trinken lassen. Keine Isolierungsmaßnahmen.

19.9 Windpocken, Varizellen

■ Das *Varizellenvirus* (= offensichtlich auch der Erreger des Zoster) fürt zu einer hochinfektiösen Bläschenkrankheit, die Immunität hinterläßt. Nach direktem Kontakt oder „fliegender" Infektion schießen 11 – 28 Tage später kleine blaßrote *Flecken* von etwa 3 mm Durchmesser auf, die sich zu wasserhellen *Bläschen,* später zu trüben Bläschen entwickeln und unter Krustenbildung eintrocknen. Der Hautausschlag kommt in mehreren Schüben, so daß sich nach einigen Tagen der Krankheit ein buntes Bild verschiedener Entwicklungsstadien („Sternkarte") entwickelt hat (dies im Gegensatz zu den echten Pocken! Abb. 77). Auch auf dem behaarten Kopf finden sich Erscheinungen (im Gegensatz zum Strophulus!). Manchmal bleiben kleinste Narben.
■ *Komplikationen:* bakterielle Superinfektion, Enzephalitis (Einsatz von antiviralen Substanzen). Besonders gefährdet sind Kinder unter Zytostatika- und Kortikoidbehandlung.

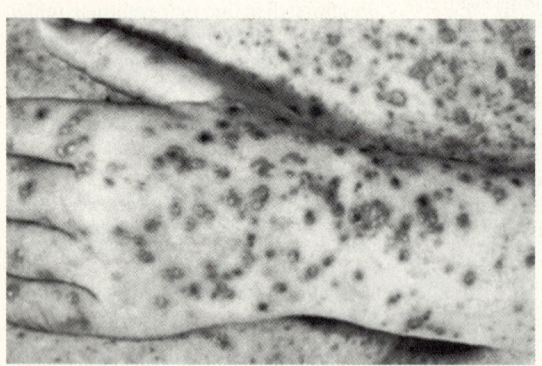

Abb. **77** Windpocken, Varizellen. „Sternenhimmel", Effloreszenzen der verschiedenen Entwicklungsphasen.

▪ *Pflege:* Die Therapie beschränkt sich auf juckreizstillenden Puder und Vermeidung von Sekundärinfektion. Strenge Isolierung (Schleuse). Vorsicht beim Öffnen der Fenster! Händedesinfektion und Kittelpflege. Normale Schlußdesinfektion; reichlich lüften. Die Dauer der Ansteckungsfähigkeit ist umstritten. Viele Ärzte rechnen mit 8 Tagen nach Ausbruch des letzten Bläschens, andere isolieren bis zum Abfall der Borken. *Impfung* S. 422.

19.10 Zoster

▪ Offenbar durch den gleichen *Keim wie bei Varizellen* hervorgerufen, erkranken vorwiegend ältere Kinder und Erwachsene an Gruppen von Bläschen, die sich fast ausschließlich im Verbreitungsgebiet eines Hautnerven befinden. Oft bestehen dabei heftige Schmerzen. Häufig ist der Brust- und Bauchbereich („Gürtelrose") oder das Gesicht befallen (Abb. 78).

▪ *Pflege:* wie bei Windpocken unter Hinzunahme von Schmerzmitteln. *Isolierung* und Desinfektion ebenfalls wie bei Windpocken. Kinder mit Zoster können mit Kindern, die schon Windpocken durchgemacht haben, in einem Zimmer zusammengelegt werden.

19.11 Echte Pocken, Variola

▪ Diese *Viruserkrankung* beherrschte in früheren Jahrhunderten durch große Seuchenzüge ganz Europa. Heute ist sie ausgerottet. Schutzimpfungen sind daher heute nicht mehr üblich. Die Gefahren lagen in der hohen Sterblichkeit von 30% (durch Enzephalitis und Sepsis) und in den schweren Entstellungen. Überlebende haben lebenslange Immunität.

19.12 Herpes simplex

▪ Bei dieser *Virusinfektion* schießen unter Fiebererscheinungen Bläschen an den

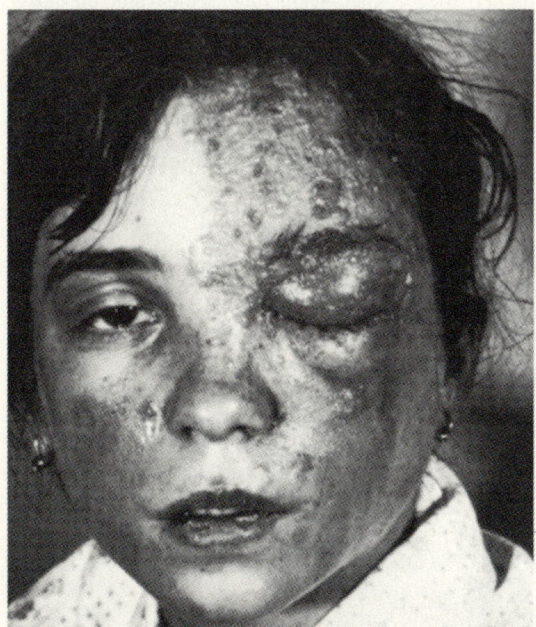

Abb. **78**   Zoster im Bereich des 1. Trigeminusastes.

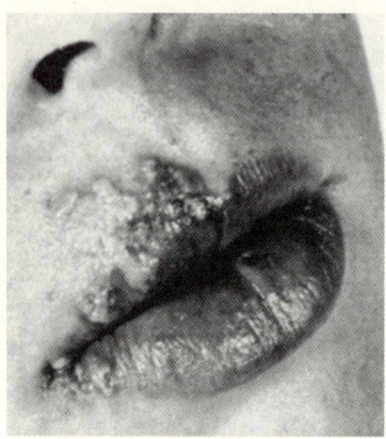

Abb. **79**   Herpes labialis. Bläschen an den Lippen.

Lippen (Herpes labialis) (Abb. 79), auf der Mundschleimhaut (Stomatitis herpetica, Mundfäule), an der Vulva, auf Ekzemflächen (Eczema herpeticatum (Abb. 80),

oder an der Hornhaut und Konjunktiva (herpetische Keratokonjunktivitis) auf. Ferner gibt es Enzephalitis. Herpes labialis ist häufig Begleitkrankheit, so bei Meningokokken-Meningitis. *Pflege:* Zovirax-Salbe, Augentropfen, Mundpflege.

19.13   Virus-Hepatitis

■ Weitere Bezeichnungen für diese Krankheit sind *epidemische oder infektiöse Hepatitis, Serum- oder Inokulationshepatitis,* im einzelnen sind *Hepatitis A, B, C und D (Delta)* bekannt; C und E waren früher als Non-A-non-B-Hepatitis zusammengefaßt. Dazu kommen die *Begleithepatitiden* bei Herpes-simplex-, Zytomegalie- und Epstein-Barr-Infektionen. Alle Formen werden also durch *Viren* hervorgerufen. Quelle ist jeweils der Mensch, ob er sichtbar erkrankt ist oder nicht, mit seinen Ausscheidungen (Stuhl, Nasen-Rachen-Sekret) oder seinem Blut; die Inokulationshepatitis B wird bei Bluttransfusionen oder durch schlecht sterilisierte

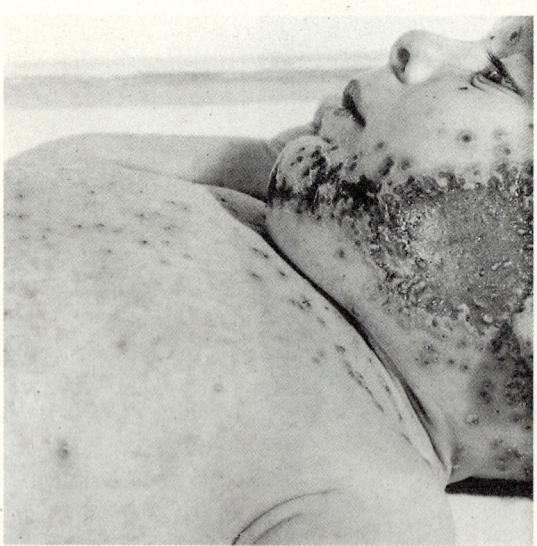

Abb. **80**   Herpes-Bläschen auf einer Ekzemfläche: Eczema herpeticatum.

Spritzen, Nadeln oder Instrumente übertragen. Die *Inkubationszeit* ist verschieden (30 Tage bzw. 90 Tage im Durchschnitt), das *klinische Bild* aber ist weitgehend gleich:

- Appetitmangel, Übelkeit, Neigung zu Erbrechen, etwas Fieber.
- Leberschwellung, oft auch leichte Milzschwellung.
- Gelbsucht; sie kann auch fehlen (anikterische Hepatitis, v. a. beim C-Typ).
- Harn: dunkel, Bilirubinprobe positiv. Stuhl: normal gefärbt oder etwas heller als sonst.
- Blut: Anstieg des Bilirubins und der Transaminasen (SGOT, SGPT u. a.). Nachweis der Antigene und Antikörper..

■ *Behandlung* s. S. 254. Die *Prognose* ist im Kindesalter in der Regel gut. Ausgänge in chronisch aggressive Hepatitis und Zirrhose, in akute Leberatrophie oder Komplikationen mit Panmyelopathie sind selten. *Pflege:* Die Kinder werden 4 Wochen streng isoliert. Hygienische Händedesinfektion und Kittelpflege. Strenge Schlußdesinfektion. Die Ansteckungsgefahr verlangt besondere Vorsicht, vor allem im Umgang mit Stuhl, Harn, Blut und Erbrochenem, ähnlich den Vorsichtsmaßnahmen bei AIDS.

■ Eine passive und aktive *Schutzimpfung* ist gegen Hepatitis B und gegen A möglich. Ist eine Mutter im letzten Schwangerschaftsdrittel an Hepatitis B erkrankt oder HB$_s$- und HB$_e$-Antigenträgerin, erhält das *Neugeborene* Hepatitis-B-Hyperimmunglobulin (HBIG), gleichzeitig wird es aktiv geimpft. Eine Simultanimpfung erfolgt auch möglichst innerhalb 6–12 Stunden bei *versehentlicher perkutaner Inokulation* von Hepatitis-B-Virus (oder Verdacht).

19.14 Poliomyelitis, Kinderlähmung

■ Die *epidemische oder spinale Kinderlähmung* wird durch eine *Gruppe von 3 Viren* hervorgerufen (Typ I Brunhilde, II Lansing und III Leon aus der Gruppe der Enteroviren). Vor wenigen Jahren noch eine seuchenhaft auftretende Krankheit der Sommermonate, ist die Poliomyelitis heute durch intensive Impfaktionen eine sehr seltene Krankheit geworden. Dieses gute Ergebnis ist nur zu halten, wenn der Impfwille nicht erlahmt (*Impfung* s. S. 420). Die Übertragung erfolgt in erster Linie von Mensch zu Mensch. Nach einer *Inkubationszeit* von 7–14 Tagen kommt es beim einzelnen Infizierten zu recht unterschiedlich starken Ausprägungen der Krankheit, die folgende

■ **Stadien** umfassen kann: *Uncharakteristisches Initialstadium:* Fieber, Halsschmerzen, Leibschmerzen, Krankheitsgefühl, Erbrechen; Dauer 2–3 Tage.

Freies Intervall ohne Fieber von 1–2 Tagen.

Meningeales Stadium mit erneutem Fieber sowie Erbrechen, Nackensteife, Überempfindlichkeit der Haut; Dauer 1–3 Tage.

Lähmungsstadium mit schlaffen motorischen Lähmungen, die überall lokalisiert sein können: spinale Lähmungen, die auf Schäden im Rückenmark zurückgehen, und bulbäre Lähmungen, bei denen Nervenkerne im verlängerten Mark und Mittelhirn betroffen sind (Abb. 81).

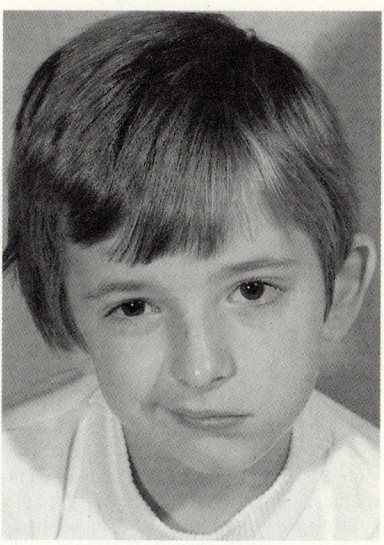

Abb. **81**   Periphere Fazialislähmung.

■ Empfindungsstörungen bestehen nicht. Der *Liquor* ist klar, der Druck oft erhöht, die Zellzahl liegt zwischen 20 und 1500. Akute Lebensgefahr entsteht durch *Schlucklähmung,* zentrale (das Zentrum im Gehirn betreffende) oder periphere (die Muskulatur betreffende) *Atemlähmung.* Die isolierte Lähmung des Gesichtsnerven (Fazialislähmung) gehört zu den leichteren Krankheitsverläufen. Beim einzelnen Kranken kann die Krankheit in jedem der geschilderten Stadien stehenbleiben. Ein Lähmungsfall wird unter 500 infizierten Personen beobachtet. Die Krankheit hinterläßt eine lebenslängliche Immunität (Nachweis durch Serologie) für den Erregertyp, der sie auslöste; durch einen anderen Typ kann man also noch erkranken.

■ *Therapie:* Im Initialstadium können Gammaglobuline vielleicht etwas helfen. Sonst sucht die *Pflege* das Fieber zu senken, bei Gliederschmerzen durch feuchtwarme Umschläge und durch spannungsfreie Lagerung der Extremitäten zu wirken. Bei Lähmungen müssen Kontrakturen vermieden werden (s. S. 450). Ruhe im Krankenzimmer und vermeiden unnötiger Belastungen, solange Fieber besteht, helfen weitere Lähmungen verhindern. Das besondere Augenmerk richtet sich auf die Atmung, die Schluck-

funktion, Erbrechen (Vorsicht vor Aspiration) und auf den Eintritt weiterer Lähmungen. Ab der 2.–3. Krankheitswoche beginnen bei Lähmungsfällen Massage- und Bewegungsübungen. Die Bewegungstherapie wird mit besonderem Erfolg im Wasserbecken durchgeführt (Abb. 82). Auch der Pflegende kann beim täglichen Bad die Freude gelähmter Kinder erleben, wenn diese die durch den Auftrieb im Wasser erleichterten Extremitäten mit ihren restlichen Muskelkräften selbständig bewegen können. Strenge *Isolierung* mit Kittelpflege ist für 3–4 Wochen nötig. Der Stuhl der Kinder ist für mehrere Wochen hochinfektiös. Strenge Schlußdesinfektion.

■ Rätselhaft ist das *Post-Poliomyelitis-Syndrom,* das bei jedem 3. Poliomyelitis-Kranken nach 40 oder mehr Jahren auftritt und sich in Muskelschwäche, Muskelschwund, Müdigkeit und Atemschwäche zeigt. Man deutet es als zurückgebliebene Schwäche und schnellere Erschöpfbarkeit damals angeschlagener motorischer Nervenzellen oder als Reaktion der im Organismus verbliebenen Polioviren.

19.15 Epidemische Myalgie, Bornholm-Krankheit

■ Bei dieser *Coxsackie-Virus-Erkrankung* (Inkubationszeit 2–14 Tage) besteht Erbrechen und Fieber. Die Kranken werden von schweren, minuten- oder stundenlangen Brustwandschmerzen plötzlich angefallen, die eine quälend behinderte, oberflächliche Atmung zur Folge haben; daher ist ein anderer Name der Krankheit verständlich: „Teufelsgriff". Manchmal ist eine abakterielle Meningitis dabei.

■ *Diagnostischer Beweis:* Virusnachweis aus Stuhl oder Rachen, Serologie.

■ *Therapie:* Feuchtwarme Wickel auf die befallenen Partien und analgetische Medikamente.

19.16 Mumps, Parotitis epidemica

■ Meist durch Tröpfcheninfektion, seltener über Gegenstände wird diese sehr infektiöse *Viruserkrankung* hervorgerufen. *Inkubationszeit:* 14–21 Tage. Es kommt zu einer Erkrankung der Speicheldrüsen, wobei die Ohrspeicheldrüse besonders eindrucksvoll, in der Regel beiderseits, betroffen ist. Das Parotisgebiet ist teigig,

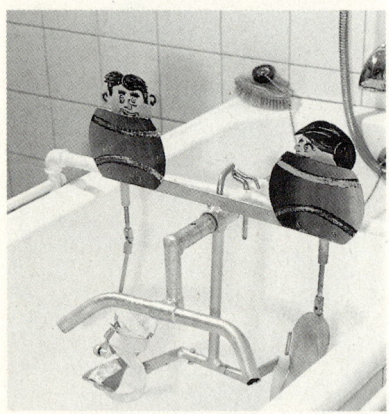

Abb. **82** Rehabilitation bei Kinderlähmung. Anreiz in der Bewegungstherapie: Fußtretspiel, das von der Krankenhausschlosserei aus eigenem Antrieb hergestellt wurde.

schmerzhaft geschwollen, das Ohrläppchen steht meist etwas ab ("Ziegenpeter"). Eine Kieferklemme behindert die Nahrungsaufnahme. Oft ist eine *Hirnhautentzündung* dabei, die jedoch fast immer ohne Komplikationen abheilt. Als Komplikation kann eine Entzündung der Bauchspeicheldrüse, bei großen Knaben auch Hodenentzündung, bei Mädchen Eierstockentzündung dazu kommen. Im Anschluß an Mumps entsteht Immunität.

■ *Diagnostische Sicherung:* Virusinsolierung, IgG- und IgM-Antikörper, Harn-Amylase erhöht.

■ *Therapie:* Bettruhe, Wärmeanwendung auf die Drüsen, gute Mundpflege (Gurgeln), Breikost. Bei Orchitis Hochlagern des Skrotums und feuchte Umschläge. Die Kinder werden bis 1 Woche nach Abklingen der Drüsenschwellung isoliert. Kittelpflege. Normale Schlußdesinfektion. *Impfung* s. Abschnitt 67.

19.17 Tollwut, Lyssa, Rabies

■ Infektionsquelle (Infektion durch *Rhabdovirus*) sind tollwütige Tiere; von den Waldtieren hauptsächlich Fuchs, Eichhörnchen, Reh, von den Haustieren Hund und Katze. Durch Biß oder Lecken wird der infektiöse Speichel übertragen; auch bei Berührung von toten Tieren ist also Übertragung möglich. Nach einer sehr unsicheren *Inkubationszeit* (10 Tage bis 12 Monate) kommt es zur *Enzephalitis:* Kopfschmerzen, schwere Erregungszustände und Schluckkrämpfe, die schon durch den Anblick des Wassers oder durch Geräusch fließenden Wassers ausgelöst werden. Im anschließenden Lähmungsstadium sterben die Kinder. Die Krankheit wird heute durch die steigende Verseuchung der genannten Tierarten zu einem öffentlichen Problem. Mit zutraulichen Wildtieren spielende Kinder müssen als möglicherweise infiziert ins Krankenhaus eingewiesen und geimpft werden. Oft ist die Infektionsquelle fraglich. Verdächtige Tiere sollten nicht getötet, sondern vom Tierarzt beobachtet werden. Schon im Zweifelsfall muß aber sofort *geimpft* werden (Humanes Antitollwut-Immunglobulin, Vakzine); die Entscheidung erfolgt unter Mithilfe eines Tierarztes. *Pflege:* Erkrankte werden streng isoliert. Besonders sorgfältige Kittelpflege mit Handschuhen. Strenge Schlußdesinfektion.

19.18 Infektiöse Mononukleose, Pfeiffer-Drüsenfieber

■ Diese Viruskrankheit *(Epstein-Barr-Virus; Inkubationszeit:* 8 – 14 Tage) ist gekennzeichnet durch
- hohes Fieber für mehrere Tage,
- Angina (meist lakunäre Angina),
- allgemeine Lymphknotenschwellung, vor allem am Kieferwinkel, Leber- und Milzschwellung,
- schweres Krankheitsgefühl,
- im Blut gereizte Lymphozyten (Pfeiffer-Zellen), spezifische Antikörper.

■ Die *Pflege* bemüht sich um Fiebersenkung (Wadenwickel, Medikamente) und die durch Schluckschmerzen erschwerte Nahrungsaufnahme. Isolierung bis zur Abfieberung. Handdesinfektion, Kittelpflege. Normale Schlußdesinfektion.

■ Das *Epstein-Barr-Virus kann unter abnormer Immunabwehr* auch zu neoplastischen Erkrankungen führen, z. B. zum Burkitt-Lymphom.

19.19 Zytomegalie

■ Diese weitverbreitete Infektion, aber seltene *Viruskrankheit* wird meist von der (gesund erscheinenden) Mutter auf die Leibesfrucht übertragen und daher vor allem beim Neugeborenen beobachtet. Der Pathologe findet in allen drüsigen Organen des Körpers eigenartige, große Zellen. Klinisch fallen die Kinder durch Gelbsucht, Blutungsneigung, Leber- und Milzschwellung, auch durch Krämpfe auf. In Tagen bis Wochen sterben viele der erkrankten Kinder.

■ *Diagnostik:* Eulenaugenzellen in Harn und Liquor, Virus aus dem Harn, IgM-Antikörper, später periventrikuläre Verkalkungen im Gehirn (Röntgen).

19.20 Grippale Virusinfektionen

■ Die neuen Methoden der Virusisolierung und der serologischen Krankheitsdiagnostik haben eine Reihe von Infektionen ursächlich aufgeklärt. Sie verlaufen unter dem *Bild eines grippalen Infektes* mit Fieber und Gliederschmerzen, manchmal mit flüchtigen uncharakteristischen *Hautausschlägen,* auch mit *Magen-Darm-Symptomen* und mitunter auch mit Liquorveränderungen *(abakterielle, seröse Meningitis).* Ohne auf die feinen Unterschiede einzugehen, seien die Gruppen genannt:

■ Viren, die hauptsächlich Erscheinungen an den Luftwegen (Bronchitis, Pharyngitis, Schnupfen) machen: *Influenzaviren, Adenoviren.*

■ Viren, die vorwiegend Hauterscheinungen, Durchfälle und Meningitis hervorrufen: *Coxsackie-Viren, ECHO-Viren, Herpesviren, Rotaviren.*

19.21 Hirnhautentzündung, Meningitis

■ Durch eine Reihe von Erregern *(Viren, Bakterien, Protozoen und Pilze)* werden die Hirnhäute befallen. Es entstehen Krankheitsbilder mit günstiger oder auch mit sehr ernster Prognose. Die Kinder zeigen
- Erbrechen und Nackensteife; sie sitzen mit geradem Rücken und stützen sich mit den Händen hinter dem Gesäß ab (Dreifußzeichen); sie können mit dem Mund die angezogenen Knie nicht erreichen (negativer Kniekußversuch) (Abb. 83),
- Kopfschmerzen, Fieber,
- Schläfrigkeit oder Benommenheit bis zur Bewußtlosigkeit *(Enzephalomeningitis),* nicht selten auch Krämpfe und Lähmungen,
- mitunter Exantheme und Hautblutungen.

Man unterscheidet:

■ **„Seröse" oder abakterielle Meningitis.** Der Liquor ist wasserklar oder nur leicht getrübt, Zellzahl (bis 3000) und Eiweißgehalt (Pandy-Reaktion +) sind nur leicht erhöht. *Erreger:* verschiedene Virusstämme, Leptospiren.

■ **Eitrige Meningitis.** Der trübe Liquor enthält bis 50 000 Entzündungszellen und reichlich Eiweiß (Pandy +++). *Erreger:* Meningokokken, Pneumokokken, Kolibakterien, Influenzabakterien u. a.

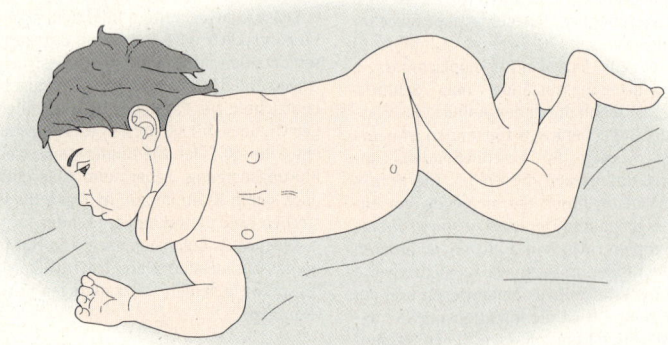

Abb. **83** Meningismus bei Meningitis epidemica. Im Liegen: in den Nacken überstreckter Kopf und angezogene Beine.

■ Die **tuberkulöse Meningitis** nimmt im Hinblick auf die Liquorbeschaffenheit eine Sonderstellung ein (s. S. 216).

■ Die *Behandlung* kann bei einem Teil der Erreger durch Antibiotika in kurzer Zeit sehr erfolgreich sein. Die Intensität der Isolierung geht von vermuteten oder nachgewiesenen Erregern aus; das gleiche gilt für die Schlußdesinfektion. Ruhige schonende *Pflege* dieser berührungsempfindlichen Kinder mit besonderen Aufgaben: gute Beobachtung (Erbrechen, Hauterscheinungen, Krämpfe, Atmung, Bewußtsein, Lähmungen: Urinausscheidung mit Ausfuhr-Einfuhr-Bilanzierung); sorgfältige Lagerung zur Vermeidung von Aufliegen und Kontrakturen; vorsichtige Ernährung, bei ansprechbaren Kindern anfangs flüssig, dann breiig, bei bewußtlosen durch die Dauersonde oder durch Infusionen.

19.22 Hirnentzündung, Enzephalitis

■ Wie die Meningitis wird auch diese Erkrankung durch verschiedene Erreger, hauptsächlich durch Viren hervorgerufen. Meist beginnt die Erkrankung mit

■ *uncharakteristischen Symptomen,* wie Fieber, Rachenrötung, Erbrechen, bis dann die

■ *Zeichen der zerebralen Allgemeinstörung* und die Zeichen der umschriebenen Störung *("Herdzeichen")* erscheinen (was im Einzelfall aber nur teilweise gegeben sein kann):
– Bewußtseinstrübung bis zum Koma,
– Unruhe, schrille Schreie oder lautlose Starre mit maskenhaftem Gesicht ("Enthirnungsstarre"),
– Krämpfe, die einseitig betont ablaufen können,
– Lähmungen: vorübergehend nach einem Krampfanfall oder ständige Lähmungen des Gesichtsnerven, äußerer Augenmuskeln u. a., Schlucklähmung, Atemlähmung,

– Ataxie (Bewegungsunsicherheit); isoliert als *akute zerebellare Ataxie* zu beobachten,
– vegetative Störungen, vor allem der Schweißsekretion, Speichelabsonderung, Darm- und Harnblasenfunktion.

Jede Enzephalitis ist eine ernste Krankheit und unsicher in ihrer Prognose. Die Mortalität ist nicht gering. Ein Teil der Kinder zeigt *Defektheilung:* Schwachsinn, bleibende Lähmungen, Bewegungsstörungen, Abweichungen des Muskeltonus.

■ **Meningoenzephalitis durch Zeckenstich** (FSME) Abschnitt 19.34.

■ *Therapie:* Gammaglobulin, eventuell spezifisches Hyperimmunglobulin. Isolierung. Für die Pflege gilt das bei der Meningitis Gesagte.

■ *Impfung* gegen die FSME s. S. 421.

19.23 Diphtherie

■ Kranke, Keimträger, infizierte Gegenstände und Staub sind die Überträger der Diphtheriebakterien (*Corynebacterium diphtheriae,* grampositives Stäbchen). Die *Inkubationszeit* ist kurz (3 – 5 Tage). Die Bakterien bleiben am Ort der Invasion (vor allem in den oberen Luftwegen) liegen, sie wirken durch ihre Gifte (Toxine) in den Organismus hinein. Keimnachweis aus Abstrichmaterial. Vom Orte der Entzündung abhängig teilt man ein:

■ **Tonsillendiphtherie:** Unter mäßigem Fieber entstehen auf den geröteten Tonsillen dicke, mitunter auch schleierartig zarte, scharf begrenzte, elfenbeinfarbene Beläge, die auch über die Organgrenzen hinweg auf Rachenwand und weichen Gaumen übertreten. Die "Membranen" (Pseudomembranen) haften fest. Beim Versuch, sie abzulösen, blutet es etwas (Abb. 98 g, S. 227). Die Lymphknoten im Kieferbereich sind schmerzhaft, eigentümlich weich geschwollen. Der Schluckschmerz ist relativ gering.

■ **Kehlkopfdiphtherie** ("echter" Krupp): Bei dieser gefährlichen Form der Diphtherie ist die Kehlkopfschleimhaut schon primär vom Erreger befallen. Ödem und pseudomembranöse Beläge engen die Lichtung des Kehlkopfes bis zum Kehlkopfeingang und zum oberen Tracheaabschnitt ein. Da bei der Racheninspektion nichts zu sehen ist, wird die Diagnose erst durch die Zeichen des Stridors, des trockenen bellenden Hustens, der Heiserkeit und schließlich der schweren Atemnot mit blaß-zyanotischer Hautverfärbung ermöglicht.

■ **Nasendiphtherie:** Diese Form findet sich vor allem bei Säuglinen. Die Kinder schniefen durch die etwas verstopfte Nase. Das Sekret ist anfangs eitrig, auf die Dauer blutigserös. Am Naseneingang bilden sich Rhagaden.

■ **Haut- und Wunddiphtherie:** Verdacht ist zu schöpfen bei schlecht heilenden Wunden, die schmierige Beläge zeigen.

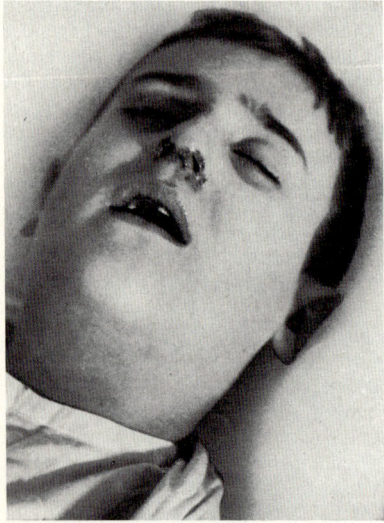

Abb. **84** Toxische Diphtherie. Erhebliches Ödem um die entzündlich geschwollenen Lymphknoten („Cäsarenhals"). Zusätzlich Nasendiphtherie. Schwerstkranker Junge (nach de Rudder).

■ **Nabeldiphtherie:** Sie entsteht an der Nabelwunde. Durch Rötung und Schwellung um den Nabel entsteht das Bild einer Phlegmone.

■ **Vaginaldiphtherie** ist sehr selten. Blutiger Ausfluß aus der Vagina.

■ **Toxische oder maligne Diphtherie:** Zum Befall des Kehlkopfes kann es auch durch Fortschreiten der Entzündung aus dem Rachenraum kommen. Hier kombinieren sich dann die genannten Symptome der Kehlkopfdiphtherie mit denen einer besonders schweren Angina. Kloßige Sprache, wegen Behinderung der Nasenatmung leicht geöffneter Mund, schwere Lymphknotenschwellung mit leichtem Hautödem am Hals („Cäsarenhals"). Die Kinder sind matt, schwerkrank. Der Puls ist schnell, weich, mitunter auch unregelmäßig (Abb. 84).

Die Kinder können an Herzversagen (bis zum 50. Krankheitstag!), an Kreislaufschwäche oder an Erstickung sterben.

■ *Komplikationen* sind: Myokarditis, Nierenschädigung, Nervenlähmungen (Schluckstörungen, „näselnde" Sprache, Augenmuskel- oder Extremitätenlähmung).

■ **Frühdiagnose** durch mikroskopische Untersuchung von Abstrichmaterial einschließlich Bakterienkultur.

■ *Medikamentöse Therapie:* frühzeitige Injektion von Antitoxin (Vorsicht!), Penicillin. Für alle Formen ist strengste Bettruhe bis mindestens 14 Tage nach Abklingen der lokalen Erscheinungen angezeigt.

■ *Pflegemaßnahmen:* Bei jeder schweren Diphtherie unterbleiben nicht unbedingt nötige Pflegemaßnahmen wie Baden oder Aufsetzen beim Essen. Besondere Vorsicht, falls EKG-Veränderungen bestehen! In der Ernährung Breiform, anfangs nur Flüssigkeit, kleine Mahlzeiten. Man achtet besonders auf Pulsirregularität, Verschlucken und Atemschwierigkeiten. Der Krupp verlangt Freiluftbehandlung, größte Ruhe, intensive Sedierung, eventuell Intubation und Tracheotomie (Technik und Pflege s. S. 447). Alle Kinder werden isoliert, solange Diphtheriebakterien nachgewiesen werden. Händedesinfektion und Kittelpflege; Mundmaske, Handschuhe. Strenge Schlußdesinfektion.

■ *Diphtherieschutzimpfung,* passiv durch Antitoxin-Serum vom Pferd, aktiv s. Abschnitt 67.

19.24 Keuchhusten, Pertussis

■ Keuchhusten wird praktisch nur durch Anhusten übertragen; Entfernungen über 2 m machen also eine Infektion unwahrscheinlich. *Erreger:* Bordetella oder Haemophilus pertussis. Säuglinge und ungeimpfte Kleinstkinder sind besonders gefährdet, für sie ist Keuchhusten eine schwere Krankheit.

■ **Klinisches Bild.** Nach einer Inkubation von 1–2 Wochen entsteht zunächst das *katarrhalische Stadium,* zuerst ein uncharakteristischer Husten, der allmählich zunimmt, dann das

Stadium des Krampfhustens: Nachts häufiger als am Tag erscheint der typische Anfallshusten, eventuell verbunden mit Erbrechen (Abb. 85 auf Farbtafel II). Es sind Serien kurzer Hustenstöße (Stakkatohusten). Dazwischen ziehende, laute Inspiration (Reprise). Am Ende wird zäher Schleim herausgewürgt. Bei schweren Anfällen können Hautblutungen im Kopfbereich (vor allem an den Augen) und ein leichtes Gesichtsödem auftreten. Nach 2–6 Wochen Dauer gehen die Anfälle nach Zahl und Schweregrad zurück. Bei *jungen Säuglingen* fehlen mitunter die typischen Hustenattacken; die Kinder „bleiben" nach einigen kurzen Hustenstößen fahlblaß oder zyanotisch „weg", bis sie nach einigen schnappenden Atemzügen wieder normal atmen *(apnoische Anfälle).*

■ *Sichernde Diagnostik:* Leukozytose, Lymphozytose im Blutbild. *Kultur* aus Nasenabstrich unsicher, *serologisch* IgM ab der 3. Woche.

■ *Komplikationen:* Pneumonie und Keuchhustenenzephalopathie, wobei die Kinder Krämpfe, Benommenheit bis Bewußtlosigkeit und Lähmungen zeigen können.

■ Die Krankheit hinterläßt *jahrzehntelange Immunität.* Da diese nicht von der Mutter auf das Kind übertragen wird, erkrankt schon das Neugeborene.

■ Die medikamentöse *Therapie* hat, je früher sie angesetzt wird, um so mehr Erfolg: Antibiotika. Sonst muß sich alle Bemühung auf die Linderung der Anfallshäufigkeit und des einzelnen Anfalles (Sedierung durch Medikamente, Ruhe im Krankenzimmer, hustendämpfende Mittel, Stützen und Zuspruch im Anfall) konzentrieren; da vor allem in der Nacht gehustet wird, müssen die hustenwirksamen Medikamente auch nachts (und dafür weniger am Vormittag) gegeben werden. Schwerstkranke Kinder mit apnoischen Anfällen brauchen meist eine Sitzwache.

■ *Ernährungsweise* für die meist appetitarmen Kinder: Häufig kleine, kalorien- und vitaminreiche Mahlzeiten. Die beste Fütterungszeit ist kurz nach Anfällen, da die Nahrung dann am ehesten behalten wird. Alles vermeiden, was zum Hustenreiz werden kann (krümelnde Plätzchen, grobes Gemüse).

■ *Isolierung:* ohne Behandlung während der ganzen Zeit des Hustens, mindestens bis zur 6. Woche nach Krankheitsbeginn, bei antibiotischer Therapie bis 7 Tage nach Beginn dieser Behandlung. Händedesinfektion, Kittelpflege, normale Schlußdesinfektion.

■ *Keuchhustenschutzimpfung* s. Abschnitt 67. Durch sie wird im Erkrankungsfalle in der Regel eine erhebliche Abschwächung erreicht.

19.25   Salmonellosen, Abdominaltyphus, Paratyphus

■ Bei dieser durch Bakterien (*Salmonellen*, gramnegative Stäbchen, viele Typen) hervorgerufenen Erkrankung werden bei älteren Kindern *vereinzelt die Zeichen des Typhus abdominalis,* einer Allgemeininfektion wie beim Erwachsenen, gesehen, während kleine Kinder und Säuglinge fast immer uncharakteristisch mit einer *Gastroenteritis* reagieren. Salmonella typhi kommt nur beim Menschen vor, die Verbreitung erfolgt vor allem durch asymptomatische Dauerausscheider. Alle übrigen nicht-typhoiden Salmonellen (Paratyphus) sind Darmparasiten verschiedener Tiere (vor allem Geflügel; Weitergabe auch in Eiern).

■ **Klinisches Bild des Typhus abdominalis.** Nach einer Inkubation von 1–2 Wochen tritt bei älteren Kindern hohes Fieber auf, das – sofern nicht behandelt wird – über Wochen anhalten kann. Der Puls ist dabei relativ langsam. Die Kinder wirken benommen. In der 2. Woche des Krankseins können *Roseolen,* einige Millimeter durchmessende rote Fleckchen, vor allem auf der Bauchhaut beobachtet werden. Die Typhuszunge ist mit Ausnahme der Zungenspitze durch intensiven Belag ausgezeichnet. Durchfällige Stühle sind häufig nur in geringem Ausmaß und erst nach Tagen des Krankseins gegeben. Dem Aussehen nach spricht man von Erbsenbrei-Stühlen. Durch die geschwürigen Veränderungen an der Dünndarmschleimhaut kann es zu schweren Darmblutungen (Blutstühle, Kreislaufkollaps) und zur Perforation der Darmwand (Bauchfellentzündung) kommen.

■ **Bild der Gastroenteritis** durch Salmonellen s. Abschnitt 19.26.

■ *Diagnostik:* Beim Typhus Bakterien anfangs aus dem Blut, bei allen Salmonellosen aus dem Stuhl. Im Blut ist die Widal-Probe (S. 434) ab der 3. Woche positiv.

■ Unter der heutigen *Therapie* mit Antibiotika (Ampicillin) und Infusionen ist die Prognose gut. Auch die *Pflege* dieser schwerkranken, matten Kinder ist damit wesentlich erleichtert. Wichtig ist Mundpflege und Frischluft; die Schonkost richtet sich nach dem Ausmaß der Darmsymptome. Strengste Isolierung ist nötig, bis nach Heilung der Krankheitszeichen negative Stuhlproben vorliegen. Handdesinfektion, Kittelpflege. Strenge Schlußdesinfektion.

■ Ein besonderes Problem stellen die *Keimträger (Dauerausscheider)* dar. Heute sieht man in der Regel von einer medikamentösen Behandlung ab, es sei denn, die Eltern dieses Kindes arbeiten im Lebensmittelgewerbe oder im Erzieherberuf.

■ Möglichkeit der *aktiven Schutzimpfung,* S. 421.

19.26   Gastroenteritis (Überblick)

■ Dieses **Krankheitsbild** mit Erbrechen, Durchfällen, Bauchschmerzen und Fieber führt je nach Ausmaß zu Wasser- und Salzverlust, Kreislaufschwäche und Gewichtsabnahme. Eine Reihe von Erregern kommt in Frage: Viren, z.B. Rotaviren, Salmonellen, z.B. Salmonella typhimurium, Yersinien, auch Staphylokokken, bei Säuglingen pathogene Typen von Bacterium coli. Shigellen rufen eher eine Dickdarmentzündung hervor (Ruhr). Blutbeimengung läßt an Salmonellen oder Shigellen denken.

■ *Diagnostische Sicherung:* Keimnachweis aus Stuhl, Serologie.

■ *Therapie:* Jede Enteritis muß soweit möglich isoliert und unter getrennter Kittelpflege versorgt werden. Die Kinder bekommen je nach Schweregrad Infusionen und/oder Flüssigkeit (Tee) mit Traubenzucker und Süßstoff sowie Salzzusatz ($1/_3$ der Flüssigkeit = Ringer- oder Kochsalzlösung oder z.B. GES 60) in kleinen, dabei um so häufigeren Portionen. Nahrungsaufbau, Diät, s. S. 486. Oft kommt man ohne Antibiotika nicht aus.

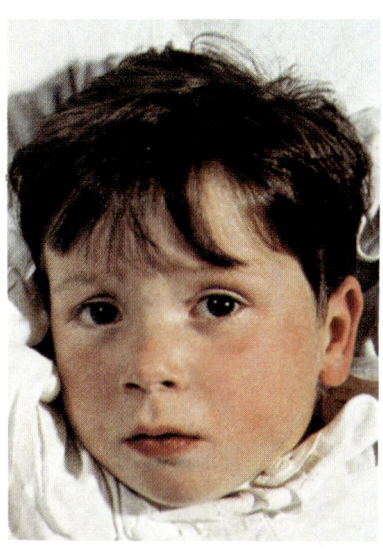

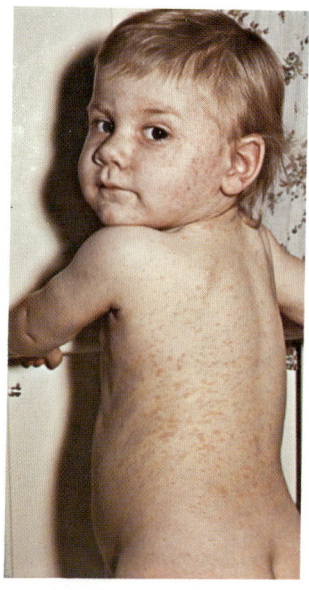

Abb. **73** Scharlachgesicht. Diffuse Rötung der Wangen. Perioraler „Milchbart".

Abb. **75** Röteln.

Abb. **74** Masernexanthem. Grobfleckig, auch hinter den Ohren.

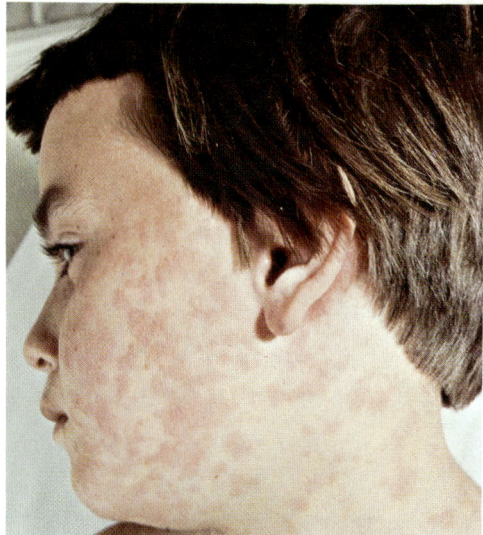

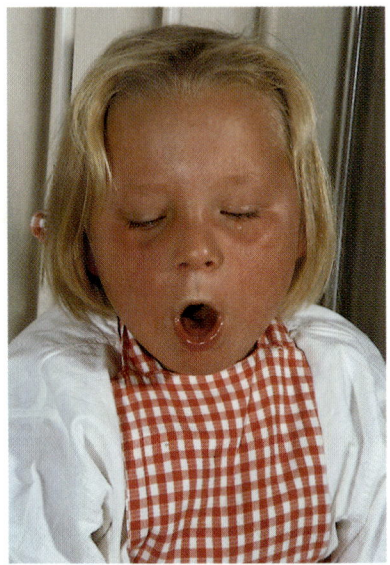

Abb. **85**   Schwerer Keuchhustenanfall. Zyanose.

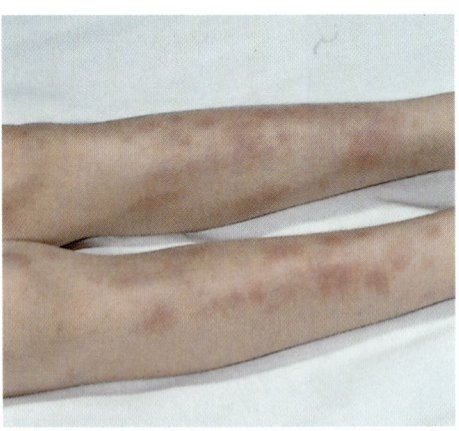

Abb. **89**   Die blauroten Flecken des Erythema nodosum an typischer Stelle. Typisch für akute Tuberkulose, aber auch für hyperergische Steptokokken-Auseinandersetzung

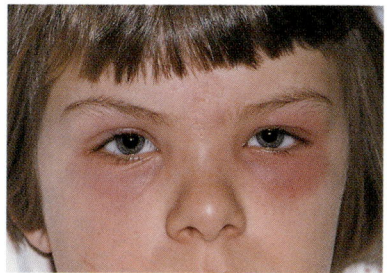

Abb. **145**   Dermatomyositis.

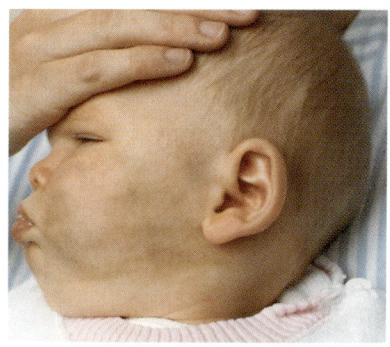

Abb. **185**   Fingermarken nach heftigen Ohrfeigen. Das gleiche Bild zeigt die andere Wangenseite.

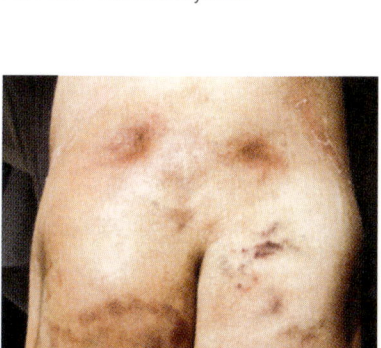

Abb. **184**   Mißhandlung durch Schläge. Ältere und neuere Hämatome. Von einem ähnlichen Bild darf man sich nicht täuschen lassen: angeborener sog. Mongolenfleck im Gesäßbereich. Hier handelt es sich um die subkutane Einlagerung von zahlreichen Pigmentzellen.

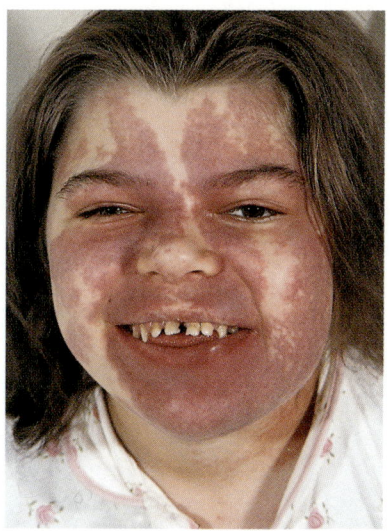

Abb. **214**   Ausgedehntes flaches Hämangiom (Flammenfleck). Die Lokalisation im Gesicht (Bereich des N. trigeminus) läßt an die Sturge-Werber-Krankheit denken; auch dieses Mädchen hat Krampfanfälle.

19.27 Ruhr, Dysenterie

■ Die Bakterien *(Shigellen)* werden durch Schmierinfektion (Stuhl von Erkrankten) übertragen. Man spricht von der bakteriellen oder bazillären Ruhr im Gegensatz zur Amöbenruhr. Nach einer Inkubationszeit von 1 – 7 Tagen erkranken die Kinder unter raschem, hohen Temperaturanstieg an Kopf- und Bauchschmerzen sowie an den charakteristischen schleimig-blutigen, auch eitrigen Stühlen, die unter ziehenden Schmerzen (Tenesmen) bis 20mal pro Tag abgesetzt werden. Der Bakteriennachweis erfolgt aus dem Stuhl.

■ *Therapie und Pflege:* Sulfonamide und Antibiotika; Bettruhe, Diät mit reichlich Flüssigkeit, evtl. – vor allem beim Säugling – Dauertropfinfusion. Isolierung, Händedesinfektion und Kittelpflege, Schlußdesinfektion.

19.28 Sepsis

■ Man spricht von Sepsis, wenn von einem Entzündungsherd aus Bakterien in erheblichem Ausmaß in den Organismus einströmen (Blutvergiftung). Verschiedene Keime kommen in Frage: Meningokokken, Strepto- und Staphylokokken, Pneumokokken, Kolibakterien, Pyozyaneus u. a. Auch dem Vollbild des Typhus liegt eine Sepsis zugrunde. Die Erreger lassen sich in Blutkulturen züchten, ihre umschriebenen Entzündungslokalisationen durch Szintigramm nachweisen.

■ **Klinisches Bild:**
- schwerkrankes, oft verfallenes Aussehen, grau-blasse Hautfarbe,
- Fieber, schnelle Pulsfrequenz, weicher Puls (Schock),
- Benommenheit, Unruhe, Schüttelfrost, zerebrale Krämpfe,
- Exantheme, eventuell Ikterus und Ödeme, oft Hautblutungen,
- Erbrechen, Durchfälle, Darmblähung,
- ferner die Symptome: Milzschwellung, Leukozytose, hohe BKS.

■ Die *Therapie* mit Antibiotika hat um so mehr Erfolg, insbesondere im Hinblick auf eine vollständige Ausheilung, je früher sie einsetzt. Sobald die Herde Abszesse darstellen, werden sie eröffnet. Die schwerkranken Kinder bekommen zahlreiche kleine, anfangs vorwiegend flüssige Mahlzeiten. Wichtig sind ruhige, schonende Pflege, Mund- und Lippenpflege. Vermeiden von Dekubitalgeschwüren und von Kontrakturen. Händedesinfektion, Kittelpflege. Normale Schlußdesinfektion.

19.29 Gonorrhö

■ Hervorgerufen durch den *Gonokokkus (Neisseria gonorrhoeae)* und übertragen von infizierten Erwachsenen entsteht beim Kind eine schwere eitrige Bindehautentzündung (**Blennorrhö,** s. S. 108) und/oder bei Mädchen eine Entzündung des äußeren Genitales (**Vulvovaginitis**). *Nachweis der Keime* in Abstrichpräparat und Kultur. *Therapie:* Penizillin. Die *Pflege* hat in erster Linie eine Übertragung auf andere Kinder (Waschlappen! Handtuch!) oder beim gleichen Kind auf andere Körperregionen (von der Vulva aufs Auge) zu vermeiden. Strenge Kittelpflege mit Handschuhen bei strenger Isolierung und Schlußdesinfektion! Bei einseitiger Blennorrhö wird das Kind auf die kranke Seite gelegt, das gesunde Auge verbunden; Armmanschetten verhindern das Wischen im kranken Auge. Bei Vulvovaginitis nur im Sitzen baden, Hemd nie über den Kopf ausziehen!

19.30 Wundstarrkrampf, Tetanus

■ Der *Erreger* ist ein sporenbildendes, auch unter Luftabschluß lebensfähiges Bakterium *(Clostridium tetani),* das in der Erde besonders reichlich vorhanden ist. *Eintrittspforten* sind verschmutzte Wunden (Verletzungen, Verbrennungen, auch die Nabelwunde). Das vom Krankheitskeim abgesonderte Toxin haftet an Nervenzellen und führt nach einer Inkubation von 5 – 14 Tagen und mehr (die Wunde kann also schon verheilt sein!) zu
uncharakteristischen Erscheinungen: Unruhe, Verstimmung, Appetitmangel, Fieber, bald zu
Krampfsymptomen, die im Gesicht als Kieferklemme (Trismus) und Risus sardonicus (enge

Lidspalten, zu einem eigentümlichen Lächeln verzogener Mund, Abb. 86) beginnen und auf den ganzen Körper übergreifen können. Erhöhte Spannung der Nacken- und Rückenmuskulatur führt zum Opisthotonus. Schon geringe Reize (Berührung, Eigenbewegung, Geräusche, Licht) lösen tonische Streckkrämpfe aus oder verstärken sie. Besonders bedrohlich sind die Krämpfe der Kehlkopf- und Atemmuskulatur.

Symptome des *Neugeborenentetanus* s. auch Abschnitt 8.8.

■ Man kann *3 Schweregrade des Tetanus* unterscheiden:

Grad I: Kieferklemme, erhöhte Spannung der mimischen Muskulatur (Risus), Opisthotonus,

Grad II: dazu häufige generalisierte Krampfanfälle,

Grad III: dazu Ateminsuffizienz durch Krampf der Kehlkopf- und Atemmuskulatur, hohes Fieber.

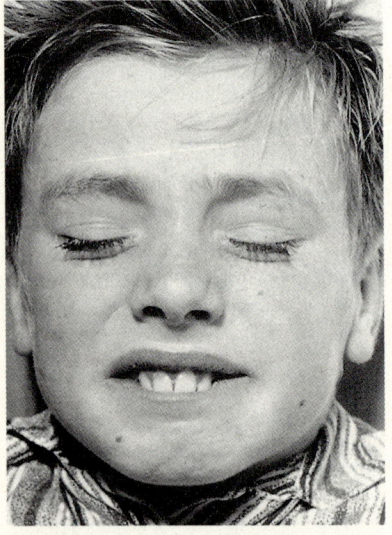

Abb. 86 Wundstarrkrampf, typisches Gesichtsbild. Krampfhaft geschlossene Augen, hochstehende Brauen, behobene Oberlippe, breiter Mund, wie beim Lächeln angehobene Mundwinkel (Risus sardonicus), festgeschlossene Kiefer (Trismus). 12jähriger Junge.

■ *Therapie:* Durch Eröffnung, besser durch Ausschneiden der Wunden wird versucht, das Bakterienlager zu vernichten. Medikamentös gibt man Antitoxin in großen Mengen, eventuell auch Tetanustoxoid, um einen alten, geringen Impfschutz aufzufrischen, ferner Antibiotika. Schwere Fälle verlangen intensive Sedierung (Dauerschlaf = „Winterschlaf"), Anwendung von Muskelrelaxantien, die die verkrampften Muskeln entspannen, und deshalb auch künstliche Beatmung. Meist ist dann Intubation oder Tracheotomie nötig. Die Kinder werden in einem lärmabgeschirmten, abgedunkelten Einzelzimmer in größter Ruhe gepflegt, evtl. von einer Sitzwache beobachtet. Besonderes Augenmerk ist auf die Durchgängigkeit der Trachealkanüle, auf die Darmfunktion (evtl. Einläufe), die Harnentleerung (eventuell Katheter), auf die Lagerung (Dekubitus!), auf die Augenpflege (Austrocknungsgefahr bei den kuraresierten Kranken) und auf die Ernährung zu richten; bei Fällen der Gruppe I und in der Genesungsphase kann flüssige Nahrung aus der Schnabeltasse oder aus einem Trinkbecher mit Strohhalm gegeben werden, sonst Sondenernährung, in schwersten Fällen intravenöse Dauertropfinfusion. Der Flüssigkeits- und Kalorienbedarf ist beim Tetanus gesteigert. Normale Schlußdesinfektion. Verbandmaterial von Wunden Tetanuskranker ist zu verbrennen. *Prognose:* Je kürzer die Inkubationszeit, desto ungünstiger. Letalität 20–50%. *Tetanusschutzimpfung* s. Abschnitt 67.

19.31 Chlamydieninfektionen

■ *Chlamydien* rechnete man früher zu den Viren, heute zu den Bakterien. Sie vermehren sich intrazellulär und können dort auch persistieren, sie überleben aber auch außerhalb von Zellen. Eine goße Zahl von Serotypen erklärt die breite Palette von Krankheitsbildern bei Kindern und Erwachsenen.

■ Endemisch ist in Afrika, Asien und Südamerika immer noch das **Trachom,** eine chronische Entzündung von Hornhaut und Bindehaut des Auges, die vielfach zur Blindheit führt. Wegen der charakteristischen Oberflächengestaltung wird sie auch *Körnerkrankheit* genannt.

■ Bei *Neugeborenen* ist jede **Konjunktivitis** auf Chlamydia trachomatis verdächtig; der Keim ist von der genital infizierten Mutter übertragen. Beim jungen Säugling gibt es auch eine **Infektion der Luftwege bis zur Pneumonie.**

■ *Keimnachweis* aus Schleimhautabstrich und Kultur. *Therapie:* Erythromycin. Sorgfältige Händedesinfektion, Kittelpflege.

■ Von Vögeln (Kot, Federn) werden auf den Menschen durch Einatmen Chlamydien übertragen, die nach einer Inkubationszeit von 7–14 Tagen unter Schüttelfrost, hohem Fieber und Gliederschmerzen zu schwerer Pneumonie mit blutdurchsetztem Auswurf führen (**atypische Pneumonie, Psittakose, Ornithose**). *Therapie:* Tetracycline, Chloramphenicol.

19.32 Tuberkulose (Tbc)

■ Der Erreger der Tuberkulose *(Tuberkelbakterium = Mykobacterium tuberculosis)* ruft eine chronisch verlaufende Infektionskrankheit hervor, die vorwiegend die Lunge betrifft, aber nahezu alle Organe befallen kann. Er ist auch in trockener Umgebung (Staub) lange haltbar und gegen die meisten Desinfektionsmittel sehr widerstandsfähig. Für Sonnenlicht ist er empfindlich; Hitze verträgt er aber gut, selbst 100 °C einige Minuten, weswegen das Pasteurisieren der Milch nur seine Virulenz vermindern, ihn aber nicht abtöten kann. Man unterscheidet einen Menschen- und einen Rindertyp des Bakteriums, die in gleicher Weise dem Menschen gefährlich werden können. Größte Gefahr besteht für Kinder mit Masern, für Säuglinge und Kleinstkinder; auch in der Pubertät verläuft die Tuberkulose relativ ungünstig.

■ *Tuberkuloseschutzimpfung* mit dem abgeschwächten Erreger (BCG-Impfung) s. Abschnitt 67.

■ Jede tuberkulöse Infektion beim Menschen geht letzten Endes auf eine tuberkulöse Erkrankung in der Umgebung zurück. Die **Infektion** geschieht insbesondere auf zwei Wegen:

■ *Durch Inhalation:* Tröpfcheninfektion von hustenden und niesenden Kranken mit offener Tuberkulose oder Staubinhalation von der Straße, von Fußabstreifern usw. Die Ansiedlung der Keime und die erste Auseinandersetzung findet in der Lunge statt (90 % der Fälle).

■ *Durch Fütterung:* Nahrungsmittelinfektion (Milch und Milchprodukte, heute selten; Nahrungsmittel, die von offen Tuberkulösen behustet wurden); Schmutz- und Schmierinfektion unter Vermittlung des Staubes, wie sie gerade bei Kindern im Kriechalter möglich ist. Es entsteht die Fütterungstuberkulose mit der ersten Ansiedlung des Keimes im Darmbereich.

■ *Weitere Infektionsorte: Haut* (primäre Hauttuberkulose) und für sehr seltene Fälle die *Plazenta.*

■ Am Ort der Infektion entsteht ein sog. **Tuberkel**, ein Gewebsknötchen, das im Innern die Bakterien enthält. Auf den Lymphwegen dringen die Keime von hier aus bis zum nächsten Lymphknoten vor. Damit entsteht der sog. **Primärkomplex** (Abb. 87): Primärkomplex = Primärherd + regionaler Lymphknoten.

In den meisten Fällen bleibt die tuberkulöse Infektion in diesem Stadium stehen. Im Inneren des Primärherdes und der Lymphknoten zerfällt

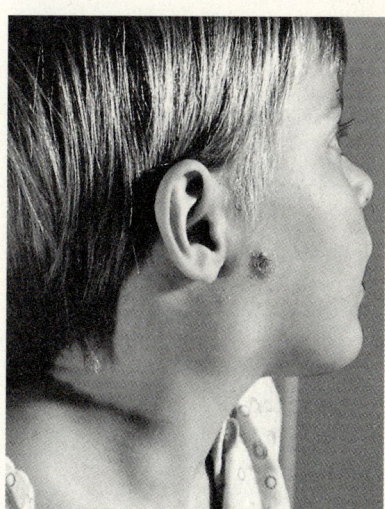

Abb. **87** Tuberkulose-Primärkomplex. Primärherd an der Gesichtshaut. Schwellung des regionären Lymphknotens und Schwellung weiterer Knoten.

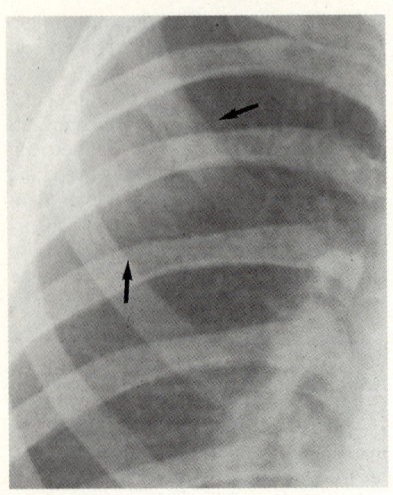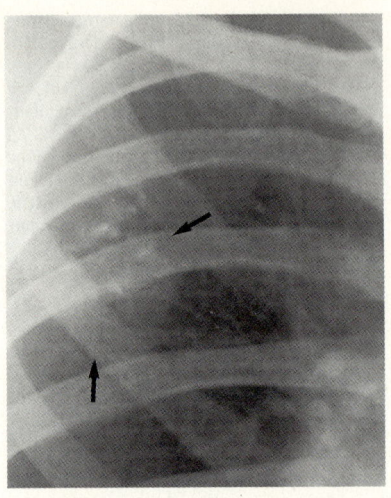

a   b

Abb. **88** Tuberkulöses Lungeninfiltrat im rechten Oberfeld (→), zunächst (**a**) ein weicher, schlecht abgesetzter Herdschatten, später (**b**) Verkalkungszeichen in diesem Feld und im Hilusbereich.

eine Anzahl von Zellen (tuberkulöse Nekrose = *„Verkäsung"*); im Laufe von vielen Monaten heilt der Herd unter Kalkeinlagerung aus, einige Tuberkelbakterien können dabei vital, aber inaktiv liegenbleiben (Abb. 88). Oft überwiegt die Größe des Lymphknotenherdes. So werden z. B. die meisten Lungeninfektionen lediglich an der Schwellung der Lymphknoten an der Lungenwurzel sichtbar (Hilusschwellung, Hilus-Tbc).

■ Diese Auseinandersetzung mit der Tuberkulose kann mit leichtem Fieber, Appetitmangel, verminderter körperlicher und geistiger Leistungsfähigkeit, morgendlichem Schwitzen und mit Husten einhergehen. Manchmal weisen auch die eindrucksvollen Zeichen des **Erythema nodosum** darauf hin. Man findet in diesem Falle an den Unterschenkeln flache, blaurote, schmerzhafte Knoten, verbunden mit Fieber (Abb. 89 auf Farbtafel II).

■ **Ausbreitung.** In seltenen Fällen schreitet die Infektion über die Grenzen der ersten Auseinandersetzung hinaus. Größere Gewebsbezirke zerfallen, Ausbreitungs-

wege werden eröffnet. Die Ausbreitung erfolgt

auf dem Lymphweg (= lymphogen): Weitere Lymphknoten erkranken, zerfallen, und der Prozeß kann in die Nachbarschaft einbrechen.

durch Einbruch in ein Kanalsystem: Über einen infizierten Bronchus werden die Keime in andere Lungenabschnitte und zum Kehlkopf verschleppt, oder in der Darmlichtung wird die Infektion weitergetragen.

auf dem Blutweg: Es kommt zur allgemeinen Aussaat in den Körper, zur tuberkulösen Sepsis (Miliartuberkulose). In vielen Organen (Lunge, Leber, Milz, Gehirn, Hirnhäute, Nieren) können sich zahllose Tuberkel ausbilden (Abb. 90). Das Ausmaß wechselt von Fall zu Fall. Sehr gefürchtet ist die tuberkulöse Hirnhautentzündung.

Kaverne = tuberkulöse Gewebshöhle. In den Lungen hat sie oft Zugang zum Bronchus, in der Niere zum Nierenbecken, so

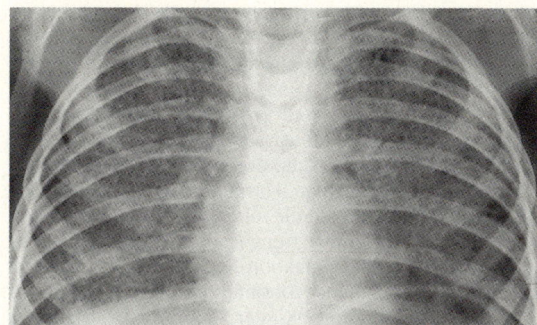

Abb. **90** Miliartuberkulose der Lunge. Zahllose kleinste Fleckschatten.

daß eine ständige Keimstreuung erfolgen kann.

■ *Offene Tuberkulose:* Das kranke Kind sondert Bakterien mit dem Hustenstoß (Sputum), mit Kot oder Harn nach außen ab. Vorsicht vor einer Ansteckung und Schmierinfektion anderer Kinder!

■ *Geschlossene Tuberkulose:* Die Bakterien verlassen den Körper nicht.

■ *Aktive Tuberkulose:* Die Auseinandersetzung mit dem Tuberkelbazillus ist noch nicht abgeschlossen. Man rechnet im Kindesalter dafür – ohne medikamentöse Behandlung – durchschnittlich 2 Jahre.

■ *Inaktive Tuberkulose:* Die Krankheit ist geheilt. Die Untersuchungsergebnisse (Röntgenbild, Temperatur, Blutkörperchensenkung, Leistungsfähigkeit) sprechen dafür, daß der Abwehrkampf eingestellt ist.

■ Die Infektion führt zu einer Umstimmung des ganzen Körpers, die man **Tuberkulinallergie** nennt. Diese ist von praktisch größter Wichtigkeit, weil dadurch neu eingeschleppte Tuberkelbakterien einen in der Abwehr schon vortrainierten Körper vorfinden. Die Allergie entsteht innerhalb 4 – 6 Wochen durch die Bakterientoxine, ihr Nachweis geschieht durch die *Tuberkulinreaktionen* (s. Abschnitt 71).

■ Man unterscheidet im **klinischen Bild**

– *Primärstadium:* primäre Lokalisation der infektiösen Auseinandersetzung und Primärkomplex,

– *Sekundärstadium:* hämatogene Streuung,

– *Tertiärstadium:* Spätstadium mit Konzentration auf ein Organ.

■ **Besondere Tuberkuloseformen** sind:

■ *Hiluslymphknotentuberkulose.* Der Primärherd sitzt im Lungengewebe, ist aber meist röntgenologisch nicht nachweisbar. Die Lymphknoten an der Lungenwurzel und längs der Bronchien sind geschwollen.

■ *Halslymphknotentuberkulose.* Sie geht aus von Herden in den oberen Luftwegen oder den Tonsillen. Meist sind mehrere Lymphknoten ohne Schmerzempfindlichkeit befallen, miteinander sowie mit Unterlage und Haut verbacken. Sie neigen zum Durchbruch, zur Fistel- und häßlichen Narbenbildung.

■ *Bauchtuberkulose.* Von der Darmwand aus tritt die Infektion in die mesenterialen Lymphknoten oder aufs Bauchfell über; dort tritt Entzündungsflüssigkeit aus, Aszites *(Peritonitis tuberculosa).*

■ *Hauttuberkulose, Lupus vulgaris.* Es entstehen kleine, bräunliche Knoten und Geschwüre, vornehmlich an der Wange oder den Extremitäten.

■ *Schleimhauttuberkulose* findet sich vor allem am Naseneingang.

■ *Brustfell-(Pleura-)Tuberkulose (Pleuritis tuberculosa)* entsteht über einem Lungenherd oder bei hoher Tuberkulinallergie; in den Pleuraspalt ergießt sich bernsteinfarbene Flüssigkeit.

■ *Miliartuberkulose.* Eine hämatogene Aussaat der Keime führt bei unzureichender Widerstandskraft des Organismus, vor allem bei Säuglingen, zu einer Allgemeinerkrankung (Sepsis); die Folge ist u. a. eine Tbc-Meningitis.

■ *Tuberkulöse Perikarditis.* Die entzündliche Reaktion am Herzbeutel führt zu bindegewebsreicher Ummauerung des Herzens, die sich schließlich durch Kalkeinlagerung noch verstärkt. Das „Panzerherz" verlangt operative Befreiung, sonst sterben die Kranken auch nach Abheilung der Tuberkulose an Herzschwäche.

■ *Gelenktuberkulose.* Betroffen sind vor allem das Hüftgelenk und das Kniegelenk.

■ *Knochentuberkulose.* Am häufigsten ist die Spina ventosa an Fingergliedern (Auftreibung) und die tuberkulöse Wirbelkörperentzündung (Spondylitis). Sie führt zu Stauch- und Klopfschmerzen an der Wirbelsäule, beim Zusammenbruch des Wirbels zum Buckel (Gibbus), ferner durch Einbruch des Eiters in die Umgebung zu Senkungsabszessen und zu tuberkulöser Meningitis.

■ *Nieren- und Harnwegstuberkulose.* Sie macht eine hartnäckige Pyurie mit leichtem Blutharnen.

■ *Skrofulose.* Bei diesem heute sehr seltenen Krankheitsbild besteht eine toxisch-allergische Entzündung an der Hornhaut und Bindehaut des Auges. Es kommt zu starker Lichtscheu und Lidkrampf. Dazu liegt eine chronische Rhinitis mit reichlicher Schleimabsonderung und, dadurch bedingt, eine entzündliche Schwellung der Oberlippe vor. Es sind immer schlecht gepflegte Kinder mit starker exsudativer Diathese und intensiver Tuberkulinallergie.

■ **Tuberkulöse Hirnhautentzündung, Meningitis tuberculosa.** Die Infektion der Hirnhäute erfolgt in erster Linie auf dem Blutwege, in zweiter Linie von durchgebrochenen tuberkulösen Wirbelentzündungen aus. Charakteristisch sind

■ *der schleichende Beginn:* Appetitmangel, gelegentliches Erbrechen, Leistungsabfall, Wesensänderung, Kopfschmerzen; ein Verlauf über 1–3 Wochen.

■ *die schweren Krankheitszeichen auf dem Höhepunkt:* Fieber, Berührungsempfindlichkeit, Nackensteife, Opisthotonushaltung, Neigung zum Schwitzen, Blässe, Lähmungen, Krämpfe, Bewußtlosigkeit, evtl. Blindheit und Schwerhörigkeit, Kreislaufschwäche.

Der klare bis leicht getrübte *Liquor* enthält reichlich Eiweiß („Spinngewebsgerinnsel" nach längerem Stehenlassen); Zellvermehrung auf 500 bis 800/3 Lymphozyten. Der Liquorzucker ist stark erniedrigt.

■ **Therapie:** Jede schwere aktive Tuberkulose wird mit Tuberkulostatika z. B. Isonikotinsäurehydrazid (INH, Isoniazid), Ethambutol und Streptomycin, Bettruhe, vitamin- und kalorienreicher Kost behandelt. Intensivste Behandlung verlangt die Miliartuberkulose. Die *Pflege* hat bei den einzelnen Formen spezielle Schwierigkeiten. Alle offen tuberkulösen Kinder werden streng isoliert. Hygienische Händedesinfektion und Kittelpflege. Strenge laufende Desinfektion und Schlußdesinfektion. Kinder mit Miliartuberkulose verlangen aufopfernde Pflege: Wechselnde Lagerung zum Vermeiden von Aufliegen, Vorsorge vor Kontrakturen; geduldige Ernährung – eventuell durch Dauersonde – bei der hochgradigen Appetitarmut und der Neigung zum Erbrechen; zuverlässiges Eingeben der Medikamente (Erbrechen!); Beobachtung im Hinblick auf Krämpfe, Lähmungen, Atemstörungen. Die genaue Einhaltung der Isolier- und Desinfektionsvorschriften schützt auch die Schwester vor einer Ansteckung. Offen tuberkulöse Kinder müssen eventuell mit einem Nasen-Mund-Tuch gepflegt werden. Tuberkulinnegative Schwestern und Pfleger werden nicht auf Tuberkulosestationen eingesetzt; ihnen ist die BCG-Impfung sehr zu empfehlen.

Neugeborene offen tuberkulöser Mütter werden von der Mutter getrennt; Stillen ist nicht möglich, auch nicht Füttern der abgepumpten Milch.

19.33 Leptospirosen

Die Leptospiren sind sehr zarte, bewegliche, angedeutet spiralige Mikroorganismen mit einer gewissen Ähnlichkeit zum Lues-Erreger. Sie werden von Nager (Ratten), aber auch von großen Tieren (Hund, Pferd usw.) übertragen. Durch sie entstehen verschiedene Krankheitsbilder mit Symptomen einer Leber- und Nierenschädigung sowie einer Hirnhautentzündung. Bei den einzelnen Typen liegt der Schwerpunkt jeweils anders. Die **Weilsche Krankheit** zum Beispiel zeigt vor allem Gelbsucht, meist auch

Nierenentzündung. Andere Infektionen verlaufen allein unter den Symptomen der **Meningitis.**

■ *Diagnose:* Erregernachweis und Serologie. *Therapie:* Penicillin. Die *Pflege* richtet sich nach den Krankheitsbildern. Im Krankenhaus werden die Kinder zunächst wie Hepatitis- oder Meningitiskranke isoliert. Sind Leptospiren als Erreger erkannt, ist eine weitere Isolierung nicht nötig. Normale Schlußdesinfektion.

19.34 Erkrankungen nach Zeckenbiß

■ Zecken sind häufig mit Krankheitserregern verseucht, die im Sommer beim Blutsaugen in weiten Gebieten (auch) Mittel- und Osteuropas übertragen werden können. *Aussehen einer Zecke und Beseitigung einr festgebissenen Zecke* Abb. 225, S. 421.

■ Das **Erythema migrans** (Lyme-Krankheit) entsteht durch ein *Borrelia-Infektion* (aus der Spirochäten-Familie) an der Bißstelle: eine Papel oder ein roter Fleck, der sich ringförmig bis auf 20 cm ausbreitet und zentral dann abblaßt. Eventuell Fieber und Muskelschmerzen. Nach 3–4 Wochen Abheilung oder Übergang in ein Spätstadium der Infektion: *Meningitis, Myokarditis, Arthritis.*

■ *Diagnose* durch Antikörpernachweis. *Therapie:* Antibiotika.

■ Die **Frühsommer-Meningo-Enzephalitis (FSME)** durch *Viren* ausgelöst, kann ein buntes Bild zeigen: neben Meningitis enzephalitische Zeichen, oft Fazialisparese.

■ *Diagnostische Sicherung:* Antikörper im Serum (IgM). *Therapie:* FSME-Immunglobulin.

■ *Prophylaxe:* Aktive Immunisierung, Impfschutz ab 14 Tage nach der 2. Injektion. Beim Waldspaziergang eine Arme und Beine bedeckende Kleidung wählen, keine abkürzenden Wege durchs Gebüsch. Picknick nicht am Waldesrand oder im hohen Gras. Es ist sehr unsicher, wieviele Zecken infiziert sind (10–50%?). Beim Stich einer infizierten Zecke rechnet man bei 10% Betroffener mit FSME.

19.35 Angeborene Syphilis, Lues connata

■ *Erreger: Treponema pallidum,* eine Spirochäte (Abb. 233, S. 436).

■ **Beim Erwachsenen** unterscheidet man **drei Luesstadien.**

■ *Stadium I:* An der Infektionsstelle bildet sich ein dunkelrotes, fast schmerzloses Geschwür (Primäraffekt).

■ *Stadium II:* Nach 6 Wochen und später entstehen Exantheme und andere Hauterscheinungen (breite Kondylome).

■ *Stadium III:* Nach etwa 5 Jahren und später – jahrelang kann jegliches Krankheitszeichen fehlen (= Lues latens) – entstehen Knoten (Gummata) und Geschwüre an Haut, Knochen und inneren Organen. Anschließend können die Symptome der Neurolues (Paralyse und Tabes dorsalis) erscheinen.

■ Das Stadium I (Primärstadium) ist auch **im Kindesalter** möglich. In der Regel jedoch tritt das Kind, da es im Uterus von der Mutter infiziert wird, sogleich in eine dem Stadium II entsprechende Erkrankung ein. Die Spirochäten dringen in der zweiten Hälfte der Schwangerschaft über die Plazenta ins Kind vor. Sie führen bei sehr früher und massiver Infektion zum Fruchttod oder zu einem schwergeschädigten, kaum lebensfähigen Frühgeborenen, bei geringerer Infektion zu einem reifen Kind, das sofort oder später die luischen Symptome bietet. Man teilt ein in die Lues des Säuglingsalters, des Kleinkindes und des Schulkindes (Lues tarda).

■ Bei der **Lues des Säuglingsalters** finden sich:

■ *Erscheinungen an der Haut:* Pemphigus in den ersten zwei Lebenswochen (Blasen mit Vorliebe an Handtellern und Fußsohlen); makulöse und papulöse Exantheme mit kupferähnlichen Farbtönen; diffuser Haarausfall am Kopf, Verlust der Augenbrauen.

■ *Erscheinungen an den Schleimhäuten:* leichter, hartnäckiger, meist serös-blutiger Schnupfen in den ersten Lebensmonaten, dabei auch tiefergehende Zerstörungen an der Nasenschleimhaut unter Einbezug des Knochen- und Knorpelgerüstes der Nase (Bildung der Sattelnase); starre Infiltration der Lippen mit zahlreichen schmerzhaften Rhagaden (Einrisse).

■ *Veränderungen an inneren Organen:* Leberschwellung, Milzschwellung, oft Ikterus; Nierenschädigung mit Eiweißausscheidung; luische Meningitis mit Eiweiß- und Zellvermehrung im Liquor; Hirnveränderungen mit Krämpfen, Hydrozephalusbildung und geistiger Entwicklungsstörung; Knochenveränderungen, Einschmelzungsherde im Knorpelbereich (Osteochondritis) und im Bereich des schon fertig gebildeten Knochens (luische Osteomyelitis) sowie Periostveränderungen. Die intensiven Veränderungen am Oberarmknochen führen zu schweren Schmerzen bei jeder Bewegung, so daß die Kinder mit einer Schmerzlähmung reagieren (Parrotsche Scheinlähmung); Anämie.

■ Als **Lues des Kleinkindes** werden die selten auftretenden Rezidive von Hautausschlägen bezeichnet, die nach einer symptomlosen Periode von einigen Jahren auftreten können. Insbesondere sind es Kondylome, nässende, breit aufsitzende Knötchen um den After, am Mund und an der Vulva. Aber auch Milzschwellung, sonst unerklärlich hohe BKS, schlechtes Gedeihen können auf die Lues hinweisen.

■ Die **Lues tarda im Schulalter** ist vor allem durch die

▦ *Hutchinson-Trias* zu diagnostizieren: 1. weißlich-wolkige Trübung der Hornhaut des Auges (Keratitis), die die Sehkraft bis zur Blindheit beeinträchtigen kann; 2. tonnenförmige Deformation der bleibenden Schneidezähne (Abb. 95); 3. Innenohrschwerhörigkeit. Ferner weisen Knochenveränderungen (Auftreibungen an der Schienbeinkante, schmerzlose Auftreibung des Kniegelenkes) und Störungen im Zentralnervensystem (Krämpfe, Pupillenstarre, Lähmungen, Debilität bis Idiotie) darauf hin.

▦ *Diagnose* der Lues: als Seroreaktionen Treponema-pallidum-Hämagglutinationstest (TPHA), IgM-Fluoreszenztest, Treponema-pallidum-Immobilisationstest (TPI); direkter Erregernachweis im Sekret von Haut- und Schleimhautveränderungen; Röntgenbild.

▦ *Therapie:* Penizillin in vorsichtiger Anfangsdosis. Der Behandlungserfolg ist am Negativwerden der Serumreaktionen zu erkennen. Rückschläge (Rezidive) sind möglich. *Pflege:* Kinder mit Haut- und Schleimhauterscheinungen oder Luesschnupfen werden isoliert. Dabei Kittelpflege und Benutzung von Handschuhen, auch noch in den ersten Tagen der Behandlung. Besonders rücksichtsvolle Pflege bei schmerzhaften Knochenprozessen. Normale Schlußdesinfektion. Der Pflegende hat auf eigene Wunden an den Händen zu achten, die durch Spirochäten infiziert werden könnten (Primäraffekt!). Kinder ohne diese obengenannten Erscheinungen brauchen nicht isoliert zu werden. Stillen des Neugeborenen ist möglich, weil bei Mutter und Kind die gleiche Krankheit vorliegt.

19.36 Toxoplasmose

▦ Der *Erreger* ist ein Einzeller (= Protozoon; *Toxoplasma Gondii,* Abb. 233), der von kranken Tie-

ren (Katzen, Hunde u. a.) auf den Menschen sowie von der kranken Mutter auf den Feten übertragen wird. Die häufige Erkrankung von Kleinkindern und Erwachsenen verläuft in der Mehrzahl der Fälle unerkannt (z. B. als Lymphknotenentzündung), dagegen ist

■ die **angeborene Toxoplasmose** durch schwere Veränderungen gekennzeichnet:
– Leber- und Milzschwellung, nicht selten schwerer Neugeboreneniкterus,
– oft Hydrozephalus; auf dem Röntgenbild sind intrazerebrale Verkalkungen sichtbar; eventuell Krämpfe, Lähmungen, Hypertonie der Muskulatur,
– Mikrophthalmie, Augenhintergrundsveränderungen (Chorioretinitis), evtl. Blindheit,
– Liquorveränderungen: Zell- und Eiweißvermehrung, gelbliche Verfärbung; gelegentlich sind auch Erreger zu finden.
– Blut: Serologie, IgG, IgM.
Die Lebens- und Heilungsaussichten sind schlecht. Es können Blindheit, Debilität und Hydrozephalus entstehen. Als Medikamente werden Sulfonamide, Tetrazykline und Daraprim eingesetzt. *Pflege:* Frische Erkrankungen mit Liquorveränderungen werden isoliert, solange diese Symptome unter der Behandlung anhalten. Vorsicht beim Umgang mit Punktionsflüssigkeiten, vor allem bei Verletzungen an der Hand (Handschuhe!).

19.37 Pilzkrankheiten

■ **Strahlenpilzkrankheit, Aktinomykose.** Eintrittspforte für die Pilze, die Gräsern anhaften können, ist in erster Linie die Schleimhaut des Mundes. Es kommt zu bretthart en Verdickungen und bläulich-roten Verfärbungen der Haut über dem Unterkiefer und an einer Halsseite. Fast immer entstehen Einschmelzungsherde mit Fisteln, aus denen sich Eiter (mit Pilzdrusen) entleert. *Therapie:* hohe Dosen von Penizillin. *Pflege:* Isolierung ist nicht nötig. Sorgfältige Händedesinfektion, Kittelpflege. Normale Schlußdesinfektion.

■ **Soor.** Der Keim dieser Erkrankung, *Candida albicans,* ist auf Haut und Schleimhäuten vieler Menschen zu finden (Abb. 91). Vor allem bei Säuglingen wuchern die Pilze bei infektbedingter Schädigung der körperlichen Widerstandskraft, bei Nah-

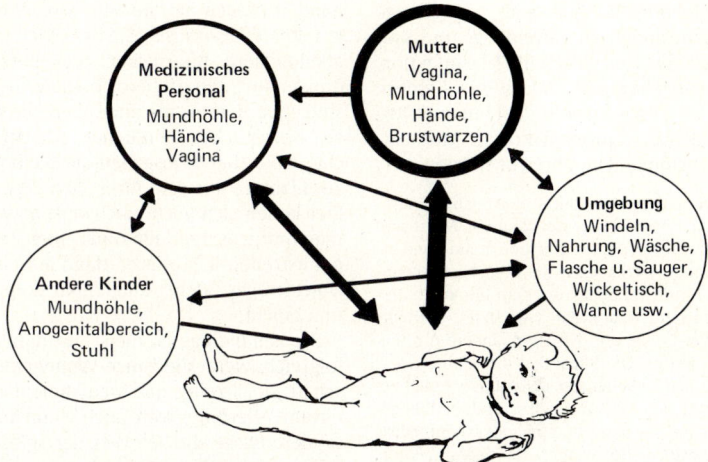

Abb. **91**   Soor. Infektionsquellen und Infektionswege der Candida albicans.

rungskarenz, Sondenernährung, Kortisonbehandlung oder auch bei längerer Anwendung von Antibiotika, die das natürliche Gleichgewicht der Mund- und Darmflora stören. Sie führen zu den charakteristischen, festhaftenden, weißlichen Soorrasen auf der Zunge, der Wangenschleimhaut und am Gaumen (Abb. 92 a). In schweren Fällen kann es auch zu ausgedehntem Befall der Luftröhre, des Speiseweges bis zum After und der Haut um den Anus (Abb. 92 b), ferner auch zur Pneumonie und tödlichen Pilzsepsis kommen. *Therapie und Pflege:* lokales Betupfen oder Einträufeln von antimykotischen Präparaten; bei Herden auf der äußeren Haut Batrafen-Creme oder 0,5%ige Pyoktaninlösung. Gründliche laufende

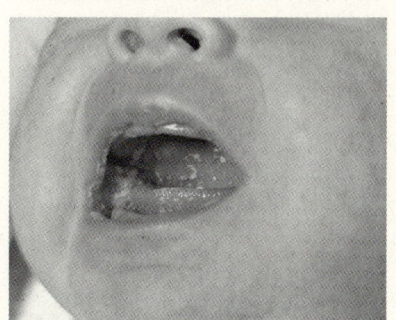
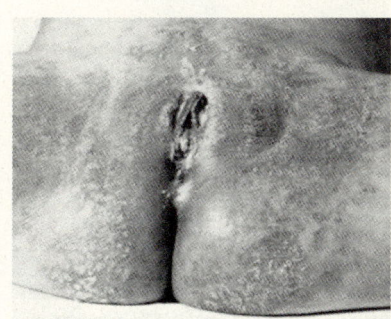

a   b

Abb. **92**   Soor-Rasen. **a** Soor in der Mundhöhle. **b** Soordermatitis, Windeldermatitis mit Soor-Superinfektion.

Desinfektionsmaßnahmen, sorgfältige Händedesinfektion, Kittelpflege und Saugerhygiene. Normale Schlußdesinfektion. Bei Frühgeborenen und älteren Kindern mit Immunparese sollte bei längerer Antibiotikagabe prophylaktisch Moronal-Suspension oral verabreicht werden.

■ **Trichophytie.** An allen Körperregionen kommen Pilzerkrankungen der Haut vor. Meist sind es einzelne Herde, rund begrenzt, am Rand etwas wallartig erhaben, in der Mitte leicht schuppend. Herde am behaarten Kopf führen zu umschriebenem Haarausfall (Alopezie). *Therapie:* Batrafen-Creme auf den Herd, andere Antimykotika per os. Die Pflege hat die leichte Übertragbarkeit zu bedenken. Insbesondere muß ein indirekter Kontakt zu anderen Kindern über gemeinsame Kämme, Bürsten oder Kopfbedeckungen vermieden werden. Händedesinfektion, Kittelpflege. In manchen Kliniken werden die Kinder isoliert. Strenge Schlußdesinfektion.

19.38   Wurmkrankheiten

■ **Madenwurmbefall, Infektion mit Enterobius (= Oxyuris vermicularis).** Hierbei handelt es sich um die häufigste Wurmkrankheit *(Oxyuriasis).* Sie ist Ursache von abendlichem Afterjucken und Entzündungen im Enddarmbereich. Die Würmer sind etwa 10 mm lang und sehen wie kurze, bewegliche, weißliche Fadenstückchen aus. Abends kriechen die Weibchen zur Eiablage aus dem After (Abb. 93). Die Eier lassen sich leicht nachweisen, wenn man morgens über den Anus einen Zellophanstreifen legt, diesen dann auf einen Objektträger klebt und mikroskopisch untersucht.

■ Die *Behandlung* ist meist nur dann erfolgreich, wenn die ganze Wohngemeinschaft gleichzeitig das Medikament einnimmt. Allerdings wäre auch schon durch saubere *Pflege,* die den Weg der Selbstinfektion After-Finger-Mund ausschaltet, Heilung möglich. Die Kinder sollen während 6 Wochen (Lebensdauer der Oxyuren) Tag und Nacht enganliegende Unterhosen (Badehosen) tragen, die täglich gewechselt und frisch ausgekocht werden. Häufige Reinigungsbäder; kurz geschnittene Fingernägel, Kittelpflege. Normale Schlußdesinfektion.

■ **Bandwurmbefall.** Die verschiedenen Bandwurmarten *(Rinder-, Schweine-, Fischbandwurm)* kommen von verschiedenen „Zwischenwirten" bei Genuß rohen Fleisches mit Finnen zum Menschen. Die im Darm lebenden Würmer sind unterschiedlich groß, der häufigere Rindbandwurm (Taenia saginata) wird 6–10 m lang. Im Stuhl findet man (neben den nur mikroskopisch sichtbaren Wurmeiern) immer wieder kurze Wurmabschnitte von etwa 8 mm Länge („Nudelreste" = *Proglottiden*). Die Krankheitszeichen sind meist nur gering (Blutarmut, Heißhunger, schlechtes Gedeihen).

■ *Therapie:* z.B. Yomesan. Bei Erfolg geht der Wurm ab. Nicht immer ist der Kopf nachweisbar, da er vom Medikament aufgelöst sein kann. Aus psychologischen Gründen kann bei Wurmkuren Isolierung der Kinder angebracht sein, bis der Wurm

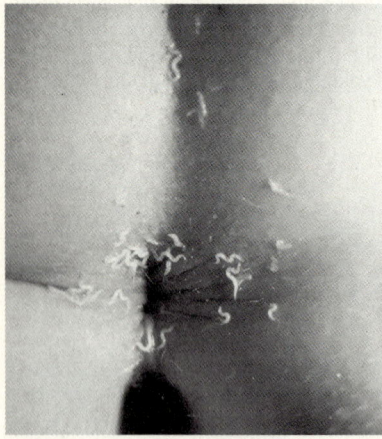

Abb. **93** Zahlreiche Madenwürmer (Oxyuren) sitzen in der Perianalgegend (nach Weber).

abgegangen ist. Im übrigen genügt Kittelpflege. Abgegangene Würmer werden nicht in die Toilette gegeben, sondern verbrannt. Für die Lehrsammlung einer Krankenpflegeschule sollte ein Exemplar in Alkohol aufbewahrt werden. Normale Schlußdesinfektion.

■ **Spulwurmbefall, Askaridiasis.** Die Erkrankung durch *Ascaris lumbricoides* erfolgt über fäkaliengedüngtes, schlecht gewaschenes Gemüse, welches Wurmlarven enthält.

Die Larven schlüpfen im Darm aus, gelangen durch Darmwand und Blutgefäßsystem ins Lungengewebe. Dort führen sie zu flüchtigen, umschriebenen Entzündungen, die sich als Schatten röntgenologisch nachweisen lassen *(eosinophiles Lungeninfiltrat).* Schließlich treten die Larven in die Bronchien aus, wandern über die Luftröhre in die Speiseröhre und wachsen zuletzt im Darm zum geschlechtsreifen Tier von 20–30 cm Länge heran (Abb. 94). Die zahllosen Eier werden später mit dem Stuhl entleert. Sie reifen außerhalb des Körpers zu Larven heran.

Befallene Kinder haben Bauchschmerzen, evtl. sogar Ileuserscheinungen durch Wurmknäuel, auch Erbrechen, im Blut Vermehrung der Eosinophilen.

■ *Therapie:* z. B. Helmex, *Pflege:* Isolierung ist nicht nötig, da keine direkte Übertragung von Mensch zu Mensch stattfindet. Händedesinfektion. Abgegangene Würmer werden verbrannt.

19.39 Tropenkrankheiten

■ Die Krankheiten warmer Klimazonen gewinnen bei den heutigen Migrationsbewegungen (Touristik, Einwanderung, Berufskontakte) **immer größere Bedeutung:** als importierte Erkrankung, als Gefährdung bei einer vorgesehenen Reise, als Anregung zu prophylaktischen Impfungen und für eine angepaßte Lebensführung am Aufenthaltsort.

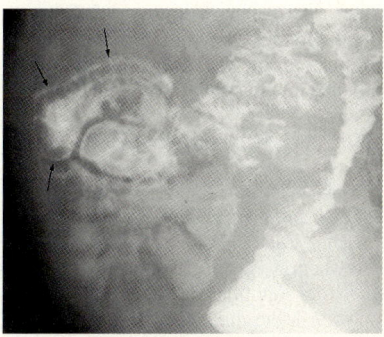

Abb. **94** Askaris-Darstellung im Kolon. Röntgenuntersuchung wegen rezidivierender Bauchschmerzen. Bei diesem Kind durch Wurmkur rund 150 Askariden entleert.

■ Der **Verdacht einer Tropenkrankheit** wird in unseren Breiten in der Regel zu selten gefaßt; eine Anamnese müßte um geografische Einzelheiten erweitert sein. Wo, wann, wie lange in warmen Ländern, seit wann zurück? Merkmale dortiger Tätigkeit und Umwelt?

Allerdings werden heute in den Tropen die auch sonst überall vorkommenden mikrobiellen und parasitären Erkrankungen häufiger erworben als spezifische Tropenkrankheiten, Krankheiten wie Hepatitis, Typhus abdominalis, Salmonellenenteritis, Shigellenruhr, Poliomyelitis, Tuberkulose, infektiöse Mononukleose, Geschlechtskrankheiten, Wurmbefall und Mykosen.

■ **Spezifischen Tropenkrankheiten** sind europäische Reisende meist viel weniger ausgesetzt als Einheimische, soweit sie sich in hygienisch günstigeren Verhältnissen (Hotels z. B.) aufhalten und wenig intensiven Kontakt mit Erregern haben. Eine Ausnahme sind *Malaria und Amöbenruhr.* Die Inkubationszeit und (bei Parasiten) die Zeit bis zur Nachweisfähigkeit der Erreger kann Wochen und Monate dauern; für Symptome ist nach der Rückkehr die Tropenanamnese mittlerweile oft nicht mehr bewußt. *Unklares Fieber* müßte sehr an Malaria, anhaltende *Eosinophilie* im Blut an Parasitenbefall denken lassen.

■ Die **Pocken** gelten weltweit als ausgerottet.

■ **Malaria** ist in tropischen und subtropischen Ländern weit verbreitet, endemisch zwischen 40° Nord und 60° Süd. Das Malaria-Plasmodium wird von Weibchen der Anopheles-Mücke durch Stich auf den Menschen übertragen. Leitsymptom der Erkrankung ist hohes Fieber, das beim *Tertiana-Typ* im 48-Stunden-Rhythmus, beim *Quartana-Typ* alle 72 Stunden, bei der *Malaria tropica* anfangs in unregelmäßigen Schüben, später kontinuierlich auftritt. *Inkubationszeit* 1–2 Wochen bzw. 3–6 Wochen (bei Malaria quartana). Schwere Infektionen mit Malaria tropica führen nicht selten zum Tod. Der *Erregernachweis* (Plasmodien in Erythrozyten) erfolgt am Blutausstrich (bei der spärlichen Zahl am besten „dicker Tropfen").

■ *Therapeutisch* bereitet die zunehmende Resistenz gegen die bekannten Malariaheilmittel erhebliche Probleme. Ein Impfstoff steht noch nicht zur Verfügung. *Prophylaxe* ist notwendig und geschieht im allgemeinen mit Chloroquin (Resochin), das aber in bestimmten Gegenden mit Fansidar kombiniert werden muß (Auskünfte beim Gesundheitsamt); sie beginnt eine Woche vor Reiseantritt und sollte noch etwa 4 Wochen nach Verlassen des infektionsgefährdeten Gebietes weitergeführt werden. Häuser und Wohnräume werden durch Moskitogitter und Klimaanlagen geschützt, sonst ist das sorgfältig angebrachte Moskitonetz unentbehrlich.

■ Die **Pest** ist primär eine Nagetierseuche. Früher – bei überall schlechten hygienischen Verhältnissen – war sie pandemisch, heute kommt sie nur noch herdförmig in einigen Erdteilen vor (Südostasien, Zentral- und Südafrika, Südamerika). Der *Erreger* (Yersinia pestis, ein gramnegatives, anaerobes Stäbchen) lebt in Nagetierflöhen, vor allem auf Ratten. Ausbrüche einer Seuche kündigen sich zunächst durch Nagersterben an, die Erreger-Träger springen dann auf den Menschen über. 2–10 Tage nach dem Stich des infizierten Nagetierflohs kommt es entweder zur nekrotisierenden Entzündung des regionalen Lymphknotens (*Bubonenpest*, Letalität 25–50%) oder zur septischen hochfieberhaften Verlaufsform (Bakteriämie) mit Pestpneumonie (*Lungenpest*, Letalität fast 100%). Die letztere Form spielt bei Epidemien die große Rolle für eine Tröpfcheninfektion von Mensch zu Mensch. Rechtzeitige *Therapie* mit Antibiotika (Tetrazykline u. a.) kann heilen und in Verbindung mit Hygienemaßnahmen (Rattenbekämpfung, Isolation der Kranken) Epidemien schnell eingrenzen.

■ **Cholera** ist endemisch, zeitweise epidemisch in Süd- und Südostasien. Durch Flugzeug oder Schiff wird sie immer wieder in andere Kontinente verschleppt. Durch *Vibrionen* ausgelöst kommt es nach kurzer *Inkubation* (Stunden bis Tage) plötzlich zu profusen wäßrigen („reiswasserartigen") Stühlen und zu Erbrechen, rasch gefolgt von *Exsikkose, Azidose und hypovolämischem Schock.* So ist der Tod innerhalb weniger Stunden möglich (50%), daneben gibt es milde Verlaufsformen. *Übertragung* durch kontaminiertes Trinkwasser, Erbrochenes, Stuhl der erkrankten oder der asymptomatischen Ausscheider. Bei Erhitzen der Nahrung oder des Wassers über 60 °C werden die Erreger abgetötet.

■ *Therapie:* Entscheidend ist die schnelle Rehydrierung unter Elektrolytsubstitution, Erhaltung des Rehydriererfolges und antibiotische Behandlung mit Tetrazyklinen. Eine gewisse *Prophylaxe* durch Impfung mit abgetöteten Keimen ist möglich.

■ **Amöbenruhr,** in Subtropen und Tropen endemisch, ist eine durch den Einzeller *Entamoeba histolytica* hervorgerufene

Dickdarmerkrankung. Meist sind rohes Gemüse, Obst und Salate die Quelle (Kopfdüngung oder Waschen mit infiziertem Wasser). *Symptome:* wechselnde Stuhlverhältnisse, Entleerung von schleimig-glasigem, mit etwas Blut durchsetztem Schleim („himbeergeleeartig"), schwere Tenesmen; als Komplikationen Darmperforation und Peritonitis, Leberabszesse, Abmagerung. Der *Keimnachweis* kann nur am frisch abgesetzten, körperwarmen Stuhlschleim unter dem Mikroskop gelingen, nach einiger Erkrankungszeit auch durch serologische Methoden.

■ *Therapie* durch Nitroimidazole (z.B. Clont). *Prophylaxe:* keine rohen Gemüse essen, kein Eis, Wasser nur abgekocht.

■ **AIDS,** die zelluläre Immuninsuffizienz-Krankheit, hat aus tropenmedizinischer Sicht z.B. für Afrika (dort viel häufiger als in anderen Kontinenten) ein abweichendes Gesicht. Erkrankt sind beide Geschlechter gleich häufig, die epidemiologischen Beziehungen zu Randgruppen wie Homosexuelle und Drogensüchtige bestehen so offensichtlich nicht. Opportunistische Infektionen führen vor allem zu schweren chronischen Durchfällen.

20 Krankheiten von Mundhöhle, Rachen, Nase und Ohren

20.1   Stomatitis

▪ Die Entzündung des Zahnfleisches, der Mundschleimhaut und der Lippen ist eine häufige, pflegerisch problematische Krankheit, meist eine *Virusinfektion*. Mitunter spielt dabei eine *Abwehrschwäche* (Antikörpermangel, Leukozytenmangel) eine fördernde ungünstige Rolle. Im Einzelfall ist der Schweregrad sehr verschieden. Bei schweren Fällen ist die ganze Schleimhaut aufgelockert, gerötet und geschwollen (Ödem). Die Lippen werden rüsselartig vorgeschoben. Schwellung und Schmerzhaftigkeit behindern Sprechen, Kauen und auch Schlucken. Es besteht vermehrter Speichelfluß und Fötor (unangenehmer Geruch) aus dem Mund.

▪ Finden sich noch zusätzlich runde, etwa linsengroße, gelblichweißliche Oberflächenveränderungen mit einem intensiven roten Hof (Aphthen), spricht man von **Stomatitis aphthosa**. Bilden sich Nekrosen und Geschwüre, aus denen es auch bluten kann, liegt eine **Stomatitis ulcerosa (Mundfäule) vor**. Nicht selten sind auch weißliche Pilzrasen (**Soor**) auf der Schleimhaut nachweisbar.

▪ In der *medikamentösen Behandlung* haben Antibiotika und Gammaglobulin eine besondere Bedeutung, wenn die physiologische Abwehr des Körpers beeinträchtigt ist. In allen Fällen kann aber eine sorgfältige *Pflege* den Kindern vieles erleichtern. Die Nahrung ist flüssig, breiig, konzentriert. Eine halbe Stunde vor dem Essen kann man ein Schmerzzäpfchen geben oder die Schleimhaut an Anästhesinpuder bestäuben. Spülungen mit Kamillentee oder Pfefferminztee, Salbenpflege der gespannten, vielleicht eingerissenen Lippen (*Rhagaden*). Bei Fieber Wadenwickel oder Fieberzäpfchen. Je nach Erreger ist Isolierung, immer aber sorgfäl-

tige Händedesinfektion und Kittelpflege vorzusehen. Übertragung von Herpesviren könnte vor allem Ekzemkindern gefährlich werden (*Eczema herpeticatum*).

20.2   Spaltbildungen

▪ Bei den nicht seltenen vererbten **Lippenspalten** („Hasenscharte"), **Lippen-Kiefer-Gaumen-Spalten** („Wolfsrachen", eine merkwürdige Bezeichnung) und **isolierten Gaumenspalten** liegt eine Hemmungsfehlbildung in der Gesichtsentwicklung vor. Schwierigkeiten bei der Fütterung des jungen Säuglings sind von der Ausdehnung abhängig. Die meisten Kinder eignen sich bald eine eigene, erstaunlich gute Technik des Trinkens aus der Brust oder der Flasche an, so daß man nicht immer mit dem Löffel füttern muß.

Die Kinder müssen von Anfang an in guter Zusammenarbeit des Haus- und Kinderarztes, des Kieferchirurgen, Kieferorthopäden, später auch des Sprecherziehers betreut werden. Zuerst brauchen die betroffenen Eltern ein echtes Mitgefühl für die Fehlbildung, die das äußere Erscheinungsbild des Kindes so auffallend verunstaltet (s. Abschnitt 3.4). Später bedürfen dann die Kinder einer verständnisvollen Führung, eventuell ist auch nach gelungener Operation die Narbe noch kosmetisch zu korrigieren. Frühzeitig ist Sprechtherapie (Logopädie) einzuleiten. Operationszeitpunkt Abschnitt 32.8.

20.3   Zähne, Lutschen

▪ Zahnentwicklung s. Abschnitt 6.3.
▪ Der **Milchzahndurchtritt** („Durchbruch" ist ein zu hartes Wort) verläuft in der Regel ohne jede Schwierigkeit und Belästigung des Kindes, doch gibt es immer wieder Kinder, deren Wohlbefinden offenbar dadurch deutlich beeinträchtigt ist (**Dentitio difficilis**). Öfter kann man am Epithel über dem durchtretenden Zahn einen roten Hof, gelegentlich auch eine bläulich durchschimmernde Blase sehen. Empfindliche Kinder zeigen zu dieser Zeit von diesem Störfeld aus Unruhe, verstärkten Speichelfluß oder febrile Temperaturen. Weitergehende Störungen, hohes Fieber, Krämpfe, Lungenentzündung, Durchfälle („Zahnkrämpfe", „Zahnen durch die Brust", „Zahnen durch den Po") lassen sich aber nicht mit einer erschwerten Zahnung erklären,

wie manche Mütter und Großmütter immer noch annehmen. Hierfür liegen andere, vielleicht nicht erkannte Ursachen vor (Pyurie? Virusinfekte? Otitis?). Beißringe und Brotrinde können zum Zahndurchtritt erleichtern helfen.

■ Der Durchtritt der **Weisheitszähne** ist häufig sehr erschwert, durch Schmerzen, Entzündungen in Schleimhauttaschen und Kieferklemme belastet, sodaß dann operative Exstirpation notwendig ist.

■ **Zahnentwicklungsstörungen** betreffen den einzelnen Zahn (Fehlstellung, Trauma, Infektion, Karies) oder systematisch die Gesamtentwicklung (Farbänderungen bei einigen Stoffwechselkrankheiten, tonnenförmige Hutchinson-Zähne bei Lues connata [Abb. 95], grünlichgraue Verfärbung nach Erythroblastose, gelbliche Streifen nach Tetracyclin-Therapie in den ersten Lebensjahren, opake Flecken nach Fluorüberdosierung).

■ **Stellungs- und Gebißanomalien** sind konstitutionell angeboren, seltener erworben (z. B. durch Lutschen [Abb. 96]). Diastema-Stellung (Lücken zwischen den Zähnen) ist für das Milchgebiß physiologisch.

■ **Infekte** des zahnhaltenden Apparates dringen meist über eine Karies ein. Es kann zum Abszeß, zur Kieferosteomyelitis und Mundbodenphlegmone kommen.

Auch die Pflegenden sollen auf die Bedeutung einer regelmäßigen und gründlichen, vor allem abendlichen **Zahnpflege** hinweisen. Eine obstreiche, kräftige Kost fördert die Kaufunktion der Kiefer, festigt das Zahnfleisch und stärkt den Halteapparat der Zähne. Karies der Zähne, auch der Milchzähne muß regelmäßig vom Zahnarzt nachgesehen und behandelt werden. Aktuell ist heute die Fluorprophylaxe der Zahnschäden, die am leichtesten durch tägliche Einnahme einer Fluor-Tablette erfolgt (schon beim Säugling; siehe S. 164). Gründliche Zahnpflege bleibt aber auch bei dieser Maßnahme der beste Kariesschutz. Kariesfördernd ist die z. Z. verbreitete Unsitte, Kleinkindern ständig eine Teeflasche mit oder ohne Zuckerzusatz zur freien Trinkverfügung zu geben *(„Nuggelflasche")*.

■ Anomalien der Zähne und Kiefer, die durch **Lutschen** hervorgerufen werden, sind häufig. Daher muß sich auch der Pflegende eine eigene Stellungnahme zum Schnullerproblem aneignen. Es ist ein ästhetisches und ein medizinisches Problem. Fast alle Säuglinge lutschen irgendwann an Schnuller, Daumen, Spielzeug oder Bettzipfel. Auch das gewohnheitsmäßige Zungen- und Lippenbeißen ist hier zu nennen.

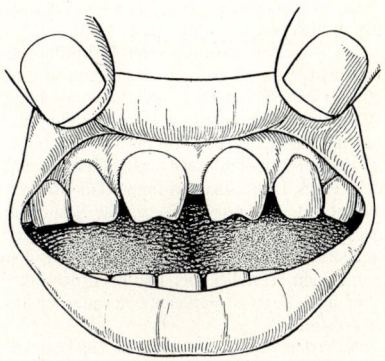

Abb. **95** Hutchinson-Zähne bei Lues connata (Spätstadium). Frontalbild: Tonnenform der Schneidezähne und halbmondförmige Aussparung am unteren Rand.

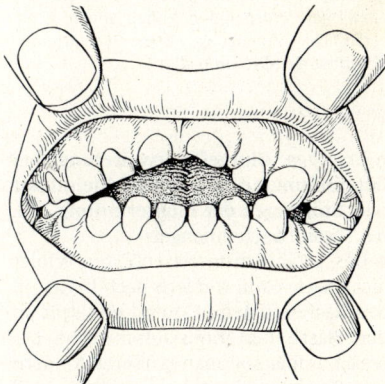

Abb. **96** Frontal-offener Biß bei einem Daumenlutscher. 2 Jahre alt.

Dies alles hat einen gewissen Beruhigungseffekt und ist gar nicht pauschal zu beurteilen ohne nähere Kenntnis der psychologischen Situation. Im 3. Lebensjahr geben fast alle Kinder das Lutschen wieder auf. Die medizinischen Bedenken gegen dieses Ausmaß des Lutschens sind in den letzten Jahren geringer geworden, da sich die

226

Kieferveränderungen fast immer von selbst wieder ausgleichen.

■ Die Frage, ob **Daumen oder Schnuller,** ist vielleicht mehr zugunsten des Schnullers zu entscheiden, falls man die durchaus unschöne Wirkung außer acht läßt, die ein Schnuller mitten im Gesicht des Säuglings macht. Ein Schnuller ist eher sauberzuhalten als ein Daumen und eher eines Tages abzugewöhnen. Ein Daumen als Lutschkörper pflegt dagegen die Nachtruhe der Familie weniger zu stören, da ihn die Kinder wieder leichter in den Mund bekommen als den entfallenen Schnuller. Der Daumendruck führt aber in der Regel zu stärkerer Deformierung des Oberkiefers.

Nach dem 2. Jahr sollte man das Lutschen abgewöhnen, in aller Geduld und Vorsicht. Der richtige Zeitpunkt ist sicher dann nicht getroffen, wenn einem ins Krankenhaus aufgenommenen Kind – krank, getrennt von der Mutter, in fremder Umgebung! – der Schnuller von Anfang an weggenommen wird. Die wichtigste Hilfe liegt in einer richtigen psychotherapeutischen Haltung: den Kindern ein Leben in einem harmonischen, entspannten Milieu geben, echte verläßliche Zuneigung, keine verzärtelnde Überfürsorge (Overprotection).

20.4 Nasenbluten

■ *Ursachen:* **Blutgefäßerweiterung** und **Entzündung an der Nasenschleimhaut** oder **Störungen der Blutgerinnung,** z. B. bei Thrombozytenmangel.

■ Das gefährlichste Nasenbluten erfolgt nicht nach vorn, sondern nach hinten in den Rachen hinein. Es wird erst spät an der Blässe und Kreislaufschwäche bemerkt. Daher soll man größeren Kindern mit Blutungsneigung abverlangen, daß sie sich melden, wenn Blut nach hinten herunterläuft. Manche Kinder machen auch durch die Angabe, sie müßten oft schlucken, auf hinten herunterlaufendes Blut aufmerksam. Durch in Abständen wiederholtes vorsichtiges Aufsetzenlassen oder bei Lagern in sog. stabiler Seitenlage (s. Abb. 268, S. 517) kann man selbst kontrollieren, da in dieser Körperhaltung das Blut bei den Nasenlöchern herausgeleitet wird.

■ *Pflege:* Wichtig ist in allen Fällen Pulskontrolle, Blutdruckmessung und Beobachtung der Hautdurchblutung. Ferner: Beruhigung des Kindes; hinlegenlassen mit Kissenunterlage unter den Kopf; eiskalte Auflagen auf die Nase und den Nakken; Tamponeinlage mit blutungsstillenden Substanzen (Thrombin), Andrücken der Nasenflügel. Eventuell ist Blutstillung durch den HNO-Arzt und Bluttransfusion nötig.

20.5 Schnupfen, Rhinitis

■ Mehrfach wurde auf die besondere Bedeutung des Schnupfens für den Säugling aufmerksam gemacht und die schnelle Hilfe durch abschwellende Nasentropfen hervorgehoben. Aber auch für jedes andere Lebensalter des Kindes ist der Schnupfen eine lästige Behinderung der Nasenatmung, wodurch Appetit, Schlaf und Verhalten erheblich gestört sein können.

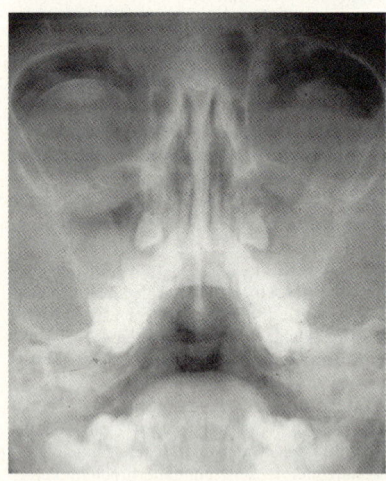

Abb. **97** Nebenhöhlenentzündung, Sinusitis maxillaris. Hyperplastische Schleimhaut in den Kieferhöhlen. Nebenbefund: Kunststoffauge in der rechten Orbita.

Häufig sind die Nasennebenhöhlen miterkrankt (**Sinusitis,** Abb. 97). Man gibt mehrmals täglich 0,9%ige Kochsalzlösung (reinigend) oder 1–2 Tropfen Otriven (abschwellend).

20.6   Angina

■ Unter Angina versteht man eine Erkrankung der lymphatischen Organe am Eingang zum Rachen. Als lymphatischen Rachenring faßt man die Rachenmandel, die zwei Gaumenmandeln und die gleichartigen Zellnester am Zungengrund zusammen.

■ Bei Angina entsteht Rötung und Schwellung dieser Bezirke. Der anatomischen Lage entsprechend führt sie zur Schluckbehinderung, zu Schluckschmerzen und zu „kloßiger" Sprache. Die beim Schlucken gegebenen Schmerzen pflegen bei größeren Kindern stärker als bei kleineren zu sein und oft heftig und stechend bis ins Ohr auszustrahlen. Regelmäßig sind auch die Lymphknoten im Kieferwinkel deutlich vergrößert und schmerzhaft tastbar. Verschiedene *Erreger* kommen in Frage: verschiedene Viren, vor allem Streptokokken und Staphylokokken, auch Diphtheriebakterien und Spirillen (Plaut-Vincent-Angina). Angina bei **Scharlach** s. Abschnitt 19.4, bei **Diphtherie** s. Abschnitt 19.23, bei der **Mononukleose** s. Abschnitt 19.18. *Übersicht der Befunde in Mundhöhle und Rachen* Abb. 98.

Nur die Gaumenmandeln sind den Augen direkt zugänglich. Bei Angina kommen neben Rötung und Schwellung Beläge und andere zusätzliche Veränderungen vor, weshalb man *folgende Anginaformen* unterscheidet:

■ **Katarrhalische Angina.** Hier besteht, wie schon beschrieben, Rötung und Schwellung der Tonsillen.

■ **Stippchen-Angina, Angina follicularis.** Beide Mandeln weisen über die obigen Zeichen hinaus feinste, eben sichtbare,

gelbweißliche Pünktchen auf. Es handelt sich dabei nicht um Beläge.

■ **Lakunäre Angina** (Abb. 98 f). In den Vertiefungen des Mandelgewebes sitzen schmutzig-graue Pfröpfe, die sich oft als ausdrückbar erweisen.

■ **Angina mit Belägen, pseudomembranöse Angina.** Auf den Tonsillen, aber auch über deren Grenze hinaus, findet man festhaftende Beläge, die Verdacht auf Diphtherie hervorrufen müssen (Abb. 98 g).

■ **Eitrige Angina.** Gelblicher Eiter ist ausdrückbar.

■ *Behandlung und Pflege:* Antibiotika, vor allem Penizillin; Fiebersenkung. Kühle Halswickel werden als sehr angenehm empfunden. Mundspülungen und Gurgeln mit Kamillen- und Pfefferminztee. Die Aufnahme der flüssigbreiigen, konzentrierten Nahrung wird bei schweren Schluckschmerzen am besten durch ein schmerzdämpfendes Zäpfchen, $1/2$ Stunde vorher gegeben, oder Lutschtabletten vorbereitet.

■ Beim **Paratonsillarabszeß** hat sich neben oder hinter einer Mandel ein Eiterherd entwickelt, der in der Regel durch Inzision entleert werden muß (Abb. 98 h). Es bestehen sehr starke Schluckschmerzen, eine erhebliche Behinderung des Speiseweges und Kieferklemme. Behandlung und Pflege wie oben.

20.7   Hyperplasie der Rachen- und Gaumenmandeln

■ Bei vielen Kindern, vor allem im Alter von 2–5 Jahren, besteht eine chronische Vergrößerung des Mandelgewebes (**adenoide Vegetationen, Tonsillenhyperplasie,** Abb. 98 e). Meist sind neben der Rachenmandel auch die zwei Gaumenmandeln betroffen. Oft neigen diese Kinder zu Angina, Schnupfen, Sinusitis und Mittelohrentzündung. Es sind schlechte Esser, Kinder, die mit offenem Mund schlafen und in der Schule durch

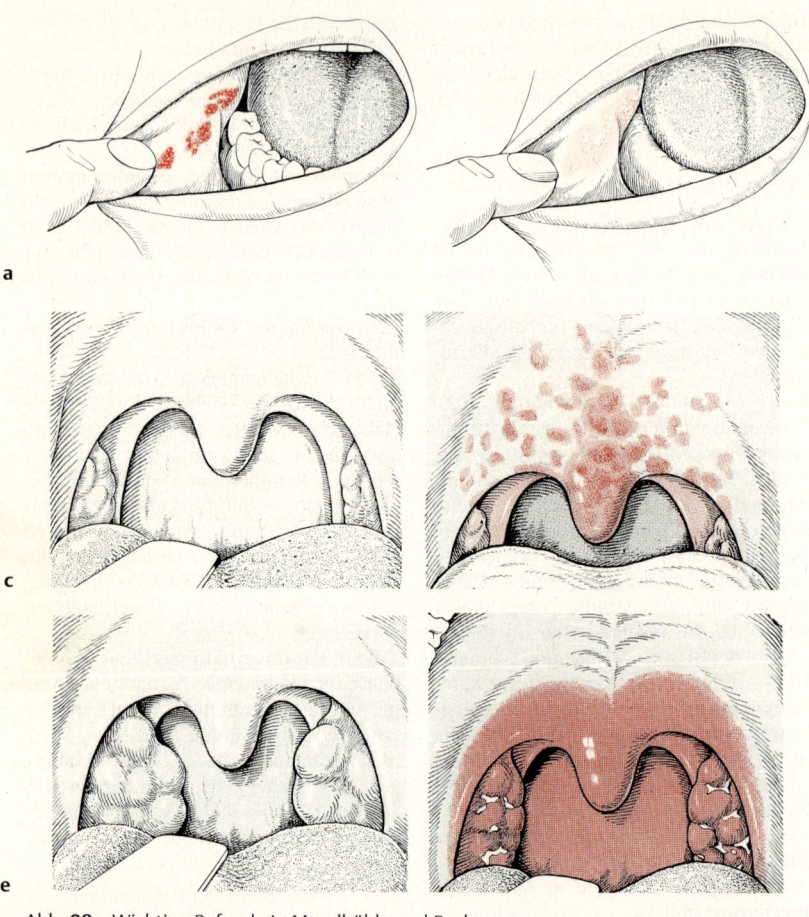

Abb. **98** Wichtige Befunde in Mundhöhle und Rachen.
a Koplik-Flecken bei Masern
b Soor
c normaler Rachenbefund
d meist bei Virusinfekten: kleinfleckiges Exanthem am weichen Gaumen
e Tonsillenhyperplasie
f Angina lacunaris
g Angina bei Diphtherie
h Paratonsillarabszeß
i Angina bei Scharlach
k Herpangina (Erreger: Herpes-Viren)

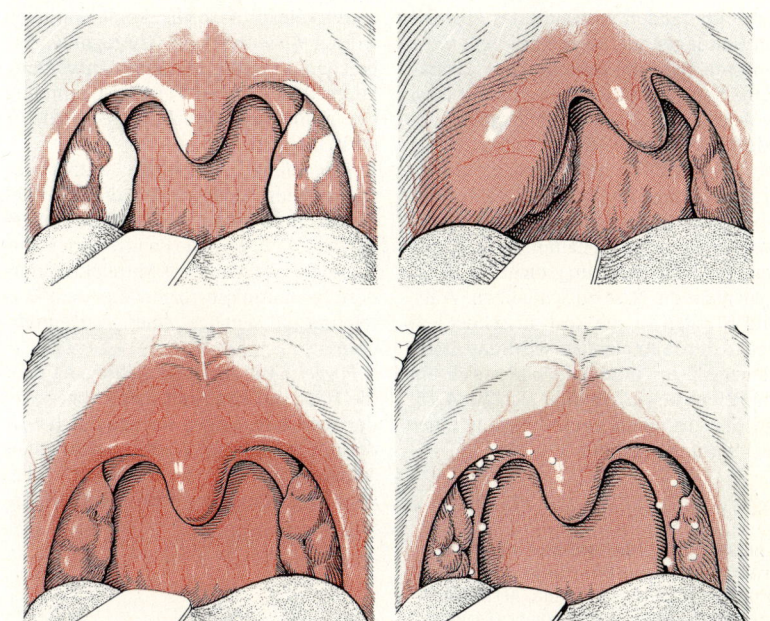

g

h

i

k

Konzentrationsschwäche auffallen. Charakteristisch ist der Gesichtsausdruck bei großer Rachenmandel: ein langes Gesicht mit offenem Mund und schmaler Nase, das einen langweiligen, fast debilen Eindruck macht. Die manchmal gegebene Schwerhörigkeit muß diesen Eindruck geistigen Entwicklungsrückstandes noch verstärken. Die Gaumenmandeln können so stark vergrößert sein, daß sie in der Mitte zusammenstoßen und das Schlukken stark behindern. Eine Verstärkung aller dieser Symptome ergibt sich bei der nicht seltenen Angina mit Fieber.

■ *Behandlung:* Geringere Ausmaße der Tonsillenhyperplasie gehen mit dem Eintritt in das Schulalter vollständig zurück. Schwere Zustände von Hypertrophie müssen jedoch durch chirurgische Entfernung der Rachenmandel *(Adenotomie)* und der Gaumenmandeln *(Tonsillekto-*

mie) kuriert werden. Die Tonsillektomie wird auch dann vorgenommen, wenn die Mandeln als chronisch entzündete Herde („Foci") angesehen werden müssen; so bei Kindern mit rheumatischem Fieber, Endokarditis, Nephritis. Da die Erfahrung lehrt, daß bei Poliomyelitisepidemien frisch tonsillektomierte Kinder schwerer erkranken, mied man früher bei aufschiebbaren Tonsillektomien die Sommermonate. Adenotomien werden häufig ambulant durchgeführt, oder das Kind wird nur für einen Tag ins Krankenhaus aufgenommen. Für Tonsillektomien bleiben die Kinder etwa 5 Tage im Krankenhaus. Der Pflegende vermag durch seine Zuneigung dem Kind einen Teil der Belastung zu ersparen („Operationstrauma"). Nach der Narkose und Operation wird das Kind in stabile Seitenlage gelagert, wodurch Aspiration oder Verschlucken des

Blutes vermieden wird und das Ausmaß von Blutungen am besten beurteilt werden kann. Das Kind bekommt eine Eiskrawatte. Sobald es voll ansprechbar ist bzw. die Anästhesie abgeklungen ist (Schluckreflex!), können kalter, gezuckerter Tee oder Fruchtsaft (ausprobieren, da mitunter schmerzauslösend!) und Speiseeis gegeben werden. Die Kinder werden aufgefordert, sich ruhig zu halten, nicht zu husten, bei Rachenreizung nicht zu räuspern, nicht die Nase zu schnauben. Während 5 Tagen ist die Kost ausschließlich breiig; durch Analgetika wird das Essen erleichtert. Im Wundbett bildet sich ein graugelber Belag. Wenn er sich am 4.–6. Tag löst, ist noch einmal Gefahr einer Nachblutung gegeben.

20.8 Ohrentzündungen

■ **Entzündungen des Außenohres (Otitis externa)** können durch Fremdkörper, durch Eiterabsonderung aus dem Mittelohr (bei Mittelohrentzündung) oder durch Ekzem des Gehörganges hervorgerufen sein.

■ **Mittelohrentzündung (Otitis media)** ist die häufigste Ohrkrankheit, meist durch Streptokokken und Staphylokokken im Anschluß an Virusinfekte hervorgerufen und durch eine Rachenmandelhyperplasie gefördert. Manche Kinder zeigen eine heftige Reaktion: Unruhe, Fieber, Nahrungsverweigerung, Schmerzgeschrei. Säuglinge werfen den Kopf hin und her, ältere Kinder greifen ins Ohr, das sich auch bei der Untersuchung als sehr schmerzempfindlich erweist. Bei anderen Kindern wird lediglich durch den Abfluß von gelblicher, trüber, stinkender Flüssigkeit aus dem Gehörgang darauf aufmerksam gemacht (Trommelfellperforation). Die Schwerhörigkeit wird oft nicht bemerkt.

Aus einer Mittelohrentzündung können sich *Innenohrentzündung, Meningitis, Hirnabszeß* und eine Erkrankung der umliegenden Knochenräume (*Mastoiditis*)

entwickeln. Auf solche Komplikationen weisen Augenwackeln (Nystagmus), Erbrechen, Krämpfe und eine Vorwölbung hinter dem Ohr hin. Ferner ist Lähmung des mimischen Gesichtsnervs (Fazialisnerv) möglich.

■ *Behandlung:* Antibiotika; durch abschwellende Nasentropfen, die beim liegenden Kind bis auf die Rachenwand gelangen sollen, wird die Belüftung der Ohrtrompete und damit des Mittelohrs gefördert. Bei chronisch-rezidivierendem Mittelohrerguß *Einlage eines Paukenröhrchens.*

■ *Pflege:* Eiter aus dem Gehörgang reizt die Haut. Sie kann mit Salbe abgedeckt, der Eiter aufgefangen werden durch wiederholt vorgelegte Watte (Gefahr einer Schmierinfektion). Eventuell Rotlichtbestrahlung. Händedesinfektion, Kittelpflege.

20.9 Taubheit, Schwerhörigkeit

■ Taubheit und Schwerhörigkeit kommen *angeboren* und *erworben* vor. Sie können Folge einer *schweren Mittelohr-, Innenohrerkrankung* oder einer *Hirnerkrankung* sein. Schon beim Säugling ist jedem Zweifel an seiner Hörfähigkeit nachzugehen und ohrenärztliche Abklärung erforderlich. Solche Kinder fallen auf, wenn eine Schreckreaktion auf Geräusche ausbleibt, oder sich ihr Auge nicht auf eintretende oder sprechende Personen richtet.

■ *Tests:* orientierend Tab. 16, absichernd und beweisend elektronische Audiometrie.

■ Schwerhörigkeit kann auch die Ursache einer **geistigen Entwicklungsrückständigkeit** sein.

■ Ist Taubheit schon vor dem üblichen Zeitpunkt des Sprechbeginns gegeben, bleibt das Sprechen aus **(Taubstummheit)**. Tritt die Taubheit später auf, bleibt die Sprache erhalten; sie läßt aber scharfe Artikulation und übliche Modulation vermissen.

Tabelle **16**   **Orientierende Hörtestung bei Säuglingen und Kleinstkindern**
Die Prüfinstrumente dürfen von den Kindern nicht gesehen werden, keine Erschütterung im Raum hervorrufen oder einen Schatten werfen.

Alter des Kindes	**Test**	**Reaktion**
Neugeborene und erste Lebensmonate	Kinderrassel in Ohrnähe Schütteln eines Schlüsselbundes	Zusammenzucken Veränderung der Atmung (Anhalten, verspätete Inspiration) bei geöffneten Augen kurzer, deutlicher Lidschluß
6 bis 9 Monate	Anruf leise Geräusche (leises Schütteln der Kinderrassel, Öffnen eines Papierballes in Ohrnähe)	Umsehen nach der Schallquelle
10 bis 15 Monate	leises Rufen des Namens aus etwa 2 m Abstand leises rhythmisches Vorsprechen von Lauten wie „S-S-S", „P-P-P", „K-K-K-K" aus 1 m Abstand	Umsehen nach der Schallquelle Beruhigung des Kindes bei vorheriger Unruhe Ausdruck einer schallbezogenen inneren Bewegung (Lachen, Nachsprechen u. a.)
ältere Kleinstkinder	Fragen in leiser Umgangssprache	sinnvolle Antwort in Sprache, Gestik und Handlung

■ Die *Behandlung* zielt darauf ab, Hörreste durch elektroakustische Geräte und durch Hörtraining zu verstärken (Phoniatrie, Logopädie). Bei schwersten Schädigungen lernen die Kinder schon ab dem 3. Lebensjahr in einer systematischen Sprechausbildung die Worte von den Lippen eines Sprechenden abzulesen und mit dem eigenen Mund Gleiches zu artikulieren. Schon Zweijährige können ein Hörgerät bekommen. Bei Innenohrtaubheit kann in manchen Fällen durch ein *Cochlea-Implantat* wesentliches Hörvermögen wiedergegeben werden.

Groß sind die *psychologischen und pädagogischen Probleme.* Ein Schwerhöriger oder Tauber ist meist sehr empfindlich und schüchtern. Er sondert sich gern ab und neigt aus dieser Unsicherheit zu Wut- und Trotzreaktionen. Die beste Möglichkeit einer Schulerziehung ist in den Gehörlosen-Sonderschulen gegeben.

■ Gelegentlich kann ein *Ohrschmalzpfropf (Cerumen)* Ursache von Schwerhörigkeit und auch von leichten Schmerzen sein (Spülbehandlung s. Abschnitt 73.8).

■ **Sprechstörungen** s. S. 384.

21 Krankheiten der Atmungsorgane

21.1 Konnataler Stridor

■ Konnataler (kongenitaler) Stridor beruht auf einer *angeborenen Weichheit des Kehlkopfgerüstes.* Ständig, vor allem aber bei intensiveren Atmungsbemühungen (bei Infekt oder Anstrengung), ist ein **inspiratorisches Nebengeräusch (Stridor)** zu hören, wobei die Einatmung wiederholt wie abgehackt aufhört ("wie Gackern eines Huhns"). Trotz aller Behinderung bis zur Dyspnoe und Zyanose ist die Erstickungsgefahr selten gegeben. Der Stridor geht im 2. Lebensjahr zurück. In der Regel ist keine besondere Behandlung nötig. Durch Lagerung (Kopf leicht nach hinten gebeugt, wodurch der Hals gestreckt wird) kann die Atmung oft verbessert werden.

21.2 Laryngitis

■ Kehlkopfentzündung, akute Laryngitis, wird fast immer durch *Viren* ausgelöst und meist zusammen mit Luftröhrenentzündung und Bronchitis beobachtet. Auch *reizende Gase* können durch Ödem das Bild hervorrufen. Es entstehen Fieber, inspiratorischer Stridor, Heiserkeit und bellender Husten. Behandlung s. unter Krupp-Syndrom.

21.3 Krupp-Syndrom, subglottische Laryngitis, Laryngotracheobronchitis

■ Der diphtherische Krupp*, "der Würgeengel der Kinder", spielt heute fast keine Rolle mehr; trotzdem darf die Möglichkeit einer Diphtherie nie vergessen wer-

den. Immer häufiger tritt aber der Krupp aus anderen Ursachen auf, den man damals dem "echten", dem diphtherischen Krupp gegenüberstellte. So sprach man dann vom Pseudo-Krupp. Meist ist es ein *Virusinfekt* **(Grippe-Krupp).** Bevorzugt sind Kleinkinder.

■ Die **Krankheitszeichen**
- plötzlicher, vor allem nächtlicher Beginn,
- schwerer inspiratorischer Stridor, bellender Husten,
- angestrengte Atmung mit Einziehungen; die Kinder wollen aufsitzen,
- ängstlicher Gesichtsausdruck

gehen insbesondere auf die erhebliche Schleimhautschwellung speziell unterhalb der Stimmbänder zurück ("subglottische Laryngitis"). Diese kann isoliert oder im größeren Rahmen einer entzündlichen Luftwegserkrankung (Laryngo-Tracheo-Bronchitis) bestehen.

■ *Behandlung und Pflege:* Die Kinder kommen häufig in schwerster Atemnot und Zyanose, fast sterbend zur Aufnahme. Die Eltern sind bei dem schnellen, überraschenden Verlauf in heller Aufregung. Das wichtigste ist ruhiges, schnelles und sicheres Handeln:
- beruhigend einwirken auf Kind und Eltern durch die eigene überlegene Haltung,
- Sauerstoff, Öffnen der Kleider, Frischluft,
- Luminal, Kortikoide, Hustensedativa,
- im Notfall Intubation oder Tracheotomie,
- oft erweist sich die Aerosolbehandlung (Ultraschallvernebler) als günstig (s. Abschnitt 76.3) und/oder Inhalation von Medikamenten (Micronephrin, Adrenalin).

Das Bild plötzlich einsetzender schwerster Atemnot kann auch durch **Fremdkörper in den Luftwegen** hervorgerufen sein.

---

* *Krupp* oder *Croup:* Das Wort kommt aus dem Schottischen und bedeutet "Einschnürung", Enge im Luftweg.

21.4 Akute eitrige Epiglottitis, supraglottische Laryngitis

■ Sowohl von Laryngitis wie auch vom Krupp-Syndrom ist ein anderes schweres Krankheitsbild abzugrenzen, eine bakterielle Infektion (vor allem durch *Haemophilus influencae Typ B*). Es hat in erster Linie Ähnlichkeit mit dem Krupp-Bild.

■ Bei der akuten eitrigen Epiglottitis ist der obere Kehlkopfbereich (Kehlkopfwand, Kehldeckel und Zungengrund; *„supraglottische Laryngitis"*) hochrot gefärbt und erheblich geschwollen, so daß die Kinder in größte Luftnot geraten.

■ *Der typische Ablauf:* plötzlicher Beginn mit hohem Fieber, über Stunden fortschreitende Schluckbeschwerden, deshalb Speichelfluß nach außen, Versagen der Stimme (Aphonie) und inspiratorischer Stridor, zunehmende Hinfälligkeit des Kindes. Da die Luft durch den Speichelsee im Rachen hindurchgezogen wird, kommen schnorchelnde Geräusche zustande. Der bellende Husten, der das Krupp-Bild (*„subglottische Laryngitis"*) charakterisiert, fehlt hier. Auch die eindrucksvollen Schluckschmerzen müssen vom typischen Krupp-Syndrom weglenken!

■ *Therapie:* Schnelles Handeln, stationäre Einweisung, Antibiotika. Die Beruhigung dieser oft sehr aufgeregten, in schweren Fällen lebensbedrohten Kinder muß auch aus der souveränen und mitfühlenden Haltung der Schwestern kommen. Tracheotomie ist nötig, falls die Intubation wegen der Enge des Kehlkopfeingangs nicht gelingt.

21.5 Bronchitis

■ *Akute Bronchitis* ist eine häufige Erkältungskrankheit der Kinder. Der *Husten* ist anfangs trocken, später lockerer. Das Sputum wird jedoch nicht ausgehustet, sondern verschluckt. Eine immer wiederkehrende Bronchitis oder **chronische Bronchitis** ist mitunter durch eine **Nebenhöhlenentzündung** (Sinusitis; Röntgenbild!) oder die **Mukoviszidose** hervorgerufen. Gefahren sind Bronchopneumonie, bei längerer Dauer Dystrophie, Leistungsschwäche und Bronchiektasiebildung. *Laryngotracheobronchitis* Abschnitt 21.3. *Obstruktive Bronchitis* Abschnitt 21.6.

■ *Behandlung:* Hustensaft, Inhalationen (Technik s. Abschnitt 76,3), eventuell Antibiotika, Fiebersenkung, Frischluft. Bei Kindern jenseits des Säuglingsalters kann man mit Einreiben von Salben, wie Transpulmin-Balsam, einiges erreichen. Vorsicht bei empfindlicher Haut!

■ Bei der **Bronchiolitis (Kapillarbronchitis)** sind die Luftwege bis in die letzten Verzweigungen der Bronchien befallen. Der Gasaustausch wird durch ein eiweißreiches Exsudat in den Bronchien behindert. Daraus erklären sich intensive Atemnot mit Einziehungen, Zyanose und Nasenflügelatmung. Nicht wenige Kinder sterben.

21.6 Obstruktive Bronchitis, Asthma bronchiale

■ Obstruktive (asthmatoide) Bronchitis, auch spastische Bronchitis genannt, und Asthma bronchiale können wegen des fast identischen klinischen Bildes zusammen besprochen werden. Sie unterscheiden sich durch die Kausalität der Auslösung, Asthmaanfälle rezidivieren chronisch. Die Kinder zeigen (Abb. 99)

– schwere, vor allem exspiratorische Behinderung der Atmung; die Ausatmungsphase ist verlängert, der Bauch wird dabei eingezogen („schiebende Atmung"),

– Lippenzyanose, kalten Schweiß,

– gespanntes Gesicht, in schweren Graden der ängstliche Gesichtsausdruck der Atemnot,

– am liebsten sitzende Haltung mit Aufstützen der Arme und leichtem Rundrücken,

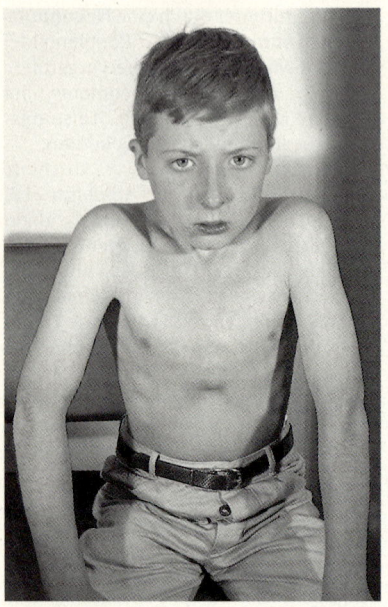

Abb. **99** Asthma bronchiale, typische Haltung in schwerer Atemnot. Der Junge ist ganz auf seine Atmung konzentriert.

– im Röntgenbild akutes Lungenemphysem (= verstärkte Luftfüllung).

Verbleiben die Kinder stunden- bis tagelang im Zustand schwerster Dyspnoe, spricht man vom *Status asthmaticus,* ein sehr quälender, lebensbedrohender Zustand.

■ Eine **obstruktive, spastische Bronchitis** wird meist durch Viren ausgelöst. Sie geht mit Schnupfen, Fieber und Rachenrötung einher und betrifft vor allem Säuglinge und Kleinkinder.

■ Das **Asthma bronchiale** wird erst jenseits des 3. Lebensjahres gesehen. Das wiederholte, anfallsartige Auftreten ohne Fieber, die Eosinophilie im Blut, Kombination mit atopischer Dermatitis und bekannter Allergie, familiäre Belastung, die Auslösung durch erhebliche körperliche

Anstrengung und der Nachweis einer seelischen Lebensproblematik, unter der das Kind leiden könnte, sprechen für die Diagnose Asthma bronchiale.

■ Die *akute Behandlung* erfolgt mit Spasmolytika, die den Krampf der Bronchialmuskulatur lösen sollen (z. B. Euphyllin), Kortikoide (Inhalation u. a.), Frischluft, evtl. Antibiotika. Rezidive lassen sich nur schwer vermeiden. *Dauerbehandlung:* Klimakuren haben einigen Erfolg; gute Wirkung hat in vielen Fällen Cromoglicinsäure (Intal), das regelmäßig inhaliert werden muß. Allergieursachen oder psychische Konflikte sollen aufgespürt und möglichst beseitigt werden. Manchmal löst Sport oder Aufregung aus (Anstrengungsasthma). Wichtig ist Atemgymnastik in frischer Luft.

■ Dem Asthmatiker soll auch eine sinnvolle *Atemtechnik* gelehrt werden, die er im Anfall selbst beherrscht und anwenden kann. Wie die Abb. 100 zeigt, sind im Asthmaanfall die Lungenbläschen (Alveolen) gebläht. Atemnot verführt zu intensiver, unbeherrschter Ausatmung. Die dadurch bedingte Druckerhöhung in der Lunge führt aber zur Abklemmung vieler kleiner Bronchien (Bronchiolen) und dabei zu unnützer Kraftverschwendung ohne Luftaustausch. Trotz aller Atemnot beherrschte, langsame Ausatmung verbessert die Möglichkeiten des Luftausstromes. In erster Linie mit dem Zwerchfell atmen (Bauchatmung), möglichst nicht mit Händen oder Ellbogen aufstützen. Diese Atemtechnik muß das Kind außerhalb der Anfälle lernen, um sie dann bei Bedarf zur Verfügung zu haben. Im Anfall können die Eltern oder die Pflegenden mit dem Kind zusammen in der gleichen Weise atmen und damit eine wesentliche, auch eine beruhigende Hilfe leisten. Ein zugleich unterhaltsames wie nützliches Spiel ist das Seifenblasenspiel für diese Kinder, weil dabei ein ruhiges Ausatmen nötig ist, um eine große Blase zu erzielen.

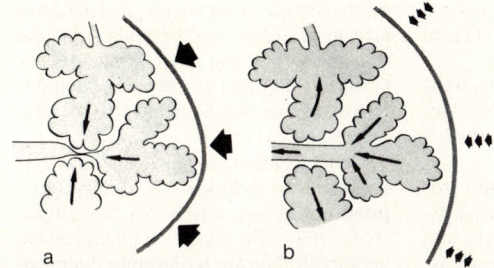

Abb. **100** Behinderung der Luftbewegung beim Asthma bronchiale. Blähung der Lungenbläschen führt zum Lungenemphysem. Bewußte Atemtechnik hilft.
a Angestrengte, schnelle Ausatmung ist ungünstig, weil die Luftgänge (Bronchiolen) durch
benachbarte Alveolen komprimiert werden.
b Langsames, beherrschtes Ausatmen (Mundstellung: gespitzte Lippen!) läßt die Luft relativ
wenig behindert ausströmen.

21.7   Bronchiektasie

■ Bei der Bronchiektasie, der Bronchial-
erweiterung, handelt es sich um sackartige Erweiterung der Bronchien vor allem
im Bereich der Unterlappen der Lungen.
Diese können in seltenen Fällen *angebo-*

ren sein; sie entstehen später durch *chronische Bronchitis oder Pneumonie,* langdauernden *Keuchhusten,* nach *Fremdkörperaspiration* und bei *Mukoviszidose.* Die
Kinder zeigen
– hartnäckigen, schweren Husten, der
  sich wie Keuchhusten anhören kann,

Abb. **101** Quinckesche Hängelage.

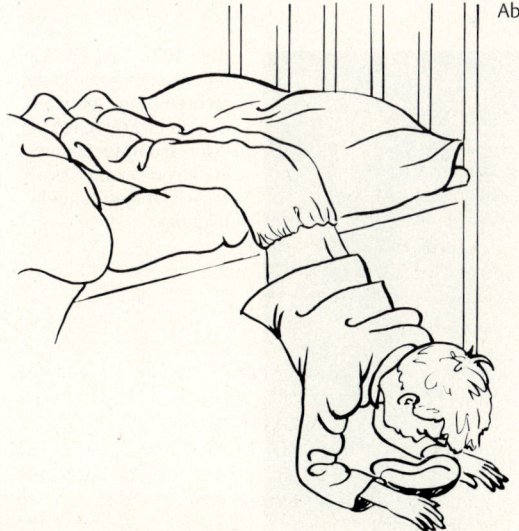

reichlich schleimig-eitrigen Auswurf, vor allem morgens; oft Rasselgeräusche bei der Atmung,
– Abmagerung, Leistungsschwäche, ständig leichtes oder zeitweise hohes Fieber, nach einigen Jahren Dauer oft auch Trommelschlegelfinger.

■ Die Prognose ist bei ausgedehnten Prozessen schlecht. Man gibt Antibiotika, Inhalationen und reichlich Frischluft und rät zu Klimakuren (Nordsee). Günstig ist die tägliche gute Entleerung der erweiterten Bronchien durch Drainagelage in *Seiten-Kopftief-Lage mit Klopfmassage* oder in *Quinckescher Hängelage:* Die Kinder liegen im Bett, auf einem Tisch oder über einem Stuhl, lassen den Oberkörper herabhängen und husten aus (Abb. 101). Klopfmassage unterstützt auch hierbei die Sekretentfernung. Umschriebene Erweiterungen einzelner Bronchien können operiert werden.

21.8 Pneumonien

■ Die Entzündung des Lungengewebes kann vorwiegend in den Lungenbläschen oder im Zwischengewebe (Interstitium) erfolgen. Der *Infektionsweg* führt über die Bronchien (z. B. von einer Bronchitis zur Peribronchitis und zur Bronchopneumonie) oder über den *Blutweg* (z. B. bei Lungenabszessen).

■ Manche Pneumonieformen sind *altersgebunden.* So sieht man die **Aspirationspneumonie** vor allem bei Säuglingen (Abb. 102), die durch Staphylokokken hervorgerufene **abszedierende Pneumonie** und **Bronchopneumonie** vor allem bei Säuglingen und Kleinstkindern. Die **kruppöse (lobäre) Pneumonie** (Pneumokokken) befällt vorzugsweise Kinder im Schulalter. Hier sind ein oder mehrere ganze Lungenlappen erkrankt. Die Pneumonie durch Viren oder Mykoplasmen kommt in jeder Altersgruppe vor (**„atypische Pneumonie"**). **Interstitielle und Pilzpneumonie** sieht man bei Kindern mit Immunparese. **Viruspneumonien** unterscheiden sich klinisch kaum von bakteriellen. **Aspirationspneumonie:** Viele inhalierte Fremdkörper geben keinen Schatten auf dem Röntgenbild.

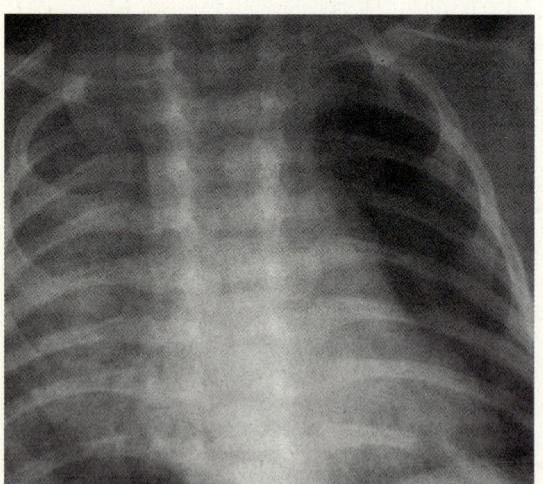

Abb. **102** Schwere Aspirationspneumonie in der rechten Lunge, entstanden durch Erbrechen bei Pylorusstenose. Blähung in den noch zum Gasaustausch fähigen Lungenfeldern.

■ *Klinisches Bild.* Bei allen Pneumonieformen stehen Fieber und beschleunigte Atmung im Vordergrund. Bei hohem Schweregrad zeigen die Kinder ein in der Atemnot gespanntes, ängstliches Gesicht, Nasenflügelatmung, Akrozyanose bis allgemeine graue Zyanose, exspiratorisches Keuchen und inspiratorische Einziehungen am Brustkorb. Häufig besteht Husten, fast nie Auswurf. Vor allem bei Bronchopneumonie und Staphylokokken-Pneumonie verursachen die Bakterientoxine Kreislaufschwäche und leichte Darmlähmung. Der Leib kann erheblich aufgetrieben sein und das Bild eines paralytischen Ileus entstehen.

■ **Interstitielle plasmazelluläre Pneumonie.** Diese Form der Lungenentzündung wurde früher bei Frühgeborenen im Krankenhausmilieu als meist tödliche Krankheit beobachtet, heute sieht man sie nur noch bei *Kindern mit Immunparese:* Kinder mit Agranulozytose, Leukämie, bei anderen Krankheiten mit Zytostatika-Therapie und bei AIDS. *Erreger:* Pneumozystis carinii, ein Einzeller (Protozoon). *Inkubationszeit:* 4–6 Wochen. *Übertragung* durch direkten Kontakt oder infizierte Gegenstände. *Diagnostische Sicherung:* Komplementbindungsreaktion (KBR).

■ Das Röntgenbild zeigt charakteristische beiderseitige Trübungsfelder. Durch Entzündungen im Zwischengewebe der Lungenfelder (Interstitium) wird der Gasaustausch stark erschwert. Über die Hälfte der Kinder stirbt. Antibiotika wirken nur unsicher.

■ **Staphylokokkenpneumonie.** Dieses Krankheitsbild sei näher besprochen, da es durch besondere Komplikationen Schwierigkeiten machen kann. Zunächst kommt es zu einer entzündlichen Verdichtung (Infiltration) des Lungengewebes und zu einer eitrigen Rippenfellentzündung (Pleuropneumonie). Wie auch von einem Hautfurunkel geläufig, zerfällt nun das infiltrierte Lungengewebe unter Eiterbildung. Der Eiter bricht in einen Bronchus ein, wird ausgehustet oder – häufiger – verschluckt. Er kann sich auch in die Pleurahöhle hinein einen Weg schaffen (Abb. 103). In der Lunge entsteht ein luftgefüllter Raum, eine Pneumatozele. Hat dieser Raum eine Öffnung zum Bronchus, kann er durch weiteren Lufteinstrom bis zur Faustgröße aufgeblasen werden. Dadurch wird angrenzendes, gesundes Lungengewebe komprimiert, oft auch das Herz nach der anderen Seite verdrängt. Diese schwere Komplikation verlangt als zusätzliche Maßnahme das Anstechen der Pneumatozele (Punktion), damit die Luft entweichen kann. Ein Ventil- und Schlauchsystem verhindert zunächst weiteren Überdruck (Technik: Abschnitt 74.1). Zusätzlich müssen die Kinder gut sediert werden. Isolierpflege, Kittelpflege. Strenge Schlußdesinfektion.

■ *Allgemeine medikamentöse Behandlung der Pneumonien:* Sedierung, Sauerstoff, Antibiotika, fiebersenkende Mittel.

■ *Pflege:* Die Kinder erhalten Frischluft, indem die Fenster weit geöffnet werden. Man kann sie auch, selbst im Winter, ganz ins Freie (Terrasse, Balkon) bringen. Nebliges Wetter ist allerdings dafür ungeeignet. Durch Wollmützen und -jacken sowie Handschuhe, Wärmflasche und Federbett auf den Beinen wird Unterkühlung vermieden. Trockenlegen, Temperaturmessung, Füttern und ärztliche Untersuchung erfolgen aber im warmen Zimmer (eventuell rechtzeitig vorher die Fenster schließen, Heizung anstellen und Wärmelampe bereitstellen). Durch Oberkörperhochlagerung wird die Atmung erleichtert. Dazu wird die Rückenstütze schräg gestellt und eine Schulterrolle unterlegt. Somit sinkt der Kopf etwas nach hinten. Wichtig ist, daß diese Rolle von Schulter zu Schulter reicht. Ist es zu klein, fallen die Schultern zurück, und der Brustkorb kommt in eine ungünstige Inspirationsstellung. Eine Gesäßrolle in der Höhe der Oberschenkel verhindert das Abrutschen der Kinder. Pneumoniekranke sollen möglichst wenig gestört werden. Medikamentengabe und Nahrungsaufnahme werden kombiniert. Nicht zum

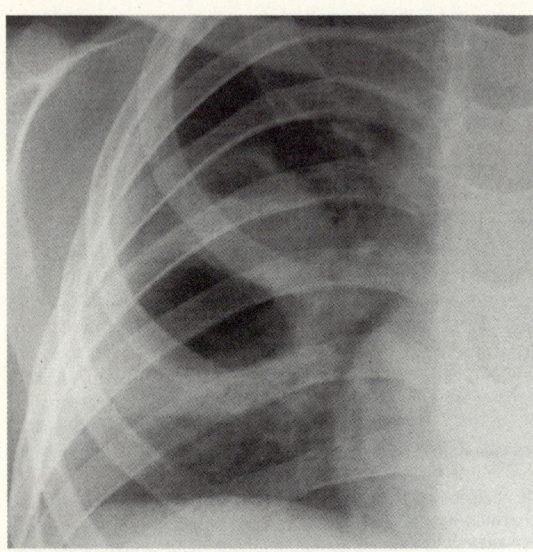

a

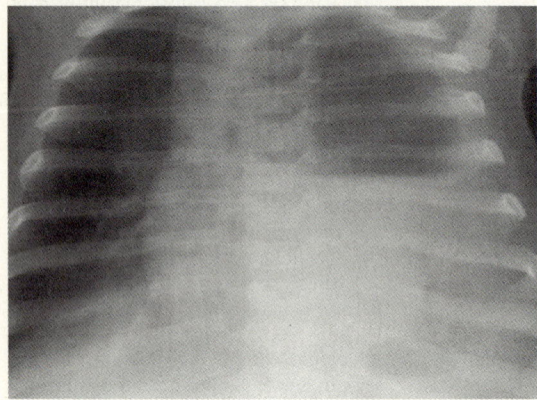

b

Abb. **103** Staphylokokken-Pneumonie, Komplikationen.
a Pneumonisches Infiltrat mit einer großen Pneumatozele, darüber eine kleinere.
b Pyopneumothorax links, Luft und Eiter im Pleuraraum. Leichte Verdrängung des Herzens nach rechts.

Essen zwingen! Kleine, konzentrierte Mahlzeiten, reichlich Flüssigkeit (Tee, Fruchtsaft mit Zucker). Bei Säuglingen Weglassen der Breie! Sehr schwache Kinder werden durch Sonde ernährt. Vermeiden unnötiger Belastungen (z. B. Baden). Die Beobachtung der Pflegenden richtet sich besonders auf das Verhalten des Kindes, die Atemfrequenz, auf Seitenunterschiede der Thoraxbewegung, auf den Kreislauf (Puls, Hautfarbe und Temperatur der Extremitäten).

■ **Eosinophiles Lungeninfiltrat** S. 221.

21.9 Rippenfellkrankheiten, Pneumothorax

Eine **Rippenfellentzündung (Pleuritis)** steht meist im Zusammenhang mit einer Lungenerkrankung, kann aber auch isoliert auftreten.

Die *trockene Pleuritis (Pleuritis sicca)* ist durch eine Eiweißausschwitzung an den Rippenfellflächen ausgezeichnet. Jeder Atemzug kann daher schmerzhaft sein. Der Arzt hört ein Reibegeräusch.

Bei der *feuchten Pleuritis (Pleuritis exsudativa)* ergießt sich eine eitrige oder bernsteingelbe Flüssigkeit in die Pleurahöhle. Je größer der Erguß ist, um so mehr ist die darunterliegende Lunge komprimiert und der Gasaustausch behindert. Der Brustkorb macht auf der kranken Seite weniger Atembewegungen.

Verschiedene Ursachen kommen in Frage, u. a. Staphylokokken und Tuberkelbakterien als Erreger, Herzkrankheiten und akuter Rheumatismus. Danach richtet sich auch die medikamentöse *Behandlung*. Größere Ergußmengen werden abpunktiert. Später versucht man mit Atemgymnastik die Ausbildung einer Schwarte zu vermeiden. Unter *Schwarte* versteht man eine flächige Narbenbildung am Rippenfell. Das spätere Schrumpfen kann zu Verziehungen (Skoliose der Wirbelsäule) führen.

■ **Pneumothorax.** Reißt die Pleura über der Lunge ein, tritt Luft in den Pleuraspalt. Die Lunge fällt zusammen und steht für

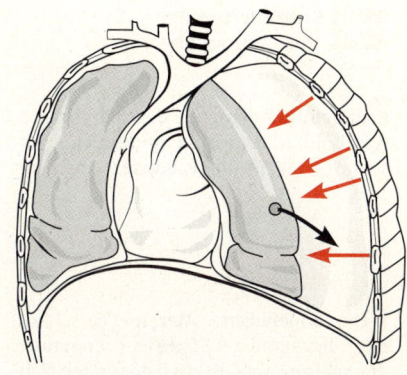

Abb. **104** Linksseitiger Pneumothorax mit Kollaps der linken Lunge und Verdrängung des Herzens und der großen Gefäße nach rechts: Spannungspneumothorax.

den Gasaustausch nicht mehr zur Verfügung, bis die Luft im Pleuraraum wieder resorbiert ist. Dieses akut eintretende Ereignis kann zu plötzlicher Dyspnoe, Kreislaufschwäche, grauer Zyanose und seitenungleicher Brustkorbbewegung führen und daran erkennbar werden (Abb. 104).
■ *Ursachen* sind Keuchhusten, Pneumonie und akutes Lungenemphysem (z. B. beim Atemnotsyndrom der Neugeborenen, bei schweren körperlichen Anstrengungen, Asthma bronchiale). *Behandlung:* Sedierung, Absaugen der Luft nach Pleurapunktion (Technik: Abschnitt 74.1).

22 Krankheiten der Verdauungsorgane

Ernährungsstörungen des Säuglings s. Abschnitt 12; **Parotitis epidemica** s. Abschnitt 19.16; **Mukoviszidose** s. Abschnitt 13.6.

22.1 Atresie und Stenose der Speiseröhre

■ Die **angeborene Atresie** (Verschluß) oder hochgradige **Stenose** (Verengung) der Speiseröhre fällt nach der ersten Nah-

rungsaufnahme dadurch auf, daß das Kind Tee oder Milch wieder herauswürgt (Abb. 105 a). Schon bei Verdacht jede Fütterung einstellen! Eine durch Nase oder Mund eingeführte Sonde stößt in etwa 10 bis 15 cm Tiefe (vom Naseneingang aus gerechnet) auf Widerstand. Bei der Geburt solcher Kinder wird besonders viel Fruchtwasser beobachtet (Hydramnion). Für diese Neugeborenen ist die diagnostische Speiseröhrensondierung eventuell lebensrettend.

■ Gefährlich sind **Verbindungen (Fisteln) zwischen der Speiseröhre und der Luftröhre,** die ebenfalls Fehlbildun-

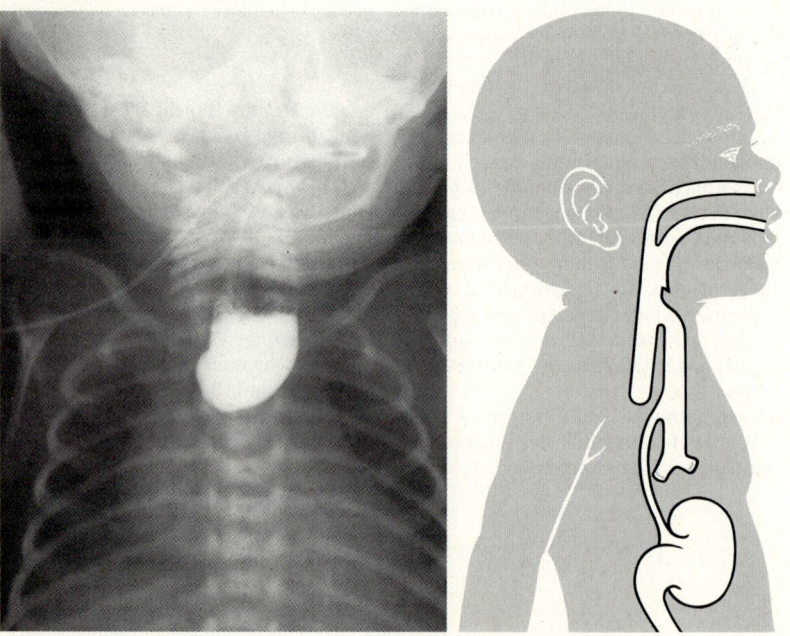

a   b

Abb. **105**   Ösophagusatresie, angeborener Verschluß der Speiseröhre.
a Röntgenbild nach Kontrastmittelgabe durch die Sonde.
b Kompliziertes Bild (Typ C bzw. IIIb): Der obere Ösophagusabschnitt endet blind, der untere entspringt aus der Luftröhre (Fistel!). Beim Füttern staut sich Speise auf, deshalb Aspirationsgefahr am Kehlkopfeingang. Magensaft läuft rückwärts in die Trachea.

gen darstellen (Abb. 105 b). Nach dem ersten Schlucken zeigen die Kinder Husten und schwere Atemnot. Jegliche weiteren Fütterungsversuche sind sofort einzustellen. *Behandlung:* Sofortige Seitenlagerung des Kindes. Absaugen, Tieflagerung des seitwärts gedrehten Kopfes; Operation.

■ Die **erworbene Verengung der Speiseröhre** ist fast immer die Folge einer Verletzung durch Trinken von Laugen, Säuren oder sehr heißen Flüssigkeiten. Akut führt die Reizung zu schwerem Ödem, eventuell auch an der Schleimhaut des nahe gelegenen Kehlkopfes, so daß die Atmung behindert wird. Als Hinweis auf die Ursachen finden sich an Lippen, Zunge und/oder Gaumenbögen weißliche Oberflächenveränderungen. Die Kinder wirken ängstlich, haben Schmerzen und Schwierigkeiten, wenn sie schlucken sollen, und lassen reichlich Speichel herausfließen. Sofortige *Behandlung* s. unter „Erste Hilfe", S. 511. In der ersten Phase ist die *Ernährung,* wenn überhaupt möglich, flüssig-breiig. Sonst wird über intravenösen Dauertropf ernährt. In der nächsten Phase der Behandlung gilt es, die Narbenstrikturen zu vermeiden. Ab etwa 6. Tag wird mit *Sondieren* (Bougieren mit weicher dicker Sonde) begonnen und dies wochenlang fortgesetzt.

■ Ursachen einer Schlingstörung können auch **raumfordernde Prozesse im Mediastinum** (Brustmitte) sein.

22.2 Hiatushernie, Kardiainsuffizienz, Chalasie

■ Die **Schlußschwäche des Magenmundes** (Kardia) ist eine Erkrankung der Säuglinge. Sie führt leicht zum schlaffen Erbrechen im Schwall kurz nach der Mahlzeit. Röntgenologisch sieht man die Erschlaffung des unteren Ösophagusabschnittes, den Reflux von Kontrastbrei. Dazu ist der His-Winkel abgestumpft (Abb. 106).

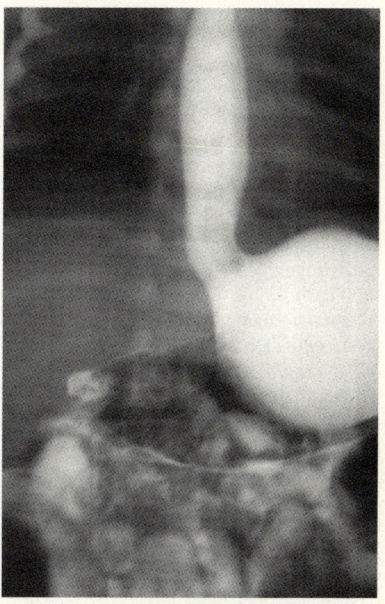

a

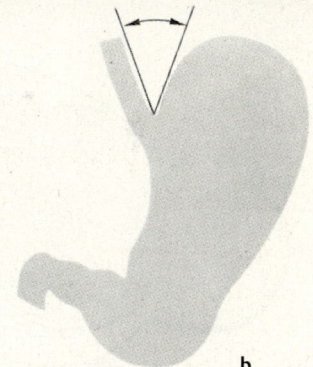

b

Abb. **106**   Kardiainsuffizienz.
a In Kopftieflage reichlich Reflux aus dem Magen in den Ösophagus. Die Pyloruspassage ist frei. Erste Dünndarmschlingen liegen links (normal).
b Der Winkel zwischen Ösophagus und Magen (His-Winkel) muß spitz sein. Seine Vergrößerung ist Grundlage der Kardiainsuffizienz.

■ Ist die Durchtrittsöffnung der Speiseröhre im Zwerchfell (Hiatus) erweitert und dazu die Speiseröhre verkürzt (**Brachyösophagus**), steht der obere Magenabschnitt oberhalb des Zwerchfells (**Hiatushernie**). Die Muskel- und Sekretionstätigkeit dieses Abschnittes wird dadurch gestört und der Blutabfluß behindert, so daß es neben dem oben geschilderten Rückfluß der Nahrung auch zu Blutbeimengungen aus geplatzten Gefäßen kommen kann.

Je nach Ausmaß der Störung entstehen Dystrophie, Exsikkose und Anämie.

■ *Behandlung:* 6–10 kleine Mahlzeiten; Andicken der Nahrung mit Nestargel (1–2%). Das Kind soll nach sorgfältigem Aufstoßen mit aufgerichtetem Oberkörper liegen. In vielen Kliniken wird zusätzlich Linkslagerung zur Verkleinerung des His-Winkels empfohlen. Bei Erfolgslosigkeit wird vor allem bei Vorliegen einer Hiatushernie operiert.

22.3   Hypertrophische Pylorusstenose

■ Eine etwa daumendicke Hypertrophie der Ringmuskulatur des Magenpförtners (Pylorus) ist Ursache dieser Erkrankung der ersten 1–3 Säuglingsmonate. Vor allem Knaben sind betroffen (Abb. 107). Es bestehen in ausgeprägten Fällen folgende

■ **Zeichen:**
– Erbrechen im Strahl bis 50 cm weit, 1–2 Stunden nach einer Mahlzeit.
– Die Kinder zeigen guten Appetit, ja Hunger. Sie sind ausgesprochen störungsempfindlich. Oft verziehen sie das Gesicht (Stirnfalten), wohl weil sie *Schmerzen* haben (Magenspasmen!) (Abb. 108).
– Wenig Stuhl (Scheinobstipation), wenig Harn.

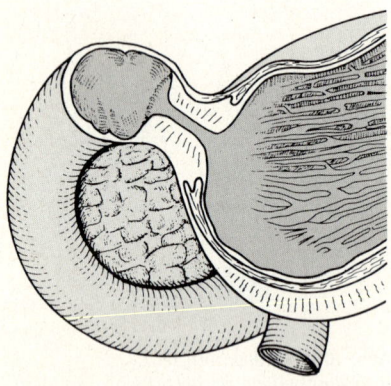

Abb. **107** Hypertrophische Pylorusstenose. Verdickte Muskulatur am Magenausgang. Links der Zwölffingerdarmbogen. In der Mitte ist der Kopf der Bauchspeicheldrüse sichtbar.

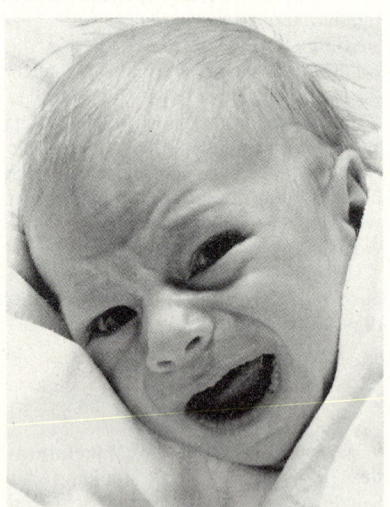

Abb. **108** Schwere hypertrophische Pylorusstenose. 4 Wochen alter Junge, der seit 10 Tagen im Strahl erbricht und an Gewicht verliert. Er zeigt ständig einen unzufriedenen, griesgrämigen Gesichtsausdruck, häufig mit Stirnrunzeln. Schreien wird offenbar durch Hunger und Magenkoliken ausgelöst.

– Dystrophie, zusätzlich Exsikkose mit langsam verstreichenden Hautfalten und eingesunkener Fontanelle; im Blut niedriger Kalium- und Chloridwert durch den Salzsäureverlust.

– Eingesunkener Unterbauch, eher vorgewölbter Oberbauch; peristaltische Wellen von links nach rechts sind im Oberbauch, vor allem nach dem Trinken zu beobachten (Abb. 109).

– Röntgenologisch bzw. sonographisch: großer Magen, gesteigerte Peristaltik, Entleerungsverzögerung, langer fadendicker Pyloruskanal, dicke Wandmuskulatur.

Gegen Ende des 3. Lebensmonats heilt die Krankheit spontan.

■ *Behandlung:* Größte *Ruhe* im Krankenzimmer, es soll möglichst dieselbe (ruhige) Person pflegen. *Häufige kleine Mahlzeiten* (10–12), in der Gesamtmenge auf etwa $^1/_{10}$ des Körpergewichtes reduzierte Milchnahrung, mit Nestargel ($^1/_2$–1%) oder Mondamin (2%) angedickt. Die Milchmahlzeit kann auch durch 1 Teelöffel voll Brei vorweg („Breivorfütterung") „eingeleitet" werden. Wegen Reduzierung der Nahrungsmenge muß ein Teil der Flüssigkeit als *Infusion* gegeben werden, wobei auch der Elektrolytverlust berücksichtigt wird. Anfangs 1 × täglich *Magenspülung* mit Ringer-Lösung, um die Nahrungsreste zu entfernen. Bei leichteren Fällen *medikamentöser Versuch* mit Spasmolytika. *Operation nach Weber und Ramstedt:* Die verdickte Ringmuskulatur wird bis auf die Schleimhaut durchtrennt und damit die Stenose beseitigt. Von 4 Stunden nach der Operation an gibt man stündlich 5–10 ml sterile 10%ige Glukoselösung (8 Stunden lang), dann alle 2 Stunden (12 Mahlzeiten) ansteigende Mengen von Muttermilch oder Anfangsnahrung. Bei entsprechender Steigerung erhält das Kind am 2.–3. Tag eine ausreichende Nahrungsmenge. Bis dahin wird das Defizit durch Infusionen gedeckt. Postoperativ achtet der Pflegende darauf, ob dem Magensaft oder Stuhl Blut beigemengt ist.

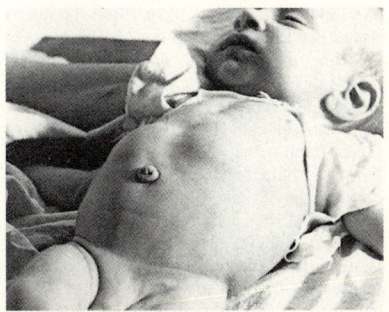

a

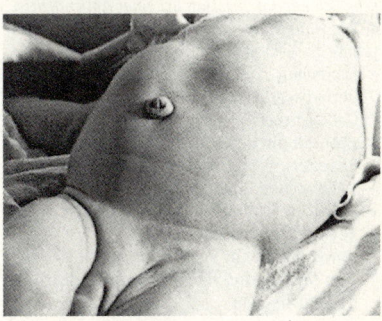

b

Abb. **109** Pylorusstenose, sichtbare Magenperistaltik. Sie läuft von links nach rechts über den Oberbauch.

■ **Roviralta-Syndrom:** Kombination von Pylorusstenose und Hiatushernie.

22.4 Fehlrotationssyndrom, Malrotation

■ Die *fetale Entwicklung* sieht im Bauchraum eine Verlagerung einzelner Organe in die Seitenräume des Bauches vor, nachdem sich diese zunächst in der Mittelebene des Bauches entwickelt haben. So gerät die Leber nach rechts, die Milz nach links. Der Magen führt eine Drehung aus, so daß der Pylorus nach der rechten Seite weist. Der Bogen des Zwölffingerdarmes wird an der Rückwand fixiert. Dementsprechend kommen dann die ersten Dünndarmschlingen im linken Bauchteil zu liegen.

■ Beim **Fehlrotationssyndrom** ist diese Entwicklung nicht ganz vollzogen. Die ersten Dünndarmschlingen liegen nicht links, sondern rechts der Mittelebene. Durch die leichte Abknickung und Verengung, die der unterste Abschnitt des Zwölffingerdarmes dadurch erfährt, entsteht Erbrechen. Es ist leicht vorstellbar, daß der Weg zu einem vollständigen Darmverschluß (Ileus) dann nicht weit ist. Bei dieser Art von Darmverschluß, bei dem eine Darmschlinge gedreht ist, spricht man von *Volvulus*.

Auch die *Lage des Dickdarms* ist fast immer betroffen, indem der Blinddarm mit dem Wurmfortsatz (Zäkum mit Appendix) nicht im rechten Unterbauch, sondern im rechten Oberbauch liegt. So erklärt sich dann auch eine *atypische Schmerzlokalisation bei einer Appendizitis*.

■ Die *Hauptbeschwerden* zeigen sich im 1. Vierteljahr bald nach der Geburt:
- Erbrechen nach den Mahlzeiten, das meist periodisch alle paar Wochen gehäuft auftritt, Galle ist meist beigemengt,
- Auftreibung des Leibes im Oberbauch durch Erweiterung des Magens und Duodenums,
- Wasser- und Elektrolytverlust,
- spärliche Stühle, evtl. auch Blutbeimengungen (Benzidinprobe!),
- röntgenologisch: Rechts-Verlagerung der ersten Dünndarmschlingen, atypische Lage des Dickdarms.

■ *Therapeutisch* macht man einen Behandlungsversuch mit einer größeren Zahl angedickter Mahlzeiten (Nestargel), gutem Aufstoßenlassen und leichter Seitenlage nach links. Die Operation wird durch Infusionen und Absaugen des Magensekretes vorbereitet. Anschließend wird die parenterale Flüssigkeitszufuhr fortgesetzt, auch das Absaugen, bis keine Gallenbestandteile mehr abgesaugt werden können. Der Nahrungsaufbau erfolgt dann wie bei der operierten Pylorusstenose.

22.5 Magen- und Zwölffingerdarmgeschwüre

■ Ein Ulkus oder mehrere Ulzera im Magen und Duodenum sind im Kindesalter gar nicht so selten, wie man gewöhnlich denkt. Einerseits das Neugeborenen- und Säuglingsalter, andererseits die Präpubertät sind betroffen. *Oberbauchschmerzen* nach den Mahlzeiten oder im Nüchternzustand, *Erbrechen*, evtl. mit Blutbeimengung, weisen bei größeren Kindern darauf hin. Im Stuhl kann die Blutprobe positiv sein. Teer-

stühle, Blässe und höhere Pulsfrequenz zeigen die schwere Blutung an. Bei Säuglingen weisen eventuell nur Bluterbrechen und Blässe darauf hin. Perforationen in die Bauchhöhle werden vielleicht erst an der Peritonitis erkannt. Bei *Komplikationen* (schwere Blutung, Perforation, Stenose durch Narbenzug) tritt die Operation an die erste Stelle der Behandlungsverfahren. Die konservative Behandlung geschieht mit leichter Kost (S. 485) in mehreren kleinen Mahlzeiten, durch Antibiotika, Sedativa, Magensäure abstumpfende Medikamente (Antazida), Bettruhe und durch sog. Rollkuren.

22.6 Durchfallskrankheiten

Die verschiedenen Ursachen der **Enteritis** wurden in Abschnitt 12.1 und 19.25–27 besprochen. In der Regel sind sowohl Dünndarm wie auch Dickdarm entzündlich gereizt.

■ Auch beim **Megakolon,** bei **Zöliakie** und **Mukoviszidose** kommt es zeitweise zu Durchfällen, die mit Exsikkose einhergehen (Abb. 110).

■ Unter **regionaler Ileocolitis (Morbus Crohn)** versteht man die umschriebene Erkrankung eines Darmabschnittes (Abb. 111). Große Abschnitte des Dickdarms sind bei **Colitis ulcerosa** befallen. Es entstehen Fieber, zahlreiche Durchfälle und Bauchschmerzen. Auch eine **Darmtuberkulose** kann unter diesem klinischen Bild verlaufen (Tuberkulinproben!).

■ Das *Prinzip der Therapie* ist
- rasches Ausgleichen der Wasser- und Elektrolytverluste, um Dehydratation und Azidose zu korrigieren (Rehydratation) und
- frühzeitig Nährstoffe mit gut verträglicher Nahrung zuzuführen (Realimentation mit Schonkost).

Diätplan und Nahrungsaufbau bei Durchfallskrankheiten s. S. 486. Für die Zöliakie muß allerdings noch die Glutenfreiheit der Nahrung beachtet werden (s. unten und S. 490).

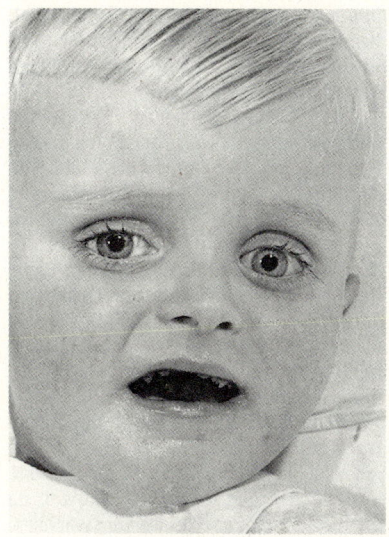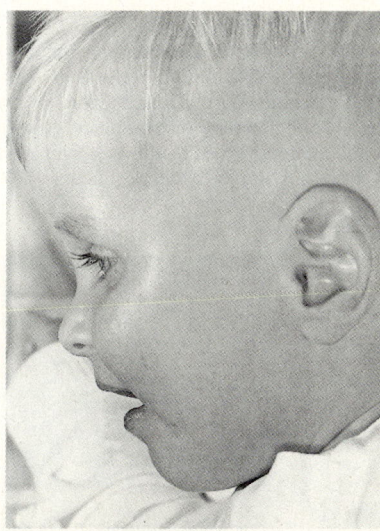

Abb. **110** Toxische Enteritis, Auslaufenteritis. Schwere Exsikose, eingesunkene Augen. Schwere Bewußtseinstrübung. Ausdruck des Angewidertseins. 5jähriger Junge.

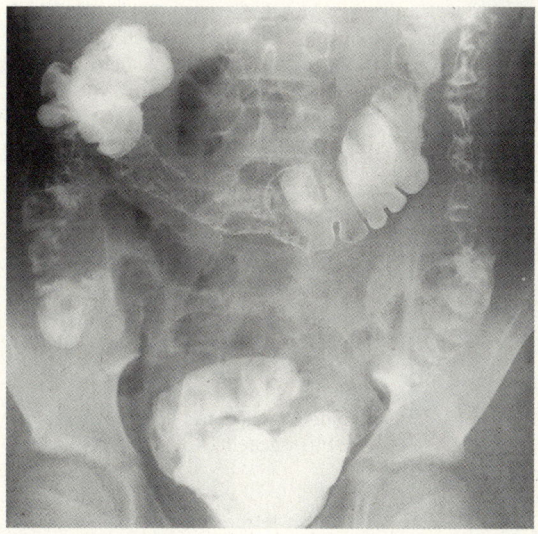

Abb. **111** Enterocolitis granulomatosa Crohn, histologisch bewiesen. Unterschiedliche Weite der Kolonlichtung (Kalibersprung). Konstant verengtes Segment im Querkolon, dort keine Haustrierung. Engstellung und Schleimhautvergröberung auch im Colon descendens.

22.7   Zöliakie und Kuhmilchallergie

■ Die Ursache der **Zöliakie** ist eine Unverträglichkeit von Klebereiweiß, wie es in der Schale von Weizen, Roggen, Hafer und Gerste vorkommt. Genauer gesagt handelt es sich um eine Allergie gegen das Gluten aus der Gliadinfraktion des Klebereiweißes. Immer häufiger wird auch **Kuhmilchallergie (Kuhmilchprotein-Intoleranz)** mit einem sehr ähnlichen Krankheitsbild beobachtet.

Die Auseinandersetzung zwischen dem Antigen in der aufgenommenen Nahrung und den vom Körper gebildeten Antikörpern findet in der Darmwand statt, die sich unter Ödembildung verändert und daher die natürlichen Resorptionsaufgaben nicht mehr erfüllen kann. Der Leib wird durch den unresorbierten Speisebrei und durch Gasbildung aufgetrieben. Er fühlt sich schwappend an wie bei Aszites. Massige, weißlich glänzende, übelriechende, schaumiggärende Stühle werden abgesetzt. Die Kinder sind dystroph und anämisch, auch Vitaminmangel zeigt sich, Mangel an Vitamin A und K, fast nie dagegen Vitamin-D-Mangel, da die Kinder nicht oder nur wenig wachsen. Der riesige Bauch steht in eigenartigem Kontrast zu dem mageren restlichen Körper. Auch das mürrische, weinerliche Wesen der Kinder fällt auf (Abb. 112).

■ *Diagnostische Sicherung:* Darmschleimhautbiopsie; bei *Zoeliakie* Gliadinantikörper, Xylosebelastung, Besserung nach Diät ohne Gluten, eventuell Glutenbelastung (umstritten); bei *Kuhmilchallergie* IgE und RAST häufig positiv, Antikörper gegen Kuhmilchproteine.

■ *Behandlung:* theoretisch leicht, praktisch sehr schwierig. Bei Zöliakie muß aus der Nahrung jegliches Korn, jeglicher Mehlzusatz weggelassen werden (glutenfreie Kost). Diätplan s. S. 490. Bei Milchallergie wird eine allergenfreie Nahrung gegeben (Sojaeiweiß, hydrolysiertes Milcheiweiß). Bei konsequenter, jahrelanger Durchführung der Behandlung gedeihen die Kinder, und die Prognose ist günstig.

In Tab. 17 werden die Krankheitszeichen der Zöliakie und der Mukoviszidose gegenübergestellt.

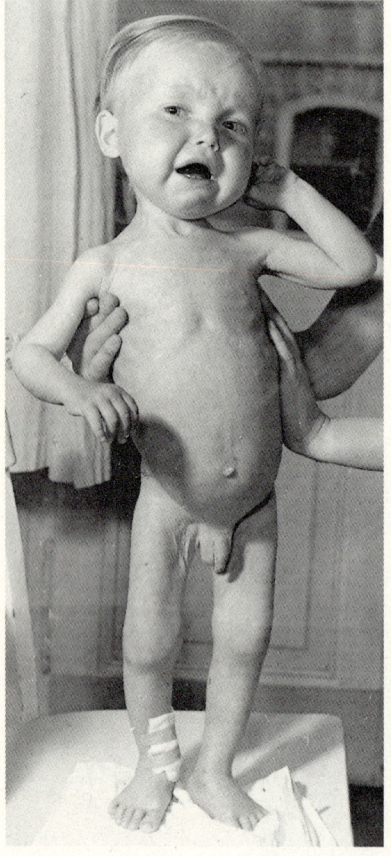

Abb. 112 Zöliakie durch Gliadinallergie. Gut ernährt wirkendes Gesicht, großer schwappender Bauch, schmale Extremitäten. Mißmutiges Gesicht.

Tabelle **17** **Unterscheidung von Zöliakie und Mukoviszidose**

	Zöliakie	Mukoviszidose
Ursache der Darmstörung	Allergie gegen Klebereiweiß	angeborener Enzymmangel im Pankreassaft
Wirkung der Ursache	Resorptionsstörung im Dünndarm, „Malabsorption"	Nahrung wird nicht chemisch gespalten, „Maldigestion"
Alter des Beginns	meist 2.–3. Lebensjahr	kurz nach der Geburt
Aussehen der Kinder	magere Extremitäten großer Bauch	magere Extremitäten großer Bauch
Appetit	meist schlecht	gut
Duodenalsaft	normal	enthält wenige Enzyme, am wenigsten das fettspaltende Enzym Lipase
Verträglichkeit von Fett	herabgesetzt	sehr schlecht
Verträglichkeit von Mehl	schlecht	gut
Neigung zu Infekten der Luftwege	fehlt	starke Neigung Bronchiektasiebildung
Behandlung	glutenfreie Kost	Pankreassaftpräparate

22.8 Appendizitis

■ Fälschlicherweise wird diese Krankheit Blinddarmentzündung genannt, richtig heißt sie Wurmfortsatzentzündung.

■ Besonders betroffen sind Kinder ab dem 6. Lebensjahr unter folgenden **Beschwerden:**

– akut bohrende und ziehende Leibschmerzen, die meist in der Nabelgegend oder in der Mitte der rechten Bauchseite beginnen,
– Erbrechen, Fieber, häufig Obstipation; aber auch normaler Stuhl und Durchfall möglich.

Bei der Untersuchung stellt der Arzt die eingeschränkte Bauchatmung, die rechtsseitig überwiegende Bauchdeckenspannung, den dort auslösbaren Druckschmerz am MacBurney-Punkt, den Erschütterungsschmerz beim Lachen und Husten sowie den „Loslaßschmerz" fest. Die Zahl der Leukozyten im Blut ist fast

immer erhöht. Untypische Symptomatik erklärt sich durch Lagevarianten der Appendix (Abb. 113, siehe auch Text S. 244).

Groß ist die *Gefahr der Perforation,* des Durchbruches in die freie Bauchhöhle; auffällig ist, daß dann die Schmerzen plötzlich nachlassen und der Bauch vorübergehend etwas weicher wird. Es kommt dann zur sehr gefährlichen, allgemeinen Bauchfellentzündung (**Peritonitis**) mit bretthartem Bauch oder nur zu einer umschriebenen Entzündung der nächst gelegenen Bauchfellflächen, falls schnell einsetzende Verklebungen eine Weiterverbreitung der ausgetretenen Darmkeime verhindern; man fühlt dann einen kindsfaustgroßen Tumor im rechten Unterbauch (**postappendizitischer = perityphlitischer Abszeß**) (Abb. 114).

■ *Behandlung:* Bei akuter Appendizitis wird sofort operiert, auch bei Perforation mit diffuser Peritonitis. Bei der beschriebenen Abszeßbildung wird unter Antibio-

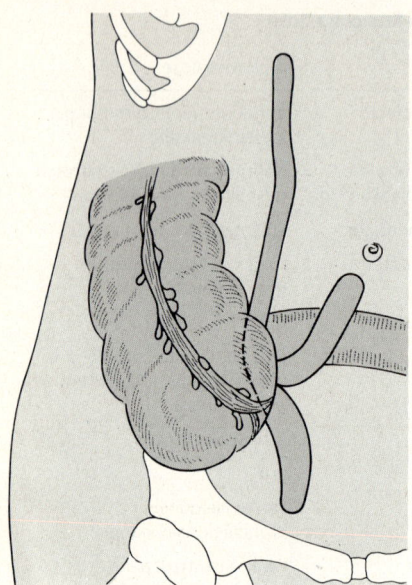

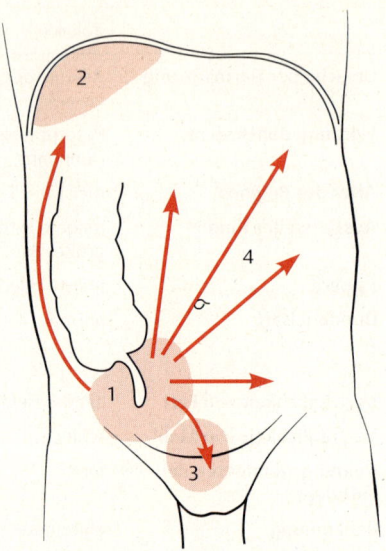

Abb. **113** Drei Lage- und Größenvarianten des Wurmfortsatzes, der Appendix. Ein hochgeschlagener Wurmfortsatz erklärt z. B. Schmerzen im Leberbereich.

Abb. **114** Folgen der unbehandelten oder zu spät behandelten Appendizitis.
1 Lokal um. den Wurmfortsatz begrenzte Abszeßbildung (perityphlitischer Abszeß)
2 Unter dem Zwerchfell lokalisierter Abszeß (subphrenischer Abszeß)
3 Absacken des Eiters in den Douglas-Raum (umgrenzte Peritinitis, Douglas-Abszeß)
4 Diffuse Peritonitis. Diese kann zu jeder Zeit auch von 1–3 ausgehen.

tikabehandlung eventuell einige Wochen zugewartet und dann appendektomiert („Intervall-Appendektomie"). Ab 12 – 18 Stunden nach der Operation Beginn mit 2 – 10 – 20 ml Tee alle 2 Stunden. Nach 24 Stunden dem Durst entsprechend im Schluck trinken lassen. Überbrückung durch Infusionen. Ab 3. Tag (1. Tag = Operationstag): z. B. Schleim mit Quark, dann Übergang auf Breie. Nach etwa 36 Stunden Einlauf, um Stuhl zu fördern. Nachbehandlung, falls es zur Perforation gekommen war: nach der Operation zunächst 3 Tage lang intravenöse Ernährung. Sobald Darmgeräusche hörbar sind, wird das Essen schrittweise wieder aufgenommen.
■ **Differentialdiagnose:** Das klinische Bild der Appendizitis kann, gerade im Kin-

desalter, auch durch andere Krankheiten, wie Angina, Pneumonien, Meningitis, Pyelonephritis, Nierenkolik, Enteritis, Entzündung im Meckel-Divertikel (= sackartige Ausbuchtung der Dünndarmwand; „Divertikulitis"), Invagination, Volvulus, Hüftgelenksentzündung und durch eine akute Lymphknotenschwellung im Bauchraum (Lymphonodulitis mesenterialis) vorgetäuscht werden.

22.9 Nabelkoliken

■ Unter diesem Begriff werden plötzlich einsetzende, kolikartige Schmerzen im Nabelbereich zusammengefaßt, für die sich trotz gründlicher Untersuchung keine organische Begründung fassen läßt (Ausschluß von Gastritis, Ulkus, Fehlrotationssyndrom, Meckel-Divertikel, Obstipation, Nabelbruch, Wurmbefall, Epilepsie). Vor allem sind empfindliche, vegetativ labile Kinder betroffen. Offenbar handelt es sich um Darmspasmen. *Therapieversuche* mit Gymnastik, Sport, Bemühung um ausgeglichene Lebensweise, eventuell Psychotherapie (Pflasterstreifen über den Nabel, Farbanstrich der Bauchhaut; Suche nach psychischer Familienproblematik s. Abschnitt 39).

22.10 Bauchfellentzündung, Peritonitis

■ Auf dem Blutwege, durch die Darmwand hindurch (Perforation, erhöhte Durchlässigkeit der Wand bei Ileus), bei Neugeborenen auch vom Nabel her, können Krankheitskeime in die Bauchhöhle gelangen und zur eitrigen Entzündung führen. Es entsteht ein sehr gefährliches Krankheitsbild, das auch heute noch nicht selten mit dem Tode des Kindes endigt.

■ Die Kinder zeigen

– schwerkranken Zustand; sie liegen meist auffallend ruhig und still auf dem Rücken. Zunehmend werden sie apathisch. Der Schmerzausdruck – ständiges Schmerzgefühl oder Schmerzattakken – hängt von der Grundkrankheit und vom Bewußtsein des Kindes ab. Einer sich nähernden Person pflegen die Kinder aus Furcht vor dem Berührungsschmerz ängstlich entgegenzusehen. Die Atmung ist aus den gleichen Gründen oberflächlich, daher beschleunigt;

– Turgorverlust, halonierte Augen, trokkene Lippen, trockene Zunge;

– Auftreibung und Spannung des Leibes; Erbrechen, durchfällige Stühle oder paralytischer Ileus;

– hohes Fieber, Leukozytose.

▨ *Behandlung:* Antibiotika in hohen Dosen, Infusionen, je nach Ursache auch Operation. Die *Pflege* muß in aller Vorsicht (Schmerzen!) und Genauigkeit erfolgen (Dekubitusgefahr). Die Kinder sind sorgfältig zu beobachten, vor allem im Hinblick auf Erbrechen (Aspirationsgefahr), Kreislauf, Abweichungen der Atmung.

■ **Tuberkulöse Peritonitis** s. S. 215.

22.11 Ileus, Darmverschluß

▨ Bei einem Ileus ist die natürliche Bewegung des Darminhaltes infolge eines mechanischen Hindernisses oder der Lähmung der Darmmuskulatur nicht mehr möglich.

■ Als Ursache des **mechanischen Ileus** sind angeborene Darmanomalien (Stenosen, Atresien), Verschluß durch Mekonium (s. S. 146), Einklemmung von Darmabschnitten in Bruchpforten (Hernien s. S. 251), Volvulus (s. S. 244) und Invagination besonders zu nennen. Für den **paralytischen Ileus** sind vor allem schwere Entzündungen (Toxine) und Hypokaliämie anzuschuldigen. Die Kinder zeigen *aufgetriebenen Leib, meist schwere Schmerzen, massives Erbrechen, faltenreiche Haut, eingesunkene Augen und schlechten Kreislauf.* Röntgenbild, sogenannte Leeraufnahme im Stehen/Hängen: Darmblähung mit horizontalem Spiegel.

▨ *Therapie:* Jeder Ileus ist ein akut das Leben bedrohendes Ereignis. Mechanische Ursachen verlangen chirurgisches Einschreiten. Beim Mekoniumileus werden zunächst Einläufe versucht. Ein paralytischer Ileus wird symptomatisch durch Medikamente, die den Tonus der Darmwand erhöhen (Prostigmin), und durch Behandlung der Grundkrankheit (Antibiotika) angegangen. Jeder Ileus verlangt vollständige Nahrungskarenz, Dauertropfinfusion, größte Ruhe im Krankenzimmer, gute Beobachtung (Erbrechen!).

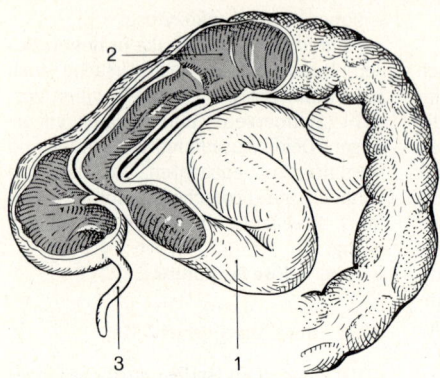

Abb. **115** Invagination des untersten Dünndarmabschnittes in den Dickdarm.
1 Dünndarm, oberhalb der Engstelle erweitert
2 Dickdarm
3 Appendix

■ *Pflegeprobleme bei Anlage eines Anus praeternaturalis* s. Abschnitt 73.6.

■ **Darminvagination.** Bei diesem Krankheitsbild, das vor allem ältere Säuglinge befällt, stülpt sich ein Darmteil in den nächstfolgenden hinein. Er wird in der Lichtung des Abschnittes durch die vermehrt einsetzende Peristaltik vorgeschoben. Meist handelt es sich um eine Dünndarm-Dickdarm-Invagination (Abb. 115). Anfangs gehen noch zahlreiche kleine, stark schleim- und auch bluthaltige Stühle ab („Himbeergelee"). Bald setzt der vollständige mechanische Verschluß ein. Bei rektaler Untersuchung ist mitunter der untere Pol des eingestülpten Darmteils mit dem Finger erreichbar. Durch die Bauchdecken hindurch kann ein wurstförmiger, weicher Tumor in der Gegend des aufsteigenden Kolons getastet werden. Nachweis durch Röntgen.

■ *Therapie:* Repositionsversuch durch den Druck des Röntgenkontrasteinlaufes, sonst Operation.

22.12 Megakolon

■ Die Erweiterung des Dickdarms ist Folge einer erschwerten Stuhlentleerung. Die Ursachen sind verschieden (Abb. 116):

■ Beim **angeborenen Megakolon (Hirschsprung-Krankheit)** fehlt die Nervenversorgung eines tief gelegenen Dickdarmabschnittes. Dieser Teil des Darmrohres ist eng und unbeweglich, also ein mechanisches Hindernis. Die Störung besteht von Geburt an. *Therapie:* Operation.

■ Beim **idiopathischen Megakolon,** das sich erst nach dem 3. Lebensjahr einstellt, ist eine abnorme Schlaffheit der Dickdarmwand bis zum Anus hin gegeben. Dadurch staut sich Stuhl auf. Trotz Obstipation kann sich Einkoten (Überlauf-Enkopresis) entwickeln; die Kinder kommen dann mit der Angabe, daß sie immer etwas Durchfall hätten. *Therapie:* Am Anfang steht gründliche Stuhlentleerung, dann wird durch Medikamente (z. B. Dihydroergotamin) die Spannung der Darmwand verbessert sowie durch schlackenreiche Kost und durch Laxantien die Darmentleerung gesteuert. Da aber häufig seelische Ursachen zugrunde liegen, müssen diese aufgedeckt, möglichst beseitigt und die Kinder verständnisvoll wieder zu einer regelmäßigen Darmentleerung angehalten werden. In schweren Fällen hilft die Klinikeinweisung sehr viel, da sich die Kinder in der fremden Umgebung anders geben und ein Einstellungswandel leichter erreicht wird als in einer Familiensituation, die ihren Protest herausgefordert hat. Es ist aber eben auch Psychotherapie im Familienmilieu nötig, um Rezidive zu vermeiden.

■ Das **symptomatische Megakolon** schließlich ist hervorgerufen durch Prozesse, die die Darmlichtung verengen (komprimierende Bauchtumoren, krankhafte Klappenbildung an der Darmwand). Hier wird die Obstipation je nach Ursache angegangen.

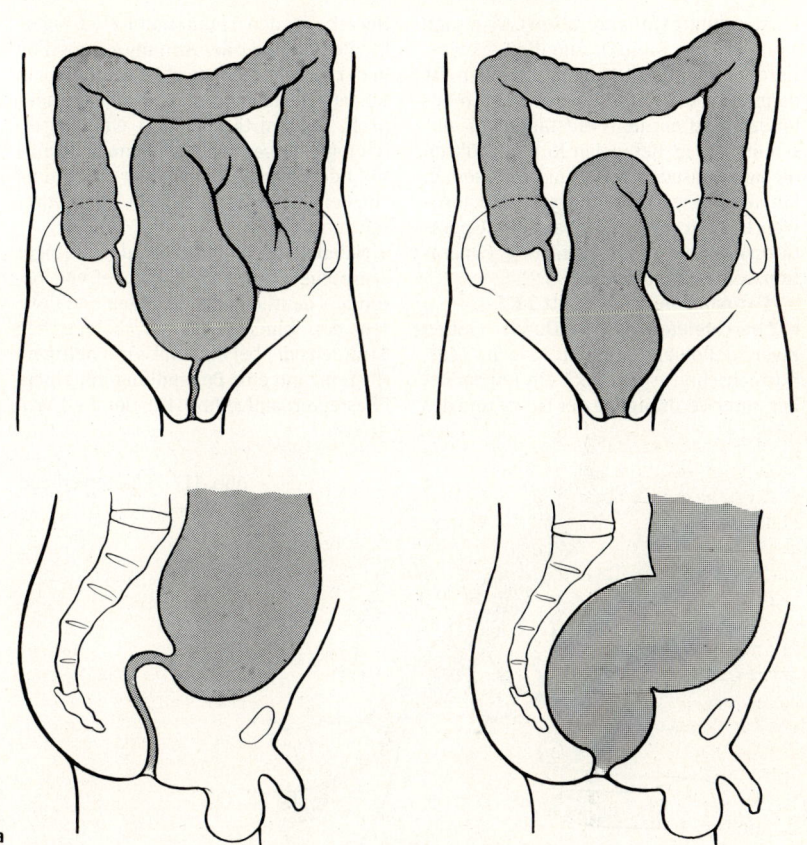

Abb. **116** Schematische Darstellung des Dickdarms bei Obstipation.
a Enges Segment bei Megacolon congenitum
b Breite, volle Ampulle bei schwerer habitueller Obstipation.

▨ Wenn auch das wesentlichste Symptom des Megakolons die Verstopfung ist, kann es doch phasenweise nach Zersetzung des aufgestauten Darminhaltes zu schweren *Durchfällen* kommen, die eine eigene, vorübergehend stopfende Therapie verlangen.

22.13 Hernien

▨ Man spricht von einer Hernie (Bruch), wenn Bauchorgane durch eine Lücke der Bauchwände (z. B. in der Leiste) ganz oder teilweise ausgetreten sind.
■ Bei einem Mißverhältnis zwischen der Weite der Bruchpforte und des ausgetretenen Bruchsackinhaltes kommt es zur

Einklemmung **(Inkarzeration).** Man sagt, eine Hernie, z. B. ein Darmteil, ist inkarzeriert. Beim Austritt von Darmteilen ist dann der Durchfluß durch den Darm behindert und ein Ileus entstanden (s. Abschnitt 22.11). Bei vielen Kindern führen die anatomischen Verhältnisse zu keinen Einklemmungserscheinungen, und insoweit besteht im Hinblick auf den Operationszeitpunkt kein Zeitdruck (Operationszeitpunkt Abschnitt 32.8).

■ **Hiatushernie** s. Abschnitt 22.2.

■ **Zwerchfellhernie.** Durch einen Zwerchfelldefekt können Magen, Milz, Darmabschnitte oder auch ein Teil der Leber unter Verdrängung der Lunge und des Herzens in den Thoraxraum eindringen. Die Behinderung der Atmung kann schon in der Neugeborenenperiode auffallen. In schweren Fällen sind die Kinder zyanotisch; die Brustkorbhälften werden seitenungleich beatmet. Gegenüber normal sinkt der Oberbauch bei jeder Einatmung ein. Bei Lebensgefahr wird in jedem Alter sofort operiert.

■ **Nabelbruch.** Infolge bindegewebiger Schwäche wölbt sich der Nabel vor, besonders deutlich beim Schreien und Pressen des Kindes. Aus psychologischen Gründen oder bei Bronchitis mit heftigem Husten kann eine Behandlung mit einem Pflasterverband (Abb. 117), der 2 – 4 Wo-

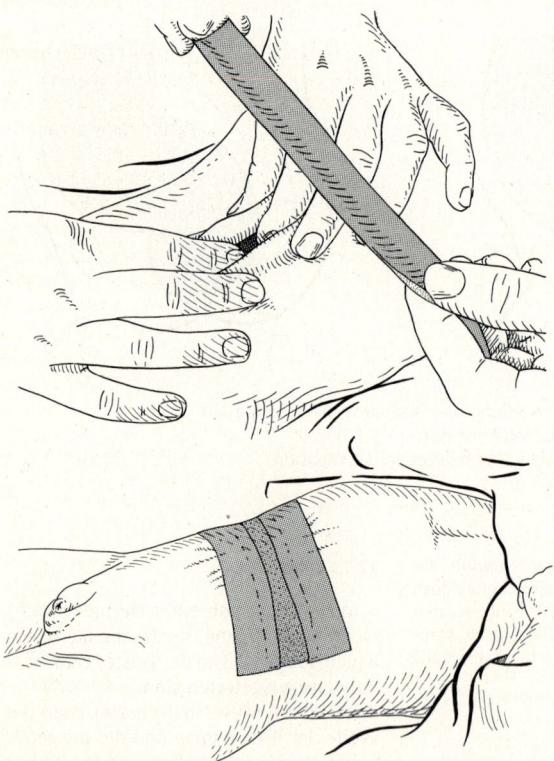

Abb. **117** Pflasterverband bei Nabelbruch.

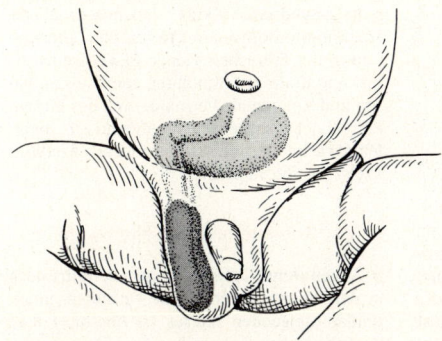

Abb. **118**   Eingeklemmter Leistenbruch.

chen liegt, versucht werden. Kleine Bruchpforten schließen sich auch spontan, bei größeren ist die Operation unumgänglich.

■ **Leistenbruch.** Vor allem bei Knaben, aber auch bei Mädchen kann der Leistenkanal offen bleiben. Bei erhöhtem Bauchinnendruck, beim Schreien, Husten und Pressen können Darmschlingen in den Bruchsack hineingedrängt werden. Meist treten sie von selbst wieder zurück, oder sie sind durch weichen Druck leicht reponierbar. Bei Einklemmungserscheinungen äußern die Kinder jedoch Schmerzen; sie zeigen Unruhe und Erbrechen, schließlich noch weitere Ileuszeichen. Man sieht und fühlt bei der Untersuchung einen sehr druckempfindlichen, walzenförmigen Tumor in der Leistenbeuge; er kann bei Knaben bis ins Skrotum reichen. Schreien und Pressen machen ihn noch derber (Abb. 118). Zur Abgrenzung von einer Hydrozele s. Abschnitt 26. Eine Hydrozele kann auf eine Hernie hinweisen; beides zusammen kann also vorliegen.

■ *Behandlung:* Bei frisch ausgetretenen und eingeklemmten Hernien kann ein Reponierungsversuch gemacht werden. Er gelingt leichter nach guter medikamentöser Sedierung des Kindes. Unter Anheben der Beine und massierenden Bewegungen in Richtung Bruchpforte gehen manche Hernien leicht zurück. Man kann es auch im warmen Bad versuchen, oder das Kind durch Trinkenlassen aus der Flasche ablenken. Bei Erfolglosigkeit muß sofort operiert werden (Herniotomie). Im Kinderkrankenhaus werden Kinder, bei denen als Nebenbefund eine Hernie besteht, besonders bezeichnet, damit der Pflegende sich bei unklarem Schreien oder bei Erbrechen sowie bei jedem Trockenlegen vergewissert, daß der Bruch nicht eingeklemmt ist.

23 Krankheiten der Leber und der Gallenwege

23.1 Leberkrankheiten

■ Die häufige **Virushepatitis** (verschiedene Formen) (Abschnitt 19.13) heilt in fast allen Fällen nach einigen Monaten aus. Selten sind chronische Formen, selten bricht die Leberfunktion unter dem Bilde der **akuten gelben Leberatrophie** zusammen. Dieser Leberzellverfall kann auch durch bestimmte Medikamente oder durch Gifte des Knollenblätterpilzes ausgelöst sein. Die Kinder zeigen intensiven Bilirubinanstieg im Blut (Ikterus), Anstieg der Transaminasen, Erbrechen und schwere Blutungen. Unter zunehmender Bewußtseinsstörung geraten sie ins **Coma hepaticum. Leberzirrhose, Leberverhärtung** ist das chronische Endstadium einer unheilbaren Lebererkrankung. Hier entsteht auch Bauchwassersucht (Aszites).

■ *Therapie der Leberkrankheiten:* als Diät leichte Kost (S. 485). Fettlösliche Vitamine A und K bei längerem Kranksein als Injektion. als Medikament eventuell Kortikoide oder Diuretika. Wesentlich sind ferner Bettruhe, heiße feuchte Packungen auf den Leib, Karlsbadersalz (1 Teelöffel auf 1 Glas Wasser morgens nüchtern) zur Förderung der Darmperistaltik. Eventuell Infusionen.

■ **Reye-Syndrom.** Akute lebensbedrohliche, kombinierte Stoffwechselstörung von Leber und Gehirn mit Erbrechen, Fieber, Bewußtseinsverlust und Krämpfen, Erhöhung von Transaminasen und Ammoniak, Verminderung des Blutzuckers. In der Ursachenskala sieht man z. Z. vor allem Virusinfekte und Arzneimittel wie Azetylsalizylsäure und Valproat.

23.2 Krankheiten der Gallenwege

■ **Angeborene Gallengangsatresie** führt noch in der Neugeborenenperiode zu einem anhaltenden steigenden Ikterus (s. Abschnitt 8.4). Operationschancen bestehen nur bei einem Verschluß der großen Gallenwege außerhalb der Leber.

■ **Syndrom der eingedickten Galle.** Bei intensiver Bilirubinausscheidung kann es zu einer vorübergehenden Verstopfung der in der Leber gelegenen Gallengänge, somit zu Symptomen eines Stauungsikterus kommen.

■ **Entzündungen der Gallenwege** sind im Kindesalter sehr selten, desgleichen **Gallensteine;** diese kommen eigentlich nur bei Kindern mit chronischer hämolytischer Anämie vor, hierbei aber häufig, allerdings erst um das 10. Lebensjahr.

24 Krankheiten des Herzens und des Kreislaufs

Pulsfrequenz s. Tab. 32, S. 535.

◼ Der **fetale Kreislauf** unterscheidet sich vom endgültigen in wesentlichen Abschnitten. Die Lunge ist vor der Geburt noch nicht beatmet und daher nur von wenig Blut durchströmt. Der Hauptstrom des zum Herzen gerichteten Blutes wird daher (Abb. 119 im Vergleich zu Abb. 120)
– zum einen Teil vom rechten Vorhof aus nicht in die rechte Kammer, sondern durch das ovale Fenster in den linken Vorhof geleitet,
– zum anderen Teil aus der rechten Kammer über die A. pulmonalis durch einen breiten Verbindungsgang (Ductus arteriosus Botalli) an der Lunge vorbei in die Aorta geleitet.
Beide Kurzschlußwege verschließen sich normalerweise nach der Geburt. Ihr Offenbleiben führt zu zwei Krankheiten, zum Vorhofseptumdefekt und zum offenen Ductus Botalli. Weitere angeborene Herzfehler erklären sich aus dem komplizierten Entwicklungsgang der Herzräume.

◼ Die zarten Herzklappen und die Herzmuskulatur erweisen sich vielen toxischen und infektiösen Belastungen gegenüber sehr anfällig. Ferner wirken sich alle Veränderungen im Strömungsgebiet des Körpers – Gefäßverengungen und Gefäßerweiterung – sofort auf das Herz aus, das Schlagfolge und Austreibungskraft, bei längerer Dauer auch Muskelmasse und äußere Form diesen Bedingungen anpaßt.

◼ Diese Feinheiten des Herz- und Kreislaufzustandes suchen zahlreiche ärztliche Untersuchungsmethoden zu erfassen: Anamnese (Krankheitsgeschichte), Betrachtung der äußeren Leibeserscheinung, Fühlen des Pulses und der Herzaktion, Perkussion (Beurteilung des Klopfschalles), Auskultation (Beurteilung der Schallerscheinungen durch das Stethoskop), Blutdruckmessung (s. S. 429), Röntgenuntersuchung, Elektrokardiographie (EKG, s. S. 430), Phonokardiographie (PKG, s. S. 428), ferner Kreislauffunktionsproben (Schellong-Test), Ultraschalluntersuchung (s. S. 427), Herzkatheterismus (s. S. 428), Angiokardiographie (s. S. 425).

◼ Am Herzen unterscheidet man akustisch **Töne** und **Geräusche**. Töne werden durch den normalen Klappenschluß hervorgerufen. Geräusche entstehen durch Wirbelbildungen im Blutstrom. Nicht jedes Geräusch ist krankhaft und gibt Hinweis auf einen Herzfehler: Etwa jedes 4.

Kind hat ein unbedeutendes sog. **akzidentelles Herzgeräusch.** Herzgeräusche werden nach der Arbeitsphase des Herzens bezeichnet, in der sie auftreten (Systole, Diastole). Reine Herztöne hören sich etwa folgendermaßen an: „lup-dup", „lup-dup", ein systolisches Geräusch z.B. „schsch-dup", „schsch-dup".

◼ Erklärung einiger Begriffe:
Ventrikel = Herzkammer, *Atrium* = Vorhof.
Herzinsuffizienz = Schwäche der Herzleistung.
Kreislaufinsuffizienz = Schwäche der peripheren Durchblutung und Sauerstoffversorgung, meist infolge Weitstellung der Blutgefäße.
Schock = Kreislaufversagen und Hypoxie durch ein schweres Mißverhältnis zwischen erforderlicher und tatsächlicher Blut-Sauerstoff-Versorgung.
Herzklappenstenose = Verengung der Blutstrombahn durch narbige Verziehung an Herzklappen. Der Durchstrom des Blutes ist behindert. Das Blut wird vor der Engstelle aufgestaut (Folge: Dilatation, Erweiterung des davor gelegenen Raumes), falls der vor der Engstelle liegende Muskelteil nicht zusätzliche Kräfte entwickeln kann (Hypertrophie der Muskulatur).
Herzklappeninsuffizienz = Narbige Verziehungen führen zu einer Verschlußundichte an Herzklappen. Dadurch strömt ein Teil des Blutes zurück. Folge ist Erweiterung des vor der Klappe gelegenen Herzabschnittes.

24.1 Angeborene Herzfehler ohne Zyanose

Der Kinderarzt hat häufiger mit angeborenen Herzfehlern zu tun als der Arzt von Erwachsenen, da viele Kinder mit schweren Herzfehlern ohne Operation nur wenige Jahre alt werden.

◼ Unter den Herzfehlern werden auch Veränderungen an den großen Gefäßen (Aorta, A. pulmonalis) aufgeführt. Eine Einteilung der angeborenen Fehler des Herzens und der großen Gefäße geht am einfachsten davon aus, ob die Kinder eine ständige bläuliche Verfärbung der Haut, der Lippen und Finger (**Zyanose, Ruhezyanose**) zeigen oder nicht. Eine weitere Unterscheidungsmöglichkeit ergibt sich aus der Tatsache, ob sich Blut des kleinen

Kreislaufes mit Blut des großen Kreislaufes – oder umgekehrt – infolge einer Kurzschlußverbindung mischt. Man spricht dann von einem **Shunt.**

■ *Links-rechts-Shunt:* Arterielles Blut tritt aus dem linken Herzen ins rechte Herz.

Die Hautfarbe ist normal. Beispiel: Kammerscheidewanddefekt.

■ *Rechts-links-Shunt:* Venöses Blut aus den rechten Herzräumen tritt in die linken Herzräume über. Die Hautfarbe ist mehr oder weniger zyanotisch. Beispiel:

Erklärungen für die Abbildungen **119 – 126**
Der Intensitätsgrad der Sauerstoffbeladung des Blutes ergibt sich aus der Intensität des roten Farbtons.

▭	**arterielles Blut**
▭	**Mischblut** (Mischung von arteriellem und venösem Blut)
▭	**venöses Blut**

1 Aorta
2 Ductus Botalli (offen oder narbig verschlossen)
3 Lungenkreislauf
4 Blutbahn von den Lungen zum Herzen (Pulmonalvenen)
5 Linker Vorhof

6 Mitralklappe
7 Aortenklappe
8 Linke Herzkammer (Ventrikel)
9 Obere Hohlvene
10 Blutbahn zur Lunge (Pulmonalarterie)
11 Lungenkreislauf
12 Rechter Vorhof
13 Pulmonalklappe
14 Trikuspidalklappe
15 Rechte Kammer
16 Untere Hohlvene
17 Körperkreislauf

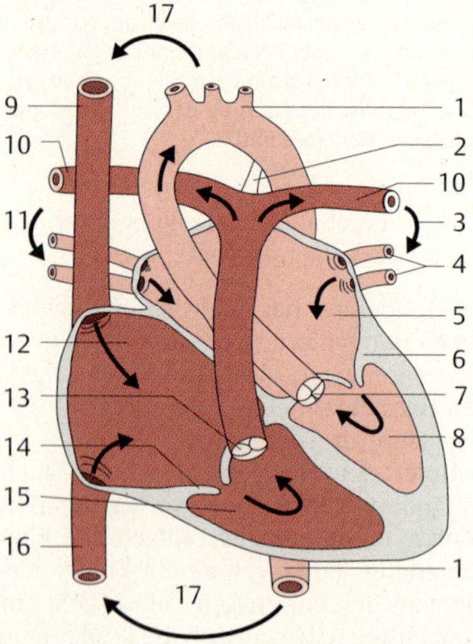

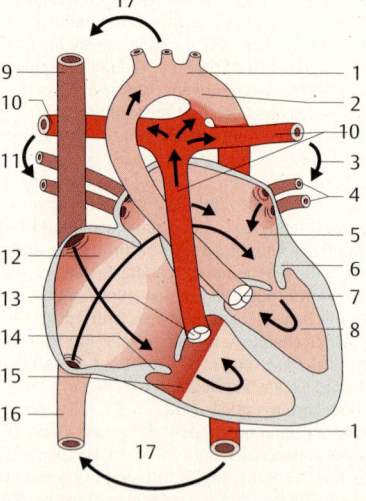

Abb. **119** Gesundes Kind. Strömungsrichtung des Blutes im Herzen nach der Geburt.

Abb. **120** Herz des Fetus. Strömungsrichtung des Blutes vor der Geburt. Ductus Botalli und Vorhofseptum sind durchgängig. (Zur Farbintensität und zu den Ziffern siehe Legende oberhalb von Abb. 119.)

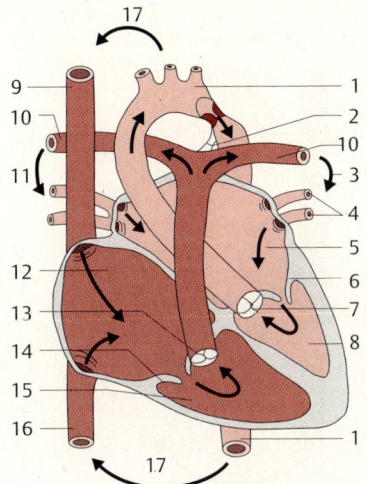

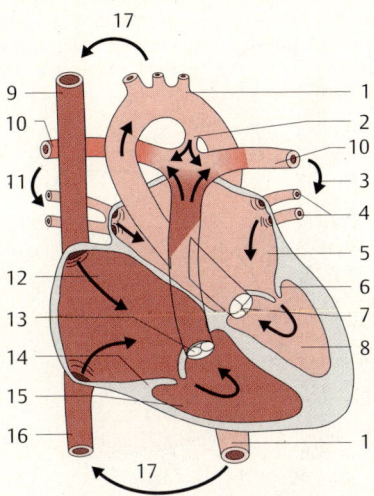

Abb. **121** Aortenisthmusstenose. Engstelle unterhalb des Aortenbogens (zwischen 1 und 2). Der Strömungsverlauf entspricht den Verhältnissen im gesunden Herzen (Abb. 119). Der Ductus Botalli (2) ist in der Regel geschlossen. (Zur Farbintensität und zu den Ziffern siehe Legende oberhalb von Abb. 119.)

Abb. **122** Offener Ductus arteriosus Botalli. Verbindung zwischen Aortenbogen und Pulmonalarterie (2). Anatomisch die gleiche Erscheinung wie am Herzen des Fetus (Abb. 120), aber entgegengesetzt der dortigen Strömungsrichtung. Das gesunde Herz hat diese Verbindung nicht mehr. (Zur Farbintensität und zu den Ziffern siehe Legende oberhalb von Abb. 119.)

Pulmonalstenose mit Druckerhöhung im rechten Herzraum und Kammerscheidewanddefekt (Fallotsche Tetralogie).

■ Im folgenden werden nun die **Herzfehler ohne Zyanose** besprochen. Zunächst einige *Formen ohne Shunt:*

▪ **Aortenstenose.** Die Engstelle sitzt in Höhe der Aortenklappe. Die Kinder sehen blaß aus. Sie sind in der Regel leistungsfähig.

▪ **Aortenisthmusstenose** (Abb. 121). Die Engstelle liegt unterhalb des Aortenbogens. Folge: die linke Herzkammer leistet Mehrarbeit gegen diesen Widerstand; der Blutdruck ist im Armbereich hoch, an den Beinen sehr niedrig; die Kinder leiden an Kopfschmerzen und kalten Füßen. Operation: Entfernung der Engstelle.

▪ **Pulmonalstenose** (Abb. 127). Die Ausflußbahn aus der rechten Herzkammer ist verengt, die

rechte Kammerwand muß verstärkt Austreibungsarbeit leisten. Neigung zur Dyspnoe. Operation: Beseitigung der Engstelle.

■ Bei den folgenden Fehlern besteht ein *Shunt,* ein Übertritt von arteriellem Blut in venöse Herz- und Gefäßabschnitte.

▪ **Offener Ductus arteriosus Botalli.** Von der Aorta her strömt Blut über diesen fetalen Verbindungsgang in die Pulmonalarterie. Es bestehen somit die umgekehrten Strömungsverhältnisse gegenüber der fetalen Situation (Abb. 122, vergleiche mit Abb. 120). Operation: Abbinden des Ganges. Bei Neugeborenen kann der Versuch eines medikamentösen Verschlusses mit einem Prostaglandin-Antagonisten (Indometacin, Amuno) gemacht werden.

▪ **Vorhofscheidewanddefekt (ASD)** (Abb. 123). Bei diesem relativ häufigen Herzfehler strömt

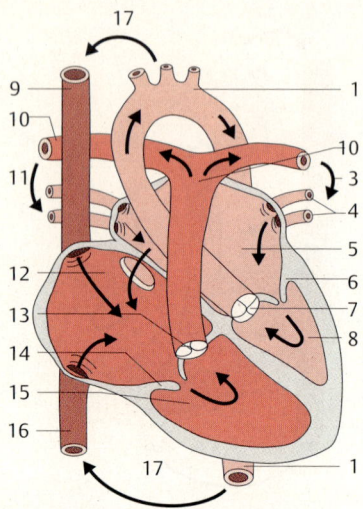

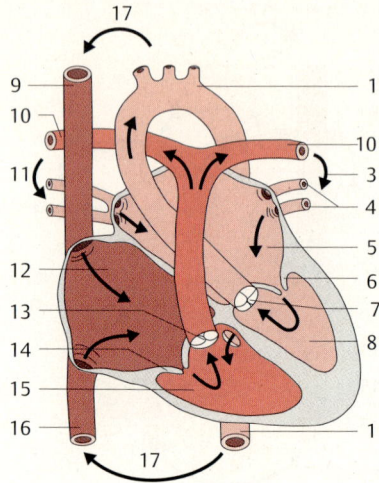

Abb. **123** Vorhofseptumdefekt (ASD). Blut tritt durch die offene Vorhofwand von der linken Herzhälfte in die rechte (nahe bei 12). (Zur Farbintensität und zu den Ziffern siehe Legende oberhalb von Abb. 119.)

Abb. **124** Ventrikelseptumdefekt (VSD). Verbindung zwischen rechter und linker Herzkammer. Weitere Einzelheiten im Text. (Zur Farbintensität und zu den Ziffern siehe Legende oberhalb von Abb. 119.)

arterialisiertes Blut aus dem linken Vorhof in den rechten Vorhof. Unnützerweise wird dann dieses Blut noch einmal durch die Lunge geschickt. Es entsteht eine größere Blutfülle im rechten Herzen und in der Lunge gegenüber normal. Auch in diesem Fall ist eine Strömungsumkehr gegenüber der fetalen Situation gegeben (vergleiche mit Abb. 120). Operation: Verschluß.

■ **Ventrikelseptumdefekt (VSD), Kammerscheidewanddefekt.** Vom linken Ventrikel tritt Blut in den rechten (Abb. 124). Die Lungendurchblutung wird somit verstärkt. Bei leichteren Formen zeigen die Kinder keine Dyspnoe. Nimmt die Muskelkraft der rechten Kammer zu, kommt es zur Shunt-Umkehr, zum Übertritt von venösem Blut ins linke Herz, somit zur Zyanose und Leistungsschwäche (Dyspnoe, eventuell schon in Ruhe). Operation: Verschluß des Loches in der Scheidewand.

24.2 Angeborene Herzfehler mit Zyanose

■ **Fallotsche Tetralogie** (Abb. 125). Hierbei ist eine Pulmonalstenose mit einem Ventrikelseptumdefekt und mit Rechtsverlagerung der Aorta kombiniert. Die Druckerhöhung in der rechten Kammer führt zur Hypertrophie der Muskulatur der rechten Kammer. Blut aus dem rechten Herzen tritt durch das offene Kammerseptum in den linken Ventrikel und in die Aorta über. Die Kinder sind mehr oder weniger zyanotisch. Das Leistungsvermögen ist stark eingeschränkt, viele leiden schon in Ruhe an Atemnot. Die Fingerenden sind trommelschlegelartig aufgetrieben. Oft gehen die Kinder zum Ausruhen in eine charakteristische Hockstellung, bis sie weiterspielen können. Operation: Unter Einsatz der Herz-Lungen-Maschine kann heute sehr früh die plastische Korrektur am offenen Herzen vorgenommen werden.

■ **Transposition der großen Gefäße.** Die Aorta entspringt aus der rechten Kammer, die Pulmo-

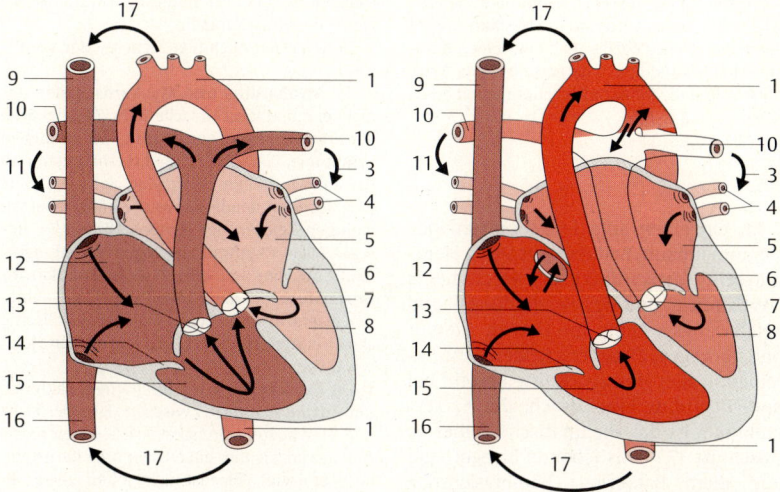

Abb. **125** Fallotsche Tetralogie. Kombinierter Herzfehler. Einzelheiten s. Text. (Zur Farbintensität und zu den Ziffern siehe Legende oberhalb von Abb. 119.)

Abb. **126** Transposition der großen Gefäße. Kombinierter sehr schwerer Herzfehler. Einzelheiten s. Text. (Zur Farbintensität und zu den Ziffern siehe Legende oberhalb von Abb. 119.)

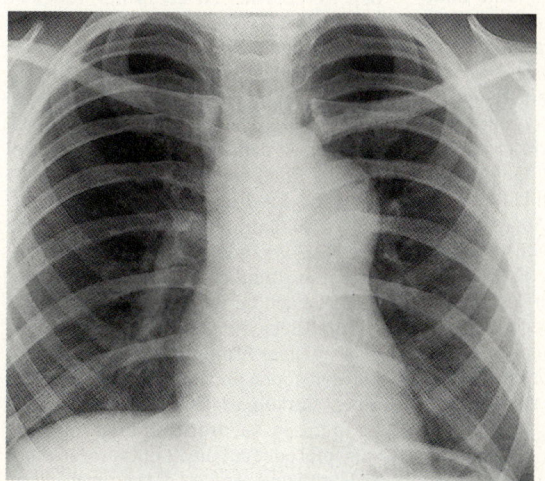

Abb. **127** Pulmonalstenose. Nach der Engstelle (= poststenotisch) ist die Pulmonalarterie erweitert.

nalarterie aus der linken. Eine Verbindung zwischen den sonst getrennten Kreisläufen wird durch ein offenes ovales Loch oder einen Kammerscheidewanddefekt hergestellt (Abb. 126); sonst wären die Kinder überhaupt nicht lebensfähig.

24.3 Erworbene Herzkrankheiten

■ Im einzelnen sind Erkrankungen der Herzinnenhaut *(Endokarditis),* des Herzmuskels *(Myokarditis),* des Herzbeutels *(Perikarditis)* und des Reizbildungs- und Reizleitungssystems im Herzen *(Rhythmusstörungen)* zu unterscheiden. Eine Beteiligung aller Herzabschnitte besteht bei der *Pankarditis.* Eine Ursache der Herzerkrankung ist das rheumatische Fieber (s. Abschnitt 17.1). Als lebende Erreger sind vor allem Bakterien (hämolysierende Streptokokken, Staphylokokken, Pyozaneus) nachgewiesen. In der *Therapie* kommt den Antibiotika entscheidende Bedeutung zu. Ihnen ist zu danken, daß diese Krankheiten mit ihren bleibenden Defekten heute an Zahl stark abgenommen haben.

■ **Endokarditis.** Die rheumatische Endokarditis führt zu knötchenartigen Auflagerungen auf die Herzklappen, später zu narbiger Schrumpfung. Bei der bakteriell ausgelösten Endokarditis entstehen Geschwüre an den Herzklappen und damit schwere Zerstörungen *(Endocarditis lenta).* Die Erkrankung beginnt häufig schleichend mit etwas Fieber, flüchtigen Gelenkerscheinungen und Abgeschlagenheit, manchmal aber auch stürmisch mit den Zeichen einer Sepsis. Erreger sind eventuell in der Blutkultur zu züchten. Am Herzen hört der Arzt wechselnde Geräusche, die schließlich einen konstanten Charakter erhalten und typisch für einen bestimmten Klappenfehler werden.

■ Bei den **Klappenfehlern** unterscheidet man: *Mitralfehler:* Die Veränderungen an der Segelklappe zwischen dem linken Vorhof und der linken Kammer führen zu einer Verengung (Mi-

tralstenose) oder Erweiterung (Mitralinsuffizienz) der Blutstrombahn.
Aortenfehler: Auch hier Stenose oder Insuffizienz.

■ Bei **Myokarditis und Myokardschäden** aus nicht entzündlicher Ursache steht die Schwäche der Herzleistung im Vordergrund der klinischen Symptome. Zunächst ist die Erkrankung nur an der abnorm hohen Herzschlagfolge abzulesen. Eine fortschreitende Schwäche führt aber zu weiteren Zeichen der Herzinsuffizienz (s. unten). Auch Rhythmusstörungen treten dabei häufig auf. Eine Sonderform ist die **Endokardfibroelastose.** Sie kann schon beim Neugeborenen diagnostiziert werden. Das Herz ist allseitig stark vergrößert. Viele Kinder sterben an Herzschwäche.

■ Die **Perikarditis** wird durch Viren, Bakterien und Toxine ausgelöst. Zwischen Herzoberfläche und Herzbeutel entwickeln sich eiweißreiche Auflagerungen oder ein eitriger oder bernsteinfarbiger Erguß. Folge ist nicht selten eine großflächige Schwielenbildung mit Kalkeinlagerungen. Das Herz wird fest umschlossen und in seinen Bewegungen behindert (Panzerherz) (s. auch S. 216).

■ **Frequenz- und Rhythmusstörungen.** Der Puls als Ausdruck der Herzschlagfolge läßt erkennen, wenn pathologische Reize den Herzmuskel zu abnormer Tätigkeit veranlassen. Frequenzstörungen führen zu langsamer Schlagfolge (Bradykardie) oder zu schneller (Tachykardie). Anfallsweise kann die Schlagfolge über 180 pro Minute bis auf 300 pro Minute ansteigen. Der Puls ist dann nicht mehr zählbar. Bei diesem Krankheitsbild der **paroxysmalen Tachykardie** (je nach Auslösung supraventrikuläre oder ventrikuläre Form; Abb. 128) verändern sich viele Kinder zunächst erstaunlich wenig. Bei längerer Dauer zeigen sie aber doch graue Zyanose. Unruhe, Beklemmungs- und Angstgefühle, schnellere Atmung. Der Arzt versucht bei der supraventrikulären Form, durch einen starken Vagusreiz die Schlagfolge zu bremsen: er drückt kräftig auf beide Augäpfel oder auf die Kopfarterie an einer Halsseite und erreicht damit nicht selten, daß die Herzfrequenz schlagartig auf nor-

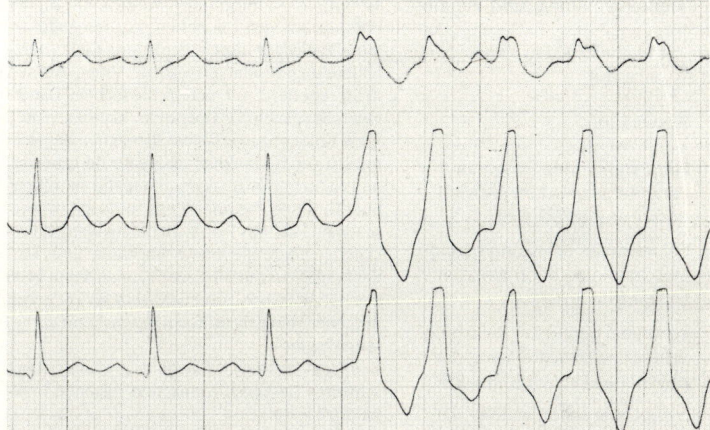

Abb. **128** Paroxysmale Tachykardie, Typ Gallavardin, Kammerextrasystolen. In der Standardableitung I – III sind zunächst unauffällige Vorhof-Kammer-Erregungen sichtbar, dann abrupt deformierte QRS-Gruppen mit einer Frequenz von 220/min, ohne feste Beziehung zu den P-Wellen. Hier infektiös-toxisch ausgelöst bei Pneumonie.

male Werte zurückspringt. Andere Möglichkeiten: Erbrechen auslösen, Trinken von eiskaltem Wasser, feuchtkaltes Tuch für ¹/₂ Min. aufs Gesicht, sonst Isoptin i.v. Bei der ventrikulären Form ist Vagusreizung sinnlos, hier wirkt Lidocain i.v. oder elektrische Kardiokonversion.

Eine ständig hohe Herzfrequenz kann bei *Vorhofflimmern* gegeben sein.

24.4 Herzinsuffizienz

■ Es gibt keinen Zweifel, daß eine Herzinsuffizienz im Kindesalter später entdeckt wird als beim Erwachsenen, der sich der Minderung seiner Leistungsfähigkeit leichter bewußt wird, dies auch seiner Umgebung mitteilt und den Arzt aufsucht. Man kann zwar beobachten, daß herzkranke Kinder selber Pausen einlegen und somit ihre Leistungsfähigkeit selber überschauen können., Meist führt aber doch erst die Dyspnoe und eine auffallende Unruhe, die ihrem Luftmangel

entspricht, die Eltern mit dem Kind zum Arzt. Eine Ausnahme machen natürlich die Kinder mit einer shuntbedingten Zyanose (Blausucht, Morbus coeruleus), die schon als „blue-babies" von den bestürzten Eltern dem Arzt gezeigt werden.

■ Die **Zeichen der Herzinsuffizienz** sind
– beschleunigte und erschwerte Atmung schon bei geringer körperlicher Belastung, evtl. schon in Ruhe. Subjektiv besteht oft Atemnot und Beklemmungsgefühl, kenntlich am gespannten, ängstlichen Gesichtsausdruck. Manche Kinder sitzen lieber in halb aufgerichteter Stellung im Bett;
– eingeschränkte körperliche Leistungsfähigkeit, schnellere Ermüdbarkeit, Einschränkung der geistigen Frische, der Spiellust und der Zuwendung, schlechter Appetit;
– Ödeme an den Beinen. Das volle Ausmaß der Wassereinlagerung ist am Körpergewicht zu fassen; vermehrte Füllung der Venen als Zeichen des Blutrückstaus;

Tabelle **18** **Herzerkrankung und Herzin-suffizienz**
Funktionelle Stadieneinteilung (nach New York Heart Association)

Stadium	Auswirkung
I	Erkrankung ohne Einschränkung der physischen Aktivität und Leistungsfähigkeit
II	bei normaler Belastung geringe Einschränkung der physischen Leistungsfähigkeit
III	schon bei geringster Belastung erhebliche Einschränkung der physischen Leistungsfähigkeit
IV	Symptome schon in Ruhe. Zunahme bei jeglicher Belastung. Unfähigkeit zu jeglicher physischer Aktivität

- Zyanose der Lippen, Finger und Zehen, eventuell allgemeine Zyanose. Diese ist aber in ihrem Ausmaß nicht immer eine zuverlässige Anzeige der Herzschwäche, sondern auch Zeichen einer Mischungszyanose (s. auch S. 255). Kalte Hände und Füße;
- Vergrößerung des Herzens, beschleunigter Puls, evtl. Rhythmusstörungen, pathologisches EKG, niedriger Blutdruck;
- Vergrößerung der Leber, Stauungsbronchitis mit Husten. In schwersten Fällen Lungenödem (Versagen der linken Herzhälfte).

Stadieneinteilung der Herzinsuffizienz Tab. 18.

24.5 Behandlung und Pflege bei Herzkrankheiten

▪ In der Betreuung solcher Kinder gilt es, auf die körperlichen wie auch auf die seelischen Schwierigkeiten des gegebenen Einzelfalls einzugehen. Herzanomalien ohne Leistungseinschränkung haben keinen Krankheitswert und

sollten auch so interpretiert werden. Alle Kinder mit angeborenen Herzvitien erhalten *Endokarditis-Prophylaxe* durch Penizillin. Viele Herzfehlbildungen oder erworbene Vitien werden heute operiert, mit unterschiedlichem Dauerergebnis (plastische Operation, Klappenersatz). Viele Kinder müssen nach Überstehen der akuten schweren Krankheitsphase für ihr Leben eine Leistungsgrenze akzeptieren, die sie gegenüber Gesunden behindert und minderwertig erscheinen läßt. Mit Rücksicht darauf werden verständige Eltern die Interessegebiete ihrer Kinder krankheitsgemäß steuern, ihnen damit auch das nötige Selbstwertbewußtsein für ihr Leben mitgeben und den richtigen Lebensberuf vorbereiten helfen.

▪ In der *klinischen Behandlung* von Kindern mit schwerer Herzinsuffizienz sind folgende Maßnahmen wichtig:
- Beruhigung des Kindes. Pflege in kleinen, ruhigen Zimmern. Sedativa. Strengste Bettruhe. Die Kinder dürfen nicht auf die Toilette. Für regelmäßigen Stuhlgang durch mild wirkende Laxantien ist zu sorgen; das Kind soll nicht pressen.
- Halbhohe Lagerung im Bett wird oft als sehr angenehm empfunden. Rolle unter die Knie! Die Atmung wird dadurch erleichtert.
- Frischluft. Evtl. Sauerstoffgaben nach genauer Anordnung zur Verbesserung der Sauerstoffsättigung des Blutes.
- Digitalispräparate, durch welche die Herzleistung zunimmt.
- Kochsalzarme, flüssigkeitsbeschränkte Ernährung zur Verminderung der Gewebsflüssigkeit. Häufige, kleine, kalorien- und vitaminreiche, vor allem auch schmackhafte Mahlzeiten. Bei Säuglingen langsam füttern, 8–10 Mahlzeiten, oder Sondenernährung.
- Anwendung von Diuretika zur Ausschwemmung der Ödeme. Häufige Gewichtskontrolle! Registrierung der Harnmenge.
- Gute Hautpflege zur Vermeidung von Liegeschmerzen und Dekubitus. Schaumstoffunterlage oder ähnliches Material.

▪ Nach Beseitigung der Herzschwäche und nach Abklingen akuter entzündlicher Erscheinungen an Endokard, Myokard und Perikard müssen die Kinder langsam Schritt um Schritt belastet werden. Rückschläge sollen zunächst nicht entmutigen. Nicht wenige Kinder mit angeborenen Herzfehlern oder Defektheilungen nach Endokarditis zeigen schließlich unter ständiger ärztlicher Kontrolle wieder erstaunlich gute Leistungen. Andere Kinder mit Endokarditis werden durch diese sorgfältige klinische Ruhetherapie vollständig geheilt. Zusätzliche Behandlungsverfahren sind bei den einzelnen Krankheitsbildern besprochen.

24.6   Schock, Kreislaufinsuffizienz

■ Unter **Schock** versteht man lebensbedrohendes Kreislaufversagen; verschiedene Ursachen führen zu einem schweren Mißverhältnis zwischen erforderlicher und tatsächlicher Blutversorgung (Hypoxie, Gefahr der Organschädigung, des Organtodes, Tod des Organismus). Der Begriff Schock wird *in unscharfer Definition* auch auf Erschöpfungs- und Erregungszustände ohne jegliche Kreislaufsymptomatik ausgedehnt (*„seelischer Schock"*). Verwirrend ist auch, wenn der *orthostatische Kreislaufkollaps* einbezogen wird; wir wollen dies trennen.

■ Die **Schocksymptome** erklären sich aus der Störung der Mikrozirkulation: Die Kinder erscheinen unruhig, blaß oder leicht zyanotisch, bewußtseinsgetrübt oder bewußtlos. Die Gliedmaßen sind kühl, die Haut ist schweißig, die Atmung flach und schnell, der Puls beschleunigt bei etwas niedrigem systolischen Druck. Azidose ist die Wirkung der anaeroben Stoffwechsellage und der eingeschränkten Nierenfunktion.

■ **Schockursachen** und **Schockformen** sind:

■ *Hämorrhagischer, hypovolämischer Schock,* Blutverlust aus dem Kreislauf: beim Neugeborenen fetomaternale Transfusion, bei Zwillingen fetofetale Transfusion, Blutverlust bei Placenta praevia, große Blutung in ein Kephalhämatom, schwere Hirnblutung oder Melaena; in anderen Altersgruppen innere Blutungen (Bauchtrauma, Meckel-Divertikel, Magen-Darm-Ulzera, Ösophagusvarizen) oder Blutungen nach außen (Nasenbluten, traumatische Wunden, Blutungsübel).

■ *Traumatischer Schock,* hypovolämische und neurogene Bedingungen, Schädigung des Kreislaufs und der Atmung primär oder sekundär verknüpft mit der Schädigung vegetativer Hirnzentren: Folge eines Blutverlustes nach Innen oder Außen (siehe hämorrhagischer Schock), Verlust von Blutplasma (Verbrennungen, ausgedehnte Gewebszertrümmerung), Fehlregulation des Kreislaufs bei Bauchtrauma oder Schädel-Hirn-Trauma sowie Querschnittslähmung, Schädigung der Atmungsorgane mit nachfolgender zerebraler Hypoxidose.

■ *Hypovolämischer Schock durch Wasser- und Elektrolytverlust:* heftiges Erbrechen (Azetonämie, Pylorusstenose, Ileus, Vergiftungen), schwere Gastroenteritis.

■ *Hypovolämischer Schock durch Änderung der intravasalen Blutverteilung,* vasovagaler Schock z. B. bei schwerem peritonealem Schmerz.

■ *Infektiös-toxischer Schock.* Erregertoxine beeinträchtigen den Kreislauf zentral und peripher, führen zur zentralen Hypoxämie und zu Hypovolämie: Toxikose der Säuglinge, hyperpyretische Form (sehr hohes Fieber im Vordergrund) und dyspeptische Form mit wäßrigen Durchfällen, schwere Gastoenteritis, eitrige Pleuropneumonie und Peritonitis, toxischer oder septischer Scharlach, toxische Masern, maligne Diphtherie, akute Sepsis.

■ *Anaphylaktischer Schock* bei allergischer Substanzunverträglichkeit: z. B. Allergie gegen Penizillin, Fremdeiweiß und Insektengift, falsche Bluttransfusion. Bild schwerster Kreislaufinsuffizienz mit ausgedehnten Hauterscheinungen (Exanthem bis zum Bild der Verbrauchskoagulopathie).

■ *Toxischer Schock bei Vergiftung,* exogen durch Barbiturate oder Pilze, endogen metabolisch, z. B. bei Neugeborenen mit Ahornsirupkrankheit und Erythroblastosehydrops.

■ *Kardiogener Schock bei schwerer akuter Herzinsuffizienz:* Kammerflimmern, Lungenembolie.

■ *Endokriner Schock in hormoneller Krise:* schwere Hypoglykämie durch suizidal appliziertes Insulin, thyreotoxische Krise durch Thyroxin, hyperkalzämisches Koma durch Parathormon.

■ *Therapie* je nach Grundkrankheit, siehe dort.

■ Kinder mit **orthostatischer Kreislaufschwäche (Kreislaufkollaps, Ohnmacht)** fallen oder sinken plötzlich hin, zeigen Blässe, kalte Extremitäten, kaltfeuchte Haut, spitze Nase und allgemeine Schlaffheit, erhebliche Benommenheit bis Bewußtlosigkeit, schnellen, weichen Puls, sie haben niedrigen Blutdruck (Hypotension, Hypotonie). Es sind vor allem asthenische Kinder und Jugendliche, die in schlecht gelüfteten Räumen längere Zeit stehen müssen.

■ *Behandlung:* Flachlagerung, Beine 30° hoch lagern.

■ *Prophylaktisch* sind reichlich Flüssigkeitsaufnahme, Gymnastik und Anregung zu Sport zu empfehlen.

25 Krankheiten der Nieren und Harnwege

25.1 Albuminurie, Proteinurie

■ Die Ausscheidung von Eiweiß im Harn kann isoliertes Symptom sein. Sie wird bei vielen fieberhaften Erkrankungen und als Restsymptom einer Nierenentzündung gesehen.

■ Bei vegetativ labilen Kindern wird die **orthostatische Albuminurie, Proteinurie** beobachtet. Der Nachtharn ist eiweißfrei. Nach Gehen und Stehen wird Eiweiß ausgeschieden. Eine Behandlung ist bei gesicherter Diagnose unnötig.

25.2 Glomerulonephritis

■ Bei der **akuten, hämorrhagischen Nephritis mit Eiweißablagerungen in den Glomeruli** handelt es sich um eine diffuse allergische Entzündung der Nierenrinde, die durch Streptokokkeninfektionen nach Anginen, Scharlach oder Impetigo oder in ähnlicher Form auch durch Virusinfektionen ausgelöst ist. Vor allem kleine Kinder sind unter folgenden *Zeichen* betroffen:

- Appetitlosigkeit, Kopfschmerzen, Übelkeit bis Erbrechen,
- Ödeme, vor allem im Gesicht und um die Augen, Gewichtsanstieg,
- schmutzig-braunroter Harn („Fleischwasserfarbe"), der zahlreiche rote Blutkörperchen, Eiweiß und hyaline Eiweißzylinder enthält,
- Urämie: Erhöhung von Harnstoff und Kreatinin im Blut als Zeichen der gestörten Ausscheidungstätigkeit der Nieren,
- bei manchen Kindern Blutdruckanstieg (Hypertension),
- evtl. Krämpfe durch Hirnödem oder Urämie.

Bei frühzeitiger Diagnose und strenger Behandlung ist die Prognose günstig und in der Regel volle Ausheilung gegeben.

■ *Behandlung und Pflege:* Penizillin, Bettruhe. Diät sehr eiweißarm, solange die Urämiezeichen anhalten, aber ausreichend energiereich, bei Ödemen kochsalzfrei. Kontrolle der Flüssigkeitsaufnahme, Flüssigkeitseinschränkung jedoch nur bei Blutdruckerhöhung. Kinder, Eltern und Pflegende brauchen viel Geduld, da sich die Kinder bald nicht mehr krank fühlen. Mit Vorlesen und Basteln läßt sich viel helfen. Dann vorsichtige Belastung, dabei besonders Vorsorge vor Unterkühlung. Wärme auf die Nierengegend. Gute Hautpflege; ödematöse Haut infiziert sich leicht. Die Kinder werden täglich gewogen. Der Harn wird gesammelt, Menge und spezifisches Gewicht bestimmt. Diese Aufgabe ist bei einnässenden Kindern nur schwierig zu lösen, desgleichen wenn Harn und Stuhl zusammen entleert werden. Auch Einnässen muß registriert und die in der Windel sichtbare Harnfarbe vermerkt werden.

■ Jede akute Nephritis, die länger als 8 Wochen besteht, ist in Gefahr, zur **chronischen Nephritis** zu werden (genaue Aussage durch Nierenpunktion mit histologischer Untersuchung). Diese ist dann kaum heilbar und endigt meist nach 1–2 Jahrzehnten unter dem Bild der Schrumpfniere.

■ Unter **Herdnephritis** versteht man eine nur umschriebene Nierenentzündung, die zwar auch zur Proteinurie und Erythrozyturie, jedoch nicht zur Urämie führt. Meist ist ein Entzündungsherd im Körper die Ursache (z. B. chronische Tonsillitis). Behandlung wie oben.

25.3 Nephrotisches Syndrom

■ Man spricht heute meist vom **nephrotischen Syndrom** (früher Nephrose), das als Minimal-Change-Glomerulonephritis (mit nephrotischem Syndrom; früher Lipoidnephrose) oder auf der Grundlage einer chronischen Nephritis, bei Diabetes, bei verschiedenen Vergiftungen und ohne nachweisbare Ursache auftreten kann. Die Kinder verlieren durch die Glomeruli der Niere in großen Mengen Eiweiß. Dies hat zur Folge:

– große Proteinurie (stark positive Eiweißproben im Harn);
– Verminderung des Eiweißgehaltes im Blut (Hypoproteinämie). Vor allem die Albumine und Gammaglobuline sind innerhalb der Bluteiweißkörper betroffen;
– Ödeme am ganzen Körper leichten bis schweren Ausmaßes, auch Aszites infolge der Abwanderung von Natrium und Wasser aus dem Blut ins Gewebe bzw. in die Körperhöhlen (Abb. 129);
– hohe Blutsenkung. Normaler Blutdruck;
– große Infektanfälligkeit wegen des Verlustes von Gammaglobulinen.

■ *Behandlung und Pflege* der Kinder ist heute durch die Kortisonpräparate sehr erleichtert. 60% der Kinder verlieren dadurch innerhalb 14 Tagen ihre Symptome. Bei anderen aber, vor allem, wenn das nephrotische Syndrom mit einer chronischen Nephritis kombiniert ist, entwickeln sich Dauerzustände, die große Schwierigkeiten mit ihrer Ödem- und Aszitesbildung, mit der Ausbildung eines schweren medikamentösen Hyperkortizismus, mit der Appetitlosigkeit, Ab-

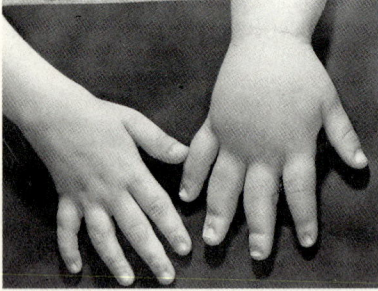

Abb. **129** Ödem an Handrücken und Fingern beim nephrotischen Syndrom. Daneben Normalhand.

lehnung der einförmigen Kost und mit der monatelangen Hospitalisierung machen. Die Behandlung hat folgende Möglichkeiten: Kortison, ACTH und/oder Zytostatika; eiweißreiche, extrem salzarme Kost, Einschränkung der Flüssigkeitsmenge; antibiotische Prophylaxe von Infektionen; Seruminfusionen zur Unterstützung der Ödemausschwemmung. Diuretika aus den gleichen Gründen. Weitere Einzelheiten der *Pflege* s. bei Nephritis.

25.4 Urämie

■ Unter Urämie, auch Azotämie genannt, versteht man die Harnvergiftung des Organismus, wenn die Niere harnpflichtige Substanzen zurückhält. Als Folge davon entstehen schlechter Appetit, Übelkeit, Erbrechen, Kopfschmerzen, Reizgastritis, Neigung zu Durchfällen. Durch Rippenfell- und Bauchfellreizungen können Schmerzen entstehen. Ferner bestehen Sehstörungen und Bewußtseinsstörungen bis zum Coma uraemicum. Die *Prognose* ist von der Ursache abhängig, meist schlecht. Lebensgefahr herrscht bei Harnstoffwerten über 180 mg% und Serumkreatinin über 9 mg%. Bei der Messung der Ausscheidungsleistung der Niere haben *Clearanceuntersuchungen* hohen Aussagewert, wobei die Ausscheidung (Elimination) bestimmter Substanzen, z. B. von Kreatinin, aus der Blutbahn gemessen wird (Clearance = Reinigung).

■ **Akute Urämie** wird im Schock durch bakterielle oder von außen wirkende Toxine oder erheblichen endogenen Gewebszerfall bei ausgedehnten Tumoren unter intensiver Therapie oder durch Trauma mit ausgedehnter Gewebszerstörung („Crash-Niere") ausgelöst. Sie ist durch Oligurie oder sogar Anurie gekennzeichnet. Die Prognose hängt davon ab, ob es gelingt, die Harnausscheidung wieder in Gang zu bringen. *Therapie:* Infusionen, Diuretika, Dopamin, Wärme auf die Nierengegend, in besonderen Fällen Austauschtransfusion und Dialyse.

■ **Schweres chronisches Nierenversagen** ist bei chronischer Glomerulonephritis und Pyelonephritis, bei Nierendysplasie, Zystenniere und Nierenvenenthrombose gegeben. Ihm ist nur durch Dauerdialyse einigermaßen, allerdings auch nur für einige Zeit, beizukommen. In einzelnen Fällen wird die *Nierentransplantation* erwogen und durchgeführt.

▧ **Technik der Dialyse.** Man unterscheidet Peritonealdialyse und extrakorporale Hämodialyse. Bei der *Peritonealdialyse* wird dicht unterhalb des Bauchnabels ein Peritonealkatheter in die Bauchhöhle eingeführt und bis ins kleine Becken vorgeschoben. Dann wird Spülflüssigkeit eingebracht und wieder abgezogen. Die Gesamtmenge richtet sich nach dem Alter: 300–1000 ml. Um einer Infektion vorzubeugen, wird ein Antibiotikum (meist Ampicillin) zugesetzt. Es wird also bei dieser Methode die große Bauchfellfläche ausgenützt für den Übertritt von Harnstoff und anderen ins Blut aufgestauten Substanzen aus der Blutflüssigkeit in die Dialyseflüssigkeit.

Die *Hämodialyse* ist das wirksamste und sicherste Dialyseverfahren. Bei den kleinen Körperverhältnissen der Säuglinge und Kleinkinder ist allerdings der Zugang zu Blutgefäßen oft nicht leicht (Venen und Arterien an Armen und Beinen; sog. arteriovenöse Fistel oder Shunt). An das Gefäß wird der Dialysator (*„Künstliche Niere"*) angeschlossen, das Blut eingeleitet und im Durchfluß von einem großen Teil der harnpflichtigen Substanzen gereinigt, und dies im Abstand von einigen Tagen. Bei jeder Dialyse müssen Puls, Atmung, Blutdruck, Gewicht und Körpertemperatur laufend überwacht werden.

▧ **Psychologische Probleme.** Überlebensrate bei fortgesetzter Dialysebehandlung nach 5 Jahren bei 90%. Dialysebehandlung oder nicht ist eine Entscheidung zwischen Leben und Tod, aber die Entscheidung dafür ist eine Entscheidung mit positiven und negativen Konsequenzen für Kind, Eltern, Ärzte und Pflegende. Ohne Kenntnis und Berücksichtigung der andauernden psychologischen Probleme ist diese Therapie nicht durchzuführen. Sie ist in der Regel auf Dialysezentren beschränkt. Der therapeutischen Arbeitsgemeinschaft gehört oft ein Psychologe an. Jedes Kind muß – seinem Verständnis entsprechend – aufgeklärt und vor allem in Tiefpunkten des Verlaufes in seiner vegetativen Belastung (Erbrechen, Appetitarmut), in seiner Depression aus Hoffnungslosigkeit, aus Rückschlägen, Minderwuchs, urämischem Geruch und herabgesetzter geistiger Leistungsfähigkeit sowie Angst optimistisch und zuverlässig geführt sein. Dann kann man seine Mitarbeit für die immer wiederkehrenden stationären Behandlungen, ambulanten Untersuchungen, für die nötige Diät und die besondere Pflege und Schonung der Extremität, an der die Hämodialyse durchgeführt wird, gewinnen.

▧ *Nierentransplantationen* sind ab dem 2. Lebensjahr durchführbar.

25.5 Tubuläre Nierenschädigungen

▧ *Angeborene Minderwertigkeit und erworbene Schäden* am tubulären Abschnitt des Nephrons (Abb. 130) sind Ursache von *Störungen im Wasser- und Elektrolytstoffwechsel.* Bekanntlich wird im Glomerulus zunächst ein Vorharn ausgeschieden. Aus ihm werden im oberen Tubulusabschnitt Traubenzucker, Aminosäuren, Phosphate, Kalzium und Kochsalz zurückresorbiert. Im unteren Tubulusabschnitt werden Säuren und Basen ausgetauscht, und durch Wasserresorption wird der Harn konzentriert. Bei Störungen werden also zuviel Aminosäuren, Phosphat, Kalzium, Natrium, Chlorid, Traubenzucker und Wasser ausgeschieden. Die Konzentrationsleistung der Niere ist herabgesetzt.

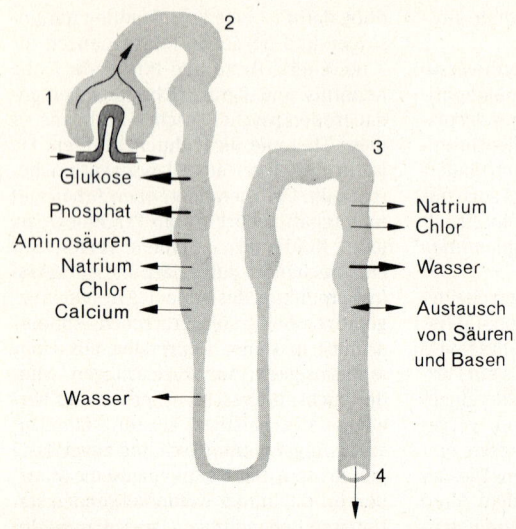

Glukose
Phosphat
Aminosäuren
Natrium
Chlor
Calcium

Natrium
Chlor

Wasser

Austausch
von Säuren
und Basen

Wasser

Abb. **130** Tätigkeit der Niere, dargestellt an der kleinsten anatomischen Einheit, dem Nephron.
1 Glomerulus mit Bowman-Kapsel
2, 3 gewundene Kanälchen (Tubuli)
4 Harnkanälchen, das ins Nierenbecken mündet.

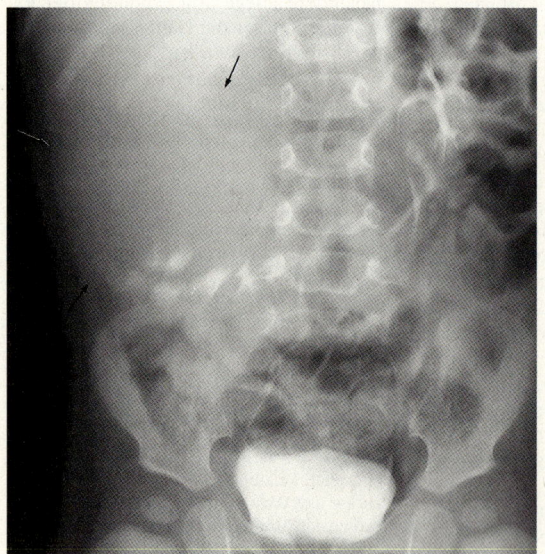

Abb. **131** Rechtsseitiges Nephroblastom, Wilms-Tumor.

25.6 Hydronephrose, Nierentumoren

■ Das **Nephroblastom (Wilms-Tumor)** ist ein relativ häufiger Tumor, der leider meist sehr spät an der Umfangszunahme des Leibes erkannt wird. Das Gewebe besteht aus verschieden gearteten unreifen Zellen, weswegen man auch von einer *embryonalen Mischgeschwulst* spricht (Abb. 131). Behandlung: Operation, Nachbestrahlung, Zytostatika, mit gutem Ergebnis.

■ Es gibt auch andere Vergrößerungen der Niere, die zunächst sehr schwierig von einer Geschwulst abgrenzbar sind. Bei der **Hydronephrose** handelt es sich um eine Erweiterung des Nierenbeckens, die durch eine Abflußbehinderung des Harns hervorgerufen wird. Bei der **Zystenniere**, einer angeborenen Entwicklungsstörung, sind fast immer beide Nieren betroffen. Sie sind von zahlreichen mit Harn gefüllten Blasen durchsetzt. Als besondere Gefahren bestehen Infektion und Urämie. Behandlung: Operation, jedoch meist wenig Erfolg. Solitäre **Nierenzysten:** meist Zufallsbefund und meist nicht behandlungspflichtig.

25.7 Pyelonephritis, Harnwegsinfekte

■ Diese vor allem bei Mädchen auftretende und relativ häufige Krankheit wurde früher *Pyurie* (= Leukozyten im Harn) genannt, weil es sehr schwer ist, zwischen einer Nierenbeckenentzündung (**Pyelitis**) und Blasenentzündung (**Zystitis**) zu unterscheiden. Meist sind alle Bereiche der Harnwege befallen, und auch das Nierengewebe ist in Mitleidenschaft gezogen (daher heute besser: **Pyelonephritis**). Sie neigt zum chronischen Verlauf und zur schnellen Wiederkehr nach Behandlung. Daher sind folgende Symptome verständlich:

▪ *bei akutem schweren Verlauf*
– hohes Fieber, Abgeschlagenheit, Erbrechen, grau-blasse Hautfarbe,
– Brennen beim Wasserlassen, häufiger Harndrang (Pollakisurie), Schmerzen im Nierenlager, Neigung zum Einnässen (Enuresis) und zur Harninkontinenz,

– im Harn reichlich Schleim, viele Leukozyten, auch Erythrozyten, etwas Eiweiß, Bakterien (meist Kolibakterien),
– hohe Blutkörperchensenkungsgeschwindigkeit,

▪ *bei schleichendem Verlauf*
– schlechtes Gedeihen, Blässe, Anämie.

Der Harn muß für die Untersuchung in sauberen, sterilen Gläsern aufgefangen werden. *Technik der Harngewinnung und Katheterismus* s. Abschnitt 70.2. *Keimnachweis* über Uricult.

▪ *Schrittmacher für die Rezidive* sind der Harnreflux (vesikoureteraler oder -renaler Reflux), Obstruktionen (Verengungen) im Harnweg und Resistenzentwicklung bei den Keimen.

▪ *Behandlung* mit Antibiotika nach Resistenzprüfung. Es ist üblich, mit einer reduzierten Dosis monatelang weiter zu behandeln, um ein Rezidiv zu verhindern („Langzeitbehandlung"). Reichlich trinken lassen. Auch nach Klinikentlassung sind häufige Harnkontrollen nötig und ist Warmhalten der Kinder, Schutz vor Erkältung, bei Rezidivneigung auch Badeverbot (kein Seeurlaub!) anzuraten.

▪ *Nieren- und Harnwegstuberkulose* s. S. 216.

25.8 Nieren- und Harnwegsmißbildungen

■ Für die Entstehung und Unterhaltung von Pyelonephritis spielen häufig **Fehlbildungen der Harnwege** eine ungünstige Rolle (Doppelureter, falsche Uretermündung in der Blase, angeborene Ureter- und Urethrastenose u. a.). Schon in der Harnblase befindlicher Harn kann wieder in die Ureteren zurückfluten und einer Keimeinschwemmung in das Nierenbecken Vorschub leisten (**Reflux,** Abb. 132). Mitunter wird durch Operation eine bisher unheilbare Entzündung beseitigt. *Untersuchungsmethoden:* Sonographie, i.v. Pyelographie, Refluxurogramm, Zystoskopie.

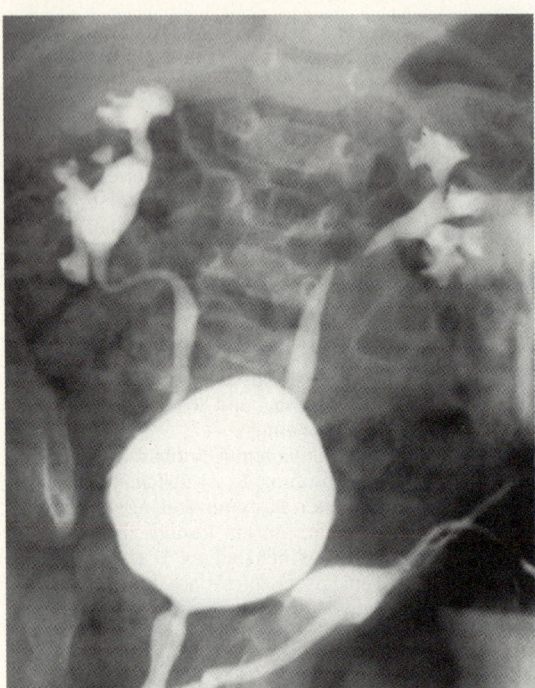

Abb. **132**   Vesikorenaler Reflux während der Miktion (Grad IV–V). Rückstrom des Harns aus der Blase in Ureter und Nierenbecken. Grundlage einer Pyelonephritis.

25.9   Enuresis, Harninkontinenz

■ **Einnässen** ist normal ablaufende, vollständige Miktion am falschen Ort und vielfach zur falschen Zeit. **Harninkontinenz** bedeutet die unwillkürliche Entleerung einer kleinen Harnmenge bei schwacher Blasenschlußfunktion, wenn bei Harndrang und Miktionsaufschub die *Haltemanöver* nicht ausreichen. Bei ihrem Goodwill-Versuch, den Harn zu halten (Trippeln im Stand; bei Mädchen: Fersensitz und Stand mit Beinüberkreuzung, wodurch die Urethralöffnung komprimiert wird; bei Jungen: Peniskompression) sind die Kinder vollständig darauf konzentriert, sie geben z.B. keine Antworten. Bei Lachen, Husten und Niesen, auch durch Kitzeln wird dann ebenfalls oft eine kleine Harnmenge entleert.

■ **Einnässen** ist erst nach dem 3. Lebensjahr ein pathologisches Symptom, das tagsüber und/oder nachts, häufig oder gelegentlich auftreten kann. In den meisten Fällen ist es *psychologisch* zu erklären (s. S. 338), vorher müssen aber *lokale Ursachen* im Bereich der Harnblase durch Harnuntersuchung (Entzündung? Chronische Nephritis? Urethrastenose?), durch Darstellung der Harnwege (Fehlbildung?) und durch neurologische Untersuchung (Blasenlähmung?) ausgeschlossen werden. Von den *Stoffwechselstörungen* kann Diabetes mellitus und Diabetes insipidus zum Einnässen führen. Nächtliches Einnässen wird auch bei *Epilepsie* beobachtet (Hinweis auf einen nächtlichen Anfall).

26 Krankheiten der Geschlechtsorgane

Entwicklung der Geschlechtsmerkmale s. Abschnitt 6.3; **Störungen der Pubertät** s. Abschnitt 15.6; **Geschlechtsabartungen, Zwitter** s. Abschnitt 15.7; **Adrenogenitales Syndrom** s. S. 171.

■ **Lageanomalien des Hodens.** Liegen die Hoden im 2. Lebensjahr noch nicht im Skrotum, werden mehrere Injektionen Hypophysenvorderlappenhormon (HCG) gegeben. Bleibt der Erfolg aus, sind die Hoden aber im Leistenkanal tastbar, können diese durch Operation heruntergeholt werden (Orchidopexie). *Kryptorchismus:* Hoden nicht tastbar, auch nicht im Leistenkanal. *Leistenhoden:* Hoden liegt im Leistenkanal. *Hodenhochstand:* Hoden liegt gerade außerhalb des Leistenkanals und ist tastbar. *Pendelhoden:* Hodenlage wechselt zwischen Hodensack, Hochstand und Leistenkanal.

■ **Hodendistorsion, Stieldrehung des Hodens.** Meist plötzlich, bei einer schnellen Bewegung, dreht sich der Hoden an seinem „Stiel" (Samenstrang), was zu heftigem Schmerz (Schreien!), manchmal erheblicher Kreislaufschwäche, lokal zu blauroter Verfärbung im Bereich von Hoden und Samenstrang, Ödembildung und hoher Berührungsempfindlichkeit führt. *Behandlung:* falls sich die Drehung nicht löst, sofortige Operation.

■ **Phimose.** Bis ins 2. Lebensjahr besteht am Penis physiologischerweise eine Verklebung der Vorhaut (Präputium). Die Vorhaut kann daher nicht zurückgestreift werden, und man sollte es auch nicht versuchen. Läßt sie sich dagegen bei älteren Kindern nicht zurückstreifen, ist eine pathologische Phimose anzunehmen. Mitunter können auch Harnabflußstörungen entstehen. *Operation:* Zirkumzision, S. 317.

■ Wird eine enge Vorhaut nach hinten bis in Höhe der Glans-(Eichel-)Furche geschoben und bleibt sie dort fixiert, kann dies die Glans strangulieren: **Paraphimose.** Heftige Schmerzen, Ödem. *Operative Entlastung* durch dorsale Inzision.

■ **Balanitis** ist die entzündliche Schwellung des Penis; vor allem die Vorhaut ist gerötet und vergrößert. Eiter tritt aus dem Vorhautraum. Die Harnentleerung kann schmerzhaft behindert sein. *Behandlung:* Kühlende Umschläge, Ringer-Lösung oder Kamillentee. Antibiotikum. Nach Abklingen wird eine vorhandene Phimose operiert oder der Vorhautring manuell gedehnt.

■ Bei einer **Hydrozele** besteht eine nicht entzündliche Wasseransammlung zwischen Hoden und einem umhüllenden Bauchfellabschnitt. Der Hodensack ist oft aufgetrieben. In der Regel handelt es sich um eine harmlose Störung. Geht sie nicht zurück, ist die Operation zu erwägen (s. S. 317). Durchleuchtet man mit einer Taschenlampe, erscheint der Hodensack bei Vorliegen einer Hydrozele hell, bei einer Leistenhernie dunkel. Beides kann aber auch kombiniert gegeben sein.

■ **Makromastie.** *Mastopathie der Neugeborenen* S. 89. *Prämature Telarche* heißt eine meist einseitig beginnende Brustdrüsenvergrößerung, die bei 1–4jährigen Mädchen beobachtet und durch vorzeitiges Ansprechen des Drüsenkörpers auf den normalen Östrogenspiegel des Alters erklärt wird. *Gynäkomastie* zeigt sich bei einem Drittel der pubertierenden Jungen; Spannungsgefühl und leichte Schmerzen sind eher unbedeutend, die psychische Belastung durch die Verunstaltung oft groß. *Makromastie bei pubertierenden Mädchen* bedeutet eine Größenzunahme über das altersentsprechende Maß hinaus, typisch ist, daß der Brustansatz am Thorax im Durchmesser kleiner ist als der eigentliche Brustdrüsenkörper. Sowohl bei Jungen als auch bei Mädchen kann gegen diese Hyperplasie medikamentöse Behandlung (neben der wichtigen psychotherapeutischen) versucht werden, sonst kosmetische Operation.

■ **Labiensynechie.** Zwischen den kleinen Schamlippen bestehen zarte Hautbrücken, die den Vaginaleingang ganz oder teilweise verschließen. Der Harn fließt durch eine verbliebene Lücke. Zur Behandlung wird einige Tage Östriol-Salbe aufgetragen, dann falls noch nötig durch Sonde stumpf gelöst.

■ **Scheidenentzündung, Vulvovaginitis.** Durch verschiedene Erreger, Bakterien, auch Gonokokken, Trichomonaden oder Pilze kommt es zu entzündlicher Rötung der Vulva mit Juckreiz und weiß-gelblichem Ausfluß. Immer muß an einen Fremdkörper in der Vagina gedacht werden. *Behandlung:* Antibiotika, Moronal, bei Trichomonadeninfektion Spülungen z. B. mit 0,1%iger wäßriger Pyoktaninlösung. Sitzbäder mit Kaliumpermanganatlösung oder Kamillenextrakt.

27 Krankheiten des Nervensystems

Motorische Entwicklung s. Abb. 20 und Tab. 3, S. 80; **Normalwerte des Liquors** S. 539; **Meningitis** Abschnitt 19.21; **tuberkulöse Meningitis** S. 216; **Poliomyelitis** Abschnitt 19.14; **Enzephalitis** Abschnitt 19.22; **Durch Zecken übertragene FSME** Abschnitt 19.34.

27.1 Hydrozephalus

■ Auf einen Hydrozephalus weisen die *ausladende Hirnschädelform,* die *hohe breite Stirn* und eventuell eine *sehr große Fontanelle* hin. Die Augen sind tiefer getreten und teilweise unter die Unterlider gesunken (*„Phänomen der untergehenden Sonne",* Abb. 133). Als *Ursachen* kommen in Frage: Verstärkte Liquorproduktion oder verminderte Liquorresorption (oft verbunden mit Meningozele), Entzündungen, Hirntumoren, frühere Blutungen in den Liquorraum (Pachymeningosis).

Folgen des Hydrozephalus sind Abbau der Hirnsubstanz (Hirnatrophie), Intelli-

genzschwäche, Muskeltonusabweichungen, Lähmungen und Krämpfe. Erstaunlich lange Zeit können die vegetativen Funktionen der Atmung und der Nahrungsaufnahme auch bei schwerster Hydrozephalusbildung erhalten bleiben. Nicht jeder Hydrozephalus schreitet unter laufender Vergrößerung fort bis zum Tode. Bei vielen Kindern stellt sich schließlich spontan ein Gleichgewicht zwischen Liquorproduktion und Liquorabfluß ein. Der Abbau der Hirnsubstanz ist aber nicht rückgängig zu machen. Allerdings ist für das einzelne Kind das Ausmaß der geistigen Schädigung nicht vom Schädelumfang ablesbar; man muß hier in der Beurteilung sehr vorsichtig sein. Das Ausmaß eines Hydrozephalus ist durch Computertomogramm und Sonographie erkennbar (Abb. 134).

■ *Behandlung* bei fortschreitender Vergrößerung des Schädels (laufende Messung des Schädelumfanges!): Operation, Ableitung des Liquors in das Gefäßsystem (Abb. 135). Die Prognose ist natürlich von der Grundkrankheit in erster Linie abhängig. Klammert man Tumoren aus, können $^2/_3$ der Kinder mit durchschnittlichen oder unterdurchschnittlichen Intelligenzleistungen sozial angeglichen werden, das restliche Drittel ist imbezil und idiotisch. Kinder, die erst nach dem 6. Lebensmonat operiert wurden, weisen das schwerste Intelligenzdefizit auf. Die *Pflege* eines Kindes mit schwerstem Hydrozephalus, das unansprechbar im Bett liegt und dem man nur den erlösenden Tod wünschen möchte, ist schwer. Vorsicht beim Herausheben, da es durch das Übergewicht des Kopfes leicht aus den Armen kippt! Wegen der Dekubitusgefahr an der Kopfschwarte empfiehlt sich häufiger Lagewechsel des Kopfes und Lagerung auf Schaumstoff, Wasserkissen oder auf einen Schaumstoffring, der den Auflagedruck vom Ventil fernhält.

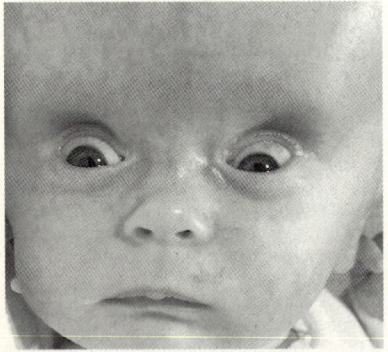

Abb. **133** Schwerer Hydrozephzalus: ausladender Hirnschädel, „Sonnenuntergangsblick".

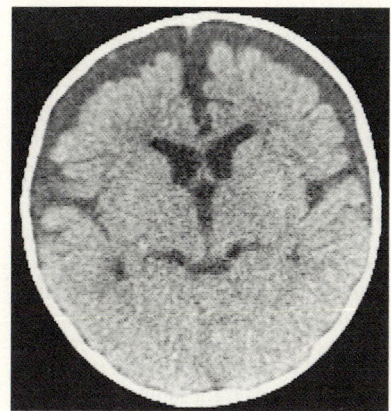

a

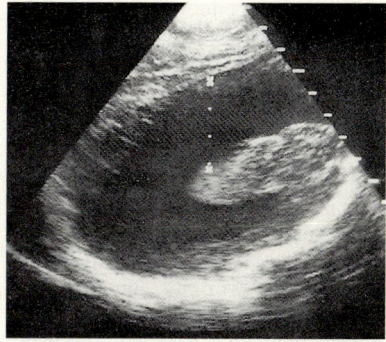

b

Abb. 134 Hydrozephalus
a Computertomogramm: Hydrocephalus externus (schwer) und internus (leicht)

b Intrakranielle Sonographie im parasagittalen Strahlengang: stark erweiterter rechter Seitenventrikel.

27.2 Hirntumoren, Hirnabszeß

■ Bei **Hirntumoren** pflegen sich die Symptome langsam „schleichend" zu entwikkeln:
– Erbrechen, Kopfschmerzen,
– Krampfanfälle, Gleichgewichtsstörungen, Lähmungen, z. B. Schielen, Sehstörungen,
– bei Säuglingen Zunahme des Kopfumfanges.
■ Die gleichen Erscheinungen machen **Hirnabszesse.** Hier entwickelt sich das Vollbild der Ausfälle meist stürmischer, und die entzündliche Ursache ist auch am Fieber, an einer Begleitmeningitis oder anderen eitrigen Entzündungen ablesbar.
■ Die *Prognose* ist für beide Ursachen schlecht. Bei Entzündungen stehen Antibiotika an erster Stelle der Behandlungsmöglichkeit, bei Tumoren Operation und/oder Bestrahlung sowie Zytostatika. Für die *Diagnose* sind EEG, Computertomogramm, Sonographie, Röntgen, Hirnszintigraphie und Angiographie von großer Bedeutung.

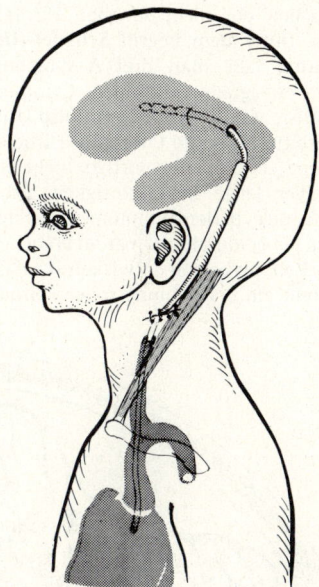

Abb. 135 Hirnventrikel-Herzohr-Drainage (Holter-Pudenz-System) bei Hydrozephalus. Tiefstehendes Auge: „Sonnenuntergangsphänomen".

27.3 Hirnschäden durch Blutungen, Schädel-Hirn-Trauma

■ Die Geburt mit ihrer mechanischen Belastung und der Vitamin-K-Mangel nach der Geburt bewirken eine erste Häufung von Blutungen ins Gehirn (**Hirnblutung,** s. S. 105), unter die harte Hirnhaut (**subdurales Hämatom** durch Zerreißen von Venen) und außerhalb der harten Hirnhaut (**epidurales Hämatom** durch Zerreißen der mittleren Hirnhautarterie) (Abb. 136). Aus einem subduralen Hämatom kann sich eine **Pachymeningosis** entwickeln. Hierbei wird die Blutung durch Membranen abgekapselt und ein anhaltender Druck auf benachbarte Hirnregionen ausgeübt.

■ Stürze des Säuglings vom Wickeltisch, des älteren Kindes beim Spielen, Verkehrs- und andere Unfälle sind weitere Ursachen der nicht seltenen Hirntraumen. Unter dem Begriff **Schädel-Hirn-Trauma** faßt man drei Ausprägungs-(Schwere-)grade zusammen: Commotio, Contusio, Compressio. **Commotio** (Hirnerschütterung) und **Contusio** (Hirnquetschung) sind durch sofortige, mehr oder weniger lange Bewußtlosigkeit, Erbrechen und evtl. Herdsymptome charakterisiert. Ein epidurales Hämatom braucht einige Zeit, bis es voll entwickelt ist; daher besteht ein erscheinungsfreier Zeitraum zwischen Trauma und den ersten *Symptomen des gesteigerten Hirndruckes* (**Compressio**): Erbrechen, Lähmungen, Bewußtlosigkeit, Krämpfe, langsamer Puls. An der Schädeloberfläche können Blutungen tastbar und an Vorwölbungen sichtbar sein (subperiostales Hämatom, Kephalhämatom). Das Röntgenbild kann eine Knochenfraktur zeigen.

■ *Behandlung und Pflege:* sehr behutsam, Sedativa, Hochlagerung mit etwa 30°-Winkel und Seitenlagerung des bewußtlosen Kindes, gute Beobachtung der Bewußtseinslage (Glasgow-Coma-Scale, S. 379) und wegen des häufigen Erbrechens. Aspirationsgefahr! In stündlichem, evtl. $^1/_2$stündlichem Abstand Pulskontrolle. Pulsverlangsamung unter 65/min ist Zeichen gefährlichen Hirndrucks! Ernährung durch Sonde. Absaugen bei Schluckstörungen. Eventuell Möglichkeit einer Operation (Ausräumen des Hämatoms).

27.4 Angeborene degenerative Erkrankungen

■ Unter **Hirnsklerose** wird eine Reihe erblicher Hirnerkrankungen zusammengefaßt, die mit spastischen Lähmungen, Krämpfen und Schwachsinn verlaufen. Es gibt Formen, die im Säuglingsalter, andere, die erst im Kleinkindalter beginnen. *Behandlung:* Medikamente gegen Krämpfe; Heilgymnastik.

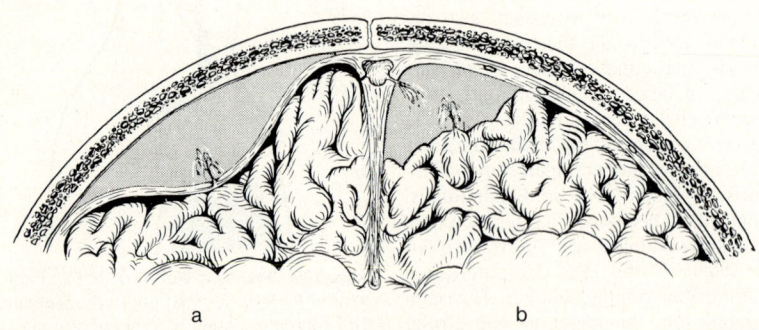

a   b

Abb. **136** Epidurales (**a**) und subdurales (**b**) Hämatom (nach Catel).

■ Die **erblichen Ataxien (Friedreich-Ataxie, Kleinhirnataxie)** sind durch Gleichgewichtsstörungen gekennzeichnet, die die Kinder besonders gefährden. Oft bestehen auch Sprachstörungen.

■ Bei der **progressiven** (= fortschreitenden) **spinalen Muskelatrophie** (Werdnig-Hoffmann) wird eine *kindliche (infantile)* und eine *jugendliche (juvenile),* in der Pubertät auftretende Form unterschieden. *Ursache* des Leidens ist eine Degeneration der motorischen Vorderhornzellen im Rückenmark. Folge ist Spannungsverlust (Hypotonie), schließlich schlaffe Lähmung und Atrophie der Muskeln des Rückens, der Schulter, des Beckens, der Beine und anderer Körperabschnitte (Abb. 137). Schon vor der Geburt können die Kinder durch geringere Bewegungen im Mutterleib auffallen. Die Säuglinge liegen auffällig schlaff und bewegungsarm. Beim Hochnehmen hängen Beine und Kopf schlaff herab; beim Aufsetzen fällt der Oberkörper vornüber. Die Diagnose wird durch Prüfung der elektrischen Muskelerregbarkeit und durch Myographie gesichert. *Behandlung und Pflege:* Vitaminreiche, aber nicht zu kalorienreiche Kost, damit die Kinder nicht übergewichtig werden. Massage, Gymnastik und gleichmäßige Belastung dienen dem Muskeltraining. Bei Klinikaufenthalt sollen also die Kinder nur soweit unbedingt nötig im Bett gehalten werden. Atemübungen richten sich gegen die besondere Gefährdung der Kinder, die Bronchopneumonie. Schon leichtere Luftwegsinfekte müssen ernstgenommen werden. Die meisten Kinder sterben früh.

27.5 Chorea minor

■ Die **Chorea minor (Veitstanz)** kann als *allergische Enzephalitis beim rheumatischen Fieber* (s. Abschnitt 17.1) bezeichnet werden; insbesondere das Striatum ist betroffen. Sie hinkt zeitlich hinter den anderen rheumatischen Erscheinungen her und befällt vor allem Mädchen. Die Erkrankung beginnt zunächst schleichend. Die Unruhe, Zappeligkeit und übersteigerte Mimik des Kindes können zunächst als Ungehörigkeit in der Schule verkannt werden.

▨ Auf dem Höhepunkt bestehen folgende klinische *Zeichen:*

– Starker Abfall der Muskelspannung (Hypotonie) mit Überstreckbarkeit der Gelenke; dabei lebhafte Sehnenreflexe.

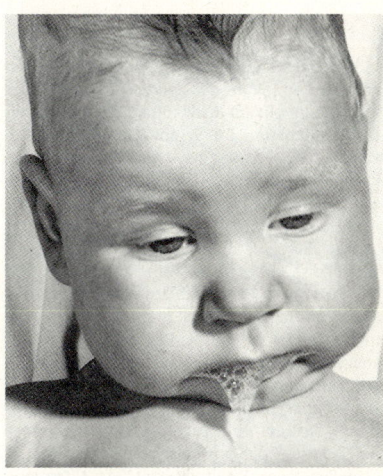

Abb. **137** Schlucklähmung in der Endphase bei spinaler Muskelatrophie. Allgemeine Muskelschwäche, Ateminsuffizienz, die nur noch im Ausdruck der Apathie erscheinen kann.

– Bewegungsstörungen (Hyperkinesien): Die Bewegungen erfolgen überschießend blitzartig, z. T. unwillkürlich, immer schlecht koordiniert. Schreiben, Essen und andere zweckvolle Bewegungen sind schwer gestört, vielleicht sogar unmöglich. Daneben werden unnötige Bewegungen ausgeführt (Zwangsbewegungen). Die Ataxie zeigt sich auch beim Versuch, bei geschlossenen Augen mit dem Zeigefinger die Nasenspitze zu erreichen, und bei anderen Prüfungen.

– Psychische Veränderungen: Zerfahrenheit, Affektlabilität, vor allem Neigung zum Weinen.

▨ *Behandlung und Pflege:* Die Kinder brauchen in erster Linie Verständnis für ihre Schwierigkeiten. Reichlich Sedativa. Gegen die rheumatische Grundlage richten sich Aminosalizylsäure, Kortikoide u. a. Bettruhe in ruhigem, kleinen Zimmer, am besten Einzelzimmer. Polsterung der Bettwände schützt vor Verletzung durch Anschlagen. Die Krankheit währt durchschnittlich 3 Monate. Die Besserung ist gut ablesbar an der Sicherheit zu essen und zu schreiben.

27.6 Polyneuritis, Polyradikulitis

■ *Virusinfekte* und *toxische Wirkungen* können zu einer Erkrankung der Nervenstämme und der Nervenwurzeln am Rückenmark führen (**Neuritis, Polyneuritis**). Die Symptome sind – im Einzelfall sehr verschieden – Bewegungs- und Empfindungsstörungen mit Ataxie und Schmerzen. Je näher der Prozeß ans Rückenmark heranreicht, um so mehr ist auch der *Liquor* verändert (starke Eiweißvermehrung bei fast normalem Zellgehalt). Im letzteren Falle spricht man von der **Polyradikulitis** oder dem **Guillain-Barré-Syndrom**. Meist heilt die Erkrankung im Laufe mehrerer Wochen aus, jedoch ist auch ein Aufsteigen der Lähmung bis zum Atemzentrum möglich *(Landry-Paralyse)*. Die *Behandlung* kann sich nicht gegen die Ursache, nur gegen die Symptome richten: gute Lagerung und Hautpflege bei Lähmungen, bei Atemschwäche evtl. künstliche Beatmung. Vitaminreiche Kost; Vitamin B_1 zusätzlich als Medikament. Später Massage und Heilgymnastik.

27.7 Zerebrale Kinderlähmung, infantile Zerebralparese

■ Unter der Bezeichnung **zerebrale Kinderlähmung, infantile Zerebralparese** (Abkürzung: **ICP**) werden Hirndefekte zusammengefaßt, die angeboren sind oder sich in den ersten zwei Lebensjahren aus sehr verschiedenen Ursachen heraus entwickelt haben. Dieser Begriffsbestimmung entsprechend, besteht *keine Tendenz zum Fortschreiten der Störung,* sondern eher zu einer leichten Besserung. Andererseits können sich aber einige Schädigungszeichen erst später zu einem Zeitpunkt zeigen, an dem diese Hirnregion normalerweise in Betrieb genommen würde. Wie der Name sagt, ist das vordergründige Symptom die Bewegungsstörung. Man spricht auch von „*Spastikern";* da nicht alle Kinder Muskelhypertonie aufweisen, ist dieser Ausdruck nicht korrekt.

Den einzelnen Ursachen entsprechend, kommen auch zahlreiche andere Störungen dazu, und sie gilt es genauso in der Behandlung zu be-

rücksichtigen, um aus diesen behinderten Kindern „das Beste herausholen" zu können. Insgesamt bestehen

▨ *motorische Störungen:*
– Lähmungen, spastisch (Hypertonus der Muskulatur) oder schlaff (atonisch = Hypotonie),
– Störungen des Bewegungsablaufes (Hyperkinesien) vom Typ der Athetose (bizarre, langsame Bewegungen) und der Chorea (schleudernde Bewegungen),
– Bewegungsunsicherheit mit Schwierigkeiten, das Gleichgewicht zu halten (Ataxie);

▨ *weitere Störungen:*
– Sprachstörungen bei über 50% der Kinder, Hörstörungen bei 25%, Sehstörungen bei 50%,
– Krampfanfälle bei 35%,
– Verhaltensstörungen, mit denen die behinderten Kinder gegenüber der gesunden und nicht immer verständnisvollen Umgebung reagieren, bei über 50%,
– Intelligenzdefekte verschiedenen Grades bei 75%.

Die Kinder können äußerlich verändert sein (Hydrozephalus, Mißbildungen) oder ganz unauffällig wirken. EEG, Ultraschallbild und Computerenzephalogramm sind oft pathologisch.

Man unterscheidet folgende **Einzelformen;** allerdings besteht bei solchen Bezeichnungen die Gefahr, bedeutsame weitere Störungen außer acht zu lassen:

■ **Spastische Zerebralparese.** Bild einer allgemeinen Muskelhypertonie, regional allerdings sehr unterschiedlich intensiv ausgeprägt. Bei der *spastischen Hemiplegie* ist einseitig (= Hemiplegie) oder beidseitig die ganze Körperseite betroffen. Die Spastik pflegt an den Armen intensiver als an den Beinen zu sein. Eine weitere Sonderform ist die *spastische Diplegie* der Beine *(Littlesche Krankheit)*. Jeder Bewegungs- und Belastungsversuch führt zu intensiver Hypertonie, vor allem zum Adduktorenspasmus. Die Unterschenkel liegen meist überkreuzt („Scherenzeichen", Abb. 138). In Ruhe kann Hypotonie bestehen. Beim Aufstellen stehen die Kinder auf den Zehen (Spitzfußstellung), bei Gehversuchen führen sie die Beine unter Überkreuzen der Unterschenkel aneinander vorbei („Scherengang", Abb. 139). Das

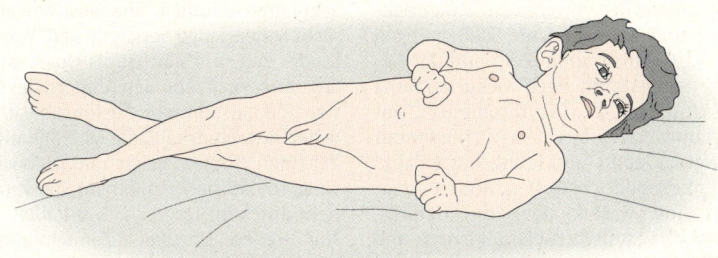

Abb. **138** Scherenphänomen, hypertone Streckhaltung, geballte Hände bei infantiler Zerebralparese, spastischer Typ.

Gleichgewicht kann nur mühsam mit Hilfe von Armmitbewegungen gehalten werden, falls freies Gehen überhaupt möglich ist. Die sog. *zentrale Koordinationsstörung* ist die Schwachform dieser Erscheinungen; die Kinder zeigen bei Erregung Schulterretraktion, Hypertonie der Arme und häufigen Faustschluß.

■ **Hyperkinetische und dyskinetische Formen** (Abb. 198, 212). Im Vordergrund stehen die Störungen im Bewegungsablauf und im Bewegungsausmaß. Es gibt athetotische, seltener choreatische Störungen und Mischbilder. Die Mimik ist durch Grimassieren verändert, das Sprechen aus dem gleichen Grunde schwer behindert. Daher wirken besonders diese Kinder geistig gestört, obwohl sich gerade in dieser Gruppe der größere Prozentsatz mit normaler Intelligenz befindet. Man darf sich also vom Aspekt nicht täuschen lassen. Bei Erregung ist die Störung besonders stark ausgeprägt, auch der Schluckakt kann schwer gestört sein (Pseudobulbärparalyse).

■ **Atonisch-astatisches Syndrom.** Der Name besagt, daß die Kinder schlaffe Muskulatur haben und keine oder sehr stark verzögerte statische Weiterentwicklung (Sitzen, Stehen usw.) zeigen.

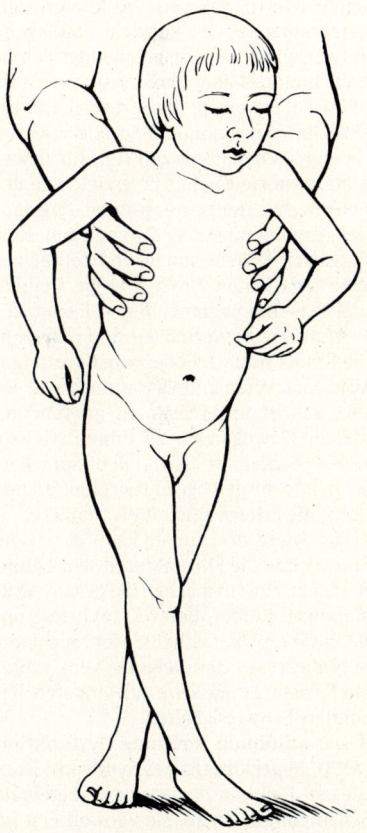

Abb. **139** Typischer Scherengang bei spastischer Paraparese.

■ *Ursachen* der zerebralen Kinderlähmung sind in erster Linie Schädigungen vor der Geburt und im Zeitraum der Geburt (Sauerstoffmangel, Geburtstrauma mit Blutungen, u. a. Erythroblastose mit Bilirubinwerten über 22 mg%). Kinder mit schwerer Geburt und Frühgeburten sind daher besonders betroffen. Andere Ursachen sind Mißbildungen des Gehirns, chronische Stoffwechselkrankheiten und abgelaufene Hirnentzündungen.

■ *Behandlungserfolge* sind von der Frühdiagnose und der Intensität der Behandlung, dann in erster Linie vom Intelligenzgrad des Kindes abhängig. Daher ist wichtig zu wissen, daß von 100 Kindern mit Zerebralparese 35 normale Intelligenz aufweisen, 60 bei entsprechender Bemühung bildungsfähig sind und nur 5 sich als idiotisch erweisen. Die größten Erfolge sind in sogenannten *Spastikerzentren* (besser: Behandlungszentrum für bewegungsgestörte Kinder) zu erzielen, in denen Ärzte, Heilgymnastinnen, Logopäden, Ergotherapeuten, Psychologen, Kindergarten-Erzieherinnen und Lehrer zusammenarbeiten. Große Energie, Geduld, viel Verständnis für Kind und Eltern, hohes Einfühlungsvermögen sind nötig, um die Kinder mit Methoden nach Bobath und Vojta aus verspannten Haltungen zu lösen, Schritt um Schritt zu großen und kleinen Bewegungen zu führen (Gehen, Essen, Schreiben usw.), den Spracherwerb und die geistige Entwicklung zu fördern; die Erfolge sind oft erstaunlich.

■ Die *Pflege* der Kinder kann durch die Spastik und die Kontrakturen sehr behindert sein. Zudem machen die geistig rückständigen Kinder dieser Krankheitsgruppe mit ihrer Neurasthenie, der Nahrungsverweigerung, der Neigung zum Erbrechen, dem Einnässen und Einkoten besondere Schwierigkeiten.

■ Die **minimale zerebrale Dysfunktion (MCD, hyperkinetisches Syndrom)** ist in diesem Rahmen das geringste zerebrale Schädigungsausmaß. Sie wird oft erst im Schulalter deutlich, diagnostisch dann nicht selten lange verkannt und, was die Kinder zeigen, zunächst als Unart aufgefaßt. *Motorisch* fehlt den Kindern die flüssige und harmonische Ausführung alltäglicher Bewegungsabläufe wie Schreiben, Zeichnen, Hüpfen, Strich- und Rückwärtsgang, so daß sie vor allem im Sportunterricht durch ihr Ungeschick auffallen. *Geistig* stehen Unruhe („Zappelphilipp"), Konzentrationsschwäche und intellektuelle Teilleistungsstörungen z. B. im Rechnen im Vordergrund, Einzelheiten, die dann oft erst im psychologischen Test genau bestimmt werden. Die allgemeine Intelligenz ist dabei normal bis leicht vermindert. *Affektiv* fallen die Kinder als unausgeglichen, sprunghaft, zeitweise als erethisch, dann wieder als träge auf.

Therapeutisch ist es das Wichtigste, diesen Kindern mit viel Verständnis und weit geöffneter Toleranz zu begegnen, um zu verhindern, daß man sich als Erzieher oder Pflegender zu schnell und zu oft auf Kollisionskurs mit ihnen befindet. Eine Hilfe liegt in der Ergotherapie. Die Diätbehandlung mit phosphatreduzierter Kost ist in aller Munde, doch ist sie sehr unsicher und ernährungsphysiologisch problematisch. In der Vorstellung einer Neurotransmitter-Stoffwechselstörung versteht man die bei 80% der Kinder günstige Stimulantientherapie durch *Ritalin.* Insbesondere die Aufmerksamkeitsleistung wird besser, sie ist aber von regelmäßiger Einnahme abhängig. Keine Beruhigungsmittel!

27.8 Schwachsinn, Teilleistungsstörungen

■ Das Wort Schwachsinn bedeutet Intelligenzverminderung auf ererbter oder erworbener Grundlage. Die Feinheiten der Störungen, die zu besprechen sind, werden leichter zugänglich, wenn an Stelle von Schwachsinn der weiter gefaßte Begriff **geistige Leistungsbehinderung** gesetzt wird.

Zunächst seien die Begriffe *Debilität, Imbezillität* und *Idiotie* erläutert.

Zur Intelligenzprüfung werden verschiedene Testmethoden herangezogen (s. Abschnitt 72).

■ **Debilität.** Die Kinder lernen später sprechen und versagen in der Schule und der weiteren Berufsausbildung. Durch Nachhilfeunterricht und Besuch von Sonderschulen können sie zu einfachen Berufen erzogen und zu einem selbständigen Leben vorbereitet werden.

■ **Imbezillität.** Die sehr geringe Bildungsfähigkeit dieser Kinder reicht nicht zu einem ganz selbständigen Leben. Unter entsprechender Betreuung und Aufsicht können einfache Arbeiten selbständig ausgeführt werden.

■ **Idiotie.** Die Kinder sind vollkommen bildungsunfähig. Die Sprache wird höchstens in Brocken erlernt, die eventuell zu einer einfachen Verständigung ausreicht. Viele Kinder lernen nicht selbständig essen und bleiben ihr Leben lang unrein. Sie können nur unter ständiger Lebenshilfe, eventuell nur in Heimen existieren.

▨ In den Tests und in der Beurteilung nach dem Intelligenzquotienten (I. Q.) kommt häufig nicht zum Ausdruck, daß geistig leistungsbehinderte Kinder isolierte hohe Begabungen aufweisen können (technisches Geschick, musisches Können). Andererseits kann ein gleichmäßig gutes Begabungsniveau durch isolierte Begabungsausfälle unterbrochen sein. Hier ist die Legasthenie zu nennen, auf die weiter unten näher eingegangen wird. Andere geistig gut begabte Kinder sind motorisch äußerst ungeschickt (*minimale zerebrale Dysfunktion*, Ausdruck einer nur leichten Hirnschädigung). Auch eine extreme Schüchternheit, Abneigung zum Kontakt mit anderen Menschen kann die Entfaltung intellektueller Fähigkeiten stark behindern.

Recht unterschiedlich ist die Dynamik des Gefühlslebens (Temperament) der geistig behinderten Kinder. Die einen sind schwerfällig, phlegmatisch, gleichmäßig in ihrem Antrieb gehemmt, andere neigen zu Affektausbrüchen, oder sie zeigen ständig turbulente Lebhaftigkeit und ziellose Unruhe *(Erethismus)*.

Von „moralischem Schwachsinn" spricht man, wenn der Ausfall ethischer Hemmungen ein einigermaßen intelligentes Kind zu üblen, mitunter verbrecherischen Handlungen führt.

■ **Zur Aspektdiagnostik des Schwachsinns** Abschnitt 52.

■ Als **Ursachen der geistigen Leistungsbehinderung** kommen in Frage:

angeborene Schädigungen wie das Down-Syndrom,

Hirnschäden vor, während und unmittelbar nach der Geburt,

Stoffwechselstörungen, wie die Phenylketonurie, die amaurotische Idiotie, der Gargoylismus, die Niemann-Pick-Krankheit u. a.,

hormonelle Störungen, wie die Hypothyreose,

Enzephalitiden mit bleibenden Hirndefekten,

Folgen eines schweren Schädel-Hirn-Traumas,

schwere Epilepsie, vor allem BNS-Krämpfe.

Die *Behandlung* kann lediglich in geduldiger, intensiver pädagogischer Entwicklungshilfe bestehen, falls die Grundkrankheit keine medikamentösen und diätetischen Möglichkeiten zuläßt. Die Kinder sollen Ergotherapie und Logopädie erhalten und möglichst früh in Spezialkindergärten, später in Sonderschulen kommen, von denen es aber leider noch zu wenige gibt. Bei schweren Fällen ist Anstaltsunterbringung nötig.

■ **Legasthenie, Lese- und Rechtschreibschwäche.** 2–4% aller Volksschüler fallen dadurch auf, daß sie einen diktierten Satz nur mit zahlreichen Fehlern niederschreiben, den gleichen Satz aber fehlerfrei aus dem Buche abschreiben können und ferner einen einwandfrei geschriebenen Satz nur stockend und fehlerhaft lesen. Dabei ist ihre allgemeine Intelligenz in der Regel gut. Die Störung ist erblich. Diese Erscheinungen verstärken sich noch bei falschen erzieherischen Maßnahmen und Spott der Mitschüler. Schließlich können sich durch trotzige Auflehnung oder stilles Resignieren Verhaltensstörungen aufpfropfen; mitunter machen diese erst auf die Grundstörung aufmerksam. Die *Behandlung* im Einzelunterricht oder in Sonderklassen verlangt viel Verständnis und

Großzügigkeit von Lehrern und Eltern und ist je nach Schweregrad innerhalb von Monaten oder Jahren erfolgreich.

■ **Autismus,** Abschnitt 44.

27.9 Zerebrale Anfälle

■ Zerebrale Krampfanfälle gehen auf *plötzliche, krampfhafte Reizungen von Hirnzellen* zurück, die je nach Hirnregion ein verschiedenes klinisches Bild hervorbringen. Also ist verständlich, daß die Anfälle sich in *motorischen Erscheinungen,* *Empfindungsänderungen, Wesens- und Verhaltensänderungen, Bewußtseinsstörungen und auch in vegetativen Reizerscheinungen wie Bauchschmerzen, Erbrechen, Röte oder Blässe der Haut* ausdrücken. Alle Einzelheiten eines Anfalls müssen genau beobachtet und für die Diagnosestellung des Arztes registriert werden (s. Tab. 19). Eine große Bedeutung für die Krampfdiagnostik hat das Elektroenzephalogramm *(Krampfaktivität, Herdsymptome).*

■ Im folgenden werden zunächst die **Anfallsbilder** beschrieben. Man unterschei-

---

Tabelle **19**   Beobachtung eines zerebralen Anfalles. Worauf ist zu achten?

Aus welcher Situation geschieht der Anfall? Im Wachzustand – im Schlaf – nach dem Erwachen – beim Füttern – beim Spiel – bei Erregung (Ärger, Streit, Schmerz, Trotz, Freude)

Welche Körperhaltung? Welche Bewegungen? Aus dem Gehen, Laufen, Stehen, Sitzen oder Liegen – Kind bleibt stehen, hält inne, setzt sich hin, steht auf, sucht Halt, hält sich fest, sinkt um, stürzt hin, krümmt sich zusammen, dreht sich, setzt Tätigkeit automatisch fort, führt sinnlose Handlungen aus (Nesteln mit den Fingern, Zupfen, Reiben, Klopfen, Winken, Drehen der Hände)

Haltung und Bewegungen von Armen und Beinen? Beugehaltung – Streckhaltung – Zukungen einseitig, doppelseitig, eine Seite betont – regelmäßige, unregelmäßige Folge – rhythmische Folge – seitenungleicher Beginn, seitenungleiches Aufhören – unterschiedliches Verhalten von Armen und Beinen

Spannungszustand der Arme und Beine? Muskelspannung verstärkt, vermindert, normal, wechselnd

Kopfstellung, Gesichtsausdruck? Gesichtsfarbe normal, blaß, rot, blau – Kopfwendung nach links oder rechts – Kopfbeugung in den Nacken – Blickwendung in eine Richtung – Augenbewegungen – mimische Bewegungen: Verziehen des Mundes, Zucken der Augenlider, Mund- und Lippenbewegungen wie beim Schlucken, Schmecken, Schmatzen, Lecken, Kauen – Speichelfluß, schaumiger Speichel

Atmung? Atmung steht, ist angestrengt, unregelmäßig – Atemgeräusch?

Psychisches Bild? Ansprechbar – bewußtlos – benommen, desorientiert – schläfrig – dämmert vor sich hin – spricht unverständlich, verständlich, Sinnloses, Sinnvolles, aber für den Augenblick Unpassendes – zeigt unmotiviert plötzlich Furcht, Zorn, Wut, Schmerz, Freude

Untersuchungen während und nach einem Anfall: Reaktion auf Anruf – Reaktion auf Schmerzreiz – Reaktion auf Licht (Pupillenreaktion) – Tonus der Arme und Beine – Lähmungen? – Stuhlentleerung im Anfall? – Urinabgang? – Messung der Körpertemperatur – Verletzungen? (Zungenbiß, Sturzverletzungen)

Dauer des einzelnen Anfalles, der Anfallsserie? Zahl der Einzelanfälle?

Erscheinungen nach dem Anfall? Müdigkeit – Schlaf – Erregung – Weinen – Lähmung – unauffälliges Weitermachen

det *primär generalisierte Anfälle, generalisierte Anfälle fokaler Genese und fokale Anfälle* (= Partialanfälle).

■ **Primär generalisierte Anfälle** (EEG: primär generalisierte Krampfaktivität):

▩ *Großer Anfall, primär generalisiertes Grand mal.* Die Kinder stürzen bewußtlos zusammen, verfallen zunächst in Streckstarre (10–20 Sek.), bald aber in Zuckungen aller Extremitäten und der mimischen Muskulatur (einige Minuten).

▩ *Absenzen* sind sekundenlange Bewußtseinspausen, in denen die Kinder in ihrer Tätigkeit einhalten und einen langweiligen, geistesabwesenden Gesichtsausdruck zeigen. Der Kopf kann etwas nach vorn, seltener nach hinten kippen (Abb. 208). Diese Anfälle wiederholen sich oft mehrmals hintereinander. Bei sehr starker Häufung spricht man von *Pyknolepsie.* EEG: Spitze-Welle-(spice-wave-)Komplexe.

▩ *Myoklonische Anfälle* zeigen Zuckungen vor allem im Schulter- und Armbereich.

▩ Für die *Sturzanfälle, myoklonisch-astatischen Anfälle* ist die Tatsache namengebend, daß die Kinder plötzlich mit besonderer Wucht zu Boden stürzen, wobei sie sich mitunter ernstlich verletzen, sich Hautwunden, Knochen- und Zahnbrüche zuziehen. Im übrigen ähnelt dieses Bild dem Grand mal (Abb. 140).

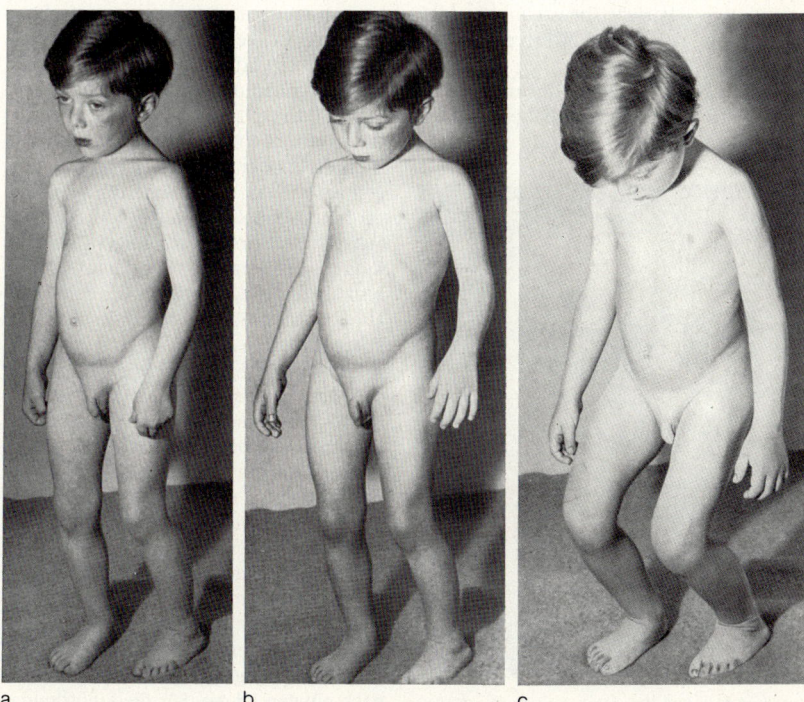

a   b   c

Abb. **140** Myoklonisch-astatischer Anfall. Plötzliches Einknicken und heftiges Hinstürzen, möglicherweise mit Verletzungsfolgen (nach Catel).

■ *Impulsiv-Petit mal, myoklonisches Petit mal.* Plötzliches Zusammenfahren wie beim Erschrecken.

■ **Generalisierte Anfälle fokaler Genese:**

■ *Großer Anfall, Grand mal-Anfall fokaler Genese.* Dem tonisch-klonischen Stadium geht eine sekundenlange *Aura* (griechisch, Windhauch) als Herdsymptom voraus, meist Geruchs-, Gefühls- oder andere Sinnesempfindung, über die sich die Kinder durch ihr Verhalten oder auch sprachlich noch äußern, bevor das Bewußtsein schwindet. EEG: Allgemeine Krampfaktivität und Herdbefund.

■ Bei den *Blitz-Nick-Salaamkrämpfen (BNS-Krämpfe, West-Syndrom)* zeigen die Kinder – meist in Serien – sekundenkurzes, blitzartiges Zusammenfahren oder ruckartige Vorwärtsbewegungen des Kopfes und der Arme. EEG: Hypsarrhythmie.

■ Bei *fokalen Anfällen (Jackson-Anfall)* kann das Bewußtsein erhalten bleiben

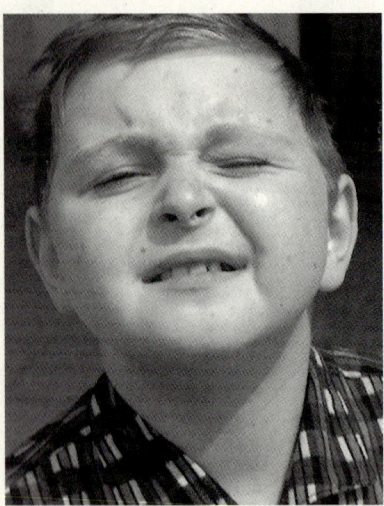

Abb. **141** Anfallauslösung durch helles Licht. Jackson-Epilepsie. Gesichtszuckungen, ausgelöst durch den Blick in die Sonne.

und sich der motorische Krampf nur in einer Muskelgruppe oder an einer Extremität abspielt (Abb. 141). Es gibt auch sensible Herdanfälle (z. B. mit Taubheitsgefühl oder Parästhesie) oder sensorische mit auditiven und optischen Empfindungen. Fokale Anfälle können in generalisierte übergehen. EEG: Herdbefund (Fokus).

■ Was früher mit *psychomotorischen Anfällen, Temporallappenepilepsie* bezeichnet wurde (und heute natürlich noch mit diesen Begriffen verständlich ist), wird heute *Epilepsie mit komplexen Partialanfällen* genannt. Der organische Hirnschaden liegt meist im Bereich des Temporallappens. Die Kinder haben sehr oft ein besonderes Sinneserlebnis (Bauchschmerzen, Geschmacks-, Gesichts- oder Hörhalluzinationen); auch Stimmungsumschlag wie Ängstlichkeit und Zorn. Als Hauptsymptom folgt dann die Bewußtseinstrübung ("umdämmert"), die bis zur vollen Bewußtlosigkeit gehen kann (1 – 5 Min.). Oft werden nun Mundbewegungen, Schnüffeln oder sinnlose Handbewegungen beobachtet, unartikulierte Laute, ungeordnete sinnlose Worte oder Lachen ausgestoßen. Schließlich zeigen manche Kinder ausgestaltete Handlungsabläufe bis zu Stundendauer, die in sich schlüssig aber kausal unsinnig sind. Anschließend kurzer Schlaf.

■ Die *Rolandi-Epilepsie* ist eine häufige benigne Epilepsieform des Kindesalters (4 – 10 Jahre). Nach unauffälliger Entwicklung treten vornehmlich nachts charakteristische Anfälle auf: Das Kind wacht auf, hat Schmerzen oder Parästhesien in der Zunge, an Lippen oder Zähnen, hat Mühe, die Zunge zu bewegen und zu schlucken und zeigt starken Speichelfluß. Das Bewußtsein bleibt erhalten, anschließend kann das Kind alles beschreiben. Gute Prognose, weiterhin einwandfreie geistige Entwicklung, Aufhören der Anfälle nach einigen Jahren. Für die Einordnung ist ein spezielles EEG-Muster bestimmend (herdförmig Spitzen oder scharfe

Wellen bei normaler Grundaktivität), das sich auch bei Geschwistern (20%) und Eltern (10%) ohne Anfallsmanifestation finden läßt.

■ Anhangsweise sei hier das Bild der **Affektkrämpfe** mit seiner abweichenden Prägung dargestellt. Diese sind affektiv bedingt und gehören *nicht* zu den zerebralen Anfällen im engeren Sinne. Differentialdiagnostisch spielen sie bei Kleinkindern eine große Rolle. Zu ihnen neigen Kinder im sogenannten Trotzalter. Charakteristisch ist die Situation, aus der heraus sie jeweils entstehen. Die Kinder haben sich z. B. über etwas geärgert (Nichterfüllen eines Wunsches, Wegnehmen eines Spielzeuges, Zwang, irgend etwas tun zu müssen, Schläge als Strafe, Schmerzempfindung bei Unfällen), schreien los und halten dann in ihrem Schmerz, Ärger und Zorn die Luft an. Sie werden rot und blau im Gesicht, sehen dabei bedrohlich aus, geraten in einen Strecktonus, fallen um oder sinken hin, werden bewußtlos und können sogar Zuckungen im Gesicht und an den Extremitäten wie in einem typischen großen Anfall (s. oben) zeigen. Auf dem Höhepunkt der Zyanose löst sich der Krampf wieder. Die Kinder kommen langsam wieder zu sich und sind meist noch einige Zeit unleidig. Das EEG dieser Kinder ist normal.

■ **Zum Begriff des zerebralen Anfallsleidens.** Nicht jeder Anfall ist „epileptisch", höchstens epileptiform, d. h. wie bei Epilepsie geprägt. Man unterscheidet

■ *Gelegenheitskrämpfe (Okkasionsanfälle)*, die 1- bis 3mal einzeln, evtl. im ganzen Leben nur einmal oder in einer einzigen Serie auftreten können, von der

■ *Epilepsie*, dem Krampfleiden, der Fallsucht, wo bleibende Ursachen immer wieder zu Krämpfen führen.

Einige der beschriebenen Anfälle treten bevorzugt zu bestimmten Tag- und Nachtzeiten auf, sie haben offenbar einen Zusammenhang zum Tag-Nacht-Rhythmus. Bei *Aufwachepilepsie* treten die Anfälle kurz nach dem Erwachen beziehungsweise Aufstehen auf: so im Schulalter beginnende Krampfanfälle, Absencen und Impulsiv-Petit-mal-Anfälle. Andere erleiden ihre Anfälle nur im Schlaf, *Schlafepilepsie*. Ohne bevorzugte Zeitbindung ist die *diffus auftretende Epilepsie;* vorwiegend handelt es sich um fokale Anfälle.

■ **Anfallsursachen.** Die Anfallsbilder sind bis zu einem gewissen Grade von der Ursache abhängig. So zeigen sich Gelegenheitskrämpfe meist als große Anfälle. Auch das *Alter des Kindes* spricht offenbar bei der Prägung des Bildes mit, wenn man bedenkt, daß epileptische Kleinkinder zu BNS-Krämpfen, größere eher zum generalisierten Grand mal, Schulkinder besonders zu Absencen, Kleinkinder zu Affektkrämpfen neigen (s. Abb. 142).

■ **Ursachen für Okkasionskrämpfe (Gelegenheitskrämpfe)** ergeben sich durch
- geburtstraumatische Verletzungen, Blutungen, Sauerstoffmangel,
- schweren Ikterus,
- Absinken des Blutzuckers und des Blutkalziums (hypoglykämischer bzw. hypokalzämischer Krampf),
- Hirnödem bei Nephritis oder Allergie,
- angeborenen Vitamin-B_6-Mangel,
- Enzephalitis, Hirnabszesse, Hirntumoren,
- Vergiftungen (Intoxikation), endogene Stoffwechselstörungen wie die Toxikose mit Azidose,
- Fieber im Beginn von Infektionskrankheiten (initialer Infektkrampf, Fieberkrampf).

Man unterscheidet *einfache von komplexen Fieberkrämpfen*. Ein komplexer Fieberkrampf hat mindestens eines der folgenden Merkmale: zerebrale Vorschädigung, Alter über 5 Jahre, fokales Krampfbild im EEG, Anfall länger als 15 Min., postparoxysmale Parese, wiederholte Anfälle.

■ **Ursachen für Epilepsie:**
- Hirnfehlbildungen, Hydrozephalus, Hirngefäßfehlbildungen wie bei der Sturge-Weber-Krankheit,
- Dauerschäden (Defekte, Narben) nach Geburtstrauma oder späteren Schädel-Hirn-Verletzungen, vor oder nach der Geburt abgelaufene Hirnentzündungen und Gefäßprozesse, chronische Stoffwechselstörungen wie die Phenylketonurie (PKU), Lipidosen, Hirnsklerosen,
- langsam, wachsende Hirntumoren.

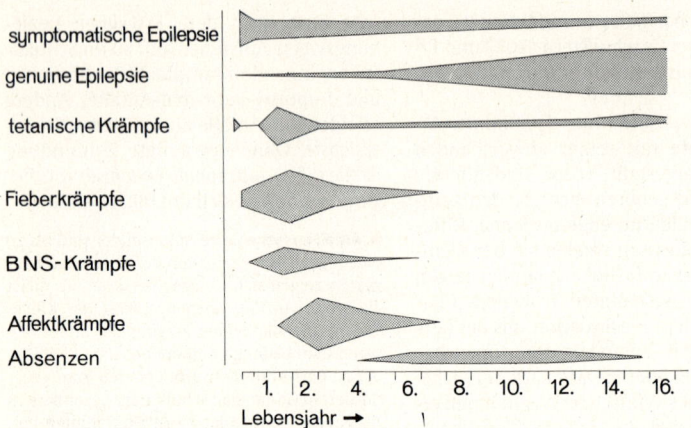

Abb. **142** Altersbezogenes Auftreten der Krampfformen.

▓ Alle Epilepsien, für die sich keine organischen Veränderungen am Gehirn nachweisen oder aus der Vorgeschichte ableiten lassen (¹/₅ der Fälle), bezeichnet man als **genuine (kryptogenetische) Epilepsien** und stellt sie den **symptomatischen** gegenüber. Für beide Gruppen ist eine familiäre Krampfbelastung in manchen Fällen von Bedeutung (etwa 10%). Man muß aber festhalten, daß nicht die Epilepsie selbst, sondern nur eine *erhöhte Bereitschaft* zu Anfällen vererbt wird.

■ Kinder mit symptomatischen Epilepsien zeigen nicht selten **dauernd neurologische Störungen**. Beide Epilepsiegruppen können mit *Schwachsinn* bis zur Idiotie einhergehen. Dieser ist Folge der Grundkrankheit, der wiederholten Krampfzustände und evtl. auch der sedierenden Medikamente, die geistigen Zuwachs behindern können.

■ **Wesensveränderungen** sind bei epileptischen Kindern seltener als bei an Krämpfen leidenden Erwachsenen. Dranghafte Unruhe (Erethismus) ist häufiger zu finden als Antriebsarmut und Pedanterie, die für den erwachsenen Epileptiker als typisch gelten. Wesens- und Verhaltensänderungen wären aber auch leicht aus der Außenseitersituation zu verstehen, in der sich ein Krampfkind mit seinen Eltern befindet. Erhöhte Reizbarkeit entwickelt sich mitunter erst durch die medikamentöse Behandlung, die andererseits die erwünschte Krampffreiheit erzielt hat.

■ **Betreuung der Kinder.** In der Behandlung der Krampfanfälle ist eine Behandlung des einzelnen Anfalles von einer Dauerbehandlung zu unterscheiden. In der Regel dauert der *einzelne Anfall* nicht länger als 1–3 Minuten, so daß jede Sedierung zu spät kommt. Man kann durch Luminal, Chloralhydrat oder Diazepam rektal jedoch weitere Anfälle zu verhindern suchen. Krampfserien oder Dauerkrämpfe *(Status epilepticus)* müssen allerdings abgebrochen werden, z. B. durch intravenöse Anwendung von Rivotril. Bei *Gelegenheitskrämpfen* ist Behandlung der Grundkrankheiten die beste Methode, um weitere Krämpfe zu verhindern. Kinder mit Affektkrämpfen müssen pädagogisch geschickt und in bewußter Gelassenheit geleitet werden, was mitunter sehr schwierig ist.

Kinder mit Epilepsie werden auf bestimmte Medikamente eingestellt, die zumindest mehrere Jahre genommen werden müssen. Die wichtigsten *Antiepileptika (Antikonvulsiva)* s. S. 474. Die Erfahrung lehrt, daß diese Medikamente bei den verschiedenen Epilepsieformen unterschiedlich stark wirken. Grundsätzlich wichtig ist, das Medikament in ausreichend hoher Dosis regelmäßig und genügend lange zu geben. Auch das Wachstum mit der steigenden Körpermasse muß laufend in der Dosierung berücksichtigt werden (Blutspiegelbestimmung). Den Eltern wird eingeschärft, keine eigenmächtige Änderung in der Dosis vorzunehmen, vor allem nicht ihr Kind bei einem fieberhaften Infekt ohne Medikament zu lassen. Gewöhnlich dauert die Behandlung bis etwa 1 – 2 Jahre nach dem letzten Anfall und nach Normalisierung des EEG.

Nicht weniger wichtig als die medikamentöse Versorgung ist die *psychologische Betreuung und Führung* der Kinder und ihrer Familien. Die kranken Kinder sollen keine Sonderstellung einnehmen und auch, soweit möglich, an Sport und Spiel anderer Kinder teilnehmen (ohne Schwimmen, Klettern, Turnen an Geräten, Radfahren, solange weitere Anfälle ernstlich zu befürchten sind). Eine Fallhaube kann bei Sturzanfällen Risiken vermeiden helfen.

■ *Pflegerische Einstellung.* So dämonisch-unheimlich das Bild eines vom Krampf erfaßten Menschen erscheint, so verständlich und natürlich sind die Kräfte, die hier wirken. Krampfanfälle und Bewußtseinsstörungen sind einfach Ausdruck der besonderen Struktur des erkrankten Gehirns, wie entsprechend die erkrankte Leber oder Niere ebenfalls ihre eigenen Erkrankungszeichen haben. Man kann den Eltern der kranken Kinder keine größere Hilfe bieten, als daß man über die Krankheit offen spricht, mystisch umlagerte Begriffe, wie Epilepsie, ohne Scheu ausspricht und mit ihrem selbstverständlichen Gebrauch „entschärft". Es darf kein

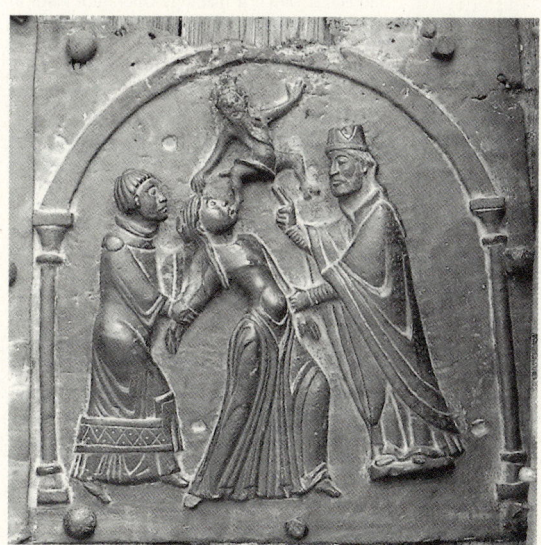

Abb. **143** Heilung durch Austreiben eines Dämons (des Teufels). Bronzeplatte am Kirchenportal von S. Zeno, Verona. 12. Jahrhundert.

Makel auf Kind oder Familie im Lebenskreis der Schule oder des Dorfes usw. kommen, weil es eine Epilepsie hat. Die Epilepsie ist keine „heilige Krankheit" und nicht das, wogegen Hippokrates schon argumentierte: daß der Mensch von einem Dämon angefallen werde (daher das Wort „Anfall"; Abb. 143). Der Kontakt mit einem Krampfkind muß unbefangen sein und sachlich. Das Kind braucht Verständnis und Solidarität; Mitleid hilft ihm nicht weiter.

Im Anfall so lagern, daß sich das zuckende Kind nicht schädigen kann. Scharfe oder harte Gegenstände entfernen, Kleidung am Halse öffnen. Erbrochenes und Speichel vom Mund abwischen. Kopf, soweit es die Muskelspannung zuläßt, auf die Seite wenden. Keine Gewalt anwenden, auch nicht den Mund gewaltsam zu öffnen versuchen. Wenn möglich, Plastikkeil oder zusammengerolltes Tuch zwischen die Zahnreihen schieben. Vorsicht mit den eigenen Fingern! Keinen Sauerstoff zuführen, da sonst Verlängerung des Krampfes möglich. Scharf beobachten, das Anfallsbild genau schildern.

Nach dem Anfall soll das Kind beruhigt und in seinem Nachschlaf nicht gestört werden.

27.10 Meningomyelozele, Querschnittssyndrom

■ Unter den *Fehlbildungen am zentralen Nervensystem ist die* **Meningozele** besonders herauszuheben. Eine Entwicklungsstörung im Bereich der Wirbelsäule – meist im Lendenbereich –führt zu einer sackartigen Ausweitung der Rückenmarkshäute (Abb. 144). Oft ist auch die nervöse Substanz in diese Entwicklungsstörung einbegriffen (**Meningomyelozele**); Lähmungen der Beine, von Blase und Mastdarm sind dann die Folge. Durch frühzeitige Operation kann in vielen Fällen die Prognose verbessert werden. Die *Langzeitbetreuung* findet am besten unter Mitwirkung einer Spezialambulanz statt, in der die verschiedenen Fachdisziplinen koordiniert werden können: neben dem Pädiater Kinderurologe und -chirurg, Radiologe, Psychologe, Sozialarbeiter, Heilgymnastin, Orthopädiemechaniker. Eine Spätkomplikation sind Pyelonephritis und Schrumpfniere.

■ Frühest mögliche Diagnose durch *Amniozentese:* Alpha-Fetoprotein ist im Fruchtwasser erhöht.

■ Zu einem ähnlichen Lähmungsbild kommt es beim **Querschnittssyndrom.** Tumoren, Wirbelentzündungen oder schwere Unfälle mit Wirbelfrakturen sind die Ursache. Pflege s. S. 451. Die *Langzeitbetreuung* hat fast gleiche Gesichtspunkte wie bei Meningomyelozelen.

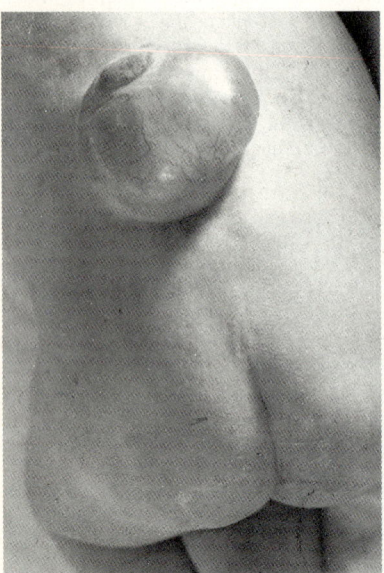

Abb. **144** Meningozele.

28 Krankheiten der Muskeln, Myopathien

■ **Muskulärer Schiefhals** ist hervorgerufen durch Verkürzung des rechten oder linken Kopfwenders (Sternocleidomastoideus) infolge Hämatoms, entzündlicher Reizung oder Fehlbildung des Muskels. *Behandlung:* Lagerung des nach der kranken Seite gewandten Kopfes zwischen zwei Sandsäcken. Es müssen aber zwei weitere Sandsäcke an den Thorax gelegt werden, damit der Säugling nicht durch Rumpfverlagerung nach der kranken Seite den alten Lagezustand wiederherstellen kann. Bei leichten Fällen genügt es, das liegende Kind so ins Bett zu lagern, daß es bei seiner natürlichen Zuwendung zur Mutter usw. immer gegen den verkürzten Muskel anarbeiten muß (z. B. bei Verkürzung des rechtsseitigen Halsmuskels soll die Zimmerwand an der linken Körperseite sein). Ferner Massage und Krankengymnastik. In schweren Fällen Operation.

■ **Progressive Muskeldystrophie,** es gibt verschiedene Typen. Die meist familiäre Muskelerkrankung beginnt in der Regel um das 4. Lebensjahr. Es degenerieren zunächst die langen Rückenmuskeln, die Becken- und Wadenmuskeln, später auch die übrigen Muskeln. Durch Fetteinlagerung wird die Atrophie jedoch nicht sichtbar. Im Gegenteil kann insbesondere die Wade kräftige Ausmaße erhalten („Gnomenwade"). Die Kinder fallen durch Schwierigkeiten beim Treppensteigen, durch watschelnden Gang und durch ihre typische Schwierigkeit, sich aus dem Liegen aufzurichten, auf: Sie klettern dabei an sich selbst hoch. *Labor:* hohe Aktivität der Kreatinkinase (CK). Die *Therapie* versucht die Erhaltung und Verbesserung der gegebenen Muskelfunktionen und die Verhütung von Kontrakturen. Am wichtigsten sind Massage, ständige Übungsbehandlung und Muskeltraining, damit zur Grundstörung nicht noch Inaktivitätsschwäche dazu kommt. Auch in der Klinik sollen die Kinder, soweit möglich, belastet werden (aufstehen lassen, Gymnastik, Spaziergänge). Man soll auf die Kinder eingehen, da sie in ihrer Muskelschwäche manche besonderen Lebens-, Haltungs- und Arbeitsgewohnheiten entwickelt haben. So fällt den meisten Kindern die Stuhlentleerung wesentlich leichter auf der Toilette; sie gehen nicht so gern auf den Topf. Vernünftige Kost, um Übergewicht zu vermeiden! Die *Prognose* ist schlecht, da die Krankheit praktisch zur vollständigen Lähmung führt. Vergleiche mit der *spinalen Muskelatrophie,* Abschnitt 27.4.

■ Bei der **Dermatomyositis (Lila-Krankheit)** handelt es sich um eine chronisch entzündliche kombinierte Erkrankung des Unterhautgewebes (Ödem), der Kapillaren (Hautrötung) und der Muskeln (Muskelschwäche). Die rotvioletten Hautflecken finden sich vorwiegend um die Augen (Abb. 145 auf Farbtafel III).

29 Skelettkrankheiten

■ **Chrondrodystrophie,** verschiedene Typen. Bei dieser vererbbaren, nicht seltenen Erkrankung entsteht durch eine Wachstumstörung der langen Röhrenknochen ein ungleichmäßiger Minderwuchs (kurze Extremitäten, normal entwickelter Rumpf). Der Schädel erscheint dabei groß, die Stirn infolge Verkürzung der Schädelbasis ausladend (Abb. 146). Behandlungsmöglichlichkeit unbekannt.

29.1 Frakturen, Luxationen

■ Ein **Knochenbruch (Fraktur)** fällt auf
– durch Schmerz, Spontanschmerz, Schmerzen beim Versuch zu bewegen und bei Druck, Zug oder Stauchung der Bruchstelle,
– durch die Formänderung des Körperabschnitts, z. B. die Achsenabknickung im Extremitätenverlauf,

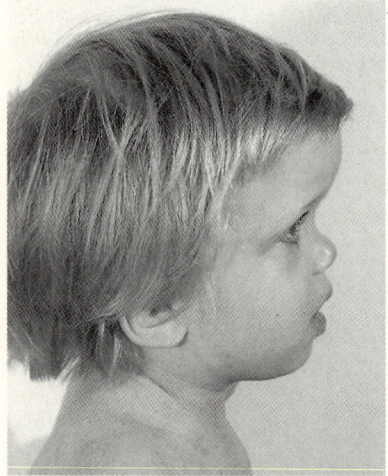

Abb. **146** Chondrodystrophie. Ausladende Schädelkonfiguration mit hoher Stirn; kein Hydrozephalus.

– durch Schwellung der Weichteile infolge Ödem oder Bluterguß,
– durch die Einschränkung oder Aufhebung der Gebrauchsfähigkeit des Körperabschnittes,
– evtl. durch abnorme Beweglichkeit von Arm- oder Beinabschnitten und
– durch Knochenreiben (Krepitation).

■ **Knochenabrisse** entstehen vor allem an den Ansatzstellen von Bändern und Sehnen. Bei der **Grünholzfraktur** (typisch für Kinder) ist der Knochenverlauf getrennt, die Fragmente sind aber durch den weiterhin geschlossenen Knochenhautschlauch (Periost) zusammengehalten; eine Achsenknickung ist möglich. Sind die beiden Bruchenden verschoben, spricht man von einer *Dislokation* (Abb. 147, 148).

■ **Komplizierte Frakturen** sind der *offene Knochenbruch* (auch die Haut über der Fraktur ist verletzt; erhöhte Infektionsgefahr für den Knochen!) und der *Gelenkbruch* (der Frakturspalt läuft durch eine Gelenkfläche).

■ Bei der **pathologischen Fraktur** liegt eine krankhaft gesteigerte Knochenbrüchigkeit vor, so daß es für die Entstehung eines Bruches nur einer unwesentlichen Gewalteinwirkung bedarf (z. B. bei der angeborenen erhöhten Knochenbrüchigkeit, der *Osteogenesis imperfecta,* ferner bei großen *Knochenzysten, Tumoren,* bei schwerer *Osteoporose* oder *Rachitis*).

■ Bei einer **Luxation** (Verrenkung eines Gelenkes) hat äußere Gewalt die Gelenkflächen vollständig, bei einer **Subluxation** teilweise voneinander getrennt, so daß eine Einrenkung in Narkose erfolgen muß. Die hohe Schmerzhaftigkeit, die abnorme Gliedstellung, das Ödem und der Bluterguß sind leicht verständlich. Nicht selten sind Gelenkkapsel, Bänder oder Sehnen gezerrt oder zerrissen und dadurch schmerzhaft.

■ Bei einer **Distorsion** eines Gelenkes wurden die Gelenkflächen durch ein Trauma vorübergehend gegeneinander

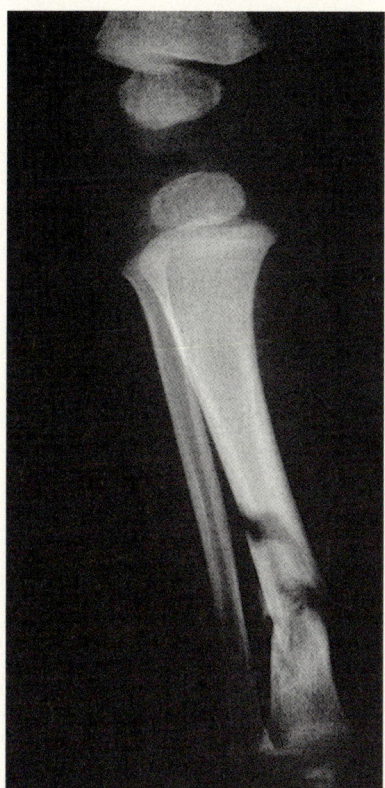 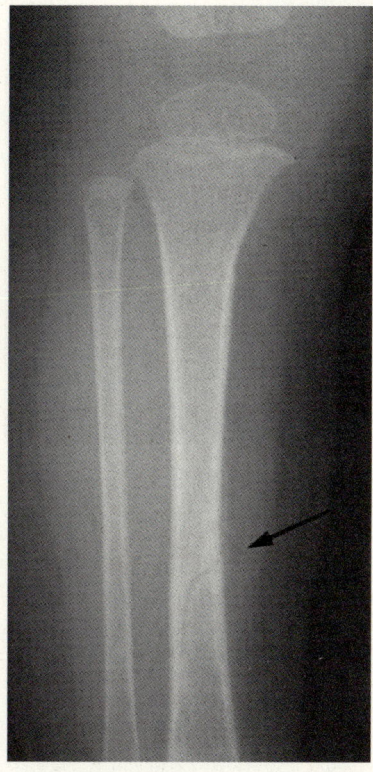

Abb. **147** Tibiatrümmerbruch. Infraktur der Fibula. Entstanden durch äußere Gewalt (Mißhandlung). 6 Monate alter Junge.

Abb. **148** Grünholzfraktur mit beginnender subperiostaler Kallusbildung.

geschoben. Die Schmerzhaftigkeit der sehr empfindlichen Knorpelflächen und die Leistungsbehinderung der gezerrten Gelenkkapsel, Sehnen und Bänder können Tage bis zwei Wochen anhalten.

Therapie der traumatischen Knochen- und Gelenkerkrankungen: Ruhigstellung auf Schienen, Fixieren im Gips-, Kunststoff- oder Zinkleimverband, Reposition, evtl. blutige Reposition mit Klammerung der Bruchstücke. Sehr behutsame Pflege!

29.2 Osteomyelitis, Knochenmarkseiterung

■ Auf dem Blutweg, bei offenen Bruchverletzungen auch durch Lokalinfektion, dringen Bakterien (Staphylokokken u. a.) in die Knochenspongiosa und führen dort zur Entzündung. Wird nicht rechtzeitig behandelt, wird ein Teil des Knochens zerstört und später als totes Knochenstück (Sequester) abgestoßen; der Eiter sucht

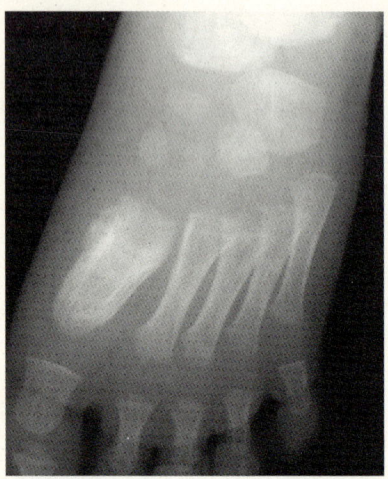

Abb. 149 Schon mehrere Wochen anhaltende Osteomyelitis am ersten Mittelfußstrahl.

sich einen Weg nach außen. Folgende **Zeichen** weisen auf eine Osteomyelitis hin:
– hohes Fieber, schnelle Herzfrequenz, evtl. Allgemeinzeichen wie bei einer Sepsis *(osteomyelitische Sepsis),*

– Schmerzhaftigkeit und Leistungsbeschränkung im Bereich des befallenen Knochens,
– Rötung und Schwellung der Weichteile über dem befallenen Knochen, evtl. auch Eiteraustritt durch eine mehr oder weniger große Fistel,
– im Blut hohe BKS, Vermehrung der Leukozyten,
– röntgenologisch: fleckförmige Aufhellung im Knochen (Abb. 149),
– Erregernachweis aus Blut und Eiter.
Behandlung: hohe Dosen von Antibiotika, Lagerung und Ruhigstellung der betroffenen Extremität auf Schiene oder im Gipsverband. Eventuell muß dem Eiter chirurgisch Abfluß geschaffen werden. Später aktive und passive Bewegungsübungen.

29.3   Aseptische Knochennekrosen

■ An verschiedenen Stellen des Skelettsystems kommt es – ohne entzündliche Zeichen – zum umschriebenen Knochenzerfall (Knochenerweichung). Hinken oder geringe Schmerzen weisen möglicherweise darauf hin.
■ Unter anderem sind folgende Formen bekannt: **Perthessche Krankheit:** Der Kopf des Oberschenkelknochens ist befallen (Abb. 150). – **Schlattersche Krankheit:** Die Störung sitzt im oberen Tibiaabschnitt. – **Köhlersche Krank-**

Abb. 150 Perthes-Krankheit am linken Hüftgelenk.

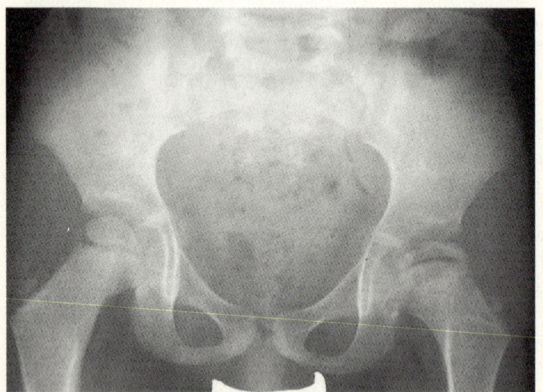

heit: Fußknochen sind betroffen. – **Scheuer-mannsche Krankheit,** die vor allem bei Jugendlichen zwischen 12 und 17 Jahren auftritt: Die Deckplatten der Wirbelkörper sind infolge ihrer zu geringen Belastungsfähigkeit teilweise zerstört. Es kommt zu einer großbogigen Kyphose (**Adoleszentenkyphose**).
■ *Behandlung:* Ruhigstellung der betroffenen Skelettabschnitte für Wochen. Später Heilgymnastik.

29.4 Angeborene Hüftgelenksluxation

■ Die Fehlbildung im Hüftgelenksbereich ist die häufigste angeborene Skelettfehlbildung und eine der schwerstwiegenden dazu. Sie kann einseitig oder doppelseitig auftreten. Daher ist die Frühdiagnose unbedingt anzustreben (Sonographie), damit Frühtherapie einsetzen kann. Sie wird vermehrt nach Geburt aus Beckenendlage beobachtet. Die Gelenkpfanne für den Femurkopf ist sehr flach, und sie steht zudem sehr steil (**Hüftdysplasie**), so daß der Femurkopf leicht nach lateral oben heraustreten kann (**Hüftverrenkung**). Dadurch werden folgende **Zeichen der Luxation** verständlich
■ beim Säugling:
– gewisse Bewegungsarmut des befallenen Beines,
– Verkürzung des betroffenen Beines. Die Falte des Kniegelenkes und die quere Gesäßfalte stehen auf der kranken Seite höher als auf der gesunden.
– Das Abspreizen nach der Seite ist behindert. Bei bestimmter Stellung des Beines kann man vielleicht ein Einrenkgeräusch vernehmen oder den Einrenkvorgang mit der unter dem Hüftgelenk liegenden Hand spüren (Ortolani-Zeichen).
■ Später: verzögertes Laufenlernen, Hinken bei einseitigem Hüftbefall, was vor allem beim Treppensteigen auffällt, Watschelgang bei doppelseitiger Hüftverrenkung.
■ *Behandlung:* Beim jungen Säugling genügt eventuell Spreizlagerung für mehre-

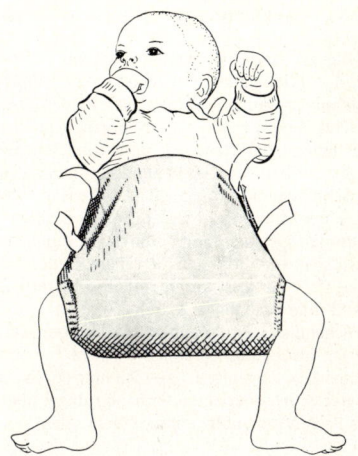

Abb. **151**   Spreizhöschen bei Hüftdysplasie.

re Monate. Durch „breites Wickeln" (Knieabstand 16 cm), Anlegen eines Spreizhöschens oder von Abspreizschienen werden die Beine gespreizt und die Femurköpfe damit in eine andere Belastungsstellung zur Pfanne gebracht (Abb. 151). Bei älteren Kindern wird durch Operation die Gelenkpfanne korrigiert.
■ Im Zusammenhang ein Wort zu den Säuglings- und Kindertragehilfen. In Tragetüchern sitzt der Säugling in der angeborenen Beugestellung, sie sind also mit Blick auf das Hüftgelenk positiv zu bewerten. Die Kinder sollten aber nicht länger als eine Stunde in ihnen verweilen. Ungünstig sind, gleich bei welchen Tragehilfen, alle Dauerhaltungen, bei denen die Bewegungsarmut zu umschriebenen Überbelastungen, z. B. der Wirbelsäule, führt. Die Kinder in Tragerucksäcken auf langen Wanderungen mitzunehmen, ist zwar sehr gut gemeint, aber zu verurteilen, vor allem, wenn die Kinder im Winter so bewegungslos ganz besonders unter der Kälte leiden.

29.5   Subluxation des Radiusköpfchens

■ Hierbei handelt es sich um eine typische und häufige Erkrankung von Kleinkindern (**Chassaignac-Lähmung**). Werden diese an der Hand geführt und beim Stolpern durch schnelles Hochreißen der Hand vor dem Hinfallen bewahrt, äußern sie anschließend mitunter heftige Schmerzen im Arm. Sie halten die Hand wie bei einer Lähmung. In diesem Fall ist das Köpfchen der Speiche (Radius) durch ein Ringband gerutscht und die Gelenkbewegung in der Ellbeuge schmerzhaft verhindert. Die betroffene Hand steht nach innen gedreht.

■ *Behandlung:* Einrenkung durch abrupte Supinationsbewegung. Anschließend wird der Arm einige Tage lang in gebeugter Stellung durch ein Dreieckstuch oder einen Verband ruhiggestellt. Ein Rezidiv der Subluxation ist nicht selten.

29.6   Vitamin-D-resistente Rachitis

■ Dieses Krankheitsbild hat mit Vitamin-D-Mangel nichts zu tun. Das klinische Bild dieser Kinder, auch das Röntgenbild, hat aber *große Ähnlichkeit mit der Vitamin-D-Mangel-Rachitis*, nur treten alle Erscheinungen erst jenseits des Säuglingsalters auf. Es bestehen eindrucksvolle Verbiegungen, vor allem der Beine, Verdickungen der gelenknahen Knochenenden (Knie, Fußgelenke), hohe Stirn und Minderwuchs. Das Allgemeinbefinden ist kaum gestört.

■ Als *Ursachen* kennt man Kalkresorptionsstörung und tubuläre Nierenkrankheiten.

■ In der *Therapie* sind geringe Besserungsaussichten durch Anwendung von Vitamin D in sehr hohen Dosen gegeben, wobei wöchentlich Harn und eventuell Blut auf den Kalziumgehalt geprüft werden müssen.

30 Hautkrankheiten

Hautkrankheiten s. auch bei **Infektions-krankheiten. Morphologie der Haut-veränderungen** Abschnitt 61.

30.1   Pflege bei Hautkrankheiten

■ Hautkrankheiten, deren Vielfalt eine Besprechung in verschiedenen Kapiteln eines Lehrbuches verlangt, setzen durch folgende Eigenschaften besondere Akzente für die Pflege:

▪ Die Haut ist *Schranke* zwischen Organismus und Umwelt und zugleich *Brücke* von innen nach außen und umgekehrt. Sie hat vielfältige *Funktionen:* mechanischer Schutz mit der Bereitschaft, immunologischen Schutz schnellstens zu mobilisieren; Sinnesorgan für Berührung und Tasten, Schmerz, Warm und Kalt; Wärmeregulator mit ihrem Kapillarsystem und den Schweißdrüsen; zusammen mit dem Unterhautgewebe Speicherorgan; in einigen Abschnitten, so im Gesicht, Ausdrucksfläche für Seelisches und nonverbales Kommunikationsmittel.

▪ Die Pflege der Kinder mit Hauterkrankungen bedarf größter Konsequenz, Reinlichkeit, Behutsamkeit und Geduld, großen Einfühlungsvermögens für die daraus folgenden Belastungen, bei Infektionskrankheiten auch des exakten Beachtens von Hygienevorschriften.

▪ Die Kinder leiden nicht nur an den *körperlichen Auswirkungen und Beschwerden,* wobei vorrangig der Juckreiz zu nennen ist. Sie leiden auch *seelisch* an den leicht sichtbaren, eventuell unästhetischen Veränderungen, die sozial beeinträchtigen, Abscheu und Spott hervorrufen können.

▪ Viele Kinder haben von Geburt an eine **sehr empfindliche Haut.** Bei ihnen kommt der sorgfältigen Hautreinigung besondere Bedeutung zu. Ob das tägliche und zeitlich ausgedehnte Baden günstig ist, muß von Fall zu Fall entschieden werden. Jedenfalls muß anschließend gut mit weichen Handtüchern abgetrocknet und heftiges Reiben vermieden werden. Für trockene Haut eignet sich als Badezusatz eine Ölemulsion (z. B. Balneum Hermal Ölbad), für fettreiche „ölige" Haut z. B. Kinderbad-Töpfer. Diese Vorsicht gilt um so mehr bei Kindern mit atopischer Dermatitis und anderen ausgedehnten Hauter-

scheinungen. Das Abtrocknen darf hier nur ein Abtupfen der Haut sein. Reinigung mit Öl wird der Wasserreinigung vorgezogen.

■ Bei starkem **Juckreiz** benutzen viele Kinder das Fertigmachen nach dem Baden zu heftigem Kratzen. Zwei zusammenarbeitende Schwestern oder Pfleger können diese lebhaften Kinder leicht versorgen. Überhaupt verlangt der quälende Juckreiz besondere Überlegungen, um ihn den Kindern zu erleichtern; Möglichkeiten der Hilfe sind

– je nach Krankheit: feucht-kalte Umschläge, kühlende und juckreizstillende Salben oder Fettsalben, alkoholische Lösungen mit Zitronensaft, Thymol- oder Essigsäure, antiallergische oder antibiotische Medikamente,

– nur leichtes Zudecken im Bett, gutes Lüften des Bettes; eher kühle Räume und nur lauwarmes Badewasser; häufiger Wäschewechsel, Baumwollkleider,

– saubere, kurz geschnittene Fingernägel; Säuglingen eventuell Baumwollhandschuhe anziehen,

– bei größeren Kindern Beruhigung durch Worte und geistige Ablenkung (Vorlesen, Basteln).

■ **Zu den Ursachen von Juckreiz** s. auch Abschnitt 62.

■ Bei **Hautinfektionen** gilt es zu vermeiden, daß bisher nicht betroffene Haut- oder Schleimhautflächen befallen und dazu andere Kinder oder der Pflegende selbst infiziert werden. Immer ist deshalb Kittelpflege angezeigt. Verbände werden verbrannt, benutzte Gegenstände, insbesondere Badewannen, anschließend sorgfältig desinfiziert. Bei gefährlichen Infektionen oder Epitheldefekten an der eigenen Hand Handschuhe.

30.2   Hämangiome, Blutgefäßnävi

▪ Hämangiome sind die *häufigsten gutartigen Tumoren im Kindesalter,* Blutgefäßgeschwülste. Sie entstehen in den ersten Wochen nach der Geburt, sitzen zu Zweidrittel im Kopf- und Genital-Gesäß-Bereich und wachsen meist schnell weiter. Man unterscheidet:

■ Der flache **Flammennävus,** das **teleangiektatische Hämangiom.** Es sitzt vor allem an der Nasenwurzel, an Stirn und Augenlidern und im Nacken (dann „Storchenbiß" genannt).

■ Das **kavernöse Hämangiom,** der **Blutschwamm** (Abb. 152). Wie der Name sagt, überragt er schnell das Hautniveau und fühlt sich weich an. Sein Wachstum ist sehr progredient, er erreicht erhebliche Ausmaße, kann im Zentrum schon wieder flacher werden, während die Peripherie noch weiterschreitet.

■ Die **Sonderformen der Hämangiome,** die an bestimmter Lokalisation noch besondere wichtige Merkmale entwickeln:

▪ *Sturge-Weber-Krankheit, enzephalotrigeminales Syndrom.* Teleangiektatisches Hämangiom im Gesicht, fast immer halbseitig im Trigeminusbereich, aber auch im Schädelinnern und im Auge, so daß es zu Krampfanfällen und Glaukom kommen kann (Abb. 214 auf Farbtafel III).

▪ *Klippel-Trenaunay-Syndrom.* Ausgedehnte Hämangiomfläche an einer Extremität, verknüpft mit partiellem Riesenwuchs.

▪ *Kasabach-Merritt-Syndrom.* Im großflächigen Hämangiom kommt es zu ausgedehnten Gerinnungsvorgängen, so daß durch Verbrauch von Thrombozyten und Gerinnungsfaktoren ein allgemeines Blu-

tungsübel entsteht (Verbrauchskoagulopathie).

■ *Therapie.* Möglichst früh behandeln mit Laserstrahl (in Allgemeinnarkose) oder mit Kryotherapie. Kryptherapie: Mit flüssigem Stickstoff gefüllte Metallstäbe (–196 °C kalt) werden für 10–20 Sek. auf das betroffene Hautareal aufgesetzt. Die Erfrierungstelle heilt innerhalb 2–3 Wochen narbenlos ab.

30.3   Windeldermatitis, Intertrigo

■ Die Neigung zum **Wundwerden** ist bei den einzelnen Säuglingen sehr verschieden; sie steigt in jedem Falle bei Dyspepsie und bei schlechter Pflege. Vor allem im Bereich der Windeln, durch die aufweichende Wirkung von Harn und Stuhl gefördert, entwickeln sich entzündlich gerötete Flächen, die stellenweise Erosionen und leicht blutende Bezirke aufweisen können.

▪ Pilzbefall dieser Flächen **(Soor)** ist nicht selten (Abb. 157).

▪ *Behandlung:* Häufies Trockenlegen, Benutzung weicher Stoffwindeln ist manchmal besser als die Anwendung von Einmalwindeln aus Zellstoff. Weiteres S. 137.

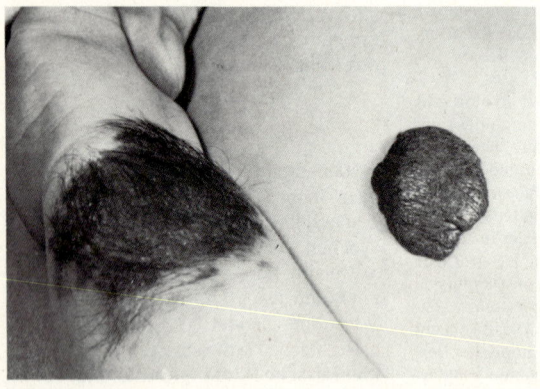

Abb. **152** Kavernöses Hämangiom (rechts) und stark behaarter Pigmentfleck (Tierfellnävus).

30.4 Bakterielle Hautinfektionen

■ **Pemphigoid, Schälblasen.** Bei Säuglingen führt eine durch Staphylokokken hervorgerufene Hautinfektion zu eitrigen Hautblasen, die in ihrem Aussehen an die Eiterblasen bei Lues erinnern, jedoch nicht wie dort auch an Handflächen und Fußsohlen zu finden sind. Die dünne Wand der Blasen platzt leicht, der Eiter wird verschmiert und führt zu weiterer Blasenbildung. Da vor allem Hautstellen an Unterbauch und Oberschenkel befallen sind, wo die Haut durch Schweiß, Urin und Stuhl aufgeweicht wird, ist die Therapie oft langwierig: tägliche Kamillenbäder oder Kaliumpermanganatbäder, Antibiotika. Peinliche Vorsorge vor Übertragung auf andere Kinder!

■ Eine schwere Verlaufsform des Pemphingoids, wobei Herde am ganzen Körper und auch im Gesicht auftreten, ist die **Ritter-Krankheit (Dermatitis exfoliativa,** Abb. 153). Die früher schlechte Prognose (50% der Kinder starben) ist heute unter Einsatz der Antibiotika gut.

■ **Wundrose, Rose, Erysipel.** Die durch Haut- und Schleimhautdefekte (Nabel, Ekzemflächen, Windpocken u. a.) eintretenden Streptokokken führen zu einer scharfen, begrenzten, intensiven, schmerzhaften Rötung. Unter Einbeziehung tieferer Gewebsschichen kann es zur Phlegmone kommen. Die Kinder zeigen hohes Fieber, eventuell Fieberkrämpfe. *Therapie:* Sorgfältige Händedesinfektion, Isolierung und Kittelpflege. Strenge Schlußdesinfektion.

■ **Übertragbarer eitriger Bläschenausschlag, Impetigo contagiosa.** Wie der Name sagt, ist diese durch Streptokokken oder Staphylokokken ausgelöste Hautkrankheit sehr ansteckend. Es bilden sich vor allem im Gesicht und am behaarten Kopf dünnwandige, mittelgroße Eiterblasen, die schnell platzen und sich in eine honiggelbe Kruste umwandeln. Durch Schmierinfektion schießen weitere Herde auf (Abb. 154). Die *Behandlung* erfolgt nach Aufweichen der Krusten mit antibio-

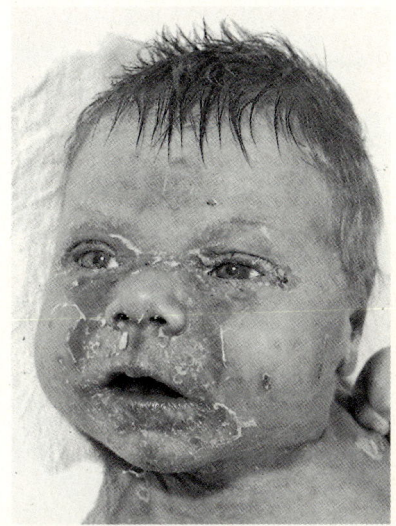

a

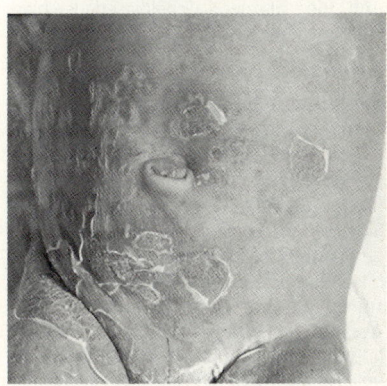

b

Abb. 153 Ritter-Krankheit, Dermatitis exfoliativa mit generalier Neigung der Haut, sich in Blasen und Lamellen zu lösen.

tischen Salben, unter strenger laufender Desinfektion aller möglicherweise infizierten Gegenstände. Händedesinfektion, Kittelpflege. Am besten werden die Kinder einige Tage isoliert. Strenge Schlußdesinfektion. Wegen der nicht seltenen

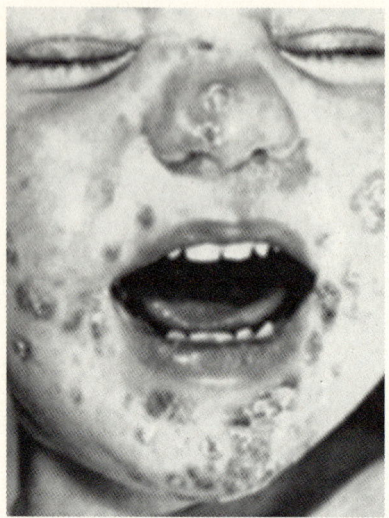

Abb. **154** Eitriger Schälblasenausschlag, Impetigo contagiosa.

Nephritis ist auf Ödeme und Harnveränderungen zu achten.

■ **Hautabszesse, Furunkulose.** Staphylokokken oder Kolibakterien einerseits, Immunparese andererseits bedingen beim Säugling mitunter zahlreiche, hartnäckige Hautabszesse am Körper und am behaarten Kopf, die schwerste Allgemeinstörungen, Erbrechen, Durchfälle, Fieber, Appetitlosigkeit, Dystrophie machen können und sich oberflächlicher Therapie gegenüber resistent erweisen. Fast immer führt erst intensive *Behandlung* mit Antibiotika, Gammaglobulin, Eröffnung der Abszesse, lokale Behandlung mit antibiotischen Salben und Puder sowie saubere Pflege zum Ziel. Händedesinfektion, Kittelpflege. Strenge Schlußdesinfektion. Einzelne Hautabszesse gibt es in jeder Altersgruppe.

■ Auch auf dem Boden der **Akne** können zahlreiche kleine Abszesse entstehen.

30.5 Blasige nicht infektiöse Hautkrankheiten

Epidermolyse und **Lyell-Syndrom** Abschnitt 30.8. **Verbrennungskrankheit** Abschnitt 34.4.

■ **Strophulus, Juckblattern.** Es sind Papeln oder Bläschen mit derber Wand, vor allem am Rumpf und an den Extremitäten lokalisiert. Zwei wichtige Eigenschaften grenzen sie von Varizellen ab: Sie jucken nicht, der behaarte Kopf bleibt frei (Abb. 59, S. 175).

■ **Miliaria cristallina.** Bei hochfieberhaften Infekten mit profusem Schweißausbruch haben sich die obersten Epithelschichten zu wasserklaren Bläschen abgehoben.

■ **Phototoxische Dermatitis, bullöse Wiesendermatitis.** Drei Dinge müssen zusammenkommen: Kontakt mit bestimmten Pflanzen wie dem Riesenbärenklau (Abb. 155), dessen Säfte Furocumarine enthalten, Hautfeuchtigkeit und Sonnenbestrahlung – Bedingungen, wie sie im Sommer oft gegeben sind. Es entstehen mehr oder weniger große Reizflächen und große Blasen, ein Bild wie bei einer Verbrühung. Abheilung unter kräftiger Pigmentierung.

30.6 Dermatitis seborrhoides

■ Offenbar hautempfindliche Säuglinge zeigen bald nach der Geburt bis gegen Ende des 3. Lebensmonats wenige Millimeter kleine, rote Fleckchen, die oberflächlich leicht schuppen, nie nässen und praktisch nie Superinfektion zeigen. Es können wenige bis zahlreiche Fleckchen sein, die insbesondere im Gesicht, mitunter auch im Stirnhaaransatz, am Hals, seltener am Rumpf zu finden sind. Der Reizzustand der Kopfhaut führt zu weißlichen bis schmutzig-grauen Hautschuppen **(Kopfgneis),** die ziemlich fest haften und durch übliche Kopfwäsche nicht zu beseitigen sind. Die Kinder neigen sehr und mehr als andere zur **Windeldermatitis.**

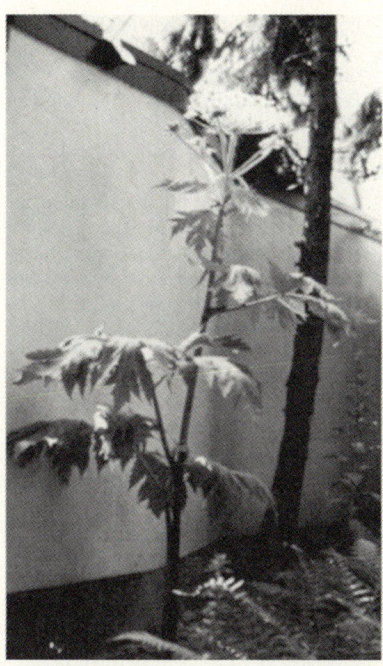

Abb. **155** Herkules-Staude (Heracleum montegazzianum). Eine hochwüchsige Pflanze mit riesigen Dolden. Die Trias: Bärenklau – Wasser (Baden im Freien) – Sonnenbestrahlung bewirkt die bullöse Wiesendermatitis.

■ Sind diese Erscheinungen in hoher Intensität und in großflächiger Verteilung über weite Körperabschnitte, vor allem für den unteren Körperbereich ausgedehnt, spricht man von **Erythrodermia desquamativa** oder von der **Leiner-Krankheit** (Abb. 156). Charakteristisch ist die groblamellöse Schuppung über den hellroten Hautflächen, die einen Farbstich ins Bräunliche aufweisen. Kein Juckreiz.

■ *Behandlung* durch Salben, wie beim Ekzem näher ausgeführt.

30.7 Ekzem, atopische Dermatitis, Neurodermitis

■ Diese Hauterkrankung tritt jenseits des 3. Säuglingsmonats zum erstenmal auf und ist meist allergisch, wenn auch oft mit familiärer Disposition bedingt. Die Ausprägung ist wechselnd, hartnäckig, durch geschickte Pflege gut zu beeinflussen. Man unterscheidet

das *nässende, krustöse Ekzem* des Kopfes und des Gesichtes,

das *trockene, über weite Körperflächen ausgesäte Ekzem* und

Mischbilder.

Abb. **156** Erythrodermia desquamativa, Leiner-Krankheit.

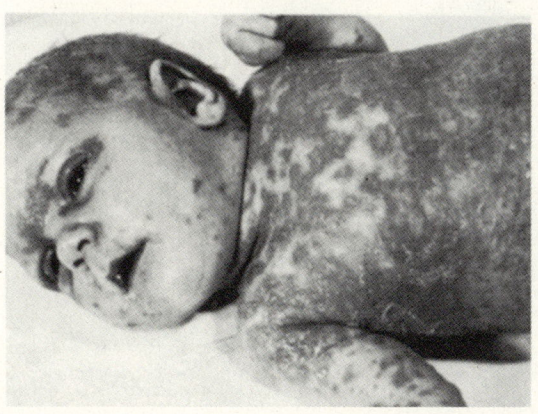

■ Die Kinder zeigen (Abb. 157)
– entweder nässende, gerötete Hautstellen, die von stecknadelkopfgroßen Papeln umgeben und mit gelblichen Krusten teilweise bedeckt sind („Milchschorf" auf den Wangen; Abb. 192),
– oder trockene, verdickte Haut, die mit Schuppen besetzt, oft auch von Rhagaden zerrissen ist,
– evtl. Ödem und starke Rötung, Fieber und Lymphknotenschwellung als Zeichen der Superinfektion,
– erheblichen Juckreiz.
■ Um Erfolg zu haben, ist eine umfassende *Behandlung* nötig:
– Gegen den Juckreiz und zum Vermeiden des Kratzens (S. 293).
– Bei nässendem Ekzem: Entfernung der Borken mit aufweichenden Umschlägen (häufig gewechselte Umschläge mit physiologischer Kochsalzlösung oder mit Kamillentee).
– Bei trockenem Ekzem: Entfernung von Hyperkeratosen durch 2%ige Salizylvaseline oder 1%iges Salizylöl (Kopfbereich).
– Salbe oder Creme mit Kortikoiden für 3–6 Tage, evtl. kombiniert mit Teerpräparaten (Tumenolsalbe) oder harnstoffhaltige Vaseline, anschließend wochen- und monatelang unermüdliche Hautpflege mit Fettsalben. Bei Wiederaufflackern der Herde eventuell erneut für einige Tage(!) Kortikoidsalbe.
– Bei entzündeten Ekzemflächen: Antibiotika per os und/oder als Salbe.
– In schweren Fällen Diät mit knapper Milchernährung; als Eiweißträger da-

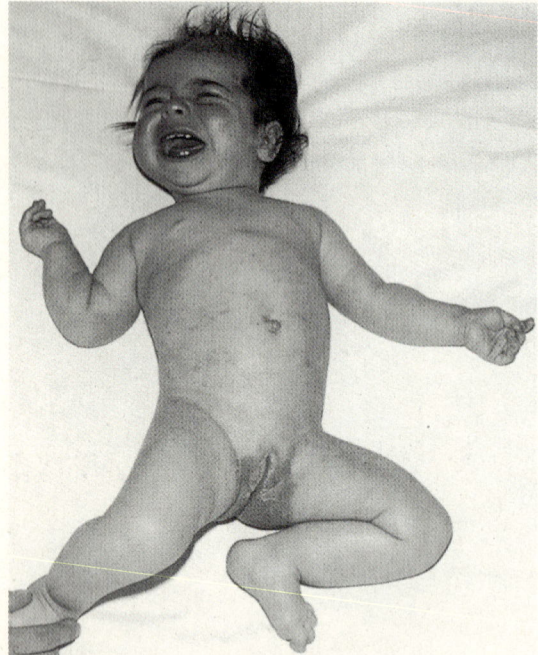

Abb. **157** Atopische Dermatitis, im Windelbereich Soor-Überlagerung. Unleidiges, von Juckreiz geplagtes einjähriges Mädchen.

für zusätzlich gewiegtes Kalbfleisch, durchgedrehte Leber. Der Gemüsebrei wird an Stelle von Butter mit Pflanzenöl angereichert.

– Einschränkung der Wasseranwendung bei der täglichen Reinigung, keine Seife, am besten nur duschen, Öl bevorzugen.

– Vermeiden von als allergieauslösend erkannten Substanzen (Ernährung, Umwelt).

■ *Eine besondere Gefahr für Ekzemkinder* ist die Infektion mit Herpesviren (Eczema herpeticatum, Abb. 80, S. 202).

30.8 Epidermolyse

■ Epidermolyse nennt man eine schwere Hauterkrankung, bei der sich große Blasen bilden und mehr oder weniger große Epithelflächen ablösen, so daß das „rohe Fleisch" sichtbar wird. Schon leichter Druck an der Haut beim Anfassen und bei der Pflege genügt, von einer weiteren Hautfläche das Epithel abzuschieben. Die zarten Faserbrücken (Tonofibrillen) zwischen den Epithelzellen und dem Unterhautbindegewebe fehlen angeboren oder werden toxisch geschädigt. Man unterscheidet somit eine unheilbare chronische (**Epidermolysis bullosa hereditaria**) und eine akute, mehr oder weniger schwere Hautschädigung (**Lyell-Syndrom, Epidermolysis acuta toxica**), wobei als Ursache neben Infekten auch Medikamente angeschuldigt werden müssen (Abb. 158, 159).

■ *Therapie:* saubere, vorsichtige Pflege wie bei einer Verbrennung.

30.9 Befall mit Kopfläusen, Krätze

■ **Pediculosis capitis.** Kopfläuse führen zu Jucken und Aufkratzen, so daß es nicht selten zur Superinfektion kommt. Möglicherweise überwuchern dann die Zeichen der bakteriellen Entzündung die Erscheinungen der Grundkrankheit. Manchmal findet man, vor allem hinter den Ohren, die kleinen Kopfläuse, häufiger die grauweißen, sandkorngroßen Eier (Nissen) an den Haarschäften (Abb. 160).

■ *Behandlung:* Gründliches Kopfwaschen mit Hexachlorcyclohexan-Shampoo (Quellada) über mindestens 4 Minuten. Anschließend Durchkämmen der Haare mit dichtem Staubkamm.

■ **Scabies, Krätze.** Der Juckreiz der Krätze macht sich vor allem in der Bettwärme bemerkbar. Die Krätzmilbe bohrt 2–5 mm lange Gänge in die Haut, vor allem an den Gelenkbeugen und zwischen den Fingern. Auf die Dauer kann sich ein Ekzem

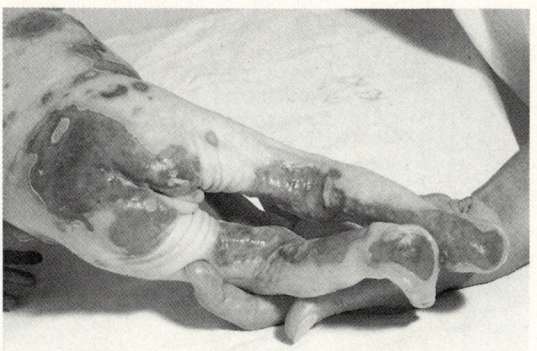

Abb. **158** Chronische Epidermolyse. Trotz größter Vorsicht in der Pflege löst sich die Epidermis großflächig ab.

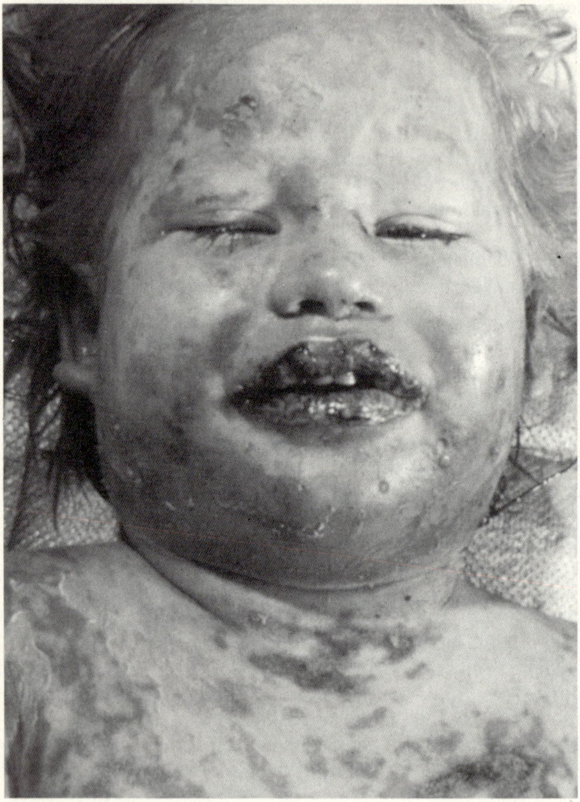

Abb. **159** Der herausgeschrieene Schmerz bei einem 11 Monate alten Mädchen mit toxischer Epidermolyse (Lyell-Syndrom). Am ganzen Körper löst sich die Haut in Fetzen ab, die Nervenendigungen liegen bloß.

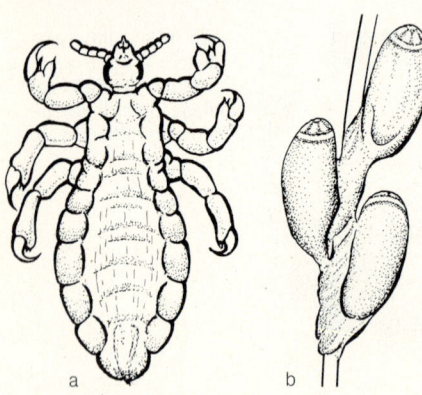

Abb. **160** Kopflausbefall.
a Kopflaus, ein flügelloses Insekt, 2–3 mm lang. Mit klammerartigen Krallen kann sie relativ schnell an den Haaren entlanglaufen.
b Nissen sind ihre weißlichen, ovalen Eier, die an den Haaren befestigt werden, ca 0,8 mm groß.

a   b

darüberlagern, das dann das Bild beherrscht (Abb. 161).

■ *Behandlung:* Einreiben mit Jacutin-Lösung oder -Gel, Ekzembehandlung. Gleichzeitige Behandlung der Familienangehörigen.

■ Da Kopfläuse oder Krätzmilben durch Kontakt übertragen werden, empfiehlt sich peinliche Sauberkeit, Händedesinfektion, laufende Desinfektion, eventuell Isolierung der Kinder.

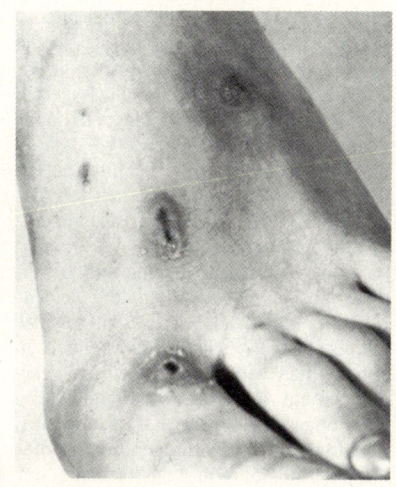 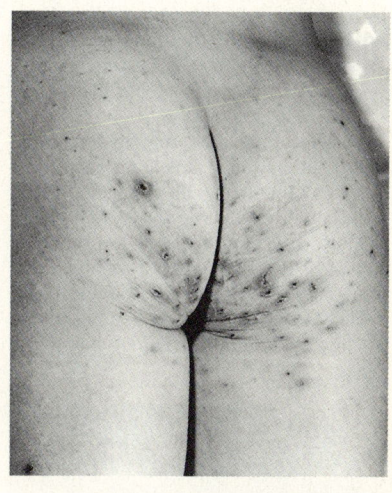

a   b

Abb. **161**   Skabies, Krätze.
a Entzündeter Gang.
b Ekzemüberlagerung von Skabies-Effloreszenzen im Gesäßbereich.

31 Krankheiten der Augen

In zahlreichen Abschnitten des Buches wird auf Symptome an Bindehaut, Hornhaut und Linse hingewiesen. **Retrolentale Fibroplasie** S. 119. **Blennorrhö bei Neugeborenen** S. 108. **Chlamydien-Konjunktivitis** S. 108. **Rheumatoide Arthritis** (Iridozyklitis) S. 178. *Spülung der Augen und Eingabe von Augentropfen* s. Abschnitt 73.7.

■ **Verletzungen des Auges** geschehen nicht selten beim Spielen der Kinder. Möglichst schnell sollte augenärztliche Behandlung erfolgen.

■ Erste Hilfe: Bei Verätzungen reichlich mit Wasser spülen. Auge steril abdecken, dann zum Augenarzt.

■ Die **Pflege** der Augen ist besonders wichtig *bei bewußtlosen Kindern* und sol-

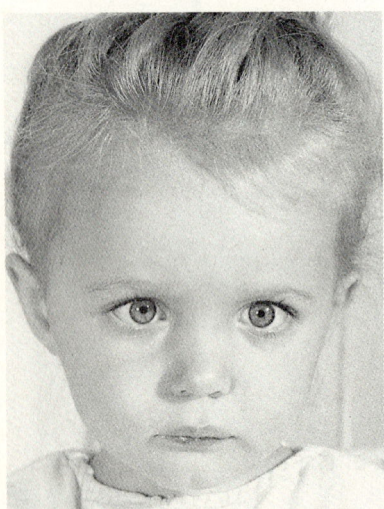

Abb. **162** Konkomitierendes Einwärtsschielen, keine Augenmuskellähmung. Ausdruckswirkung: Eindruck der Hilfsbedürftigkeit, vergl. S. 362 f.

chen mit *Lähmungen der Augenlider,* da hier die natürliche Befeuchtung der Hornhaut nicht mehr gewährleistet ist. 2- bis 3mal täglich werden indifferente Augensalben in die Lidspalte eingestrichen oder feuchte Mullkompressen auf die geschlossenen Augen gelegt.

■ Nach einer **Operation im Augeninneren** (z. B. Staroperation) wird der abdekkende Verband durch eine feste Schale verstärkt, um jeden zufälligen Stoß gegen das Auge abzufangen. Kann das Augenlid frei bewegt werden, können die Kinder Schmerzen durch scheuernde Nähte empfinden. Große Hilfe bedeutet diesen Kindern beruhigende Pflegehaltung, liebevolle, von den Beschwerden ablenkende Zuwendung.

■ **Strabismus.** Beim Schielen unterscheidet man *Lähmungsschielen* und *Begleitschielen;* meist handelt es sich um das letztere. Je nach Stellung der Sehachsen spricht man von einem *Einwärtsschielen* oder einem *Auswärtsschielen* (Abb. 162). Lähmungsschielen geht auf Enzephalitis, Poliomyelitis, Mißbildungen oder Tumoren zurück, während Begleitschielen auf muskulären Spannungsunterschieden beruht. Die *Behandlung* des angeborenen Schielens soll so früh wie möglich aufgenommen werden, da die Gefahr besteht, daß das Sehempfinden des einen Auges zur Vermeidung von Doppelbildern unterdrückt wird (Folge: Sehschwäche dieses Auges). Ab dem 2. Lebensjahr: Schielbrille und/oder zeitweiliges Abdecken eines Auges (Okklusionsbehandlung), sog. Sehschule. Die Operation wird vor Schulbeginn vorgenommen und dabei durch Versetzen einiger Muskelansätze eine Parallelstellung beider Sehachsen beim Blick nach vorne hergestellt. Vom Schielen ist das *Scheinschielen (Pseudostrabismus)* abzugrenzen bei einseitiger Ausbildung eines Epikanthus.

■ **Früherkennen von Sehstörungen** ist von größter Wichtigkeit, um einen Schaden nicht erst dann zu erfassen, wenn er irreversibel ist:

■ *Angeborener Star, Katarakt,* ist erkennbar an der zum Teil weißen Pupille (bei seitlicher Beleuchtung); er führt innerhalb weniger Wochen zur Amblyopie.

■ Das *Glaukom* macht erhöhten Augeninnendruck und kann sich hinter besonders „schönen großen Augen" eines Säuglings verbergen.

■ Das *Retinoblastom* ist ein im Bulbus wachsender Tumor, der gelblich durch die Pupille schimmern kann („amaurotisches Katzenauge").

■ Auf die *Schielkrankheit* ist oben schon eingegangen.

■ *Hinweise auf Sehschwäche bis Blindheit:* mangelnde Reaktion auf Licht, vorgehaltene Spielsachen oder eigentlich vertraute Gesichter.

■ **Prophylaxe von Augenverletzungen:**

■ *Bei kleinen Kindern:* Keine spitzen Gegenstände in die Hand, keine Chemie-Experimentierkästen in ihrer Nähe, keine ätzenden Reinigungsmittel im Zugriffbereich, im Auto nur auf dem Rücksitz und angeschnallt transportieren!

■ *Bei großen Kindern:* Vorsicht mit Chemie-Experimentierkästen, Feuerwerkskörpern, Luftdruckgewehren, Pfeil und Bogen.

■ Alle Kinder soll man so erziehen, daß sie auch Spielzeugpistolen nie auf einen Menschen richten (mit der Erklärung, es könnte sich ja auch einmal um eine tödliche Waffe handeln).

32 Operative Fächer: Probleme und Leistungen

Das klinische Bild und die Pflegeprobleme der **einzelnen Erkrankungen,** die chirurgisch behandelt werden, sind in den entsprechenden Organkapiteln abgehandelt.

32.1 Allgemeine Probleme

■ Die **Kinderchirurgie** ist zu einem Spezialfach der Kinderheilkunde und der Chirurgie geworden. Dieses Fach hat charakteristische Besonderheiten: Die anatomischen Gegebenheiten beim Kind verlangen besonders geschicktes Operieren. Die für das Kind charakteristischen Organfunktionen und Stoffwechselvorgänge sind besonders zu beachten, um einen guten postoperativen Verlauf und auch auf Dauer ein gutes Operationsergebnis zu erzielen. Das Spektrum der beim Kind gegebenen Erkrankungen, die chirurgisch behandelt werden, unterscheidet sich wesentlich von dem anderer Altersgruppen. Schließlich hat das Kind auch im Psychischen seine Eigengesetzlichkeit, sein eigenes Verhalten zur Operation, zur Narkose und zum Krankenhausaufenthalt, auf das sich der Chirurg besonders einstellen muß.

▪ *Dank moderner Narkoseverfahren* kann die chirurgische Behandlung schwerkranker Kinder und auch schon Neugeborener immer mehr ausgebaut werden. Neue Operationstechniken ermöglichen, bisher unheilbare Leiden günstig zu beeinflussen. Vor allem die Thoraxchirurgie erzielt große Fortschritte. So werden viele Herzfehler operabel. Daneben hat die postoperative Betreuung der Kranken eine erhebliche Besserung der Heilungschancen durch Antibiotika, Infusionen und bessere labortechnische Überwachung gebracht.

■ Für die **Kinderurologie** gelten dieselben grundsätzlichen Gesichtspunkte. So konnte auch hier die Spezialisierung zu großen Erfolgen führen. Sie betreffen vor allem die angeborenen Fehlbildungen des harnableitenden Systems, von der Niere (z. B. Ureterabgangsstenose) über den Harnleiter (z. B. Megaureter-Chirurgie), die Blase (z. B. Ureter-Neueinpflanzung, Blasenekstrophie) bis zur Harnröhre (z. B. Epispadie, Hypospadie, intersexuelles Genitale).

■ Auch in der **Kinderneurochirurgie** entsteht mehr und mehr ein auf die technischen und psychischen Besonderheiten des Kindesalters segensreich spezialisiertes Fach, das sich mit besonderer Sorgfalt den Kindern mit Hydrozephalus, Meningomyelozelen, Dermalsinus, Hirntumoren und Schädel-Hirn-Trauma widmet.

■ Die **Kinderorthopädie** hat sich in den letzten Jahrzehnten mit neuen Methoden der Behandlung bewegungsgestörter Kinder gewidmet. Die eindrucksvollsten Erfolge werden dabei nicht allein durch Operationstechniken erzielt, vielmehr sind bei Kindern mit Zerebralparesen, Extremitätenfehlbildungen und -tumoren u. a. die größten Erfolge durch planvollen Einsatz vielfältiger, im körperlichen und seelischen Bereich ansetzender Heilmethoden entstanden.

■ Ebenso die **HNO- und Mund-Kieferchirurgie** sowie die **Augenheilkunde** haben sich auch technisch sehr schwierigen Aufgaben zuwenden können, z. B. in hörverbessernden Operation, in der Beseitigung von Gesichtsspalten und in der Operation von Augentumoren.

32.2 Allgemeine Begriffe der Kinderchirurgie

■ **Wunden.** Eine Wunde entsteht durch eine Gewebsdurchtrennung. Der natürliche Zusammenhang des Gewebes geht verloren. Oberflächen werden geöffnet. Bisher abgeschlossene Flüssigkeiten ergießen sich über den Wundrand, z. B. Gewebslymphe aus dem Zwischenzellraum und den Lymphgefäßen, Blut aus Arterien, Kapillaren oder Venen, Darminhalt in die Bauchhöhle, Liquor in die Nasenhöhle. Was die intakte Oberfläche gegen das Eindringen von Krankheitskeimen schützte, ist nun der Infektionsgefahr ausgesetzt. Liegen die Wundränder nicht an, spricht man von einem Klaffen der Wunde.

▪ **Wundformen** sind abhängig von der Ursache der Gewalteinwirkung. Man unterscheidet:

Schnittwunden mit glattem Wundrand, die in der Regel gut übersichtlich sind.

Stichwunden, deren Tiefenausmaß schlecht bestimmbar ist.

Quetschwunden mit oft tiefreichender Gewebszertrümmerung, dem reichlichen Bluterguß und dem unregelmäßig gezackten Wundrand. Sie entstehen durch stumpfe Gewalteinwirkung (Überfahrenwerden, Stockhiebe, Steinwürfe).

Sind Weichteile über Knochenflächen betroffen, entstehen die sogenannten *Platzwunden.*

Rißwunden zeigen unregelmäßig zerfetzte Ränder.

Kratzwunden mit oberflächlicher Hautabschürfung: Hierbei ist an Parasitenerkrankungen der Haut, z. B. Krätze, Lausbefall, an juckende Hautkrankheiten und an die Katzenkratzkrankheit zu denken.

In *Bißwunden* ist das Bild der Stichwunden mit dem oberflächlicher Epithelzerstörung und Quetschung mehr oder weniger tiefliegender Gewebe kombiniert. Gefahr der Tollwutinfektion ist zu bedenken, falls das beißende Tier tollwütig sein könnte.

Brand- und Verbrühungswunden sind flächig, meist unregelmäßig begrenzt, sie beziehen je nach Tiefgang eventuell mehrere Gewebeschichten ein. Ihre Farbe reicht von rot (Erosion nach Platzen einer Blase) bis schwarz (Verkohlung).

Schußwunden zeigen eine relativ kleine Einschußöffnung und, bei einem Durchschuß, eine größere Ausschußöffnung, die das Bild einer Quetsch- und Zerreißwunde bietet.

■ Durch die **Wundheilung** werden die getrennten Gewebsanteile wieder fest vereinigt:

▨ *Primäre Wundheilung,* wenn der Wundspalt sehr schmal bleibt und die Eiweißausschwitzung ihn schnell ausfüllt, eine Infektion ausbleibt und Bindegewebszellen und Epithelzellen die Wundflächen wieder fest verbinden (Heildauer 8 bis 14 Tage).

▨ *Sekundäre Wundheilung,* wenn der organische Wundschluß durch eine Infektion der Wundfläche verzögert wird oder bei einem weiten Klaffen der Wunde der offene Raum durch Bindegewebsvermehrung (Granulation) erst gefüllt werden muß, bis das Epithel dann, von den Rändern her wachsend, den Abschluß herbeiführen kann (Heildauer: einige Wochen).

■ **Narben.** Die Narbe ist bei primärer Wundheilung schmal und glatt, bei sekundärer breit und evtl. dunkel pigmentiert. Haare, Schweiß- und Talgdrüsen fehlen im Narbenbereich. Die *Keloidnarbe* ist eine dicke aufgeworfene Narbe. Sie entsteht durch starke Bindegewebswucherung. Vor allem Verbrennungsnarben neigen dazu. Jede Narbe hat die Neigung, im Verlaufe von Monaten zu schrumpfen, so daß Bewegungsbehinderungen in Gelenknähe entstehen können (= *Narbenkontraktur*); Dehnungstherapie oder eventuell operative Korrektur sind nötig. In größeren, schlecht durchbluteten Wundfeldern verzögert sich der vollständige Epithelschluß durch ein *Narbenulkus,* ein kleines Geschwür.

■ **Wundbehandlung.** So häufig Kinder kleine Wunden haben, muß doch im Grunde jede Wunde ernstgenommen und sorgfältig behandelt werden. Besonders zu vermeiden ist die eitrige Infektion (evtl. Nierenschaden und Sepsis!), insbesondere zu fürchten die Infektion mit Keimen von Diphtherie, Tetanus und Streptokokken (Wundscharlach). Die meisten Wunden benötigen einen *sterilen Verband.* Auch der *Verbandswechsel* wird unter aseptischen Bedingungen sorgfältig durchgeführt, selbst dann, wenn die Wunden schon infiziert sein sollten, um weitere Infektion zu vermeiden. Frische Wunden werden von Fremdkörpern gereinigt und gründlich gesäubert, am besten mit steriler physiologischer Kochsalzlösung. Jede größere Wunde soll möglichst schnell und innerhalb von 6 Stunden dem Chirurgen gezeigt werden, da dieser dann auch bei verschmutzten Wunden durch *Ausschneiden der Wundränder* so saubere Wundverhältnisse schaffen kann, daß eine feste Naht gelegt werden kann. Die jetzt mögliche primäre Wundheilung führt zum kosmetisch und funktionell besten Ergebnis. Größere Defekte werden durch *Hautverschiebungen* und *Hauttransplantationen* geschlossen. Bei allen Wunden und insbesondere bei größeren Defekten, die nicht geschlossen werden können, gilt es insbesondere, die Wundinfektion zu vermeiden oder zu beseitigen, damit der Defekt durch wachsendes Bindegewege (Granulationsgewebe) ungestört aufgefüllt werden kann.

■ Bei jeder Wunde wird die *Tetanusschutzimpfung* durchgeführt bzw. ein vorhandener Impfschutz überprüft und evtl. durch erneute Injektion von Tetanusadsorbatimpfstoff aufgefrischt.

32.3 Verbände und andere ruhig-stellende Techniken

■ Die verschiedenen Verbände, die die Chirurgie kennt, haben verschiedene Bezeichnungen, aus denen entweder auf ihrem Zweck, ihr Material oder ihre Anlegetechnik geschlossen werden kann. Ein **Schutzverband** wird steril ausgeführt, er soll das Eindringen von Wundkeimen verhindern (Verband der Ersten Hilfe, Verband über Operationswunden). Der **ruhigstellende Verband** bringt Schmerzstillung und fördert durch Ruhigstellung des erkrankten Gliedes die Heilung (Verband über Entzündungen, Verletzungen von Muskeln, Sehnen und Knochen, Verband über größeren Nähten). Eine Ruhigstellung erkrankter Bereiche an Arm und Bein wird nur dann voll erreicht, wenn die beiden benachbarten Gelenke mit ruhiggestellt werden. Ein **Druckverband** dient in erster Linie der Blutstillung. Vielfältige Anwendung findet der **feuchte Verband** zur Kühlung, Schmerzlinderung und Entzündungshemmung, z. B. bei Prellungen, Distorsionen, Hämatomen, entzündlichen Schwellungen. Am einfachsten wird ein weiches zusammengefaltetes Tuch mit kühlem (20 °C) Alkoholwasser (Wasser 2 Teile, 70%iger Alkohol 1 Teil) oder Kamillentee getränkt und mit einer Mullbinde locker angedrückt. Ist der Verband warm, muß er erneuert werden. **Entlastende Verbände** richten sich gegen unzweckmäßige Zug bestimmter Muskeln (z. B. Rucksackverband bei Schlüsselbeinbruch). Der **Zugverband** wirkt Muskelzug direkt entgegen und verhindert z. B. bei einer Beinfraktur die Verkürzung der Gliedmaße. Der Zug wird durch Heftpflaster oder über einen durch den Knochen gebohrten Draht *(Drahtextension)* angesetzt. Der **Schienenverband** dient insbesondere der Ruhigstellung von Extremitäten. Das Grundgerüst der

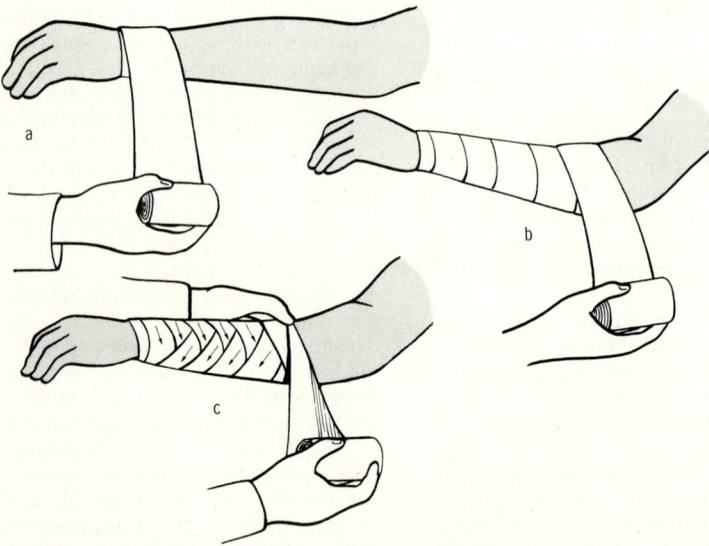

Abb. 163 Anlegen eines Verbandes an einer Extremität.
a Kreistour am Anfang   **b** Spiral- oder Schraubentouren   **c** Umschlagtouren

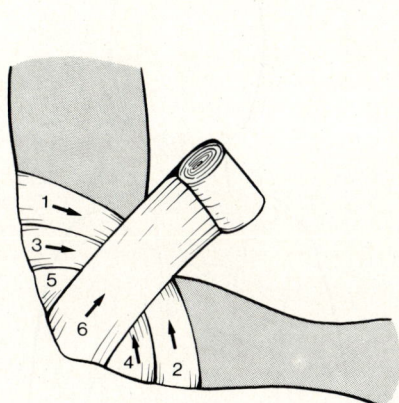

Abb. **164** Gelenkverband in einer Achter-
tour.

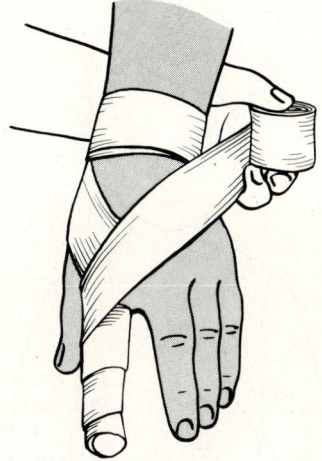

Abb. **165** Fingerverband.

Kramer-Schiene ähnelt einer Leiter aus Draht,
die nach Bedarf geformt werden kann. Die
Braun- und die Volkmann-Schiene sind feste
Gestelle für die Ruhigstellung der Beine. Schienen müssen gut gepolstert sein, um Druckstel-
len (Dekubitus) zu vermeiden. Die zuverlässig-
ste Ruhigstellung wird mit dem **Gipsverband**
erreicht. Auch mit **Kunststoffen** getränktes Bin-
denmaterial wird in gleicher Weise eingesetzt.
■ Man unterscheidet *Tuchverbände, Bindenverbände, Schnellverbände aus Verbandspäckchen,
Klebeverbände und Schlauchverbände.* Auf die
Bindenverbände und Schlauchverbände soll
näher eingegangen werden, weil ihre Anlage einiges Geschick voraussetzt.
■ *Verbände an einem Arm oder einem Bein* werden immer peripher begonnen und herzwärts
weitergeführt. Die Extremität wird dabei am besten durch einen Helfer leicht angehoben. Im
Beginn nimmt man das freie Bindenende mit
der linken, den aufgewickelten Bindenkopf mit
der rechten Hand. Zunächst legt man eine Kreistour und führt dann den Verband in Schraub-
oder Umschlagtouren weiter (Abb. 163). Um Gelenke sind Achterzüge nötig (Abb. 164). Beim
Fingerverband liegt die Kreistour am Handgelenk (Abb. 165). Um *ein Auge oder ein Ohr* mit
Binden abzudecken, beginnt man mit der Stirn-
tour (Abb. 166). Eine *Schlüsselbeinfraktur* wird

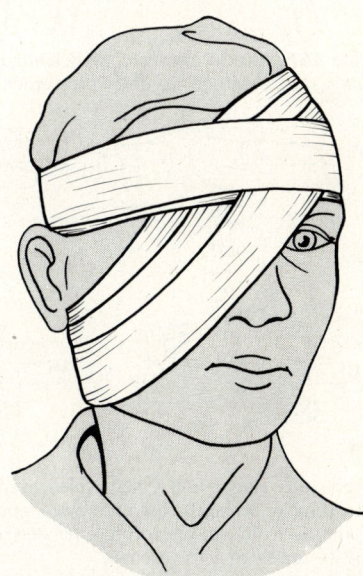

Abb. **166** Verband bei einer Augenerkran-
kung, ähnlich bei einer Erkrankung im Oh-
renbereich.

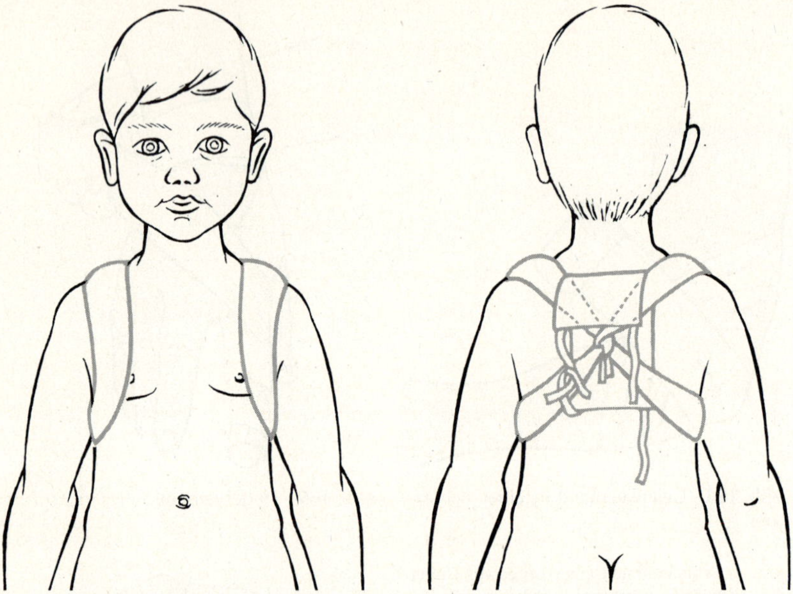

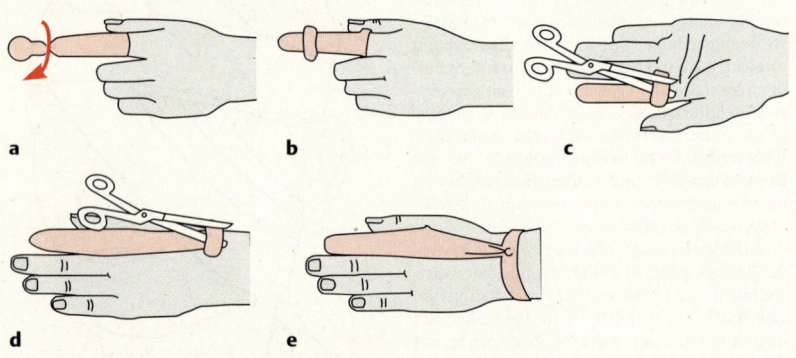

Abb. **167** Rucksackverband zur Behandlung der Schlüsselbeinfraktur. Läßt der straffe Zug nach, muß eventuell neu geknüpft werden.

Abb. **168** Finger- und Zehen-Schlauchverband.
a Schmales Schlauchstück mit etwa doppelter Fingerlänge vorbereiten, um 1 × Fingerlänge raffen. Den offenen Schlauchteil über den Finger ziehen, den gerafften Teil vor der Fingerkuppe 2 × um seine Achse drehen,
b dann auch diesen Teil über den Finger stülpen.
c Verbleibenden Wulst auf der Innenhandfläche einschneiden.
d Das entstehende Schlauchsegel auf dem Handrücken Richtung Handgelenk weiterführen,
e dann vom freien Ende her bis zur Handgelenkhöhe einschneiden und mit einfachem Knoten knüpfen. Die Zipfel dann ums Gelenk führen und verknoten.

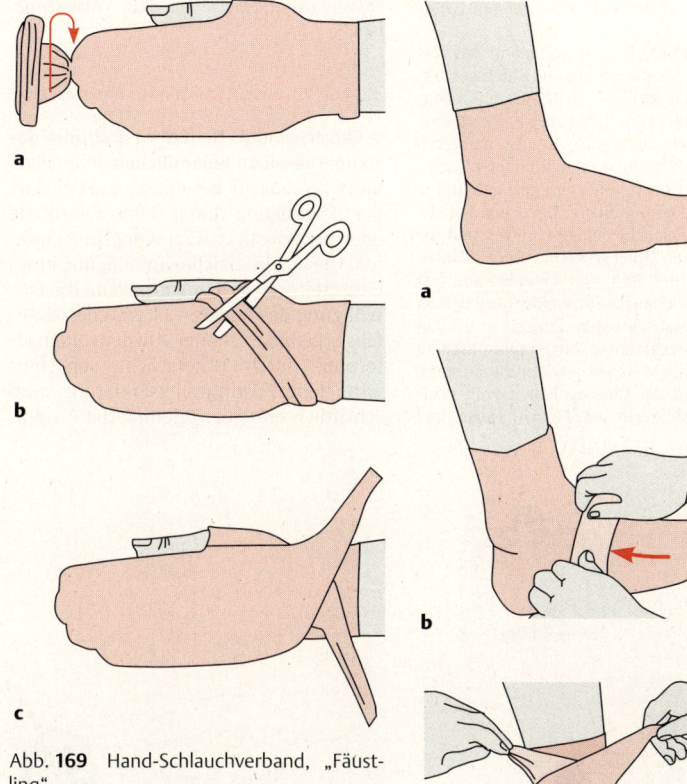

Abb. **169** Hand-Schlauchverband, „Fäustling".
a Das Ende des Schlauches bis zum Handgelenk hochziehen, den Daumen durch Einschnitt freigeben. Den Rest vor den Fingerkuppen raffen und 2 × um seine Achse drehen.
b Gerafften Teil nun bis zum Daumenansatz hochziehen, dann diesen Wulst durchschneiden.
c Beide Zipfel auseinanderziehen, über dem Daumengelenk kreuzen und um das Handgelenk verknoten.

Abb. **170** Fuß-Schlauchverband.
a Den Schlauch über den Fuß stülpen und bis oberhalb des Knöchels ziehen. Den Rest vor den Zehenkuppen (etwas unterhalb) 2 × um seine Achse drehen und raffen oder rollen.
b Diesen gerafften oder gerollten Teil unter Drehen über die erste Lage ziehen bis oben.
c Rand einschneiden, Zipfel ausziehen, kreuzen, verknoten oder mit Pflasterstreifen fixieren.

durch „Rucksackverband" ruhig gestellt (Abb. 167).

■ *Schlauchverbände* haben die Technik des Verbindens sehr erleichtert. Ein aus Fäden gewirkter Schlauch hat die Eigenschaft, sich durch Dehnen zu weiten und durch Strecken enger zu werden. Der Verbandschlauch, der in mehreren Breiten zur Verfügung steht, wird über Wunden und Körperregionen behutsam gezogen und je nach Verbandart verankert. Dazu werden die Ränder des Schlauches eingeschnitten und die so entstandenen Zipfel verknotet. Der Schlauchverband ist rutschfest, sitzt faltenlos und fest und schnürt doch nicht ein, weil er nach beiden Richtungen elastisch bleibt. Einfach ist es, den Verband z. B. für Daumen, Augen und Ohren zu fenstern: Einige Maschen werden durchtrennt, wie groß man die Öffnung haben will; Laufmaschen treten nicht auf. *Finger-, Hand- und*

Fußverband sind in den Abb. 168 – 170 beschrieben.

32.4 Voraussetzungen einer Operation

■ **Einverständnis der Eltern und/oder des zu operierenden Jugendlichen.** Jeder chirurgische Eingriff bei einem Kind bedarf der Bewilligung durch beide Elternteile oder der sonstigen Erziehungsberechtigten. Die ausdrückliche Einwilligung eines Elternteils reicht dann aus, wenn die Einwilligung des anderen Elternteiles ebenfalls erkennbar ist oder von dem einen Elternteil durch Unterschrift versichert wird. Jede Zustimmungserklärung muß schriftlich erfolgen. Telefonische Abspra-

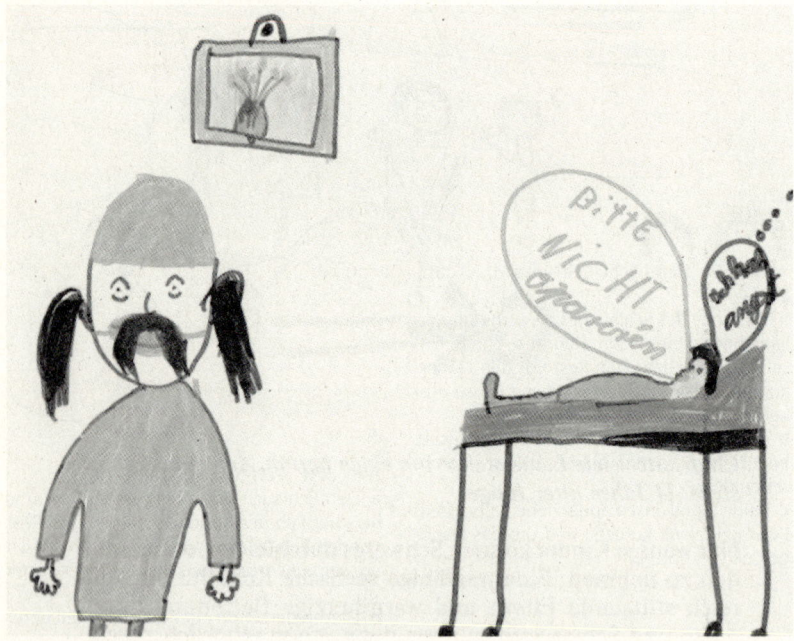

Abb. **171** Bauchschmerz: Muß operiert werden? Ängste in den Stunden vor der Operation. 10jähriges Mädchen.

chen, eine Fax-Mitteilung oder ein Telegramm reichen nur in Notfällen aus, da auf diesem Wege zu leicht ein Mißverständnis entsteht. In Notfällen kann der Arzt in der Sorge um Leben und Gesundheit des anvertrauten Kindes jeden Eingriff ohne ausdrückliche Zustimmung der Eltern durchführen. Die Nowendigkeit ist aus der momentanen Bedrohung gegeben und die Zustimmung aus der Tatsache unterstellt, daß das Kind von den Eltern zur bestmöglichen ärztlichen Behandlung in das betreffende Krankenhaus gebracht wurde.

Größere Kinder sollte man immer in die entscheidenden Überlegungen miteinbeziehen. Jugendlichen ab 16 Jahren steht die Entscheidung ausschließlich zu, es sei denn, ihr Bewußtseinszustand verlangt eine fürsorgliche Entscheidung durch die Eltern oder aus der Notfallregel durch den Arzt. Weitere Einzelheiten zu juristischen Fragen in Abschnitt 83.

■ **Aufklärung.** In der Denkweise von Kindern und Jugendlichen sind Vorgänge wie Narkose und Operation mit intensiven Ängsten besetzt (Abb. 171, 172). Um bleibende seelische Traumen zu verhindern, müssen diese jungen und unreifen Patienten in ihrer Sprache und Vorstellungsfähigkeit in die vorgesehenen Dinge eingewiesen werden. Ist eine verstümmelnde Operation (z. B. Beinamputation) vorgesehen, muß darauf genau vorbereitet werden, wenn man einen postoperativen seelischen Schock vermeiden will. Dem

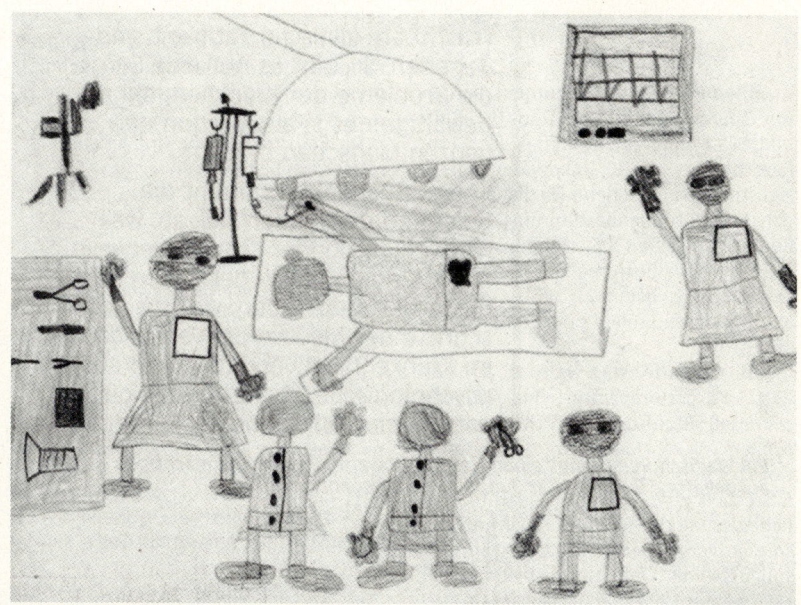

Abb. **172** „Als ich operiert wurde." Ärzte und Schwestern in grünen Kitteln und mit Mundschutz, „wie Marsmenschen". Operation nach einem Unfall. Im Raum Monitor, Instrumente, Infusionsständer.

Anästhesisten kommt in der seelischen Führung eines Kindes eine besondere Rolle zu, da er die unmittelbare Überleitung in den narkotischen Schlafzustand durchführt.

■ Die Frage, ob eine **Operation ambulant oder stationär** durchgeführt werden soll, soll natürlich mit den Eltern und verständigen Kindern und Jugendlichen ausführlich diskutiert werden, sie kann aber letzten Endes nur der Operateur entscheiden. Diese Entscheidung kommt aus dem *Krankheitsbild*, der *ärztlichen Qualifikation* (womit auch der gesamte „Apparat" gemeint ist), von der *Erfahrung, Zuverlässigkeit und Festigkeit der Eltern* oder anderer postoperativ tätiger *Pflegepersonen* und von der *Betreuungsbereitschaft und Kompetenz des Hausarztes*. Die *Kostenfrage* sollte nichts oder nur zu allerletzt entscheiden.

32.5 Präoperative Pflege

■ **Allgemeine Untersuchungen vor einer Operation** sind: Urinstatus und Blutbild, Bestimmen des Körpergewichts (zur Berechnung von Prämedikation, Infusionsmenge und anderer Medikamentengabe), Blutgruppenbestimmung, bei größeren Eingriffen Gerinnungsfaktoren (z. B. bei Tonsillektomie), EKG und Thoraxaufnahme. Eventuell wird Darmentleerung durch Einlauf oder Abführmittel angeordnet.

■ **Am Operationstag** werden kontrolliert: Körpertemperatur, Pulsfrequenz, eventuell Blutdruck. Auf Hautveränderungen (Pickel, Exanthem, Soor), Infektionszeichen (Schnupfen, Husten) und auf Erbrechen wird besonders geachtet. Zur Reduzierung der Hautkeime ist nochmal sorgfältige Körperpflege angezeigt (besonders im Operationsgebiet, Nabel, Haarwäsche); eventuell Rasur im Op.-Gebiet; Nagelpflege, Nagellack muß entfernt werden, um die periphere Durchblutung beurteilen zu können; kein Zähneputzen.

Zahnklemmen oder -spangen sowie Schmuck entfernen.

Kinder, für welche eine Narkose vorgesehen ist, müssen 6 Stunden *ohne Nahrung* sein, weil sonst Gefahr des Erbrechens mit Aspirationsmöglichkeit besteht. Säuglinge können und sollen noch 4 Stunden vorher eine Teemahlzeit erhalten. Anderenfalls ist vor der Narkose Magenaushebung nötig.

■ **Prämedikation.** Meist $1/2$ Stunde vor Einleitung der Narkose werden Kinder jenseits des Säuglingsalters durch Sedativa ruhiggestellt, um Angstreaktionen zu beschränken und die Einleitung einer Narkose zu erleichtern. Alle erhalten Atropin, um auch die vegetativen Schmerzreaktionen zu vermindern. Danach dürfen die größeren Kinder nicht mehr aufstehen. Vom Atropin bekommen sie rotes Gesicht und blasses Munddreieck.

■ *Alle Unterlagen* wie Kurve, Röntgenaufnahmen und Untersuchungsergebnisse müssen zum Operationssaal mitgenommen werden.

■ Die Eltern sollten ihr Kind bis zum Operationssaal begleiten.

32.6 Anästhesie und ihre Methoden

▓ Die Kinderanästhesie hat ihre *speziellen Schwierigkeiten und Eigenheiten* in den kleinen anatomischen Verhältnissen (Intubation!) und den speziellen Stoffwechseleigenschaften des Kindes, insbesondere des Säuglings (Hypoglykämieneigung, Azidoseneigung, Labilität im Wasser- und Salzhaushalt, maligne Hyperthermie). Den anatomischen Besonderheiten entsprechend sind besondere Laryngoskope und besondere Tuben entwickelt worden. Für Säuglinge und Kleinkinder sind besondere *Narkosesysteme* (Apparaturen) im Einsatz, die den Besonderheiten der Atmung bei diesen Kindern angepaßt sind.

■ **Anästhesiemethoden.** Da lokale Anästhesiemethoden eine volle Mitarbeit des Patienten verlangen würden, kommen beim Kind vorwiegend *Inhalationsnarkotika* zum Einsatz, insbesondere in einer Kombination von Lachgas, Sauerstoff und Halothan. Viel im Gebrauch ist das *Ketamine (Ketanest),* das sich für die Narkoseeinleitung oder als alleiniges Narkosemittel für kurze Eingriffe eignet. Es wird intravenös oder intramuskulär injiziert. Wird während der Operation eine vollständige Muskelerschlaffung *(Muskelrelaxierung)* erforderlich, wird ein Muskelrelaxans (Alloferin, Succinylcholin) intravenös gespritzt, welches bewirkt, daß die Erregung der motorischen Nerven nicht mehr über die sog. Nervenendplatte auf die Muskulatur übergreifen kann. Damit ist die Skelettmuskulatur gelähmt. Muskelrelaxantien führen somit auch zur Atemlähmung, künstliche Beatmung über ein in der Luftröhre liegendes Rohr (Tubus) wird unumgänglich. Das Bewußtsein des Kranken beeinträchtigen diese Substanzen nicht. Ohne zusätzliche Narkose würde der Patient also Atemnot und Schmerz verspüren, ohne dies ausdrücken zu können. Der Nutzen der Muskelrelaxantien liegt darin, daß sie Narkotika einsparen helfen, die nur in einer kleinen Menge bis zum Erlöschen des Bewußtseins nötig sind.

■ Die **Narkoseeinleitung** verlangt vom Anästhesisten viel *psychologisches Geschick,* vor allem bei Kleinkindern. Die eine Möglichkeit: intravenöse Einleitung. Die andere: Um unerwünschte Abwehrreaktion beim Aufsetzen der Maske auf das Gesicht zu vermeiden, halten manche Anästhesisten die Maske mit einigem Abstand über das Gesicht oder nützen Neugierde und Interesse eines Kindes an der Narkoseapparatur dadurch aus, daß sie den Reservoirbeutel durch die Narkosemaske aufblasen lassen. Ist das Kind eingeschlafen, gelingt die *Intubation* fast immer leicht.

32.7 Postoperative Pflege

■ Nach einer Operation wird das Kind im Aufwachraum oder direkt auf Station betreut. Es liegt in einem frisch bezogenen, angewärmten (Wärmflasche) Bett flach in **stabiler Seitenlage** (S. 517), falls der Chirurg nicht anderes verordnet. Ist eine Seitenlage nicht möglich, muß der Kopf seitlich mit überstrecktem Hals gelagert werden. Auf liegende Drainagen, Katheter und Infusionen ist zu achten. Neugeborene und Säuglinge sollen nach einer größeren Operation in einen Inkubator oder ein Wärmebett gelegt werden.

■ Dem **Anästhesisten-Protokoll** ist zu entnehmen, in welchen Zeitabständen die Vitalfunktionen zu prüfen und zu protokollieren sind, ebenso wann und wieviel Analgetika gegeben werden können.

■ Die **Bewußtseinslage des Kindes** wird genau registriert (Ansprache, Reaktion auf Reize). *Kreislauf, Atmung oder Erbrechen* werden sorgfältig beobachtet, *Harnmenge und Stuhlausscheidung* werden registriert, auf *Nachblutungen* wird geachtet. Spuckschale und eventuell Absauggerät stehen bereit.

Oft ist das Kind *im Aufwachstadium unruhig,* in dieser Erregung kann es sich verletzen. Viele sind desorientiert und Ängsten ausgesetzt. Dies gilt insbesondere beim Narkotikum Ketanest. Im Grunde sollte man das Kind in diesem Stadium möglichst in Ruhe lassen. Am zuwendigen und beruhigenden Verhalten der behutsam Pflegenden und der Eltern am Krankenbett sollte es aber erkennen können, daß es nicht allein ist.

Exakt hat die Flüssigkeitszufuhr zunächst im Dauertropf zu erfolgen. Je nach Blutverlust wird Blutersatz durch Transfusion gegeben. Parallel zur Flüssigkeitszufuhr wird die Urinausscheidung kontrolliert; am besten werden die Urinportionen stündlich erfaßt und gemessen (evtl. Dauerkatheter, der den Harn zunächst in einen Urometer einlaufen läßt). Urinmenge bei den einzelnen Altersgruppen s. Tab. 37, S. 539.

Erste Getränke kann man frühestens drei Stunden nach vollständigem Erwachen vorsichtig geben; diese Frage ist aber genau mit Chirurg und Anästhesist vorher zu besprechen bzw. dem Anästhesieprotokoll zu entnehmen. Solange Nahrungskarenz besteht, ist *Mund- und Lippenpflege* wichtig (Mundschleimhaut mit Tee anfeuchten, auf die Lippen Fettcreme). Die weitere Körperpflege ist behutsam und situationsgerecht durchzuführen.

■ In den Arbeitshilfen weitere Hinweise zur **Intensivpflege** (s. Abschnitt 73.2).

32.8 Operationstermine chirurgischer Krankheiten

■ Die in Tab. 20 genannten Zeiträume sind zeitliche Regeln, wie sie von den Kinderchirurgen, HNO-Ärzten, Urologen, Orthopäden und Kinderärzten als verbindlich angesehen werden. Sie werden aber in Fachzeitschriften und auf Kongressen immer wieder zur Diskussion gestellt. Der einzelne Arzt kann also mit seinen guten Gründen von diesen Regeln abweichen. Während z. B. bei einer akuten Appendizitis unter allen Umständen sofort operiert werden muß, ist bei zahlreichen anderen Erkrankungen der Entschluß zur Operation von mehreren Überlegungen abhängig.

■ Erwägt man das **Operationsrisiko,** sind zu bedenken:

– anhaltende oder aufkommende Gefahren und Behinderungen, falls nicht operiert würde (absoluter Therapieeffekt der Operation),

– Belastung, die für jedes Kind durch die vorgesehene Operation gegeben wäre (Anästhesie, Operationstechnik, postoperative Belastung durch Schmerzen, Ruhigstellung und eventuell behinderte normale Ernährung),

– Belastbarkeit des betreffenden Kindes, also die augenblickliche Operationsfähigkeit. Frei von Infekten? Gute Stoffwechsellage bei Stoffwechselkrankheiten? Psychische Problemsituation? Vorangegangene Impfungen?

■ *Kleine Eingriffe können auch ambulant* durchgeführt werden, d. h. das Kind verläßt noch am selben Tag das Krankenhaus (*„Tageschirurgie"*). Abzuraten: vor Vollendung des ersten Lebensjahres, bei chronischer Krankheit wie Diabetes und Mukoviszidose, nicht bei oder kurz nach Infekten, nicht bei Ausländern (Sprachprobleme), bei weitem Fahrtweg und ohne einen zur Betreuung bereiten Kinderarzt (Hausbesuch).

Tabelle **20**   **Operationstermine für akute und nicht akute Erkrankungen**

Krankheitsbild und Zeitpunkt, eventuell besondere Bedingungen

Kopfbereich und Bereich der Wirbelsäule

■ *Enzephalozele*
sofort

■ *Kraniostenose,* vorzeitiger Verschluß der Schädelnähte
im 3. bis 6. Monat, bei erheblichen Druckerscheinungen im Schädelinneren sofort

■ *Hydrozephalus*
sofort, falls angeboren und wachsend; sonst regelmäßige Kopfumfangmessungen, Kontrolle der Hirnmanteldicke durch Computertomographie
falls zusammen mit Meningo- oder Meningomyelozele gegeben oder aus anderen Ursachen erworben: bei schneller Umfangszunahme des Schädels

■ *Meningozele, Meningomyelozele*
falls fest überhäutet: im 2. Lebensjahr
falls offen oder dünn überhäutet: sofort

Tabelle **20** (Fortsetzung)

▪ *offener Dermalsinus* (Hautfistel, eine direkte Verbindung von der Haut zum Neuralrohr, Meningitisgefahr!)
sobald möglich exstirpieren bei gutem Befinden des Kindes

▪ *Ranula* (Zyste der Speicheldrüse unter der Zunge)
bei Trinkschwierigkeiten sofort, sonst mit 2 bis 3 Monaten

▪ *Lippenspalte, Gaumenspalte, Lippen-Kiefer-Gaumen-Spalte*
mit 3 – 6 Monaten, harter Gaumen im 3. – 4. Jahr

▪ *Oberlippenbändchen*
mit 4 Jahren, um spätere Fehlstellung der Schneidezähne zu verhindern

▪ *kurzes Zungenbändchen*
nur in seltenen Fällen zu operieren, wenn die Zunge durch Zug eingerollt wird

▪ *abstehende Ohren*
nach dem 5. Jahr, vor Einschulung

Halsbereich
▪ *muskulärer Schiefhals*
bei Erfolglosigkeit von Lagerung und Massage nach dem 4. Lebensmonat

▪ *angeborene Halsfisteln und -zysten*
nach dem 1. Lebensjahr

Brustbereich
▪ *offener Ductus arteriosus (Ductus Botalli)*
bei Herzinsuffizienz sofort, sonst im 2. Lebensjahr

▪ *Aortenisthmusstenose*
nach dem 1. Lebensjahr

▪ *Fallotsche Tetralogie*
Totalkorrektur nach dem 5. Lebensjahr. Einfache Operation in schweren Fällen früher (Blalocksche Anastomose, wobei die A. subclavia mit der Lungenarterie verbunden wird)

▪ *Vorhofscheidewanddefekt*
ab 4. Lebensjahr

▪ *Kammerscheidewanddefekt*
ab 4. Lebensjahr

▪ *Panzerherz*
sofort

▪ *angeborene Ösophagusstenose*
sofort

▪ *Verätzungsstenose*
erst nach langer Bougierung

Tabelle **20**   (Fortsetzung)

■ *Fistel zwischen Ösophagus und Luftröhre*
sofort

■ *Bronchiektasen*
bei umschriebener Bronchiektasiebildung nach Erfolglosigkeit anderer Behandlungsverfahren nach dem 5. Lebensjahr

■ *Trichterbrust*
nach dem 5. Lebensjahr

■ *Mediastinaltumoren und angeborene Zysten im Mediastinum*
sofort

■ *lobäres Emphysem*
wenn schleimlösende Mittel und endotracheales Absaugen keine Entlastung brachten

■ *angeborene Lungenzysten*
ab 4. Lebensmonat, je nach Befund

■ *Pneumatozelen nach abszedierender Pneumonie*
erst nach monatelanger konservativer Therapie

Bauchbereich
■ *Zwerchfellhernie*
sofort

■ *Hiatushernie*
je nach Schwere des Befundes

■ *Nabelschnurbruch*
sofort

■ *Nabelbruch*
bald, falls Darm im Bruchsack enthalten, sonst nach dem 12. Lebensmonat

■ *epigastrische Hernie*
nach dem 1. Lebensjahr sofort

■ *Leistenbruch*
möglichst bald, sofort bei Inkarzeration

■ *Urachusfistel*
nach dem 3. Lebensmonat oder nach Befund

■ *verbliebener Ductus omphaloentericus*
sofort, wegen der Volvulusgefahr für die Darmschlingen

■ *hypertrophische Pylorusstenose*
wenn die konservative Therapie nach 8 Tagen keinen Erfolg zeigt

■ *Duodenalstenose*
sobald wie möglich

Tabelle **20**   (Fortsetzung)

▧ *akute Appendizitis*
sofort

▧ *chronische Appendizitis*
bald

▧ *Megakolon mit Wandstenose (Hirschsprung-Krankheit)*
sofort, in den ersten Lebensmonaten eventuell zunächst nur Anus praeternaturalis

▧ *Colitis ulcerosa, Morbus Crohn*
erst nach monatelanger konservativer Therapie

▧ *Anal- und Rektumatresie*
sofort

▧ *Analprolaps*
nach Versuch konservativer Behandlung (einschließlich Sphinkterdehnung in Narkose) Rektopexie

▧ *Analfistel*
bald, je nach Befund

▧ *Gallengangsatresie*
vor Ende der 6. Lebenswoche bei Verschluß außerhalb der Leber

▧ *Fehlbildung der Niere*
bei Gefährdung der Nierenfunktion sofort, sonst nach Schwere des Befundes

▧ *Harnröhrenstenose*
sofort

▧ *große Nierensteine und Blasensteine*
möglichst bald, vor allem bei hartnäckigen Entzündungen

▧ *Ureterstein*
wenn kurzfristige konservative Behandlung ohne Erfolg

▧ *vesikoureteraler Reflux*
nach intensiver antibiotischer Langzeittherapie je nach Schwere des Befundes

▧ *Hypospadie*
bei subvesikaler Obstruktion sofort, sonst im 2. Lebensjahr

▧ *pathologische Phimose*
Zirkumzision nach dem 3. – 4. Lebensjahr, bei Harnabflußstörung sofort

▧ *Paraphimose*
nach gescheitertem Repositionsversuch sofort

▧ *Hodenhochstand, Leistenhoden*
falls Hormonkur im 2. Lebensjahr ohne Erfolg, anschließend Operation

▧ *Hydrozele des Hodens*
nach dem 4. Monat bei größerem Ausmaß; meist spontane Rückbildung abwarten

---

Tabelle **20**   (Fortsetzung)

■ *Klitorishypertrophie beim andrenogenitalen Syndrom*
ab 2. Lebensjahr, vor der Einschulung

Extremitäten

■ *6-Finger- oder 6-Zehenbildung*
nach dem 4. Lebensmonat

■ *häutige Verwachsungen zwischen den Fingern*
vor Schulbeginn, ab 3. – 4. Jahr

■ *Klumpfuß*
falls sofort nach Geburt einsetzende konservative Behandlung erfolglos

Haut

■ *Hämangiom*
sofort

■ *kavernöses Hämangiom und Lymphangiom*
sofort, wenn die Lokalisation zu Schluck- und Atemschwierigkeiten führt, sonst abwarten

---

33 Maligne Geschwülste, Tumoren

■ **Onkologie** ist die wissenschaftliche Lehre von den bösartigen Geschwülsten (die Leukämie wird dabei eingerechnet). Die bösartigen Tumoren stehen an zweiter Stelle in der Statistik kindlicher Todesursachen (Abb. 2, S. 5). Entgegen allen Vermutungen haben sie aber in den letzten Jahren nicht sicher zugenommen. Knaben sind etwas häufiger als Mädchen betroffen. Am stärksten wird die Säuglingszeit und das Kleinkindesalter heimgesucht. Die Art der Tumoren unterscheidet sich von der der Erwachsenen erheblich. *Karzinome,* bösartige Tumoren aus Epithelzellen, stehen stark im Hintergrund, bösartige Tumoren aus Abkömmlingen des Bindegewebes *(Sarkome)* im Vordergrund. Viele Tumoren haben die Unreife embryonaler Strukturen. Die wichtigsten Tumorarten und ihre therapeutischen Probleme sind bei den einzelnen Organen besprochen. Die Abb. 173 gibt einen Überblick über ihre Häufigkeitsverteilung. Es zeigt sich, daß die bösartigen Neubildungen des blutbildenden Zellsystems an erster Stelle stehen.

■ *Psychische Probleme für Kinder und Jugendliche, betroffene Eltern und Therapeuten* Abschnitt 3.5.

■ *Altersverteilung der häufigsten malignen Krankheiten* Abb. 174.

■ In der Tumortherapie haben heute zwei Begriffe große Bedeutung: „Grading" und „Staging".

■ **Grading** ist die histologische Klassifikation eines malignen Tumors und die Be-

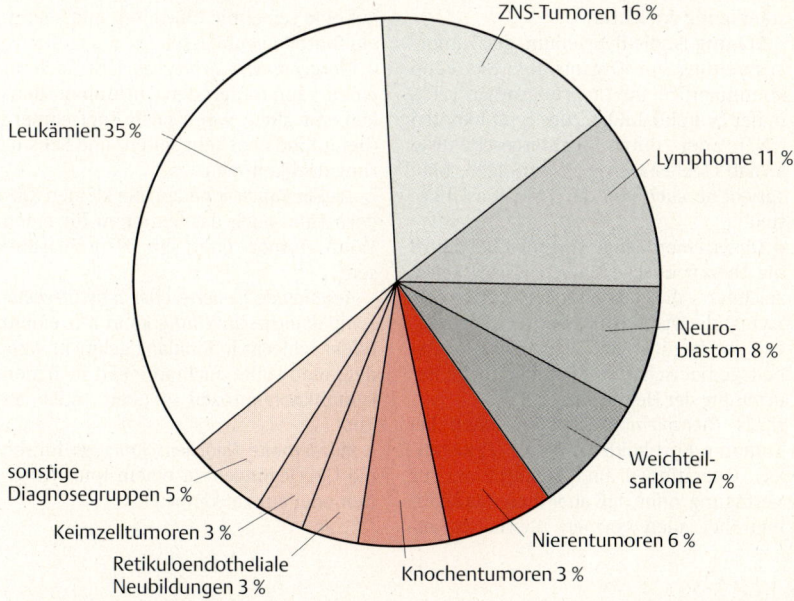

Abb. **173** Häufigkeitverteilung der bösartigen Neubildungen bei Kindern und Jugendlichen bis 15 Jahren.

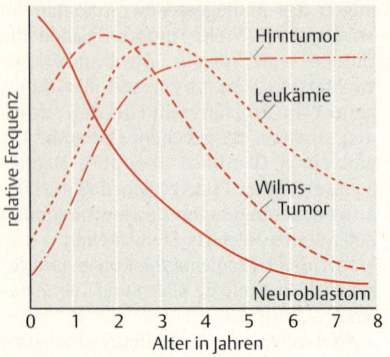

Abb. 174 Altersverteilung der häufigsten malignen Krankheiten beim Kind.

stimmung seines Malignitätsgrades (niedrig, mittel, hoch), wobei eine internationale (WHO-) Klassifikation die Verständigung erleichtert.

■ **Staging** ist die Beurteilung der Tumorausbreitung im Organismus. Sie kann kontinuierlich im Ursprungsorgan („T"), in der Lymphbahn bis zum Lymphknoten („N") oder durch Tochtergeschwülste fernab (Metastasen; „M") erfolgen. Man spricht so auch von der TNM-Klassifikation.

■ *Dieses einordnende Vorgehen* bestimmt die therapeutische Entscheidung, kennzeichnet die individuelle Prognose, zwingt die Diagnostik zu großer Genauigkeit und begünstigt in überregionalen Arbeitsgemeinschaften die einheitliche Beurteilung der Heilerfolge.

■ Als *Therapiemöglichkeiten* stehen bei Tumoren Kortikoide, Zellgifte (Zytostatika), Operationen und Bestrahlung zur Verfügung, ohne daß aber diese Maßnahmen bei allen Formen überhaupt an-

wendbar und erfolgreich wären. Eine große Zahl der Kinder mit bösartigen Tumoren und Leukämie wird heute durch eine intensive, dabei sehr belastende Therapie geheilt (75% bei akuter Leukämie; 80% bei malignen Tumoren, wobei es von Tumorart zu Tumorart große Unterschiede gibt). Oft entscheidet der Zeitpunkt der Entdeckung die Prognose. Daher ist die Frühdiagnose so wichtig.

■ **Früherkennung** ist problematisch, weil die Eingangssymptome oft sehr banal und unspezifisch sind und man mit solchen vagen Anhaltspunkten sehr viel Unruhe in besorgte Eltern tragen muß, viele verunsichert, um bei einigen, zum Glück wenigen Kindern dann früh fündig zu werden. Trotzdem seien derartige „banale" Leitsymptome genannt, die der diagnostischen Führung eine gezielte Richtung geben können:

■ *Anämie und Blutungsneigung* können auf eine Leukämie hinweisen und sollten ein Blutbild veranlassen.

■ *Morgendliches Erbrechen* läßt auch an einen raumfordernden Hirntumor denken, vor allem wenn noch Kopfschmerz (beim Kind eher sehr selten) und Sehstörung dazukommen.

■ *Großer Bauch* vor allem bei kleinen Kindern kann auch das Symptom für einen Wilms-Tumor oder ein Neuroblastom sein.

■ *Anhaltende isolierte oder umschriebene Lymphknotenschwellung* kann mit einem Infekt schlecht in Einklang gebracht werden, man sollte auch an einen malignen Lymphknotenprozeß denken (oder an Tbc).

■ *Wiederholte Knochenschmerzen* führen die Überlegungen zu einem Knochentumor oder zur Leukämie.

34 Unfälle, Vergiftungen

34.1 Übersicht

■ Die **Statistik aller Länder** zeigt in den letzten Jahrzehnten einen Anstieg der Unfallhäufigkeit und der tödlichen Vergiftungen von Kindern. Durch bessere Hygiene, Impfungen, Sulfonamide und Antibiotika haben sich die Todesfälle durch Infektionen erheblich vermindert. So stehen nun die Unfälle und Vergiftungen an der ersten Stelle der Todesursachenstatistik (Abb. 2, S. 5). Es sind in der Bundesrepublik Deutschland im Jahr etwa 4000 Kinder. Allein 2000 davon sterben auf der Straße (mehr als alle Infektionskrankheiten zusammen fordern). 20mal soviel Kinder werden vorübergehend oder dauernd schwer geschädigt. Diese Zahlen sind um so aufregender und tragischer, als 90% der Unfälle und Vergiftungen vermeidbar wären, wenn die Möglichkeiten der Vorsicht (Prophylaxe) ausgenützt würden.

■ **Ursachen** sind:

▨ *Straßenverkehrsunfälle.* Am häufigsten gefährdet sind die zu Fuß gehenden Schulanfänger und die Radfahrer im Alter von 13 bis 15 Jahren. Ferner: Sturz aus dem fahrenden Zug, aus der Straßenbahn, Anschlagen im Auto bei Unfällen oder bei heftigem Bremsen.

▨ *Ertrinken:* im Sommer beim Baden, im Winter beim Begehen zu dünner Eisdecken, durch Sturz in Regentonnen, Brunnen und Bottiche. Bevorzugt wird hier das Kleinkindesalter betroffen.

▨ *Stürze:* aus dem Bett, vom Wickeltisch, von Treppen, Dächern, Bäumen, aus dem Fenster.

▨ *Hitzeeinwirkung,* s. Abschnitt 34.4.

▨ *Verätzungen durch Säuren, Laugen, Haushaltschemikalien* (Speiseröhrenverätzung), s. Abschnitt 91.

▨ *Vergiftungen* s. Abschnitt 34.3 und 91.

▨ *Ersticken:* Säuglinge unter dem Deckbett, im Bett der Eltern, durch Plastikbeutel, die die Kinder gern über den Kopf ziehen, durch schlecht ziehende Öfen (Kohlenmonoxidvergiftung); durch Selbsterhängen oder -erdrosseln (Strangulation), vor allem sind Kleinstkinder betroffen, die im Bett angebunden werden; durch Verschlucken von Fremdkörpern (Spielzeug, abgebissener Schnullerteil, Knöpfe, Münzen); durch spielerisches Einschließen in Kühltruhen.

34.2 Unfälle durch Elektrizität

■ Der **Stromdurchfluß** beeinträchtigt das nervöse System des Herzens und führt zu ungeordneten und wirkungslosen Zuckungen des Herzmuskels. Es entsteht *Kammerflimmern,* das auch nach Unterbrechung der Stromwirkung anhält und zum Tode führt. Der von einer Stromquelle überspringende Strom (Flammenbogen) verursacht tiefe Verbrennungen der Haut und der tiefer gelegenen Weichteile. Die Kinder kommen durch schadhafte elektrische Leitungen oder durch ungeschützte Steckdosen, in die sie Finger, Metallgegenstände, sogar die Zunge hineinstecken, zu Schaden. Die Gesamtzahl dieser Unfälle ist heute relativ gering, die Todesfolge aber dabei häufig. Sehr selten sind **Hochspannungsunfälle,** meist durch Übermut und Neugierde von Jungen hervorgerufen, wenn sie auf Hochspannungsmasten klettern; hier kommt zur Stromwirkung noch Verletzung durch das Abstürzen. **Blitzunfälle** entstehen durch Entladung atmosphärischer Elektrizität (Gewitter).

▨ *Behandlung:* Zunächst muß der Verletzte unter allergrößter Vorsicht aus dem Stromkreis gebracht werden. Die akute Lebensgefahr entsteht durch Kreislaufstillstand (Herztod) und Atemstillstand. Diese beiden Erscheinungen gilt es durch äußere Herzmassage und künstliche Beatmung (s. Abschnitt 86) zu bekämpfen. Wichtig ist ferner die richtige Lagerung des Bewußtlosen (s. Abschnitt 89). Die tiefen Verbrennungsnekrosen werden mit sterilen Tüchern bedeckt und erst im Krankenhaus behandelt.

■ *Prophylaxe:* Nur einwandfreie elektrische Schalter, Schnüre, Steckdosen und Geräte benutzen! Alle Steckdosen im Spielbereich von Kindern durch „Kinderschutzsteckdosen" ersetzen oder durch kleine Einsatzplatten sicher machen.

Keine Verlängerungsschnüre mit Verteilersteck-dosen in einem Kinderzimmer dulden, weil damit die Kinderschutzdosen wieder wirkungslos werden. Aufklärung der Kinder. Bei Blitzgefahr einzeln stehende Bäume, Türme und das freie Feld meiden; man ist sicher in Häusern mit Blitzschutzanlage, in Höhlen und Gruben, in Zügen, Kraftwagen und Flugzeugen, im dichten Wald.

34.3   Vergiftungen

Durch *zahlreiche Substanzen,* Medikamente, Haushaltschemikalien, Schädlingsbekämpfungsmittel, Pflanzen- und Pilzgifte ist vor allem das kritiklose und neugierige Kleinkind gefährdet.

■ **Bedingungen.** Die Auswertung zahlreicher Unglücksfälle hat sehr interessante Aufschlüsse und Einblicke gebracht, die auch für die Verhütung der Vergiftungen beherzigt werden sollten:

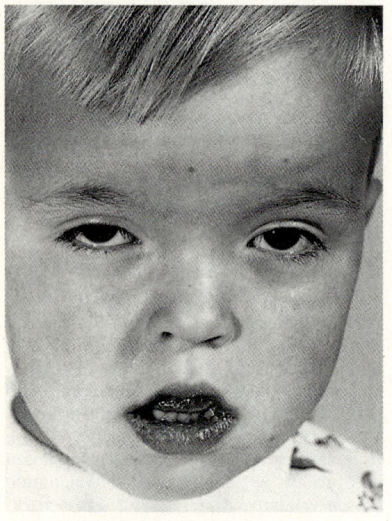

Abb. **175**   Botulismus, Familienerkrankung durch ungenügend geräucherten Schinken. Allgemeine schwere Muskelhypotonie, schlaffes Gesicht, Strabismus, kaum verständliche, lallende Sprache.

Am stärksten sind die *ersten 5 Lebensjahre,* vor allem das 2. und 3. Jahr gefährdet; Knaben mehr als Mädchen.

■ Die gefährlichen Substanzen liegen irgendwo in Reichweite (Medikamente, Zigaretten) oder die Kinder trinken sie aus. Oft enthalten Bierflaschen und Limonadenflaschen Säuren, Lösungsmittel, Terpentin oder Möbelpolituren.

■ Als *Orte der Vergiftungen* sind folgende Räume zu nennen: in erster Linie Küche, dann Schlafzimmer, Badezimmer, ferner industriell oder gewerblich benützte Räume, zuletzt die freie Natur.

■ Die Kinder haben es nicht schwer, an die Dinge heranzukommen. Sie finden sie auf Tischen, in Regalen, auf dem Fußboden; in $^2/_3$ der Fälle liegen die Substanzen an einem „unüblichen Platz", an dem sie *versehentlich* liegengeblieben sind.

■ Der *Häufigkeitsgipfel* für Vergiftungen liegt im Winter und Frühjahr, nur für Pflanzenvergiftungen im Sommer und Frühherbst.

■ Wie die Erwachsenen unterliegen die Kinder ferner Vergiftungsgefahren durch *Schlangengift und verdorbene Nahrungsmittel* (Konserven, schlecht geräucherte Fleischwaren), die das Toxin des Botulismuserregers enthalten (Abb. 175).

■ **Auf eine Vergiftung** sind folgende Beobachtungen bei jedem Kind **verdächtig:**
– wenn ein gesundes Kind plötzlich bewegungsunsicher (taumelig) oder sogar bewußtlos wird,
– wenn ein Kind Verätzungen an den Lippen oder in der Mundhöhle zeigt,
– wenn es beim Spiel mit Medikamenten getroffen wird, und seien es nur leere Medikamentenpackungen, die das Kind in Händen hat.

Die Entscheidung, ob eine Vergiftung vorliegt oder nicht, muß sofort getroffen oder angestrebt werden. Abwarten kann den Tod des Kindes verschulden!

■ Maßnahmen der **Ersten Hilfe bei Vergiftungen** s. Abschnitt 91.

■ Lebensrettend ist aber oft das **Verhalten am Unfallort.** Leere Packungen und Reste der eingenommenen Substanzen müssen sichergestellt und dem Arzt mitgebracht werden. Besteht darüber bei der Einlieferung ins Krankenhaus keine Klarheit, geht eventuell wertvolle Zeit verloren!

■ **Behandlung:** Jede Vergiftung sollte zumindest mit dem Kinderarzt und/oder der Vergiftungszentrale besprochen, schon im Zweifelsfall in einer Klinik behandelt werden. Viele Gefahren sind anfangs noch nicht überschaubar. Bei Kenntnis der Substanz können gezielte Maßnahmen ergriffen und Gegenmittel (Antidots) angewandt werden. Einzelheiten entnimmt der Arzt speziellen Handbüchern, oder er hält Rücksprache mit einer Vergiftungszentrale.

■ *Lagerung und Transport eines bewußtlosen Kindes* s. Abschnitt 89.

■ **Im Krankenhaus gilt:**

– Kinder mit Vergiftungen oder auch nur mit Vergiftungsverdacht nie ins Wartezimmer setzen, sofort ins Untersuchungszimmer bringen.

– Sofort den diensthabenden Arzt benachrichtigen unter ausdrücklichem Hinweis, daß es sich um einen Vergiftungsfall handelt.

– Schon die Aufnahmeschwester oder der -pfleger fragen genau: Welche Substanz? Welche Menge? Wieviel Zeit ist verstrichen?

– Packungen und Reste des Vergiftungsmittels sicherstellen! Verschüttete Flüssigkeit oder Erbrochenes haften mitunter den Kleidern an und können auf diese Weise noch erfaßt werden. Tablettenhülsen werden evtl. beim Ausziehen der Kinder gefunden.

– Ausscheidungen für den Substanznachweis aufbewahren: Erbrochenes, Harn, Stuhl; so lange, bis der Arzt weiteres entscheidet.

– Bei akuter Erstickungsgefahr die Abklärung der obengenannten Fragen zunächst aufschieben und Atemhilfe geben: sinnvolle Lagerung – Absaugen des Mund- und Nasenraumes – Sauerstoff – Intubationsbesteck und eventuell Beatmungsgerät bereitmachen – falls nötig Atemspende und künstliche Beatmung. Mund-zu-Mund- oder Mund-zu-Nase-Beatmung aber nur, wenn für den Helfer keine Vergiftungsgefahr besteht. In einem solchen Verdachtsfall als Behelf Beatmungsmethode nach Silvester anwenden.

– Sorgfältige Überwachung des Kindes: Kontrolle von Puls, Atmung, Temperatur, Blutdruck, Sprache, Bewußtsein. Der Pflegende benachrichtigt den Arzt bei Verschlechterung der Hautfarbe, der Atmung, der Pulsfrequenz (deutliche Beschleunigung, Verlangsamung, Unregelmäßigkeit), der Bewußtseinslage und bei Krampfbereitschaft. Die Behandlung erfolgt bei bedrohlichen Aspekten auf einer Intensivpflegestation; ist dies nicht möglich, muß eventuell eine Sitzwache organisiert werden.

– Genaues Protokoll, eventuell auch Aufzeichnung wichtiger sprachlicher Äußerungen des Kindes, weil Vergiftungsfälle manchmal zu Gutachten, gerichtsmedizinischen Untersuchungen und polizeilichen Erhebungen führen können.

– Feste oder flüssige Nahrung erst nach ärztlicher Erlaubnis. Evtl. bestimmte Diät, z. B. reichlich Flüssigkeit, fettfreie Kost, genau einhalten.

Da bei fast allen Vergiftungen nicht böse Absicht, sondern Leichtsinn von Erwachsenen eine verhängnisvolle Rolle spielt, reichen in der Regel Schreck und Schock für einen schuldigen Elternteil als „Strafe" und Erziehungshilfe aus. Fast immer handelt es sich also um tragische Unglücksfälle. Dies sollte auch ein Pflegender den Eltern gegenüber mitfühlend ausdrücken. Im Einzelfall ist aber evtl. auch an die Möglichkeit einer kriminellen Handlung zu denken.

■ **Maßnahmen, um Erbrechen herbei-zuführen,** s. S. 19. **Technik der Magen-spülung** s. S. 453.

34.4 Verbrennungskrankheit

■ 90% aller Schäden durch Hitzewirkung sind Verbrühungen. Bevorzugt ist das 2. bis 4. Lebensjahr. *Ursachen:* Zuber und Schüsseln mit heißer Waschlauge, Kochtöpfe und Kaffeekannen mit heißen Flüssigkeiten, Wärmflaschen ohne sicheren Verschluß, ferner offenes Feuer, Grillen im Garten, Spiel mit Zündhölzern und Feuerzeug, heiße Ofenflächen, unkontrollierte Anwendung von Heizkissen bei Kindern (auch von Geräten mit Thermostat!), offene elektrische Heizöfen, in welche Kinder brennbare Gegenstände hineinstecken (z. B. Kämme). Kleine Kinder ziehen gern an Tischdecken und herabhängenden Elektroschnüren von Tauchsiedern usw.!

■ Das **Ausmaß der Gewebsschädigung** an der Stelle der Hitzeeinwirkung wird meist folgendermaßen eingeteilt (Abb. 176).

Verbrennung
I. Grades: Hautrötung.
II. Grades: Blasenbildung und Ödem als Zeichen des Flüssigkeitsaustrittes aus den geschädigten Blutgefäßen.
III. Grades: Zerstörung von Gewebsschichten bis zur Verkohlung.

■ Wichtiger noch als die umschriebenen Hautveränderungen sind die **Zeichen der Allgemeinstörung** (Schocksymptome, s. nächste Seite). Diese bringen die größte Gefahr für das Kind, evtl. Lebensgefahr. Man spricht daher an Stelle von Verbrennungen am besten von Verbrennungskrankheit.

■ Das *Ausmaß der verbrannten Fläche* wird bei großen Kindern und bei Erwachsenen nach der *„Neuner-Regel"* abgeschätzt: Kopf 9%, Arme 2 × 9%, Rumpf mit Hals 4 × 9%, Beine 4 × 9%. Bei kleinen Kindern verteilen sich die Flächen etwas anders (Abb. 177). Als einfachstes Maß dient die Handfläche des Kranken:

> Handfläche des Kranken (einschließlich der Finger) = 1% Körperoberfläche.

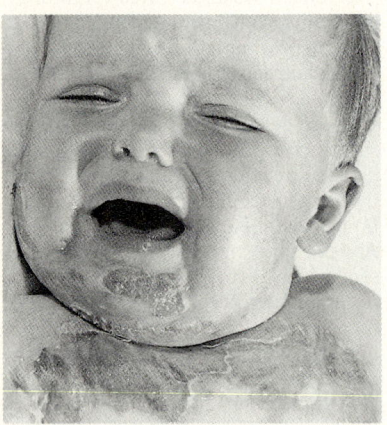

Abb. **176** Schwere Verbrühung II. – III. Grades mit Wundödem.

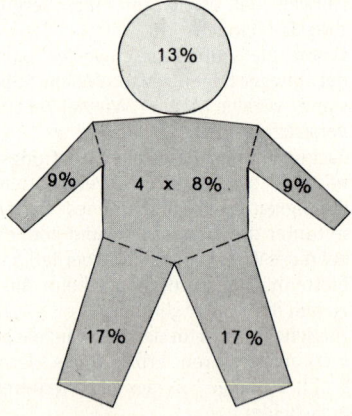

Abb. **177** Körperoberflächenverteilung bei einem 5jährigen Kind.

Man kann damit sehr schnell das Ausmaß der Schädigung abschätzen. Verbrennungsflächen über 5% verlangen wegen Schockgefahr sofortige Krankenhauseinweisung! Bei einer Ausdehnung über 10% sollte in einem pädiatrischen Verbrennungszentrum behandelt werden.

■ **Erste Hilfe** bei Verbrennungen s. Abschnitt 90.

■ Die Verbrennungskrankheit verläuft in folgenden **Stadien,** die mit ihren Symptomen besondere Gefahren bringen können:

■ *Schockstadium, Ödemphase:* Gekennzeichnet durch schwere Schmerzen, instabile Kreislaufverhältnisse, Nierenversagen (geringe Harnabsonderung), mehr oder weniger ausgedehntes Ödem (auch Hirnödem!), Verlust von Körpereiweiß über die offenen Wundflächen. Dauer: bis 48 Stunden.

■ *Intoxikationsstadium:* Der Einstrom von denaturierten (durch die Hitze veränderten) Eiweißkörpern in den Organismus verursacht weiterhin Kreislaufschwäche und Nierenstörung, führt zu hohem Fieber, eventuell zu Krämpfen. Dauer: 2. bis 5. Tag.

■ *Infektionsstadium:* Durch die bakterielle Wundinfektion treten Toxine in den Körper, so daß Kreislauf- und Herzschwäche, Anämie und hohes Fieber auftreten.

Reparationsstadium, Stadium der Abheilung, wobei überschießende Narbenbildung (Keloide) und Gewebsschrumpfung (Kontrakturen) besondere Schwierigkeiten noch nach Monaten bringen können.

■ Besondere **Probleme** ergeben sich **bei bestimmten Lokalisationen:**
- am behaarten Kopf durch die eitrige Wundinfektion, wobei die Entzündung auch auf das Schädelinnere übergreifen kann;
- im Bereich der Augen, die durch das Wundödem zeitweilig verschlossen werden können; dadurch entsteht eine kritische psychische Situation für die Kinder und Infektionsgefahr am Auge;

- an Nase und Mund, wo durch das Wundödem eine vorübergehende Stenose, durch Bindegewebsschrumpfung eine Dauerstenose entstehen kann;
- im Mund-, Rachen-, Hals-Bereich, wo durch Ödeme die Atmung behindert werden kann; eventuell wird Intubation oder Tracheotomie nötig;
- im Brustwarzenbereich bei Mädchen: Narbenschrumpfung kann später zu Stillschwierigkeiten führen;
- an den Händen, wo Infektionen bedenkliche Auswirkungen auf Sehnen und Gelenke haben können;
- an den Füßen, wo schlecht geheilte Wunden mit Keloiden später Gehschwierigkeiten machen;
- an Gelenken, die durch spätere Kontrakturen behindert werden;
- im Bereich des Dammes mit Harnröhre, Penis, Scheide und Anus, wo zunächst die Gefahr der Harn- und Kotsperre, später die von Narbenverziehungen gegeben ist.

An diesen Besonderheiten ist ersichtlich, daß Verbrennungen an diesen Stellen eine besonders sorgfältige Lokalbehandlung verlangen.

■ **Therapie:** Bei großen Verbrennungsflächen hat die Allgemeinbehandlung mit schmerzstillenden Mitteln und ausreichender Infusionstherapie zur *Schockbehandlung* Vorrang vor der Lokalbehandlung, wenngleich diese vom ersten Tag an mit aller Umsicht ebenfalls geleistet werden muß. In allen kritischen Phasen richten die Pflegenden ihr besonderes Augenmerk auf den Kreislauf (Kühle der Extremitäten, Puls, Blutdruck), auf Atmung, Körpertemperatur, Urinausscheidung (Bilanzierung mit Feststellung des spez. Gewichtes), Nierenleistung (evtl. Dauerkatheter), Bewußtsein und evtl. Krämpfe des Kindes, täglich Gewichtskontrolle.

■ Die *Ernährung* der ersten Tage erfolgt mit gut gesüßten Fruchtsäften, dann mit eiweißreicher, kohlenhydratreicher, relativ fettarmer, vitaminreicher Kost („Leberschutzdiät").

■ Die *Lokalbehandlung* braucht absolute Sauberkeit, Vorsicht, viel Geduld und Verständnis für das Kind. Wegen der Gefahr der Wundinfektion und Sepsis: Händedesinfektion, Kittelpflege, Mundschutz, gründliche laufende Desinfektion! Bei sehr großer Ausdehnung der Verbrennungsfläche wird Betreuung in einer sterilen Verbrennungseinheit notwendig.

Zunächst werden unter sterilen Arbeitsbedingungen und unter Anwendung schmerzstillender Medikamente Hautfetzen gründlich entfernt und Blasen abgetragen. Dann wird – von Klinik zu Klinik verschieden – bei kleineren Verbrennungswunden eine *geschlossene Wundbehandlung* mit Salben- und Gazeverbänden vorgenommen. Bei großflächigen und tiefen Wunden wird die *offene Wundbehandlung* bevorzugt. Vorteile: die jederzeit gegebene Übersicht über die Wundfläche, die kürzere Heildauer, die einfachere und zeitsparende Wundversorgung und die geringeren Kosten. Lagerung auf Metalline-Flächen hat viele Vorteile. Überschießende Granulationsgewebsbildung wird mit dem Höllensteinstift gebremst. Große Wundflächen brauchen unter Umständen Hauttransplantationen.

Später haben *Massage und Bewegungsübungen* an den befallenen Körperabschnitten größte Bedeutung für die Rehabilitierung und die Verhütung von Kontrakturen.

Der Neigung zur *hypertrophischen Narbenbildung (Keloide)* kann mit Salben, die die Bindegewebsproliferation etwas einschränken, und mit Kompressionsverbänden bzw. -anzügen entgegengewirkt werden.

35 Plötzlicher Kindstod (SIDS)

■ Der unerklärliche plötzliche Tod eines Kindes (**SIDS** = sudden infant death syndrome) ist ebenso erschütternd wie unerklärlich.

■ **Typisch** sind folgende Situationen:

▪ *Tod während der Schlafzeit,* am häufigsten zu beobachten. Die Mutter findet das Kind leblos, schon totenstarr und mit Leichenflecken, im Bett, oft in Bauchlage. Das Kind hat vielleicht erbrochen, und der meist irrige Verdacht liegt nahe, es sei am Erbrochenen erstickt.

▪ *Plötzlicher Zusammenbruch.* Ein Kind sinkt ohne dramatische Zeichen einfach zusammen. Ein schnappender Atemzug, Atemstillstand, Zyanose, Herzstillstand.

▪ *Extrem kurze Verlaufszeit zum Tode.* Plötzlich zeigt das Kind Unruhe, ziehende und vertiefte Atmung, vielleicht Erbrechen, oft noch einen Krampfanfall, vielleicht hohes Fieber.

■ **Betroffen sind vor allem Kinder des 1. Lebensjahres,** Knaben eher häufiger als Mädchen, eher Kinder mit niedrigem Geburtsgewicht (unter 1500 g), v. a. während der Wintermonate, v. a. in sozial ungünstigen Lebensverhältnissen. 25% der Säuglingstodesfälle gehen so zulasten von SIDS.

■ Die **Obduktion** läßt charakteristischerweise keine Befunde erkennen, die in vollem Maß als Erklärung herangezogen werden können. Manchmal finden sich einige Infektionszeichen, vielleicht einmal ein bisher unbekannter Herzfehler oder Strukturbesonderheiten des Gehirns. Einige Beobachtungen sprechen auch für eine Störung des Reizleitungssystems des Herzens (QT-Syndrom im EKG). In allen Fällen bleibt dem Arzt nur die Feststellung einer „ungeklärten Todesursache" auf dem Totenschein, was in unserem Rechtssystem die gerichtsmedizinische Obduktion veranlassen muß. Natür-

lich hat er, wird ihm ein totes Kind gebracht oder wird er dazu gerufen, an verschiedene besondere Ursachen zu denken: Todesfolge nach Mißhandlung („Schütteltrauma"?), Ersticken im Bett der Mutter, unbeabsichtigte oder absichtliche Vergiftung (daher eventuell chemische Untersuchung des Erbrochenen), rasch verlaufener Infekt wie Meningitis oder Toxikose (deshalb auch am toten Kind noch Temperatur messen!).

■ Für die **Eltern** bedeutet ein solches Ereignis einen schweren Schock, der in eine länger dauernde Krise mit depressiver Trauer, mit Vorwürfen gegen sich und andere münden kann. Weil sie unvorbereitet etwas Unerklärliches und Unfaßbares erleben: Eltern, die ein Kind z. B. an Leukämie verlieren, konnten sich auf den Tod des Kindes vorbereiten. Eltern, die ein Kind durch Unfall verlieren, können sich wenigstens eine plausible Erklärungsmöglichkeit vorstellen. Beim SIDS trifft es die Eltern plötzlich, ganz unerwartet, in einer familiären Situation, in der das kleine Kind die ersten Zeichen einer freundlichen Zuwendung seinen Eltern gibt, Lächeln und Greifen, die ersten Laute. Da der Tod zumeist zu Hause eintritt, fehlen ihnen die professionellen und verständnisvollen Helfer, wie es die Ärzte und Pflegenden eines Krankenhauses wären. Angehörige zu Hause sind genauso ratlos und verunsichert, und der aus der Sachlage notwendige Kontakt mit Polizei und Gerichtsmedizin irritiert noch mehr. Was sie brauchen, ist sachkundige und eingehende Information, damit sie wieder zu sich selbst finden und ihre Trauer in einer fruchtbaren Art und Weise verarbeiten.

■ Zur **Prophylaxe** empfiehlt sich aufgrund des heutigen Wissens das Folgende: Bauchlage sollte keine Regelschlaflage sein. Überhitzung und Wärmestau (durch Zimmerwärme und Zudecken) sollten vermieden werden. Kein Zigarettenrauch in Räumen mit Säuglingen. Säuglinge möglichst stillen. Säuglinge, die ein „lebensbedrohendes Ereignis" überstanden haben und Frühgeburten unter 1500 g, vor allem solche mit künstlicher Dauerbeatmung, sollten durch *Polysomnographie*, einem umfangreichen Test im Schlaflabor, untersucht werden, um das Risiko einer Atemregulationsstörung näher abschätzen zu können.

Heimmonitore können die Eltern etwas sicherer machen, sie haben aber auch ihre psychologischen und technischen Probleme. Sie überwachen Herzaktion (Alarm unter 100 Puls, über 200/min) und Atmung des Säuglings (Alarm bei Apnoe länger als 20 Sek.). Siehe dazu Tab. 21.

Eine Verbesserung liegt neuerdings darin, daß schon ein kleiner Vibrator den Säugling an der Fußsohle kitzelt und ihn gewissermaßen ans Atmen erinnert; der Vibrator schaltet sich bei Atempausen von mehr als 10 sec ein (eine Zeit ohne Atmung, die übrigens noch keine gefahrdrohende Bedeutung hat).

Tabelle **21   Sorge vor SIDS**
Was man den besorgten Eltern sagen muß für die Überwachung (Monitoralarm)

Lebensbedrohliche Zeichen. Falls das Kind einen Monitor hat, ist zu prüfen, ob echter oder falscher Alarm gegeben ist:
- Ist das Kind blaß oder blau,
- ohne Atmung oder
- ist der Pulsschlag unter 70 oder über 200/min,
- das Kind ohne spontane Bewegung, auch nicht nach Schmerzreiz,
  dann ist Lebensgefahr gegeben, dann handelt es sich um einen echten Alarm.

Maßnahmen:
- Kind hochnehmen und auf feste Unterlage (Tisch) legen,
- prüfen, ob die Atemwege frei sind: Mund mit dem kleinen Finger auswischen bzw. absaugen, auch den Nasenweg,
- Kind anstoßen, auf Rücken oder Fußsohle klopfen,
- bei Atemstillstand von länger als 20 sec mit Mund-zu-Mund-Atmung beginnen; Kopf etwas zurückneigen und Kinn nach oben schieben,
- bei Herzstillstand: Herzmassage, 2mal pro sec; in Kombination auch Atemhilfe: 5 Atemstöße wechseln mit 15 Brustkorbkompressionen,
- durch 2. Person sofort Arzt und Krankenwagen rufen; Telefonnummer sollte bereitliegen.

Auffälliges Verhalten und Krankheiten aus seelischen Ursachen

36 Ernstwerden und Depression

36.1 Ernstwerden

■ Ein gesundes Kind ist ein bewegtes, fröhliches Kind. So typisch ist diese Eigenschaft, daß bei einem ernsten Kind sogleich eine körperliche oder seelische Störung bedacht werden muß (Abb. 178). Die Kinder zeigen dann einen müden Gesichtsausdruck, sie wirken verschlossen und uninteressiert. Bei einer wohlgemeinten Bemühung, sie z. B. durch Spielen aufzulockern, können sie weinerlich, verdrießlich und ablehnend reagieren. Nahrungsaufnahme, Untersuchungen oder Körperpflege werden als belastend empfunden. Können diese Kinder solcher Belastung nicht ausweichen, treten eventuell Symptome wie Atemnot und Schmerz als Begründung des Ernstwerdens hervor. Geht man in der Anamnese einer Krankheit zurück, kann der Beginn der auffälligen Wesensänderung mit dem Krankheitsbeginn weitgehend identifiziert werden.

■ Dauert das **Ernstsein schon längere Zeit** an, können es folgende **Ursachen** sein:

länger dauernde Infekte, z. B. Pyelonephritis, Hepatitis, Sinubronchitis,

Allergien verschiedener Lokalisation (Luftwege, Haut, Nahrungsweg),

chronische Stoffwechselstörungen, z. B. Diabetes, Urämie,

hormonelle Störungen, z. B. Hypothyreose,

Anämien aus verschiedenen Ursachen, maligne Organ- und Systemerkrankungen,

schwerwiegende *Organkrankheiten,* z. B. des Herzens, der Nieren und der Atmungsorgane,

ernste *Schlafstörungen,*

besondere *psychische Belastungen:*
- unglückliches Lebensmilieu in finanziell bedrängten Familien, im Scheidungsmilieu oder bei häufigem Streit der Eltern,
- Folgen von Vernachlässigung, Mißhandlung oder sexuellem Mißbrauch,
- Konflikte in Pubertät, Schule oder Heim,
- Auseinandersetzung mit eigenen schwerwiegenden Erkrankungen.

■ **Fällt ein Kind akut auf,** ist

an eine *akute Erkrankung* mit Fieber, Schmerzen oder Atemnot (Infektion, Verletzungsfolge) oder

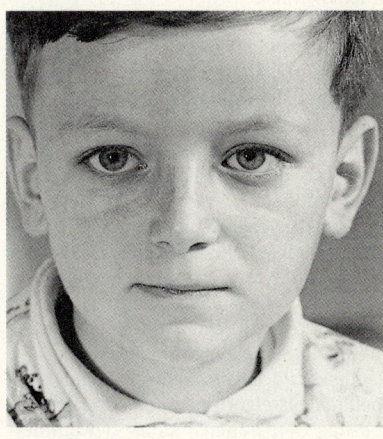

Abb. 178 Ernstwerden eines Kindes bei schwerer Anämie im Rahmen einer Panmyelopathie.

an eine *akut belastende seelische Pro-blematik,* wie oben näher beschrieben, zu denken.

Ernstwerden eines Kindes hat viel mit dem Erscheinungsbild und den Ursachen einer Depression gemeinsam.

36.2   Depression

■ Das **Erscheinungsbild** eines depressiven Kindes kann den **Normvorstellungen** entsprechen, die man sich gewöhnlich davon macht:

▪ *allgemeine Verlangsamung,* ein trauriges Gesicht, leise, monotone Sprache, eventuell gebeugte Haltung,

▪ *Neigung zum Grübeln,* zur Zurückgezogenheit, kaum Interesse an anderen Dingen der Umwelt, nicht das typische Kinderinteresse,

▪ *mangelndes Selbstbewußtsein,* Minderwertigkeitsgefühle, vielleicht auch Schuldgefühle, Selbstvorwürfe, Versündigungsideen, Ängste, ein deutlich negativer Zug im Denken und Fühlen,

▪ *an psychosomatischen Symptomen* Schlafstörungen, Appetitmangel und Gewichtsverlust.

Unter diesem Erscheinungsbild wird auch bei Kindern sogleich auf Depression und Traurigkeit geschlossen. Häufig sieht man aber auch andere Erscheinungen aus der gleichen Ursache, die auf Anhieb andere Erklärungsmöglichkeiten viel näher legen als die einer Depression. Manche Symptome stellen geradezu das Gegenteil dessen dar, was man vom „klassischen" Depressionsbild kennt. Man spricht daher

■ von einer **larvierten Depression.** Deren Symptome sind vor allem:

▪ *unzufriedenes Schreien, schwere Unruhe wie Jaktatio, Neigung zum Erbrechen,*

▪ *Appetitstörungen,* schlechter oder erheblich gesteigerter Appetit, so daß Adipositas entstehen kann („Kummer-speck"),

▪ *Enuresis, Enkopresis; Pavor nocturnus und andere Schlafstörungen*

und als Verhaltensbesonderheiten

▪ *Tics, Nägelkauen, intensive Masturbation,*

▪ *auffallende Schüchternheit,* Wortkargheit bis zum Mutismus,

▪ *Ablehnung von an sich vertrauten Personen,* vielleicht ein Vorbeisehen,

▪ *offene Aggression* mit wüstem Schimpfen und tätlichen Angriffen z. B. Eltern gegenüber, denen man etwas vorwirft; Aggressionen auch gegen Sachen oder Tiere bis zur Grausamkeit („Syndrom des bösen Friederich"; vergl. Abb. 179),

▪ *Weglaufen oder Weglauftendenzen,*

▪ *Überangepaßtsein,* alles recht machen zu wollen („Aschenputtel-Syndrom"),

▪ bei Schulkindern *Kontaktschwäche,* Isolierungstendenz oder wahllose Kontaktsuche, Sichanbiedern; Kontakt bevorzugt zu kleineren Kindern; *schlechte Schulleistungen.*

■ Die **Ursache** für eine Depression liegt in erster Linie im seelischen Bereich, ist aber auch im somatischen zu suchen. Ein großer Teil der Begründungen ist schon *beim Ernstwerden der Kinder* genannt (siehe oben), folgende Ursachen schließen sich noch an,

▪ *somatische:*

– schwere körperliche Verunstaltungen, Fehlbildungen, Operationsfolgen wie Amputation oder schwere Narben,

– Adipositas, Untergröße, auch Übergröße (bei Mädchen),

▪ und *psychische:*

– Verlust nahestehender Personen, z. B. Tod von Großeltern, Freunden, Haustieren,

– pädagogische oder intellektuelle Überforderung.

▪ Nur ausnahmsweise liegt bei Jugendlichen eine *endogene Geisteskrankheit (Psychose)* vor.

■ **Suizidversuch.** Einem Selbsttötungsversuch liegen die gleichen Ursachen zugrunde, die zur Depression führen. Den Zeichen einer larvierten Depression ist eine besondere Bedeutung zuzumessen. Weitere Einzelheiten in Abschnitt 42.

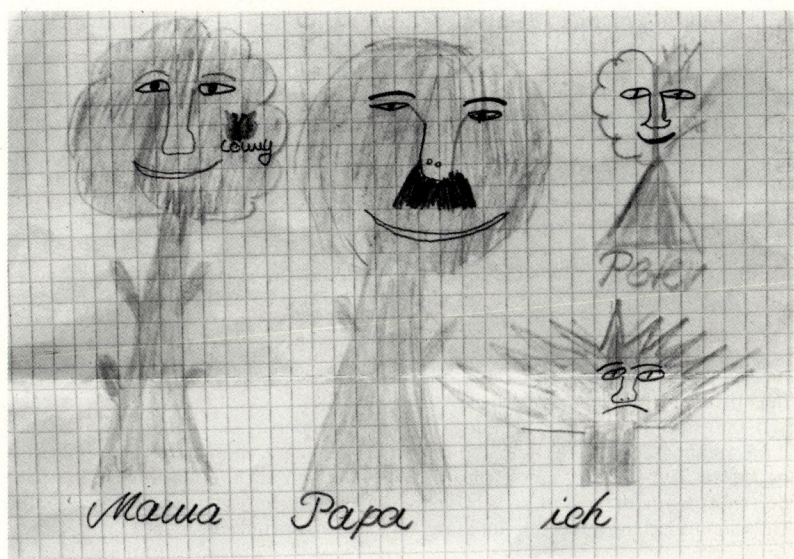

Abb. **179** Baumfamilie eines 14jährigen temperamentvollen Mädchens, das in Schule und Familie Probleme hat und macht. „So bin ich eben, wie die stachlige Tanne!" Der Bruder rechts oben wird zur Hälfte als Laubkrone, zur Hälfte als Astwerk gezeichnet: „Er macht sich mit seinen Haaren und Kleidern immer anders zurecht, mal so, mal so." Auf der Wange der Mutter sitzt der Haushund Conny (als Schmetterling).

37 Motorische und affektive Unruhe und Nervosität

Ein gesundes Kind ist lebhaft. Freude an der Bewegung, geradezu ein Bewegungsluxus kennzeichnen es gegenüber einem Erwachsenen. In allen Aktionen ist Zielgerichtetes spürbar. Auch das Spiel hat Konzentration.

■ Eine **Steigerung der Aktivität** im Sinne der **Hyperthymie** bedeutet aber ein Überschreiten dieser typischen Lebensform, so daß die Kinder ungerichtet unruhig, zappelig, unkonzentriert, fahrig und flüchtig, motorisch eher ungeschickt wirken. Dies stört die soziale Umgebung und die Erziehungsziele von Schule und Kindergarten. Hyperaktive, erethische Kinder sind unproduktiv hinsichtlich einer eigenen Entwicklung und störend für andere.

■ **Organische Ursachen:**
Hirnorganische Schädigung: Defektheilung nach pränatalen Erkrankungen, Geburtsschäden, Enzephalitis oder Schädel-Hirn-Trauma; Stoffwechselstörungen mit anhaltend wirksamem Enzymdefekt. Mit solchen Erkrankungen des ZNS verbinden sich oft weitere Symptome wie Schwachsinn, Krampfleiden, Hyperkinesie, Lähmungen, muskuläre Spastik.

Organkrankheiten außerhalb des Gehirns machen die erkrankten Kinder dann schnell unruhig und nervös, wenn sie mit den ihnen gegebenen (gebliebenen) Kräften hohen Anforderungen nachkommen sollen, die sie dann kaum oder nicht bewältigen können. So bei allen chronischen Erkrankungen des Herzens, der Atmungsorgane, von Leber und Nieren, Magen-Darmtrakt, schwere Anämien, Allergien (vor allem mit Juckreiz), floride Tumorerkrankungen und Leukämie, alle anhaltenden Schmerzkrankheiten.

Belastende Dauertherapie, z. B. mit Zytostatika, Antiepileptica und Antirheumatika, die zur Grundkrankheit hinzu noch von sich aus sehr belastend sein kann.

■ **Seelisch-geistige Bedingungen** liegen in der
■ *Umweltkonstellation,* ob normale oder gesteigerte Lebensanforderungen gestellt sind. So können Säuglinge auf eine unsichere, unruhige Mutter durch eigene Unruhe reagieren, dies verstärkt bei häufigem Wechsel der Bezugspersonen, bei mangelhafter Sorgfalt und Zuwendung, in hygienisch ungenügenden Wohnverhältnissen (marode Hausstruktur oder Rücksichtslosigkeit der Erwachsenen hinsichtlich Lärm und Rauchen). Zudem reagieren Kinder jeglichen Alters sensibel auf Zerwürfnisse, Krankheits- und Todesfälle in der Familie oder im Freundeskreis, auf steten Mangel an Zuneigung oder auf strafenden Liebesentzug wie auf Overprotektion, auf Konflikte in der Schule aus schlechten Noten wie unter der Belastung des Einserschülers.

■ Oft verbirgt sich Unruhe der Kinder unter einer *auffallenden Angstbereitschaft* und unter einem *offenen oder maskierten Depressionsbild.* Die Kinder empfinden sich gegenüber gesunden in einer Ausnahmesituation. Auch für sie gilt die allgemeine Erfahrung, daß ein Schwacher leichter in Unruhe und Panik gerät, instabil wirkt. Mit *Psycholabilität* verbindet sich fast immer eine erhebliche *vegetative Labilität:* Neigung zu Farbwechsel, Schlafstörungen und Schwitzen.

■ Unter einer **minimalen zerebralen Dysfunktion** versteht man, wie der Name sagt, eine Instabilität und Störanfälligkeit des ZNS mit seinen einzelnen, vielfältigen Funktionen, entstanden auf dem Boden einer früheren Hirnschädigung. Diese Kinder kommen in der Regel mit der Entwicklung später in Gang *("Spätentwickler").* Sie haben es in ihrer Instabilität eher schwer bei allen Lernvorgängen, die ja Konzentrationsfähigkeit brauchen *("Konzentrationsschwäche"* als typisches Schulübel). Sie sind eher ungeschickt in der Motorik *("Klassenclown"* beim Sportunterricht). Sie neigen eher zu *Sprachstörun-*

gen und zeigen *hohe affektive Labilität,* sie sind schnell gereizt und überschießend im Maß („himmelhochjauchzend, zu Tode betrübt").

■ **Begleitsymptome eines nervösen Kindes,** ja vordergründig geradezu kennzeichnend sind die folgenden Erscheinungen:

Stottern und andere Sprachstörungen,
Schlafstörungen der verschiedenen Art,
Nägelkauen, Nägelreißen, Lippensaugen,
Manipulieren am Kopfhaar mit Ausreißen und Haaredrehen,

Enuresis, vor allem am Tag,
Tics.

Schmerz siehe Abschnitt 48, **Angst** Abschnitt 49, **Atemnot** Abschnitt 50, **Schwachsinn und Pseudodebilität** Abschnitt 52, **Störungen des Bewußtsein** Abschnitt 51, **Appetitabweichungen** Abschnitt 59.

38 Neurotische Verhaltensstörungen

■ Bei dieser Gruppe von Krankheiten und Störungen erweist sich das Kind mit seiner Schwäche und hohen seelischen Verletzlichkeit, mit seiner Abhängigkeit von seiner personalen und sachlichen Umwelt, mit seinen problemgeladenen Entwicklungsphasen verstrickt in sein Schicksal. Es lebt in einem Konflikt, den es nicht beherrscht, weil seine eigene Schwäche dies verhindert oder weil die Last der Schwierigkeiten sein Belastungsvermögen übersteigt. *Das Kind erkrankt somit aus seelischer Ursache; alle seine leiblichen, seelischen und geistigen Bereiche können ergriffen sein.* So wichtig für jede Erkrankung eines Kindes, wie sie in den vorherigen Kapiteln besprochen wurde, die Vorgeschichte (Anamnese) ist, diese Kinder können nur aus ihrer und ihrer Familie Lebensgeschichte verstanden und geheilt werden (sog. **biographische Anamnese**). Zur Sondierung hilft oft der *Sceno-Test* (Abb. 180, 181).

■ Für viele Kinder ist die *Neuropathie,* eine erhöhte, über ein normales Maß hinausgehende Reizbarkeit, eine wesentliche Grundlage, wenn sie umwelt- und erlebnisbedingt anormal reagieren. Als Ursachen kindlicher Neurosen sind auch umschriebene *körperliche Mängel* zu nennen, die eine niedrige Selbstwerteinschätzung bei diesen Kindern entstehen lassen. Es handelt sich dabei um äußerlich verunstaltende Fehlbildungen (z. B. Lippenspalte, Gehstörungen), Leistungsschwäche wie bei Herzkranken, Erlebnis immer wiederkehrender Krampfanfälle (Epilepsie) u. a., geistige Leistungsmängel und Bewegungsstörung wie nach einer Enzephalitis. Die Kinder erfahren, daß sie die Umwelt negativ bewertet oder sie leben wenigstens in einem Minderwertigkeitsglauben. Sie reagieren in ihrer Eigenart und in ihren praktischen Möglichkeiten. Sie reagieren im lauten Protest einer *Aggression gegen die Umwelt* oder *in einer stillen Resignation,* in der sie ihren Kummer in sich hineinfressen. Beides, so verschieden diese Erscheinungen sind, hat also dieselbe Wurzel.

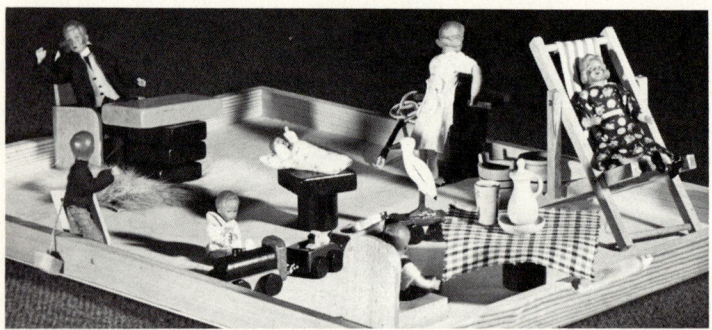

Abb. 180   Sceno-Test. Der angepaßte älteste Sohn, der Junge mit der Schultafel tätig. Innerlich revoltiert er. Die Gunst des ehrgeizigen Vaters (am Schreibtisch) ist von tüchtigen Schulleistungen abhängig, er fordert viel. Geschwister spielen. Die problematische Haltung zum nachgeborenen Bruder ist zu erkennen: er ist auf den Toilettenstuhl verbannt. Die warmherzige Großmutter hat in der Nähe der Kinder im bequemen Ruhestuhl Platz gefunden. Die penible Mutter arbeitet im Hauskleid am Herd.

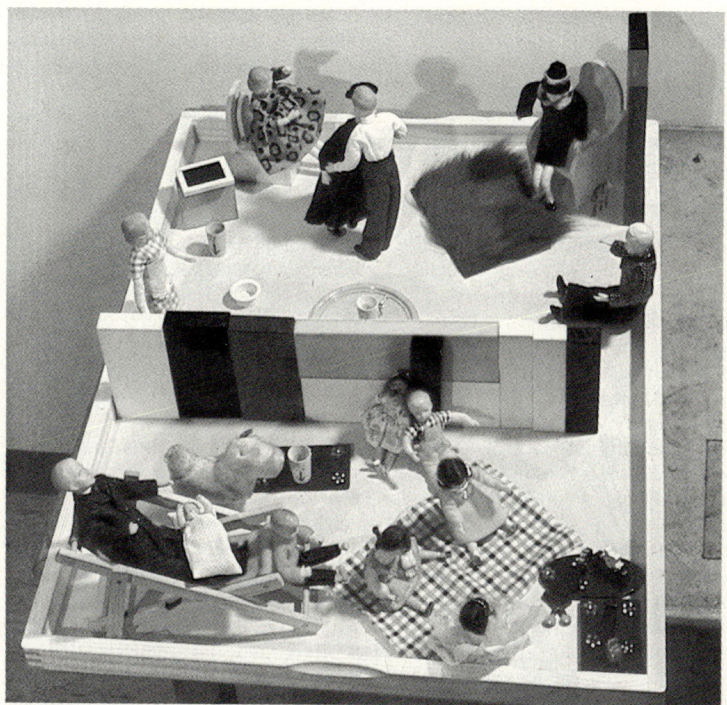

Abb. **181** Sceno-Test. Auffällige Trennung einer Kinder- und Erwachsenenwelt durch eine hohe Mauer. Nur der Großvater steht den Kindern ganz zur Verfügung. Die Eltern tanzen mit ihren Freunden.

■ Solche **Aggressionen gegen Eltern, Lehrer und Spielkameraden** können sich in Trotz, Ablehnung von Wünschen, Faulheit, Sperren gegen Zärtlichkeiten, Wutausbrüchen, Nahrungsverweigerung, Eifersucht, Quälereien und anderen Tätlichkeiten äußern. Unter **Mutismus** versteht man ein seelisch bedingtes Schweigen der Kinder, das sich gegen jedermann oder gegen bestimmte Personen richtet.

■ Machtlos nach außen, z. B. wenn eine strenge Erziehung Impulse gegen die Umwelt nicht zuläßt oder eine besonders zuwendende Fürsorgehaltung eine verletzende Öffnung von Affektventilen unterbin-

det, bleibt anderen Kindern nur die **Aggression gegen sich** selbst. So ist das *Nägelknabbern* der Kinder verständlich, auch das *Haarausreißen* (Trichotillomanie), was meist einseitig erfolgt, das Abreißen der Haut an den Fingern, und schließlich auch ein Suizidversuch.

Zeigen größere Kinder noch **Daumenlutschen,** das im Säuglingsalter als normal zu bezeichnen ist, ist zu überlegen, ob diese nicht in ihren Zärtlichkeitsansprüchen unbefriedigt geblieben sind und sich auf diese Weise Beruhigung und Zufriedenheit suchen. Auch bei Kindern, die auffällig oft am Genitale spielen und sich damit Lustgefühle schaffen (**Onanie**), spielt eine solche Kontaktstörung zur Umwelt eine Rolle. Allerdings sind es fast immer auch Kinder, die sich nicht im üblichen, versunkenen Spiel mit Spielzeug und Spielkameraden Betätigung und Bewegung schaffen können, sondern in einer gewissen Langweile und Unlust auf diese Ersatzbefriedigung am eigenen Körper gekommen sind. Sicherlich darf der Onanie bis zur Pubertät keine sexuelle Deutung gegeben werden. Aber selbst in der Pubertät kann man intensive Onanie (Selbstbefriedigung) nicht als eine Perversion ansehen, sondern muß sie in dem Spannungsfeld von körperlicher Reifung, Kraftbewußtsein, Betätigungsdrang, mangelnder Entfaltungsmöglichkeit und geistiger Instabilität sehen, in dem viele Jugendliche nicht geringe Schwierigkeiten haben.

■ Bei manchen Kindern drückt sich die Störung ihrer Selbstsicherheit in übertriebener **Ängstlichkeit** aus. **Pavor nocturnus** nennt man das nächtliche Aufschrekken der Kleinkinder. Nach einigen Stunden Schlaf verlangen sie schreiend und angsterfüllt nach der Mutter oder Pflegerin, als hätten sie einen schrecklichen Traum gehabt.

■ **Stottern** ist eine krampfartige Störung des Sprechflusses bei grundsätzlich intaktem Sprachwerkzeug. Im Trotzalter (2–5 Jahre) findet man nicht selten das *Entwicklungsstottern*, vor allem bei Knaben. Häufig ist eine familiäre Belastung zu erkennen. Die Intelligenz der Stotterer entspricht der anderer Kinder. Bei jedem 4. Kind ist aber ein frühkindlicher Hirnschaden nachzuweisen. Je früher ein Kind mit Stottern beginnt, um so sicherer bildet es sich wieder zurück. Rein psychogene Ursachen sind wahrscheinlich, wenn sich das Symptom erst im Schulalter zeigt. In Familien von Stotterern besteht häufig mangelnde Bereitschaft, das Kind zu Wort kommen zu lassen und ein auf Leistung ausgerichteter Erziehungsstil.

■ Der soziale Kontakt erweist sich schwer gestört bei **lügenden** und **stehlenden** Kindern oder solchen, die fremdes Eigentum bewußt zerstören.

■ **Geschwisterprobleme, Einzelkindprobleme, Kinder in geschiedenen Ehen.** Die prägende Bedeutung der Umwelt wird nirgends deutlicher als im Familienverband oder evtl. in der Heimsituation, in der das Kind heranwächst. Ein Kind wird jeweils ein anderer Mensch, ob es im Elternhaus oder im Heim, als Scheidungshalbwaise, als Kind jüngerer oder älterer Eltern, im engen Kontakt zu Großeltern, zu kinderlosen Tanten, als Einzelkind oder Kind innerhalb einer großen Kinderzahl, als Erstgeborener, als 2. Kind, als 3. Kind in einer Reihe von 5, als Letztgeborener, als Nachkömmling, als Junge zwischen Mädchen oder als Mädchen zwischen Jungen heranwächst. In jeder dieser Konstellationen gibt es Konflikte eigener Prägung, die zu charakteristischen Schwierigkeiten führen können.

■ In Stichworten seien einige genannt: Das Einzelkind mit seinen vielen, oft übertriebenen Sorgen für Mutter und Großeltern, mit häufigen Klagen vor allem über schlechten Appetit, abendlichen Einschlafschwierigkeiten, besonders heftigen Trotzreaktionen, langem Einnässen und Einkoten; das erste Kind mit Eifersucht gegenüber dem Zweitgeborenen; das erste Kind mit Mangel an Leistungswillen in der Schule („Konzentrationsschwäche") im Gegensatz zum frischeren ehrgeizigeren und erfolgreicheren Zweitgeborenen; das Zweitgeborene resignierend im Schatten des erfolgreichen, dominierenden Erstgeborenen; das „Nesthäkchen" der Familie, welches alles darf und seine „beste Rolle in der Familie" weidlich ausnützt; das in der Geschwisterreihe steckende Kind, welches weder zu „den Großen" noch zu „den Kleinen" gehört und mitunter still in sich gekehrt und vernachlässigt lebt (unser „einfachstes Kind"); das „langersehnte" Kind mittlerweile älterer Eltern, das als kleiner Tyrann herrscht; das Kind zwischen geschiedenen Eheleuten, das sich von beiden Seiten die bösen Eigenschaften des anderen anhören muß, das beide Elternteile dennoch liebt und davon abhängig ist, und eventuell auch ihre rivalisierende Zuneigung weidlich für sich auszunutzen versteht.

■ **Kinder kranker Eltern** sind eine Minderheit, die die Medizin noch nicht mittherapiert. Mag bei einer *somatischen Krankheit* der Eltern wenigstens noch Mitgefühl, offene Aussprache und Hilfsbereitschaft einiges erleichtern, so erfahren *Kinder und Jugendliche psychisch kranker Eltern,* daß die Ausgrenzung, die ihre Eltern trifft, auch ihnen gilt und man auch um sie einen ängstlichen Bogen macht. Kaum jemand ist bereit und fähig, die Geistesstörung der Schizophrenie und De-

pression oder des Alkoholismus sachlich zu interpretieren. Verstehen, womöglich Verständnis könnte sich bei den Kindern entwickeln und eine innere Nähe zum kranken Elternteil spannungsarm erhalten bleiben. Hilfreich wäre eine Begleitung bei Besuchen im psychiatrischen Krankenhaus.

Viele dieser Kinder müssen früh Verantwortung für Haushalt und Geschwister übernehmen und in ihren eigenen Bedürfnissen zurücktreten. Über ihren eigenen Fragen nach der Natur dieser Krankheit liegt oft ein Schweigegebot: Der gesunde Elternteil „hält es nicht aus, darüber zu sprechen", andere dürfen nicht angesprochen werden, „nichts darf nach außen dringen"; so ist z. B. auch der Lehrer nur selten eingeweiht. Sprechen die Kinder dennoch darüber, dann nur unter Schuldgefühl.

39 Psychosomatische Krankheiten

■ Viele neurotische Störungen sind *in körperlichen Bezirken fixiert.* Bei oberflächlicher Betrachtung wirken sie als reine Organkrankheiten. Sie sind auch Organkrankheiten, aber ihre Ursache ist seelisch. Man spricht in diesem Sinne auch von *psychosomatischen Krankheiten.* Für die im folgenden zu nennenden Krankheitsbilder sei unterstellt, daß die Diagnose einer seelischen Störung erst nach sorgfältigem Ausschluß einer organischen Ursache gestellt wurde.

■ Häufig sind im Kindesalter die **Störungen des Appetits und des Essens.** Unsicherheit der Mutter beim Füttern, zu große Fürsorge, Zureden zu reichlichem Essen sind einige der Ursachen. Gesund empfindende Kinder setzen sich gegen eine zu weit gehende Bemutterung zur Wehr und verweigern das Essen. Höhere Grade der Ablehnung führen zum **Erbrechen.** Die Situation wird besser, wenn die Mutter die Einstellung zum Essen ändert und das Kind essen „darf". Auch für das azetonämische Erbrechen mancher Kinder spielen solche Erwägungen eine Rolle.

■ **Pubertätsmagersucht** sieht man praktisch nur bei Mädchen in der Pubertät und in den Jahren danach, wobei diese ihre weibliche Formprägung in der Entwicklung ablehnen und im Trieb zur Selbstzerstörung alles daran setzen, mager zu werden und zu bleiben. Kennzeichnend ist die beharrliche Nahrungsverweigerung, so daß unter Umständen künstliche Ernährung als letzter Ausweg erwogen werden muß. Das gegenteilige Verhalten ist die **Bulimie,** bei der heißhungrig und maßlos in Massen hineingegessen, alles aber dann wieder ausgebrochen wird („Freß-Brech-Sucht"). Beide Störungen werden mitunter auch bei Jungen beob-

achtet. Zur psychischen Struktur ist einiges aus Abb. 182 erkennbar.

Andere körperliche Manifestationen einer Neurose sind:

■ **Nabelkoliken, Bauchweh,** das manche Kinder als Ausweg bei unerwünschten Leistungsanforderungen benutzen.

■ **Obstipation,** wobei Angst vor Verlust, Geiz, auch die simple Einstellung, mit der Stuhlverhaltung den Eltern etwas zu versagen und gegen übertriebene Sauberkeitserziehung und Gängelei durch die Mutter zu protestieren, im psychologischen Test und auch in aufdeckenden Gesprächen immer wieder erfahren werden können.

■ **Enuresis, Einnässen,** das bei organisch gesunden, geistig normal entwickelten Kindern als neurotisch bedingt angesehen werden muß, wenn es entweder über das 3. Lebensjahr hinaus oder nach einer Zeit der Sauberkeit erneut erfolgt. Oft will das Kind die Aufmerksamkeit auf sich lenken, weil es sich vernachlässigt fühlt, so z. B. nach der Geburt eines jüngeren Geschwisters, dessen Reinhaltung die Mutter so viel Mühe und Liebe widmet. Weitere Einzelheiten dazu in Abschnitt 25.9.

■ **Enkopresis, Einkoten,** was aus entsprechenden Motiven erfolgen kann. Einkoten kann auch Folge einer exzessiven Obstipation sein und entzieht sich dann ganz dem freien Willen des Kindes („Überlauf-Enkopresis").

■ **Asthma bronchiale,** wobei sich neben materiellen Ursachen (Allergie, Infekte) immer wieder Konfliktsituationen, Überbehütung, Überbürdung ergeben.

■ **Tic-Krankheit,** bei der willentlich kaum beeinflußbare Muskelzuckungen, meist im Gesicht oder im Schulterbereich bestehen, Räuspern, Schniefen, in seltenen Fällen auch Grunzen und Bellen.

■ **Affektkrämpfe** s. S. 283.

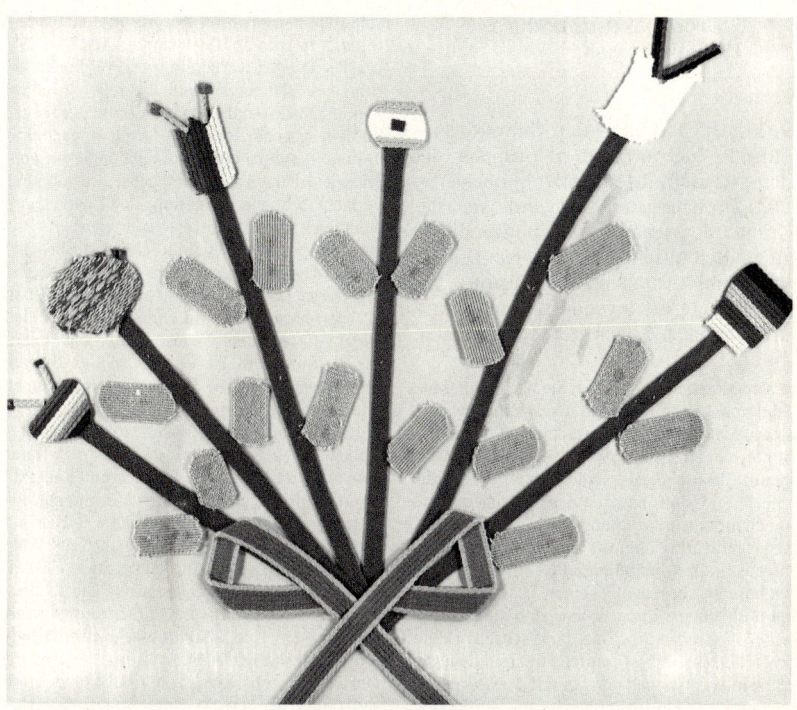

Abb. **182**   Blumenstraußkollage eines 14jährigen Mädchens mit Pubertätsmagersucht. Eigenwillig, originell, ideenreich und penibel geht das Mädchen an die Aufgabe und benutzt dabei eher ungewöhnliches Material (Stoff und Bänder). Der Auftrag hatte an sich gelautet, einen Baum darzustellen. In der Ausführung ist die Starrheit und Einförmigkeit bemerkenswert, die wohl auch Ausdruck der geistigen Enge ist, in der sich dieses Mädchen befindet.

40 Drogenabusus und Alkoholismus

■ Gestörte Familien- und Umweltbeziehungen, Zugehörigkeit zu Gruppen, die den **Rauschmittelgenuß** propagieren und (am häufigsten) Neugierde sind die Gründe, aus denen vor allem Jugendliche zu Rauschmitteln und anderen Drogen kommen. Auch der **Alkoholismus** bedroht heute die Jugendlichen mehr und mehr, er hat z. Z. noch größere Bedeutung als der Drogenabusus.

■ **Drogen** sind Substanzen, die nach Einnahme Funktionen des lebenden Organismus verändern können. Nicht nur Rauschmittel, auch Giftstoffe und Arzneimittel sind „Drogen". – **Drogenmißbrauch** ist die ständige oder gelegentliche übermäßige Einnahme von Drogen ohne medizinische Verordnung oder bei medizinischer Indikation über die ärztliche Verordnung hinaus. – **Drogenabhängigkeit** („Sucht", „Gewöhnung") bezeichnet einen als angenehm empfundenen körperlichen und/oder seelischen Zustand, der sich aus der Wechselwirkung zwischen einem bestimmten Stoff und dem Organismus entwickelt und der mit dem Zwang zu fortgesetzter Einnahme des Mittels verbunden ist. – **Besondere Gefährdung** der von Injektionen abhängigen „Fixer": Hepatitis B, HIV-Infektion und AIDS.

Wichtigste Rauschmittel sind: **Haschisch** und **Marihuana,** gewonnen aus indischem Hanf (Cannabis), Decknamen: „Heu", „Hasch", „hash" u. a., „joint" = Marihuanazigarette. Blätter, Blüten und Harz der Pflanze werden mit Tabak vermischt und als Zigarette oder mittels Pfeife geraucht. Kennzeichen der Substanz: graugrünliche Farbe, Ähnlichkeit mit getrockneter und gemahlener Minze, beim Brennen Geruch von trockenem, entzündetem Heu. Wirkung: Sie verschlechtern das Konzentrationsvermögen, sie führen bei manchen Menschen zu gehobener Stimmung und gesteigerter Kontaktfreudigkeit, bei anderen zu Ruhelosigkeit und Initiativverlust; intensiviert werden Zeit- und Raumgefühl, Farb- und Tonempfinden; in hohen Dosen Halluzinationen (Sinnestäuschungen), Angstzustände, Depression. – **Opium,** milchiger Saft der Mohnkapsel (= Rohopium); wesentlicher Be-

standteil ist **Morphin (Morphium),** daraus leitet sich **Heroin** ab. Decknamen: „O", „H", „M" u. a. Die Drogen werden injiziert. Wirkung: beruhigend, schmerzstillend, betäubend; allgemeines Glücksempfinden, ein Gefühl des Losgelöstseins von der Wirklichkeit und angenehme Träume hervorrufend. Opiumabhängigkeit entwickelt sich innerhalb von Wochen. Gewöhnung verlangt schnelle Steigerung der Dosis, sonst treten heftige Abstinenzerscheinungen, wie Unruhe, Angst, Übelkeit und Schweißausbrüche, auf. Entziehungskuren sind langwierig und schwierig. Heroin erscheint noch gefährlicher als Morphium. – **Kokain** wird aus Blättern des südamerikanischen Kokastrauchs gewonnen. Als Reinsubstanz ist es ein weißes, bitterschmeckendes Pulver, das geschnupft, geraucht oder in Wasser aufgelöst in die Vene gespritzt wird. Decknamen: „C", „Koks", „coke", „Schnee", „Crack" u. a., Wirkung: starkes Weck- und Rauschmittel, welches Sprechlust und Kontaktfreudigkeit steigert, aber auch Verwirrungszustände und krankhaftes Mißtrauen hervorruft (Kokainsüchtige tragen daher manchmal Waffen bei sich). Die Abhängigkeit tritt rasch ein. – **Halluzinogene** sind Substanzen, die Sinneseindrücke verändern und Sinnestäuschungen hervorrufen, z. B. **LSD (Lysergsäurediäthylamid), Meskalin, DOM.** Wirkung: gesteigerte nervliche Erregbarkeit (euphorisch oder depressiv), Gefühl der Bewußtseinserweiterung; „trip" (Reise in eine andere Welt). Erlebnisse und Sinnestäuschungen können so bedrängend werden, daß es zu abrupten Fehlhandlungen, z. B. Selbstmordversuch, kommt. – **Weckmittel** haben stark anregende Wirkung auf das zentrale Nervensystem *(Stimulanzien),* z. B. Ritalin, Captagon, Ephedrin. Groß in Mode ist **Ecstasy** („xtc"), ein chemischer Abkömmling von Amphetamin. In Gefahr sind Menschen, die „durch die Nacht tanzen wollen" oder besondere Arbeitsleistungen zu erbringen haben, wie z. B. Examenskandidaten und Nachtschwestern und -pfleger. Diese Substanzen werden in der Regel als Tabletten eingenommen, nur selten nach Auflösen gespritzt. Wirkung bei Überdosis: Sinnestäuschungen, Wahnvorstellungen, krankhaftes Mißtrauen, Erschöpfung. – **„Schnüffeln"** („Sniffing") bedeutet das Einatmen von Dämpfen leicht flüchtiger Stoffe, vor allem organischer Lösungsmittel wie Äther, Azeton, Benzin (Benzol), Trichloräthylen, Verdünnungsmittel für Farben, Lacke und Klebstoffe. Wirkung:

kurzdauernder Rausch, der durch erneutes Einatmen wiederholt werden kann; es entsteht mäßige Euphorie (glückliches Gelöstsein), in der Steigerung allgemeine Enthemmung und Bewußtlosigkeit. Schnüffeln vor allem bei milieugeschädigten Kindern und Jugendlichen aus Plastiktüten; oft wird es gruppenweise betrieben.

■ *Sichere Zeichen für Drogeneinnahme oder -abhängigkeit:* Injektionsstellen am Körper und Antreffen des Jugendlichen unter Drogeneinwirkung (Rausch, starke Benommenheit).

■ *Unsichere körperliche Symptome:* Müdigkeit und erhöhtes Schlafbedürfnis, Appetitlosigkeit, Gewichtsabnahme, gerötete Augen, trockener Mund, evtl. sehr enge oder sehr weite Pupillen.

■ *Verdächtig:* allmähliche oder plötzliche Verhaltensänderungen und seelische Auffälligkeiten wie Reizbarkeit, Ängstlichkeit, Unausgeglichenheit, Verlust der Initiative, Depression (traurige Verstimmung), Erlöschen früherer Interessen und Kontakte, nachlassende schulische Leistungen, Vernachlässigung der Körperpflege.

■ **Was tun gegen Sucht?** Bei Eltern und Erziehern haben sich zum Suchtproblem längst *Unsicherheit und oft das Gefühl von Hilflosigkeit* eingestellt. Es ist öffentliche, tägliche Beobachtung, Nachrichtenflut und Gefährdung: Drogenmißbrauch, die wachsende Zahl von Süchtigen und Drogentoten, immer mehr Drogenkriminalität, immer jünger die Menschen, die in Abhängigkeit geraten, immer lascher die öffentlich-rechtliche Abwehr bis zur Diskussion einer bestimmten Drogenfreigabe. In den kommenden Jahren wird diese Realität noch zunehmen. Der Sog scheint auch immer mehr Kinder und Jugendliche mit sich zu reißen.

Die Herstellung und Verteilung von Drogen kann man nicht verhindern, höchstens einschränken. Im übrigen gibt es dann immer noch legale Rauschmittel wie z. B. den Alkohol im nächsten Laden zu kaufen. Bekämpfung der Drogensucht kann daher in erster Linie nur über eine Prophylaxe einer Suchtneigung Erfolg versprechen. Man kann damit nicht früh genug beginnen, und man kann dazu viel tun, wie Langzeitstudien in den USA beweisen.

■ Mit Sicherheit haben seelisch ausgeglichene und selbstbewußte Kinder mit einem stabilen und belastbaren Ich bessere Chancen, später nicht süchtig zu werden. Kinder brauchen seelische Sicherheit, sie sollen sich der Zuneigung der ihnen nahestehenden Erwachsenen sicher sein können – trotz Streß und Streit, auch wenn sie einmal etwas „ausgefressen" haben. Erwachsene sollen nicht nur die Leistung und den Erfolg von Kindern loben, auch schon die Bemühung. Kinder brauchen Freiraum, weil sie hier lernen, die Realität selbst zu begreifen, und zum ersten Mal Erfolgserlebnisse haben. Sie brauchen auch Grenzen. Ihre Freiheit hört da auf, wo sie die Freiheit anderer zu sehr einschränkt. Grenzen setzen erfordert Konsequenz. Man sollte aber nicht alles mit Verboten regeln wollen. Kinder brauchen realistische Vorbilder. Aber nirgendwo ist bei Erwachsenen der Widerspruch zwischen wohlgesetzten Worten und bösen Taten größer als bei ihren eigenen Süchten. Wo wir selbst nicht vollkommen sind, hilft nur ehrliches Bekennen vor den Kindern und Jugendlichen. Zur Ernährung: Vorsicht mit den verwöhnenden Lebens- und Genußmitteln. Es ist falsch, sie Kindern dann zu geben, wenn sie beruhigt und getröstet werden sollen. Sucht beginnt da, wo ein Mittel anstelle eines vertrauten Menschen dazu dient, über eine Stimmung hinwegzuhelfen.

41 Krisen bei Jugendlichen (Adoleszenten)

■ Der Begriff Adoleszenz bezeichnet die Lebensphase im Übergang von der Kindheit zum Erwachsenenalter. Die Pubertät, die sich zunächst in einem körperlichen Umwandlungsprozeß ausdrückt, leitet diese Phase ein. Der Jugendliche (Adoleszent) hat seine körperliche und sexuelle Reifung psychologisch zu bewältigen und sich in einem mehr oder weniger kritischen Bewußtsein gegenüber sich selbst und seiner Umgebung um eine eigene tragfähige Stellung im Leben zu bemühen. Wirkungen der engeren Familie, der weiteren persönlichen Umwelt, politischen und sozialen Wirkungen der Zeit, scheinbaren Verpflichtungen der Mode. Auswirkungen geschichtlicher Prägungen hat er sich zu stellen. Spitzen sich Konflikte problematisch zu, spricht man von Adoleszentenkrisen. Sie können den Jugendlichen sehr belasten und auch zu Suizid und Suizidversuch führen.

■ **Störungen der Sexualentwicklung.** Diese sind mehr von Umweltfaktoren als von hormonellen Primärwirkungen abhängig. So zeigt sich zum Beispiel, daß die meisten Kinder mit Pubertas praecox nicht in gleicher Weise vorzeitig sexuellen Trieben nachleben, wie sie über eine erhöhte Hormonproduktion verfügen und pathologisch frühreif erscheinen. Grundsätzlich gilt, daß man kaum eine Norm für die sexuellen Aktivitäten von Jugendlichen vorweisen kann. Zu große Schwankungen bestehen zwischen Stadt und Land, zwischen einzelnen Familiensituationen, und gerade in den vergangenen 25 Jahren, in denen eine stärkere Erotisierung und Sexualisierung des Lebens allgemein zu beobachten ist.

Eine *Neigung zu sexueller Frühaktivität* wird vor allem aus sozialen Faktoren beobachtet: bei Jugendlichen in verwahrlosten Familien mit hohem sexuellem Reizangebot, bei Kindern ohne tragfähige Familienbindung (Broken-home-Situation), bei Jugendlichen mit Protesthaltung gegenüber autoritär gesetzten Normen, bei schwachsinnigen Jugendlichen, hier vor allem bei Mädchen, bei Jugendlichen, die Minderwertigkeitsaffekte gerade auf diesem Gebiet abreagieren wollen. Gefahren: unerwünschte Schwangerschaft mit oder ohne Abbruch, woraus jeweils besondere psychische Konflikte nachfolgen können, und Frühehen, die häufig in Trennung enden.

Das Gegenteil, die *Pubertätsaskese*, die Ablehnung jeder oder einer frühzeitigen sexuellen Betätigung wird oftmals als Kontrasteinstellung zu einer zu freizügigen Sexualmoral der Umwelt (Eltern, Geschwister, Freunde) gelebt oder aus Angst vor möglichen Konsequenzen, wie Schwangerschaft, Geschlechtskrankheit und AIDS. Oft zeigen diese Jugendlichen sich in einer deprimierenden sozialen Isolation. Die grundsätzliche Ablehnung einer eigenen geschlechtlichen Entwicklung kann vor allem bei Mädchen zur *Pubertätsmagersucht* führen.

Auch die *exzessive Onanie* (im Gegensatz zur gelegentlichen Onanie) ist hier als neurotische Fehlreaktion zu nennen und als Ausdruck einer Konfliktsituation unter hoher sexueller Spannung, oft im Einfluß einer Depression, zu deuten.

Homosexualität, fixierte homosexuelle Zuwendung zum gleichen Geschlecht führt unter den vorherrschenden sozialen Normen häufig zu Schwierigkeiten: Schuldgefühle, Depressionen, öffentliche Diskriminierung, gelegentlich zu Suizid. In der Entstehung, die nur ungenügend wissenschaftlich aufgeklärt ist, spielen Erbfaktoren und vor allem Milieufaktoren, z. B. Verführung durch homosexuelle Erwachsene vor einer eigenen heterosexuellen Fixierung, eine große Rolle. In dieser wissenschaftlichen Unentschiedenheit sollte man davon ausgehen, daß Homosexualität eine Normvariante sexueller Individualprägung darstellt. Gleichgeschlechtliche, schwärmerische Freundschaften unter Schulkindern und Jugendlichen sind diesbezüglich unbedenklich und normale Durchgangsphasen in einer noch nicht entschiedenen heterosexuellen Differenzierung.

■ **Identitätsprobleme** ergeben sich in der Umorientierung vom Kind zum selb-

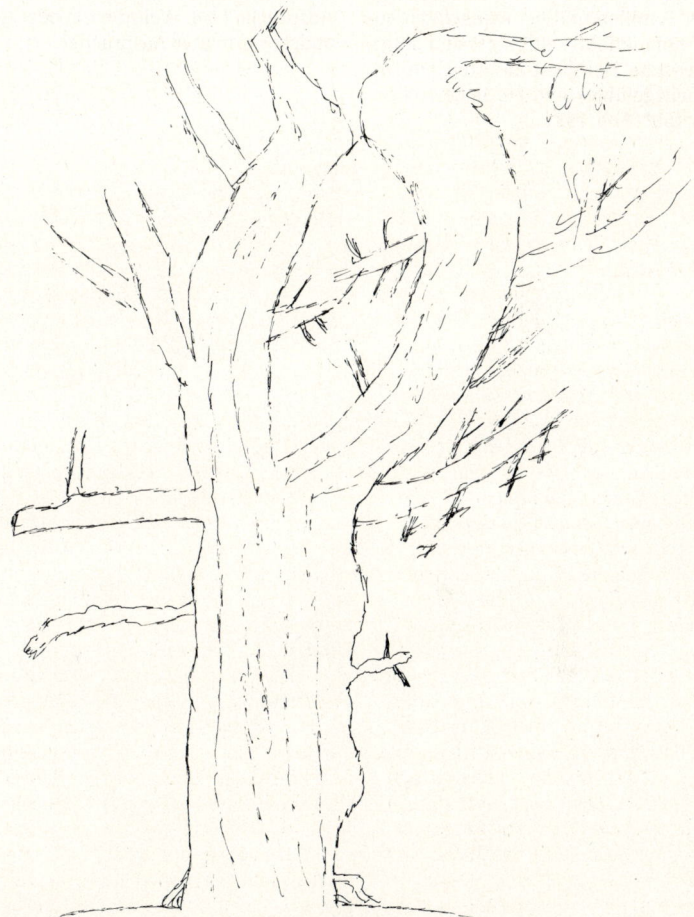

Abb. **183** Baumzeichnung eines depressiven 16jährigen Jungen mit Minderwuchs. Auffällig ist in diesem Baumtest der zunächst stark expansive Zeichnungsgang, ein breiter Stamm und kräftige Äste. Dann bleibt alles unvollendet, nur kurze Endäste in dürrer Ausführung. Auffällig auch die verhältnismäßig kleine Standfläche des Baumes und nur wenig Wurzelwerk, das bei einem Sturm wohl kaum standhält. Zaghaft dünne Strichführung in der technischen Durchführung.

ständigen Erwachsenen, im Verlust des Kindheitsstatus, in der Unsicherheit, welchen späteren Standpunkt man einzunehmen hat, im Mangel eines anerkennenswerten Vorbildes in der Erwachsenenwelt, vor allem in der Situation gestörter Familien und bei mangelnder sozialer Kontaktfähigkeit. Angst und Sorge, das gesetzte Ziel nicht zu erreichen (Insuffizienzgefühle) sind ein beherrschendes Gefühl (Abb. 183).

■ **Autoritätskrisen** sind gerade heute, wo vieles grundsätzlich in Frage gestellt wird, sehr häufig zu beobachten. Eine Protesthaltung zeigt sich als universeller oder familiärer Protest, als Protest isoliert gegen Vater, Mutter, Schule, Kirche, staatliche Ansprüche (z. B. Wehrdienst) oder gegen andere normative Ansprüche.

42 Suizid und Suizidversuch

■ Suizid wird besser mit **Selbsttötung** und nicht mit Selbstmord übersetzt. Das Wort Selbstmord steht zu nahe beim Begriff Mord und verstellt zu leicht den Zugang zur seelischen Not und Verzweiflung der Jugendlichen und Erwachsenen, die diesen Weg gehen. Bei Schulkindern von 10 bis 15 Jahren wird nur selten Suizid beobachtet, bei Jugendlichen von 15 bis 20 Jahren steht er an zweiter Stelle der Todesursachenstatistik (Abb. 2, S. 5). Die *Dunkelziffer* (unerkannte Fälle) ist sicher groß: Zweifellos ist ein Anstieg in den letzten Jahren festzustellen. Dies gilt auch für den Versuch der Selbsttötung **(Suizidversuch).** Das Zahlenverhältnis von Selbsttötung und Selbsttötungsversuch ist bei Jungen ungünstiger als bei Mädchen; Jungen wählen also aggressivere Methoden, um sich das Leben zu nehmen. Unter den **Suizidmitteln** sind vor allem Schlafmittel und Gifte zu nennen, die durch den Mund aufgenommen werden, erst in zweiter Linie Ertrinken, Erschießen, Erhängen und gesuchter Tod im Straßenverkehr. Tabletten sind heute in vielen Familien sehr leicht zugänglich, im übrigen wissen sich die Jugendlichen die tödlichen Substanzen einfach zu beschaffen. Bei der heutigen Häufigkeit des Suizids beim Erwachsenen ist das Nachahmungsangebot verführerisch groß. Der *Mangel an tragfähigen Freundschaften und familiären Bindungen* wirkt begünstigend. Zusätzlich wirkt sich oft *Alkoholabusus,* auch *Drogenkonsum* förderlich aus.

■ **Vorstadien** sind anhaltende **Depressionen,** die sich nicht nur im typischen Bild stiller Isoliertheit, Antriebsarmut und Traurigkeit („Einigeln"), sondern vor allem in akuter **larvierten Depression** äußern. Die Jugendlichen zeigen dann vordergründig ungezielte motorische Unruhe, Selbstvorwürfe, Minderwertigkeits-gefühle, Versündigungsideen, Ängstlichkeit, auch Frechheit und Aggressivität gegenüber anderen oder gegen sich selbst. Bedenkliches Zeichen ist das Weglaufen eines Kindes als erste Fluchtreaktion in den verspürten Schwierigkeiten. Besonders gefährdet sind auch chronisch-kranke Kinder und behinderte Kinder, Kinder mit hohem Leistungsdruck bei nicht ausreichender Begabung, Kinder in gestörten Familien.

■ Bei jeder Selbsttötungshandlung ist zwischen der **grundlegenden Ursache und dem auslösenden Anlaß** zu unterscheiden, der oft geradezu banal sein kann, aber als Abschluß einer schon längerdauernden Fehlentwicklung dann verstanden werden muß (z. B. Tadel, Liebesentzug als Strafe). Suizid kann als Hilferuf und als letzter Appell zu verstehen sein, der an die Umgebung gerichtet ist („Seht nun endlich, wie schlecht es mir geht"), auch als Bestrafung und Vergeltung gegenüber nahestehenden Personen („Sie sollen einmal sehen, wie es ohne mich ist"). Selbsttötung sollte als *Symptom einer sozialen Krankheit* angesehen werden, an deren Entstehung die soziale Gemeinschaft, Familie, Schule, Freundeskreis und Gesellschaft im weiten Sinne wirksam beteiligt und damit mitverantwortlich sind; die *Therapie* nach einem Suizidversuch kann daher nicht nur am Kind geschehen, sie *muß auch am Milieu ansetzen.*

■ **In einer akuten Gefahrensituation** ist das Gespräch, der anhaltende Versuch, *ins Gespräch zu kommen und im Gespräch zu bleiben,* der wichtigste Weg einer ersten Hilfe. Solange dieser Faden nicht abgerissen ist, bleibt die Hoffnung, eine lebensgefährdende Tat im Augenblick abwenden zu können. Ist aber eine Vergiftungssubstanz schon aufgenommen (oder nur bei Verdacht), muß der Kranke ohne Verzug in ein Krankenhaus gebracht werden. Zur *Ersten Hilfe* s. Abschnitt 91. Im Krankenhaus hat mitmenschliche Wärme und

Verständnis einen gleich wichtigen, ja noch größeren Stellenwert als die somatische Methode der Rettung („Entgiftung" durch Erbrechenlassen, Magenspülung, Infusionstherapie). Die immer wieder zu vernehmende, harte Reaktionsweise von Pflegenden und Ärzten (Schimpfen, brutale Magenspülung mit dem „dicksten Schlauch") sind als unmenschlich zu verurteilen. Auch gleichgültig reagieren wäre eine unmenschliche Haltung. Der stationäre Aufenthalt soll reichlich lange bemessen sein. Psychologen oder Kinderpsychiater sollten sehr früh zugezogen werden, unbedingt schon *in der besonders sensiblen Phase der ersten 48 Stunden.* An die Krisenintervention muß sich **länger dauernde Psychotherapie** und psychologische Begleitung anschließen.

43 Verstehen und Behandeln seelischer Störungen

■ Bei allen psychischen Störungen bewährt sich der Weg, durch **Einfühlen in die Entstehungsweise** der Verhaltensstörungen einzudringen. Man kommt den zugrundeliegenden Ursachen am ehesten nahe, wenn man sich nach einem Sinn fragt, der das spezielle Verhalten motivieren könnte. Stiehlt ein Kind, weil es seelisch oder materiell zu kurz kommt? Stottert es, weil man es nicht ungestört zu Wort kommen läßt? Verhindert Respekt vor einer kritischen Person oder der eigene drängende Ehrgeiz das Kind, gelassen zu sprechen? Warum strengt es sich in der Schule nicht an? Warum ist es in schlechte Gesellschaft geraten? Ist Suizid ein verzweifelter Versuch, um Hilfe in einer objektiv auswegslosen oder subjektiv auswegslosen Lage zu erhalten?

Will ein einnässendes Kind unbewußt Baby sein, dem besondere Aufmerksamkeit gehört? Setzt sich ein Kind mit Einkoten über zu enge, zu strenge Grenzen hinweg? Hat es Bauchweh, weil es seinen Ärger hinunterschlucken muß, statt ihn laut abzureagieren? Ist es motorisch unruhig, weil es seelisch unruhig ist?

Solche Überlegungen zeigen zugleich, wie falsch es wäre, nur das Zeichen der seelischen Störung zu behandeln, das Daumenlutschen brutal zu unterbinden, das mutistische Kind durch Schläge, strafendes Schweigen und Übersehen noch mehr auf seine eigene kleine Lebensfläche zu drängen, zum verwahrlosten „Hascher" oder zu einem Homosexuellen die Familienbeziehungen abzubrechen und einem Verzweifelten zu empfehlen, sich „zusammenzureißen".

■ **Der Behandlungsweg** der meisten Erziehungsschwierigkeiten, Verhaltensabartungen und seelisch bedingten Organneurosen wäre kaum erfolgreich, wenn man nur am Kranken therapieren und keine Milieutherapie treiben wollte. In der Praxis ist aber das letztere meist noch schwieriger als das erste. Im Klinikmilieu von ihren Erscheinungen befreite, wieder aufgelockerte, entspannte Kinder und Jugendliche zeigen nach der Rückkehr ins Elternhaus oder Heim allzuoft wieder die alten oder nun neue Symptome.

■ *Psychosomatische Therapie* am Kind ist, wie der Name sagt, eine Ganzheitstherapie, die Problemlösung im offenen Gespräch, Ablenkung im freien Spiel, Konfliktentladung im gesteuerten Figurenspiel, im Malen und Zeichnen, Sport und Gymnastik umfaßt. Nie soll am Symptom behandelt werden. Ein Tic oder Stottern würde sich verstärken, wenn das Kind darauf hingewiesen würde. Beim Stotterer muß die Kontaktscheu und Sprechscheu überwunden werden. Indem man dem Gespräch einen beiläufigen Charakter gibt, lenkt man die Aufmerksamkeit vom Sprechvorgang ab. Ein exzessiv onanierendes Kind würde, streng zurechtgewiesen und durch Strafe bedroht, aus Scham, Schuldgefühl oder Angst noch unglücklicher. Man muß es durch Zuwendung offener, durch Ermunterung in Spiel und Schule erfolgreicher und damit in der ganzen Haltung freier machen, damit es seinen „Paradiesgarten" am eigenen Körper, in den es sich zurückgezogen hat, wieder verläßt. Immer ist es falsch, durch öffentlichen Tadel, bewußtes Blamieren und Lächerlichmachen das Kind bloßzustellen. Dies gilt z. B. besonders für Bettnässer, die sich durch Lob, Ermunterung und durch ehrgeizförderndes Führen eines Kalenders viel eher bessern lassen. Bei drogenabhängigen oder suizidgefährdeten Jugendlichen kommt es darauf an, das gestörte Vertrauensverhältnis zum Elternhaus usw. wiederherzustellen, eine allerdings oft sehr schwierige und mühevolle Aufgabe. In allen Erziehungsproblemen kommt der Erzieher weiter, wenn er „mit der Stärke des Kindes" und „nicht gegen seine Schwäche" arbeitet.

■ Hier soll aber noch etwas **Grundsätzliches zur Konfliktabwendung und Erziehung** gesagt werden. Konflikte bleiben in keines Menschen Leben aus. Sie sind auch nötig für die geistige und charakterliche Ausreifung. Aber die Eltern und Erzieher sind dazu da, das Kind zu behüten und zu führen, seine eigene Entwicklung fördernd zu unterstützen, auch Eigenwilligkeiten ernst zu nehmen, statt sie von vornherein zu verurteilen, dafür zu sorgen, daß es trotz aller Verarbeitungsschwierigkeiten offenbleibt und sich nicht in ihnen verstrickt. Dabei wäre aber zu große Nachgiebigkeit der Eltern gegenüber den Kindern mit ihren Wünschen und Neigungen falsch. Dies muß gerade heute in einer Zeit verbreiteten Wohlstandes deutlich gesagt werden. Der Mensch kann sich besser auf Mangel und Not einstellen, als mit dem Überfluß vernünftig leben. Eltern sollten heute mehr Mut zu einer festen Erziehung haben: die Normen eines wertvollen Lebens zeigen, sich selbst Grenzen setzen, Verzicht üben, Vorbild sein und Rücksicht, Selbstbeherrschung lehren und die alten guten Tugenden wie Ordnung, Pünktlichkeit, Höflichkeit, Ehrlichkeit und Verantwortungsbewußtsein hochhalten. Das Glück eines Menschen und das Ziel für ein menschliches Leben, das angestrebt werden soll, liegt nicht so sehr auf der materiellen Ebene, sondern im geistig-seelischen Bereich.

44 Autismus

■ Dieser Begriff bezeichnet Kinder mit *normaler Intelligenz,* die völlig zurückgezogen von der menschlichen Umgebung, auch innerhalb der Familie, leben und *gemütsarm wirken* in ihrer Wortkargheit. Technisch können sie begabt sein und im geschickten Umgang mit Sachen hohe Leistungen entwickeln. Daß es sich *nicht um schwachsinnige Kinder* handelt, ist an dem wachen, aufmerksamen Gesichtsausdruck abzulesen. Oft sind es Kinder geistig hochstehender, aber gefühlskühler Eltern. Hingebende und geduldige Familienhaltung und verständnisvolle heilpädagogische Führung vermögen viele dieser im Umweltbezug gestörten Kinder aufzulockern und zugänglicher zu machen („Festhalte-Therapie in körperlicher und seelischer Nähe").

45 Schizophrene Psychosen

Auch im Kindes- und Jugendalter sind schizophrene Psychosen, wenn auch als sehr seltenes Krankheitsbild, bekannt. Ihre Symptomatologie weist für Kinder und Jugendliche eine Altersabhängigkeit auf.

■ **Bis zum 12. Lebensjahr** wird das Bild durch katatone psychomotorische Störungen beherrscht:

▪ *Störungen der Motorik und Ausdrucksmotorik,* von Gestik, Mimik und Willkürmotorik. Die Körperhaltung wirkt eckig, zwangshaft, ähnlich dazu die manierierte Sprache.

▪ *Angstsymptome* mit konkretem Inhalt (z. B. Tod und Krankheit) oder gegenstandslos mit depressiver Färbung und Ratlosigkeit. Todesgedanken, Todeswünsche werden geäußert, Sterbenssehnsucht durch Suizidversuch, der auch zum Suizid führen kann.

▪ *Depersonalisationserscheinungen:* Ich-Störung, indem die Kinder von sich in der 3. Person sprechen, sich in Tiere verwandelt fühlen und sich mit ihnen identifizieren.

▪ *Halluzinationen:* eher optischer Inhalt mit Beziehungen zur Märchenwelt (Hexe, Teufel, schwarzer Mann). Verkennungen, indem früher Wahrgenommenes in falsche Personen projiziert wird.

▪ *Denkstörungen:* Sprunghaftigkeit, bizarre Einfälle; Denkhemmung und Unkonzentriertheit, was auch durch Ängste wesentlich bedingt ist.

▪ *Wahnstimmung und Wahnsymptomatik* mit hypochondrischem Inhalt, Vergiftungs-, Verfolgungs- und Beeinflussungs-ideen, auch Wahnideen mit religiösem oder sexuellem Inhalt einschließlich Selbstbeschuldigungsideen.

■ **In der Adoleszenz** sieht man dem Erwachsenenalter vergleichbare Zeichen:

▪ *Zwangssymptomatik* in Form von Ideen, Impulsen und Handlungen (z. B. Wasch- und Laufzwang, Grübeln); motorische Stereotypien, Fixierung auf Rituale.

▪ *Angstsymptome,* die vor allem „leibnah" die Gesundheit betreffen: Vorstellungen über angebliche körperliche Fehler und daraus Beziehungsideen, wahnhafte Verarbeitung (Dysmorphophobie).

▪ *Depersonalisationserscheinungen:* Störungen des Ich-Erlebens bis zur Ich-Entfremdung. Einhergehend mit Affektstörungen: emotionale Versandung, Verschrobenheit, eigenbrötlerische Abkapselung, Rückzug von der Umwelt.

▪ *Denkstörungen:* Zerfahrenheit, Blockierung mit dem Gefühl der Leere, Starrheit im Denken.

▪ *Phantastische Wahninhalte* mit Verfolgungs- und Beeinflussungsideen (z. B. aus dem kosmischen Raum).

▪ *Halluzinationen:* optisch und akustisch, die motorische Unruhe, auch scheinbar unmotiviertes Weglaufen veranlassen.

■ **Therapie und pflegerische Einstellung.** In der Akutphase einer Psychose orientiert sich die medikamentöse Therapie an den Leitsymptomen (z. B. Erregung, Aggressivität), also in Gabe von Neuroleptika. Diese sind auch im weiteren Verlauf eine wichtige Stütze. Gleichzeitig müssen aber die psychotherapeutischen Hilfen der Zuwendung, der Bemühung um Verständnis und tolerante Hinnahme, sowie eine der Eigenart des Kranken angepaßte Milieugestaltung einsetzen, die den Drangbedingungen der Psychose „den Wind aus den Segeln nehmen" können.

46 Vernachlässigung, Mißhandlung, sexueller Mißbrauch

■ Vernachlässigung und Mißhandlung eines Kindes erscheinen auf den ersten Blick als zwei sehr verschiedene Tatbestände, obwohl bei näherem Zusehen fließende Übergänge von der einen Handlung zur anderen bestehen. Bei der Beschreibung der handelnden Persönlichkeit ergibt sich eine weitgehend ähnliche Einstellung.

46.1 Vernachlässigung

■ Bei der Vernachlässigung und Verwahrlosung eines Kindes durch Eltern oder Pflegepersonen muß zwischen *einer nicht schuldhaften (unbewußten) und einer bösartigen Vernachlässigung* unterschieden werden. In einzelnen Fällen ist es oft schwierig nachzuweisen, ob echte Böswilligkeit oder ob Verantwortungslosigkeit und Gleichgültigkeit und schließlich auch, ob geistige Beschränktheit vorliegt. Unbeeinflußbare soziale Not, die gelegentlich angeführt wird, kann als Begründung kaum etwas bedeuten, weil immer wieder unter gleich ärmlichen Verhältnissen Tür an Tür neben Verwahrlosung und Chaos einerseits, Sauberkeit und Ordnung andererseits gefunden werden können.

■ **Zeichen der Vernachlässigung und Verwahrlosung** ist,
– wenn Kinder anhaltend nicht gedeihen, dystroph oder sogar atroph werden, geistig stumpf, weinerlich, apathisch wirken, geistig oder statisch rückständig sind, dann aber bei Übernahme durch eine sorgfältige, zugewandte Pflegeperson bei normaler Ernährung gedeihen, freundliche Zuwendung zeigen und in jeder Hinsicht schnelle Fortschritte machen – eine Erfahrung, die am gleichen Kind möglicherweise auch wiederholt gemacht werden kann,

– wenn die üblichen ärztlichen Überwachungsuntersuchungen beim Kinderarzt oder in der Mütterberatungsstelle nicht erfolgen, auch bei einem bemerkbaren Zurückbleiben des Kindes nicht geschehen und sogar nach Aufforderung, z. B. von seiten der Familienfürsorge, nicht in Anspruch genommen werden,
– wenn Kinder in hohem Grade äußerlich vernachlässigt sind, moderig und urinös riechen, zerrissene, schmutzige Kleidung tragen, und ferner
– wenn tiefe Geschwüre nach anhaltendem, ungewöhnlich schwerem Wundsein entstanden sind, ohne daß ärztliche Hilfe gesucht wird.
Im Extremfall werden Kinder nicht nur viele Stunden, sondern ganze Tage ohne Nahrung, Zuwendung und Pflege gelassen. Eine **Zusammenstellung der sozialen Faktoren** zeigt Tab. 22.

■ Schließlich sollten hier auch noch *geringere Grade einer Verwahrlosung* aufgeführt werden, die zwar im strafrechtlichen Sinne keine Bedeutung haben, aber doch zu großen Nachteilen für die Kinder führen. So,
– wenn Kinder ohne Not, sondern nur aus Bequemlichkeit in ein Heim, noch dazu in ein schlecht geführtes, gegeben werden,
– wenn Kinder unter dem Einfluß moderner Lebensformen ohne rechte Rücksicht auf ihre eigenen Lebensansprüche, z. B. in manchen Wohnkommunen, in stark verräucherten Räumen, bei ungeregeltem Tagesrhythmus und ohne genügende Ruhe zum Schlafen leben müssen, und schließlich
– wenn behinderten Kindern eine mögliche medizinische und pädagogische Hilfe vorenthalten wird.

46.2 Mißhandlung

■ Auch bei der Besprechung der Mißhandlung muß man davon ausgehen, daß der weitaus größte Teil der Fälle nicht bekannt wird (sehr große Dunkelziffer). In Deutschland werden pro Jahr 300–400 Fälle schwerer Kindesmißhandlung den Behörden gemeldet. Man glaubt, daß damit nur 5% der Fälle erfaßt sind und rechnet damit, daß die Häufigkeit wahrscheinlich bei rund 8000 Fällen liegt. Die Schätzung geht noch weiter: Bei jedem 10. dieser Kinder führen die Mißhandlun-

Tabelle 22 Verwahrlosung und Mißhandlung eines Kindes, Soziale Fakten

Täter sind vor allem die Eltern, insbesondere die Mutter

Unreife und Unsicherheit der Eltern, vor allem der Mutter

Zerrüttete Ehen

Wirtschaftliche Not

Egoismus der Partner, Vergnügungssucht

Überforderung der Mutter durch Berufstätigkeit oder große Kinderzahl

Alkoholismus, Drogenkonsum

Zu kleine Wohnung, was herrschende Spannungen noch verstärkt

Außerehelich erzeugtes Kind, das Anlaß zu Ärger gegen Erzeuger schafft

Unerwünschtes Kind, das Zwang und Anlaß zur Eheschließung war

Unzeitig geborenes Kind in der Ehe, das Anlaß zu Zerwürfnissen ist

Abgelehntes Kind mit körperlichen oder seelischen Behinderungen

gen zum Tode. Solche erschreckend hohen Zahlen werden genauso für andere zivilisierte Länder erhoben beziehungsweise geschätzt.

■ **Täter** sind vor allem die Eltern, insbesondere die Mutter. In erster Linie sind Kinder bis 3 Jahre betroffen. Die Voraussetzungen für Mißhandlung entsprechen weitgehend den in Tab. 22 genannten Faktoren der Vernachlässigung. Wird ein mißhandeltes Kind einem Arzt gezeigt, geschieht es häufig, daß die pathologischen Erscheinungen nicht als Mißhandlungsfolge gedeutet, sondern anderen Ursachen zugeordnet werden.

Die ärztlichen Erfahrungen, dieses **„Syndrom des geschlagenen Kindes"** *(battered-child-syndrome)* richtig zu erfassen, sind erst einige Jahrzehnte alt. In auf Mißhandlung verdächtigen Fällen müssen Vorgeschichte und Befund besonders sorgfältig erhoben werden, Lokalbefunde möglichst durch Fotografie festgehalten werden. Wichtig ist es, bei Verdacht das gesamte Skelett zu röntgen, da frische und auch alte Frakturen gefunden werden können und damit evtl. wiederholte Gewalteinwirkung erkennbar machen. Allerdings muß immer bewußt

sein, daß gleiche Erscheinungen sowohl durch schuldhaftes Verhalten wie auch durch unvermeidbare Unfälle entstehen

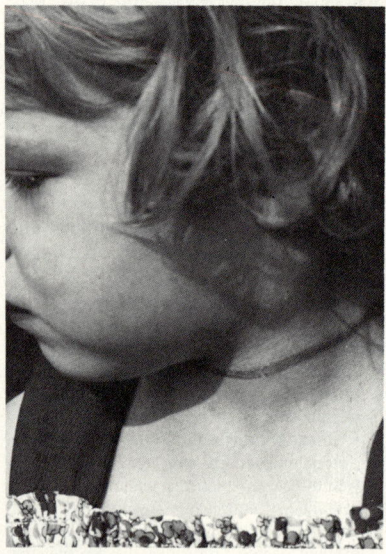

Abb. **186** Mordversuch durch Strangulation.

können. Es ist auch immer zu erforschen, wieweit eventuell Stoffwechselstörungen eine verminderte Knochenfestigkeit bewirkt haben oder eine schwere Blutung durch ein Blutungsübel begründet oder mitbegründet ist. Deshalb ist eine genaue Gerinnungsanalyse durchzuführen.

■ **Zeichen der Mißhandlung.** Die mißhandelten Kinder zeigen körperliche Erscheinungen und seelische Folgen.

▨ *Körperliche Erscheinungen einer Mißhandlung* sind:
– offene Wunden, Platz-, Schnitt-, Bißwunden,
– Striemen, Abdrücke von Gegenständen oder einer Hand, Würgemale, Strangulationsmale nach Festbinden (Abb. 184 und 185 auf Farbtafel III, Abb. 186),
– Verbrennungen, Frostbeulen und andere Erfrierungszeichen,
– Hämatome, meist verschiedenen Alters und an sehr weit auseinanderliegenden Körperstellen; innere Blutungen (Harn- und Stuhluntersuchungen), Hirnblutungen (Schütteltrauma!),
– Frakturen, evtl. an verschiedenen Orten, gleichzeitig entstanden oder aus verschiedenen Zeitabschnitten stammend, was z.B. an unterschiedlich intensiver Kallusbildung zu erkennen ist (Abb. 187),
– Erbrechen, Krämpfe, Bewußtlosigkeit, Hirndruck, evtl. Lähmungen,
– und dazu oft Zeichen der Verwahrlosung: Verschmutzung des Kindes, schmutzige, stinkende Wäsche, Zeichen der Unterernährung und der Unterentwicklung, Anämie, Ekzeme.

▨ *Psychische Auswirkungen einer Mißhandlung* sind:
– Angstausdruck in Mimik, Haltung und Verhalten (Abb. 204),

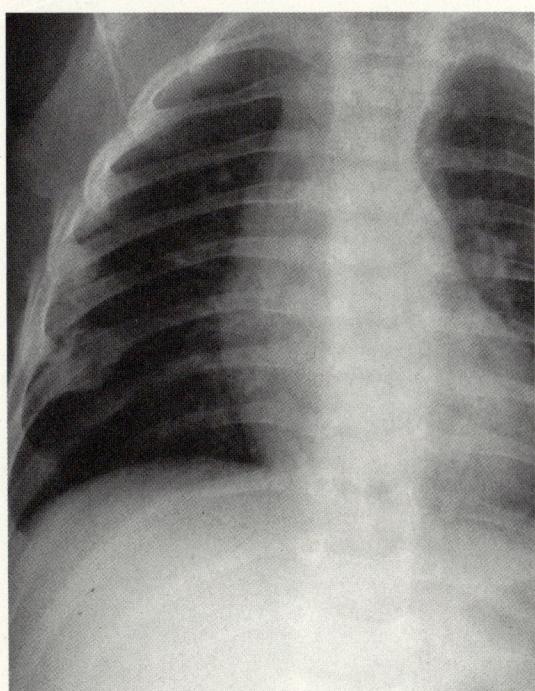

Abb. **187** Rippenserienfraktur, die etwa 10 Tage zurückliegen dürfte. Deutlicher Knochenkallus. Mißhandlungserfolge?, was nicht zu klären war.

– Verschlossenheit, Kontaktarmut gegen jedermann oder isoliert gegen Fremde, Eltern oder Geschwister,
– falsche Angaben von seiten des Kindes aus Angst vor weiteren Mißhandlungen (dadurch evtl. sogar Freispruch des Mißhandelnden vor Gericht),
– gesteigerte Aggression gegen die Umwelt (gegen Personen und Sachen).

■ **Mißhandlungsmethoden.** Hier ist ein endloser Katalog menschlicher Brutalität aufzuführen:

– Schütteltrauma, eine besonders verhängnisvolle Methode, weil sie „auf den ersten Blick" nicht aufzudecken ist. Sie kann von gewalttätigen Menschen, aber auch von zubeißenden Hunden ausgehen. Kinder werden z. B. an den Oberarmen gefaßt und in brutaler Weise geschüttelt, so daß der Kopf hin und her geschleudert wird; subdurale Hämatome und diffuse Hirnblutungen sind die Folge (Abb. 188),

– Schlaginstrumente: Riemen, Peitschen, Stökke, Feuerhaken, Kochlöffel,
– Hitzewirkung durch Überbrühen mit heißem Wasser, Setzen auf den heißen Ofen, Ausdrücken einer brennenden Zigarette, Haltenlassen von brennenden Zündhölzern, bis die Finger anbrennen,
– Eintauchen in eiskaltes Wasser bis zum Tod durch Erschöpfung oder Ertrinken, Ertränken im Badewasser oder im Waschwasser,
– stundenlanges Haltenlassen von schweren Gegenständen, Knienlassen auf kalten Fliesen oder kantigem Brennholz, Aufhängen an den Armen,
– Einsperren in dunkle Räume, Drohungen, Versetzen in Todesangst,
– Hungernlassen, Liegenlassen in Kot und Urin,
– Unterkühlung, mangelnde Bekleidung, mangelndes Abgedecktsein (Tod durch Unterkühlung oder Pneumonie).

■ **Schutzbehauptungen.** Nur in einzelnen Fällen werden Kinder durch Polizei oder Gesundheits-

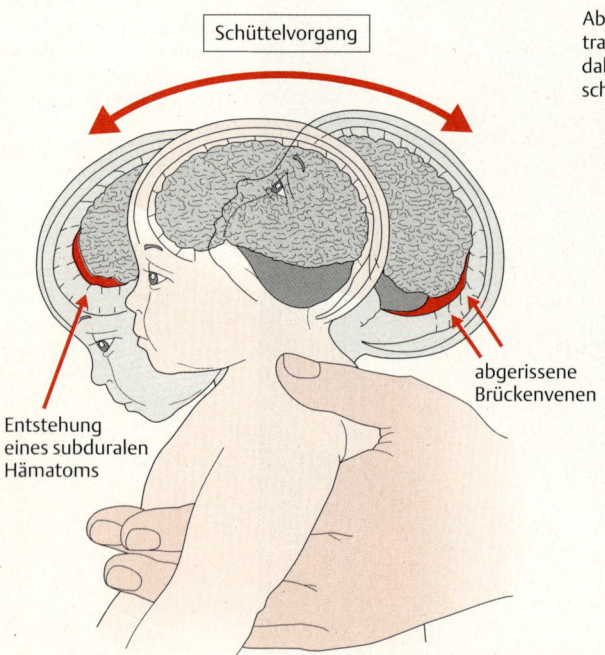

Schüttelvorgang

Abb. **188** Schütteltrauma. Der Kopf wird dabei hin- und hergeschleudert.

abgerissene Brückenvenen

Entstehung eines subduralen Hämatoms

amt schon unter der richtigen ursächlich bestimmten Diagnose aufgrund einer Anzeige aus der Nachbarschaft ins Krankenhaus gebracht. In den meisten Fällen wird spontan oder auf Befragen eine unverfängliche Ursache genannt. Man spricht hier von Schutzbehauptungen:

- Sturz von der Treppe, aus dem Bett, vom Tisch,
- krankhafte Blutungsneigung,
- durch das Kind selbst verschuldeter Unfall (Ersticken, Verbrühen, Sturzunfall, Anstoßen an Kanten).

Ist die wahre Ursache erkannt, werden oft besondere Erziehungsschwierigkeiten mit dem Kind genannt, welche die Mutter oder den Vater chronisch herausgefordert haben, wie Eigensinn und Trotz, Einnässen, Einkoten, Schreien, Stehlen, Lügen, Faulheit, Naschen, Nicht-essen-Wollen, Erbrechen. Es zeigt sich aber bei der näheren Aufdeckung der Verhältnisse, daß diese Erziehungsschwierigkeiten meist erst Folge der gestörten Familie oder von falschen Erziehungsmethoden sind. Aus dem **„Problem des geschlagenen Kindes"** wird dann meist das **„Problem der schlagenden Mutter"**. In sehr vielen Fällen sind es junge Mütter, unreif, unselbständig, schwache Persönlichkeiten, überfordert von den Verhältnissen; es sind Frauen aus allen Bevölkerungsschichten. *Väter und andere Personen* sind nur in seltenen Fällen die Täter; sie weisen dann in der Regel eine andere Persönlichkeitsstruktur auf. Diese sind in erster Linie schwer pathologische Persönlichkeiten, oft Alkoholiker, häufig auch gegen Erwachsene gewalttätig, z. B. auch gegen die Mutter des Kindes.

■ **Abhilfe.** Zusammenfassend ist also für Vernachlässigung und Mißhandlung zu erkennen, daß meist ungünstige äußere Lebensumstände oder persönliche Schwierigkeiten die Voraussetzungen für die verwerfliche Handlungsweise sind. Das Kind erweist sich hier als ein fast schutzloses, an die Erwachsenen ausgeliefertes Objekt, an dem Aggressionen hemmungslos abreagiert werden. So sehr in einzelnen Fällen bedrückende Lebensumstände der Eltern einige Bedingungen zu solchen Verbrechen klarmachen können, so sehr muß die Bemühung der Öffentlichkeit dahin gehen, daß *das Kind in seiner Schwäche, Unreife und Abhängigkeit*

einen besonderen Schutz hat. Diese Bemühung der Öffentlichkeit drückt sich in entsprechenden Gesetzen aus. Sie muß aber darüber hinaus immer wieder auch eine Bemühung jedes einzelnen sein, an seiner Stelle in Familie, Beruf und Öffentlichkeit die hohe Wertigkeit des Kindes, die Gleichwertigkeit mit dem Erwachsenen herauszustellen und dementsprechend zu handeln.

■ Es ist schwierig, im Falle einer Vernachlässigung oder Mißhandlung den richtigen Weg für das Kind einzuschlagen. Als erste Reaktion liegt bei Arzt und Pflegenden nahe, einer solchen Mutter das Kind wegzunehmen. Diese Lösung wäre aber in den meisten Fällen nicht die beste. Das Kind würde zu Pflegeeltern oder in ein Heim kommen und insgesamt wieder einem ungewissen Schicksal entgegensehen. In der Regel muß die Entscheidung in *Zusammenarbeit mit dem Kinderschutzbund und mit Sozialhelfern der Familienfürsorge* gesucht werden. Diese können sich an Ort und Stelle über die häuslichen Verhältnisse ein klares Bild machen. Nach Rückgabe des Kindes sehen sie bei wiederholten Besuchen nach dem Rechten. Unsichere Mütter müssen gestärkt und angeleitet, materielle Schwierigkeiten ausgeräumt werden. In vielen Fällen ist so tatsächlich eine Verbesserung der Lebensumstände für das Kind und eine ungestörte Weiterentwicklung zu erreichen. Es bleibt eine Reihe von Fällen übrig, in denen es besser ist, Vernachlässigung und Mißhandlung des Kindes der *Polizei* zu melden, z. B. weil Ausmaß und Methode zu schlimm waren und die Gefahr weiterer Mißhandlung gegeben ist. Die Eltern erhalten dann ein gerichtliches Urteil, das eine Sühne für ihre Tat, noch mehr aber ein nachhaltiger Anstoß dazu sein soll, in der Zukunft besser für das Kind zu sorgen. Solche Strafen werden nicht selten weitgehend zur Bewährung ausgesetzt. Man billigt dem Täter damit nicht mildernde Umstände in hohem Maße zu, sondern will dem Kind noch weiteren Schaden durch die Trennung von der Mutter oder dem Vater ersparen. Der Richter hofft in einem solchen Falle, daß der Denkzettel einer Verurteilung und kurzen Haftverbüßung ausreicht. Kommt es aber im Rückfall zu erneuten Gewalttaten, kann diese gutgemeinte Handlungsweise eventuell zum Tode des Kindes führen.

■ Beim **gewaltsamen Tod eines Kindes** (oder auch nur bei Verdacht) muß immer die Kriminalpolizei benachrichtigt werden.

46.3   Sexueller Mißbrauch

▨ Der sexuelle Mißbrauch von Kindern ist ein Delikt mit *hoher Dunkelziffer,* Schätzungen können nur grobe Annäherungswerte aussagen. Man rechnet mit 5–8% aller Kinder; 80% davon sind Mädchen.

■ **Täter** sind vor allem Männer in mittleren Lebensjahren, Menschen mit Kontaktschwierigkeiten insbesondere gegenüber dem anderen Geschlecht. In der eigenen Familie sind sie nur unzureichend zu einem Austausch von Zuneigung fähig, zu dem neben Worten und Freundlichkeiten auch das Erlebnis einer körperlichen Nähe gehört im Streicheln und Ansichdrücken, um die Gefühle der Freude und Trauer gemeinsam zu haben oder sich über die Einsamkeit hinwegzuhelfen. Innerhalb von Familien ist der Vater-Tochter-Inzest am häufigsten, wobei besonders auch Adoptiv-, Pflege- und Stiefväter zu nennen sind. Selten sind homoerotische Inzestbeziehungen. Über die enge Familie hinaus sind in jedem 3. Fall Opfer und Täter näher bekannt. Solche Beziehungen in Familien und Bekanntschaftverbänden erleichtern die Einleitung und die Wiederholung sexuellen Mißbrauches. Die Kinder machen die Annäherung leichter. Die Täter können aufgrund der näheren Beziehung auch eher das Schweigen des Kindes oder des Jugendlichen erwirken. Vielleicht hatte das Kind

bei seinem Vater oder der anderen Vertrauensperson einen tröstenden affektiven und körperlichen Kontakt gesucht, dann aber zu seinem Schrecken erleben müssen, wie es in sexuelle Handlungen hineingezogen wurde.

■ In der **großen Bandbreite der sexuellen Mißhandlung und des sexuellen Mißbrauchs** geht es grundsätzlich um jede körperliche Annäherung mit und ohne Gewaltanwendung ohne Einwilligung des Partners, und darum, daß die Erweckung oder Befriedigung sexueller Gefühle ohne Einwilligung des Partners erzwungen ist. Entscheidend sind also zwei Kriterien: Die Einwilligung des Partners fehlt, und: der Kontakt des Täters ist nicht auf die Totalität des anderen als Person, sondern nur auf Teile seines Körpers gerichtet, die isoliert benutzt werden. Das Kind ist in sexuelle Aktivitäten hineingezogen, die es nicht versteht, auf die es aufgrund seines Entwicklungsstandes auch nicht vorbereitet ist, in die es daher nicht informiert einwilligen kann und welche die sozialen und gesetzlichen Tabus der Gesellschaft verletzen.

Als konkrete **Formen** sind zunächst die oralgenitalen, genitalen und analen Kontakte zu nennen. Ferner ist an Exhibitionismus des Täters zu denken und an die Zurschaustellung des entblößten Kindes (vom Voyeurismus zur pornografischen Produktion).

■ Die **direkten körperlichen Schäden** gehören, falls sie kleinen Kindern zugefügt werden, zu den schwersten Mißhandlungsverletzungen. Bei größeren Kindern und bei Jugendlichen kann es ohne Verletzungen ausgehen. Über die akuten und die fortwirkenden **seelischen Auswirkungen** ist noch zu wenig bekannt. Die Not des Kindes entwickelt sich vor allem aus der Verwirrung der eigenen Gefühle, indem es sich einerseits gegen die aufgezwungene sexuelle Handlung sträubte, aber doch auch an sich selbst Gefühle, sexuell gedeutete Gefühle wahrgenommen hat. Oft kann es mit niemandem darüber sprechen, am wenigsten mit dem Mißhandler selbst (Abb. 189). Das Kind fühlt, daß es nicht Zuneigung und echte Liebe war, die zu dieser sexuellen Handlung führte, sondern es lediglich mit Macht und Übermacht zu einer sexuellen Befriedigung des anderen benutzt wurde. Es entwickelt Schuldgefühle, daß es mit seiner eigenen Annäherung den Anstoß gegeben haben könnte und daß es – z. B. mit Blick auf die eigene Mutter – in eine Partnerbeziehung eingedrungen ist. Können solche Mädchen eines Tages darüber sprechen, drücken sie insbesondere ihren Haß gegenüber dem Vergewaltiger aus. Gefragt, warum sie das Verbotene damals nicht angezeigt haben, so waren es Scham, ein Gefühl, in dieser Sache allein gelassen zu sein, einschüchternde Drohungen und das ambivalente Gefühl einer Zuneigung, das man z. B. für den Vater neben dem Haß auch noch weiterhin hatte. Wie befreiend wäre es aber, fürs ganze Leben wirksam gewesen, hätte jemand diesem Kind klargemacht,

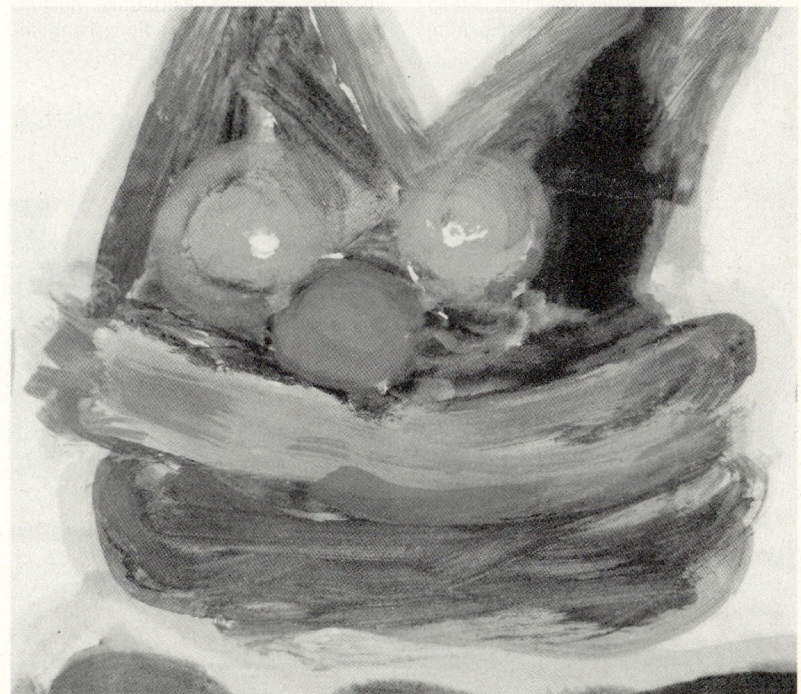

Abb. **189**   Ein 11jähriges Mädchen malt ein hundähnliches mächtiges Tier, drohend wirkend. (Hier ist nur der Kopfabschnitt abgebildet.) Fühlt sich ihm das Mädchen ausgeliefert? Oder möchte es selbst so aggressiv sein, um sich zu wehren? Aber: Der Mund ist von einer breiten, fest anliegenden Binde verschlossen. Es ist das Problem, das auch zur Zeichnung in Abb. 190 geführt hat.

– daß es aus der Situation nicht schuldig wurde, obwohl es sich schuldig fühlt,
– daß die sexuellen Gefühle bei Reizung erogener Zonen automatisch ausgelöst werden und schließlich
– daß in solchen Fällen immer die beteiligten Erwachsenen und nicht das überwältigte Kind als schuldig anzusehen sind.

■ Für die **Aufklärung einer sexuellen Mißhandlung** ist die psychologische Erfahrung von Bedeutung, daß Berichte jüngerer Kinder zuverlässiger den Ablauf schildern als die von Kindern in der Präpubertät oder Pubertät. Direkten Fragen gegenüber sind viele Kinder und Jugendliche eher verschlossen. Im Gespräch mit Kleinkindern ist es hilfreich, sich an einer Puppe die Art der Manipulationen zeigen zu lassen. Größere Kinder äußern sich verschlüsselt in Zeichnungen, man muß diese dann sensibel deuten können (Abb. 190).

■ In der **Abhilfe** ist wiederum – wie schon im Abschnitt 46.2 ausgeführt – vordergründig von Bedeutung, ob die schädigende Person der Familie angehört oder ein Fremder ist. Daran entscheidet sich zunächst auch die Frage, ob die Polizei eingeschaltet werden sollte. Wichtig ist ferner dann nicht so sehr das Verletzungsausmaß. Vielmehr geben wohlüberlegte Planung, kaltblütige Ausführung und/oder Wiederholungshandlun-

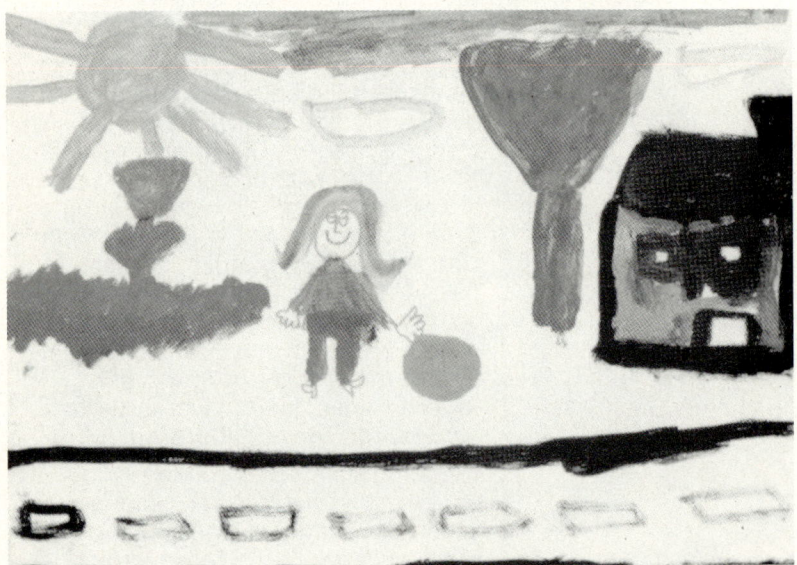

Abb. **190** Erlebnis und Not eines 11jährigen Mädchens, was es nur unzureichend in Worten ausdrücken kann. Das Mädchen wurde vom getrennt lebenden Vater und dessen Bekannten mehrfach an Wochenenden über die Autobahn (unterer Bildbereich) zu einem Haus gefahren, wo Kinderpornos gedreht wurden. Im linken Bildbereich ist die freundliche Lebenswelt bei der Mutter dargestellt, auch die Schwester, die ebenfalls mißbraucht wurde. Die Kriminalpolizei konnte das Haus noch nicht finden.

gen den Eindruck eines unbedingt meldepflichtigen Verbrechens, das mit der einmaligen Ausrutscherhandlung eines labilen Vaters oder Stiefvaters nicht vergleichbar ist.

Ein Zusammenleben mit dem Täter im Familienverband ist aber nur dann akzeptabel, wenn eine Wiederholungstat ausgeschlossen erscheint. Materielle Überlegungen (z. B. Fehlen des Vaters als Ernährer) dürfen nicht über die psychologische Rücksicht aufs Kind gestellt werden, so bedrückend die Situation für die Mutter auch werden kann.

Ist der Täter eine fremde Person, die mit dem Kind in keiner näheren Beziehung steht, muß in aller Regel Anzeige erfolgen, schon auch deshalb, weil mit wahllosen Wiederholungsdelikten bei anderen Kindern zu rechnen ist.

Die Schweigepflicht des Arztes hat am Kindeswohl ihre Begrenzung. Wenn es das höherwertige Wohl des Kindes bestimmt, kann der Arzt seine beruflich erfahrenen Kenntnisse ohne Kollision mit dem § 203 des Strafgesetzbuches (StGb) weitergeben.

■ Bei **Verdacht auf sexuelle Mißhandlung** ist die körperliche Untersuchung kaum zu umgehen. Sie ist aber so durchzuführen, daß nicht erneut ein emotionales Trauma entsteht. Ein Erwachsener sollte dabei sein, der mit der möglichen sexuellen Mißhandlung nichts zu tun haben kann. Vorher muß in kindgerechter Form erklärt werden. Muß aufgrund der Anamnese mit einer Ejakulation gerechnet werden und ist diese dann nicht mehr als 72 Stunden zurück, sollte man unverzüglich untersuchen. Bei der Inspektion des ganzen Körpers ist vor allem auf Verletzungen, Abschürfwunden, Bißspuren und Hämatome insbesondere im Bereich der Oberschenkel, des Genitales und des Anus zu achten und das Festgestellte am besten mit Zeichnung oder Foto zu dokumentieren. Unter Umständen kann auch der Nachweis einer Gonorrhö oder einer Syphilis der Aufklärung dienen.

■ **Vor Gericht** können diese Kinder und Jugendlichen noch einmal Opfer werden, wenn sie auf sich allein gestellt der üblichen Mühle einer Verhandlung ausgeliefert sind. Unsere Rechtsauffassung verlangt klare Nachweise für die Schuld eines Angeklagten, aber es muß endlich *die Regel* werden, daß in solch heiklen Prozessen Kindern und Jugendlichen ein **Zeugenanwalt** an die Seite gestellt wird, so wie jeder Angeklagte seinen Verteidiger als Beistand hat. Der Zeugenanwalt kann dieser Einsamkeit und Peinlichkeit vor Gericht seine beruhigende Nähe entgegenstellen und eventuell auch einmal durch Einspruch vermeiden, daß das Sexualopfer durch schonungsloses Fragen von Richter und Staatsanwalt und aggressives Hinterfragen und Verunsichern durch den Verteidiger noch ein weiteres unvergeßliches Trauma erleidet. In Änderung der Strafprozeßordunung ist neuerdings auch eine richterliche Vernehmung außerhalb des Gerichtssaales mit Zuleitung in den Saal zulässig, ferner die Aufzeichnung von Aussagen auf Ton- oder Videoband, das dann abgespielt und in der Beweisaufnahme gewertet wird.

Differentialdiagnostische Hinweise

■ Auf den folgenden Seiten werden einige wichtige Krankheitssymptome mit der Absicht dargestellt, zu zeigen
- unter welchen Zeichen die Krankheit bei Kindern und Jugendlichen erscheint und
- wie diese unter der Krankheit und unter der Situation, in die sie die Krankheit bringt, leiden.

Es soll auch sichtbar werden, wie vieldeutig einzelne Krankheitszeichen im Hinblick auf ihre Ursache sind.

■ Zunächst gilt es, das Symptom so scharf wie möglich zu erfassen und bei einem örtlichen Bezug genau zu lokalisieren. Die dann folgende Zuordnung zur Ursache ist die Aufgabe der ärztlichen Differentialdiagnostik. Auf diesem Weg zur endgültigen Diagnose, das heißt Festlegung nach der medizinischen Systematik leisten auch Schwester und Pfleger einen wichtigen, unverzichtbaren Beitrag (vgl. Abschnitt 2.2).

47 Seelischer Ausdruck unter der Krankheit, das Gesicht des kranken Kindes

■ Die Beschäftigung mit dem Gesichtsausdruck hat unter dem Auftrag der Medizin, den Kranken zu heilen, zwei Aspekte. Einerseits erfahren wir, was die Krankheit „ins Gesicht geschrieben" hat, und viele Erscheinungen auf dieser dem beobachtenden Auge so frei zugänglichen Fläche werden zum Leitsymptom für die weitere Diagnostik. Andererseits erschließt uns der Kranke über die seelischen Ausdruckserscheinungen im Gesicht und in der aktuellen Körperhaltung das persönliche Ausmaß seines Betroffenseins in der Krankheit.

■ **Ausdruckspsychologische Vorbemerkungen.** Ausdruck seelischer Inhalte und Vorgänge: Nichts charakterisiert mehr die leibseelische Ganzheit des Menschen als die Parallelität körperlicher Ausdruckserscheinungen für seelische Gegebenheiten, daß also der körperliche Bereich gleichzeitig mit seelischen Abläufen so verändert wird, daß bestimmte Bewegungen, Farben und Formen der Körperoberfläche als zuverlässiger Ausdruck von Seelischem angesehen werden können und im mitmenschlichen Umgang auch so empfunden werden. Das Gesicht ist neben der menschlichen Stimme mit ihren unartikulierten Lauten und mit der Sprache das wichtigste und unmittelbarste Ausdrucksmittel der Seele.

Wir sprechen von den Gesichtsbewegungen, den *Bewegungen der mimischen Muskulatur und der Augen,* und beziehen für das Verstehen dieses Ausdrucksbildes noch die Bewegungen des ganzen Körpers, die *Pantomimik,* ein.

Der Ausdruck des Schmerzes stellt ein besonders eindrucksvolles Beispiel für die Vielfalt der Ausdruckserscheinungen dar. Vom Ausmaß und von der Vehemenz des schmerzlichen Traumas ist es abhängig, was sich in der Mimik des Gesichts und in der Pantomimik ausdrückt, was sich an vegetativen Erscheinungen an der Haut zeigt, Schweiß, Farbwechsel und eventuell Tränen. Aber nicht nur die sensorische Komponente aus der Schmerzauslösung entscheidet das Ausdrucksbild in seiner Intensität. Fast noch größere Bedeutung haben die individuelle Schmerzempfindlichkeit, die Leidensfähigkeit, die aktuelle Situation, in der dies erlebt wird,

und die Erwägungen und Vorstellungen, die der Betroffene zur Schmerzursache und zur Schmerzbedeutung hat.

■ Mit *Physiognomie* meint man die feste, unbewegte (statische) Gesichtsstruktur außerhalb der mimischen Bewegung. Dieser Begriff ist in zweifacher Hinsicht von Bedeutung: die Struktur des Körpers, in der einerseits etwas an seelischem Ausdruck geschehen kann und andererseits schon früher etwas geschehen ist. Der Psychologe setzt Physiognomie mit dem Begriff Ausdrucksgelände gleich.

Infolge wiederholter gleichartiger Gesichtsbewegungen und Ausdruckseinstellungen des Gesichts bilden sich besondere Gesichtslinien heraus, graben sich feine Furchen ein, die auf die Dauer erhalten bleiben und auch in der Entspannung des Schlafes nicht verschwinden. Auch wenn wir ein ruhendes (nicht mimisch bewegtes) Gesicht betrachten, erfassen wir mit diesen „mimischen Spuren" einen seelischen Ausdruck. Er weist nicht auf ein augenblickliches Geschehen hin, ruft aber in unserem Inneren Empfindungen hervor, die denen gleichen, die bei der gleichen, mimisch bewirkten Gesichtseinstellung gegeben wären. Aus der Verwandtschaft der so auf verschiedenen Wegen entstandenen Gesichtslinien ist verständlich, warum wir auch die Züge eines unbewegten Gesichtes so leicht verstehen und als beseelt deuten.

■ *Unter Krankheitsbedingungen* hat dies besondere Bedeutung: Ein längere Zeit Leidender ist von der Krankheit gezeichnet, oft in einer solchen Deutlichkeit, daß man aus diesem Gesichtsbild mit hoher Wahrscheinlichkeit auf diese Krankheit schließen kann.

■ Die Ausdruckserscheinungen im Gesicht, im *Ausdrucksgelände,* sind abhängig
- vom *Ausdrucksvermögen* des Gesichts,
- von der *Fülle und Intensität der seelischen Inhalte und Vorgänge* und
- von der *Ausdrucksgeneigtheit* des einzelnen Menschen.

Diese drei Bedingungen entscheiden den *Ausdrucksgehalt* eines Gesichtes.

■ Das *Ausdrucksvermögen,* also der Grad, wieweit das Gesicht zum Ausdruck befähigt ist, wechselt individuell stark. Das fettreiche Gesicht des Säuglings, die schlaffe Haut des alten Menschen wie auch die Fleischfülle des Adipösen jeder Altersgruppe bringen aus ihren verschiedenen Bedingungen ungünstige Voraussetzungen für mimische Feineinstellungen mit.

Ein fettarmes, dünnhäutiges, straffes Gesicht hat also ein größeres Ausdrucksvermögen.

■ Die *Ausdrucksgeneigtheit* bezeichnet den Grad, wieweit der einzelne Ausdrucksimpulsen gestattet, sich bis ins Ausdrucksgelände auszuwirken. Vom Erwachsenen kennt man den höheren Grad einer Beherrschtheit, vom Kind die geradezu ungehemmte Bereitschaft, mit der alles unverfälscht im Gesicht erscheinen darf, was seelisch existiert.

■ Dann und natürlich vor allem ist der Ausdrucksgehalt abhängig von der *Verschiedenheit und der Intensität der seelischen Inhalte*. Dieser Faktor ist entschieden altersgebunden und jeweils eine Frage der geistigen Frische und Erlebnisfähigkeit. Daraus folgt, daß ein Säugling noch nicht die Breite von Ausdrucksinhalten haben kann wie ein größeres Kind oder ein Erwachsener, und ein im zerebralen Abbau befindlicher alter Mensch eben nicht mehr. Nach dem Satz, daß nur ausgedrückt werden kann, was seelisch existent ist, drückt das Kind eben seine Empfindungsinhalte aus, und wenn dabei das Gesicht eines jungen Säuglings außer Schreiweinen, Lächeln, Behagen, Unbehagen und Schlafen nur noch ein indifferentes, scheinbar nichtssagendes Gesichtsbild bereithält, entspricht dies einfach der schmalen Skala an Ausdrucksmotiven, die dieser Altersgruppe eigen ist.

■ **Auswirkung der Krankheiten.** Krankheitszeichen vielfältigster Art, die sich im Ausdrucksgelände auswirken, gefährden seine Identität von Innen und Außen. Denken wir an Hauterscheinungen, Ödeme oder Lähmungen, um nur einiges zu nennen. Sie irritieren zum Beispiel ein Ausdrucksverständnis oder verhindern sogar gänzlich einen wahrhaften Ausdruck oder bewirken irreführend einen falschen Eindruck beim Betrachter eines solchen Gesichts. Dies heißt für die Situation am Krankenbett, daß wir Ausdrucksbilder nicht immer mit einem gleichgeprägten seelischen Inhalt identifizieren dürfen. Das heißt umgekehrt, daß wir uns mitunter, zum Beispiel bei einer Fazialislähmung, über ein fälschendes Ausdrucksbild hinweg über die Sprache als einer anderen Zugangsmethode auf den wahren Seelenkern des Kranken zubewegen müssen.

Im folgenden werden zunächst Störungsmöglichkeiten des Ausdrucksorgans Gesicht und Irrtumsquellen für das diagnostizierende Auge herausgestellt. Dann wird über die echten seelischen Ausdruckserscheinungen berichtet, wie sie glücklicherweise auch unter Krankheitsbedingungen die Regel sind und eine zuverlässige Brücke zum seelischen Bereich eines Mitmenschen schlagen. Wegen der Kürze des Abrisses sei auf eine ausführlichere Darstellung verwiesen (Literaturverzeichnis).

■ **„Werkzeugstörungen" im peripheren Ausdrucksapparat.** Eine erste Gruppe von Krankheitszeichen im Gesicht ändert sein Ausdrucksvermögen: einerseits objektiv durch die Aussagesschwäche des Ausdrucksgeländes, weil dieses durch lokale Veränderungen nicht mehr oder nur in herabgesetztem Grade in der Lage ist, seelische Inhalte darzustellen; andererseits subjektiv, wenn der Betrachter eines Gesichts von der kranken Bildung so gefesselt wird, daß er daneben nicht mehr den eigentlichen seelischen Ausdruck des Gesichts empfindet. Auch Pflegender und Arzt stehen unter dieser Gefahr und unterliegen ihr, wenn auch weniger als der Laie, zum Beispiel beim Anblick von Fehlbildungen wie Hämangiomen, von Warzen oder schweren Narben. Da der periphere Ausdrucksapparat betroffen ist, spricht man von Werkzeugstörungen. Nur einige dieser Ursachen seien angedeutet. Es sind

■ *Änderungen der Hautfarbe und der Hautstruktur:* Exantheme, Zyanose, Blässe, Ikterus, Blutungen, Hämangiome, Pigmentanomalien, Narben (Abb. 191), Eiterbläschen, Geschwüre, atopische Dermatitis (Abb. 192),

■ *Veränderungen unter der Haut:* Geschwülste, vergrößerte Lymphknoten, Ödem, Turgorverlust, Fettschwund und pathologischer Fettansatz, Enzephalozele, Hautemphysem, Entzündungen,

■ *Veränderungen am Skelett:* Tumoren, Anomalien, Osteomyelitis,

■ *Besonderheiten am Haupthaar:* Haarausfall, Hypertrichose, auffällige Haarfarbe,

■ *vegetative Abnormitäten:* erhöhte Schwitzneigung, einseitiger Tränenfluß, flächenhaft unterschiedliche Durchblutungsqualität,

■ *Störungen der mimisch wirksamen Muskulatur:* einseitige Lähmung oder Spastik des Fazialisnervs (Abb. 81), Lähmung der Kaumuskeln oder der äußeren Augenmuskeln,

■ *Erkrankungen der Nase:* Fehlbildungen, Entzündungen,

■ *Veränderungen im Mundbereich:* Fehlbildungen, Farbänderungen, Entzündungen oder Narben der Lippen, ständig geöffneter oder krampfhaft verschlossener Mund, Hypertrophie oder

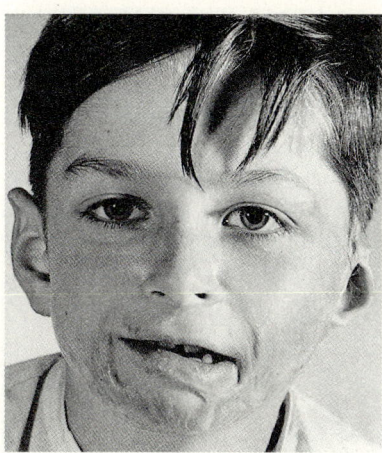

Abb. **191** Keloide, hypertophische Narben nach Verbrennung im Alter von 4 Jahren (Spiel mit einer Petroleumflasche). Kontraktur am linken Mundwinkel.

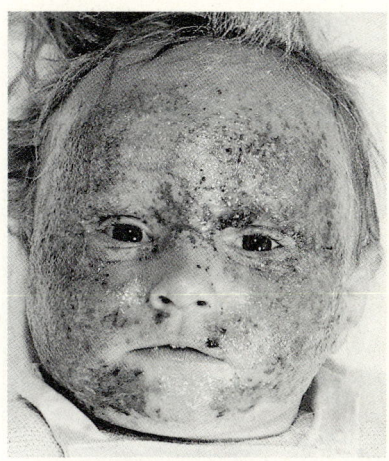

Abb. **192** Superinfiziertes ausgedehntes Säuglingsekzem. 5 Monate altes Mädchen.

Entzündungen des Zahnfleisches, Stellungs- und Aufbauanomalien der Zähne,

■ *Veränderungen der Augenregion:* Größenabweichungen oder Lageanomalien des Augapfels, abnorme Weite oder Enge der Lidspalten, Entzündungen, Hyperämien und Blutungen der Bindehaut, Farbänderungen der Sklera, Infiltrate, Narben, Einlagerungen oder Verletzungen an der Hornhaut, Fehlbildungen, Entzündungen und Pigmentanomalien an der Iris, Fehlbildungen, Größenabweichungen oder Entrundung der Pupille, grauer Star, Schielen (Abb. 162), Nystagmus, Blickfixierung,

■ ferner *konstitutionelle Abweichungen,* die den Bau des ganzen Gesichts betreffen, z. B. das Gesicht bei Trisomie 21 (mongoloide Fazies, Abb. 193), beim Apert-Syndrom (Abb. 194), oder *erworben* bei chronischer hämolytischer Anämie (Abb. 195).

Für alle diese Erscheinungen ist charakteristisch, daß sie von sich aus, also objektiv, keine Ausdruckswirkung haben. Anders ist dies bei der folgenden Gruppe von Erscheinungen.

■ **Seelisch unfundierte Ausdrucksphänomäne.** Ein Teil der im vorigen Abschnitt aufgeführten Werkzeugstörungen kann Ausdruckseffekt ma-

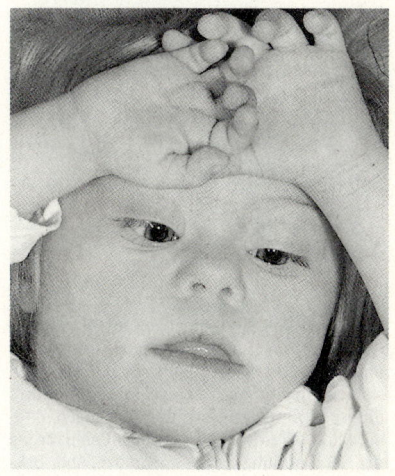

Abb. **193** Trisomie 21, Mongolismus. Mongoloide Augenstellung. Spitze Zunge. 4-Finger-Furche.

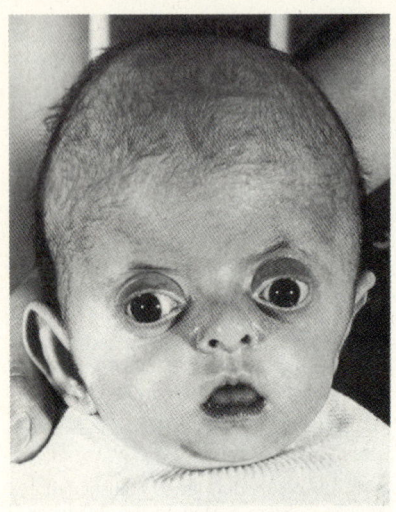

a

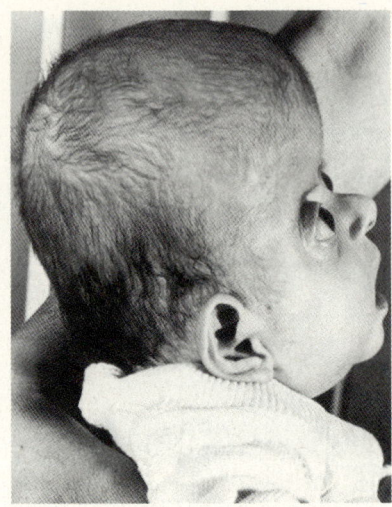

b

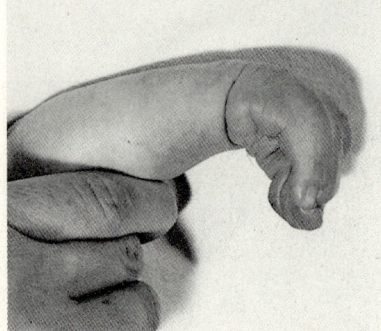

c

Abb. **194** Apert-Syndrom, Akrozephalo-syndaktylie. a, b Hoher Hirnschädel, flache Augenhöhlen, in denen die Augen vorgelagert sitzen (Exophthalmus). c Löffelhand, Syndaktylie, genau so an den Füßen.

chen, wenn die Erscheinungen große Ausdehnung besitzen, symmetrisch angeordnet sind und die Gesichtslinien dabei intakt geblieben sind. Beispiele: beiderseitige Fazialislähmung, diffuse Ödeme, Schielstellung der Augen, offener Mund, Gesicht bei chronischer Behinderung der Nasenatmung (Facies adenoidea, Abb. 196), Gesicht beim Wundstarrkrampf (Abb. 86, S. 212) und bei Myopathien (Abb. 197).

Bei *Hyperkinesien* (Chorea minor, Athetose und Mischbilder) ist das Ausdrucksgeschehen zwar auch von der gesteigerten Affekterregbarkeit und Stimmungslabilität geprägt, das Ver-

gröberte und Übersteigerte der Mimik beruht aber in erster Linie auf einer überschießenden Motilitätssteigerung der Peripherie, die das Begleitsymptom der Muskelhypotonie und Hyperreflexie ist (Abb. 198, 212).

■ Für die Steuerung des Ausdrucksgeschehens hat das *Zwischenhirn* eine wesentliche Bedeutung, auch das *limbische System* mit seiner Verknüpfungsfunktion. Von Zwischenhirnprozessen sind Störungen des Antriebs, Änderung der Stimmung und überraschende, bis dahin wesensfremde Triebreaktionen bekannt. Krankheiten wirken sich nun in zweierlei Hinsicht aus:

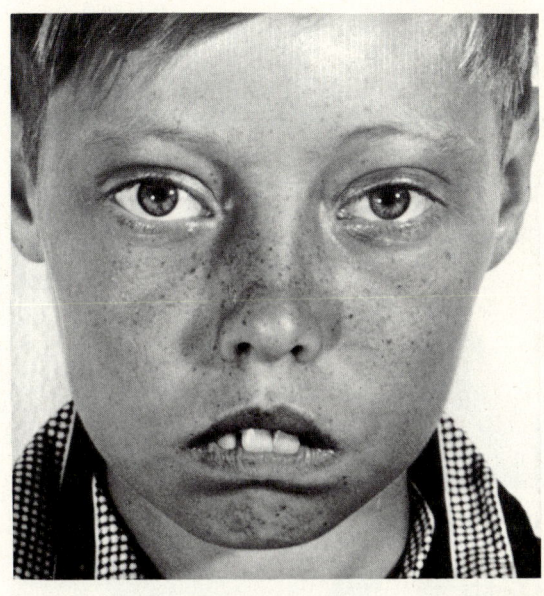

Abb. **195** Gesicht bei chronischer hämolytischer Anämie mit einer Struktur, die an asiatische Rassen denken läßt. Knochenmarkhyperplasie führt zur Auftreibung der Jochbeine und zu leichter Schrägstellung der Augen. Strohgelbe Hautfarbe: Anämie und Ikterus.

Einerseits bewirken sie Empfindungen mit den entsprechenden Ausdrucksbild, ohne daß dies mit der gegebenen äußeren Situation koordiniert oder aus dem sonstigen seelischen Verhalten dieses Kranken verständlich wäre. Andererseits können einzelne Ausdrucksbilder durch sogenannte Ausdrucksmotoren auch ohne seelische Fundierung isoliert geschaffen werden. Aus diesem Grund sind unter dieser Rubrik der *seelisch unfundierten Ausdrucksphänomene* auch noch die Gesichtsbilder bei schwerer Hyperthyreose (Morbus Basedow) und bei einigen Enzephalitis-Formen u. a. aufzuführen.

■ **Gleichzeitige Störung des seelischen Inhalts und des Ausdrucks.** Diese erste, soeben definierte Ausdrucksstörung bei Zwischenhirnprozessen muß noch gesondert besprochen werden. Die hierbei gegebene Situation entspricht inso-

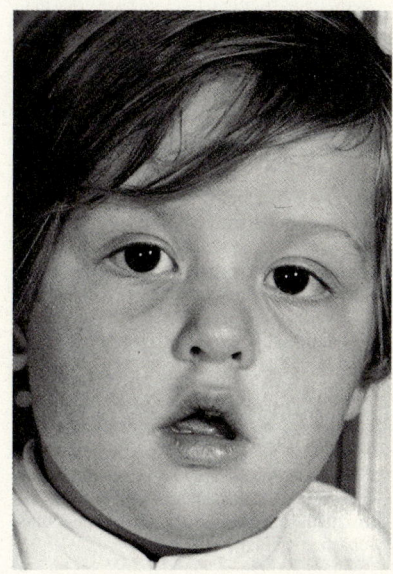

Abb. **196** Facies adenoidea bei Hyperplasie von Gaumenmandel und Rachenmandeln. Offenstehender Mund, da die Nasenatmung behindert ist. Pseudodebilität.

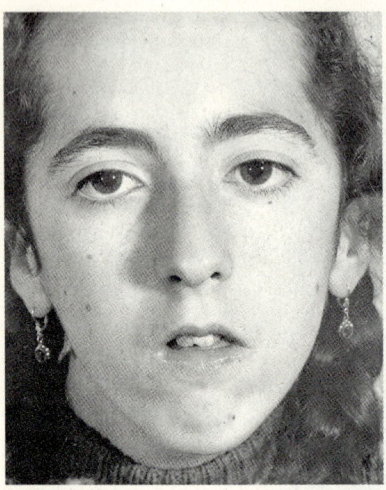

Abb. **197** Angeborene Hypoplasie und Hypotonie der gesamten Skelettmuskulatur, Hypoplasia musculorum generalisata Krabbe. Mimisch fast unbewegtes Gesicht, wodurch der Eindruck mangelnder geistiger Regsamkeit entsteht. In Wirklichkeit ist das geistig lebhafte Mädchen die Beste der Klasse.

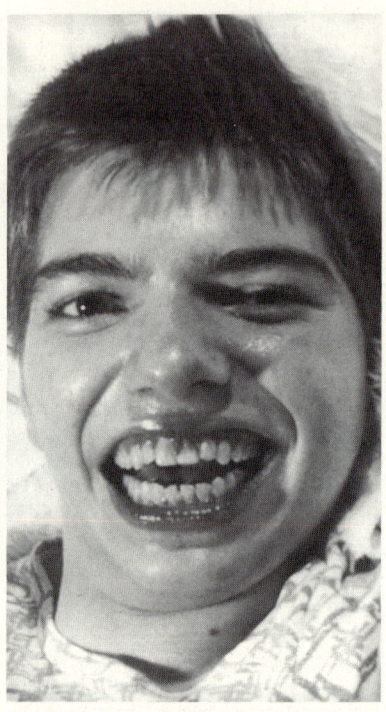

Abb. **198** Überschießende mimische Bewegung, die unangepaßt wirkt. Entgegenströmende Freundlichkeit bei einem 17jährigen mit Zerebralparese, Mikrozephalie und hochgradigem Schwachsinn.

fern der physiologischen, als sich Gesichtsausdruck und seelischer Inhalt gleichsinnig verhalten. Das Pathologische liegt darin, daß die Erscheinungen endogen ausgelöst sind und ohne Sinn und Bezug zur augenblicklichen Lebenssituation stehen. Am deutlichsten wird dies bei psychomotorischen Anfällen unter dem Bild der Atemnot, der Furcht, des Ärgers, der Wut oder Freude (Abb. 199). Hierher gehören auch Wesensveränderungen, z. B. Antriebsmangel und wesensfremde Triebhandlungen, wie sie bei Zwischenhirntumoren und bei Enzephalitiden beobachtet werden (Abb. 200).

■ **Physiologische Ausdrucksformen in der Krankheit.** So vielfältig die lokal, humoral oder nerval ausgelösten Störungen des Ausdrucksgeländes sind, in der Regel vermittelt das Gesicht doch ungestört und zuverlässig den Inhalt der seelischen Gegebenheiten. Auf den Ausdruck des Trennungsschmerzes, der erhöhten Reizbarkeit und der Verdrießlichkeit in der Krankheit, des Schmollens und Trotzes, der Appetitlosigkeit und des Durstes, des schweren Krankheitsgefühls sei lediglich hingewiesen. Der Ausdruck des Schmerzes, der Angst und der Atemnot wird mit seinen Ursachen in eigenen Abschnitten näher betrachtet.

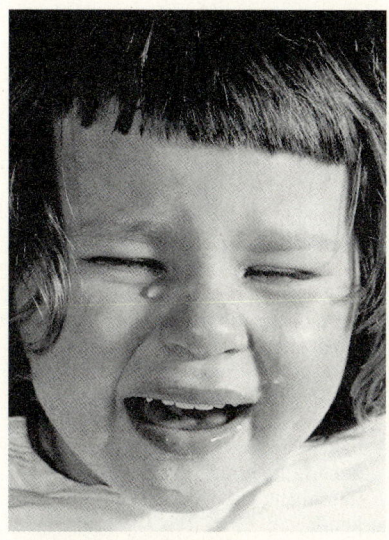

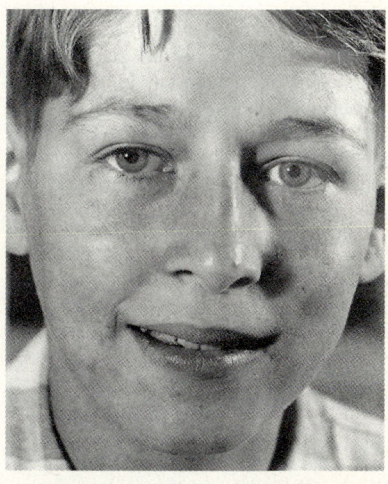

Abb. **199** Psychomotorische Epilepsie, Affektanfall. Defektheilung einer tuberkulösen Meningitis. Aus freundlich-zugewandter Haltung heraus plötzlich bitterliches Weinen, „Weinkrämpfe", stark vermehrter Speichelfluß. Imbezillität als Zeichen der diffusen Hirnschädigung.

Abb. **200** Wilson-Krankheit, hepatolentikuläre Degeneration, Kupferstoffwechselstörung. Maskenhaft auf „gefrorenes Lächeln" eingestelltes Gesicht, dabei – trotzdem – zeitweise aggressives Verhalten.

48 Schmerz

- Beim kranken Kind und Jugendlichen entstehen Schmerzen aus sehr verschiedenen seelischen und körperlichen Ursachen. Jede Schmerzäußerung will ernst genommen sein. Schmerz ist ein Warnsignal nach innen und ein Hilferuf nach außen. Durch Schmerz wird die Lebensqualität weit eingeschränkt, der Empfindungsradius eines Menschen extrem eingeengt. Adäquate Schmerztherapie muß erfolgen. Nicht in allen Altersgruppen kann mit einem fein abgestuften Schmerzausdruck im Gesicht und in der Haltung des Körpers gerechnet werden. Selbst wo dies bei den größeren Kindern des Schulalters gegeben wäre, ist doch mit einer zuverlässigen Beschreibung von Ausmaß, Ablauf und Dauer des Schmerzes in vielen Fällen kaum zu rechnen. Bei sehr vielen Kindern unter 6 Jahren ist man allein auf die Beobachtung angewiesen. Auf den Ort und die Ursache des Schmerzes muß also dann mehr aus dem Ausdrucksbild (Mimik, Schreien oder andere Schmerzlaute) oder aus charakteristischen Körperhaltungen geschlossen werden.

- **Schmerzphänomene.** Die im Einzelfall großen Varianten des Ausdrucksbildes hängen ab vom Alter des Kindes, von Schmerzart, Schmerzursache und Schmerzdauer, von vorhandenen Ängsten, von der Bedeutung, die der Kranke der Schmerzursache beimißt.

Die *mimischen Zeichen* sind:
- ernster Gesichtsausdruck,
- wenig bewegte Mimik, starr blickende, anscheinend nicht fixierende Augen, eventuell dazu: zusammengezogene schräggestellte Augenbrauen und steile Falten über der Nasenwurzel, verbissener oder geöffneter Mund,
- im akuten Schmerz bei Kindern der ersten Lebensjahre vornehmlich: zusammengekniffenes Gesicht, enge Lidspalten, breit geöffneter Mund, Schreien (siehe unten).

- *In Haltung und Bewegung (Pantomimik)* fällt auf:
- sich herumwerfen, strampeln oder unauffällig/auffällig ruhige Lage und Haltung,
- oft Schonhaltung (siehe unten),
- Versuche der Schmerzbewältigung: Druck auf die erkrankte Körperstelle, Beißen in den eigenen Finger oder in die Lippen, Zähneknirschen, Sich-herum-werfen.

- Als *vegetative Symptome* erscheinen:
- Blässe oder Rötung des Gesichts,
- kalter Schweiß,
- halonierte große Augen, glänzende, tränenerfüllte Augen, stürzende Tränen,
- Gänsehaut, Zittern, kalte Finger und Zehen,
- Erbrechen,
- Pulsbeschleunigung,
- Veränderung des Atemrhythmus (Hyperventilation oder verhaltene Atemzüge).

- *Akustische Phänomene:*
- anhaltendes Schreien oder Aufschreien,
- Wimmern, Stöhnen, Schluchzen, Weinen,
- Zähneknirschen,
- unterdrückter Husten.

- *Psychische Verhaltensmuster,* vor allem bei länger dauerndem Schmerz:
- auffälliges Ernstsein,
- eingeengter Interessenkreis,
- Konzentrationsschwäche, Antriebsarmut,
- Verstimmung oder Neigung dazu, Unlust, Appetitlosigkeit,
- erhöhte Reizbarkeit, Aggressivität,
- Hypochondrie, Grübelei, Weinerlichkeit,
- Ängstlichkeit beim Hinzutreten einer pflegenden Person,
- Schlaflosigkeit.

- Folgende **organische Zeichen** können auf eine Schmerzkrankheit hinweisen:

– aufgetriebenes Abdomen, Darmsteifungen,
– umschriebene Hautrötung, Hämatome, umschriebene Schwellungen,
– Abweichungen der üblichen Körperkontur,
– abnorme Körperhaltungen (siehe unten),
– Krepitation bei Frakturen oder Hautemphysem,
– Harn: Verhaltung, Polakisurie,
– Stuhl: harte kleine Skybala, zahlreiche konsistenzarme Stuhlportionen mit Schleimeiter und Blut.

■ **Auffällige Körperhaltungen** sind
– einerseits von der Schmerzursache aufgezwungene Fehlstellungen oder
– es sind Schonhaltungen, die den Schmerz vermindern sollen.

Liegen die Kinder auffällig ruhig im Bett, vermeiden sie möglichst jede Bewegung, schränken sie eventuell sogar die Brustkorbbewegung bei der Atmung ein, läßt dies z. B. an folgende Ursachen denken: Knochenbruch, Rippenfellschmerzen, „akutes Abdomen" (insbesondere Bauchfellentzündung). Bei einer Erkrankung im Bauchraum wird öfter statt der Rückenlage eine offenbar schonendere *Seitenlage mit etwas angezogenen Beinen* eingenommen, dies vor allem bei Kolikschmerzen im Bereich der Harnwege oder des Darmes.

Steht ein Kranker in gebeugter Haltung, eventuell nach einer Seite geneigt, kann es sich um einen heftigen Brustwandschmerz, um Schmerzen in Abhängigkeit von der Atmung oder um einen heftigen Bauchschmerz handeln.

Abnorme und schmerzhafte Arm- und Beinstellungen weisen auf Frakturen und Luxationen hin. Fällt allein die Bewegungsarmut einer Extremität neben dem Schmerz auf, ist z. B. neben einer Fraktur an Osteomyelitis und an Weichteilverletzungen (Hämatome) zu denken.

■ Im Gespräch mit größeren Kindern haben die **sprachlichen Abstufungen einer**

Schmerzäußerung große Bedeutung, die für die einzelnen Schmerzursachen recht kennzeichnend sein können. Ein Schmerz kann ständig oder nur zeitweise bestehen, stechend, brennend, klopfend, bohrend, gleichbleibend oder anfallshaft verstärkt, einschließend, nagend, dumpf oder hell sein.

■ Auch das muß man bedenken: Gerade bei Kindern und Jugendlichen ist die **Schmerzempfindung** sehr von äußeren Umständen, Gedanken und Ängsten abhängig, und der Schmerzausdruck gestaltet sich dementsprechend. *Verstärkend wirken* Schreck und Angst (z. B. fließendes Blut) oder der Zorn über das ausgelöste Ereignis (z. B. wenn ein Kind geschlagen wurde). Dagegen können Angst vor einem ärztlichen Eingriff, Angst vor Strafe bei eigenem Verschulden und kämpferische Wut die *Schmerzempfindung und den Schmerzausdruck eher begrenzen.* Bewußte Beherrschung ist selten. Scheinbare Tapferkeit, wie sie manche Kleinkinder im Gegensatz zu jungen Schulkindern zeigen, hat eher mit bisher nur geringer Schmerzerfahrung zu tun.

■ **Schmerzausdruck beim Säugling, Schreien.** Ein Säugling gibt sein Schmerzempfinden in der Regel ungestüm „mit Händen und Füßen", mit intensivem Gesichtsausdruck und heftigem Schreien kund. Er „weint mit dem ganzen Körper". Tränenflüssigkeit wird zwar von Anfang an abgesondert, Tränen erscheinen aber erst ab dem zweiten Lebensmonat. „Schreiweinen" hat man diesen Schmerzausdruck genannt.

■ Bevor wir auf die Feinheiten des Schmerzgeschreis eingehen, ist zu bemerken, daß es beim Säugling auch den Ausdruck des Unbehagens ohne Schreien gibt. Er zeigt dann krause Stirn, verkniffene, kleine Augen, zeltförmig hochstehende Augenbrauen (sog. Laokoon-Braue), nach unten gezogene Mundwinkel, dazu unruhige mimische Bewegungen des Gesichts und allgemeine körperliche Unruhe; er ist schlaflos und trinkt unkonzentriert schlecht. Schnell kann dieses Ausdrucksbild in das Bild des Schreiens übergehen. Die Augen sind dann krampfhaft verschlossen, auf der Stirn werfen sich quere und senkrechte Falten auf, der Mund ist viereckig breit geöffnet, die Oberlippe hochgezogen, die Unterlippe wie eine Schippe vorgezogen, das Kind stößt kurze oder anhaltende, scharfe oder klägliche Laute aus.

Nur für einen Unerfahrenen klingt das Schmerzgeschrei einförmig, bei näherem Hinhören lassen sich manche Unterschiede feststellen (Abb. 201). Der Lautcharakter wechselt mit den Ursachen.

■ *Klingt das Schreien wie ein gepreßtes „a", verstärkt es sich zu einem breiten, herausgestoßenen „ä"* (Abb. 201 a, b), muß man am ehesten an folgende Ursachen denken:
– Unmut, Ermüdung, Langeweile. Nimmt man das Kind auf den Arm, hört das Schreien auf.
– Ärger und Zorn, ausgelöst z. B. durch Weggehen einer geliebten Person, Wegnehmen eines Spielzeugs, unangenehme Untersuchung mit kalten Hän-

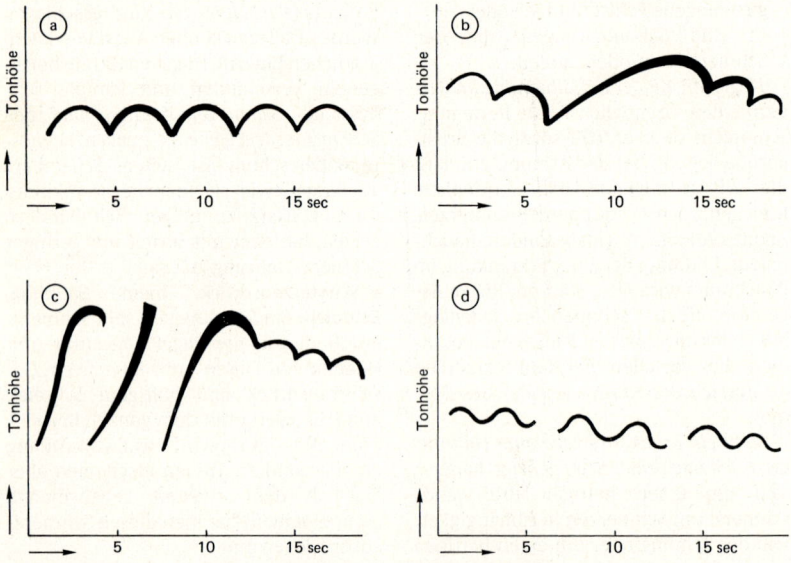

Abb. 201 Versuch einer Lautschrift des Schreiens von Säuglingen. Je dicker die Linie, um so lauter das Schreien. Je höher die Linie, desto höher die Tonlage.
a Schreien in relativ niedriger Tonlage („a", „ä") und in regelmäßiger Schreifolge wie bei Hunger, nassen Windeln, Übermüdung.
b Schreien in gleicher Tonlage mit unregelmäßiger Schreifolge wie bei Zorn, schweren Ohrenschmerzen, Wundsein.
c Plötzlich einsetzendes Aufschreien wie bei Blähungen, Koliken. In übersteigerter Form bei Enzephalitis und Toxikose (dabei aber auch Wimmern, siehe d).
d Leises an- und abschwellendes Schreien, Wimmern; so bei schwerkranken geschwächten Kindern, z. B. bei Pneumonie, im Schock aus verschiedener Ursache.

den, Festhalten während einer ärztlichen Untersuchung oder bei einer Injektion.

– feuchte Windeln. Trockenlegen hilft.
– Hunger, wobei die erregten Kinder manchmal zitternde Bewegungen des Unterkiefers zeigen; Füttern beendet das Geschrei.

■ *Ein intensiveres und schärferes Geschrei klingt nach den Vokalen „i" und „ei"* (Abb. 201 c), es ist also hoch und dabei meist laut. So

– bei Blähungsschmerzen und anderen Bauchschmerzen aus dem Bereich Darm und Harnwege. Die schrillen Aufschreie wechseln mit kleineren oder größeren Pausen. Die Beine werden nicht selten an den Bauch gezogen und mit einem kräftigen Abschnellen unter einem besonders heftigen Schrei wieder gestreckt,
– als Spontanschmerz aus entzündeten Organen, hervorgerufen durch den entzündlichen Gewebsausdruck bei Trommelfellspannung, Periostschmerz, Hautspannung etc., so bei Otitis, Abszessen, Osteomyelitis,
– bei Berührung entzündeter Organe oder Flächen oder Körperberührung beim Skorbut; oft schon ängstliches Gesicht bei Annäherung einer Person,
– bei Knochenfrakturen oder Luxationen,
– Nackensteife bei Meningitis, wenn die Beugungsfähigkeit des Körpers geprüft wird; hier manchmal geradezu gellendes Schreien,
– bei Enzephalitis, Toxikose oder bei chronisch hirngeschädigten Kindern; hier ist auffällig das schrille durchdringende Schreien.

■ *Klingt das Schreien ebenfalls ähnlich den Vokalen „i" und „ei",* ist es *aber dabei leise, schwach (Abb. 201 d),* wirkt es dünn, setzt es oft aus, klingt es mitunter wie Wimmern, ist an eine ganze Skala sowohl harmloser wie auch bedeutsamer Ursachen zu denken:

– langsam einsetzende Unterkühlung (Frieren), nasse Windeln,
– Schwitzen,
– schwerkranker Zustand mit Kreislaufinsuffizienz und allgemeiner Schwäche wie durch Schock bei Sepsis, Toxikose und akuter schwerer Anämie,
– Erkrankung der Atmungsorgane, Ateminsuffizienz, dazu Schmerzen beim Atmen,
– Schmerzanlaß in chronischer Schwäche bei schwerer Dystrophie aus verschiedenen Ursachen,
– Schmerz bei ausgedehnter Atemmuskellähmung. Nicht immer ist es aber ein körperlicher Schmerz, häufiger führt die Ateminsuffizienz diese Kinder in einem Zustand des Unbehagens hinein, dem sie mit dem reduzierten Mittel des kraftlosen Schreiens Ausdruck geben.

■ **Schluckschmerzen.** Schmerzen beim Schlucken lassen sich gut am mimischen Ausdruck ablesen. Man hat den Eindruck, als würde der Kranke den Augenblick des Schluckens mit besonderem Bedacht wählen. Die Lippen werden flach aufeinandergepreßt. Im Schluckvorgang geht der Kehlkopfbereich etwas nach vorn, das Kinn wird leicht angehoben. Ein stärkeres Schmerzausmaß läßt sich am Zusammenkneifen der Augenlider ablesen, das mit dem Herunterschlucken verbunden ist. Schluckschmerzen werden

bei *Angina einschließlich Seitenstrangangina und Peritonsillarabszeß oder nach Tonsillektomie* beobachtet; sie können bis ins Ohr nach oben ausstrahlen. Ferner

bei *schwerer Laryngitis, phlegmonöseitriger Epiglottitis und Retropharyngealabszeß, Mundbodenphlegmone und schwerer Stomatitis.*

Schluckschwierigkeiten sind nicht unbedingt mit Schluckschmerzen verbunden, es können bei Behinderung der Speiseröhrenpassage auch **Schlingbeschwerden** sein, also Schwierigkeiten, das Verschluckte den Ösophagus hinunterzubringen.

■ In allen Fällen, in denen die objektive Schmerzursachen, die Lokalisation und das Schmerzerlebnis nur ungenau überschaut werden können, helfen bei der **Abklärung** zwei einfache Verfahren, so
– *um das Ausmaß des Schmerzes abschätzen zu können:* Man prüft, ob das Kind durch Zureden, Ablenkung im Spiel, Fütterung oder Hochnehmen zu beruhigen ist. Schwerer Schmerz läßt sich nicht beeinflussen, ein geringer sehr wohl.

– oder *um den Ort der Schmerzauslösung noch näher zu erfassen:* Man tastet verdächtige Körperbereiche ab, begutachtet aber nicht sofort im vermuteten Erkrankungsbezirk, sondern zuerst auf der gesund erscheinenden Seite. Erst zuletzt wird die Stelle untersucht, an der man die Schmerzauslösung vermutet.

Einzelheiten zu den Schmerzursachen s. Abb. 202.

Kopfschmerz:

Sinusitis, Karies
Migräne
Sehstörung
Enzephalitis, Meningitis,
Hirntumor
Blutdruckerhöhung

Halsschmerz:

Angina, Seitenstrangangina
Epiglottitis, Laryngitis
Lymphadenitis
Schiefhalssyndrom

Schmerz beim Atmen:

Pleuritis, Coxsackie-Infekt
Rippenfraktur, Thoraxprellung,
Klavikulafraktur

Bauchschmerz:

Appendizitis, Adnexitis
Obstipation, Meteorismus
eingeklemmte Hernie,
Hodendistorsion
Pyelonephritis, Zystitis
Gastroenteritis
Gastritis, Ulkus von Magen
und Duodenum
Ileus
Pankreatitis, Milzinfarkt
Gallensteine, Nierensteine
Muskelkater bei Keuchhusten

Extremitäten:

Frakturen, Distorsionen
Osteomyelitis, Infektarthritis
Knochentumoren
Radiusköpfchensubluxation
rheumatisches Fieber

Rücken:

Wirbelsäulenerkrankungen
Nierenentzündung

Analrhagaden, Hämorrhoiden
Balanitis
Leistenhernie, Hodendistorsion
Lymphadenitis der Leiste

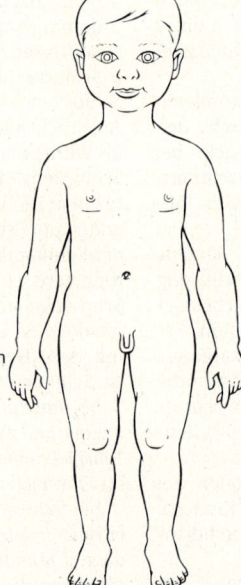

Abb. **202** Schmerzursache

49 Angst

■ Ängstliches Verhalten eines Kindes kann *seelisch oder körperlich verursacht* sein. Für das Ausmaß ist jedoch die seelische Konstitution, die Situation und natürlich auch der Umfang der Bedrohung ausschlaggebend. Sensible Kinder neigen besonders zu Furcht und Angst. Das Kleinkind, das Vernunfterwägungen noch nicht zugänglich ist, leidet verstärkt. Allerdings beruht Angstfähigkeit in erster Linie auf negativen Lebenserfahrungen. Es gibt offenbar auch *eingeborene Angstbereitschaft,* wie man schon beim Säugling feststellen kann. Er reagiert, wenn man ihm mit bitterbösem Gesicht einen Finger drohend vors Gesicht hält, verunsichert, verstimmt, oft mit Geschrei.

Angst ist also ein *verstimmender seelischer Zustand mit dem Gefühl, in einer Bedrohung zu stehen;* er entsteht auf einen inneren oder äußeren Reiz hin. Von *ängstlicher Verstimmung* kann man reden, wenn dieses negative Gefühl einer Bedrohung die seelische Grundstimmung über längere Zeit ausmacht. Angst wird ausgelöst durch eine *unmittelbar wirkende Gefahr;* sie kann sich aber auch auf eine *vorgestellte mögliche oder auch unmögliche Gefahr* beziehen.

■ Beim **Angstausdruck** kann man einen direkten von einem maskierten unterscheiden. Der *unmaskierte, direkte Ausdruck* mit den weit aufgerissenen, wenig bewegten Augen, dem halbgeöffneten Mund, der quer gefurchten Stirn ist auf den ersten Blick deutbar, vor allem wenn ihn noch abwehrende Gesten oder Bewegungen, Fluchtbewegungen begleiten (Abb. 203, 204). An *vegetativen Reizsymptomen* kann man Blässe und Schweißausbruch ("Angstschweiß"), Zittern am ganzen Körper, Pupillenerweiterung und trockenen Mund, schnellen Herzschlag, beschleunigte Atmung, Blutdrucksteige-

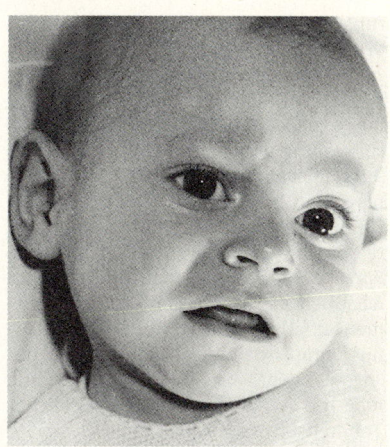

Abb. **203**   Ausdruck der Angst beim Skorbut, Vitamin-C-Mangelkrankheit. Angst vor schmerzhafter Berührung schon bei Annäherung des Pflegenden, der Mutter oder des Arztes.

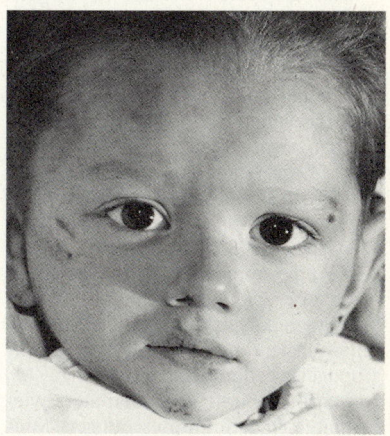

Abb. **204**   Angstgesicht im Nachklang einer schweren Mißhandlung. Einige Hämatome im Gesicht, zahlreiche am Körper. Wegen Einnässens und Einkotens vom Pflegevater mit dem Kochlöffel geschlagen. Gerinnungssystem intakt. 3jähriger Junge, unmittelbar nach der Aufnahme ins Krankenhaus.

rung, Darmspasmen, Durchfall, Harndrang und Appetitarmut beobachten.

Der *maskierte Angstausdruck* kann erst bei näherer Kenntnis, Einführung und Erfahrung auf seine Ursache, die Angst, zurückgeführt werden. Man spricht von *Angstäquivalenten,* wenn Kinder durch innere Unruhe, hohe Ablenkbarkeit, Beklemmungsgefühle, Stottern und gepreßte Sprache („Angst verschlägt einem die Sprache"), durch Einschlafstörungen oder nächtliches Aufschrecken (Pavor nocturnus) auffallen. Ein Kind mit Pavor nocturnus nimmt sozusagen die Spannung des Tages in den Schlaf mit. Es schreckt auf, man hat den Eindruck, ein schrecklicher Traum habe es bedroht.

■ Die **Ursachen der Angst** sind in folgender Weise zu gliedern:

Vitalangst, eine Angstform, die von Veränderungen im eigenen Körper ausgeht: Atemnot, Gefühl der Lebensbedrohung bei schweren Erkrankungen, Todesangst.

Realangst bezieht sich auf die Umwelt: Dunkelängste, Angst vor Verlust naher Angehöriger, z. B. auch Trennungsangst, Angst vor gewalttätiger Bedrohung durch andere Personen oder z. B. auch durch ärztliche Untersuchung, Angst im Zusammenhang mit einer Erkrankung, wenn durch pflegerische oder ärztliche Tätigkeit Schmerzen ausgelöst werden könnten.

Gewissensangst, falls ein Kind Skrupel hat nach Lügen, Stehlen, Schulschwänzen, Zerstörung fremden Eigentums, wegen sexueller Probleme oder Drogenabusus.

Existentialangst, die eine allgemeine Lebensunsicherheit bedeutet. Sie ist oft grundgelegt durch unzuverlässige Lebenspartner (Eltern, Heimbetreuer), wiederholte schwere Enttäuschungen, Minderwertigkeitsgefühle aus permanenten Versagenserlebnissen, aber auch gefördert durch falsche Erziehung unsicherer und selbst ängstlicher Eltern.

Psychotische Angst, sicher sehr selten, ist ohne äußere Begründung und vom Inhalt her durch Einfühlen nicht verständlich. So können Kinder mit einer Enzephalitis angstgefärbte Ausdrucksbilder mit entsprechender Unruhe zeigen. Schwieriger zu erfassen und richtig zu deuten sind solche Zustände im Rahmen einer psychomotorischen Epilepsie. Durch äußere Ereignisse unerklärbar, ohne Sinnzusammenhang zum unmittelbar vorher gegebenen Zeitraum, zeigen diese Kinder ein Angstbild, das für sie offenbar in diesem Augenblick allerdings eine innere Realität hat. Dabei sind sie nicht oder kaum ansprechbar für eine kürzere oder längere Zeit. Erleichtert wird die Zuordnung zur Epilepsie durch ebenfalls anfallshafte motorische Abläufe, durch ein pathologisches EEG und den Nachweis einer zerebralen Vorschädigung.

▪ Angst ist auch ein *wichtiges Zeichen bei schwerer Hypoglykämie* (z. B. beim insulinbehandelten Diabetes mellitus) oder bei *Drogenabusus* (vor allem Haschisch und Marihuana; „Horrortrip"). Auch manche *Medikamente* wie Atropin, Hypnotika (so auch nach Ketanest-Narkose) und Tranquilizer können akustische oder optische Halluzinationen auslösen (z. B. bedrohende Tiere, vergrößerte Gestalten); die Kinder kommen in einen sonst unerklärlichen angstgefärbten Erregungszustand, sie sind dabei wach und ansprechbar.

■ **Phobien** nennt man Ängste, die aus äußeren oder inneren Gründen immer wieder gleichförmig auftreten. Die Kinder und Jugendlichen scheinen wie unter einem Zwang zu stehen, der durch Erklärungen und gutes Zureden höchstens nach sehr langer Bemühung aufzulösen ist, in der Regel aber offenbar unbeeinflußbar ist (Zwangsangst). Einige Ursachen: Angst in einem geschlossenen Raum (Klaustrophobie); Angst vor Gewitter und Dunkelheit; Angst davor, verlegen und rot zu werden; Angst vor Hunden, Schlangen u. a.; Angst vor der Angst. Manche Angstbedingung kann dabei offenbar von anderen Personen, z. B. der Mutter, übernommen sein.

50 Atemnot, Dyspnoe

▧ Zum Bild der Atemschwäche, Ateminsuffizienz, gehören *zahlreiche Erscheinungen,*
– die sich dem beobachtenden Auge unübersehbar aufdrängen (Zyanose der Haut, stark angestrengte Atmung mit Einsatz der Atemhilfsmuskulatur) oder
– erst sorgfältig gesucht werden müssen (Muskelschwäche, Seitendifferenz in der Thoraxbewegung), ferner
– krankhafte Atemgeräusche (Stridor, Stöhnen).

■ Zu diesen objektiven Zeichen kommt bei einer schweren Ateminsuffizienz der **charakteristische Gesichtsausdruck** in seiner notvollen Prägung mit den großen Augen, der starr wirkenden oder auch stark bewegten Mimik, dem weit geöffneten Mund und den abgespreizten Nasenflügeln, die sich mit den Atemzügen bewegen. In der Intensität seiner Ausprägung zeigt dieser Ausdruck an, in welchem Ausmaß das Kind unter seiner Atemschwäche leidet (Abb. 205). Das Ausdrucksbild der akuten Atemnot hat große Ähnlichkeit mit dem Angstausdruck. Atemnot kann ja auch als eine Sonderform der Angst definiert werden, der Angst zu ersticken. Allerdings ist dabei vorausgesetzt, daß die Ausdrucksorgane, insbesondere die mimische Muskulatur vom Krankheitsprozeß unberührt geblieben sind. Es gibt aber auch schwerste Zustände von Ateminsuffizienz, für die das mitteilende Ausdrucksbild wegen schwerwiegender Muskelausfälle fehlt (z. B. bei Tetanus, Botulismus). In solchen Fällen werden die weiteren, zum Teil schon genannten Symptome einer gestörten Atmung wie Zyanose, vermehrtes Schwitzen und Benommenheit besonders wichtig.

■ Die erschwerte Atmung wird auch **Dyspnoe** genannt. Die objektiven Zeichen

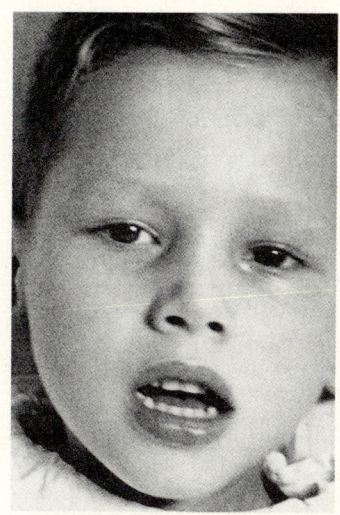

Abb. **205** Atemnot. Periphere Atemlähmung bei Poliomyelitis. Anschließend kam der Junge in die Eiserne Lunge.

einer Dyspnoe sind:
– *Abweichung der Atembewegung in ihrer Häufigkeit (Frequenz) und Tiefe:* Tachypnoe = schnell folgende Atemzüge; Bradypnoe = langsame regelmäßige Folge; Hyperventilation = übermäßige Atemleistung, was zur Alkalose führen kann; Hypoventilation = zu geringe Atemleistung, was zur respiratorischen Azidose führen kann; Kussmaul-Atmung = große tiefe Atmung bei schwerer Azidose (Abb. 206 b); Biot-Atmung = Perioden regelmäßiger Atmung mit gleichmäßigen Atemexkursionen wechseln mit Atempausen (Abb. 206 c); Cheynes-Stokes-Atmung = Perioden von geringerer und stärkerer Atmung wechseln, eine Atempause kann dazwischengeschaltet sein (Abb. 206 d); Seufzeratmung = eine Folge geringer Atemexkursion wird von einem sehr tiefen Atemzug unterbrochen (Abb. 206 e); Schnappatmung = einzelne schnelle,

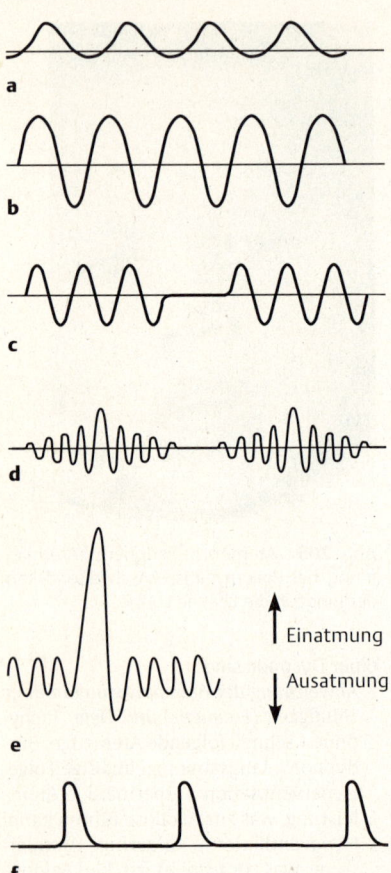

Abb. **206** Störungen des Atemrhythmus.
a Normale Atmung
b Kussmaul-Atmung
c Biot-Atmung
d Cheyne-Stokes-Atmung
e Seufzeratmung
f Schnappatmung

↑ Einatmung
↓ Ausatmung

tiefe Atemzüge in großem Abstand, dazwischen Atempausen (Apnoe; Abb. 206 d). Bei Frühgeborenen: sternale Einziehungen während der Inspiration, durch die elastische Weichheit des Skeletts bedingt.

– *Farbänderungen der Haut und der Schleimhäute:* allgemeine Zyanose; Zyanose der Füße, Hände, der Nase und Lippen (Akrozyanose); eventuell Blässe; rosige Hautfarbe bei Kohlenmonoxidvergiftung.

– *Besonderheiten der Stimme und Sprache:* Wenn die Kinder oder Jugendlichen ihre Atemnot ausdrücken wollen, können sie es oft nur mit leiser, kraftloser Stimme, in kurzen abgehackten Sätzen oder nur in einzelnen Worten.

– *Nebengeräusche bei der Atmung:* Stridor, Abschnitt 55.

Zur **Lokalisation der Ursachen** s. Abb. 207.

zentrale Ursachen
der gestörten Atmung:

Urämie, Toxikose, schwere Azidose
Enzephalitis, Hirntumor
zentrale Unreife (Frühgeborenes)
Anämie, Kohlenmonoxidvergiftung

eitrige Epiglottitis, Krupp-Syndrom
angeborene oder narbige
Trachealstenose

Asthma bronchiale,
obstruktive Bronchitis
schwere Bronchitis
(z. B. bei Mukoviszidose),
Bronchiolitis

Ösophagotrachealfistel

Einengung der Lungenfelder:

Pneumonie, exsudative Pleuritis,
schwere Tuberkulose
Lappenemphysem
große Zwerchfellhernie
Pneumothorax, Atelektasen
Zysten, Pneumatozelen
Lungenödem
Mediastinaltumoren

Anomalien der großen
Blutgefäße
Hilusvergrößerung
(Bronchusstenose)

schwerer Herzfehler
Myokarditis, Perikarditis

Thoraxwand:

Schmerzhemmung
(Frakturen, Prellung,
Coxsackie-Infekt,
Peritonitis, trockene
Pleuritis)
Muskellähmung
(zentral, peripher)

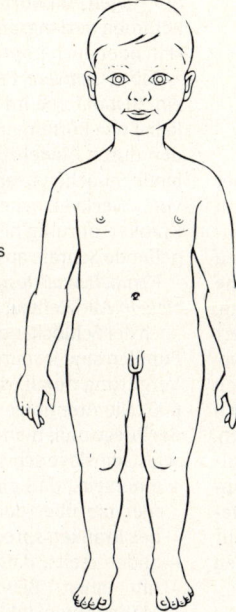

Abb. **207**   Ursachen der behinderten Atmung und ihre Lokalisation.

51 Störungen des Bewußtseins

51.1 Grade der Bewußtseinsminderung

■ Das normale Bewußtsein bezeichnet jenen Wachheitszustand, in welchem ein Mensch den aktuellen Alltagsanforderungen entsprechend angepaßt reagieren kann. Bewußtseinsstörungen zeigen eine schwere zerebrale Beeinträchtigung an, die so schnell wie möglich diagnostiziert und therapiert werden muß. Man beurteilt sie nach ihrer Intensität, Dauer, Schnelligkeit der Entwicklung und nach charakteristischen Begleiterscheinungen, die für die nähere diagnostische Zuordnung entscheidend sein können. Bei **Untersuchung und Beobachtung eines bewußtseinsgestörten Kindes** hat man auf folgende Funktionen bzw. Erscheinungen besonders zu achten:

Atmung, Kreislauf, Temperatur,

Hautfarbe, Hautblutungen, Zeichen äußerer Verletzung,

auffälliger Geruch,

Muskeltonus, Lähmungen, Krämpfe und deren Ablauf,

Erregungszustände und sprachliche Äußerungen,

Aussehen von Erbrochenem, Harn und Stuhl (anfangs immer aufheben!),

Hinweise auf eine Vergiftung, z. B. Tablettenhülsen, eingetrocknete Reste an den Lippen oder an der Kleidung.

■ **Vier Grade des verminderten Bewußtseins** werden abgegrenzt:

■ *Apathie, Teilnahmslosigkeit.* Wie zwischen Wachen und Schlafen wirken die Kranken uninteressiert und bewegungsarm. Träge geben sie Antworten, richtige Antworten.

■ *Somnolenz, starke Schläfrigkeit.* Die Kranken sind immer wieder geneigt, einzuschlafen, mit energischer Ansprache, aber erweckbar. Sie blicken dann mit mü-

den Augen. Antworten auf einfache Fragen kommen verlangsamt, sie können richtig sein oder auch unpräzise und falsch.

■ *Sopor, schwere Bewußtseinsminderung,* ein Zustand wie im Tiefschlaf. Nur starke Reize wie Rütteln und Schmerzreize werden durch Abwehrbewegungen oder lallende Sprachen beantwortet. Unabhängig von Weckversuchen können sich die Kranken unruhig herumwälzen und auch gellende Schreie ausstoßen.

■ *Koma, Bewußtlosigkeit und Reaktionslosigkeit.* Alle Reflexe sind erloschen, somit auch der Schluck- und Lidschlußreflex. Die Pupillen sind fast immer weit, Ausnahme: Vergiftung durch Morphinderivate und E 605. Die Atemfolge ist häufig abnorm. In der Pflege muß man bedenken, daß die Bewußtseinslage schwankt. Daraus folgt

– einerseits, daß ein Pflegender im Zimmer nie über den schlechten Zustand des Kranken sprechen soll,

– andererseits, daß ein Pflegender auch mit einem Bewußtlosen redet, alle Maßnahmen ankündigt und erläutert.

Zur näheren Bewertung und Dokumentation hat sich die *Glasgow-Coma-Scale* bewährt (Tab. 23).

51.2 Kurzdauernde Bewußtlosigkeit

■ Bei einer kurzen Bewußtseinsstörung geht es um Sekunden oder einige Minuten. Hier sind nach ihrer Ursache sehr unterschiedliche Krankheitsbilder anzuführen: zerebrale Krampfanfälle, Kreislaufinsuffizienz, Wirkung eines Schädeltraumas.

■ Bei **einzeln auftretenden Hirnkrämpfen, Gelegenheitskrämpfen** zeigen die Kinder meist das *Bild des großen Anfalles:* Bewußtlosigkeit, Streckkrampf, Zuckungen. Solche Anfälle werden beobachtet

nach schwerer Geburt (Hirnblutung, schwerze Azidose),

bei Hypokalzämie, Tetanie, Spasmophilie: D-Mangel-Rachitis, tubuläre Nierenkrankheiten, Hypoparathyreoidismus, exzessive Hyperventilation,

Tabelle **23** **Bewertung des Bewußtseinszustandes – Glasgow-coma-Scale**

Jugendliche und Kinder > 24 Monate	Punkte	Kinder < 24 Monate
■ *motorische Antwort*		■ *motorische Antwort*
befolgt motorische Aufforderung prompt	6	normale Spontanmotorik
lokalisiert Schmerzen	5	Abwehr bei Berührung
gezielte Abwehr eines Schmerzreizes	4	
ungezielte regionale Bewegung auf Schmerz	3	Beugereaktion
Beugung aller vier Extremitäten auf Schmerzreiz	2	
keine Antwort auf Schmerzreiz	1	keine Reaktion
■ *verbale Antwort*		■ *nonverbale Äußerungen*
voll orientiert: verbal, räumlich, zeitlich	5	fixiert, verfolgt, erkennt, lacht, schreit heftig
verwirrt, spricht unzusammenhängend, desorientiert	4	erkennt nicht sicher, leicht irritierbar, dann schreien
Wortsalat, verwaschene Sprache	3	nur zeitweise erweckbar, ißt und trinkt nicht, klägliches Schreien
unverständliche Laute	2	motorisch unruhig, nicht erweckbar
keine verbalen Äußerungen	1	Koma, kein Kontakt zur Umwelt, keine Reizbeantwortung

Augenöffnen: spontan = 4, auf Anruf = 3, auf Schmerzreiz = 2, kein Öffnen auf Schmerzreiz = 1

bei Hypomagnesiämie,
 bei schwerer *Hypoglykämie* aus verschiedenen Ursachen (hypoglykämischer Schock),
 bei *Infektionskrankheiten mit hohem Fieber* (Fieberkrampf),
 bei einigen *Vergiftungen,*
 gelegentlich bei *Glomerulonephritis* (Pseudurämie),
 bei *Hirntumoren, Schädel-Hirn-Trauma, zerebralen Thrombosen oder Embolien, Sonnenstich.*
 ■ Wiederholte Krampfanfälle gehören zum Formenkreis der **Epilepsie.** Das Erscheinungsbild ist sehr unterschiedlich, gemeinsam ist die Bewußtseinspause während des Anfalls:

Grand mal, großer Anfall,
 komplexe Anfälle mit Dämmerattacken, in denen die Kinder nicht richtig ansprechbar sind und eventuell unverständlichen Handlungsimpulsen folgen; motorische Krampferscheinungen können nur gering sein oder fehlen,
 myoklonisch-astatische Anfälle mit ihrer besonderen Gefährlichkeit, weil die Kinder mit Vehemenz hinstürzen und sich dabei schwer verletzen können,
 Absencen, Pyknolepsie. Diskrete Bewußtseinspausen von 5–10 Sek. Dauer in Serie („Abwesenheit"), während der die Kinder ein schlaffes Gesicht zeigen und dabei der Kopf etwas nach vorn fällt (Abb. 208).

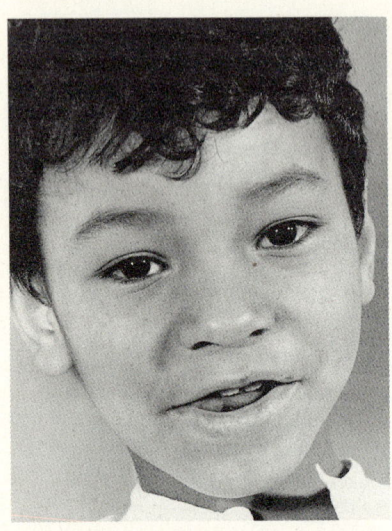

a

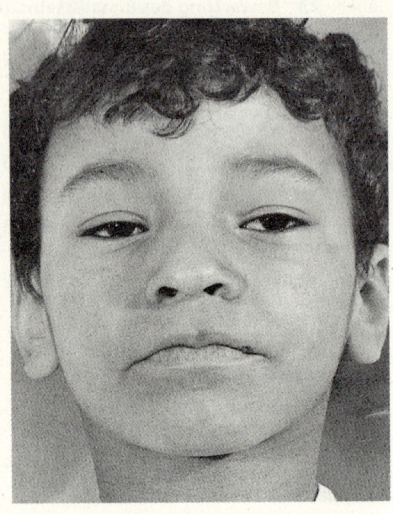

b

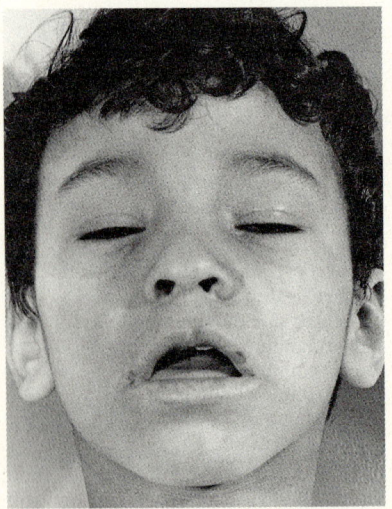

c

Abb. **208** Absence. Klares Bewußtsein (a), dann plötzlicher Bewußtseinsverlust nach 10 Sekunden Dauer ohne Aura (b), leichtes Kippen des Kopfes nach hinten (c).

Nähere Beschreibung des Anfallsbildes und Ursachen der Epilepsie siehe Abschnitt 27.9.

Weitere Anfälle zeigen ein für sie charakteristisches Bild:

■ **Respiratorischer Affektkrampf.** Ein Kleinkind gerät z. B. nach Verweigerung eines Wunsches in Trotz und Zorn, hält die Luft an oder schreit heftig, bekommt dabei ein rotes bis blaues Gesicht und stürzt eventuell hin. Einige Muskelzuckungen sind möglich.

■ **Kreislaufbedingte, synkopale Anfälle** infolge kurzzeitiger zerebraler Minderdurchblutung, so daß die Kinder schlaff, ohnmächtig hinsinken. Eventuell vorher noch Schwindel und Schwarzwerden vor den Augen. Ursachen siehe Abschnitt 24.6.

■ **Pavor nocturnus,** nächtliches Aufschrecken der Kinder, wurde schon unter Angst und bei neurotischen Verhaltensauffälligkeiten (Abschnitt 38, S. 334) näher behandelt. Da die Kinder, wenn sie aus dem Bett aufgenommen werden, nicht voll bei Bewußtsein erscheinen, ist dieses Krankheitsbild auch hier zu nennen.

51.3 Längerdauernde Bewußtlosigkeit

■ Stunden, Tage, Wochen oder noch länger kann die Bewußtlosigkeit in diesem Zusammenhang anhalten. Die Einordnung sowohl unter dem Begriff Schock wie auch Koma führt zu einigen Überschneidungen, die man aus praktischen Gründen hinnehmen sollte.

■ Der **Schock** führt akut zur Verminderung der zirkulierenden Blutmenge, insbesondere im Gehirn und in den Nieren; Einzelheiten zur Pathophysiologie und zum klinischen Bild in Abschnitt 24.6:

Hämorrhagischer und hypovolumänischer Schock bei äußerer und innerer Blutung;

Traumatischer Schock mit verschiedenen Angriffspunkten: Blutverlust, Blutplasmaverlust, direkte Schädigung der Regulationszentren im Gehirn;

Hypovolämischer Schock bei Wasser-, Elektrolyt- und Blutplasmaverlust;

Hypovolumänischer Schock durch Änderung der intravasalen Blutverteilung, vasovagaler Schock z. B. bei schwerem peritonealem Schmerz;

Infektiös-toxischer Schock durch Erregertoxine bei Infektion (Abb. 209);

Toxischer Schock bei exogener und endogener Vergiftung;

Kardiogener Schock bei akuter schwerer Herz-Kreislauf-Insuffizienz;

Anaphylaktisch-allergischer Schock bei Substanzzufuhr, gegen die Überempfindlichkeit besteht;

Endokriner Schock in hormoneller Krise: Hypoglykämie durch Insulin, Thyreotoxikose.

■ Das **Koma bei Stoffwechselstörungen** ist weniger eine Kreislaufinsuffizienz als eine direkte toxische Hirnschädigung:

dyspeptisches Koma durch Balancestörung der Elektrolyte und im Säuren-Basen-Haushalt,

Koma bei Pylorusstenose aus den gleichen Gründen,

urämisches Koma infolge Nierenversagen,

diabetisches Koma und azetonämisches Koma durch Azidose,

hepatisches Koma bei schwerer Leberinsuffizienz.

■ Weitere Koma-Ursachen liegen in starker *Überfunktion der Schilddrüse,* schwerem *Kaliummangel,* in *Salzverlustkrisen* beim adrenogenitalen Syndrom und in schwerer *Nebennierensinsuffizienz* (Addison-Krise).

■ Schließlich ist noch auf die **primären Hirnstörungen** hinzuweisen, also auf Ursachen, die direkt am Gehirn ansetzen und zur Bewußtlosigkeit führen:

Vergiftungen (Sedativa, Atropin, Bilsenkraut, Tollkirsche u. a.),

Sucht- und Rauschgifte (Alkohol, Opiate, Heroin, organische Lösungsmittel),

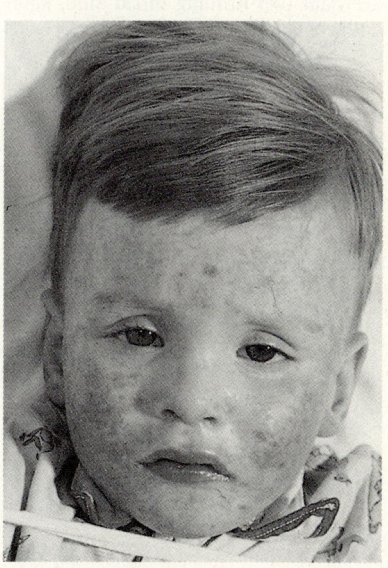

Abb. **209** Toxische Masern. Bewußtlosigkeit.

hoch- und überdosierte Sedativa, insbesondere Antiepileptika,
Elektrounfall,
Hitzschlag, Sonnenstich (Insolation),
Encephalitis und Meningoencephalitis mit verschiedenen Erregern, auch Encephaloenteritis und Encephalomyocarditis,
Keuchhusten-Enzephalopathie,
Hirntumoren, die das Symptom der Bewußtseinsstörung je nach ihrer besonderen Lokalisation oder durch die allgemeine Druckerhöhung im Schädelinnern erzielen,
akutes Schädel-Hirn-Trauma (Commotio, Contusio, Compressio cerebri),
Apathiesyndrom nach ZNS-Bestrahlung bei akuter Leukämie.

Hier ist noch auf die **Enthirnungsstarre** hinzuweisen: Eventuell jahrelang anhaltender Zustand schwerster Hirnschädigung. Die Kinder liegen in Streckstellung ohne jede differenzierte Reaktion zur Umgebung (Dezerebration). Solange Kreislauf und Atmung intakt sind, kann das Leben währen.

51.4 Auffällige Änderung der Bewußtseinsinhalte

■ Ein Kind oder ein Jugendlicher zeigen Erscheinungen, die weder aus der aktuellen Lebenssituation verständlich, noch in einem Einfühlen zugänglich sind. Die **merkwürdigen Handlungsabläufe** sind dabei in ihrer Motorik „stimmig", das heißt sie laufen für sich gesehen wie normal ab; aber sie sind „unsinnig". Die **Sprache** wird in normaler Weise klar artikuliert, aber der Inhalt ist „unsinnig". An folgendes ist im einzelnen zu denken:

Phantasieren bei hohem Fieber,
nächtliches angsterfülltes Aufschrecken (Pavor nocturnus),
abnorme Handlungen im Rahmen einer psychomotorischen Epilepsie, wenn Kinder weglaufen, unbegründet in Wut geraten, innere Zwiesprache haben u. a.,
merkwürdige geistige Abwesenheit, so bei Absencen; diese Zustände werden z. B. in der Schule zunächst als Unaufmerksamkeit verkannt,
zeitweilig absonderliches Verhalten bei autistischen Kindern oder bei mancher Hirnstörung wie bei Leukoencephalitis,
Halluzinationen bei Schizophrenie,
Vergröberungssehen oder andere Gestaltverkennung als Nebenwirkung von Medikamenten (Hypnotika, Tranquilizer, einige Analgetika),
uneinfühlbare Stimmungsänderung, übertriebene Lebhaftigkeit oder Depressivität oder Angst (Horror-Trip) durch Drogenabusus oder „Schnüffeln",
Depersonalisationserlebnisse (ein Kranker sieht sich außerhalb des eigenen Körpers) bei schwerer Hirnschädigung in Agonie oder im Drogenrausch.

52 Schwachsinn und Pseudodebilität

■ Man muß sich davor hüten, an einem Gesicht auf den ersten Blick den Schwachsinn ablesen zu wollen. Es gibt dafür keine untrüglichen äußeren Zeichen, sondern nur einige **Zeichen, die nicht selten mit Schwachsinn verknüpft** und deshalb bedeutsam sind. Viele dieser Besonderheiten haben nur das überzufällige Zusammentreffen mit Schwachsinn gemeinsam und können für sich bei geistig völlig gesunden Kindern und Jugendlichen vorkommen:

■ *Habitusänderungen:* zu kleiner oder zu großer Kopf,

■ *auffällige Körperhaltung und Bewegung,* die dem normalen Leben nicht angepaßt erscheint: auffällige Bewegungsarmut, gleichförmige unsinnige Bewegungen (Stereotypien), Ataxie, bizarre und/oder überschießende Bewegungsführung, turbulentes Verhalten,

■ *physiognomische und mimische Merkmale,* irreführende Ausdruckserscheinungen *(Pseudoausdruck)* wie bei mangelnder Aufmerksamkeit und eingeschränkter Zuwendung, so glattes, mimisch leeres Gesicht und träumerisch in die Ferne gerichteter müder Blick oder wildes Grimassieren und Schreien, ständig offener Mund bei Behinderung der Nasenatmung und große, abstehende Ohren, Lähmung oder hochgradige Schwäche der mimischen Muskeln oder – als Gegenteil – überschießende mimische Motorik (Hyperkinesie), ferner Schielstellung der Augen, vor allem Einwärtsschielen,

■ *spezielle Veränderungen im Gesichtsbau:* Trisomie 21 (Mongolismus), Myxödem, Pfaundler-Hurler-Krankheit, Hämangiom bei Sturge-Weber-Krankheit, Augen- oder Ohrenfehlbildungen, Narben nach Schädel-Hirn-Trauma,

■ *Stimm- und Sprachstörungen* wie Stottern, Dysarthrie und Poltern,

■ *schlechte Ansprechbarkeit bei Interessenarmut oder penetrante, distanzlose Aufdringlichkeit,*

■ *mitmenschliche Kontaktstörungen,* die Zuwendungsmangel im Gefolge haben: Schwierigkeiten aus schweren Seh- und Hörstörungen, große Ängstlichkeit und Schüchternheit („Angst macht dumm"), schwere Depression aus verschiedenen Ursachen, abweisende neurotische Haltung bei häufig enttäuschten und resignierenden Kindern, Autismus.

Für die **Diagnose Schwachsinn** bedarf es also einer mehrschichtigen und sorgfältigen Betrachtung der Leistungen des Kranken, insbesondere der Ausdruckserscheinungen und der situationsgerechten Verhaltensweisen, der Sprache, der spielerischen und schulischen Leistungen und der Ergebnisse geistiger Leistungstests. Nicht wenige Kinder zeigen sich vor allem am Anfang eines Klinikaufenthaltes oder in der ärztlichen Sprechstunde nicht von ihrer besten Seite, sondern langweilig, ausdrucksarm, sie geben zu Fehlbeurteilungen deshalb Anlaß.

■ Einteilung der **Schwachsinnsgrade und Ursachen** Abschnitt 27.8.

53 Veränderungen der Stimme, Sprachstörungen

■ **Schreien eines Säuglings** ist *Unmut- und Schmerzäußerung.* Siehe Abschnitt 48.

■ **Leise Stimme** ist charakteristisch
für das *schwerkranke Kind* mit seinem eingeschränkten Leistungsvermögen,
insbesondere für das *an Atemnot leidende Kind,*
ferner für *Schmerzkrankheit,*
Ängstlichkeit und Schüchternheit.
Bei Atemnot kommen die Worte gedrängt, wie gepreßt, solange die Luft reicht, in kurzen, abgehackten Sätzen oder in einzelnen Worten.

■ **Heiserkeit.** Eine belegte, rauhe, tiefe, eventuell sogar klanglose Stimme weist hin
auf Infekte der Kehlkopfschleimhaut
– vor allem Krupp-Syndrom, Laryngitis, und *auf andere Veränderungen an den Stimmbändern,*
– Ödem aus verschiedener Ursache, auch lokale Reizung nach Intubation oder durch Reizgase,
– Austrocknung bei Mundatmung oder anhaltendem Schreien,
– schwere Hyothyreose (Myxödem),
– Stimmbandtumoren oder Lähmung der Stimmbänder (Rekurrenslähmung).

■ **Psychogene Aphonie** besagt, daß Kinder plötzlich eine klanglose Stimme haben („die Stimme bleibt weg"). Auf die psychische Ursache ist dann klar zu schließen, wenn zwar die Stimme aphonisch, der Husten aber klangvoll ist.

■ **Verzögerte Sprachentwicklung** hat viele Ursachen:
Hörschädigung,
Hirnschädigung, z. B. im Zusammenhang mit Schwachsinn,
psychische Ursachen, so Sprechhemmung aus unglücklicher sozialer Stellung, Schüchternheit oder Mutismus, ferner bei Fehlen eines förderlichen Sprachvorbildes.

■ **Länger dauernde Sprachstörungen** im engeren Sinne sind Schwierigkeiten der Artikulation, der Aussprache der einzelnen Worte oder der Wortfolge.

■ *Stammeln, Dyslalie:* Bestimmte Laute oder Lautgruppen können nicht richtig gebildet werden. Zunächst ist dies eine physiologische Durchgangsphase im Spracherwerb des Kleinkinder. Zum Beispiel: Lispeln („Anstoßen mit der Zunge"), Störung der Zischlaute „s", „sch", „z", „x". Andere Schwierigkeiten bestehen mit „l", „r" und „g".

■ *Näseln, Rhinolalie* („durch die Nase sprechen"): Vor allem „m", „n" und „ng" klingen bei einer Verengung der Nase „verstopft" (geschlossenes Näseln).

■ *Stottern:* Diese Störung im sprachlichen Ablauf (eine Koordinationsstörung) erstreckt sich von leichter Hemmung im Sprechbeginn bis zur völligen Unfähigkeit, sich sprachlich verständig zu machen. Bei intensivem Ausmaß sind auch heftige Mitbewegungen der Arme und der mimischen Muskulatur zu beobachten. Ursachen: Entwicklungsstottern im Kleinkindalter, neurotisches Stottern bei Sprechangst.

■ *Poltern:* Im Gegensatz zum Stottern kommt der Redefluß überstürzt, so daß Wortteile verstümmelt werden. Ursache: Störung der Atmungskoordination, dadurch Preßsprache.

■ *Dysarthrie bei Hyperkinesie:* Die überschießende Bewegungsführung behindert auch die Sprache, vor allem bei der Athetose. Wie die Mimik durch die übersteigerte und verspannte Bewegung verändert ist, wird das Sprechen erschwert, vor allem bei Erregung. Die Worte kommen eigenartig gepreßt heraus. Bei geduldigem Zuhören ist häufig an der differenzierten Wortwahl erkennbar, daß die intellektuelle Schädigung geringer ist, als der Aspekt vermuten läßt.

■ *Echolalie:* gewohnheitsmäßiges Wiederholen von Nachsilben oder einzelnen Worten.

■ **Eine akute Sprachstörung** weist immer auf eine zerebrale Ursache. Es sind Schwierigkeiten mit der Artikulation und der präzisen Wortfindung. Die Sprache ist unscharf, verwaschen, die Wortwahl oft falsch und der Gedankengang absonderlich, weit hergeholt oder unlogisch („wirres Reden"). Ursachen sind:

exogene Intoxikation durch Alkohol, Sedativa, Psychopharmaka, Suchtmittel (auch im Entzug!),

Hirnentzündung, Hirnblutung, Kreislaufschock,

Hypoglykämie aus verschiedener Ursache, am häufigsten bei Insulin-Überdosis, *psychomotorischer Anfall.*

■ **Stummheit** bedeutet Fehlen einer kommunikativen Sprache. Am wichtigsten ist zunächst, eine *Hörstörung* auszuschließen. Die Überlegungen gehen auch zum *Mutismus,* zum psychisch bedingten freiwilligen Schweigen mancher Kinder, als neurotische Reaktion jedermann oder einzelnen Personen gegenüber.

54 Husten und Niesen

■ Husten und Niesen sind Schutzreflexe, die den Luftweg freihalten sollen.

Die Auslösung von Husten kann von sehr verschiedenen anatomischen Arealen aus geschehen.

■ **Pharyngealer Husten.** Reizauslösung im Rachen *durch Schleim, Fremdkörper oder Trockenheit* im Bereich von Kehlkopfeingang und Rachenwand.

■ **Feuchter Husten.** Er fördert den Bronchialschleim nach oben. So bei *Bronchitis.* Bei Neugeborenen wird plötzlich Husten ausgelöst, falls über eine *Ösophagotrachealfistel* Schleim oder Nahrung in den Luftweg gelangt.

■ **Trockener Husten** ist mehr ein Reizhusten bei Trockenheit der Schleimhäute des Kehlkopfs und der Bronchien. So

bei Bronchitis und Laryngitis,

durch inhalierte Fremdkörper (Rauch und andere Reizgase, Staub oder größere Gebilde),

bei Erregung und der damit verbundenen Steigerung der Atemtätigkeit.

Ähnlich wird er beobachtet als Reizhusten *bei Rippenfellentzündung,*

bei Untersuchung des äußeren Gehörgangs mit einen Ohrtrichter (Vagusreflex) oder

beim Übergang aus einem kalten Luftraum in einen warmen.

■ **Unterdrückter Husten** ist verdächtig auf Luftnot oder Schmerzempfindung, die der Kranke während einer Hustenattacke empfindet. Dadurch schwächt er entweder den Hustenstoß ab (Schmerz) oder er verkürzt die Hustenserie, um wieder einmal dazwischen atmen zu können. In jedem Fall ist dies ein quälender Husten. So

bei trockener Rippenfellentzündung und Pneumonie,

bei Rippenfrakturen, Entzündungen im Oberbauch und schweren Kopfschmerzen.

■ **Krupphusten** ist ein besonders heftiger, bellender und harter Husten, der durch einen Reiz der Kehlkopfschleimhaut insbesondere bei Kleinkindern hervorgerufen wird. Ursachen sind

Laryngitis und Tracheitis durch Virusinfekte,

Diphtherie,

Inhalation von reizenden Gasen, auch von Fremdkörpern.

■ **Krampfhusten** ist ein Zwangshusten, der akut durch ein sehr zähes, schlecht bewegliches Sekret ausgelöst ist. Heftige, kurze Hustenstöße hintereinander (Stakkatohusten). Rot- bis Blaufärbung des Gesichts. Die erhebliche Atemnot, die in dieser Attacke entsteht, führt dazu, daß die Hustenserie kurz für einen tiefen, juchzenden Atemzug unterbrochen wird, bis sie wieder weitergeht. Ursachen:

Keuchhusten (Abb. 85 auf Farbtafel II),

Mukoviszidose,

sehr schwere eitrige Bronchitis, Bronchiektasie.

■ Ein **psychogener Husten, Hustentic,** hat keine organische Begründung (mehr). Er überdauert bei sehr sensiblen Kindern eine längere Bronchitis oder Pertussis, wobei wegen der Schleimproduktion zunächst Husten gut begründet war. Als neurotischer Husten ist er Zwangshusten und willentlich nicht unterdrückbar, höchstens durch Ablenkung auszusetzen.

■ **Niesen** ist sozusagen ein Husten durch die Nase. Der abrupte Luftstrom wird bei gesenktem Gaumensegel durch die Nase geleitet. Es wird ausgelöst

durch akute Rhinitis aus infektiöser oder allergischer Ursache und dadurch gegebener Schleimhautreizung,

durch Fremdkörperreiz an der Nasenschleimhaut,

bei Säuglingen mit Keuchhusten auch als Äquivalent des typischen Hustenanfalls (Niesanfall).

55 Stridor, Nebengeräusche bei der Atmung

■ Stridor ist ein *rauhes oder pfeifendes Nebengeräusch der Atmung,* das an Engstellen durch den beschleunigten Luftstrom entsteht. Es kann während der Inspiration oder der Exspiration oder in beiden Atemphasen hörbar sein. Als **Faustregel** gilt:

Inspiratorischer Stridor geht auf Erkrankungen im Bereich oder oberhalb der Stimmritze (Glottis) zurück,

eine Kombination von inspiratorischem und exspiratorischem Stridor auf Erkrankungen der Glottis und der Trachea und

ein vorwiegend *exspiratorischer Stridor* auf tiefer gelegene Ursachen unterhalb der Bifurkation der Bronchien.

■ **Inspiratorischer Stridor** spricht für

behinderte Nasenatmung: Rhinitis, Verlegung der Lichtung durch Fremdkörper oder Tumoren,

Enge im Rachenraum vor dem Kehlkopfeingang: Schleim bei bewußtlosen Kindern oder bei Schlucklähmung oder bei einem Retropharyngealabszeß,

Enge im Kehlkopfbereich: Krupp-Syndrom, phlegmonös-eitrige Epiglottitis, Stimmritzenkrampf (Laryngospasmus) bei Rachitis.

■ **Kombination des inspiratorischen mit exspiratorischem Stridor** sieht man bei

schwerer Laryngotracheobronchitis,

schwerer Struma mit Kompression der Luftröhre,

Fehlbildung der Aorta und anderer großer Blutgefäße, die die Luftröhre unter Druck einengen.

■ Beim **exspiratorischen Stridor** ist die Einatmung gut möglich, die Ausatmung so sehr erschwert, daß der Kranke unter Druck aktiv ausatmen muß. So bei

obstruktiver spastischer Bronchitis,

Asthma bronchiale,

Fremdkörperaspiration in die Bronchien,

Bronchienkompression durch Tumoren im Lungenhilusbereich.

56 Schluckauf, Singultus

▪ Schluckauf ergibt sich durch abrupte Zwerchfellkontraktion, wodurch ein scharfer Luftstrom entsteht und gleichzeitig ein nur kurze Zeit anhaltender Stimmbandschluß. So kommt das bekannte Geräusch zustande.

▪ **Förderliche Bedingungen** und damit **Ursachen** sind:

reichliche Magenfüllung, vor allem bei einem Säugling, der zudem schlecht aufstoßen kann,

kohlensäurehaltige Getränke, die hastig und zudem kalt getrunken sind.

▪ Die **Auslösung** geschieht aber auch

zentral im Gehirn durch Enzephalitis, Hirnblutung, Hypoglykämie oder Intoxikationen,

oder *peripher am Zwerchfellnerven,* z. B. bei Tumoren im mittleren Thoraxbereich (Mediastinum), bei Peritonitis, Ileus, nach Bauchoperationen.

57 Auffällige Haltung und Bewegung

57.1 Auffällige Lage und Haltung des Körpers

■ **Kinder,** die trotz aller Bewegungsmöglichkeit **lieber liegen,** müssen als *schwerkrank und geschwächt* angesehen werden. Zeigen sie nun Erregungszustände und Unruhe, kann dies mit einschießenden Schmerzen, mit Atemnot, Hunger und Durst zusammenhängen. Sind es *bewußtlose oder im Bewußtsein eingeschränkte Kinder,* kann ihre Bewegtheit mit Krampfanfällen oder mit anderen zerebralen Erregungsbedingungen zusammenhängen, z. B. bei Enzephalitis. Bei anderen Kindern ist die ruhige und konstant gehaltene Lage eine *Schonstellung zur Vermeidung von Schmerzen,* so bei Frakturen, Osteomyelitis, Entzündungen im Bauchraum u. a.

■ Eine **auffällige Haltung der Beine** läßt Rückschlüsse zu auf

Gelenkentzündungen, Frakturen, Luxationen, Kontrakturen,

das *„Scherenphänomen", das ist Schrägstellung und Überkreuzung der Beine, auf infantile Zerebralparese vom spastischen Typ.*

Bei älteren Säuglingen macht Auswärtsdrehung der Beine, Bewegungsarmut und niedrige Schmerzschwelle *Verdacht auf Skorbut (Moeller-Barlow-Krankheit).*

■ **Allgemeine Starre des ganzen Körpers** sieht man

bei der *spastischen Form der infantilen Zerebralparese,*

bei *Enthirnungsstarre (Dezerebration)* oder *beim apallischen Syndrom,*

bei *Tetanus* während der Tetanusstöße.

■ **Opisthotonushaltung,** Nackensteife und Rückwärtsneigung des Kopfes in den Nacken, entsteht bei erhöhter Kontraktion der Nackenmuskeln. Viele Kinder liegen dann lieber in Seitenlage unter Anziehen der Beine. So

bei Krankheiten mit erhöhtem Liquordruck: Meningitis, Enzephalitis, Hydrozephalus, manchmal bei Hirnödem und Hirntumor, nicht selten bei Sonnenstich. Oft dabei Erbrechen, Kopfschmerz, eventuell langsamer Puls,

bei einer Lymphknotenschwellung tiefgelegener Halslymphknoten, falls deren Lage zu einer Reizung der hinteren tiefen Halsmuskel-Nerven führt.

■ **Torsiondystonie** ist eine eigenartige Zwangsbewegung, wobei Rumpf und Hals in einer zähen Drehbewegung offenbar schmerzhaft festgefahren wirken. Auch die Gesichtsmuskulatur ist dann eigenartig verkrampft, der Mund etwas vorgestülpt geformt, die Augen sind nach oben gedreht. Die Finger sind unter leichter Spreizung und Beugung verspannt. So als extrapyramidal-motorisches Syndrom

bei *Enzephalitis,*

häufiger als *Nebenwirkung einiger Medikamente (Neuroleptika).*

■ **Hyperventilationstetanie.** Manche psychisch labile Kinder geraten bei psychischer Erregung in eine zwangshaft intensive Atmung (Hyperventilation) mit der Wirkung von Alkalose und Verminderung des ionisierten Kalziums im Blut. Sie fallen zusätzlich durch ihre verspannte Hand- und Fingerstellung auf („Pfötchenstellung", Abb. 210).

■ **Schiefhals, Tortikollis,** ist eine Verspannungshaltung des Halses mit Schiefstand des Kopfes, aus verschiedenen Gründen:

Muskuläre Ursachen: bei Neugeborenen Hämatom im Sternokleidomastoideus-Muskel, bei älteren Kindern einseitig betonte Lymphadenitis (Abb. 211), Entzündungen der vorderen tiefen Halsmuskulatur, Fehlbildung (Kürzung) des M. sternocleidomastoideus.

Störung der Nervenversorgung: einseitige schlaffe Lähmung des Sterneokleidomastoideus bei Poliomyelitis, Diphtherie oder Schädigung der Nervenwurzeln durch Trauma oder Tumor.

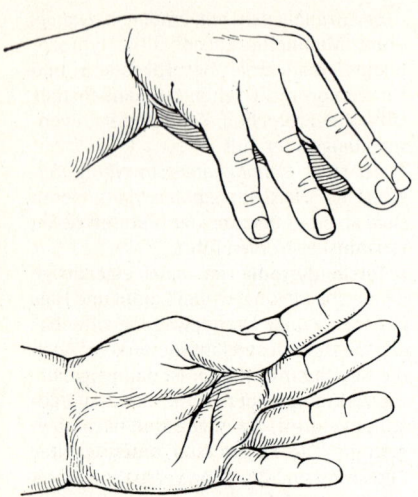

Abb. **210** „Pfötchenstellung" der Finger bei Hyperventilationstetanie.

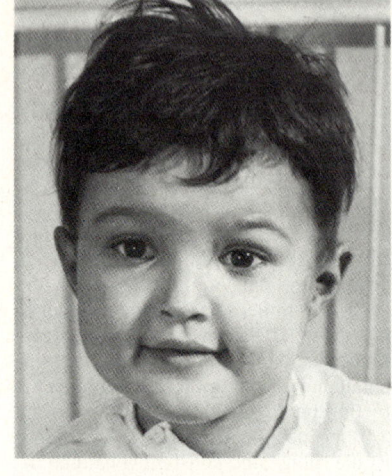

Abb. **211** Muskulärer Schiefhals durch Lymphknotenschwellung im oberen Drittel des linken M. sternocleidomastoideus.

Knöcherne Ursachen: Fehlbildung, Entzündung, Fraktur oder Luxation von Halswirbeln.

Einseitige Störung des Gleichgewichtsorgans: bei Labyrinthitis als Komplikation einer Otitis media oder durch Blutung ins Innenohr.

Okulärer Schiefhals: bei Lähmung der äußeren Augenmuskeln, wobei die Kinder die dadurch entstandene Sehstörung durch entsprechende Kopfstellung auszugleichen versuchen.

■ **Hockerstellung** bevorzugen Kinder mit bestimmten Herzfehlern. Als Hinweis auf diese Erkrankung zeigen sie ständig erhebliche Zyanose und Neigung zur Dyspnoe bei jeder Anstrengung. Als Schonstellung gehen sie mitunter in die Hocke.

■ **Schmerzbedingte Körperhaltungen** siehe in Abschnitt 48.

57.2   Auffällige Bewegungsformen

■ *Die Ursachen für Gehstörungen* kann man manchmal schon an der gesamten Haltung, an einer gewissen Unbeholfenheit, mitunter auch an ungewöhnlichen Geräuschen ablesen (z. B. plumpsendes Aufsetzen des Fußes, schleifendes Geräusch bei Hemiparese).

■ **Schmerzhafter Gang** zwingt die Kinder zu einem vorsichtigen Aufsetzen der Füße, zu einer eigenartig versteiften Haltung, zum Hinken:

Bei *Schmerzen im Hals- und Kopfbereich* ist das Gehen besonders vorsichtig, um Erschütterungen zu vermeiden; die Kinder bücken sich nicht gern.

Bei *Schmerzen in den Armen* unterbleiben die typischen Mitbewegungen beim Gehen.

Schmerzen im Hüftbereich oder im Knie oder in den Sprunggelenken führen zu Hinken und zu einer bevorzugten Belastung der gesunden Seite.

■ Ursachen des **Hinkens:**

Schmerzhinken bei entzündlichen oder rheumatischen Gelenkerkrankungen oder bei Osteomyelitis, bei Frakturen, Luxationen, Dystorsionen, Epiphysenlösung, bei schmerzhaften Weichteil- oder Leistenerkrankungen (Entzündung, Verletzungswunden oder -hämatome, Hernie), selten bei aseptischer Knochennekrose und Knochentumor.

Lähmungshinken bei akuter Poliomyelitis, spastischer Hemiplegie, bei Defektheilung nach Poliomyelitis oder ausgedehnter Muskelverletzung.

Verkürzungshinken bei Beckenschiefstand (einseitige Hüftluxation, Perthes-Krankheit) oder Beinverkürzung (einseitige Epiphysenwachstumsstörung, schon länger dauernde Muskellähmung mit Knochenwachstumsstörung).

■ **„Scherengang"** entsteht bei spastisch erhöhtem Muskeltonus der Beine. In der Vorwärtsbewegung wird das eine Bein durch Überwiegen der Adduktionskräfte am gegenseitigen Knie vorbei über die Mittelebene hinausgeführt. Daneben Neigung zum Spitzfuß (Abb. 139).

■ **Dyskinesie** nennt man eine unangepaßte, überschießende Bewegungsführung infolge einer extrapyramidalen Störung:

Choreatiforme Bewegungsstörung, schleudernd ausfahrende Bewegungen der Extremitäten, abrupte Kopfbewegungen, so daß manchmal das Gleichgewicht gefährdet erscheint. So bei Chorea minor, infantiler Zerebralparese, bei Stammhirntumoren und einigen degenerativen Hirnerkrankungen.

Athetoide Bewegungsstörung, langsame, durch Widerstand wie gebremst wirkende Bewegungen, überzogene Drehbewegungen und Verkrampfung der Hände und Arme, vergröbert grimmassierende Mimik schon im Ausdruck normaler Affekte (Abb. 212). So bei Athetose verschiedener Ursache, z. B. bei infantiler Zerebralparese.

■ **Tremor,** unsichere zitternde Bewegung und Bewegungsführung, kann schon in Ruhe (Ruhetremor) oder im Versuch einer

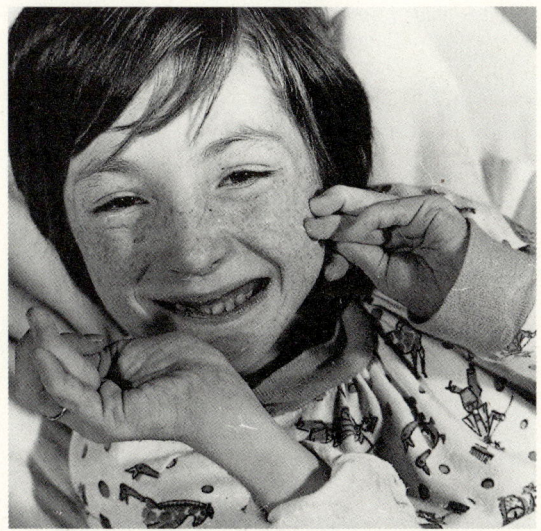

Abb. **212** Hyperkinesie, Athetose nach Kernikterus. Übersteigerte Mimik, verkrampfte überdrehte Handbewegung.

gezielten Bewegung (Intentionstremor) beobachtet werden. So bei Frieren, Ermüdung, Hunger (bei Säuglingen), Aufregung, Streß, Angst, bei akuten Erkrankungen des Nervensystems, bei Defektheilung nach Enzephalitis, bei exogenen Vergiftungen, auch bei Alkohol- und Heroinabusus und als Nebenwirkung einiger neural angreifender Medikamente.

■ **Tic** nennt man blitzartig ablaufende unwillkürliche Muskelzuckungen im immer selben Muskelgebiet, vor allem im Gesicht und Schulter-Oberarm-Bereich zu beobachten. Diese lassen sich willentlich nicht unterdrücken, ja sie verstärken sich, falls man darauf aufmerksam macht.

Tics der mimischen Muskulatur zeigen sich im Hochziehen der Augenbrauen, Zucken einer Gesichtshälfte, Augenblinzeln, Nasehochziehen,

Tics der Halsmuskeln in Schulterzucken, Kopfschütteln, Wegschleudern von vermeintlich in die Stirn hängenden Haaren.

Akustisch wahrnehmbare Tics: Räuspern, Schniefen, Husten, Bellen, Pfeifen, Hervorstoßen von unartikulierten Lauten oder unpassenden Worten.

Ursachen der neurotischen Basis und Hilfsursachen in Abschnitt 39.

■ **Zerebrale Krampfanfälle** müssen besonders sorgfältig beobachtet und beschrieben werden, um sie richtig einordnen zu können (Tab. 19, S. 280). Im einzelnen:

großer Anfall, Grand Mal. Nach einer möglichen Aura (Gefühls- oder Sinnesempfindung) folgt schlagartig ein bewußtloses Hinstürzen, Streckkrampf, Zuckungen an den Extremitäten und im Gesicht, dann Entspannung und Nachschlaf.

BNS-Krämpfe bei Kleinkindern: Meist in Serien verlaufende Zuckungen, die wie ein Blitz durch den Körper gehen (Blitzkrampf), zu einer Vorwärtsbewegung des Körpers mit ausgebreiteten Armen führen (Salaam-Krampf, Propulsiv-Petit-Mal) oder nur zu einer abrupten Kopfbewegung (Nick-Anfall).

Myoklonisch-astatische Anfälle, kraftvoller Sturz nach vorn mit Verletzungsgefahr.

Motorische Erscheinungen können mitunter auch bei der *Epilepsie mit komplexen Partialausfällen* (früher *psychomotorische Epilepsie* genannt) oder bei *Absencen* beobachtet werden: Zuckungen im Gesicht, Schmatzbewegungen, Kopf- und sinnlos erscheinende Handbewegungen.

58 Schlafstörungen

■ Zuerst ist zu bedenken, daß Kinder vom Alter abhängig ein sehr *unterschiedliches Schlafbedürfnis* haben. Bei Säuglingen ist die Schlafzeit über Tag und Nacht weit verteilt, sie setzt sich aus vielen relativ kurzen Strecken zusammen (16 – 18 Std.). *Kleinkinder* pflegen mittags noch gern zu schlafen. Zum normalen Schlaf gehören *Träume, vorübergehendes Aufwachen, gelegentliche Zuckungen oder mimische Bewegungen.* REM-Phasen (Stadien mit raschen, ruckartigen Augenbewegungen = *r*apid *e*ye *m*ovements) sind etwas Physiologisches und lassen auf Traumtiefe des Schlafes schließen. Von einer Schlafstörung kann erst gesprochen werden, wenn zum nächtlichen Erwachen ein Fehlverhalten wie Schreien, Aufstehen oder Wecken anderer Familienmitglieder hinzukommt.

■ **Schlafstörungen** zeigen sich in folgenden Erscheinungen:

unruhiger Schlaf mit Wachperioden, Herumwälzen, spannungsvollen Träumen und Zähneknirschen. Somatische Bedingungen: fieberhafte Krankheit, Schwitzen, behinderte Nasenatmung, Juckreiz. Psychische Bedingungen: Depression, Ängstlichkeit, Furcht vor Dunkelheit (Tiere und Geister im Zimmer), Überforderung, Mißhandlung, sexueller Mißbrauch,

Pavor nocturnus, angstvolles Aufschrecken nach 1 – 2 Stunden Schlaf,

erschwertes Einschlafen, meist durch Verwöhnung (großes Zeremoniell der Eltern, das erfüllt sein muß und vom Kind erweitert werden will) oder auch bei Verlustängsten im Alleinsein,

Einnässen, unphysiologisch nach dem 4. Lebensjahr,

vermehrte abrupte Bewegungen in der Einschlafphase, meist in Zeiten erhöhter psychischer Anspannung und nach Einnahme zentralnervös stimulierender Substanzen (z. B. Koffein, Ecstasy). Motorische Störungen wie Tics, Tremor, Chorea minor, Hyperkinesien bei Zerebralparese sistieren im Schlaf,

Kopfwackeln oder Schaukeln des ganzen Körpers, Jaktationen, im Einschlafen oder im Halbschlaf, vor allem bei vernachlässigten und geistig behinderten Kindern,

großer epileptischer Anfall: vorübergehend hochgradige motorische Unruhe; bei Beobachtung des akuten Anfalles keine Ansprechbarkeit; später sichtbare Hinweise: Zerwühlen des Bettes, Einnässen, Einkoten,

Somnambulismus, Schlafwandeln im Dämmerzustand: aufstehen, umhergehen, dabei situationsgerecht körperlich geschickt, aber unfallgefährdet. Bevorzugt sind die späteren Nachtstunden, anschließend keine Erinnerung.

■ **Bei Säuglingen:** *In den ersten 12 Lebenswochen* ist der Schlaf in erster Linie vom Gefühl der Sättigung abhängig, weshalb es unsinnig ist, die Kinder nachts schreien zu lassen. Im 2. Lebenshalbjahr sollte man die Häufigkeit des nächtlichen Fütterns reduzieren, um das Einspielen des Tag-Nacht-Rhythmus zu unterstützen. Wenn Säuglinge nachts schreien, kann es auch den Charakter des „Kontaktschreiens" haben: Es verstummt, wenn Vater oder Mutter erscheinen, den Schnuller geben, aufnehmen oder wiegen, bis das Kind wieder beruhigt einschläft.

59 Appetitstörungen

■ **Appetitmangel, Inappetenz, Anorexie.**
Der Maßstab, ob ein Kind genug ißt, wird
von vielen Müttern und Großmüttern
nicht richtig gesehen. Individuell gedeiht
das eine Kind mit mehr, das andere mit
weniger Nahrung. Appetitmangel ist
dann bedenklich, wenn ein Kind unterge-
wichtig ist, Mangel an Leistungsfähigkeit
zeigt, über diese Symptomschiene eine
neurotische Verhaltensstörung läuft oder
es als Leitsymptom einer ernsten Erkrankung zu werten ist.

Appetitmangel ist akut verständlich
bei

*Fieber und allgemeiner Mattigkeit im In-
fekt,*

Schmerz oder Atemnot,

*akuter Verstimmung aus seelischen
Gründen,*

ganz einfach dann, wenn das Kind *vor
der regulären Essenszeit* Süßigkeiten oder
Milch oder anderes Essen zu sich genommen hat.

▪ Weitere Ursachen:

bei Säuglingen: eine *ängstliche, unaus-
geglichene Mutter,* deren Unruhe sich auf
das Kind beim Füttern überträgt; *hastig
trinkender Säugling,* der viel Luft schluckt
und damit schneller bei gefülltem Magen
„satt" wird,

*zu reichliches Nahrungsangebot oder zu
intensives Drängen auf Essen,* gegen das
sich ein gesund empfindendes Kind
wehrt (Abwehr einer Overprotektion),

*Nahrungsverweigerung in einer Kon-
fliktsituation,* weil das Kind mit der Verweigerung die Mutter besonders treffen
will,

schlecht zubereitete Nahrung (zu heiß,
zu kalt, lieblos gekocht), Teil einer Vernachlässigung des Kindes,

liebloses Verhalten gegenüber dem
Kind: hemmungsloser Wechsel uninter-

essierter Bezugspersonen, seelische Unterernährung eines vernachlässigten Kindes,

Pubertätsmagersucht, Anorexia nervosa,
fast ausschließlich Syndrom pubertierender Mädchen (sehr selten bei Jungen), die
bewußt oder unbewußt ihr körperliches
und seelisches Heranreifen ablehnen.

■ **Pathologisch gesteigerter Appetit, Hy-
perorexie.** Es müssen schon erhebliche
Ausmaße gegeben sein, bis ein gesteigerter Appetit nicht mehr der von Eltern gern
gesehene „gesunde Appetit" ist und zum
Arzt führt.

▪ Organische Ursachen sind:

Diabetes mellitus,

zerebrale Schäden, meist mit Schwachsinn verknüpft, oft nach Enzephalitis, insbesondere bei Stammhirntumor oder Befall des ZNS bei akuter Leukämie (Meningosis),

Kortisonbehandlung,

Hyperthyreose,

Kurzdarmsyndrom, Bandwurmbefall.

▪ Psychische Gründe sind:

gestörtes Verhältnis zur Umwelt: Enttäuschungen, Vernachlässigung, Liebesentzug, unglückliche Stellung in der Geschwisterreihe, seelische Vereinsamung
im Heim. Beim Essen finden die Kinder in
ihrer Verlegenheit einen Ausgleich.

Pica (das lateinische Wort für Elster):
Gelüste auf im Grunde unverdauliche und
absonderliche Dinge wie Erde, Stoffetzen,
vor allem bei debilen oder verhaltensgestörten Kindern.

Bulimia nervosa, Freß-Eß-Sucht (Bulimie, aus dem Griechischen, eine Wort-
kombination von Ochse und Hunger).
Neurotische Verhaltensstörung unter
denselben Bedingungen wie bei der Pubertätsmagersucht. Impulsartig abrupte,
höchst gesteigerte Freßlust auf wohl-
schmeckende und kalorienreiche Nahrungsmittel, die anschließend wieder erbrochen werden. Auch daraus resultiert
fast immer Magersucht.

60 Erbrechen und Aussehen des Erbrochenen

■ Kinder erbrechen leicht, vor allem in den ersten Lebensjahren. Gewöhnlich erfolgt das Erbrechen plötzlich, explosiv. Im einzelnen unterscheidet man folgende **Formen des Erbrechens:**

■ *Spucken und Speien des Säuglings.* Kleine Mengen werden herausgebracht (5–30 ml), meist mit dem Aufstoßen verbunden. Diese Form des Nahrungsverlustes kann eine pathologische Bedeutung bei unruhigen, nicht gedeihenden Kindern haben, muß es aber nicht.

■ *Ausschütten, atonisches Erbrechen.* Schlaffes Herauslaufenlassen oder kraftloses Herauswürgen. Es spricht für eine schlaffe Erweiterung der Speiseröhre und für eine Schlußschwäche des Mageneinganges (Kardiainsuffizienz).

■ *Erbrechen im Schwall.* Hier wird unter Druck eine reichliche Menge ausgestoßen. Dies ist die häufigste Form des Erbrechens, vor allem bei einem Infekt.

■ *Erbrechen im Strahl, spastisches Erbrechen.* Im hohen Bogen wird Mageninhalt ausgeworfen, meist etwa eine halbe Stunde nach der Mahlzeit. Typisch für die hypertrophische Pylorusstenose, den Magenpförtnerkrampf.

■ Hier sei noch das **Wiederkäuen, Ruminieren** genannt *(Rumination).* Säuglinge oder Kleinkinder würgen Nahrung, die sich schon im Magen befand, wieder in die Mundhöhle hoch, kauen und bewegen sie erneut und schlucken sie wieder – offenbar ein lustvoller Vorgang.

■ **Ursachen des Erbrechens** s. Abb. 213.

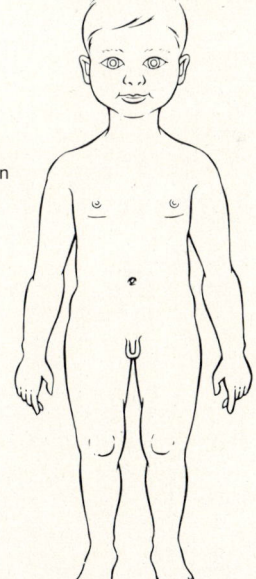

zentrale Ursachen:

Schädeltrauma
Enzephalitis, Meningitis
Hirntumor, Hirnblutung
Hydrozephalus
psychisch

Ursachen im Speisenweg:

falsche Fütterungstechnik
bei Neugeborenen:
Ösophagotrachealfistel,-atresie
Angina, Rachenentzündung
erworbene Ösophagusstenose
Kardiainsuffizienz
Pylorusstenose,
Duodenalstenose
Fehlrotationssyndrom
„verdorbener Magen",
Gastritis, Ulkus
Ileus
Appendizitis
Gastroenteritis

toxisch:

bei Infektion, Sepsis
Urämie
schwerer Leberzellschaden
Galaktosämie
Adrenogenitales Syndrom
Vergiftungen

reflektorisch
über das ZNS:

Peritonitis
Otitis (Innenohr)
Keuchhusten
Pankreatitis
Bauchtrauma

Abb. **213** Ursachen des Erbrechens.

■ **Das Erbrochene**

- *riecht sauer* und reagiert sauer auf Lackmuspapier, wenn es aus dem Magen stammt, im Gegensatz zu Erbrochenem aus der Speiseröhre;
- *enthält Galle,* wenn z. B. eine Engstelle unterhalb des unteren Zwölffingerdarmes sitzt;
- *enthält Kot* bei tiefsitzendem Ileus. Was sich mit diesem elenden Zustand eines kranken Menschen verbindet, nannten die alten, mitfühlenden Ärzte Miserere;
- *enthält Blut,* das aus folgenden Bereichen stammen kann: Nase oder Tonsillen (zunächst wurde es verschluckt), bei einem gestillten Kind aus Brustrhagaden der Mutter, beim Säugling aus einer Schleimhautblutung bei Meläna, aus Ösophagusvarizen (Leberzirrhose, Pfortaderthrombose), aus einem Schleimhautdefekt der Speiseröhre nach Verätzung oder Verletzung oder bei Hiatushernie, schließlich aus allen Schleimhautbereichen bei allgemeiner Blutungsneigung z. B. bei Thrombozytopenie, insbesondere nach einem schweren Bauchtrauma. Ist Blut mit Magensäure in Reaktion getreten, verfärbt es sich schwarz; man spricht von Hämatin und kaffeesatzartigem Erbrechen.

61 Besonderheiten der Hautbeschaffenheit

Grundbegriffe der Hautkrankheiten sollen näher beschrieben werden, da sie für die exakte Beschreibung besonderer Beobachtungen gebraucht werden:

■ **Hautausschlag, Exanthem** ist zu beschreiben nach Ausbreitung, Gestalt und Farbe.

■ **Hautefloreszenz** ist die einzelne Hauterscheinung, die näher bewertet werden muß.

Fleck, Makula („fleckige, makulöse Efloreszenz"): Sie liegt im Hautniveau. Größe und Gestalt müssen beschrieben werden.

– *Roter Fleck:* Er ist wegdrückbar, spricht für eine umschriebene Hautdurchblutungssteigerung, für eine Hyperämie, z. B. bei Röteln, oder für ein Hämangiom (Abb. 214 auf Farbtafel III).

– *Rotblauer Fleck.* Nicht wegdrückbar: Er spricht für Blutung; z. B. bei Hämophilie. Wegdrückbar bei Zyanose und cutis marmorata.

– *Brauner Fleck,* umschriebene Pigmentvermehrung; z. B. Sommersprossen.

– *Weißer Fleck,* umschriebene Pigmentverminderung; z. B. oft in einer Narbe.

Quaddel, Urtikaria („urtikariell"): eine plateauartige Oberflächenerhebung, die in der Farbe weiß oder rot sein kann (Abb. 215); z. B. bei einem Bienenstich.

Knötchen, Papel ("papulös" = knötchenartig): eine umschriebene feste Substanzvermehrung von Stecknadelkopf- oder Linsengröße; z. B. bei einem trockenen Ekzem.

Bläschen, Vesikula („vesikulös"), **Blase, Bulla** („bullös"): Durch Wassereinstrom in die oberen Hautschichten entsteht ein wassergefüllter Hohlraum; z. B. Verbrühungsblasen, Windpockenbläschen.

Entzündliche Blase, Pustel („pustulös"): wäßrig-trüber, eitriger Inhalt; z. B. bei Impetigo contagiosa.

Schuppe, Squama („schuppig", „squamös"): eine oberflächlich sich abstoßende Hautlamelle, eventuell dabei überschießende Hornhautbildung (Abb. 216–218); z. B. bei Psoriasis.

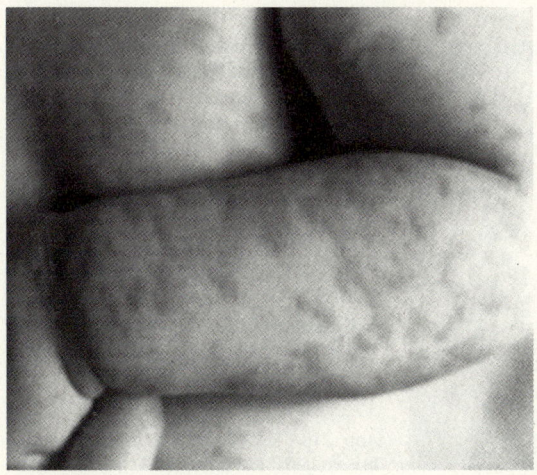

Abb. **215** Urtikaria. Unbekannte Ursache.

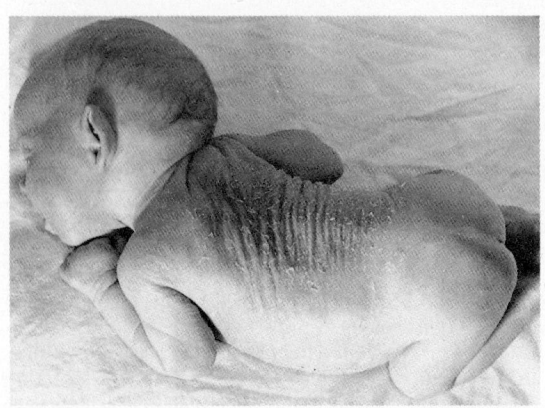

Abb. **216** Physiologische Hautschuppung beim Neugeborenen.

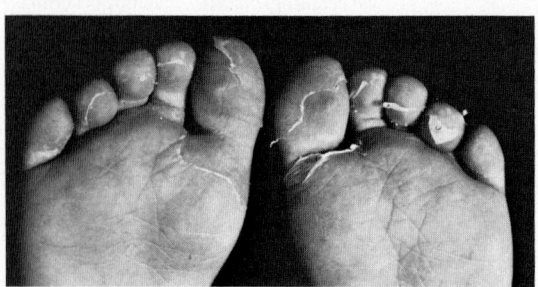

Abb. **217** Scharlach. Hautschuppung zwei Wochen nach dem akuten Stadium.

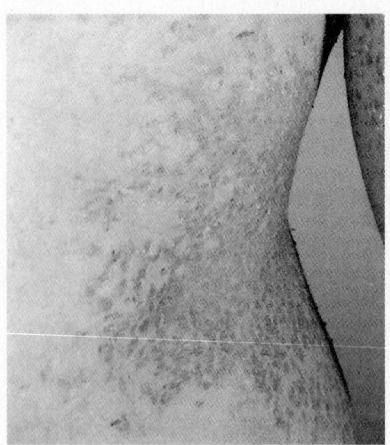

Kruste, Borke, Krusta („krustös"): Hautauflagerung aus eingetrocknetem Serum, Blut oder Eiter.

Abschürfung, Erosion: Oberflächliche Schichten der Haut sind entfernt, die rötliche Lederhaut liegt frei.

Kratzabschürfung, Exkoriation; z. B. bei juckenden Effloreszenzen.

Schrunde, Rhagade, ein Einriß in die trockene, etwas starre Haut; z. B. am Anus bei hartem Stuhlgang.

Geschwür, Ulkus („geschwürig", „ulzerös"), ein tiefgehender Substanzdefekt

Abb. **218** Fischschuppenkrankheit, Ichthyosis vulgaris. Abnorme Epithelproliferation.

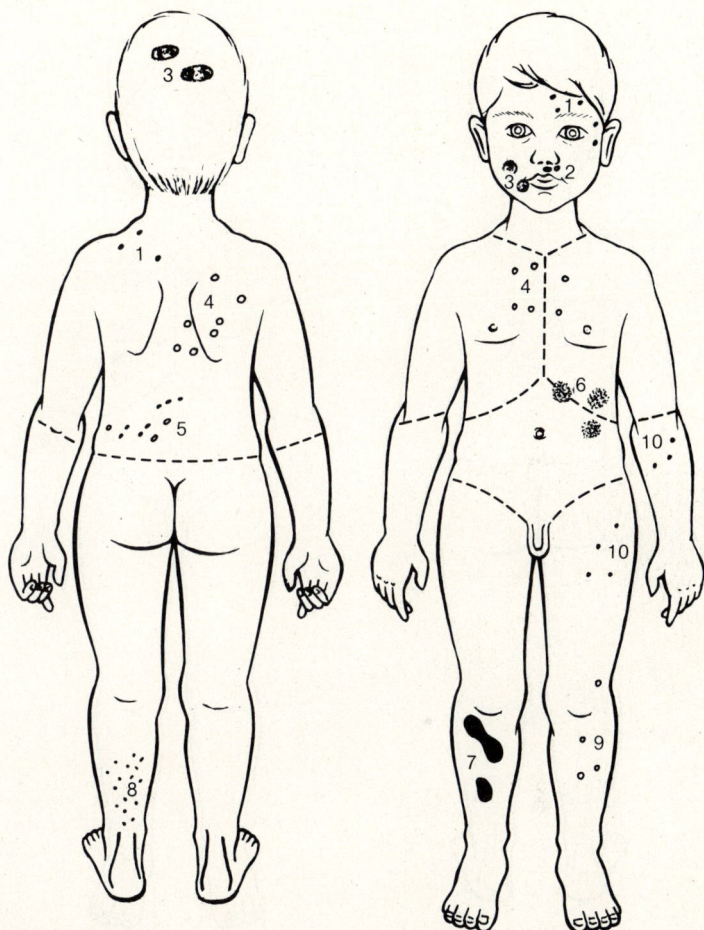

Abb. **219** Synopse akuter Hauterscheinungen. Die einzelnen Erscheinungen sind an typischen Stellen eingezeichnet, sie können aber auch an anderen vorkommen.
1 Mückenstiche
2 Herpes-Bläschen
3 Gelbe Krusten auf rotem Grund: Impetigo, Schälblasenausschlag
4 Bläschen und Krusten, über den Körper verteilt: Varizellen
5 Bläschen und Krusten, in gürtelförmiger Anordnung: Gürtelrose, Zoster
6 Rote juckende Flecken: Nesselsucht, Urtikaria
7 Größere blaurote, oft etwas erhabene Flecken: Bluterguß oder Erythema nodosum
8 Nicht wegdrückbare kleine rote Flecken: petechiale Hautblutungen
9 Einzelne juckende Bläschen: Juckblattern, Strophulus
10 Injektionsstellen bei Drogensucht oder Diabetes

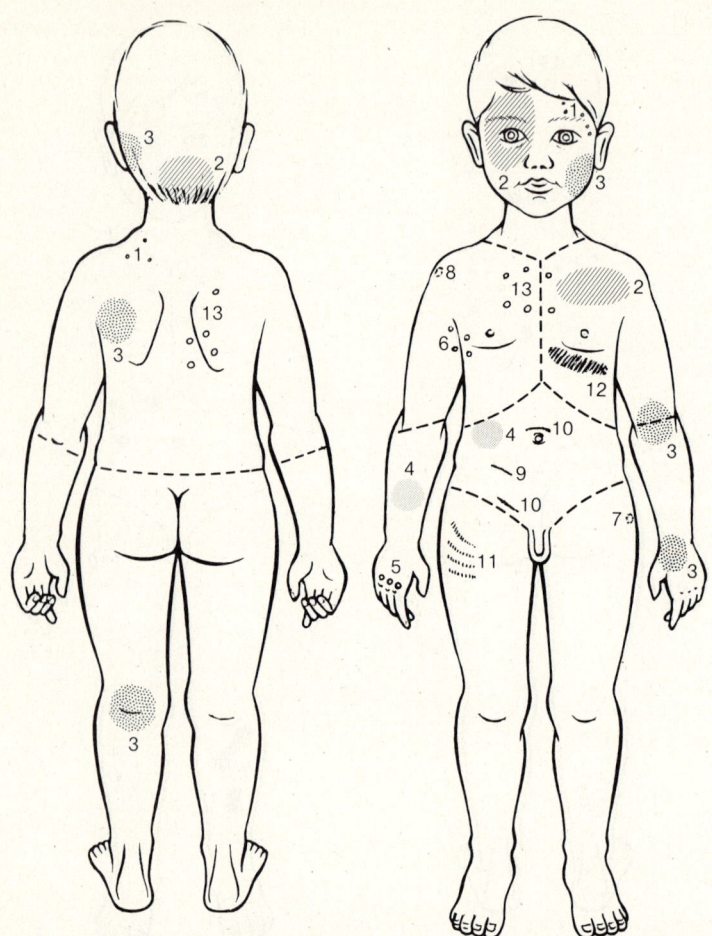

Abb. 220   Synopse chronischer Hauterscheinungen einschließlich Narben. Die einzelnen Erscheinungen sind an typischen Stellen eingezeichnet, sie können aber auch an anderen vorkommen.

1 Hautunreinheit in der Pubertät: Akne
2 Roter Fleck: Hämangiom
3 Roter Fleck oder Gruppen von Knötchen, eventuell mit Kratzspuren: atopische Dermatitis, Ekzem
4 Brauner Fleck: Leberfleck, Pigmentnävus
5 Harte, zerklüftete Erhebungen: echte Warzen
6 Glattwandige Erhebungen mit Eindellung: Dellwarzen, Molluscum contagiosum

7 Narbe nach Tuberkuloseschutzimpfung
8 Narben nach Pockenschutzimpfung
9 Narbe nach Appendektomie
10 Narben nach Leisten- oder Nabelbruch
11 Blaurote oder blaße Narbenstreifen, Striä, bei Adipositas oder nach Gravidität
12 Strahlige Narbe nach Verbrühung oder Verbrennung
13 Verstreute kleine Narben nach Windpocken

der Haut, z. B. nach Zerfall eines Furunkels. **Ekthyma** ist ein schlecht heilendes Geschwür mit wie gestanzt erscheinenden Wundrändern; vor allem bei abwehrschwachen Kindern zu beobachten. In schweren Fällen spricht man im Gesicht auch von **Noma.**

Narbe: Ausheilung eines Substanzverlustes der Haut durch derbes Bindegewebe.

■ **Hautemphysem:** Luftknistern unter der Haut.
■ **Ursachen akuter Hauterscheinungen** s. Abb. 219.
■ **Ursachen chronischer Hauterscheinungen und Beschreibung typischer Narbenbildungen** s. Abb. 220.
■ **Ursachen von Schwellungen und Auftreibungen der Körperoberfläche** s. Abb. 221.

Schädeldach:
Kephalhämatom,
Kopfgeschwulst der
Neugeborenen
Hydrozephalus

Gesicht:
Ödem bei Sinusitis,
Nephrose/Nephritis,
schwerem Keuchhusten
Orbitalphlegmone
Parulis

Hals:
Hautemphysem
Lymphknoten, Angiome
Struma
Halszysten

Extremitäten:
Ödem bei Nephrose
und Herzinsuffizienz
Hämangiom, Lymphangiom
Osteomyelitis, Fraktur
Prellung mit Hämatom
Arthritis

Brust:
Herzbuckel bei Vitium
schwere Lungenblähung
Hautemphysem

Bauch:
Meteorismus
schwere Obstipation
Organtumor
Peritonitis
Leistenhernie
Lymphknotenschwellung
Leistenhoden

Hodensack:
Hernie
Hydrozele
Orchitis

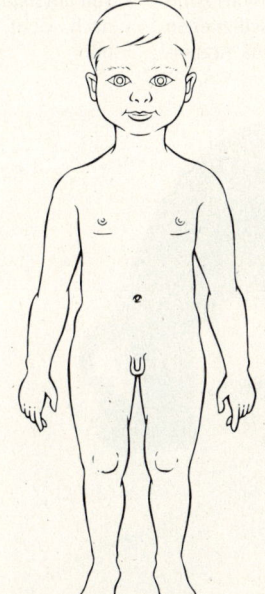

Abb. **221** Ursachen von Schwellungen und Auftreibungen der Körperoberfläche.

62 Hautjucken, Pruritus

▪ Quälender Juckreiz macht die Kinder unruhig, er zwingt zum Kratzen. Abschürfungen sind die Folge, auch Hautinfektionen (Abb. 222). Man unterscheidet lokalen und universellen Pruritus.

■ **Lokal umschriebener Juckreiz** wird ausgelöst

▪ *von zahlreichen Hautkrankheiten,* so

– von Allergiekrankheiten: Urtikaria und andere Exantheme aus verschiedenen Ursachen wie Strophulus, aus Arznei-

mittel- und Nahrungsmitteluntträglichkeit,

– atopische Dermatitis, Ekzem, trockene Seborrhoe der Kopfhaut,

– Parasitenbefall: Mückenstiche u. a., Floh- und Wanzenbisse, Skabies, Kopflausbefall,

– Lokalinfektionen, Pilzinfektionen und andere, die mit Austrocknung und Schorfbildung einhergehen: Krustenstadium bei Varizellen oder Zoster;

– trockene Haut, verhornende Narben,

▪ *von physikalischen Bedingungen,*

– nach dem Auskleiden (Abkühlung) oder

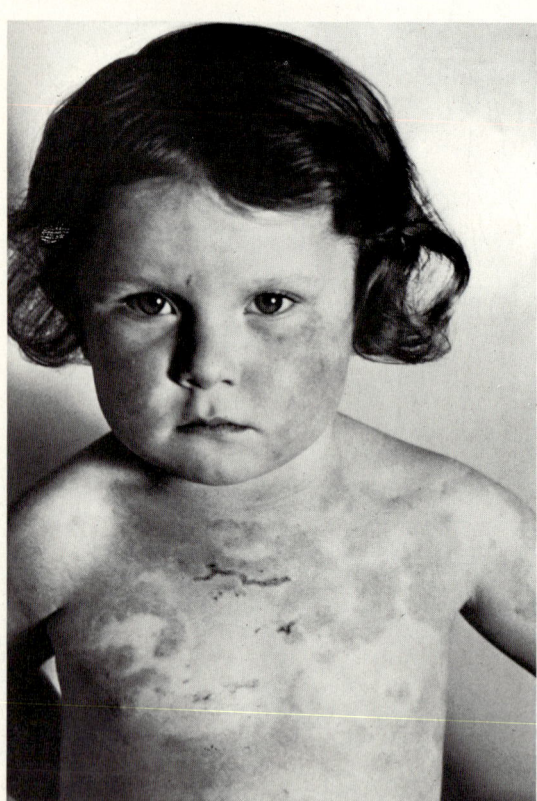

Abb. **222** Urtikarielles allergisches Exanthem mit Kratzeffekten. Die rechte Hand ist zum Kratzen nach hinten verschwunden. Konzentrierter Gesichtsausdruck.

- nach dem Baden (Badepruritus),
- *von anderen lokalen Ursachen,*
- an Anus und Damm: Oxyurenbefall (v. a. abendlicher Juckreiz in der Bettwärme), Soor der Vulva, Rhagaden am Anus, intertriginöse Dermatitis, Hämorrhoiden,
- an den Füßen: Fußschweiß, ungenügende Körperpflege, Mykosen, nach angestrengtem Wandern oder Herumlaufen („brennende Füße"),
- im Nasenvorhof: trockene Rhinitis an der Nasenscheidewand.
- **Allgemeiner Pruritus** ist typisch für
- generalisierte allergische Exantheme, ausgedehnte atopische Dermatitis,
- ausgedehnten Parasitenbefall,
- einige Infektionskrankheiten: Hepatitis, Trichinose,
- gelegentlich bei Diabetes mellitus, Hepatitis, Lymphogranulomatose Hodgkin.

63 Auffälliger Körpergeruch und Geruch der Atemluft

▨ Die alten Ärzte übten noch intensiv ihren Geruchssinn, um auch durch bewußtes Riechen charakteristische Krankheitssymptome zu erfassen. Von ihnen stammt z. B. die Angabe, daß Kinder mit Masern wie frisch gerupfte Gänsefedern riechen. Auch heute sind, wenn man nicht nur aufmerksam mit den Augen beobachtet, sondern auch mit der Nase riecht, viele wichtige Leitsymptome zu bestimmten Krankheiten zu erfassen. Zunächst ist darauf hinzuweisen, daß schon *jeder gesunde Mensch seinen für ihn typischen Körpergeruch* hat. Unter medizinischen Aspekten ist herauszuheben

■ der **obstartig riechende Azetongeruch** des Zimmers, der Atemluft und des Harns eines Kindes mit Azetonämie, einer alarmierenden Stoffwechselstörung bei entgleistem oder noch unbekannten Diabetes mellitus insbesondere im Coma diabeticum, bei azetonämischem Erbrechen, bei Azidose der toxischen Enteritis (Toxikose) und bei Hunger,

■ der **Geruch nach frischer Leber** beim schwerst Leberkranken,

■ der **urinöse Geruch** bei Urämie,

■ der **Alkoholgeruch,** der bei einer noch unklaren Bewußtlosigkeit ein wichtiges Symptom sein kann,

■ der **Geruch nach organischen Lösungsmitteln** wie Terpentin und Benzin bei Kindern mit einer Vergiftung,

■ der widerlich stinkende **fötide Geruch** bei oberflächlich zerfallenden Tumoren, bei superinfizierten eitrigen Hautflächen und bei nekrotisierenden Entzündungen der Mundschleimhaut, Tonsillen, Nasenschleimhaut (Ozaena) und Lungen,

■ der **süßliche Geruch** der Atemluft bei der Rachendiphtherie,

■ der **Geruch nach Ratten, Pferde- oder Raubtierstall** bei der Phenylketonurie (PKU); die Kinder sind dabei fast immer hellblond,

■ der **Geruch nach Fleischextrakt** („Maggi") oder nach Ahornsirup als Hinweis auf die Ahornsirupkrankheit, eine Eiweißstoffwechselstörung. Die Kinder werden gleich nach der Geburt schwerstkrank. Den charakteristischen Geruch richtig einzuordnen, ist dann lebensrettend,

■ der stark **ammoniakalische Geruch,** den einnässende Kinder haben (Harnstoffgärung: aus Harnstoff wird durch Urinase Ammoniak),

■ der stinkende **fäkalische Geruch** bei Kindern mit Enkopresis,

■ schließlich der **Geruch der Ungepflegtheit,** von muffiger Wäsche, Schweiß und Harn, der schlecht gepflegten Kindern anhaftet.

64 Stuhl und Störungen der Stuhlentleerung (Defäkation)

■ **Aussehen des Stuhls (Kot, Faeces, Exkremente).** Im einzelnen beurteilt man einen Stuhl

nach der Farbe: weißlich, gelb, grün, braun, schwarz,

nach der Form, in der er abgesetzt wird: wasserreich, breiig, schleimdurchsetzt, zerkackt, gleichmäßig salbig, wurstförmig, schafkotähnlich,

nach besonderen Beimengungen: Schleim- und/oder Blutauflagerung, Eiterbeimengung, Speisereste, Würmer, verschluckte Fremdkörper,

nach seinem Geruch: angenehm säuerlich, intensiv säuerlich, stinkend, fade,

nach der Gesamtmenge der Einzelportionen und der Zahl der Stühle pro Tag.

▨ Sogenannte *Teerstühle,* fast schwarze Stühle, können durch Beimischung von Blut, medizinischer Kohle, Eisenpräparaten oder Blaubeeren bedingt sein. Ist Blut beigemischt, sitzt bei diesen Farbverhältnissen die Blutungsquelle oberhalb des Magens, da erst die Magensäure aus rotem Hämoglobin das dunkel schwarzrote Hämatin gemacht hat.

▨ *Weißliche Stuhlfarbe,* ein „entfärbter" Stuhl, entsteht, wenn keine Gallenfarbstoffe in den Darm gelangen konnten, also bei einem Verschluß der Gallenwege.

▨ *Fettig-helle Stühle* sprechen für unzureichende oder fehlende Fettverdauung, so z. B. bei der Mukoviszidose.

▨ *„Karottenstuhl",* braun-orange Verfärbung, sieht man bei Säuglingen mit reichlicher Karottenernährung.

▨ *Grüner Stuhl* ist charakteristisch für schwere Enteritis, kann aber auch ein Normalbefund bei Brustmilchkindern sein,

▨ *„Hungerstuhl"* hat wenig Substanz, er ist schwarz-braun-grünlich.

■ **Beim Auswickeln der Säuglinge** ist auch auf den Wassergehalt der Windeln zu achten. Ein großer Wasserhof spricht für den Wasserreichtum des Stuhls oder für Harnbeimengung. Bei fast schwarzen Stühlen, die auf reichlich Blutbeimengung verdächtig sind, steigt oft etwas gelöste Stuhlsubstanz in das Windelgewebe; an rötlicher Farbe würde sich der Verdacht auf eine Darmblutung erhärten.

■ **Würmer** können abgestorben oder noch lebend beigemengt sein:

▨ *Enterobius, Oxyuren, Fadenwürmer.* 5 bis 15 mm lange weißliche „Fadenstückchen", die sich meist lebhaft im warmen Stuhl bewegen. Juckreiz, vor allem abends nach dem Zubettgehen, kann darauf hinweisen, weil dann die Würmer den Anus zur Eiablage verlassen.

▨ *Spulwürmer, Askariden.* Kräftige Würmer, ähnlich den Regenwürmern, Männchen 20 cm, Weibchen 30 cm lang. Meist Einzelgänger im Stuhl, bei starkem Befall aber auch in größerer Zahl, vor allem nach Wurmkuren.

▨ *Bandwürmer.* Bedeutung hat in erster Linie der Rinderbandwurm (Taenia saginata), der mehrere Meter lang werden kann und nach einer Wurmkur so sichtbar wird. Im Stuhl findet man immer wieder 5 bis 10 mm lange weiße Stückchen, die wie Nudelabschnitte aussehen (Proglottiden). Bei einer Wurmkur sollte bewußt auch nach dem Kopf des Bandwurms gesucht werden.

■ **Stühle im frühen Säuglingsalter** haben einige physiologische Besonderheiten.

▨ *Mekonium,* wegen seiner Farbe und Zähigkeit auch Kindspech genannt. In den ersten 3 Tagen nach der Geburt wird ein zäher, grünlich-schwarzer Stuhl in mehreren Portionen abgesetzt, der sich aus Gallensekret, verschluckten Lanugohaaren, Schleim und Epithelzellen zusammensetzt. Bald mischt sich das Mekonium mit den Resten der aufgenommenen Milch,

▨ *Übergangsstuhl,* bis dann ab etwa dem 4. Lebenstag nur noch die gelben Stühle der Milchernährung erscheinen.

■ Der wichtige *Unterschied zwischen Muttermilchernährung und Kuhmilchernährung* ist zu beachten, um nicht Normalerscheinungen als krankhaft zu bewerten. Bei Muttermilchernährung gibt es einerseits die Pseudoobstipation, andererseits sind häufige dünne, auch grüne Stühle möglich, die in der gleichen Konsistenz und Farbe bei Kindern mit Kuhmilchfütterung als pathologisch anzusehen wären. Entscheidend wichtig ist in jedem Fall dazu das Gesamtverhalten des Kindes: Appetit, kein Erbrechen, Gedeihen.

■ *Pseudoobstipation.* Unter Brusternährung werden mitunter nur kleine Stuhlportionen alle paar Tage abgesetzt, weil durch die besonders günstige Nahrungsauswertung nur wenig Schlacken anfallen (sog. physiologische Obstipation).

■ *Bleibt nach der Geburt der erste Stuhl aus,* besteht Verdacht auf eine Atresie, einen angeborenen Verschluß des Darmes oder des Afters, oder auf einen Mekonium-Ileus. Bei einer Asphyxie unter der Geburt entleeren aber manche Kinder ihr Mekonium schon ins Fruchtwasser (dann grünes Fruchtwasser), weswegen eine nächste Stuhlentleerung dann erst einige Tage später erfolgen kann.

■ **Obstipation, Verstopfung.** *Besonderheiten in der Neugeborenenperiode und in der frühen Säuglingszeit* siehe oben.

■ Von *Pseudoobstipation* spricht man, wenn Kinder wenig Nahrung und/oder Flüssigkeit erhalten oder bei sich behalten und daher auch wenig Nahrungsreste als Stuhl erscheinen können. Ursachen im einzelnen:

– Appetitmangel und Fieber mit erhöhter Transpiration bei Infektionskrankheiten,
– häufiges Erbrechen, so bei der Pylorusstenose,
– unbemerkte Hypogalaktie bei einem brusternährten Säugling.

■ Bei einer echten *Obstipation,* wobei trotz ausreichender Nahrungsaufnahme nur wenig oder kein Stuhl entleert wird, unterscheidet man

– die akute Obstipation, die auf einen mechanischen oder paralytischen Ileus (Darmverschluß) verdächtig ist, aber auch medikamentös bedingt sein kann (z. B. durch Vincristin),
– von einer chronischen, bei der auf längere Zeit nur alle paar Tage oder in noch längerem Abstand Stuhl entleert wird. Dieser ist dann meist hart, wie Schafkot fällt er in kleine Stücke auseinander.

■ *Ursachen der chronischen Obstipation:*

– Rhagaden am Anus. Jede Stuhlentleerung ist sehr schmerzhaft; Blutauflagerungen auf dem harten Stuhl können darauf hinweisen.
– habituelles oder atonisches Kolon. Hierbei starke Erweiterung der Darmlichtung ab der Mitte des Querdarms bis zum Anus infolge kohlenhydratreicher und gemüsearmer Ernährung und Fehlen oder protesthafter Ablehnung einer täglichen Toilettenbemühung. Möglicherweise kommt der Stuhl unzeitig in kleinen Mengen, so daß das Gebiet um den Anus ständig verschmiert ist (Überlauf-Enkopresis); damit ist die Kontrolle über den Darm völlig verloren.
– spastische Engstellung des Dickdarms, so daß der Stuhl länger als gewöhnlich festgehalten und durch Wasserentzug eingedickt wird. Seltene, kleine, dünne Stuhlportionen.
– Megacolon congenitum, Hirschsprung-Krankheit. Extrem enges Segment im Kolonverlauf, dadurch stark aufgetriebener Leib, Koliken als Schmerzattacken. Zeiten mit Obstipation wechseln mit Tagen schweren Durchfalls.
– symptomatisches Megakolon, wobei eine erworbene Stenose die Bewegung des Darminhalts unter Erweiterung des proximalen Darmabschnitts behindert.
– Hypothyreose, Mangel an Schilddrüsenhormon.

■ **Diarrhoe, Durchfall.** Man spricht von durchfälligen Stühlen, wenn pro Tag die Zahl und die Masse der Stühle vermehrt und ihre Zusammensetzung breiig, wäßrig, schleimig oder blutig verändert ist. Ursachen:

■ *entzündliche Erkrankungen des Dünndarms, Enteritis.* Die Stühle sind wasserreich-dünn, schlecht verdaute Nahrungsteile weisen auf die Beschleunigung der Darmpassage hin. Beispiele: Virusenteritis, Typhus, Ruhr; beim Säugling spricht man auch von Dyspepsie.

■ *Entzündung des Dickdarm, Colitis.* Der Stuhl ist schleimreich, mitunter blutig-schleimig. Oft Schmerzen bei der Entleerung (z. B. Ruhr).

■ *Akute Verdauungsschwäche durch Diätfehler,* „verdorbener Bauch", vor allem im Sommer zu beobachten, häufig mit Erbrechen.

■ *Chronische Verdauungsschwäche durch Enzymmangel.* Oft ist der Leib aufgetrieben. Große, massige Stühle (z. B. Mukoviszidose).

■ *Störung der Dünndarmresorption,* wobei die Nahrung chemisch aufgeschlossen, aber nicht genügend resorbiert wird. Meist aufgetriebener Bauch, große Stühle, mißmutiges Verhalten: Beispiel: Malabsorptionssyndrome, am häufigsten Zöliakie.

■ *Hyperthyreose,* wobei durch erhöhte Produktion von Schilddrüsenhormon Hyperperistaltik entsteht. Der gleiche Mechanismus zum Durchfall ergibt sich bei Überdosierung des Thyroxins in der Behandlung einer Hypothyreose.

■ **Stuhlinkontinenz** nennt man fortlaufendes, unkontrolliertes Einkoten bei Kindern oder Jugendlichen, die die Stuhlentleerung aus altersgemäßer Entwicklung längst beherrschten und diese Fähigkeit nun, entweder in einer Bewußtlosigkeit oder aus neuralen Gründen (z. B. bei Rükkenmarktumor) wieder verloren haben.

■ **Enkopresis, Einkoten.** Gesunde Kinder werden mit 3 bis 4 Jahren stuhlrein.

■ *Akutes Einkoten* sieht man
– bei akuter Darmentzündung: Enteritis, Colitis,
– bei Erkrankungen mit Bewußtlosigkeit,
– im großen Krampfanfall, ferner
– im Affekt bei Schreck und Angst.

■ *Chronisches Einkoten* besteht
– bei zerebralen Störungen mit Schwachsinn,
– bei Erkrankungen der Nervenversorgung des Anus, z. B. bei Querschnittssyndrom,
– als Überlaufwirkung bei schwerer chronischer Obstipation mit Erweiterung des Enddarms, was sowohl organisch als auch psychisch bedingt sein kann.

65 Harn und Störungen der Harnentleerung (Miktion)

■ **Harn.** Sein Aussehen gibt Auskünfte über Besonderheiten der Niere als seiner Produktionsstätte und an den Harnwegen.

▪ **Tägliche Harnmenge** bezogen auf das Alter siehe Tab. 36.

■ **Harnfarbe:**
– gelb und klar: normaler Harn. Beim Stehen in der Kälte kann er durch Ausfall von Salzen trüb werden.
– fast farblos, hellgelb: stark verdünnter Harn, so bei Diabetes mellitus und insipidus, bei chronischer Nephritis und Schrumpfniere, zeitweise bei Ausschwemmung von Ödemen.
– milchig-trüb-gelb: bei Pyelonephritis und bei vermehrter Salzausscheidung (Phosphate, Kalksalze).
– dunkelgelb-bräunlich: bei Fieber (konzentrierter Harn), bei hämolytischer Anämie (Vermehrung von Urobilinogen).
– rotbraun, fleischwasser-ähnlich: bei Glomerulonephritis durch Erythrozyten, nach Genuß von roten Rüben.
– kräftig rot: bei größeren Blutungen (Makrohämaturie) durch Steine, Tumoren, bei Blutungsneigung, nach Nierentrauma.
– dunkelbraun: beim Stauungs- und beim hepatozellulären Ikterus (Ausscheidung von Bilirubin); beim Schütteln des Harns ist der überstehende Schaum gelb.
– braun-schwarz: bei schwerer Glomerulonephritis oder Nierenblutung, bei hämorrhagischer Pyelonephritis; bei Hämoglobinurie, wobei infolge eines akuten Zerfalls der Erythrozyten in den Blutgefäßen Hämoglobin massenhaft über die Nieren ausgeschieden wird; bei Porphyrie, einer Hämoglobinstoffwechselstörung: der gelassene Harn ist zunächst hellbraun, im Licht dunkel er intensiv.

■ **Auch bei Betrachtung von Windeln,** in denen Harn eingetrocknet ist, läßt sich mitunter auf die Harnfarbe schließen, so
– bei intensiver gelbbrauner Verfärbung auf Gelbsucht,
– bei rötlichen Flecken auf eine Blutung aus den Harnwegen,
– bei ziegelroten Flecken auf hohen Harnsäuregehalt, z.B. bei fiebernden Kindern.

■ **Harnverhaltung.** Vom Alter abhängig und eine normale Ernährung vorausgesetzt, scheidet das gesunde Kind eine bestimmte Harnmenge pro Tag aus (Tab. 36). *Oligurie* (geringe Harnmenge) und *Anurie* (keine oder nur ganz geringe Harnproduktion) sind Hinweis
▪ entweder auf eine *geringe Harnproduktion* wie
– bei akuter Glomerulonephritis,
– beim unbehandelten nephrotischen Syndrom (Abwanderung großer Wassermengen ins Gewebe),
– bei Schockniere, z.B. nach ausgedehnten Weichteilquetschungen oder nach schwerer Verbrennung/Verbrühung, nach Transfusionszwischenfall, durch Serumschock,
– bei Herz-Kreislauf-Schock,
– bei Wasserverarmung durch häufiges Erbrechen, Enteritis, hohes Fieber oder Flüssigkeitsmangel in der Ernährung,
▪ oder auf eine *Störung des Harnabflusses* über die Harnwege,
– durch Kompression der Harnleiter oder bei Fehlbildungen und Neubildungen am Blasenausgang; im letzteren Fall ist die Blase groß und prall gefüllt,
– bei Steinblockade der Harnröhrenlichtung,
– bei Störungen der Blaseninnervation durch Erkrankungen des unteren Rückenmarkabschnittes oder der die Blase versorgenden Nerven,
– aus psychischen Gründen, z.B. nach der Klinikaufnahme, weil die Kinder ihre Scheu noch nicht überwunden haben.

■ **Harnflut, Polyurie.** Man unterscheidet

■ *Pollakisurie, oftmaliges Wasserlassen:* Die Menge kann insgesamt normal, vermindert oder erhöht sein. Manchmal quälender Harndrang und schmerzhaftes Harnlassen (Dysurie), z. B. bei einer Zystitis.

■ *Polyurie:* Die Harnmenge ist insgesamt erhöht. Dies ist typisch für
- Diabetes mellitus, Zuckerharnruhr,
- Diabetes insipidus bei hormonell abhängiger Verminderung der Konzentrationsleistung der Nieren; dabei quälender Durst und zwanghaftes Trinken von großen Flüssigkeitsmengen.
- Schrumpfniere mit Konzentrationsschwäche, weswegen größere Harnmengen zur Ausscheidung der harnpflichtigen Substanzen nötig sind.

■ **Einnässen, Enuresis.** Gesunde Kinder pflegen mit rund 3 Jahren tagsüber und nachts rein zu sein. Bei der Unfähigkeit, den Harn zur rechten Zeit und am richtigen Ort zu entleeren, unterscheidet man *nächtliches (nokturnes) und am Tag gegebenes (diurnes) Einnässen.* Gründe:
- Fehlbildungen oder Entzündungen der Harnwege,
- Schwachsinn oder Störungen der Nervenversorgung,
- Hinweis auf einen nächtlichen epileptischen Anfall,
- neurotische Verhaltensstörung aus ungünstigen psychosozialen Lebensbedingungen; dies ist die häufigste Ursache.

■ **Harninkontinenz** nennt man wiederholtes, unkontrolliertes Einnässen von kleinen Harnportionen bei Kindern oder Jugendlichen, die die Harnentleerung aus altersgemäßer Entwicklung längst beherrschten und diese Fähigkeit nun, entweder *aus entzündlichen, neuralen oder psychischen Gründen* zeitweise verloren haben. Der augenblickliche Harndrang ist intensiver als die bemühten Haltemanöver.

Gesundheitsfürsorge, Prävention

66 Prävention und Prophylaxe in den einzelnen Altersgruppen

■ Vorbeugen ist besser als Heilen! Die Medizin von heute macht es sich mehr und mehr zur Aufgabe, nicht nur eingetretene Schäden zu heilen, sondern diese durch eine vernünftige Vorsorge zu verhüten. **Die Prophylaxe besteht somit in der Bemühung,**

– eine Erkrankung zu verhüten; Beispiel: Rachitisprophylaxe, Impfungen,

– eine gegebene Erkrankung möglichst früh zu erfassen; Beispiel: Frühdiagnose der Phenylketonurie (PKU) oder der Hüftgelenksdysplasie,

– bei gegebener, unheilbarer Krankheit Komplikationen zu verhindern; Beispiel: gute Überwachung von Diabetikern, Lebenshilfe für Kinder mit Trisomie 21.

■ Diese Möglichkeiten sind heute in einem umfassenden **Programm der Betreuung aller Altersgruppen** berücksichtigt. In einer besonderen Dichte werden die Kinder der ersten vier Lebensjahre untersucht: „Erstuntersuchung" sofort nach der Geburt (Vitalitätsprüfung, U1), „Basisuntersuchung" zwischen dem 3. und 10. Lebenstag (eine genaue Durchuntersuchung, U2), Untersuchungen in der 4. bis 6. Lebenswoche (U3), im 3. bis 4. Monat (U4), im 6. bis 7. und 10. bis 12. Monat (U5, U6), mit 2, 4, 5 und 12 Jahren (U7–10). Gewiß hängt die Durchführung dieser Untersuchungen von einer entsprechenden finanziellen Basis ab (Kostenträger: Krankenkassen); im Grunde aber entscheidet sich der Erfolg immer wieder am Einsatz und am Können der mit dieser Prophylaxe betrauten Personen. Auch die Pflegenden wirken in ihrer täglichen Berufsarbeit, in dem Beispiel, das sie durch ihr eigenes Leben und ihre eigene Einstellung geben, und durch das beratende und mahnende Wort an der Aufgabe der Prophylaxe mit.

Die Prophylaxe von Schädigungen des Kindes beginnt schon vor seiner Geburt. Die Grundlagen eines gesunden, gesegneten Alters werden schon in der Kindheit gelegt.

■ **Prophylaxe vor der Geburt.** Hier ist zunächst zu erinnern, daß eine Reihe von Krankheiten (z. B. Hämophilie) eine hohe Erbfolge aufweisen und bei solcher familiärer Belastung durch freiwilligen Verzicht auf Nachkommenschaft großes Leid verhindert werden kann. *Embryopathien* sind durch besondere Vorsicht in den ersten Schwangerschaftswochen zu verhüten: Vermeiden von Impfungen mit lebenden Viren, Schutz vor Röteln und Mumpsinfektion, möglichst keine Anwendung von Röntgenstrahlen, Vermeiden jeglicher unnötiger Medikamente, Vermeiden unnötiger körperlicher und seelischer Belastungen, gesunde Lebensführung (kein Alkohol, kein Nikotin, keine Drogen). Welche Impfungen möglich sind, ist aus Tab. 24 ersichtlich. Ferner muß durch Vorsichtsuntersuchungen und evtl. durch Behandlung der werdenden Mutter die kindliche Erkrankung an *Lues* und *Toxoplasmose* verhindert werden. *Pränatale Diagnostik bei Sorge vor Keimschäden* s. S. 140. Durch Sonographie ist Frühdiagnostik von Hydrozephalus und Hydronephrose möglich (eventuell endoskopisch im Uterus Palliativoperation).

Tabelle **24**   **Impfungen in der Schwangerschaft**
Es wird unterschieden in aktive und passive Immunisierung. Das Urteil „bedingt" bedeutet, daß in der Regel von dieser Impfung Abstand zu nehmen ist, besondere Umstände sie jedoch erfordern können.

Schutzimpfungen gegen bakterielle Krankheiten:

Krankheit	aktiv	passiv
Tetanus	ja	ja
Diphtherie	bedingt	ja
Typhus – Paratyphus	bedingt	
Cholera	ja	
Tuberkulose	nein	

Schutzimpfungen gegen Viruskrankheiten:

Krankheit	aktiv	passiv
Poliomyelitis	ja	ja
Tollwut	ja	ja
Gelbfieber	bedingt	
Masern	bedingt	ja
Grippe, Mumps, Röteln, Hepatitis, Windpocken	nein	ja

Auf eine *Rhesuserythroblastose* kann man schon in der Schwangerschaft durch Untersuchung der Blutgruppen der Eltern und durch Bestimmung des Antikörperspiegels im mütterlichen Blut aufmerksam werden, um dann die Geburt in der Klinik zu erwarten und den Blutaustausch so früh wie möglich vorzunehmen. Bei besonderer Gefährdung wird heute auch schon am noch im Mutterleib befindlichen Kind der Blutaustausch vorgenommen. Ein besserer Weg ist es, durch Anwendung von Seren die Rhesus-Antikörperbildung bei der Mutter überhaupt zu verhindern. Folgende Überlegungen stehen hinter diesem Vorhaben. Erfahrungsgemäß treten während der Geburtswehen und bei Lösung der Plazenta reichlich kindliche Erythrozyten in den mütterlichen Kreislauf über. Sie würden die Antikörperbildung bei der Mutter heftig entfachen, wobei ein Rh-positives Kind der nächstfolgenden Schwangerschaft gefährdet wäre. Daher werden *Rhesusanti-* *körper* rh-negativen Müttern unmittelbar nach der Geburt eines Rh-positiven Kindes injiziert. Diese Antikörper treten an die im mütterlichen Blut kreisenden kindlichen Erythrozyten heran und bereiten ihre Zerstörung vor, die in der Milz erfolgt. Es ist bei einem solchen Vorgehen zu erwarten, daß in der Zukunft ein Blutaustausch wegen Rhesusunverträglichkeit zu den medizinischen Seltenheiten gehört.

■ **Prophylaxe beim Neugeborenen.** Der Leben und Gesundheit des Kindes besonders belastende *Zeitraum um die Geburt* kann durch zahlreiche Maßnahmen entschärft werden:

– durch eine das Kind ausreichend berücksichtigende, schonende Geburtshilfe („sanfte Geburt")
– durch Vermeidung von Unterkühlung und Aspiration,
– durch Frühdiagnose und Frühbehandlung des pathologischen Ikterus und des Atemnotsyndroms,

– durch schonenden Transport und gute Betreuung der Frühgeborenen,
– durch Früherkennung von Fehlbildungen der Nasengänge und der Speiseröhre (Sondierung), von Hernien, Analatresie (probeweises Einführen des Fieberthermometers bis zur Gradeinteilung) und anderen Fehlbildungen,
– durch Vitamin-K-Prophylaxe von Neugeborenenblutungen.

■ Schon beim wenige Tage alten Kind können durch eine Reihe von Labortests einige schwerwiegende Stoffwechselanomalien angesprochen und einer Frühdiagnose und damit -therapie zugeführt werden. Um den 5. Lebenstag, zur Zeit der U2, wird das dafür benötigte Blut abgenommen und in ein Speziallabor gesandt. Dieses *Neugeborenen-Screening* beruht auf folgenden Voraussetzungen: Die Krankheit muß behandelbar sein, die Organisation des Screenings muß akzeptiert sein und bundesweit jedes Kind erfassen, die Labormethoden müssen einfach und spezifisch, sie dürfen nicht zu teuer sein.

So wird heute im Massen-Screening nach Phenylketonurie (Häufigkeit etwa 1 : 10 000), Hypothyreose (1 : 3500), Galaktosämie (1 : 50 000), Biotinidase-Mangel (1 : 60 000) und dem Adrenogenitalen Syndrom (1 : 10 000) gesucht. Direkt in der Klinik wird das Screening auf Mukoviszidose (1 : 2000) durchgeführt.

Als Ergänzung zu diesen Routinetests bei allen Neugeborenen werden für Verdachtsfälle (einzelnes Kind mit verdächtiger Symptomatik, belastete Familie oder Bevölkerungsgruppe) in Speziallabors noch folgende Tests bereitgehalten: auf Ahornsirup-Krankheit (1 : 200 000), Homozystinurie (1 : 200 000), alpha-1-Antitrypsin-Mangel, Glukose-6-phosphat-Dehydrogenase- Mangel, progressive Muskeldystrophie und Hämoglobinopathien.

■ **Prophylaxe beim Säugling und älteren Kind.** Die Beratung von Müttern mit Säuglingen (*„Mütterberatung"*) hat die Aufgabe, die Gesundheit der Säuglinge zu prüfen, ihr Gedeihen zu überwachen, unsichere Mütter zu stützen und ihre Fragen zu beantworten. Gewicht, Hautfarbe, Hautturgor, Stühle, statische Funktionen, Appetit, geistige Leistungen und Laune des Kindes sind dabei wertvolle Merkmale. Rachitis, Hüftgelenksluxation, infantile Zerebralparese, Herzfehler und andere Fehlbildungen sowie Stoffwechselstörungen sollen ausgeschlossen werden.

■ Größte Bedeutung hat die *altersentsprechende, richtige Ernährung* mit Milch, Gemüse, Obst und Vitaminen sowie die Prophylaxe der Rachitis.

■ Bedenklich vor allem für kleine Kinder sind daher *alternative Ernährungsformen.* Man versteht darunter eine Ernährung mit einer Nährstoffzusammensetzung, die von unserer konventionellen abweicht, und verspricht sich von dieser „bewußten vollwertigen Ernährung" höheres Lebensgefühl, mehr Naturnähe und Freibleiben von „Zivilisationskrankheiten". Man wendet sich für den Säugling vor allem gegen industriell hergestellte Fertignahrungen, stellt die Nahrung lieber selbst her aus Rohprodukten, die düngemittelfrei aus „biologischem Anbau" stammen. Die Selbstherstellung einer Säuglingsmilch kann noch akzeptiert werden, wenn sie den Ratschlägen von Droese für eine Halbmilch folgt; aber kein Zweifel, schon damit sind höhere Gesundheitsrisiken verbunden, als würde man die industriell hergestellten Säuglingsmilchnahrungen nehmen. Die Nahrung der ersten vier Lebensmonate sollte auch unbedingt glutenfrei sein (Gefahr der Zöliakiemanifestation).

Der *Vegetarismus,* wie er vielen Menschen dieser Erde aus Armut leider aufgezwungen ist, hat die große Gefahr der Unterernährung; dem strengen Vegetarier (Veganer) fehlen Eiweiß, Kalzium, Jod, Vitamin D und B_{12} in der Nahrung; ihr Energiegehalt ist insgesamt zu gering. Jede dieser Substanzen bewirkt im Mangel ein bestimmtes Krankheitsbild. Auch unter Zugabe von Milch und Eiern (lakto- bzw. lakto-ovo-vegetabile Kostform) bleibt der Energiegehalt noch zu gering.

Die *makrobiotische Ernährung* geht auf den chinesischen Zen-Buddhismus zurück, soll die Gewähr für langes Leben sein (griechisch: makros, lang; bios, Leben), Krankheiten vermeiden und gegebene heilen können. Die Ernährung erfolgt vor allem durch Getreideprodukte. Folge ist ein Zurückbleiben des Längenwachstums und des Gewichts, verspätete Entwicklung von Motorik und Sprache; fast jedes 2. Kind hat Rachitis und Anämie. Oft ist bei solcherart festgelegten Eltern schon viel erreicht, wenn sie ihrem Kind Keimöl, fetten Fisch und/oder eine kleine Menge Milch geben.

Einige schon bei Geburt auffällige Kinder werden als *Risikokinder* besonders beobachtet: Frühgeborene Kinder, Kinder mit schwerem Geburtsverlauf, mit Atemnotsyndrom oder geburtsbedingter Hirnblutung, Kinder mit pathologischem Ikterus, Kinder aus Familien mit vererbbaren Krankheitsanlagen (Einzelheiten in Tab. 5, S. 93).

■ Mit steigendem Alter erweitert sich immer mehr der Kreis der Vorsorge; die Maßnahmen werden immer differenzierter und umfassender. Mit der natürlichen Erweiterung des Lebensraumes des wachsenden Kindes erweitern sich die Gefahren und vergrößern sich die Probleme für viele Eltern. Die große Frage des Infektschutzes kann mit einem umfassenden *Impfplan* beantwortet werden. Vieles ist hier mittlerweile erreicht, so daß die durch Infektion begründeten Todesfälle heute an dritter Stelle der Todesursachenstatistik stehen. Diese günstige Lage kann sich in wenigen Jahrzehnten wieder verschlechtern, wenn der Impfwille gegen seuchenhaft auftretende Infekte, wie Kinderlähmung, Diphtherie und Masern, erlahmen sollte.

■ Kinder mit *Fehlbildungen* werden zum günstigen Zeitpunkt operiert. *Körperlich und geistig behinderte Kinder* sollen in Rehabilitationseinrichtungen (Reha-Kliniken, sozialpädiatrische Zentren), in Kindergärten und Sonderschulen eine besondere Lebenshilfe erhalten.

Wichtig ist, daß die Kinder in den Normen und zu den Zielen *erzogen* werden, die ihnen, ihrer näheren mitmenschlichen Umgebung und der ganzen Menschheit das Leben wertvoll und angenehm machen. Wichtigste Impulse empfängt das Kind dabei aus dem *Beispiel,* das ihm Eltern, Erzieher und andere Erwachsene vorleben.

■ Leider wird heute viel zu wenig darauf geachtet, daß die *geistige Tagesnahrung den einzelnen Altersgruppen angepaßt* sein muß und daß durch die Überflutung mit ungeeigneten Film-, Illustrierten- und Fernseherlebnissen die Kinder verdorben, zumindest in Konflikte gebracht werden können. Besonders gefährdet sind die Jugendlichen, denen heute zusätzlich Akzelerationsprobleme aufgeladen sind.

■ Vielen Eltern muß der Vorwurf mangelhafter *Beaufsichtigung der Kinder und Jugendlichen* gemacht werden. Häufiger ist heute auch die Mutter berufstätig und das Kind für viele Stunden des Tages sich selbst überlassen, ohne daß dies bei gutem Verdienst des Vaters unbedingt nötig ist. Andere Mütter stellen hohe Ansprüche, eigenen Interessen (Sport, Gesellschaftsleben) nachgehen zu können. Nicht zuletzt durch diesen Mangel an Aufsicht ist auch die sexuelle Bedrohung der Kinder heute größer geworden. Täglich fallen Kinder Sittlichkeitsverbrechern zum Opfer, und nur in einem Bruchteil der Fälle erfahren die Eltern und die Polizei davon; die Quote des sexuellen Mißbrauchs ist sehr hoch. Viele Eltern haben nicht mehr die Zeit oder nehmen sich nicht die Zeit, zu erfahren, was das Kind tagsüber erlebt, mit wem es spricht, von wem es Geschenke erhält, was es liest und sieht. Viele Eltern drücken sich um jegliche und insbesondere die sexuelle Aufklärung ihrer Kinder herum und liefern diese mitunter noch durch unvernünftige, aufreizende Kleidung unbewußt dem Interesse von Jugendverderbern aus.

■ Eine frühzeitige und altersphasen-gerechte *sexuelle Aufklärung* ist Aufgabe von Elternhaus und Schule. Die natürliche Tendenz der Jugendlichen, an Normen des Erwachsenseins früh teilzuhaben, in mitmenschlichen Beziehungen Liebe, Zärtlichkeit und Zuwendung zu finden, führt zu hoher Gefährdung aus frühzeitigen sexuellen Kontakten (akute Enttäuschung, unglückliche Dauerbindung, überraschende Mutterschaft, Geschlechtskrankheiten, AIDS) und zu einer gesundheitsschädlichen Nähe zu Alkohol, Nikotin und Drogen. Empfängnisverhütung und der entsprechende Rat dazu muß beim Mädchen ansetzen, solange die Jungen die Empfängnisverhütung als alleinige Aufgabe ihrer Partnerin betrachten.

■ Auch für die Vermeidung schwerwiegender Enttäuschungen, *Depressionen bis zur Suizidgefahr,* spielen die Bezugspersonen Eltern und Lehrer eine wichtige Rolle. Prognostisch ungünstig ist aber gerade heute vieles an diesen Lebensstrukturen: inkomplette oder aus anderen Gründen ungünstige familiäre Verhältnisse, extreme Erziehungsmethoden von despotischer Strenge bis zu Laisser-faire, unpersönliche Schulstrukturen mit uninteressierten oder überforderten Lehrern, mit Lehrern ohne Autorität, substanzielle Schulüberforderung.

■ *Aggressivität und Gewalt* sind zwar offenbar universelle Phänomene bei allen Altersgruppen und allen Völkern. Dennoch ist man über die Zunahme in den letzten Jahren gerade auch bei Jungen und männlichen Jugendlichen erschüttert: Aggressivität in Worten und Taten, gegen Personen und Sachen, in Denkinhalten, Phantasien und emotionaler Stimmung. Für die Prävention ist daran zu denken, daß Gewalt im Kopf, aber auch im Herzen und in der Sprache beginnt. Viel kann tatsächlich getan werden, gerade auch vom Erwachsenen in Vorbildfunktion (Eltern, Lehrer, Idole): Offensein für kontroverse Diskussionen und tolerante Grundeinstellung, ohne in Grundsatzlosigkeit zu verfallen; Änderung der einflußnehmenden Medieninhalte eventuell über Boykott; gewaltfreie Erziehung, Erziehungswirkung aus Zuneigung; Eintreten für bewährte Tugenden wie Mitgefühl und Mitleid; Bemühung um eine behutsame Sprache bei sich selbst und bei den anvertrauten Kindern.

■ Zur *Prophylaxe der Drogensucht* S. 341.

■ Die große Bedrohung der Kinder durch *Unfälle* und *Vergiftungen* muß – mehr noch als bisher – durch Aufklärung der Kinder und Eltern, durch Verkehrsunterricht in der Schule, durch dem Kind gut verständliche Verkehrszeichen, durch sorgfältige Aufbewahrung von giftigen Substanzen und Medikamenten vermindert werden. Sehr viele Unglücksfälle wären zu vermeiden. Es gibt dazu mehr *Ratgeber,* als gelesen werden.

67 Aktive Immunisierung, Impfungen

■ **Begriffe: Immunisierung, Immunität** und **Antikörper** s. Abschnitt 16. Der Impfstoff führt zu einer in der Regel unschädlichen Auseinandersetzung im kindlichen Körper mit dem Erfolg der Immunisierung. Durch Impfungen erlangt also das Kind die gleichen Abwehrkräfte, die es durch Überstehen der entsprechenden Krankheit erhalten würde. Diese **aktive Immunisierung** wird von der **passiven** unterschieden, bei der ein Serum mit fertigen Antikörpern in akuter Gefahr injiziert wird (z. B. Diphtherie-, Tetanus-, Botulismus-Antitoxin; Rubeola-, Tetanus-, Keuchhusten-Hyperimmunglobuline, Gammaglobuline). Einzelheiten erklärt Abb. 223.

■ Bei der **aktiven Immunisierung** kennt man folgende *Möglichkeiten:*

Impfung mit abgetöteten Krankheitserregern, so die Impfung gegen Keuchhusten, Typhus, Tollwut, Influenza.

Impfung mit abgeschwächten, lebenden Erregern, so die Impfungen gegen Tuberkulose (BCG-Impfung mit dem Bazillus Calmette Guérin), Kinderlähmung (Schluckimpfung nach Sabin), Masern, Mumps.

Impfung mit abgeschwächten Toxinen aus Bakterien (Toxoide), so gegen Diphtherie, Wundstarrkrampf.

■ **Impftechnik.** Der Impfstoff wird in sehr verschiedener Weise in den Organismus eingebracht, und zwar

■ durch oberflächliche Verletzung der Haut: früher die Pockenschutzimpfung

■ intrakutan: BCG-Impfung,

■ tief subkutan bis intramuskulär: Diphtherie, Keuchhusten, Tetanus, u. a.,

■ durch Schlucken: Kinderlähmung (Sabin-Impfstoff).

■ Die *Erfolge der Impfmaßnahmen* sind unverkennbar. Viele Seuchen sind in Ländern mit großer Impffreudigkeit verschwunden; besonders eindrucksvolle Erfolge wurden gegen Pocken und Kinderlähmung erzielt. Solche Tatsachen werden von Impfgegnern vergessen und gelegentlich auftretende Impfschäden werden daher überbewertet. Man muß diese, so bedauerlich sie sind, vor dem Hintergrund der Infektionsgefahren sehen, die ohne Impfung gegeben waren und heute noch gegeben wären (Abb. 224).

■ Zur Zeit gibt es in der Bundesrepublik keine gesetzlich veranrekte **Pflichtimp-**

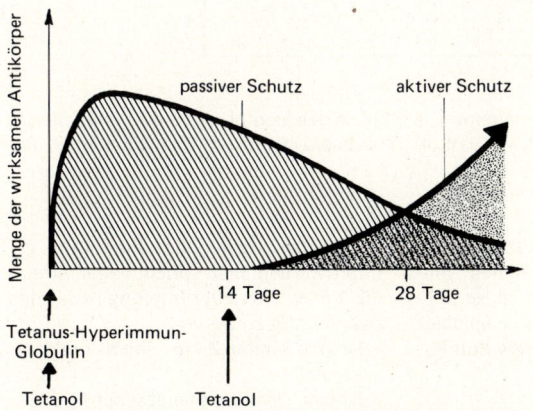

Abb. 223 Aktive und passive Schutzimpfung, erklärt am Beispiel der Tetanus-Schutzimpfung. Passiver Schutz durch Injektion von Immunglobulin verbessert sofort die Abwehr. Der Aufbau eines aktiven Schutzes durch Tetanol (Injektion abgetöteter Erreger) benötigt 4 bis 6 Wochen. Im Beispiel der Abbildung werden beide Impfstoffe gleichzeitig gegeben (Simultanimpfung).

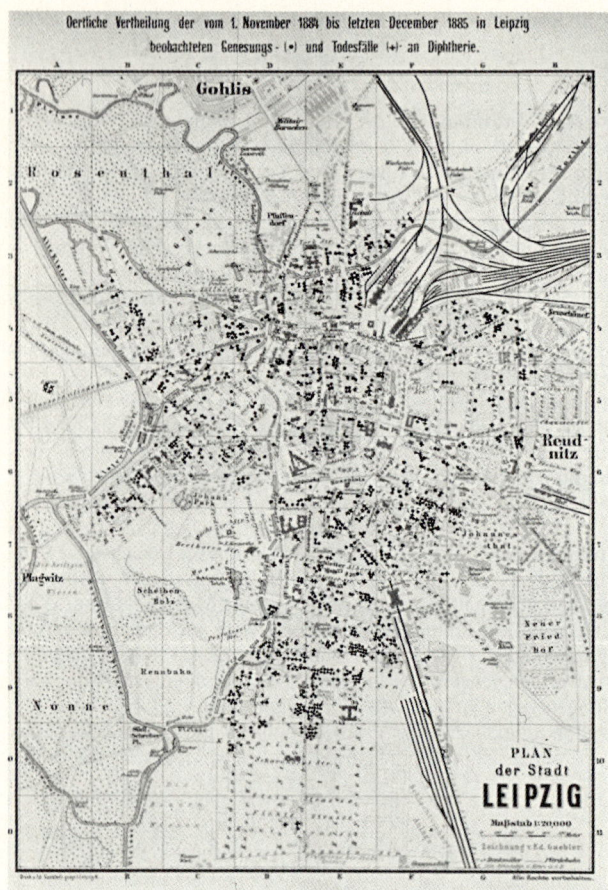

Abb. **224** Beispiel: Diphtherie in Leipzig 1884/85. In den Stadtplan sind die Diphtheriefälle von 14 Monaten eingezeichnet. Von 170 342 Einwohnern erkrankten 1141; 256 starben. Aus einer Arbeit von Heubner 1887.

fung; die 100 Jahre lang gesetzliche Pockenschutzimpfung ist inzwischen vollständig aufgegeben worden. *Einige Impfungen sind aber besonders empfohlen* (Ständige Impfkommission des Bundesgesundheitsamtes, STIKO).

■ **Impfplan.** Nicht jedes Kind kann geimpft werden. Man spricht von *Kontraindikationen.* Vor jeder Impfung ist für den Arzt wichtig zu wissen:
– Ist das Kind z. Z. an einem Infekt erkrankt?
– Ist eine Operation vorgesehen?

- Wurde es in den letzten 14 Tagen operiert, hatte es eine Infektion?
- Sind beim Kind irgendwann Krämpfe aufgetreten, oder bestehen andere Erkrankungszeichen des Nervensystems?
- Leidet das Kind an Überempfindlichkeit der Haut, an Asthma oder Heuschnupfen an, anderen Allergieursachen?
- Besteht eine Herz-, Leber-, Zucker- oder Nierenkrankheit?
- Erhält es als Medikamente Kortison oder Zytostatika? Besteht Immunkörpermangel?
- Hat das Kind in den letzten 6 Wochen eine Impfung erhalten?
- Gibt es in der Umgebung ansteckende Krankheiten?

Müssen diese Fragen mit Ja beantwortet werden, kann ein Kind nur in Ausnahmefällen und unter besonderen Vorsichtsmaßnahmen geimpft werden. Verantwortung und Entscheidung liegen beim Impfarzt, der in besonderen Fällen aber Eltern, die auf Impfung drängen, auf ihre eigene Verantwortung durch Unterschrift verpflichten muß.

■ Ein Infektionsschutz sollte schon im *Säuglingsalter* wirksam sein. Daher wird früh mit Impfungen begonnen. Die oben aufgeführten Fragen machen aber verständlich, daß es bei vielen Kindern sehr schwierig ist, ein größeres Impfprogramm zu entwickeln, einen Impfplan einzuhalten.

■ Die Tab. 25 zeigt, in welchem Zeitraum die wichtigsten Impfungen erwünscht sind. Eine große Hilfe im Impfprogramm sind die *Mehrfachimpfungen,* bei welchen gleichzeitig gegen mehrere Krankheiten, so gegen Masern, Röteln und Mumps, Diphtherie und Wundstarrkrampf geimpft wird. In der Regel wird mit einer einmaligen Impfung kein ausreichender und kein Dauerschutz erreicht. Zum Beispiel sind gegen Diphtherie und Tetanus 3 Impfungen innerhalb eines Jahres nötig, später Auffrischimpfungen.

Zwischen den einzelnen Impfungen sollen mindestens 4 Wochen Pause sein, nach BCG-Impfung 2 Monate.

Die jeweilige **Impfschutzdauer** ist verschieden lang (Tab. 26).

■ **Impfungen bei Problempatienten.** Auch *ehemalige Frühgeborene* erhalten die volle Impfdosis. *Chronisch-kranke Kinder* sollten ins Impfprogramm großzügig einbezogen sein; das ungeschützte Durchstehen diesbezüglicher Krankheiten, für die es Impfschutz gäbe, belastet noch mehr. Bei *Kindern mit progressiven neurologischen Erkrankungen und Krampfleiden* lassen viele Kinderärzte den Pertussis-Anteil weg (und verlassen sich im Erkrankungsfall auf Antibiotika). Keine Kontraindikationen sind *Fieberkrämpfe und Krampfanfälle in der Familie;* bei Fieberkrämpfen sollte man aber von Antipyretika großzügig Gebrauch machen. *Kinder mit Immundefekten und unter immunsuppressiven Medikamenten* sollten keine Lebendimpfstoffe erhalten. *Kinder von AIDS-kranken Müttern* können jede Art Impfung erhalten, solange bei ihnen die HIV-Infektion nicht klinisch manifest ist (Ausnahme: BCG-Impfung). Nach Manifestation des Immundefektes können Totimpfstoffe gegeben werden, Lebendimpfstoffe nur nach strenger Nutzen-Risiko-Überlegung. *Vor Operationen* gilt nach vorherrschender Meinung: Bei dringender Indikation sind geimpfte Kinder jederzeit operationsfähig, bei Wahleingriffen sollte nach Gabe von Totimpfstoff ein Mindestabstand von 3 Tagen, nach Lebendimpfstoff von 14 Tagen eingehalten werden, auch deshalb, um eventuelle Impfnebenreaktionen richtig einordnen zu können. *Nach einer Operation:* keine Impfung unmittelbar danach, kein Einwand aber gegen Routineimpfungen 2–4 Wochen später.

Im folgenden werden die **einzelnen Impfungen** näher dargestellt:

■ **Tuberkuloseschutzimpfung, BCG-Impfung.** Durch Impfung kann bei 90% der Geimpften die Tuberkulose verhindert oder in eine stark abgeschwächte Form übergeführt werden. Die Impfung ist dringend zu empfehlen, wenn in der Lebensgemeinschaft eines Kindes tuberkulöse Infektion möglich ist. Bei welchen Neugeborenen oder älteren Kindern eine Impfung durchgeführt werden sollte, hängt von der individuellen Umweltgefährdung und von der Erkrankungsrate an Tuberkulose ab, die in der Bevölkerung der jeweiligen Region gegeben ist. So lauten auch

Tabelle **25** **Impfkalender für Kinder und Jugendliche, nach Lebensalter geordnet**
Empfehlungen der Ständigen Impfkommission des Bundesgesundheitsamtes (STIKO)

1 Lebensalter	2 Impfung gegen	3 Personenkreis
ab 3. Lebensmonat	**Diphtherie-Pertussis-Tetanus (DPT)** 3× im Abstand von 4 Wochen	alle Säuglinge und Kleinkinder (bei bestehenden hirnorganischen Störungen siehe unten)
	Hämophilus influenzae Typ b (HIB) 2 Injektionen im Abstand von mindestens 6 Wochen oder mit der 1. und 3. DPT-Impfung.	alle Säuglinge und Kleinkinder
	Poliomyelitis 2× trivalente Schluckimpfung im Abstand von mindestens 6 Wochen, mit der 1. und 3. DPT-Impfung	alle Säuglinge und Kleinkinder
	Hepatitis B(HB) 3 × innerhalb von 6 Monaten	
2. Lebensjahr (nicht vor dem 15. Lebensmonat)	**Masern, Mumps und Röteln (MMR)** (Kombinationsimpfstoff)	alle Kleinkinder und Kinder
	Diphtherie-Pertussis-Tetanus (DPT) 4. Injektion (Abschluß der Grundimmunisierung)	
	Haemophilus influenzae Typ b (HIB) 3. Injektion, ggf. in Verbindung mit der 4. DPT-Impfung	
	Poliomyelitis 3. trivalente Schluckimpfung	
ab 6. Lebensjahr	**Masern, Mumps und Röteln (MMR)** (Wiederimpfung)	alle Kinder
	Tetanus-Diphtherie (Td) (Auffrischimpfung, gegen Diphtherie d-Impfstoff für Erwachsene verwenden, zweckmäßigerweise als Kombination Td.)	

Tabelle **25** (Fortsetzung)

1 Lebensalter	2 Impfung gegen	3 Personenkreis
ab 6. Lebensjahr	**Nachhol-Impfungen** (bisher versäumte Impfungen außer gegen Pertussis und Haemophilus influenzae b; bei Erstimpfung gegen Diphtherie d-Impfstoff für Erwachsene verwenden, zweckmäßigerweise als Kombinationsimpfung mit Td-Impfstoff	alle Kinder
ab 10. Lebensjahr	**Poliomyelitis** (Wiederimpfung) trivalente Schluckimpfung	alle Kinder
11.–15. Lebensjahr	**Röteln**	alle Mädchen, auch wenn im Kleinkindesalter bereits gegen Röteln geimpft
	Tetanus (Auffrischimpfung)	alle Kinder und Jugendliche
	Diphtherie (Auffrischimpfung mit d-Impfstoff für Erwachsene; zweckmäßig als Kombinationsimpfung mit Td-Impfstoff.) Der Abstand zur letzten Auffrischimpfung sollte nicht kürzer als 5 Jahre sein.	
	Hepatitis B (HB) (Auffrischimpfung)	

Anmerkung zur DPT-Impfung:

Bei Kindern mit
1. progressiven neurologischen Erkrankungen,
2. Krampfleiden,
3. neurologischen Erkrankungen, die besonders häufig mit Krampfanfällen einhergehen,

ist sehr zu erwägen, nur mit DT zu impfen. Diese Erkrankungen gelten zwar nicht grundsätzlich als eine Kontraindikation für eine Pertussisimpfung, jedoch könnten eine Verschlechterung des Leidens oder das Auftreten von Krampfanfällen der Impfung angelastet werden. Bei der zur Zeit bestehenden hohen Keuchhusten-Inzidenz sind andererseits einige dieser Kinder sehr gefährdet.

Daher ist in solchen Fällen vom impfenden Arzt eine sorgfältige Risikoabwägung vorzunehmen.
Alternativ besteht die Möglichkeit, den Beginn der DPT-Impfung auf das 2. Lebenshalbjahr zu verschieben, wenn über Art und Verlauf der Erkrankung mehr bekannt ist. Keine Kontraindikation sind Fieberkrämpfe und Krampfanfälle in der Familie. Da fieberhafte Reaktionen einen Anfall provozieren können, ist bei Kindern mit Neigung zu Krampfanfällen von Antipyretika großzügig Gebrauch zu machen.
Für die DT-Grundimmunisierung gilt folgendes Impfschema:
ab 3. Lebensmonat 2× im Abstand von mindestens sechs Wochen, 1× im 2. Lebensjahr.

Tabelle **26   Schutzdauer aktiver Impfungen**
Voraussetzung ist eine richtig durchgeführte Immunisierung. Innerhalb der angegebenen Zeiträume werden vom Arzt bei besonderen Gefährdungen Auffrischimpfungen für nötig befunden.

Impfung gegen	Schutzdauer	Impfung gegen	Schutzdauer
Grippe	1 Jahr	Gelbfieber	6 bis 10 Jahre
Poliomyelitis	10 Jahre	Tuberkulose (BCG)	8 bis 12 Jahre
Cholera	6 Monate	Masern	mindestens 10 Jahre
Typus (oral)	4 Monate	Mumps	mindestens 10 Jahre
Tetanus	5 Jahre	Röteln	mindestens 10 Jahre
Diphtherie	5 Jahre	Hepatitis B	10 Jahre

die ärztlichen Empfehlungen regional verschieden. Bestehende Immunparesen sind sorgfältig zu bedenken.

In den ersten 6 Lebenswochen sofort, bei älteren Kindern nach vorheriger Durchtestung mit Tuberkulin, wird der Impfstoff intrakutan gespritzt, meist am Oberschenkel außen über dem Trochanter. In der 2. bis 4. Woche danach entwickelt sich ein kleines Knötchen, das anschließend verschwindet; in manchen Fällen zerfällt es im Inneren und bricht zu einem kleinen, langsam heilenden Geschwür auf. Ein Lymphknoten schwillt in der linken Leiste fast immer an; bis Mandelgröße ist seine Vergrößerung normal. Die Impfstelle soll trocken behandelt werden; bei Geschwüren am Rande mit Zinkpaste abdecken. Der Impferfolg wird nach $^1/_4$ Jahr durch neuerliche Tuberkulintestung geprüft; der Test muß nun positiv sein. Jede stärkere Lokalreaktion, jede stärkere Lymphknotenanschwellung ist dem Impfarzt anzuzeigen.

■ **Tetanusimpfung.** Diese Impfung gegen Wundstarrkrampf kann als eine der bestverträglichen und wertvollsten Impfungen angesehen werden. Die häufigen Verletzungen des Kindesalters, die große Gefahr von Verkehrsunfällen fordern, daß jeder Mensch aktiv gegen Wundstarrkrampf geimpft wird und einen guten Impfschutz hat. Eventuell ist bei einer Verletzung eine Auffrischung vonnöten. Fehlt im Verletzungsfall ein verläßlicher Impfschutz, sollte die Simultanprophylaxe (spezifisches Immunglobulin plus Aktiv-Impfstoff) durchgeführt werden:

Gleichzeitige Gabe von 250 – 500 IE Immunglobulin i.m. plus 0,5 ml an getrennten Körperstellen. Nach 14 Tagen 2. Dosis von 0,5 ml Impfstoff. Bei vollem Impfschutz Auffrischimpfung alle 5 bis 10 Jahre.

■ **Poliomyelitis, endemische Kinderlähmung.** Der Impfstoff enthält lebende abgeschwächte Erreger (Impfung nach Sabin). Er wird 2mal im Abstand von 6 Wochen geschluckt („Schluckimpfung"), ein drittes Mal nach etwa 1 Jahr. Ein voller Schutz gegen die Kinderlähmung besteht nur, wenn alle 3 Stämme bei der Impfung gegeben werden (s. dazu S. 203). Die Impfung ist sehr gut verträglich und allen Altersgruppen zu empfehlen. Kinder, für die die Schluckimpfung vorgesehen ist, sollten allerdings keine Neigung zu Durchfallskrankheiten haben. Wiederholungsimpfung dann etwa alle 5 – 10 Jahre. Die Impfviren werden z. T. durch den Darm ausgeschieden, daher: Wird ein Familienangehöriger geimpft, sollten alle anderen gleichzeitig mitgeimpft werden, die keinen aktuellen Impfschutz haben.

■ **Keuchhusten.** Sie wird heute wieder allgemein empfohlen, da der verfügbare Impfstoff verträglich und die Keuchhusteninfektionsgefahr groß ist. Säuglinge sollten im ersten Halbjahr geimpft werden, vor allem wenn sie in kinderreicher Familie oder in einem Kinderheim leben. Leider kommt es bei einigen der Geimpften zu gewissen örtlichen oder zu Allgemeinreaktionen (siehe dazu Tab. 25).

■ **Tollwutimpfung.** Durch die Verseuchung der Tierwelt ist die Tollwut eine große Gefahr. Eine allgemeine Empfehlung zur Tollwutschutzimpfung kann heute noch nicht ausgesprochen werden. Im Notfall einer Infektion oder einer möglichen Infektion ist aber die sofortige Impfung unbedingt nötig; sie hat kaum Nebenwirkungen.

■ **Diphtherieschutzimpfung.** Auch heute ist die Impfung wegen der wieder steigenden Krankheitshäufigkeit der Diphterie aktuell. Ab dem 6. Lebensjahr ist die Impfdosis verringert (Tab. 25).

■ **Masernschutzimpfung.** Die Injektion von abgeschwächten, lebenden Erregern führt zu einer harmlosen, leichten, fast immer gar nicht erkennbaren Masernerkrankung und zu einem Schutz, der wahrscheinlich lebenslang anhält. Nur einzelne Kinder zeigen etwa 11 Tage später etwas Fieber, Unpäßlichkeit, leichtes Exanthem; sie sind dabei nicht infektiös.

■ **Mumpsschutzimpfung.** Die Impfung ist sehr zu empfehlen. Auch dieser Lebendimpfstoff ist sehr gut verträglich; bei Familienbelastung durch Diabetes mellitus ist allerdings Vorsicht geboten. Impfung in der Regel zusammen mit dem Masernimpfstoff ab dem 15. Lebensmonat.

■ **Rötelnschutzimpfung.** Die hohe Gefährdung des Embryos bei einer Rötelnkrankheit der Mutter verlangt Impfung aller Kinder (mit 15 Monaten), insbesondere aller Mädchen (zusätzlich im Alter von 11–15 Jahren), oder junger Frauen außerhalb einer Schwangerschaft. Die Impfung ist also auch jeder Schwester unbedingt zu empfehlen, falls sie noch keine Röteln durchgemacht hat. Eine mögliche frühere Erkrankung kann durch spezifische Antikörper erfaßt werden. An Nebenwirkungen der Lebendimpfung werden selten einmal Gelenkschmerzen oder die Schwellung von Nackenlymphknoten (wie bei echten Röteln) beobachtet. Nach der Impfung sollte drei Monate lang eine Schwangerschaft vermieden werden.

■ **Impfung gegen Hepatitis A.** Der gut verträgliche Totimpfstoff aus Hepatitis-A-Viren wird für die Grundimmunisierung zweimal intramuskulär injiziert. Es ist eine Wahlimpfung für Risiko-Situationen: Reisen in bestimmte Länder, für Personal in medizinischen Einrichtungen, Kinderheime und Heime mit geistig Behinderten, für Kanalisationsarbeiter.

■ **Impfung gegen Hepatitis B.** Dieser wichtige Impfstoff ist gut verträglich und immunologisch gut wirksam. Grundimmunisierung: 3 Impfungen mit inaktivierten Erregern (die 2. nach einem, die 3. nach 6 Monaten). Auffrischung nach 5–10 Jahren. Für Kinder unter 10 Jahre Kinderdosis. Eventuell geringe Nebenwirkungen wie Abgeschlagenheit u. a. Empfohlen vor allem für Neugeborene von HBs-Ag-positiven Müttern, für medizinische Berufsgruppen, Kontaktpersonen von Hepatitis-B-Kranken für Hämophilie-

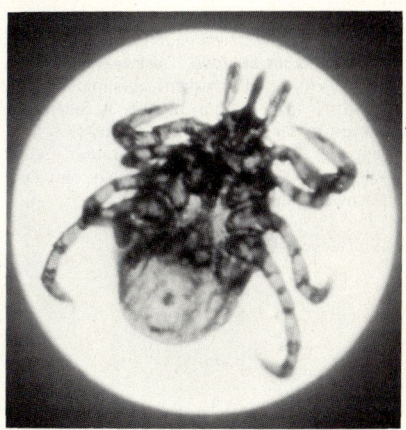

Abb. **225**   Zecke (Ixodes ricinus). Größe bis 1,5 cm, abhängig von der nach dem Biß gesaugten Blutmenge. Entfernung der fest verbissenen Zecke: Möglichst weit vorn am Kopf fassen mit Daumen- und Zeigefingernagel oder mit einer Pinzette oder zwischen 2 Streichhölzern – dann herausdrehen. Nicht den anderen Ratschlägen folgen: Überstreichen mit Nagellack, Übergießen mit Öl, Umhüllen mit Salbe, weil hierbei die Zecke agonal noch die Borrelien und Viren mit ihrem Speichel oder im regurgierten Darminhalt in die Wunde ergießt. In der Ungewißheit, ob die Zecke, die gestochen hatte, wirklich infiziert war, kann auf diese Erreger untersucht werden (feucht transportieren).

und Dialyse-Patienten. Für Sofortschutz Simultanprophylaxe mit Hepatitis-B-Immunglobulin neben der 1. oben genannten Impfdosis; Fortführung dann nach Schema.

■ **Impfung gegen Abdominaltyphus** mit einem oralen, attenuierten Lebendimpfstoff. Empfohlen vor Reisen in endemische Gebiete.

■ **Impfung gegen Frühsommer-Meningo-Enzephalitis, Zeckenenzephalitis.** Hauptverbreitungsgebiet dieser Virus-Enzephalitisform, die durch Zeckenstich übertragen wird, ist Ost- und Mitteleuropa (Aussehen der Zecke Abb. 225). Die Impfung besteht aus 2 Injektionen im Abstand von 2–4–12 Wochen sowie einer 3. nach wenigstens 9 Monaten. Wiederimpfung alle 3

Jahre empfohlen. Mit Immunglobulin auch die Möglichkeit einer passiven Immunisierung.

■ **Pockenschutzimpfung, Vakzination.** Eine Impfpflicht für die Pockenschutzimpfung bestand seit 1874, heute nicht mehr, nachdem die Pocken in der Welt ausgerottet sind (Feststellung der Weltgesundheitsorganisation 1982). Alle Einreiseländer verzichten heute auf den Nachweis einer Pockenschutzimpfung.

■ **Impfung gegen Varizellen** mit Varizella-RIT ist nun ab dem 12. Lebensmonat möglich. Ob damit auch eine Schutzwirkung gegen Zoster-Viren entstehen kann, ist denkbar, aber noch nicht sicher bewiesen. Eine Prophylaxe gegen Herpes labialis ist bei der Erregerdifferenz nicht denkbar.

68 Prophylaxe im Krankenhaus

■ Unter dem Stichwort Hospitalismus (s. Abschnitt 4) wurde ausführlich über die Schäden gesprochen, die ein Kind durch langen Aufenthalt in einem Krankenhaus oder einem Kinderheim in der Massenpflege erleiden kann. Allein schon die Kürze des Klinikaufenthaltes mit den reichlichen Besuchsmöglichkeiten für die Eltern verhindert bei den meisten Kindern, daß solche Schäden auftreten. Immer wieder muß man sich aber vor dem Hintergrund eines möglichen Hospitalschadens einmal klarmachen, was von seiten der Pflegenden alles getan werden kann, um jede Art vermeidbarer seelischer und körperlicher Schädigung im Krankenhaus vom Kinde fernzuhalten

■ Zunächst sind die **Pflegeschäden durch Nachlässigkeit** zu nennen. Sie bestehen in
- schlechter Hautpflege,
- schlechter Ernährungstechnik (Ungeduld, schlechtes Aufstoßenlassen, falsche Kost, zu heiße oder zu kalte Nahrung),
- falscher Lagerung von Säuglingen, die in Seitenlage gebracht werden sollen (Gefahr der Aspiration, wenn die Kinder spucken),
- schlechter Injektionstechnik (subkutan, intramuskulär),
- Eingeben falscher Medikamente oder richtiger Medikamente in falscher Dosis,
- Überhitzung des Kindes durch schweres Bettzeug und dicke Bekleidung; ebenso das Gegenteil: Unterkühlung,
- Hitzeschäden durch zu heiße Wärmflaschen, Lichtbogen oder Rotlichtlampe.

■ Ferner ergeben sich zahlreiche **Gefahren durch mangelnde Vorsicht**, so
- wenn Hygienevorschriften nicht genügend beachtet und deshalb Infektionskrankheiten übertragen werden; besonders gefährdet sind Frühgeborene, junge Säuglinge, Kinder mit Antikörpermangel und Immunparese, z. B. Kinder unter Kortisonpräparaten oder Zytostatika,
- wenn kräftige Säuglinge nicht fest genug gehalten werden, vor allem, wenn man nasse Kinder aus der Badewanne hebt,

- wenn Kinder auf dem Wickeltisch frei liegen bleiben, während der Pflegende etwas Fehlendes holt oder mit jemandem spricht,
- wenn ein kräftiges Kind auf dem Wickeltisch oder im offenen Bett nur mit einer Hand gehalten wird, während die andere Hand des Pflegenden etwas Entferntes heranholt,
- wenn bei Säuglingen am Kopf gleichzeitig eine Magensonde für die permanente Ernährung mittels Perfusor und eine Verweilkanüle in einer Vene liegt, somit die Gefahr besteht, daß in die Vene Nahrung injiziert wird: größte Vorsicht und Kennzeichnung durch zwei Pflasterfahnen „Nahrung" und „Vene"!,
- wenn vergessen wird, das Gitter des Bettes zu schließen oder die Sicherung des Gitters einwandfrei einrasten zu lassen,
- wenn größere Kinder in kleinen Betten mit zu niedrigem Gitter untergebracht werden (Gefahr des Herausstürzens),
- wenn Betten mit zu weitem Stababstand benutzt werden (Einklemm- und Strangulationsgefahr),
- wenn die Kinder mit Gurten unsachgemäß angebunden sind (Strangulationsgefahr). Anbinden eines Kindes sollte eine sehr seltene Maßnahme sein!
- wenn Spielzeug an Bändern im Kinderbett angebracht ist,
- wenn Säuglinge an heißen Tagen längere Zeit im Kinderwagen oder in Tragtaschen aus luftundurchlässigem Material untergebracht werden,
- wenn den Kindern Spielzeug mit scharfen Kanten (Blech!) oder von so kleinen Ausmaßen gegeben wird, daß sie es in den Mund nehmen und verschlucken können; wenn im Spielzeug kleine Teilchen eingeschlossen sind (Beispiel: Rasselchen), die nach Zerbrechen der Hülle aspiriert werden können,
- wenn Kindern Plastikbeutel zugänglich sind (Erstickungsgefahr, wenn der Beutel im Spiel über den Kopf gezogen wird),
- wenn im Kinderzimmer Vorhangschnüre in Gebrauch sind (Erhängungsgefahr),
- wenn Fenster in einem Zimmer mit unbeaufsichtigten Kindern offen bleiben oder ungeschützte Elektrosteckdosen den Kindern zugänglich sind,
- wenn ärztliche Anordnungen unkonzentriert aufgenommen werden und im Zweifelsfall nicht rückgefragt wird; wenn sich ein Pflegender bei schwierigen ärztlichen Anordnun-

gen auf sein Gedächtnis verläßt, ohne sich schriftliche Notizen zu machen oder auf schriftlicher Fixierung durch den Arzt besteht,
– wenn für i.v. Injektion aufgezogene Spritzen dem Arzt ohne die leere Ampulle gegeben werden, er also nicht die Möglichkeit zu einer Überprüfung des Inhaltes hat,
– wenn Medikamente in anderen als den Originalpackungen aufbewahrt werden (Verwechslungsgefahr); wenn Verfallsdaten von Medikamenten nicht beachtet und Lagerungstemperaturen nicht eingehalten werden,

– wenn die Vorschriften für Medizingeräte im Betrieb und in der Wartung nicht genügend beachtet werden,
– wenn Desinfektionsmittel und andere giftige Substanzen in falschen Flaschen aufbewahrt werden,
– wenn an Geburtstagen, Weihnachten usw. Kerzen im Kinderzimmer angezündet werden (Brandgefahr).

■ Zur **seelischen Betreuung** des Kindes s. Abschnitte 2.1, 2.4, 3 und 4.

Arbeitshilfen: Ratschläge für pflegerische Aufgaben, zum Verständnis der ärztlichen Tätigkeit

■ Die „Arbeitshilfen" für die Pflegenden sind unter verschiedenen Gesichtspunkten zusammengestellt. Einerseits sollen sie Verständnis für ärztliche Untersuchungs- und Behandlungstechniken geben, ob Schwester und Pfleger dabei mitarbeiten oder nicht. Andererseits enthal-

ten viele Kapitel genaue Hinweise und Anweisungen für direkte, alleinverantwortliche Tätigkeiten des Pflegepersonals, deren einwandfreie Ausführung ein Arzt von einer examinierten Pflegekraft erwarten darf.

69 Gerätediagnostik

69.1 Strahlendiagnostik

■ **Röntgenmethoden und Strahlenschutzbestimmungen.** Die diagnostische Anwendung der unsichtbaren Gammastrahlen ist eine der wichtigsten Untersuchungsmethoden (konventionelle Röntgentechnik, Computertomogramm = CT). Die unterschiedliche Dichte der Körpergewebe führt zu einem charakteristischen Bild auf dem Röntgenschirm oder auf einer für Röntgenlicht empfindlichen Folie. Ohne weitere Hilfsmittel ergeben sich bei der „Durchleuchtung" von Knochen, Muskulatur und lufthaltigen Geweben (Darm, Lunge, Nebenhöhlen) eindrucksvolle Bilder. Knochenstörungen, Lungenveränderungen, Abweichungen der Herzform sind daher leicht zu fassen. Gewisse krankhafte Veränderungen wie verkalkende Lymphknoten, Nierensteine und metallhaltige Fremdkörper fallen durch ihre besondere Dichte von selbst auf.

Innenräume, wie die Hirnventrikel und die Herzkammern, Magen, Darm, Harnwege usw. werden erst sichtbar, wenn sich durch eine *kontrastgebende Füllung* ihre Kontur gegen die Umgebung abhebt. So dienen Konstrastmittel vor allem der Darstellung der Gallengänge und der Gallenblase *(Cholangiographie, Cholezystographie)*, des Nierenbeckens, des Ureters und der Blase *(intravenöse oder retrograde Urographie, Pyelographie, Refluxurogramm)* und der Bron-

chien *(Bronchographie)*. Angiographie ist die Darstellung großer und kleiner Blutgefäße. Besonders wichtig ist die Karotisangiographie für die Hirntumordiagnostik und die Füllung der Herzräume und der großen Gefäße für die Feinbeurteilung von Herz- und Gefäßfehlbildungen. Mit verschiedenen Konstrastmitteln ist die Darstellung des Speiseweges üblich *(Ösophagographie, Magen-Darm-Passage, Kolonkontrasteinlauf)*. Der Verlauf des Rückenmarkkanals kann durch ein Konstrastmittel dargestellt werden *(Myelographie)*.

▨ **Vorbereitung der Kinder für die einzelnen Röntgenmethoden** s. Tab. 27.

■ Gewöhnlich gibt das **Röntgenbild** alle Schichten des durchstrahlten Körperabschnittes auf eine Fläche übereinander projiziert wieder. Die räumliche Ordnung kann manchmal erst mit Hilfe eines zweiten Röntgenbildes geklärt werden, das mit einem senkrecht zum ersten verlaufenden Strahlengang aufgenommen wurde.

▨ Strahlengang: „a.p." = von anterior (vorn) nach posterior (hinten); die Strahlen kommen von vorn, der Patient steht mit dem Rücken zum Film. „p.a.", umgekehrte Situation.

„seitlich" = Strahlenrichtung von links oder von rechts.

„rechts anliegend" oder „links anliegend" = je nachdem, welche Körperseite zum Film gewandt ist.

Die **Computertomographie** ist ein Röntgenverfahren, wobei in genau bezeichneter Schicht-

Tabelle 27 Vorbereitung der Kinder für einige Röntgenuntersuchungsmethoden
Ihrem Verständnis entsprechend sollen die Kinder vorher aufgeklärt werden. Unruhige Kinder werden von Fall zu Fall nach besonderer Anordnung des Arztes medikamentös sediert. Soweit es das Untersuchungsvorhaben nicht stört, werden die Generationsorgane der Kinder (Eierstöcke, Hoden) durch Schutzplatten abgedeckt.

Vorhaben/Vorbereitung

Ösophagusdarstellung

Kind von Fall zu Fall nüchtern lassen. Bariumbrei oder Gastrografin-Tee nach Vorschrift, eventuell mit Geschmackskorrigentien. Bei Säuglingen Sonde bereithalten. Bei Verdacht auf Ösophagusatresie oder Ösophagus-Tracheal-Fistel Sauerstoff, Absauggerät und Beatmungsgerät bereithalten.

Ösophagus-Magen-Duodenum-Passage

Kind nüchtern lassen. Bariumbrei oder Gastrografin-Tee usw. wie bei der Ösophagusdarstellung. Nach der Untersuchung auf ärztliche Anordnung eventuell Magenspülung zur Entleerung des Kontrastmittels.

Kolonkontrastdarstellung

Säuglinge: Letzte Nahrung 4 bis 5 Stunden vorher, bei Obstipation vorher abführen oder Reinigungseinlauf vornehmen.
Klein- und Schulkinder: Am Tage vorher Kontaktlaxans (Suppositorium) oder Reinigungseinlauf, abends nur flüssige Nahrung, morgens nüchtern lassen und Reinigungseinlauf spätestens 3 Stunden vorher wiederholen.

Intravenöse oder intramuskuläre Urographie (Pyelographie)

Säuglinge: Letzte Fütterung spätestens 4 bis 5 Stunden vorher. Keine sonstige Flüssigkeitsbeschränkung, kein Abführen, kein Reinigungseinlauf.
Klein- und Schulkinder: Letzte Mahlzeit am Abend vorher, in manchen Kliniken ist Reinigungseinlauf oder Abführen üblich. Morgens nüchtern lassen, nach Anordnung eventuell durch Kontaktlaxans (Suppositorium) nochmals abführen.
In manchen Kliniken wird nach der Injektion und vor der Aufnahme Sprudelwasser zu trinken gegeben, der Magen dehnt sich dadurch aus, was die Bildqualität verbessert. Für Zwischenfälle Kalzium, Suprarenin, Kortikoide in Ampullenform, Sauerstoff, Absauggerät, eventuell Intubationsbesteck und Beatmungsgerät bereithalten.

Refluxurogramm

Vorbereitung wie für Katheterismus der Blase, Kontrastmittel bereitstellen, meist in Infusionsflasche.

tiefe feine Gewebsunterschiede in deutlichem Kontrast herausgehoben werden (z. B. Hirn- zu Tumorgewebe). Um einwandfreie Aufnahmen zu erhalten, müssen die Kinder gut sediert sein.
■ **Szintigraphie.** Bei dieser nuklearmedizinischen Untersuchung wird strahlendes Material (Isotope, Nuklide) intravenös in den Körper gebracht, wo es in bestimmten Organen bevorzugt vorübergehend gespeichert wird. Die Strahlenenergie, die nach außen dringt, wird in seiner flächigen Anordnung durch eine spezielle Kamera (Scanner), ähnlich einem Geiger-Zähler, zu einem diagnostisch verwertbaren Bild festgehalten (Abb. 226).
■ Alle mit Gammastrahlen Arbeitenden haben aus eigenem Interesse **Strahlenschutzbestimmungen** einzuhalten. Auch die Schwester und der Pfleger müssen bei der Durchleuchtung von

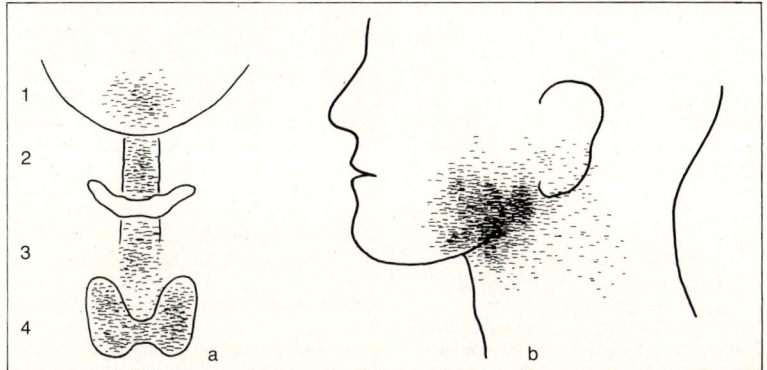

Abb. **226** Atypische Lokalisation (Dystopie) von Schilddrüsengewebe. Nachweis durch Szintigraphie.
a Schematische Darstellung im Anterior-Posterior-Bild des Halses
b Seitenansicht einer Zungengrundstruma
Typische Lage der Drüse (4) und Dystopien: Zungengrund (1), oberhalb (2) oder unterhalb (3) vom Zungenbein.

Kindern und beim Halten von Kindern für Röntgenaufnahmen *jedesmal spezielle Schürzen und Handschuhe* zum Strahlenschutz anziehen. Sie achten mit darauf, daß die Keimdrüsen der Kinder abgedeckt werden (Bleikapseln bei Jungen, Bleigummischilder bei Mädchen). Die Strahlenbelastung des Röntgenpersonals wird fortlaufend durch zwei Meßverfahren, Strahlenschutzplakette oder Füllhalterdosimeter, überwacht; dies gilt auch für jede Schwester und jeden Pfleger, auch wenn sie nur gelegentlich einmal in der Röntgenabteilung sind. Besondere Strahlenempfindlichkeit besteht für ein Kind während der Schwangerschaft; eine gravide Schwester darf also nicht beim Röntgen assistieren. Neuerdings erhalten die Patienten jeweils einen Eintrag in den sog. Röntgenpaß.

■ Die **Kernspintomographie, NMR-Tomographie** liefert wie das Computertomogramm Schichtbilder, aber auf ganz anderer physikalischer Grundlage. Die detailreichen Bilder werden durch Magnetfelder erzeugt, also nicht durch Röntgenstrahlen. Hochfrequenzwellen werden gemessen und in Bilder umgesetzt, die aufgrund der magnetischen Kernresonanz (nuclear magnetic resonance = NMR) von angeregten Kernspins gestaltet sind.

■ **Echographie, Sonographie** arbeitet mit *Ultraschall* und hat in den letzten Jahren große Be-

deutung erhalten. Die Methode ist nicht invasiv, was heißt: Für genauen Einblick ins Körperinnere ist kein Eingriff wie eine Punktion oder ein Katheterismus nötig. Der Ultraschall bringt zudem *keine Strahlenbelastung* und leistet dabei oft genausoviel wie die Röntgenstrahlen.

Ein Schallkopf sendet Ultraschallwellen in zu untersuchende Organe hinein. Diese Wellen werden z. T. reflektiert und vom Schallkopf wieder empfangen (*„Echo"*), auf einem Schirm aufgezeichnet, vom Auge des untersuchenden Arztes beurteilt und eventuell photographisch festgehalten.

▨ Die **enzephale Sonographie** hat Bedeutung bei Hirntumoren, Hydrozephalus, Hirnfehlbildungen und intrakraniellen Blutungen. Die **kardiologische Ultraschalldiagnostik** gibt Auskunft über den anatomischen Aufbau der Herzräume, der Herzklappen und der großen Gefäße und ist somit eine große Hilfe in der Diagnostik der Herzfehler. Damit kann der wesentlich belastendere Herzkatheterismus oftmals vermieden werden. Die **abdominelle Sonographie** gibt im Bauchraum Hinweise auf Tumoren, Zysten, Organvergrößerungen, Organverlagerungen, Steine u. a. Der Geburtshelfer beurteilt damit Lage und Gestalt eines Fetus. Auch andere Körperbereiche, z. B. Weichteile, können sonographisch gut beurteilt werden, z. B. die Schilddrüse.

■ Bei der **Endosonographie** wird ein Schallkopf durch eine Körperöffnung in innere Körperräume geführt (z. B. Ösophagus), was die Abbildung innerer Organe erheblich verbessert und die Entnahme von Gewebsproben gezielt ermöglicht.

■ Die **Doppler-Sonographie** dient zur Diagnostik von Veränderungen der Blutströmung, erfaßt Engstellen, die Richtung des Blutflusses und den Blutdruck.

69.2 Lichtoptischer Einblick ins Körperinnere

■ Einblick in Körperöffnungen ist gerade beim Kind oft nur mit besonders feinen Instrumenten und mit besonderem technischen Geschick möglich. Das technische Problem liegt in erster Linie darin, genügend Licht in die Tiefe zu bekommen. Der von Helmholtz gefundene *Lichtspiegel* hat das Problem zunächst glänzend gelöst; da er in der Mitte ein Loch für das beobachtende Auge aufweist, kann im gleichen Strahlengang beleuchtet und beobachtet werden. Heute werden *elektrische Lichtquellen mit der Optik kombiniert:* für die Untersuchung des Augenhintergrundes, die Betrachtung des Trommelfells, des Naseninneren, des Kehlkopfes und des oberen Rachenabschnittes. Für tiefer gelegene Untersuchungsobjekte sind Röhren konstruiert

worden, die am Ende eine Lichtquelle aufweisen oder Licht durch die Fiberglastechnik erhalten. So werden die tiefen Luftwege **(Bronchoskopie),** die Harnblase **(Zystokopie),** Magen und Duodenum **(Gastroskopie, Duodenoskopie),** Dickdarm und Mastdarm **(Koloskopie, Rektoskopie)** und Bauchraum **(Laparoskopie)** einer direkten Betrachtung zugänglich.

69.3 Methoden der Herz-Kreislauf-Untersuchung

■ **Elektrokardiogramm (EKG)** s. in Abschnitt 69.4.

■ **Phonokardiographie.** Zur diagnostischen Abklärung von Herzgeräuschen verläßt man sich heute nicht allein auf den Hörbefund (Auskultationsbefund). Über Mikrophon werden Herztöne und -geräusche registriert *(Phonokardiogramm = PKG).* Das gleichzeitig geschriebene EKG erlaubt eine exakte, zeitliche Zuordnung der Geräusche zur Systole und Diastole des Herzens (s. Abb. 228). Auch die Schallintensität und die Schwingungsfrequenz sind von großer Aussagekraft.

■ **Herzkatheterismus.** Eine dünne Kunststoffsonde wird durch eine Körpervene bis ins Herz vorgeschoben (Abb. 227). In den einzelnen Herzräumen (Vorhöfe, Kammern) kann Druck und Sauerstoffsättigung gemessen und damit

Abb. **227** Herzkatheterismus. Sondierung des Herzens von der linken Ellenbeugevene aus. Die Spitze des Katheters liegt in der rechten Herzkammer.

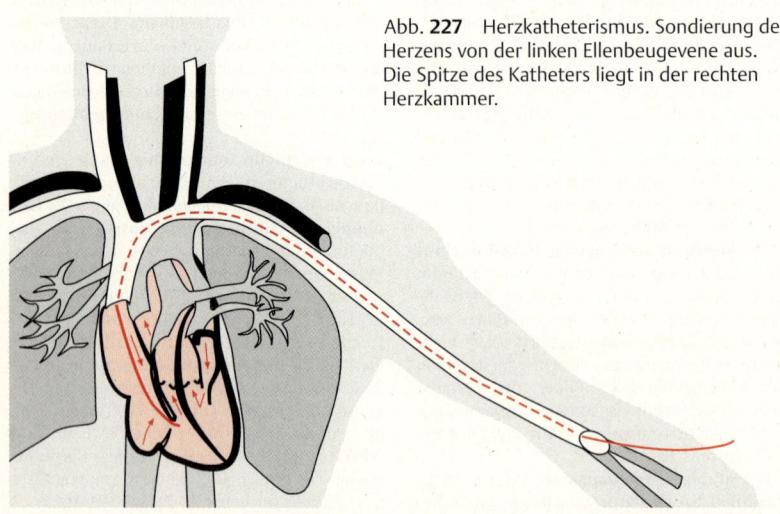

eventuell eine Abweichung vom normalen Bau des Herzens erfaßt werden. Durch Injektion eines Konstrastmittels mit gleichzeitiger Röntgenaufnahme kann der Blutstrom im Herzen und in den großen Gefäßen bis in letzte Feinheiten dargestellt werden.

■ **Blutdruckmessen.** Die Blutdruckmessung ist zunächst eine Aufgabe des Arztes, sie kann vor allem in der Intensivüberwachung eines Kindes auch Aufgabe der Pflegenden werden. Die Messung erfolgt nach dem *Verfahren von Riva und Rocci* (daher die Abkürzung: RR) mit Hilfe einer aufblasbaren Manschette, die um einen Oberarm gelegt wird. Der Druck wird in Millimeter Quecksilber (mm Hg) an einer Quecksilbersäule (0–300 mm hoch), an einem Dosenmanometer oder einem elektronischen Display abgelesen; seit 1980 gibt es neue SI-Einheiten (*Système International d'Unites*), als Einheit 1 Kilopascal = 1 kPa = 7,5 mm Hg. Zwei Meßwerte werden bestimmt, der *systolische* (der höchste) und der *diastolische* Wert, und in folgender Weise notiert: zum Beispiel RR 120/80 (sprich: 120 zu 80) mm Hg.

■ Zunächst muß die *richtige Manschettenbreite* ausgesucht (Tab. 28) und montiert werden. Man fühlt dann in der Ellbeuge nach der dort verlaufenden Arterie, die Auskultationsort (Stelle des Abhörens) sein soll. Dann wird die Manschette aufgeblasen bis etwa zur 150-mm-Marke, also über dem zu erwartenden systoli-

schen Wert. Damit wird die Arterie vollständig abgedrückt; Blut kann nicht fließen, das auskultierende Ohr hört daher kein Geräusch. Läßt man nun durch leichtes Drehen an der Ventilrändelschraube den Druck in der Manschette langsam ab, hört man durch das Stethoskop (Hörrohr) plötzlich ein leises und immer lauter werdendes Klopfgeräusch. Es zeigt an, daß die Blutwelle mit ihrem Druck den gegebenen Druck in der Manschette gerade überwinden kann: Diejenige Meßmarke, die die Druckspitze der Blutwelle anzeigt, gibt damit den systolischen Blutdruckwert an (= Druckwert, der bei maximaler Kontraktion der Herzkammern in den Arterien entstehen kann). Bei weiterem Ablassen des Manschettendruckes hören die Geräusche ziemlich unvermittelt auf: Damit ist der diastolische Blutdruckwert bestimmt (= Wert, bei dem das Blut nicht mehr abhängig von der Herzkontraktion, sondern abhängig von der Spannung der Blutgefäße fließt). In der Regel ist es nicht leicht, bei der ersten Prüfung schon präzise die Blutdruckwerte festzulegen, daher empfiehlt es sich, wiederholt die Manschette aufzublasen und den Druck unter aufmerksamer Auskultation zu verfolgen. Vor allem der diastolische Wert ist oft nur schlecht abzugrenzen oder sogar bis zum Wert von 0 mm Hg zu hören; selbst wenn damit der wahre diastolische Wert gefaßt ist, sollte man immer den gehörten Skalenwert angeben.

■ Zur Arbeitserleichterung gibt es heute auch *Blutdruckmonitore* und *transportable elektronische Meßapparate*.

Tabelle 28 Blutdruckmessung
Notwendige Manschettenbreite (ohne Stoff; in Zentimeter) nach dem Oberarmumfang (Zentimeter).

Oberarmumfang	Manschettenbreite
7,5–10,0	4
10,0–12,5	5
12,5–15,0	7
15,0–20,0	9

69.4 Aufzeichnung von Aktionsströmen

■ Es ist ein physiologisches Gesetz, daß von jedem tätigen Organ elektrische Ströme ableitbar sind. Das Strombild erlaubt Rückschlüsse, ob das Organ gesund ist oder vom Normalen abweicht.

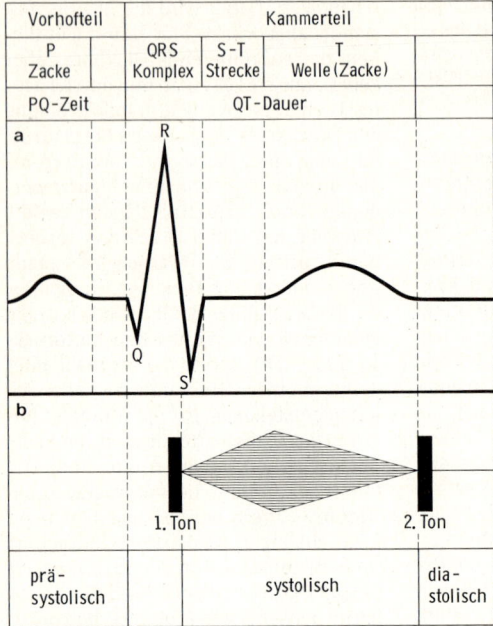

Vorhofteil		Kammerteil		
P Zacke	QRS Komplex	S-T Strecke	T Welle (Zacke)	
PQ-Zeit		QT-Dauer		

a R Q S

b 1. Ton 2. Ton

prä- systolisch		systolisch	dia- stolisch

Abb. **228** EKG-Kurve (**a**) und Herzschallschreibung (**b**). Die Zacken und Strecken der Vorhof- und Kammererregung werden mit Großbuchstaben bezeichnet. Bei den akustisch wahrnehmbaren Phänomenen unterscheidet man den 1. und 2. Herzton und beschreibt eventuell hörbare Geräusche nach ihrer Zuordnung zu Systole oder Diastole. In der Abbildung ist ein systolisches Geräusch wie bei Pulmonalstenose eingezeichnet (spindelförmiges Geräusch mit stärkster Ausprägung in der Mitte der Systole = mesosystolisch).

■ Am bekanntesten ist die **Herzstromkurve (Elektrokardiogramm = EKG),** die je nach Ableitungssystem (von den Extremitäten oder von der Brustwand) ein eigenes Bild bietet (Abb. 228). Es ändert sich die Herzschlagfolge (Tachy- und Bradykardie, Extrasystolie), die Arbeitsbelastung von einzelnen Herzabschnitten (Vorhöfe, Kammern) und das Zusammenspiel der Herzteile. Da Elektrolytstörungen die Muskeltätigkeit beeinflussen, ist aus Kurvenveränderungen eventuell auch auf Veränderungen von Kalium oder Kalzium des Blutes zu schließen.

■ Für die **Hirnstromkurve (Elektroenzephalogramm = EEG)** werden mehrere Elektroden ringsum an den Hirnschädel gelegt. Entsprechend der Hirnreifung sind verschiedene Strombilder für die einzelnen Altersgruppen charakteristisch; das EEG „reift" vom Säugling bis zum Erwachsenen. Die wertvollsten Aufschlüsse bingt das EEG in der Diagnostik der Enzephalitis (Verlangsamung), der Krampfkrankheiten (Krampfpotentiale) und der Vergiftungen (z. B. Beschleunigung bei Barbituratvergiftung). Für die Vorbereitung der Kinder zu dieser Untersuchung s. Tab. 29.

▨ **Evozierte Potentiale** sind elektrische Reaktionen der Großhirnrinde nach sensiblen oder sensorischen (visuellen oder akustischen) Reizen. Man spricht von Reizpotential und sieht Potentialschwankungen.

■ Die Aktion quergestreifter Muskulatur kann über eingestochene Nadelelektroden abgeleitet und im **Elektromyogramm (EMG)** beurteilt werden. Schließlich sei noch auf das **Retinogramm** hingewiesen, in dem Netzhautströme aufgezeichnet sind.

Tabelle **29**   **Vorbereitung zum EEG**

Möglichst vorher die Haare waschen.

Am Untersuchungstag möglichst aufregende Ereignisse oder eingreifende Untersuchungen vermeiden.

Dem Kind die Methode erklären, um Ängste und Verspannungen zu verhindern.

Die Kinder sollen müde sein und während des EEGs möglichst einschlafen können.

Säuglinge die letzten 3 bis 4 Stunden vor der Ableitung nicht schlafen lassen. Unmittelbar vor der Ableitung eine Flaschenmahlzeit geben.

Kleinkinder: Kein Schlaf in den letzten 6 Stunden. Entsprechend den Schlafgewohnheiten Lieblingstier, Schnuller, Tücher usw. in den EEG-Raum mitbringen.

Ausgiebiger Schlafentzug bei größeren Kindern, um ein Schlaf-EEG zu erhalten: Kinder von 4 bis 10 Jahren erst gegen 24 Uhr zu Bett bringen, um 4 Uhr wecken und bis zur Ableitung mittags gegen 13.30 Uhr wach halten. Kinder über 10 Jahren eventuell die Nacht durchwachen lassen, Ableitung morgens um 8 Uhr.

Medikamentöse Sedierung kurz vor oder während der EEG-Ableitung auf spezielle ärztliche Anordnung.

70 Labordiagnostik

70.1 Richtlinien für Gewinnung und Versand von Untersuchungsmaterial

Die nötige Sorgfalt drückt sich in einwandfreier Gewinnung, in exakter Beschriftung von Behältern und in hygienisch einwandfreier, haltbarer Verpackung aus. Falsche Ergebnisse, Verwechslungen oder infektiöse Bedrohung anderer wären sonst die Folge.

■ **Versandgefäße** müssen fest verschließbar sein. Für Stuhluntersuchungen werden „Löffelgläser" benutzt. Blut für Blutkulturen wird in Venülen versandt, die es mit verschiedenen Zusätzen gibt.

■ **Begleitschreiben** sind gut leserlich mit Namen des Kindes, Alter, Diagnose, genauer Bezeichnung der gewünschten Untersuchung, Zeitpunkt der Entnahme, Kostenträger und mit dem Namen der Klinik und des behandelnden Arztes zu versehen. Zur Beschriftung der Versandgefäße keine gummierten Etiketten oder Klebeetiketten und keine Tinte verwenden, sondern mit Kugelschreiber oder Bleistift auf Leukoplaststreifen schreiben.

■ Für **bakteriologische Untersuchungen** muß die Entnahme (Rachenabstrich, Katheterurin, Stuhl usw.) unter sterilen Bedingungen erfolgen, damit keine zusätzlichen Keime das Ergebnis verfälschen.

■ Für **virologische Untersuchungen** sollte das Material nach Entnahme bis zum Versand zunächst im Kühlschrank lagern und der Versand dann möglichst eisgekühlt mit Eisstücken oder besser in tiefgefrorenem Zustand mit Trockeneis oder Kohlensäureschnee (aus der CO₂-Bombe) in Thermosflasche erfolgen: Die Thermosflasche muß neben dem Kältemittel noch etwas Watte (oder Zellstoff oder Sägemehl) enthalten, damit die Versandgefäße bruchsicher untergebracht sind. Bei Kohlensäureschnee- oder Trockeneisfüllung darf die Thermosflasche nur mit Korkpfropfen verschlossen sein. Alle Entnahmen erfolgen möglichst frühzeitig in den ersten Krankheitstagen. Zum *Virusnachweis aus dem Rachenraum* werden entweder zwei Abstriche der hinteren Rachenwand oder Gurgelwasser in sterilem Stuhlröhrchen oder Fläschchen mit dicht schließendem Gummistopfen eingesandt.

Stuhlprobe von Kirschkerngröße (wie für die Salmonellenuntersuchung) in sterilem Röhrchen mit dicht schließendem Gummistopfen einsenden. *Liquor* siehe unten.

■ Für die **serologische Diagnose der Viruskrankheiten** wird Vollblut im Abstand von etwa 14 Tagen steril eingesandt.

Blutproben nicht einfrieren. Bei längerer Transportdauer in der warmen Jahreszeit empfiehlt sich zur Vermeidung eine Wärmehämolyse Versand des steril vom Blutkuchen abgezogenen Serums.

■ **Blut** bleibt ohne Konservierungsmittel und wird einfach steril abgefüllt. Je nach Fragestellung wird Vollblut (was dann im Glas gerinnt), mit Natriumzitrat ungerinnbar gemachtes Blut oder nur Blutserum versandt.

■ **Urin,** der chemisch untersucht werden soll, wird mit Konservierungsmittel versehen, z.B. Toluol (1 ml auf 50 ml Urin).

■ **Liquor cerebrospinalis** wird für bakteriologische oder virologische Untersuchungen unter sterilen Bedingungen möglichst frühzeitig nach Krankheitsbeginn eingesandt (2–3 ml in sterilem Versandgefäß mit dicht schließendem sterilen Plastikstopfen).

■ **Gewebsstücke für histologische Untersuchung** werden in 5–10% Formalin oder in 70% Formalin oder in 70% Alkohol sofort nach Entnahme fixiert und verschickt. Spezielle Untersuchungstechniken verlangen u.U. andere Lösungen.

■ **Ausstriche** von Knochenmark, Blut oder Lymphknotenpunktat werden luftgetrocknet und bruchsicher versandt.

70.2 Harngewinnung

■ Bei *Knaben* wird ein **Kunststoffsäckchen**über den Penis geschoben und mit Klebstreifen fixiert, bei *Mädchen* wird ein Kunststoffsäckchen vor die Vulva angeklebt (Abb. 229).

■ **Katheterismus** ist ein Eingriff, der vorsichtig und unter sterilen Bedingungen zu erfolgen hat (steriler Einmalkatheter, sterile Handschuhe). Die Dicke von Kathetern wird nach Charrière, einem Pariser Instrumentenmacher des 19. Jahrhunderts, angegeben (1 Ch = ¹/₃ mm Durchmesser). Die schwierigere Katheterisation der *männdlichen Harnröhre* sollte dem Arzt vorbehalten sein. Am Penis wird die Vorhaut (Präputium) zurückgeschoben und die Eichel (Glans) abgewischt. Bei *Mädchen* wird nach Spreizen der großen und kleinen Schamlippen (s. Abb. 230) der vordere Dammbereich 3mal durch Desinfektionslösung gereinigt. Die streichende Bewegung erfolgt mit je einem Tupfer von vorn nach hinten, von der Symphyse zum Anus, und nicht umgekehrt! Der Katheter wird vorsichtig in die Urethra eingeführt und langsam in die Blase geschoben. Größeren Kindern sollte gesagt werden, daß das erste Wasserlassen nach dem Katheterismus schmerzhaft ist. Außerdem sind ein paar tröstende Worte vorher und nachher am Platz, die sich auf Schmerz und Schamgefühl der Kinder beziehen.

■ Entnahme durch Katheter kann bei größeren Kindern umgangen werden, wenn man während des Harnlassens einen Teil des Harns in einem sterilen Gläschen auffängt (sog. **Mittelstrahlurin**).

■ In manchen Kliniken wird der Harn durch **Blasenpunktion** für bakteriologische Untersuchungen entnommen. Der Arzt sticht bei gefüllter Blase mit einer Punktionsnadel oberhalb der Symphyse in Richtung Blase ein. Dieser Punktionsweg ist unter sterilen Arbeitsbedingungen weitgehend ungefährlich, weil das Bauchfell nicht bis zu dieser Stelle reicht. Vorbereitung der Punktion durch Schwester oder Pfleger: Mittel für die Hautdesinfektion, sterile Handschuhe, nach Wunsch Abdecktuch und Medikament für Lokalanästhesie (2-ml-Spritze, dünne, kurze Nadel), Spritze 20 ml, lange, mitteldicke Nadeln, sterile Gläschen und Pflasterverband bereitlegen.

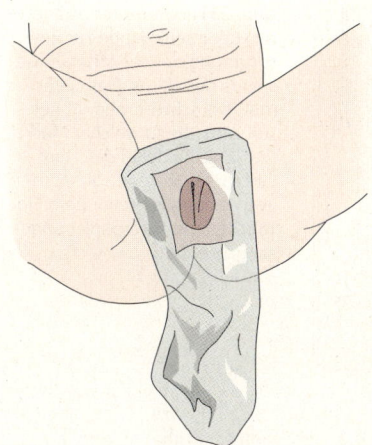

Abb. **229** Plastiksäckchen für Harngewinnung.

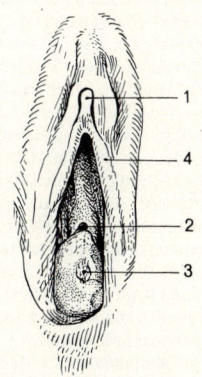

Abb. **230** Äußeres Genitale eines Mädchens (Vulva).
1 Klitoris
2 Harnröhrenmündung
3 Vagina
4 kleine Schamlippen

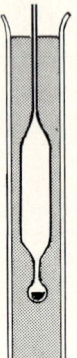

Abb. 231 Urometer (Aräometer) oder Senkwaage zur Bestimmung des spezifischen Gewichts des Harns. Das Gerät muß frei schwimmen. Abgelesen wird, bis zu welcher Marke die Senkspindel in den Harn eintaucht. Störende Schaumentwicklung kann vor dem Eintauchen mit Filterpapier abgesaugt werden.

70.3 Schnellreaktionen in der Stoffwechseldiagnostik

■ Der Wunsch, manchen wichtigen Laborbefund schnellstens zur Verfügung zu haben, und die Möglichkeit, heute mit einfachen, schnellen und sicheren Verfahren untersuchen zu können, sind Veranlassung, einige Labortests auch auf der Station durch Schwester oder Pfleger durchführen zu lassen. Einzelheiten sollen den beigegebenen Anweisungen entnommen werden. Manche Tests werden auch von verständigen Kindern oder von Eltern zu Hause durchgeführt (Diabetes mellitus). Verfallsdaten des Testmaterials müssen genau beachtet werden.

■ **Harndiagnostik.** In erster Linie handelt es sich um Harnuntersuchung auf Azeton, Zucker, Bilirubin und Eiweiß sowie auf Erythrozyten, Leukozyten und Bakterien (Uricult). Mit einzelnen Testmaterialien können gleichzeitig verschiedene Ergebnisse erfaßt werden.

■ Der *pH-Bestimmung* im Harn dienen verschiedene Indikator-Papiere für pH-Werte 1 – 10. Eine Farbskala zum Ablesen ist beigegeben.

■ Das *spezifische Gewicht* ist abhängig von der Menge der in einer Flüssigkeit gelösten Substanzen (und damit von der Nierenleistung). Es wird mit dem Urometer (Aräometer) festgestellt (Abb. 231).

■ **Blutdiagnostik.** Nachweis von *Harnstoff-Stickstoff* und *Glukose.*

■ **Stuhldiagnostik.** *Mukoviszidose-Screening* durch BM-Test-Mekonium, *Blutnachweis* durch Ames-Blut-Test.

70.4 Hämatologisch-zytologische und serologische Methoden

■ **Erythrozyten, Leukozyten und Thrombozyten** werden *vollautomatisch* oder mit *Kammerzählverfahren* ermittelt, das Hämoglobin nach Zerstörung der Erythrozytenwand aufgrund der *Farbdichte der Lösung* bestimmt. Für die gestaltliche (morphologische) Beurteilung der Blutzellen ist in erster Linie die Färbung nach Pappenheim (May-Grünwald-Giemsa-Färbung) üblich. Für Spezialfragen versucht man, einzelne chemische Körper in den Blutzellen nachzuweisen, z. B. in den Leukozyten die alkalische Phosphatase, die Peroxydase oder das Glykogen *(Zytochemie),* ferner die Erythrozytenenzyme. Ähnlich der Serumeiweißelektrophorese trennt die *Hämoglobinelektrophorese* verschiedene Hämoglobintypen ab. Größte Bedeutung hat die **Knochenmarkspunktion,** da hierdurch Aufschlüsse über die Tätigkeit der Blutbildungsstätten möglich sind. Das Knochenmark wird bei Jugendlichen am Beckenkamm oder am Brustbein *(Sternalpunktion),* bei kleineren Kindern an der Tibia oder am Beckenkamm durch eine kräftige Hohlnadel, die im Inneren einen Mandrin enthält, punktiert (s. Abb. 277, S. 533). Eine verschiebbare Platte verhindert, daß die Nadel zu tief eindringt. Durch kräftigen Zug werden Markteilchen in eine Spitze gesaugt. Die auf dem Objektträger ausgestrichenen und gefärbten Zellen werden nach ihrer Gestalt und ihrer Zahl mikroskopisch untersucht.

■ **Serologische Methoden.** Serologische Methoden haben verschiedene Schwerpunkte. Die *Immunelektrophorese* trennt unter den Antikörpern verschiedene Klassen (IgG, IgM, IgA, IgE u. a.). Bei Infektionskrankheiten kann die Erregerdiagnose auch ohne direkten Erregernachweis durch **Nachweis von Antikörpern** geführt werden (IgG, IgM). Das Blutserum kann die Eigenschaft haben, Aufschwemmungen von Bakterien zur Zusammenballung zu bringen *(Agglutinationsprobe, Widal-Probe;* Beispiel: Typhus). Für manche Antigen-Antikörper-Reaktion ist als ergänzendes Zwischenglied das sog. Komplement nötig. Das Verschwinden des Komplements aus dem Serum dient als Anzeige einer positiven *Komplementbindungsreaktion (KBR).* Mit der *Antistreptolysinreaktion (ASL-Reaktion)* wird im Patientenserum der Gehalt an Antistreptolysin bestimmt, das vom Organismus gegen das Streptolysin der Streptokokkengruppe A

Objektträger mit
4 verschiedene Blutarten

Abb. **232** Blutgruppenbestimmung
im AB0-System.

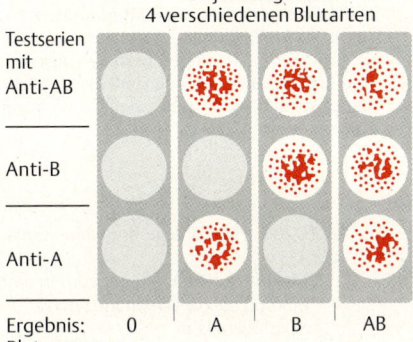

Testserien
mit
Anti-AB

Anti-B

Anti-A

Ergebnis: 0 A B AB
Blutgruppe

gebildet wurde. In ähnlicher Weise reagiert der Organismus auf *Staphylokokkeninfektionen (Antistaphylolysinreaktion)*. *C-reaktives Protein (CRP)* wird bei den meisten entzündlichen Erkrankungen gebildet und ist damit dafür ein sehr sensibler, wenn auch unspezifischer Indikator.

■ Auch von nichtinfektiösen Auseinandersetzungen zwischen Organismus und Fremdsubstanz können Antikörper gefunden werden, so *Leukozyten- oder Thrombozytenantikörper, Antikörper gegen Nahrungsmittel* (z. B. Antikörper gegen Gliadin bei Zöliakie). Wichtig ist der Antikörpernachweis bei *Blutgruppenunverträglichkeit;* hier werden die Titer von Anti-A, Anti-B und Rhesus-Antikörper bestimmt.

■ Bei der **Blutgruppenbestimmung** werden Eigenschaften der roten Blutkörperchen im Hinblick auf das *ABO-System* und den *Rhesus-Faktor* (mit Untergruppen, c, C, d, D, e, E) mit Hilfe von Testseren untersucht (Abb. 232). Das Ergebnis ist für Bluttransfusionen, Diagnostik der Erythroblastosen und Vaterschaftsuntersuchungen von größter Bedeutung.

In Mitteleuropa verteilen sich diese Eigenschaften in folgender Weise: Blutgruppe 0 („null", d. h. weder A noch B) 40%, Blutgruppe A 40%, Blutgruppe B 15%, Blutgruppe AB (d. h. A und B) 5%, Rhesus-positiv (d. h. Faktor vorhanden) 85%, rhesus-negativ (d. h. Faktor fehlt) 15%. Bei Blutgruppe A enthält das Serum Anti-B, bei B dementsprechend Anti-A. Bei der Gruppe 0 sind Anti-A und Anti-B, bei Gruppe AB weder Anti-A noch Anti-B enthalten. Die Rhesuseigenschaft wird

heute vielfach auch „D" und „d" geschrieben. Alle Blutgruppeneigenschaften werden in typischer Weise vererbt. Für den Rhesusfaktor s. S. 100.

■ Vor der Bluttransfusion ist – auch bei einwandfreier Bestimmung und Übereinstimmung der Blutgruppen – die **Kreuzprobe** anzusetzen. Es werden, vereinfacht ausgedrückt,

Blutkörperchen vom Spender + Serum vom Empfänger

Blutkörperchen vom Empfänger + Serum vom Spender

gemischt. Es darf keine Agglutination eintreten. Weiteres zur Bluttransfusion s. Abschnitt 74.4.

■ Der **Coombs-Test** ist ein Antikörpersuchtest. Er kann bei Viruserkrankungen, Lues, bei hämolytischen Anämien und beim rheumatischen Fieber positiv sein, ist also kein spezifischer Test auf Rh-Erythroblastose. Er ist nur insofern für diese Krankheit verwertbar, als beim Neugeborenen kaum andere Gründe für eine Antikörperbildung vorliegen. Beim *direkten Coombs-Test* werden die an die Erythrozyten angelagerten Antikörper nachgewiesen, indem das dagegen gerichtete Coombs-Testserum (gegen menschliche Gammaglobuline sensibilisiertes Kaninchenserum) die Erythrozyten zur Agglutination (Zusammenballung) bringt. Mit dem *indirekten Coombs-Test* werden die freien, noch nicht an Erythrozyten gebundenen Antikörper im Serum erfaßt.

70.5   Bakteriologische Methoden

■ Die bakteriologische Untersuchung auf flüssigen oder festen Nährböden (**Kultur**) dient dem Nachweis von Erregern und der Prüfung, ob sich diese gegenüber Antibiotika oder Sulfonamiden als empfindlich erweisen (**Resistenztest**). Bei der mikroskopischen Beurteilung der Krankheitskeime spielt die **Gram-Färbung** eine wichtige Rolle. Es gibt gramnegative und grampositive Bakterien. „Säurefeste" Bakterien behalten ihre Färbung auch nach Behandlung mit Salzsäurealkohol. Das Aussehen einiger wichtiger Bakterien zeigt Abb. 233.

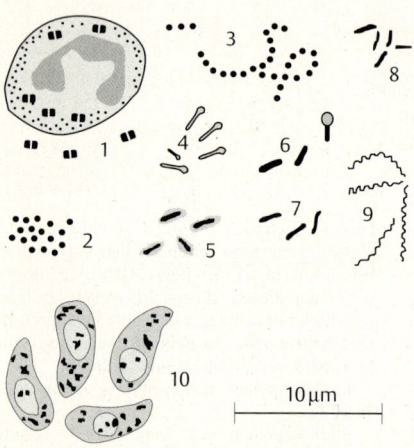

Abb. **233**   Mikrobielle Krankheitserreger.
  1 Meningokokken, einige wurden von einem Leukozyten phagozytiert,
  2 Staphlokokken
  3 Streptokokken
  4 Diphtheriebakterien
  5 Pneumokokken
  6 Tetanusbakterien
  7 Tuberkelbakterien
  8 Kolibakterien
  9 Treponema pallidum
 10 Toxoplasma gondii

10 µm

71 Tuberkulindiagnostik

■ Tuberkulin ist eine neben der Röntgentechnik unentbehrliche Hilfe in der Differentialdiagnostik bei Tuberkuloseverdacht und in der diagnostischen Beweisführung einer Tuberkuloseerkrankung. Tuberkulin ist ein Extrakt aus Tuberkelbakterien und ihrem Kulturmedium.

■ **Tuberkulinallergie:** Ein Organismus, der sich mit Tuberkelbakterien auseinandersetz(e), reagiert bei Zufuhr von Tuberkulin anders als ein nicht-infizierter. Auf dem Nachweis dieser spezifischen Reaktionsweise beruht die Diagnostik mit Tuberkulin.

Für einen durch Tuberkulose-Erreger nicht infizierten Organismus ist Tuberkulin vollkommen indifferent, für einen infizierten dagegen ein Toxin (Antigen), auf das dieser an der Teststelle mit lokaler Rötung (verstärkte Durchblutung) und Schwellung (Vermehrung des Gewebswassers, Zelleinwanderung) reagiert. Es handelt sich hier um eine allergische Reaktion vom verzögerten Typ. Diese ist von T-Lymphozyten getragen, die erst an den Ort der allergischen Reaktionen wandern müssen; daher tritt die sichtbare Reaktion erst mit Verzug ein.

In der Tuberkulindiagnostik ist eine tuberkulinspezifische von einer unspezifischen Reaktion zu unterscheiden. Daher ist ein einwandfreies Ablesen des Tests frühestens nach 48 Stunden möglich.

■ **Tuberkulinsensibilität.** *Der Gradmesser der Tuberkulinempfindlichkeit* ergibt sich aus der applizierten Testdosis und dem Ausmaß der Testantwort.

Eine positive Testreaktion sagt aus, daß sich ein Organismus mit Tuberkelbakterien auseinandergesetzt hat oder auseinandersetzt. Auch die BCG-Impfung schafft in diesem Sinne die Voraussetzung für eine positive Reaktion. Zum Zeitpunkt dieser Auseinandersetzung, zu ihrem Ort (Organmanifestation) und zu ihrem Ergebnis wird damit nichts ausgesagt.

Bleibt eine Testreaktion aus, ist mit hoher Wahrscheinlichkeit zu schließen, daß der Organismus nicht mit Tuberkelbakterien infiziert ist. Dieser Schluß ist umsomehr berechtigt, je höher die angewandte Tuberkulin-Konzentration ist.

Bei Infizierten kommt eine negative Reaktion nur ausnahmsweise vor, so
– bei frischer Infektion in den ersten 4 Wochen; man spricht von der präallergischen Phase,
– bei Masern, infektiöser Mononukleose (Pfeiffer'sches Drüsenfieber) oder bei anderen schwer verlaufenden Infektionskrankheiten für etwa 14 Tage; man spricht von einer anergischen oder hypergischen Phase für Tuberkulin,
– bei besonders schweren tuberkulösen Prozessen, so bei schwerster Lungen- oder Bauchtuberkulose, oft bei Miliartuberkulose oder bei tuberkulöser Meningitis; die hypergische Tuberkulinreaktion symbolisiert die Abwehrschwäche (Immunparese),
– beim Boeck'schen Sarkoid, bei abgeheilter, Jahrzehnte zurückliegender Tuberkulose und
– nach einer viele Jahre zurückliegenden BCG-Impfung.

Die **Internationale Tuberkulineinheit (IE)** ist Maßstab für die Tuberkulinkonzentration. In 0,1 ml einer Lösung 1 : 100 (dies ist eine der typischen Testflüssigkeitsmengen bei der Intrakutantestung nach Mendel-Mantoux) befindet sich 1 mg Tuberkulin, das sind 100 IE. 1 IE ist somit in der Testmenge einer Verdünnung 1 : 10 000 enthalten, was die typische Testmenge aus dem Präparat GT 1 der Behringwerke ist.

■ Folgende **Tuberkulintest-Methoden** werden angewandt:
– die *Stempelteste:* Metall- oder Kunststoffzacken dringen in die Haut ein und laden das auf ihnen aufgetragene Tuberkulin ab,
– der *Intrakutantest nach Mendel-Mantoux* in verschiedenen Testdosen (Mendel = deutscher, Mantoux = französischer Arzt).

■ Alle **Stempelteste** (Abb. 234) sind mit gereinigtem Tuberkulin (GT, PPD) beschickt. Nach 3 bis 7 Tagen wird abgelesen. Als positiv wird ein Knötchen (Induration) von mehr als einem Millimeter angesehen.
– Beim *Tuberkulin-Tine-Test PPD* (Fa. Lederle) werden von vier Stahlzacken etwa 5 IE in den obersten Hautschichten zur Wirkung gebracht.
– Der *Tubergen-Test* (Behringwerke) hat auf 4 Kunststoffzacken 10 IE.
– Der *Tuberkulintest PPD Mérieux* (Institut Mérieux) hat auf 9 Spitzen einen Flüssigkeitstropfen mit ca. 5 IE Tuberkulin.

Beim Tubergen- und Tuberkulin-Tine-Test wird nach 72 Stunden das Ergebnis jeder einzelnen

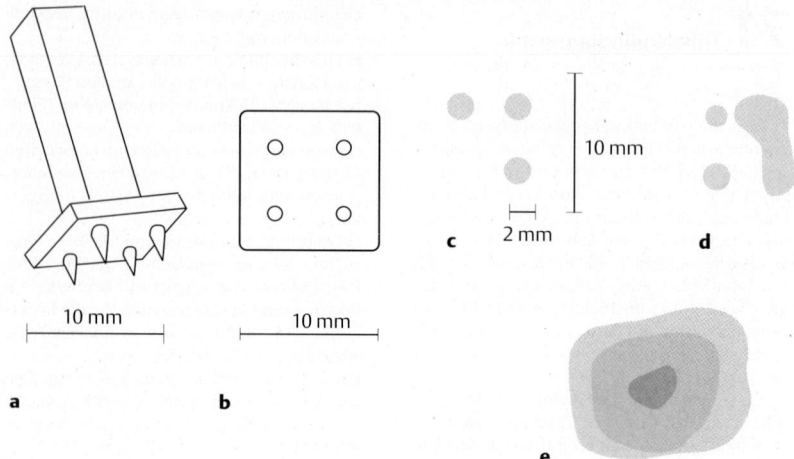

Abb. 234 Tuberkulinprobe, Stempeltest. Kunststoffträger, an dessen Zacken Tuberkulin angetrocknet ist (a). Nach dem Aufdrücken auf die Haut muß das Stempelmuster sichtbar sein (b). Für eine positive Reaktion wird jeder Testzahn einzeln bewertet (c). Bei stärkerer Reaktion konfluieren die einzelnen Reaktionen (d, e). Starke Reaktion kann bis zur zentralen Nekrose gehen (e).

Zacke isoliert bewertet, im Grunde ist es ein Vierfach-Test (Abb. 234c). Beim Mérieux-Test wird die Reaktion als Ganzes gemessen.

Der Stempel wird bei kleineren Kindern auf der Oberschenkelvorderseite, bei größeren auf der Handflächenseite des Unterarms für zwei Sekunden kräftig aufgedrückt und vor dem Abnehmen nochmal um 2 Millimeter unter Druck gedreht. Nach dem Abnehmen des Testkörpers von der Haut muß das Stempelmuster sichtbar sein (Abb. 234b).

Liegen beim Tuberkulin-Tine-Test oder beim Tubergen-Test stärkere Reaktionen mehrerer Zacken vor, können diese zusammenfließen (Abb. 234d, e). Beim Mérieux-Test ist die Rötung manchmal nur gering ausgebildet. Viel wichtiger ist ohnehin die Induration der Haut an der Teststelle, die dann als flache Vorwölbung zu sehen, noch besser zu fühlen ist. In der schriftlichen Aufzeichnung gibt man den Durchmesser des Testergebnisses in Millimeter an.

Manche Ärzte halten in letzter Zeit die Stempeltest-Technik für obsolet, weil die wirklich applizierte Tuberkulinmenge unbekannt ist. Diese Tatsache war schon immer bewußt. Doch soll-

ten praktische Gesichtspunkte nicht vergessen werden. So wird der Stempeltest bei Kindern ein wertvoller Test bleiben, weil er ohne großen Schmerz, bei geringem Zeitaufwand und unter nur geringen Kosten bei verständiger Interpretation gute Ergebnisse liefert. Wie unten ausgeführt, muß allerdings in bestimmter Fragestellung mit der Mendel-Mantoux-Technik ergänzend und zusätzlich gearbeitet werden.

■ Der **Intrakutantest nach Mendel-Mantoux** bringt eine genau definierte Tuberkulinmenge in die obersten Hautschichten. Nach 72 Stunden wird auf Induration (und Rötung) geprüft.

Tuberkulin einer bestimmten Konzentration wird aufgelöst in eine kleine Spritze aufgezogen. Die Applikation erfolgt nach Alkoholdesinfektion der Haut streng intrakutan in der Oberfläche des Oberschenkels oder an der Vorderseite des Unterarms. Die intrakutane Injektion ist dann vollkommen gelungen, wenn eine Quaddel von etwa 7 mm Durchmesser entsteht, die eine der Orangenhaut ähnliche Oberfläche hat. Damit ist die Menge von ca. 0,1 ml Testmaterial eingegeben. Liegen Induration und Rötung von mehr als 5 mm Durchmesser vor, ist der Test po-

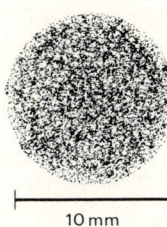

10 mm

Abb. **235** Tuberkulinprobe, Intrakutanreaktion nach Mendel-Mantoux. Positives Ergebnis zeigt Induration und Rötung von mehr als 5 mm Durchmesser.

sitiv (Abb. 235). Zur Dokumentation wird der Durchmesser von Infiltration und Rötung in Millimetern festgehalten.

Das Testmaterial Tuberkulin GT der Behringwerke liegt in verschiedenen Stärken getrocknet in Ampullen vor und ist in dieser Form lange Zeit lagerfähig. Es gibt die Stärken GT 0,1; 1; 10; 100 und 1000. Nach Auflösung unter Zugabe von 1 ml Lösungsflüssigkeit ist das Tuberkulin 24 Stunden haltbar. Eine Tuberkulineinheit ist in 0,1 ml der Stärke 1 gegeben. Eine Kinderklinik wird alle Stärken vorrätig halten. In einer Praxis empfiehlt sich aus Ersparnisgründen nur die Stärke 100 IE und 1 IE – aus der Konzentration GT 100 kann ohne viel Mühe GT 10, aus der Konzentration GT 1 die Konzentration GT 0,1 hergestellt werden.

▣ „Strohfeuerreaktion" (= innerhalb 2 Tagen wieder abflauende Reaktion) ist noch kein positiver Test.

■ **Belastung der Kinder durch den Test.** Das *Schmerzausmaß bei Testanlage* ist gering, aber bei empfindlichen Kindern doch ernstlich zu bedenken. Bei *starker Lokalreaktion* kann Spannungsschmerz entstehen. Der Eindrückschmerz beim Stempeltest ist kaum zu nennen. Die meisten Kinder kommen bei der Testanlage über Staunen und Stutzen nicht hinaus. Deutlichen Schmerz macht die Intrakutaninjektion, zumal sie absolute Ruhigstellung und etwas länger dauernde, in Ruhe vollzogene Technik voraussetzt. In starker Reaktion kann hohe Tuberkulinsensibilität zu praller Spannung der Haut, zur Rötung über 20 mm Durchmesser, zur Bläschenbildung und bis zur Nekrose des Hautbezirkes mit kleinem Geschwür führen. Schmerz und

Juckreiz belasten das Kind, Erscheinungen, die am besten durch eine Kortikoidcreme bekämpft werden.

■ **Im Einzelfall,** von der Fragestellung her, wird **mit sehr unterschiedlichen Testdosen** gearbeitet.

▣ **Durchtesten zum Nachweis einer Tuberkulinallergie** nennt man die Anwendung steigender Tuberkulinkonzentrationen bei negativer Reaktion der vorhergehenden.

Von ihrer geringen intrakutan wirksamen Testdosis her gesehen, kann man die Stempelteste als Eingangsteste und Primärteste ansehen, mit denen man die Diagnostik in der Regel beginnt. Nur bei Verdacht auf eine Tuberkulin-Hyperergie (z. B. beim Erythema nodosum, Abb. 89 auf Farbtaf. II) könnte diese Dosis schon zu hoch sein. Sind die Teste positiv, kann man die Testung in der Regel damit als abgeschlossen betrachten. Will man ein solches positives Ergebnis sichern, ist die Intrakutantechnik nach Mendel-Mantoux in entsprechender Stärke 1 bis 10 IE parallel- oder hinterherzuschalten. Bleibt aber auch bei diesem Eingangstest die Reaktion aus und soll absolute Klarheit über eine denkbare Tuberkulinallergie gewünscht sein, arbeitet man zusätzlich mit den höheren Dosen der Intrakutanteste bis zu GT 100 IE (Durchtesten).

■ **Testschema für einige Fragestellungen.** Individuelle Situationen verlangen ein *sinnvolles Hintereinander der Eingangsteste* (Stempeltest oder Mendel-Mantoux-Test mit 1 oder 10 IE) *und der höheren Stufen der Mendel-Mantoux-Technik* (bis 100 IE).

Abkürzungen: MM = Intrakutantest nach Mendel-Mantoux

Eingangstest = Stempeltest oder MM-Test mit 1 – 10 IE.

Tuberkulintest im Rahmen einer Durchuntersuchung. Kein Verdacht auf aktive Tuberkulose oder eine abgeheilte Tuberkulose liegt Jahrzehnte zurück: Eingangstest, falls negativ dann MM-Intrakutantest mit 100 IE.

Verdacht auf floride Tuberkulose aus Anamnese und/oder Befund, aber kein Anhalt für eine Erkrankung mit besonders hoher Tuberkulinallergie (keine exsudative Pleuritis, kein Erythema nodosum): Eingangstest, falls negativ dann MM-Test mit 10 IE, falls negativ dann MM-Test mit 100 IE.

Tuberkuloseerkrankung mit Verdacht auf besonders hohe Tuberkulinallergie (Hyperergie), z. B. beim Erythema nodosum. Hier Beginn mit nur geringer Tuberkulinkonzentration, sonst bestünde Gefahr einer sehr starken Reaktion bis zur lokalen Nekrose. Deshalb: Kein Stempeltest. MM-Testung mit 0,1 IE, falls negativ dann MM-Test mit 1 IE und eventuell weitere Konzentrationen.

Vor BCG-Schutzimpfung: Eingangstest, falls negativ dann MM-Test mit 100 IE. Bei Neugeborenen und Säuglingen bis zur 6. Lebenswoche kann vor der BCG-Impfung auf die Tuberkulintestung verzichtet werden.

Nach BCG-Schutzimpfung, ab drei Monate nach der Impfung: Eingangstest, falls negativ dann MM-Test mit 100 IE. Falls auch dann negative Reaktion, sollte man nach 8 Wochen erneut testen. Bleibt das Kind wiederum tuberkulinnegativ, wäre eine erneute Impfung zu erwägen und möglich.

72 Psychologische Testverfahren

■ Ein guter Test soll zuverlässige, objektive Resultate liefern. Einer unvorbereiteten Testsituation gegenüber würden viele Kinder mit Unsicherheit und Verschlossenheit reagieren. Daher ist es nötig, durch freies Spiel und zunächst freie zeichnerische oder plastische Gestaltung den Willen zur Mitarbeit für den folgenden Test vorzubereiten, auch um einen ersten **Eindruck von der seelischen Dynamik des Kindes** zu bekommen. **Angestrebt wird** eine Beurteilung der Intelligenz, des Temperaments, der Phantasie, der inneren Einstellung gegenüber Menschen und Dingen der Umwelt. Jede Altersgruppe verlangt einen anderen Testinhalt und eine andere Testmethode. In der Regel wird mit mehreren Tests (Testserie) gearbeitet. Man kommt in der Auswertung zum *Intelligenzquotienen (= IQ)* und *Entwicklungsquotienten (= EQ)* und errechnet diese durch Vergleichen des altersgemäßen Leistungssolls mit der gegebenen Leistung.

$$IQ = \frac{\text{Intelligenzalter (Testergebnis)}}{\text{Lebensalter}}$$

$$EQ = \frac{\text{Entwicklungsalter (Testergebnis)}}{\text{Lebensalter}}$$

Bewertung des IQ (Intelligenzquotient): IQ = um 100 = normaler Intelligenzzustand. Geistige Behinderung: unter 70.

■ Der *Binet-Simon-Kramer-Test* ist ein Verfahren zur Intelligenzmessung für Kinder von 3 – 5 Jahren. Die gleiche Aussagemöglichkeit hat der *Hamburg-Wechsler-Intelligenztest für Kinder* (HAWIK) für ältere Kinder. Von den Entwicklungstests ist vor allem der *Bühler-Hetzer-Test* für die Kleinkinder von 1 – 6 Jahren zu nennen. Besondere Tests wollen Teilleistungsschwächen erfassen und dienen der Feststellung der Schulreife.

■ **Projektive Tests** vermitteln Einblicke in die Charakterstruktur und in die Eigenart der einzelnen Kinder, Erlebnisse zu haben und zu verarbeiten. Die Kinder werden mit dem Testmaterial „angesprochen". Ein Ergebnis hat zwangsläufig zur Voraussetzung, daß bei der Testperson der Wille zu einer Einführung, Stellungnahme und Interessezuwendung da ist. Der *Rorschach-Test* arbeitet mit Klecksfiguren auf Tafeln. Im *Thematik-Apperception-Test (TAT)* werden Tafeln mit szenischen Darstellungen vorgelegt, zu denen Geschichten erzählt werden sollen. Speziell für Kinder ist der *Children's Apperception-Test (CAT)* geschaffen.

■ **Spieltests** gehen von der Überlegung aus, daß sich die Lebensproblematik eines Kindes auch in seinen Spielen ausdrückt. Daher hat der *Sceno-Test* eine besondere Bedeutung, wobei die Kinder aus menschlichen Figuren, Tiergestalten und weiterem Spielmaterial „etwas" aufbauen (s. Abb. 180, 181). Wichtig ist dabei die Interpretation, die das Kind für eine Szenerie gibt. Schließlich seien noch die

■ **Zeichentests** erwähnt, wobei die Kinder aufgefordert werden, einen Baum, ein Haus, ein Tier, einen Menschen oder die eigene Familie zu zeichnen oder etwas Angefangenes zu vollenden (s. Abb. 3 – 5, 8 – 12, 179, 182, 183, 189, 190, 261 –263).

73 Pflegetechniken

73.1   Fixieren unruhiger Kinder

■ Was vermeidet mechanische Fixierung eines Kindes? Ruhiger Pflegestil, verbale Beruhigung, Zuwendung, Ernstnehmen von Beschwerden, Verständnis für Hautkrankheiten, frische Wäsche, kühles Zudecken (weniger Schwitzen), eventuell Sedativum.

■ Muß die Bewegung unruhiger Kinder eingeschränkt werden, empfehlen sich folgende Methoden:

Armmanschetten verhindern die Bewegung der Arme und damit z. B. das Greifen an den Kopf (Abb. 236).

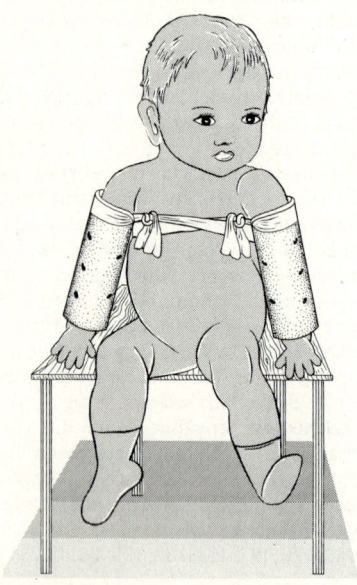

Abb. 236 Anlegen von Armmanschetten. Jede Manschette wird einzeln um den Rumpf herum festgebunden. Die Schleife der Mullbinde liegt vor der Achselhöhle.

Mit Hilfe **schmaler Manschetten** (Abb. 237), die um die Handgelenke und Unterschenkel gelegt und mit kurzen Bändern am Bett festgebunden werden, bleiben die Kinder in liegender Stellung. Sollten die doppelläufigen Bänder länger als 15 cm sein, müssen Knoten in den Verlauf gesetzt werden, um die Voraussetzung einer unter unglücklichen Umständen möglichen Strangulation zu vermeiden. Diese Methode erscheint auch besser als das Anlegen mancher Gurtjäckchen. Hier sind verschiedene Modelle im Gebrauch. Leider werden immer wieder Selbsterdrosselungsunfälle durch falsch konstruierte bzw. falsch angelegte Befestigungsgurte beobachtet.

Extremitäten werden auf **Schienen** ruhiggestellt. Die Schienen müssen gut gepolstert sein. Das Anlegen der Binden geschieht vom Fuß oder von der Hand her, um Stauungen zu vermeiden. Auch hier ist daran zu denken, daß die einzelnen Gelenke sich in leichter Beugehaltung befinden sollen. Um Schmerzen zu vermeiden, muß das Knie insbesondere gut unterstützt sein.

Für **Dauerinfusionen** wird ein Arm oder Bein mit Heftpflaster oder Binden auf einer Kramer-Schiene festgebunden (Abb. 238).

Kleine Kinder können in ein großes **Tuch** so eingewickelt werden, daß sie ihre Arme nicht gebrauchen können (Abb. 239), z. B. in der Vorbereitung zur Blutentnahme.

Abb. 238   Lagern auf einer (Kramer-)Schiene (Hand, Arm, Fuß, Bein) nach Anlegen einer intravenösen Infusion. Lagern mit leichter Beugung im Gelenk. Pflasterstreifen dürfen nie zirkulär angebracht werden. Das Fixieren auf der Schiene kann auch mit Schlauchverband erfolgen. Liegt die Nadel nicht in Gelenknähe, ist eine Schiene entbehrlich, schützender Verband mit einer Binde oder Schlauchverband reicht.

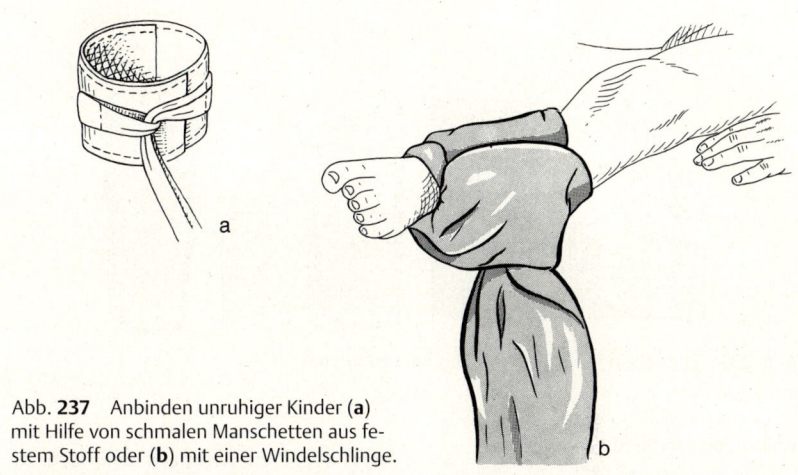

Abb. **237** Anbinden unruhiger Kinder (**a**) mit Hilfe von schmalen Manschetten aus festem Stoff oder (**b**) mit einer Windelschlinge.

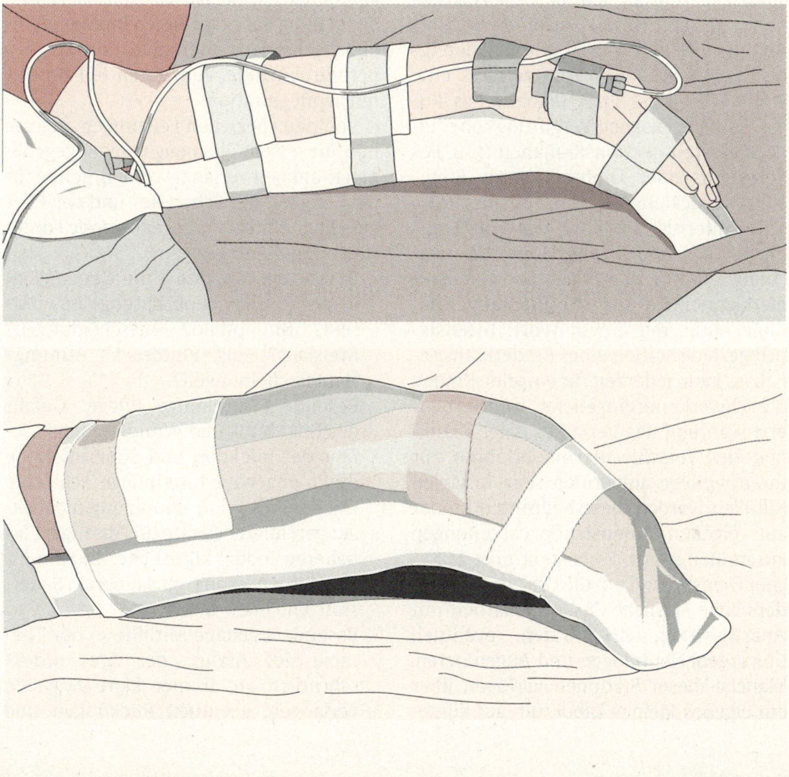

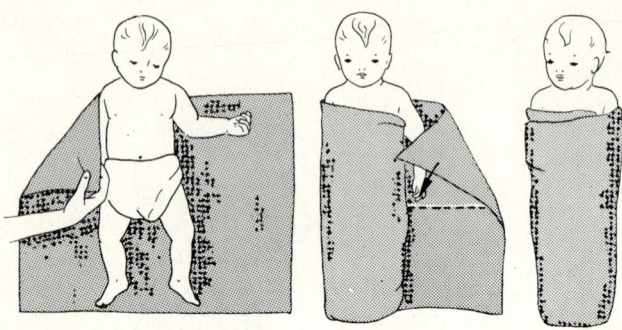

Abb. **239**   Einwickeln in ein Tuch, um das Kind zu fixieren.

73.2   Intensivpflege

■ **Arbeitsinhalte und persönliche Einstellung.** Die Abwehr akuter Lebensbedrohung durch Herz-Kreislauf-Schwäche, Ateminsuffizienz, durch ein Unfallereignis (z. B. Schädel-Hirn-Trauma), eine Stoffwechselkrise (z. B. diabetisches Koma, Urämie, exogene Vergiftung) oder eine schwere Infektionskrankheit (z. B. Poliomyelitis oder Diphtherie mit Atem- oder Schlucklähmung, Enzephalitis, toxische Enteritis, Toxikose des Säuglings) macht besonders sorgfältige Überwachung, aufopfernde Pflege und intensive medikamentöse und evtl. apparative Therapie nötig, mit einem Wort: **Intensivpflege.** Jede Station eines Kinderkrankenhauses kann jederzeit für einzelne Kinder, die schwerkrank eingeliefert werden oder erst während des Verlaufes einer Krankheit eine Verschlechterung erfahren, zur Intensivpflege aufgerufen sein. In vielen Kliniken werden diese bedrohten Kinder auf eigenen Intensivpflegeabteilungen zusammengefaßt. Es besteht dort ärztlicher Dienst „rund um die Uhr" und besonders enge ärztliche Zusammenarbeit mit Anästhesisten, HNO-Ärzten, eventuell Chirurgen, Neurologen und Augenärzten. Manche dieser Stationen verfügen über ein eigenes kleines Labor, um auf kürze-

stem Wege zu wichtigen Befunden zu kommen. Eine Frühgeborenen- und Neugeborenenstation ist übrigens aufgrund der ständig dort gegebenen Probleme (Inkubaborbetrieb, Atemnotsyndrom, Hyperbilirubinämie) zum guten Teil eine Intensivpflegestation.

■ Von den speziellen Leistungen abgesehen, die jeweils abhängig von der gegebenen Krankheit verlangt werden, gelten für die Tätigkeit der Schwester und des Pflegers in der Intensivpflege folgende Forderungen und Anregungen:

– Besondere Bemühung um Genauigkeit in der Krankenbeobachtung: Bewußtsein? Krampfbild? Ausscheidungen? Kreislauf? Puls, Blutdruck? Atmung? Hauterscheinungen?

– Besonders sorgfältige Pflege: Gefahr des Dekubitus und Wundwerdens; Gefahr der Infektion und Superinfektion durch ungenaue Kittelpflege, schlechte Handdesinfektion, Benutzung nicht exakt gereinigter Geräte für Absaugen, Inhalieren oder künstliche Beatmung, Wiederbenutzung unsauberer Sauerstoffzelte oder -dome.

– Besonders genaue Mithilfe in der Therapie des Arztes; der Arzt ordnet schriftlich an; immer klare Angaben verlangen, eventuell Rückfragen und die Anordnungen schriftlich fixieren; genau dosiert und pünktlich Medikamente verteilen; beim Aufziehen von Ampullen die leere Ampulle auf die Nadel stecken.

- Sorgfältiges, gut leserliches und übersichtliches Protokoll führen (Tageskurve usw.).
- Sich einführen lassen in die Technik der Überwachungsgeräte (EKG, Registriergeräte für Herzfrequenz, Atmung, perkutane CO_2- und O_2-Messung, Körpertemperatur und Blutdruck), ferner in die Technik von Absauggeräten, Inkubatoren, Inhalationsgeräten, Infusionsautomaten und Beatmungsgeräten, um sie richtig bedienen zu können.
- Geräte der Therapie und Diagnostik müssen nach einem Zeitplan überprüft und gewartet werden, damit sie im Ernstfall einwandfrei funktionieren (z. B. Batterien für Laryngoskop, Vollständigkeit des Notfallkoffers und -wagens).
- Gute Vorratswirtschaft für Medikamente, Instrumente, Wäsche und Sauerstoffflaschen betreiben.
- Besonders die menschliche Nähe zum kranken Kind suchen, das oft durch die diagnostischen und therapeutischen Maßnahmen sehr belastet wird, sich in der Isoliertheit der Intensivpflegestation sehr einsam und an den technischen Apparat ausgeliefert fühlen kann. Auch mit offenbar bewußtlosen Kindern sprechen, alles erklären, was man tut. Vor ihnen nicht achtlos darüber sprechen, wie ungünstig ihr Zustand eingeschätzt wird. Sie könnten vielleicht doch hören!
- Für die Not der Eltern solcher Kinder viel Verständnis entwickeln und durch Freundlichkeit ihnen viel zu erleichtern versuchen (weitere Einzelheiten zur psychologischen Problematik s. S. 31). Daran denken, daß gerade in besonders gefährlichen Krankheitssituationen, die oft in ihrer Prägung noch raschem Wechsel unterliegen, nur der Arzt und eine erfahrene Pflegeperson Auskünfte geben sollten.
- Die Pflegenden sollten sich selbst zur Ruhe und Besonnenheit erziehen, um auch in aufregenden Situationen einen klaren Kopf zu behalten. Ein wichtiges Gebot für die Intensivpflege: Ruhe im Zimmer! Gerade in turbulenten Situationen ruhige, besonnene Haltung gegenüber dem Kind, den Eltern, dem Arzt und den Mitpflegenden.

■ Die **Grundpflege** ist ein eigenverantwortlicher Handlungsbereich von Kinderkrankenschwester und -pfleger. Ihre Erfahrung und ihr Einfühlungsvermögen in den Einzelfall wägen ab, wie intensiv sie die pflegerischen Maßnahmen durchführen können, wie belastbar der Kranke ist. Bei schwerstkranken Kindern ist in den ersten Tagen oft nur ein „minimal handling" möglich.

■ **Körperpflege.** Die Ganzkörperwäsche oder das Bad dient der Hautreinigung, einer Anregung der Durchblutung, zur Vermeidung von Geruchsbildung, dem Wohlbefinden des Kranken. Bei der Durchführung, auch bei einer Teilwäsche, ist auf Sonden, Drainagen, Katheter, Verbände u. a. zu achten. Besondere Bemühung verlangen Finger- und Fußnägel. Sind bei einem größeren Kind die Fersen rauh und rissig, sollte ein Fußbad erfolgen mit anschließendem Eincremen der Fersen. Eine sorgfältige Intimtoilette ist unerläßlich.

■ Besondere Aufgaben sind **prophylaktische Maßnahmen:** *Pneumonieprophylaxe* (Frischluft, Atemübungen, Lagewechsel); *Mund- und Lippenpflege,* um Rhagaden zu vermeiden (Eintrittspforte für Bakterien); *Dekubitusprophylaxe.* Hautfalten gut abtrocknen, damit ein Wundwerden vermieden wird. Nie Haut auf Haut lagern, sonst Gefahr des Wundseins, besser ein Tuch dazwischen. Weiteres dazu in Abschnitt 73.3.

■ **Absaugen** von Fruchtwasser, Schleim- und Nahrungsresten aus Nase und Rachen verhütet Aspiration. Besondere Indikation besteht bei Kindern mit *Schlucklähmung und Bewußtlosigkeit,* ferner bei *Kindern mit einem intratrachealen Tubus oder mit Tracheotomie.* Größeren Kindern muß man den Absaugvorgang erklären. Man benutzt ein Schlauchsystem, in das ein Behälter zur Aufnahme der herausgesaugten Flüssigkeit eingeschaltet ist. Unter Notbedingungen wird das Saugen mittels eines Einmalgerätes vom Pflegenden direkt, gewöhnlich von einem Absauggerät mit Motor durchgeführt. Das Gerät wird auf einen Sog von –0,2 bis –0,4 bar (–2 bis –4 m Wassersäule) eingestellt, in der Regel auf –0,2 bar. Je nach Alter des Kindes und Viskosität des Schleims wird ein Absaugkatheter von 8–16 Charrière (Ch.) mit endständiger Öffnung gewählt. Der Katheter muß steril sein.

Beim Einführen drückt man zunächst den Katheter mit Daumen und Zeigefinger oder durch mechanische Hilfen am Gerät fest ab und öffnet erst, wenn man die Sonde zurückzieht. Dieses Verfahren verhindert das Festsaugen der Katheteröffnung mit der Gefahr einer Schleimhautverletzung. Also: *ohne* Sog einführen, *mit* Sog unter drehenden Bewegungen herausziehen! Den Katheter nicht hin- und herschieben!

Zunächst wird der *Mund-Rachen-Raum, dann die Nase* abgesaugt, um eine Aspiration aus diesen Räumen zu verhindern. Dann geht der Katheter mehrmals tief in den Rachen, möglichst auch in den Kehlkopfeingang, bis nichts mehr abgesaugt werden kann. Zum Durchspülen des Katheters wird steriles Wasser genommen.

Intratracheales Absaugen muß in besonderer Sorgfalt, dabei ruhig und zügig erfolgen. Kleine Frühgeborene soll man dabei so wenig wie möglich bewegen (Gefahr der Hirnblutung). Dreht man den Kopf nach rechts, wird vornehmlich Sekret aus dem linken Bronchialbereich entfernt, bei Kopfdrehung nach links aus dem rechten Bereich. Zur Verflüssigung

zähen Sekrets wird eventuell vorher eine kleine Menge steriler physiologischer Lösung in den Tubus gebracht.

Während des Absaugens muß das Kind gut beobachtet werden (Bradykardie, Hypoxie). Bei liegendem Tubus kann es anschließend günstig sein, die Lungen mit dem Atembeutel vorsichtig zu „blähen", da durch das Absaugen eventuell kleine Bronchialblockaden entstanden sein können (Gefahr der Atelektase).

■ **Sauerstoffspende.** Auch Sauerstoff ist ein *Medikament,* das nur nach Anordnung für die vorgeschriebene Zeit und in vorgeschriebener Konzentration gegeben werden darf. Nur im Notfall handelt der Pflegende selbständig. Durch Reduzierventile am Beatmungsgerät oder an Sauerstoffleitungen wird das Ausströmen komprimierten Gases genau reguliert. Wieviel Sauerstoff der Patient bekommt, wird vom Arzt angeordnet: entweder in Prozent oder in Liter pro Minute (z. B. 3 l/Min.), die dann am Durchflußmesser eingestellt werden.

Sauerstoff kann über *Sauerstoffnasensonde* oder *Sauerstoffbrille* verabreicht werden. Ein Trichter, der vorgehalten wird, kann nur für den Notfall empfohlen werden.

Sauerstoff muß *angefeuchtet* werden, damit die Schleimhaut der Atemwege nicht austrocknet.

Bei Neugeborenen, insbesondere Frühgeborenen, muß wegen der *Gefahr der retrolentalen Fibroplasie* unter Sauerstofftherapie der Sauerstoffdruck im Blut fortlaufend registriert werden (Transoxode).

Im Inkubator wird die *Sauerstoffkonzentration* mit dem Oximeter überwacht, im Blut mit einer Transoxode, die am Kind fixiert ist, schließlich wird sie auch bei der Blutgasanalyse nach Astrup erfaßt.

Sauerstoffarmaturen dürfen nie mit Öl oder Fett in Berührung kommen. Explosionsgefahr! Ebenso ist zu bedenken, daß durch Sauerstoff die Zündgrenzen herabgesetzt werden. Brandgefahr!

- Einsetzen der **Guedel-Tubus (oropharyngealer Tubus)** S. 516.
- **Tracheotomiertes Kind.** Durch *Tracheotomie* (Luftröhrenschnitt) wird Langzeitbeatmung über Wochen und Monate ermöglicht oder eine Engstelle im Bereich des Kehlkopfes umgangen. Unter Umständen muß der Eingriff in größter Eile wegen der lebensbedrohlichen Luftnot des Kindes in der Kinderklinik erfolgen. Gerät zum Absaugen, Sauerstoffgerät und Lampe stellt der Pflegende bereit. Die ärztlichen Geräte liegen schon als „Notfallbesteck" zusammengepackt vor. Der Arzt sucht nach Hautschnitt die Luftröhre unterhalb des Kehlkopfes auf und eröffnet sie nach Durchtrennen von 1–2 Knorpelringen. Anschließend setzt er eine Trachealkanüle (Silberkanüle, bei Beatmung Kunststoffkanüle; Abb. 277) ein, deren Kanülenplatte eine Metallinekompresse unterlegt erhält und mit einem Leinenband um den Hals befestigt wird. *Zu achten ist auf richtige Größe und richtigen Sitz der Kanüle* (Abb. 240), insbesondere auf
- Schleimhautblutungen (schlechter Sitz der Kanüle, Schleimhautdefekt durch Absaugen),
- Atembehinderung durch Verstopfen oder Verengung der Kanüle,
- Hautemphysem durch Eindringen von Luft an der Hautwunde (Knistern der Haut!).

- *Anfeuchtung der Atemluft* geschieht am besten über Kaltluftvernebler. Die Kinder können schlucken, wenn auch anfangs mühsam. Die *Nahrung soll zuerst flüssig, dann breiig sein.*

- Die *Kanülenpflege* umfaßt
- regelmäßiges endotracheales Absaugen,
- Kanülenwechsel jeden 2. Tag, zunächst durch den Operateur, später auch durch erfahrene Schwestern und Pfleger: sauberes Arbeiten mit sterilen Handschuhen und Tupfern, sowie Hautdesinfektionsmittel; Nackenrolle unterlegen zur Überstreckung des Halses.

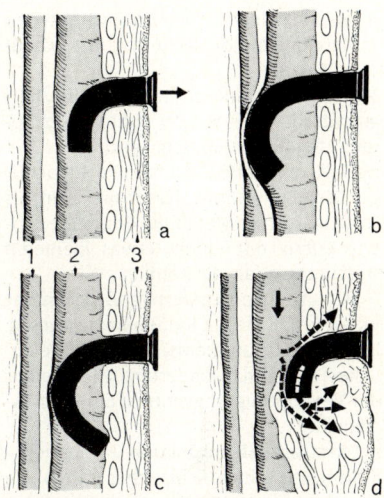

Abb. **240** Trachealtubus nach Luftröhrenschnitt
1 Speiseröhre
2 Luftröhre
3 Unterhautfettgewebe, Haut
a gute Lage, richtige Tubusgröße
b Tubus zu lang, zu weit hineingeschoben. Gefahren: Druckgeschwür mit Blutungsgefahr, Schluckbeschwerden.
c Tubus zu lang, zu stark gebogen, zu weit hineingeschoben. Gefahr: Schleimhautverletzung.
d Lage des Tubus falsch. Erstickungsgefahr, falls der Luftstrom nicht noch seinen natürlichen Weg nehmen kann. Würde man jetzt durch den Tubus Atemhilfe durch Überdruckbeatmung geben, käme es zum Lufteintritt ins Unterhautgewebe, zum Hautemphysem.

- Befeuchten der Einatmungsluft entweder durch eine aufgesetzte „künstliche Nase", mit Vernebler oder über das Beatmungsgerät.
- Stomapflege: Kanülenwechsel unter sterilen Bedingungen, dabei Reinigung des Stomas mit Hautdesinfektionsmittel und Auftragen eines Hautpflegemit-

tels, Unterlegen einer eingeschnittenen Metallinekompresse unter die Kanülenplatte.

■ Für den *Notfall,* daß eine Kanüle herausrutscht oder wegen akuter Verstopfung herausgenommen wird, liegt ein Notfallset bereit: Ersatzkanüle in richtiger Länge und Größe, Nasenspekulum als Stomaspreizer, Metallinekompresse, sowie Tubus mit einem etwas kleineren Durchmesser als die Kanüle.

Bei unruhigen Kindern muß verhindert werden, daß sie die Kanüle herausreißen. In diesem Zusammenhang und bei reichlicher Schleimabsonderung mit Gefahr der Verstopfung ist eventuell eine Sitzwache nötig.

■ **Intratracheale Intubation.** Intubation – Einführung eines Schlauches durch die Mundhöhle oder die Nasengänge und den Kehlkopf bis in die Trachea – bringt ähnliche Pflegeprobleme wie die Anlage einer Luftröhrenöffnung. Bei bewußtlosen Kindern muß die Gefahr des Dekubitus beachtet werden. Intubation erfolgt bei Atemlähmung, als Vorbereitung einer künstlichen Dauerbeatmung und als Erste Hilfe bei Kehlkopfprozessen. In den ersten 8 – 10 Lebensjahren wird keine Blockierungsmanschette verwendet, um Schleimhautdruckschäden zu vermeiden. Hat sich der Zustand nicht gebessert, wird eventuell nach einigen Tagen die Tracheotomie vorgenommen.

■ **Künstliche Dauerbeatmung.** Bei zentraler oder peripherer Ateminsuffizienz wird Dauerbeatmung durch Geräte nötig. Verschiedene *Methoden* sind üblich, die mit Hilfe der Abb. 241 erklärt seien.

■ *Normale Atmung.* Der Brustkorb wird durch die Atemmuskeln erweitert und damit der Lungenraum vergrößert, in welchen sofort und so lange Luft einströmt, bis der Luftdruck in der Lunge dem Druck der Außenluft (Atmosphärendruck) entspricht. In der Ausatmungsphase verengt sich der Brustkorb wieder, indem elastische Kräfte im Brustkorbge-

rüst den alten Zustand wieder anstreben; Luft strömt so lange aus, wie noch Überdruck in der Lunge herrscht. Bei der künstlichen Beatmung nach Silvester wird diese Atemmechanik – so gut es geht – nachgeahmt.

■ *Überdruckbeatmung.* Unter höherem als Atmosphärendruck wird eine bestimmte Luftmenge eingeblasen, und zwar entweder über eine aufgesetzte Mund-Nasen-Maske, durch einen in der Trachea liegenden Tubus (Intubation) oder durch eine Trachealkanüle nach Tracheotomie. Die Ausatmung erfolgt nach Aufhören des aktiven Überdruckes einfach durch die elastischen Kräfte des Brustkorbes, oder indem durch das Atemgerät innerhalb der Luftwege ein noch unter dem Atmosphärendruck liegender Unterdruck hervorgerufen wird. Bei bestimmter Indikation (z. B. beim Neugeborenen) wird am Ende der Exspiration ein *positiver Atemwegsdruck* gehalten (PEEP), der den Kollaps der Alveolen verhindert. Nach Besserung geht man bei ausreichender Spontanatmung zeitweise (interkurrierend) auf mechanische Beatmung *(IMV = intermittent mandatory ventilation),* auf eine Kombination von mechanischen Inspirationen und Spontanatmung. *Beispiele* für Überdruckbeatmung: Mund-zu-Mund-Beatmung, Beatmung mit Atembeutel, Bird-Respirator, Babylog 1 u. a.

■ Das Prinzip der *Tankbeatmung* besagt, daß der Kranke vom Hals ab von einem dichten Raum eingeschlossen wird, in welchem maschinell Unter- und Überdruck erzeugt werden kann. Wie die Abbildung zeigt, führt Unterdruck zum Überwiegen des atmosphärischen Luftdruckes und damit zur Einatmung. Das Umgekehrte ist Voraussetzung zur Ausatmung. *Beispiele:* Beatmung in der Eisernen Lunge oder in Küraßgeräten. Vorteil dieser Verfahren ist, daß man ohne Intubation oder Tracheotomie auskommt. Nachteil, daß die Pflege wegen der geschlossenen Kammer schwieriger ist.

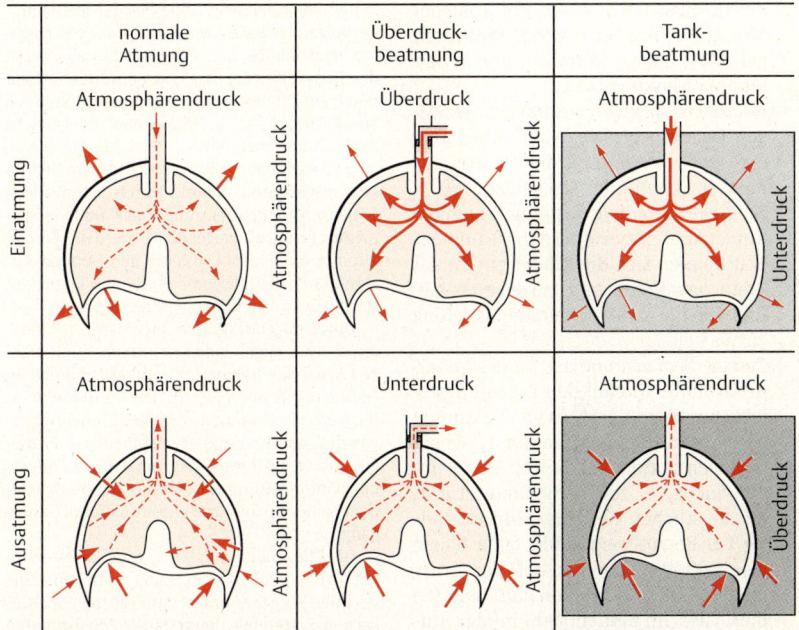

Abb. 241 Prinzipien der künstlichen Dauerbeatmung. Vergleich der wirksamen Kräfte und der Druckverhältnisse bei normaler spontaner Atmung, Überdruckbeatmung und Unterdruck-(Tank-)beatmung.
← primäre, aktive Kraft
←--- sekundäre Kraft bzw. Wirkung (Elastizität der Thoraxwand, Druckausgleich).

Heute neigt man zur Anwendung von Überdruckgeräten, vor allem dann, wenn häufiges Absaugen der Luftwege wegen Bronchitis oder Hypersekretion in die Luftwege erwünscht ist, und auch, wenn zusätzlich zur Atemlähmung Schlucklähmung besteht.

■ *Kontinuierlich dehnender Atemwegsdruck (CPAP-Methode).* Bei mangelhafter Entfaltung der Lungen eines Früh- oder Neugeborenen werden diese Kinder durch entsprechende Apparate veranlaßt, gegen einen kontinuierlich vorhandenen, erhöhten Atemwegsdruck von 2 bis 4 cm Wassersäule anzuatmen. Dies geschieht

entweder mit einem Überdrucksystem, das über Tuben in den Nasenlöchern oder über Trachealtubus zur Wirkung kommt *(= positiver endexspiratorischer Druck = PEEP),* oder mit Hilfe einer kleinen Unterdruckkammer, dem System der Eisernen Lunge vergleichbar *(= negativer endexspiratorischer Druck).*

■ *Pflege und Beobachtung.* Die Pflegenden haben hier eine schwere Aufgabe:
– *Überwachung der Technik:* Kontrolle des eingestellten inspiratorischen und exspiratorischen Druckes, des Atemluftvolumens und der erwünschten Atemfrequenz, ferner der Durchgängigkeit

des technischen Systems. Kontrolle der Monitoren für Herzaktion, Blutdruck, pH-, CO_2- und O_2-Konzentration in perkutaner Messung.

– *Besonders sorgfältige Körperpflege* wegen Dekubitusgefahr, Mundpflege und evtl. gute Versorgung der Hautwunde nach Tracheotomie (Tracheostoma).

– *Seelische Betreuung* des schwerkranken Kindes und seiner Eltern. Im Laufe der Zeit können sich die Kinder gut an das Gerät gewöhnen und ein eigenes Gefühl für die richtige Geräteeinstellung entwickeln.

– *Genaue Beobachtung* des Kindes auf Eigenatmung und auf den Beatmungseffekt durch das Gerät. Zu viel Beatmung nennt man Hyperventilation, zu wenig Hypoventilation. Reicht das Atemvolumen nicht aus, zeigen die Kinder Unruhe, ängstlichen Gesichtsausdruck (falls sie bei Bewußtsein sind), fahle Blässe bis Zyanose, Schweiß auf der Stirn, feuchte Hände, schnellen Puls, höheren Blutdruck. Im Blut entsteht infolge Aufstauung der Kohlensäure **Azidose.** Bei Hyperventilation kommt es durch Verminderung der Kohlensäure zur **Alkalose.** Ursache einer schlechten Lungenbelüftung ist falsche Lage des Tubus oder Verlegung oder Beengung der Luftwege, wobei meist durch Absaugen zu helfen ist.

▪ Schwierig ist nicht selten die *Entwöhnung vom Atemgerät.* Zuspruch und sichere Haltung der Pflegenden fördern beim größeren Kind das Vertrauen zur eigenen Kraft.

▪ **"Life-Island."** *Kinder mit Resistenzminderung* befinden sich in erhöhter Infektionsgefahr, so Kinder mit Antikörpermangelsyndrom, Knochenmarksaplasie (Panmyelopathie), insbesondere bei strahlenbedingter Markschwäche, ferner Kinder mit Leukämie, bei denen eine Knochenmarktransplantation im Zusammenhang mit intensiver zytostatischer Chemotherapie durchgeführt wird. Sie sollen streng isoliert werden. Folgende *Möglichkeiten* bestehen: Der

Patient liegt in einem Isolierbett ("Life-Island"), das folgendermaßen gebaut ist: Eine durchsichtige Plastikhülle aus Polyvinylchlorid umgibt das Bett völlig. Die Be- und Entlüftung erfolgt durch ein Filtersystem. Der Innenraum ist durch Stulpenärmel für ärztliche und pflegerische Maßnahmen zugänglich. Wird die Hülle voll aufgeblasen, hat der Patient neben dem Bett einen begehbaren Raum. Durch Ultraviolettschleusen können Nahrungsmittel und Medikamente keimfrei eingebracht werden. Ferner: Zimmer mit Umkehrschleuse und Laminar-Air-Flow (LAF), die Pflegende, Ärzte und Eltern mit steriler Schutzkleidung betreten können.

Durch folgende Maßnahmen wird am Patienten selbst weitgehende *Keimarmut* erzielt: ganze Körperwaschungen mit einem Desinfiziens, Darmeinläufe unter Zusatz eines Antibiotikums, fortlaufende Einnahme von Medikamenten gegen die Bakterien und gegen einen evtl. Pilzbefall im Magen-Darm-Trakt, Inhalationen mit einem Antibiotikum, Anwendung antibiotikahaltiger Salben an der Nase und am äußeren Gehörgang.

Die Pflegenden müssen sich in dieses extreme Behandlungssystem exakt einfügen. Eine wichtige Aufgabe kommt ihnen auch in der seelischen Betreuung dieser lange Zeit isolierten und durch Behandlungsmaßnahmen sehr belasteten Kinder zu. Ein besonderer Vorteil des geschilderten Systems ist es, daß die Eltern ohne Gefährdung des Kindes zugelassen werden können, ja aus psychologischen Erwägungen geradezu erwünscht sind.

73.3 Lagerung und Dekubitusprophylaxe bei Lähmungen und/oder Bewußtlosigkeit

▪ **Gelähmte Extremitäten** werden unter guter Unterstützung von unten und von den Seiten (Windelrollen bzw. Sandsäcke) in leichter Beugestellung gelagert (Abb. 242).

▪ Zur **Vorbeugung von Aufliegen** (Dekubitus) ist wichtig:

– Druckentlastung; soweit möglich häufiger Lagewechsel, um auch andere Hautstellen zu belasten,

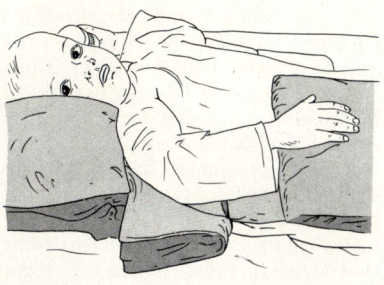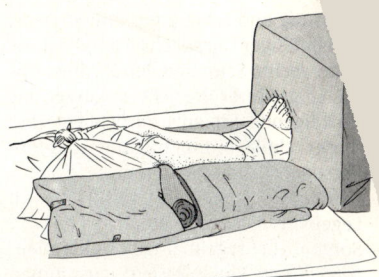

Abb. 242 Lagerung eines Kindes mit Arm- und Beinlähmungen bei schlaffer Lähmung. Bei spastischer Lähmung kein Bettkasten.

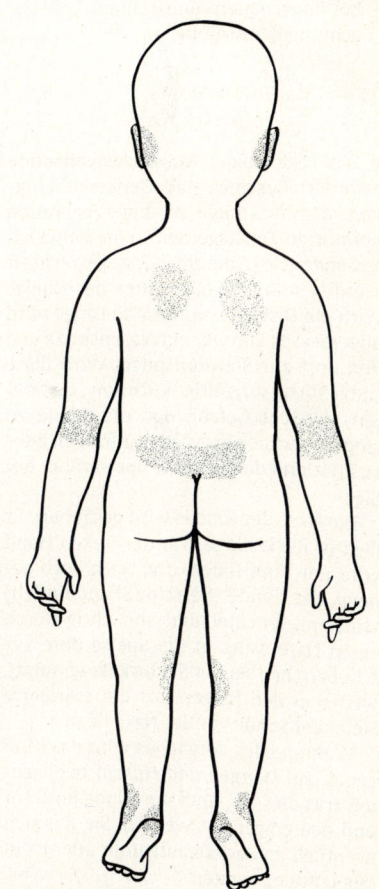

- Vermeiden von drückenden Falten im Bettzeug und in der Bekleidung,
- Entlastung besonders gefährdeter Körperstellen wie Ferse, Kreuzbein und Hinterkopf durch Schaumstoff oder Schaumstoffring, eventuell Lagerung auf Felldecke (Schaffell, Synthetikfell), Wasserbett, Wasserkissen, Antidekubitusmatratze (mit wechselnd aufgeblasenen Luftkammern),
- sorgfältige Hautpflege durch häufiges Abwaschen der Haut und kräftiges Frottieren (bessere Durchblutung); eventuell Einreiben mit Kampferspiritus oder Franzbranntwein oder speziellen Lotionen, die hyperämisieren; Puder über die Hautflächen gut verreiben.

Besonders gefährdete Hautstellen s. Abb. 243.

■ Die Pflege bei **Querschnittslähmung** erfordert allergrößte Sorgfalt unter genauer ärztlicher Anleitung:
- bewußte Ganzheitstherapie, d. h., daß der seelischen wie der körperlichen Betreuung gleiche Bedeutung zukommt,

Abb. 243 Die Hautstellen, an denen sich ein Kranker besonders leicht wundliegt: über dem Kreuzbein, an der Knieinnenseite, an den Fersen, an den Fußaußenknöcheln, über den Schulterblättern, an den Ellenbogen, hinter den Ohren.

...umgummimatratze,
...gewechsel auf die linke
...te und den Rücken, mit
...rer Vorsicht, je kürzer das
...e Ereignis zurückliegt (bei
...mlagerung müssen mehrere
...n zusammenwirken);

...chste Sauberkeit (Sterilität) beim
...en des Blasenkatheters;

...rgen für regelmäßige Stuhlentleerung durch Einläufe; evtl. ausräumen
mit dem Finger; leicht abführende, bal-
lastreiche Diät;

– bei hoher Querschnittslähmung Beobachtung der Atmung.

73.4 Magensondierung, Magenspülung

■ Das Legen einer **Magenverweilsonde**
erfordert Geschick und Gewissenhaftig-
keit, damit es nicht zu einer Aspiration
kommt. In der Regel wird eine *Polyäthy-
lensonde* gelegt, die alle 3 Tage gewechselt
werden sollte. Je nach Alter des Kindes
wird die Dicke bestimmt. Die Länge wird
abgemessen von Ohr zur Nasenspitze und
von dort zur Sternumspitze. Wird diese
Länge nicht sorgfältig bestimmt (markie-
ren), besteht Gefahr, daß die Sonde zu
lang ist und sich im Magen aufringelt oder
zu kurz und damit in der Speiseröhre endigt.

Die Nase des Kindes wird gesäubert. Es
liegt in Rückenlage. Mit der linken Hand
wird der Kopf fixiert und nach vorn geneigt. Die Sonde (Verschlußkappe offen)
wird angefeuchtet und vorsichtig durch
einen Nasengang in die Speiseröhre geschoben (hierbei der Schluckakt genutzt),
weiter in den Magen, bis die markierte
Stelle der Sonde vor der Nase liegt.

Während des Vorganges wird das Kind
genau auf *Würgen und Husten* beobachtet; tritt dies ein, muß die Sonde entfernt
und neu eingeführt werden. Sie hat sich
eventuell im Rachen aufgerollt oder ist in
den Luftweg geraten.

Vor Fixierung der Sonde ist *Kontrolle ihrer Lage* erforderlich. Bei Frühgeborenen
und Säuglingen wird mit einer 2-ml-
Spritze (2 ml, da sonst der Sog zu stark ist)
Magensaft aspiriert und mit Indikatorpa-
pier auf saure Reaktion geprüft. Wird kein
Magensaft gewonnen, kann auch die
„Luftprobe" helfen: Etwas Luft wird durch
die Sonde gegeben und dabei die Magen-
region mit dem Stetkoskop auf ein deutliches Magengeräusch („blubbern") abge-
hört.

Besteht Gewißheit der richtigen Lage
im Magen, wird die Sonde mit Plaster-
streifen über der Oberlippe fixiert. Nun
wird die warme Nahrung langsam mit einer *Sondenspritze* eingegeben. In der
Spritze darf keine Luft sein, sonst wird der
Magen überlastet und Erbrechen erfolgt.
Das Kind liegt beim Sondieren am besten
auf der rechten Seite. Sind Kreislauf und
Atmung stabil, kann das Kind aus dem
Bett genommen und auf dem Arm son-
diert werden. Vor jeder Sondierung der
Nahrung ist die Lage der Sonde zu überprüfen. Nach Nahrungseingabe wird die
Sonde immer mit einigen Millilitern Tee
nahrungsfrei gespült, da es sonst mikrobielle Zersetzung, Sauerwerden der Milch
und Verstopfung der Sonde geben könnte.
Nach dem Sondieren muß die Verschlußkappe sofort geschlossen werden, damit
kein Mageninhalt ausfließt (Nahrungs-,
Wasser- und Elektrolytverlust).

Bekommt das Kind keine orale Nahrung, darf die Mund- und Lippenpflege
nicht vergessen werden (Mundschleimhaut mit Tee anfeuchten, Salbe auf die
Lippen).

Beim *Herausnehmen der Sonde,* das
schnell zu erfolgen hat, muß die Lichtung
der Sonde verschlossen sein, um ein Auslaufen von Sondeninhalt mit Gefahr einer
Aspiration zu vermeiden.

Wird Sondennahrung mittels Infusionsflasche mit Infusionssystem oder
mittels Perfusor mit Leitung kontinuierlich oder fraktioniert zugeführt, besteht

außerdem noch eine intravenöse Dauertropfinfusion am Patienten, müssen unbedingt die *jeweiligen Zuleitungen durch Pflasterfahnen* mit der Aufschrift „Nahrung" und „Vene/Infusion" deutlich gekennzeichnet werden, damit versehentliches Einbringen von Nahrung in die Blutbahn vermieden wird.

■ **Magenspülung.** Hierfür benötigt man eine etwas dickere, halbweiche Sonde (bei Säuglingen Nélaton-Katheter Nr. 16–20, bei größeren Kindern Gummisonde 8–11 mm Außendurchmesser). Diese ist über ein Glaszwischenstück mit einem etwa $3/4$ m langen Gummischlauch verbunden, der einen Trichter von 150–250 ml Fassungsvermögen trägt. Die Kinder werden in ein Tuch eingeschlagen (Abb. 239) und in Seitenlage auf einem Tisch gelagert. Ein Gummituch wird unter das Kind gelegt, das bis zum Eimer reicht und so als Ablaufrinne dient (Abb. 244). Die mit Öl oder Wasser gleitend gemachte Sonde wird bis zur Rachenwand geführt und unter Ausnützen der Schluckbewegungen durch vorsichtiges, zügiges Weiterschieben in den Magen gebracht. Ein Gummikeil zwischen den Zähnen kann verhindern, daß die Kinder den Schlauch zubeißen. Durch die Würgbewegungen entleert sich meist ein Teil des Mageninhaltes. Zur Spülung füllt man eine kleine Flüssigkeitsmenge (physiologische Kochsalz-Lösung: 1 g Kochsalz in 1 Liter Wasser auflösen) in den Trichter und hebt ihn über das Niveau des liegenden Kindes. Sobald die Menge eingelaufen ist, senkt man sofort den Trichter bis unter das Mageniveau des Kindes und läßt den Mageninhalt auslaufen. Auf keinen Fall die Portion so groß wählen, daß die Kinder Mageninhalt neben dem Schlauch herauswürgen! Man spült, bis der Magen leer, d. h. die zurückkommende Flüssigkeit klar ist. Beim (schnellen!) Herausziehen der Sonde drückt man die Lichtung fest zu, damit keine Flüssigkeit aus dem Sondenende in den Kehlkopf gelangen kann.

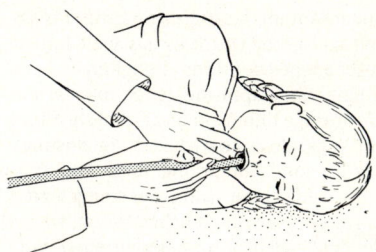

Abb. **244** Einführung einer dicken Magensonde für die Magenspülung. Vorsicht, daß der Helfer nicht in die Finger gebissen wird! Der Vorgang wird vom Kind stark angstbesetzt erlebt. Daher sollte eine weitere Person (neben der direkt handelnden) im Blickkontakt beruhigend auf das Kind einwirken.

■ Da eine Magenspülung sehr belastet, wird sie nur selten durchgeführt. Erbrechen, z. B. bei einer Vergiftung (Abschnitt 91), kann durch Verabreichen von *Ipecacuanha-Sirup provoziert werden.*

73.5 Darmrohr, Einlauf, Darmspülung

■ Das Kind liegt in Seitenlage. Ein etwa 15–30 cm langes **Darmrohr** mit mehreren Öffnungen an seinem vorderen Abschnitt wird gut mit Vaseline eingefettet und in den Enddarm so weit eingeführt, wie es ohne Gewaltanwendung gleitet. Zur Entleerung von Darmgasen kann es mehrere Stunden liegenbleiben; mit Pflasterstreifen wird es fixiert.

■ Für einen **Einlauf** läßt man durch das Darmrohr $1/4$–$1/2$ l warmes Wasser (eventuell mit Zusatz von Glyzerin, bei Säuglingen isotone Elektrolytlösung) langsam einlaufen und entfernt das Darmrohr mit relativ schnellen Zug unter Zusammenpressen der Gesäßbacken. Es gibt dafür heute auch Fertigpackungen (Practoclyss z. B.).

■ Bei einem sogenannten **hohen Einlauf** soll die Einlaufflüssigkeit weit hinauf in den Dickdarm gelangen. Das Kind wird mit erhöhtem Gesäß gelagert; die Flüssigkeit soll unter Druck in das weit hinauf geschobene Darmrohr einfließen.

■ Eine **Darmspülung** leitet man schon am Vortage durch ein orales Abführmittel ein (Laktulose, Karlsbader Salzlösung), das für gute Entleerung sorgt. Die Spülung erfolgt mit Hilfe des eingelegten Darmrohres in der gleichen Weise, wie es bei der Magenspülung beschrieben wurde. Das Kind liegt auf der linken Seite.

73.6 Pflege bei Ileostomie, Kolostomie, Urostomie

■ Die Anlage eines **Dünndarm- oder Dickdarmafters** an der vorderen Bauchwand (**Anus praeternaturalis**) bedeutet, daß ein Darmabschnitt in die äußere Haut chirurgisch eingesetzt, dann geöffnet wurde und schließlich dort eingeheilt ist. Je nach Höhe des angeschlossenen Darmteils entleert sich mehrmals täglich flüssiger oder breiiger Stuhl, bei Anschluß des Sigmoids ein relativ fester Stuhl. Die Maßnahme geht beim Kind meist auf ausgedehnte angeborene Atresien im Bereich des Dickdarms und Rektums oder auf einen Mekoniumileus zurück, die Notwendigkeit ergibt sich auch bei schweren Darmverletzungen durch Aufprallunfall oder bei einer therapieresistenten Kolitis mit Geschwürsbildung. Die anatomischen Einzelheiten haben in der gegebenen Situation für den operierenden Chirurgen eine End-zu-End-Naht funktionstüchtiger Darmabschnitte nicht erlaubt. Bei fehlender Rektum- und Anusanlage wird damit ein lebenslang währender Zustand angelegt, während bei anderen Ursachen Revisionsoperationen mit Wiedererreichen einer physiologischen Stuhlentleerung Monate oder Jahre später durchgeführt werden.

■ **Urostomie.** Eine Harnleiter (Ureter) oder beide werden in die Bauchhaut verpflanzt und der Harn so nach außen geleitet (Urostoma).

■ Für die **Stomapflege** gibt es aufklebbare Einmal-Auffangbeutel, die mit oder ohne Gürtel getragen werden.

Bei einem *Ileostoma* wird ein nach unten offener, mit Kunststoffklammer verschließbarer Beutel verwandt, aus dem Stuhl auszustreifen und dadurch zu beseitigen ist. Beim *Kolostoma* wird ein geschlossener Beutel benutzt, beim *Urostoma* ein offener Beutel, aus dessen Hähnchenverschluß der Harn abgelassen wird.

Die Stomaöffnung wird mit einer Schablone genau abgemessen und die Hautplatte dann nach diesem Maß rund ausgeschnitten.

Die *Reinigung des Stomabereiches* erfolgt mit Wasser und pH-neutraler Seife von außen nach innen (Reinigen und Trocknen mit Einmalkompressen). Eine sorgfältige *Hautpflege* ist wichtig: Hautschutzpasten, keine Verwendung von Alkohol, da dieser die Haut trocken und rissig macht; Puder (zur Soorprophylaxe Moronal-Puder). Kein Wundbenzin zum Pflasterlösen verwenden, sondern speziellen Pflasterentferner.

Als angenehm wird ein *Baumwoll-Beutelüberzug*, selbst genäht, empfunden. Dann liegt der Plastikbeutel nicht direkt der Haut auf; Schweiß wird aufgesogen, Hautmazerationen entstehen nicht so leicht.

Bei *Säuglingen* wird eine nicht zu kleine Pampers gewählt, damit der Stomabeutel nicht abknickt.

Zur *Entsorgung der Stomabeutel* gibt es spezielle Abfallbeutel.

■ Eine **Darmspülung** (Irrigation) kann nach Absprache mit dem Arzt bei einer tiefen Kolostomie, unterhalb der linken Flexur, vorgenommen werden. Dadurch kann 24-stündige Stuhlkontinenz und 12-stündige Darmgasverhaltung erreicht werden.

■ Für die **Ernährung** ist zu bedenken: Blähende Speisen meiden. Bei Ileostomie kein Alkohol, keine Fruchtsäfte oder scharfen Gewürze, kein faserhaltiges Gemüse, z. B. Spargel. Bei Kolostomie kein Fisch, keine Eier wegen einer stärkeren Geruchsbildung.

■ **Lokale Probleme im Stomabereich** sind:

– Kleine *warzenähnliche Erhebungen* neben dem Stoma sind Ausdruck einer leichten lokalen Reizung und unbedenklich.

– *Verengung (Stenose) des Stomas,* die meist bei gestörter Wundheilung wegen lokaler Infektion eintritt. Der Arzt versucht mit Dehnbehandlung eine erneute Operation zu vermeiden.

– *Unterhauthernie,* wobei sich ein Darmteil in der Nachbarschaft des Stomas unter die äußere Haut geschoben hat. In der Regel bleibt die Pflege gut möglich, bei größeren Bruchsackausmaßen müßten Mieder oder Gürtel diese Darmabschnitte zurückhalten.

– *Vorfall des Darmes (Prolaps)* kann verschiedenes Ausmaß haben. Zunächst versucht man durch ein Mieder oder einen breiten Gürtel dem Prolaps von Darmabschnitten zu begegnen.

– *Perforation der Darmwand bei einer Spülung,* bei vorsichtiger Spültechnik mit einem speziellen Irrigatorset ein glücklicherweise seltenes Ereignis. Je näher der in die Bauchwand eingesetzte Darmteil dem Rektum liegt, desto konsistenzreicher ist der Stuhl, so daß es auch Obstipation mit der Notwendigkeit aufweichender Spülbehandlung gibt. Wird eine Perforation vermutet, ist sofort der Arzt zu informieren, der entsprechende Diagnostik und Therapie in Gang setzt.

■ **Psychische Probleme.** Um eine Abwehr gegen die ungewöhnliche Toilette und technische Unsicherheit abzubauen, müssen die Eltern und verständige Kinder und Jugendliche sachgerecht und mit viel Einfühlung in die Stomapflege eingewiesen werden, bevor der Patient die Klinik verläßt. Trotz moderner Pflegehilfen ist es ein sehr belastetes Leben, sind Selbstwertgefühl und Lebenssicherheit empfindlich getroffen.

Die Geruchsbelästigung für Patient und Umgebung ist heute gut zu beherrschen. Behindernder ist die Angst vor dem hörbaren Windabgang mit der Gefahr einer sozialen Isolation. Viele schwierige Situationen sind denkbar, z. B. beim Besuch von Theater und Konzert sowie im Freiluftsport. Ein Jugendlicher muß mit seinen engsten Partnern, zu denen auch Arzt und Pflegende gehören, freimütig darüber sprechen können, was bei Jugendlichen auch für einen Partner des anderen Geschlechts gilt. Gute Ratschläge sind auch in Selbsthilfegruppen (Ilco) zu erwarten.

73.7 Augenspülung, Einträufeln von Augentropfen

■ Für **Augenspülungen** wird das Kind in Seitenlage (auf die Seite des kranken Auges!) gebracht. Der Kopf überragt etwas die Unterlage, so daß eine Schale untergehalten werden kann. Eine Hand des Pflegenden öffnet die Lidspalte, die andere spült mit einer Augenundine (Abb. 245) oder mit einem flüssigkeitsgetränkten Wattebausch, der über dem Auge ausgedrückt wird.

■ **Augentropfen** werden in Rückenlage mit der Tropfpipette eingeträufelt. Bei kleinen Kindern muß die Schwester oder der Pfleger die Lidspalte mit zwei Fingern der linken Hand öffnen. Größere Kinder können aufgefordert werden, nach der Decke zu sehen, so daß man die Lösung nach leichtem Abziehen des Unterlides in den unteren Bindehautsack träufeln kann. Die tropfende Hand ruht mit dem Handballen auf der Stirn des Kindes, damit sie alle Bewegungen des Kopfes mitmachen kann.

■ **Credé-Prophylaxe** bei Neugeborenen s. S. 90.

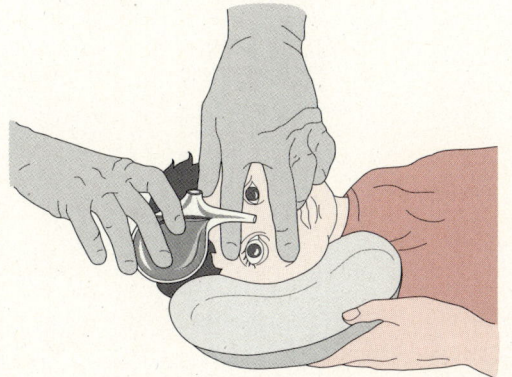

Abb. **245** Augenspülung mit der Undine.

73.8   Reinigung des äußeren Gehörganges

■ Wasser und flüssiges **Cerumen** können mit einem zu einer Spitze gedrehten Wattebausch oder mit Wattestäbchen entfernt werden. Hartes Ohrschmalz wird durch Einträufeln von z. B. Glyzerin oder Cerumenex aufgeweicht und dann herausgespült.

■ Bei der **Ohrspülung** sitzt das Kind auf dem Schoß der Schwester oder des Pflegers, die mit einer Hand das Kind fassen und mit der anderen eine Nierenschale unter das Ohr halten. Das Kind ist fest in ein Tuch eingeschlagen (s. S. 442). Die spülende Person zieht die Ohrmuschel nach hinten und richtet das Gummiansatzstück der Spritze gegen die vordere Gehörgangswand. Bei den engen kindlichen Gehörgangsverhältnissen kann man mit gutem Erfolg ein etwa 4 cm langes Sondenstück aus weichem Kunststoff auf den Spitzenkonus aufsetzen. Man spült unter leichtem Druck mit körperwarmer physiologischer Lösung oder Kamillenlösung.

74 Punktionen, Injektionen, Infusionen

74.1 Punktionen

■ Unter einer Punktion versteht man das Einstechen in ein Organ oder in einen inneren Hohlraum, um Gewebe oder Flüssigkeit zu entnehmen, unter erhöhtem Luftdruck stehende Räume zu entlasten oder ein Kontrastmittel für Röntgenuntersuchungen hineinzugeben. Eine der wichtigsten Voraussetzungen für das Gelingen der schwierigeren Punktionen ist eine gute *Sedierung* der Kinder auf medikamentösen Wege oder durch Narkose. Größere Kinder können nach geschickter Aufklärung auch unter Lokalanästhesie für eine gute Zusammenarbeit gewonnen werden. Für den Einzelfall erhält der Pflegende ärztliche Anordnungen, wie das Kind vorbereitet werden soll.

■ **Lumbalpunktion.** Der Arzt sticht zwischen dem 2. und 3. Lumbalwirbel in der Linie der Dornfortsätze ein, um Liquor zu entnehmen, etvl. um ein Medikament zu injizieren. Nach dem Eingriff wird das Kind einige Zeit auf den Bauch gelegt, damit die Einstichstelle komprimiert wird; steriler Kompressenverband. Es soll möglichst 24 Stunden flachliegen. Soll der Blutzucker mit dem Liquorzucker in Relation gesetzt werden, muß *vor* der Punktion Blut zur Zuckerbestimmung abgenommen werden.

■ *Halten des Kindes bei Punktion im Liegen* (Abb. 246 a): Das Kind liegt in Seitenlage, der Kopf links vom davorsitzenden Arzt. Der rechte Arm des Pflegenden umfaßt den Nacken des Kindes, die Hand ergreift Unterarme oder Hände. Die linke Hand des Pflegenden umgreift beide Kniekehlen und drückt die Oberschenkel des Kindes gegen dessen Bauch. Dadurch wird das Kind fixiert und der Rücken gekrümmt. Die Reihe der Dornfortsätze rückt auseinander, ein guter Zugang zum Wirbelsäulenkanal wird für die Lumbalnadel frei.

■ *Halten des sitzenden Patienten* (Abb. 246 b): Das Kind sitzt auf dem Untersuchungstisch (besser als im Bett) mit dem Rücken zum Arzt. Der rechte Arm des

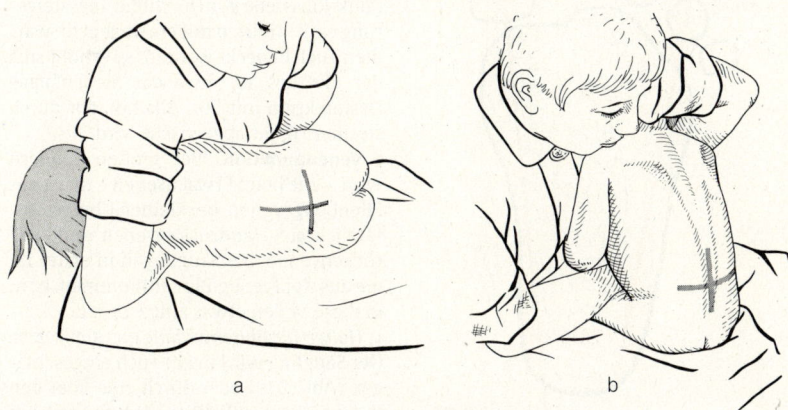

a   b

Abb. **246**   Halten eines Kindes zur Lumbalpunktion (**a**) im Liegen oder (**b**) im Sitzen. Beckenkamm und Wirbelsäule sind mit einem Strich markiert.

Pflegenden greift vom Nacken unter der Achsel vorbei nach vorn zu den Händen des Kindes. Der linke Unterarm drückt auf die Oberschenkel des Kindes.

An Gegenständen stellt der Pflegende vor der Punktion bereit: Mittel zur Hautdesinfektion, sterile Kompressen, 2 – 3 Lumbalnadeln von verschiedener Länge und Dicke, sterile Reagenzgläser, schwarzes Blockschälchen mit Pandy-Reagenz, sterile Kompresse mit Pflasterstreifen.

■ **Fontanellenpunktion, Ventrikelpunktion.** Der Arzt punktiert von der großen Fontanelle aus mit einer kurz geschliffenen Flügelkanüle den Liquorraum unter der Hirnhaut (Fontanellenpunktion) oder die Seitenkammern des Gehirns (Ventrikelpunktion). Ein Teil der dort liegenden Flüssigkeit wird zu diagnostischen Zwecken entnommen, eventuell Luft zur Röntgenuntersuchung eingespritzt. Der Pflegende bereitet vor: Rasiermesser und Schere zur Beseitigung der Haare, sterile Kompressen und Hautdesinfektionsmit-

tel, 2 – 3 der kurzen oder langen Nadeln (je nach Punktionstiefe), Spritze, sterile Reagenzgläser, schwarzes Blockschälchen mit Pandy-Reagenz. Druckverband.

■ *Halten der Kinder.* Das Kind liegt, in ein Tuch eingeschlagen (Abb. 239), in Rückenlage mit dem Scheitel an der Tischkante. Der Pflegende ist über das Kind gebeugt, stützt sich mit seinen Ellenbogen auf und hält mit beiden Händen den Kopf des Kindes (s. Abb. 248).

■ **Kapillare Blutentnahme beim Neugeborenen und Säugling.** Meist wird die Ferse punktiert, wobei darauf zu achten ist, daß die gewählte Stelle nicht ödematös geschwollen ist. Eine bereits punktierte Stelle sollte nicht wieder genommen werden, da sie unbemerkt infiziert sein könnte. Punktiert wird am besten seitlich im Bereich der schraffierten Fläche (Abb. 247), weil hier die Durchblutung gut und auch bei einem relativ tiefen Einstich eine Knochenverletzung sehr gering ist. Die Lanzette sollte im kurzen, gleichmäßigen Einstich fast senkrecht zur Hautoberfläche geführt werden, Einstichtiefe mindestens 1,6 mm. Keine Druck- oder Massagebemühung, um besseren Blutfluß zu erzielen, besser nochmal stechen. Vorher sollte die Punktionsstelle zur Durchblutungssteigerung ca. 3 Minuten mit einem feucht-warmen Tuch bedeckt werden; so erhöht sich der Blutfluß auf etwa das Siebenfache. Desinfektion mit 70% Alkohol, der durch sterilen Tupfer abgewischt wird.

■ **Venenpunktion.** Bei großen Kindern wird – wie beim Erwachsenen – meist aus Ellenbeugevenen, bei kleinen Kindern zusätzlich aus Handrückenvenen und Fußrückenvenen, bei Säuglingen in erster Linie aus Kopfvenen Blut entnommen, bzw. in diese Venen etwas eingespritzt.

■ *Halten für Blutentnahme aus Kopfvenen.* Der Säugling wird in ein Tuch eingeschlagen (Abb. 239) oder durch eine über den Rumpf – einschließlich Arme – gelegte Decke gehalten, auf deren seitliche Streifen sich der Pflegende mit seinen Ellenbo-

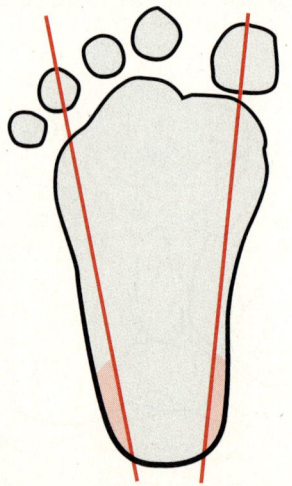

Abb. **247**   Entnahme von Kapillarblut beim Säugling. Einzelheiten siehe Text.

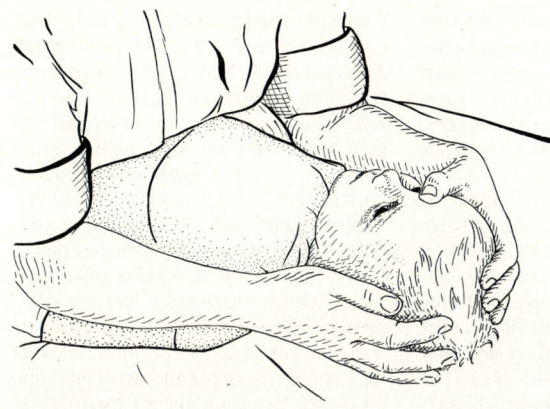

Abb. **248** Halten eines Säuglings für die Venenpunktion am Kopf, ähnlich das Halten für die Fontanellenpunktion.

gen stützt. Beide Hände des Pflegenden halten den Kopf an beiden Seiten. Der Daumen einer Hand staut das Blut im Abflußgebiet der für die Punktion vorgesehenen Vene (Abb. 248).

■ *Halten für Blutentnahme in der Ellenbeuge.* Die eine Hand des Pflegenden umspannt mit nicht allzu festem Druck den Oberarm, die andere Hand hält den Unterarm des Kindes. Der Pflegende steht auf der dem Arzt gegenüberliegenden Seite und kann durch sein Herübergreifen gleichzeitig grobe Abwehrbewegungen des Kindes verhindern.

■ **Das Legen eines Zentralvenenkatheters** erfordert besonders gutes Zusammenspiel von Arzt und Helfer (Halten des Kindes, steriles Arbeiten). Sorgfältige Hygiene des Ansatzstückes hilft die gefürchtete Kathetersepsis vermeiden.

■ **Pleura-(Rippenfell-)Punktion** kann wegen Eiteransammlung, nicht entzündlicher Ergüsse oder wegen Pneumothorax nötig sein. Der Eingriff belastet manche der schwerkranken Kinder sehr; in der Regel wird ein Sedativum vorher gegeben. Für Zwischenfälle stehen Infusion, Absauggeräte und Sauerstoff bereit. Ferner sind vorbereitet: Hautdesinfektionsmittel, Wattestäbchen, Tupfer mit Faßzange,

Leukoplast, kurzgeschliffene, dicke Punktionsnadeln, an welche ein dünner Schlauch angesetzt ist, Klemmzange, Spritze (10 – 20 ml), sterile Reagenzgläser, Meßzylinder.

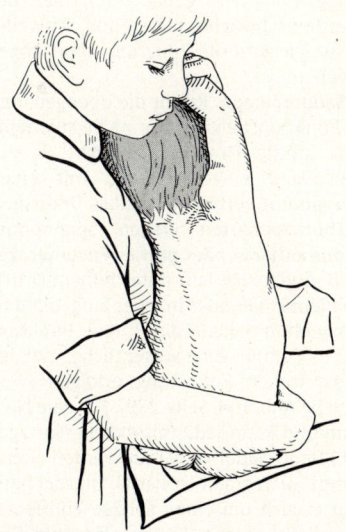

Abb. **249** Halten eines Kindes für die Pleurapunktion.

■ *Halten des Kindes* (Abb. 249). Das Kind sitzt am Ende des Untersuchungstisches mit der für die Punktion vorgesehenen Seite zum Arzt. Der eine Arm der Pflegeperson greift um den Nacken des Kindes, er faßt den Arm und zieht ihn etwas hoch. Ihr anderer Arm liegt über den Oberschenkeln und hält das Becken. Indem die Pflegeperson zusätzlich das Kind an sich heranzieht, wird eine leichte Beugung nach der zur Punktion entgegengesetzt liegenden Seite erreicht und dadurch eine Erweiterung der Zwischenrippenräume erzielt. Ein zweiter unterstützt den Arzt bei der Entnahme von Pleura-Inhalt. Der Arzt setzt die Spritze fest an den Schlauch, läßt dann (erst dann!) die Klemme öffnen und zieht den Spritzenstempel zurück. Er setzt erst die Spritze ab, wenn die Klemme wieder am Schlauch ansitzt. Damit wird die Gefahr des Lufteinstromes (Pneumothorax!) verhindert. Bei Entleerung größerer Exsudatmengen kann man sich eines Dreiwegehahnes bedienen.

Das Kind wird genau *beobachtet:* Bei Kreislaufschwäche, Blässe und Schweißausbruch wird die Punktion sofort abgebrochen.

■ **Saugdrainage.** Reicht die obengenannte Punktionsbehandlung nicht aus, wird eine sterile Drainage luftdicht in die Brustwand eingesetzt und mit einer Saugpumpe verbunden (Bülau-Drainage).

■ **Thoraxpunktion wegen Spannungspneumothorax oder großer Pneumatozele.** Befindet sich Luft unter hohem Druck im Pleuraspalt oder in einer aufgeblähten Lungenhöhle, kann durch eine Punktion dieses Raumes eine wesentliche, evtl. lebensrettende Entlastung erfolgen (vergleiche Abb. 104, Seite 239). Für eine Notpunktion kann jede mitteldicke, kurzgeschliffene Nadel verwandt werden. Sonst nimmt man einen Trokar(t). Hierbei handelt es sich um einen spitzgeschliffenen Metallstift in einer Kunststoffkanüle. Der Stift wird nach Durchstoßen der Brustwand und Erreichen des pathologischen

Luftraumes herausgezogen und die Lage der Kanüle fixiert. Nach dem hörbaren Ablassen der im Überdruck vorhandenen Luft kann der Arzt am Ansatzteil der Kanüle einen Fingerling mit Faden befestigen. Der Fingerling wird neben seiner Spitze 1 cm tief eingeschnitten; damit entsteht ein Ventil, das weiteren Luftausstrom erlaubt, Lufteinstrom aber verhindert. Die Pflege wird allerdings erleichtert, wenn man an die Kanüle einen dünnen Schlauch anschließt, über ein Glaszwischenstück noch einen weiteren Schlauch von etwa 50 cm Länge anbringt und erst an dessen Ende den Fingerling als Ventil befestigt. Indem man das so vorbereitete Schlauchende in einen mit steriler Lösung gefüllten Erlenmeyer-Kolben (300 ml) hineinsteckt, hat man auch ein Gefäß zum Auffangen austretenden Eiters und zu einer besseren Beobachtung austretender Luft gewonnen. Die gebräuchlichste Vorgehensweise benutzt einen Drainageschlauch, wie er bei der Pleura-Saugdrainage üblich ist.

■ **Organpunktion: Knochen, Knochenmark, Leber, Milz, Niere, Lymphknoten, Tumoren.** Hier ist gute Sedierung besonders wichtig. Schwester oder Pfleger richtet alles zur Lokalanästhesie, falls nicht in Narkose punktiert wird. Für den aseptischen Eingriff ist folgendes *vorzubereiten:* Handdesinfektionslösung, genügend dicke Nadeln (verschiedene Dicke zur Auswahl), Spezialnadeln mit Mandrin, nach Wunsch auch Flügelkanülen, Spritzen verschiedener Größe, sterile Abdecktücher, sterile Handschuhe, entfettete Objektträger für Zellausstriche, sterile Röhrchen für bakteriologische Untersuchungen, verschließbare Gläschen mit Fixationslösungen (werden genau bestimmt) für die histologischen und histochemischen Untersuchungen und Verband. *Nach der Punktion* registriert man Schmerzen der Kinder, beobachtet Gesichtsfarbe (Blässe), Blutdruck und Puls (Tachykardie), Nachblutungen. Nach einer Leberpunktion achtet die Schwester oder der Pfleger zusätzlich auf Fieber, Bauchschmerzen, Erbrechen oder gespannte Bauchdecken. Komplikation einer Nierenpunktion ist eine Makrohämaturie. Nach einer Leberpunktion werden die Kinder anschließend auf die rechte, nach Milzpunktion auf die linke Körperseite gelegt.

74.2   Injektionen

■ Unter Injektion versteht man eine Einspritzung von Medikamenten aus einer Spritze durch eine Hohlnadel hindurch. Diese darf nur – von Arzt oder Pflegendem – unter besonderer Vorsicht mit einwandfreien Lösungen, sterilen Geräten und nach Desinfektion der Haut erfolgen.
■ Man unterscheidet folgende **Injektionsmethoden:**

intrakutan	= in die obersten Hautschichten
subkutan	= unter die Haut, ins weiche subkutane Gewebe
intramuskulär	= in die Muskulatur
intravenös	= in Venen
intraarteriell	= in Arterien
intrakardial	= in eine Herzkammer
intrasinös	= in den Längsblutleiter (Sinus) im Bereich der großen Fontanelle
intrathekal	= in den Duralsack (Raum innerhalb der harten Rückenmarkshäute)
intralumbal	= in den Lumbalbereich des Wirbelkanals
intrapleural	= in den Rippenfellraum
intraartikulär	= in den Gelenkraum

Für die Pflegenden kommt die subkutane und die intramuskuläre, evtl. die intrakutane und intravenöse Injektionsmethode in Frage (vgl. Abschnitt 83).
■ **Injektionstechnik.** Bei unruhigen Kindern sollten immer zwei zusammenarbeiten. Zuerst wird die Haut desinfiziert.
■ Bei der **intrakutanen Injektion** tritt die dünne Nadel nur flach in die obersten

Hautschichten ein. Beim Einspritzen muß eine flache Vorwölbung (Quaddel) entstehen.
■ Bei der **subkutanen Injektion,** die meist am seitlichen Oberschenkel oder am Oberarm erfolgt, nehmen Daumen und Zeigefinger der einen Hand eine Hautfalte auf, während die andere Haut die nadeltragende Spritze mit einem Stoß schräg durch die Hautoberfläche führt. Man läßt nun die Hautfalte los und überprüft den festen Sitz der Nadel. Anschließend überzeugt sich der Pflegende durch Zug am Stempel der Spritze (= aspirieren), daß er nicht in ein Blutgefäß gelangt ist (es würde Blut in der Spritze erscheinen!). Dann injiziert er langsam die vorgeschriebene Dosis. Am Ende wird die Injektionsstelle mit sterilem Tupfer bedeckt und die Nadel darunter hervorgezogen. Man verreibt etwas mit dem Tupfer, damit sich der Stichkanal verschiebt; eventuell Pflaster aufkleben.
■ Die **intramuskuläre Injektion** verlangt Übung und genaue anatomische Kenntnisse. Am besten arbeiten dabei zwei Pflegende zusammen. Als Injektionsstellen kommen ausnahmsweise der Oberschenkel seitlich, in erster Linie der obere, vordere Abschnitt der Gesäßmuskulatur in Frage. Hier orientiert man sich nach der *Crista-Methode* (nach Sachtleben; Abb. 250) am Beckenkamm. Der Pflegende steht vor dem Patienten; dieser liegt in Seitenlage, der Kopf links. Der Pflegende legt seine linke Hand in die Flanke des Kranken, womit zweierlei erreicht wird: Ein unruhiges Kind kann wirksam gehalten werden, gleichzeitig ist der Beckenkamm als eindeutige Orientierungslinie festgehalten. Die rechte Hand des Pflegenden legt nun die Einstichstelle auf dem seitlichen (lateralen), nicht auf dem hinteren (dorsalen) Gesäßfeld – also in Richtung auf den großen Rollhügel (= Trochanter) – fest: 3 Querfinger unterhalb des Zeigefingers der linken Hand beim Schulkind und Erwachsenen, 2 Querfin-

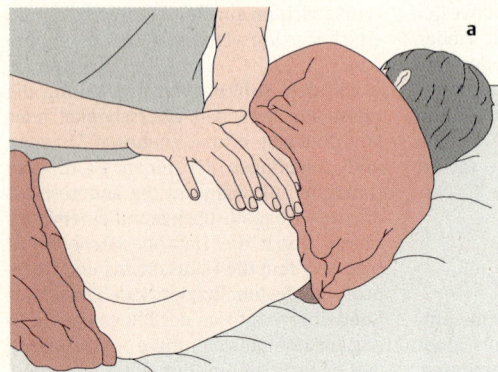

Abb. **250** Intramuskuläre Injektion in den Gesäßmuskel unterhalb des Beckenkamms (Crista). Orientierung nach Sachtleben (**a**) beim Schulkind, (**b**) beim Säugling. Weiteres im Text.

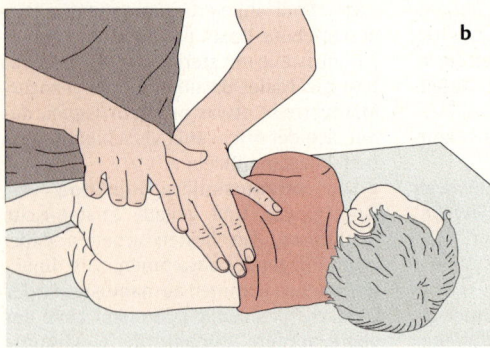

ger unterhalb beim Kleinkind, 1 Querfinger unterhalb beim Säugling. Der Stich soll nun in Richtung Bauchnabel des Kranken oder senkrecht zur Haut geführt werden und tief hineingehen; die Nadel muß also lang genug sein. Wird der Knochen getroffen, was schmerzhaft ist, wird die Nadel (nur) ein wenig zurückgezogen. Nach Aspirationszug am Kolben, wobei kein Blut in der Spritze erscheinen darf, kann langsam injiziert werden.

74.3 Infusionen

■ Von intravenöser Infusion spricht man, wenn größere Flüssigkeitsmengen in die Vene eingebracht werden. Dies kann als **Kurzzeitinfusion** mit Hilfe von Spritzen oder als **Dauertropfinfusion** mit einem speziellen Infusionsbesteck geschehen (Flasche oder Plastikbeutel als Behälter für die Lösung, Tropfkammer mit Regler für die Tropfgeschwindigkeit oder automatisches Dosiergerät mit elektrischem Antrieb, Schlauch mit Ansatzkonus für die Nadel).

■ Das **Füllen des Schlauchsystems** verlangt einiges Geschick, damit man alle Luftblasen entfernt. Man geht folgendermaßen vor:

– Die festverschlossene Flasche mit Infusionslösung wird auf den Kopf gekippt.

– Nach Desinfektion des Plastikstopfens hält man die Flasche hoch und stößt den Dorn des Infusionsbesteckes an der markierten Stelle ein; Flüssigkeit strömt ins Schlauchsystem.

– Nun wird die Flasche gesenkt, das freie Ende des Schlauches hochgehalten. Es füllt sich die Tropfkammer.

– Man wiederholt dieses Auf und Ab, bis die Tropfkammer zur Hälfte gefüllt ist.

– Dann Flasche wieder hochnehmen, Schlauchende tiefhalten und solange Flüssigkeit ausfließen lassen, bis keine Luftblasen mehr im Schlauch sind. Jetzt den Schlauch mit Klemme abklemmen und zum Anschluß an die beim Kind eingelegte Nadel bereithalten.

■ **Venöse Zugänge.** Man unterscheidet *periphere und zentralvenöse Zugänge,* meint damit aber nicht den Ort der Punktion, sondern die Lage des Katheterendes.

■ Für **periphervenöse Infusionen oder Injektionen** werden entweder kurze *Metallnadeln* eingeführt, die an einer kleinen Plastikplatte befestigt sind (Perfusionsbesteck) oder mehrere Zentimeter lange *Kunststoffkatheter (Braunüle),* in denen für das Einführen zunächst eine Metallnadel steckt, die den Kunststoffkatheter um 1–2 mm überragt. Über diesen sogenannten peripheren Weg können isotone Infusionslösungen, Bluttransfusionen und für eine i.v.-Injektion vorgesehene Medikamente gegeben werden. *Komplikationen:* Tritt das Venülenende durch die Gefäßwand, geht die infundierte Lösung in die daneben (= para) liegenden Weichteile, was an einer Anschwellung sichtbar, vielleicht als Schmerz spürbar wird. Man sagt, die Nadel ist „perforiert", es „läuft para". Als zweite Komplikation kann es zur Reizung der Venenwand proximal der Einstichstelle kommen; ein schmerzhafter Strang ist tastbar, oft als roter Streifen sichtbar (Thrombophlebitis). Bei beiden Komplikationen muß der Zugang sofort entfernt werden. Eine Thrombophlebitis heilt unter feuchten Umschlägen und/

oder Salbenverbänden innerhalb weniger Tage.

■ Bei einem **zentralvenösen Zugang** muß das Katheterende in der unteren oder oberen Hohlvene (Vena cava) liegen (Röntgen- oder Ultraschallkontrolle) (Abb. 251). Über diesen Zugang können nicht nur alle Medikamente wie beim periphervenösen eingegeben werden, sondern auch hochosmotische (d.h. nicht isotone), meist hochkalorische Nährlösungen, die nun bei der Eingabe in den breiten Blutstrom die Venenwand nicht reizen können. Auch Blutentnahmen sind aus diesen Zentralvenen – unter Verwendung eines Drei-Wege-Hahnes wegen der Luftemboliegefahr – leicht möglich. *Komplikationen:* Da ein Zentralvenenkatheter (ZVK) mehrere Tage bis Wochen liegt (liegen kann), besteht von Tag zu Tag wachsende Infektionsgefahr (Sepsis). Schon

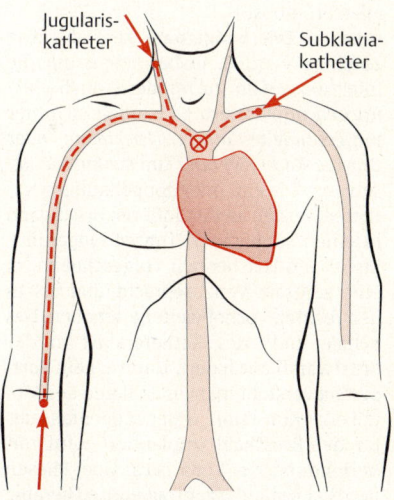

Jugularis-katheter

Subklavia-katheter

zentraler Weg von peripher

Abb. **251** Zentralvenöse Katheter. Die Katheterspitze liegt, unabhängig vom Punktionsort an der Haut, immer in der Hohlvene (V. cava; Kavakatheter).

bei Verdacht wird der Katheter daher entfernt, seine Spitze zur bakteriologischen Untersuchung eingesandt. Ferner kann es zur paravenösen Infusion (Infusionsthorax durch Fehlposition in der Pleurahöhle), zum Pneumothorax (bei Verletzung der Lungen-Pleura-Kuppel beim Einführen), schließlich zu Herzarrhythmien (durch Position des Katheterendes im rechten Vorhof) kommen.

Jeder Arzt hat seine eigene Technik der Venenpunktion und bevorzugt dabei bestimmte Gefäßgebiete. Bei *Säuglingen* werden Kurzzeitinfusionen meist am Kopf angelegt.

Bei *Frühgeborenen und kranken Neugeborenen* ist die Anlage eines Zentralvenenkatheters sehr schwierig. Hier hat sich der *Silastic-Einschwemm-Katheter* bewährt. Die Nabelvene kann für die primäre Reanimation benutzt werden, also nur für kurze Zeit, sonst werden nur periphere Venen gewählt (Gefahr der Pfortaderthrombose).

■ **Lange Zeit benutzbare zentralvenöse Zugänge** werden, insbesondere um die Infektionsgefahr zu mindern, auch chirurgisch implantiert. Es handelt sich hier um *getunnelte Katheter (Hickmann- oder Broviac-Katheter)* oder um *subkutane Reservoirs.* Die ein- oder doppelläufigen Katheter werden an der äußeren Brustwand in einen subkutanen Tunnel eingeführt, bis in den Halsbereich vorgeschoben, in eine zentrale Vene gebracht und bis in den rechten Vorhof weitergeschoben. Das distale Ende des Katheters ist in der Brustwandhaut fixiert. Unter einem *Port-System* versteht man einen Raum aus Metall oder Kunststoff, welcher ebenfalls unter der Brusthaut implantiert wird mit Verbindung zur Vena cava. Über diesen Weg kann ständig zentralvenöse Therapie erfolgen, ist Blutentnahme möglich, das System kann aber auch längere Zeit nach außen abgeschlossen bleiben. Der große Vorteil dieser Systeme ist, daß die Aktivität der Kinder (z. B. mit onkologischen Krankheiten) nicht beeinträchtigt wird. Beide Systeme brauchen sorgfältige Pflege (Vorsorge vor Infektion, Blockierung mit Heparin-Kochsalz-Lösung, Spülung in bestimmtem Zeitabstand). *Komplikationen:* Infektion, Dislokation der Katheterspitze, Katheterverschluß, Thrombose.

■ Die **Beaufsichtigung von Dauertropfinfusionen** durch Schwester und Pfleger ist von Klinik zu Klinik verschieden geregelt. *Gefahren* sind:

– Herausreißen oder Herausrutschen der Nadel oder der Kunststoffkanüle, hervorgerufen durch die Unruhe des Kindes.

– Paravenöse Infusion, was durch Unruhe des Kindes, Platzen eines zarten Gefäßes oder Rückwärtslaufen an der Nadel entlang erklärbar sein kann. Je nach Infusionsort schwillt das Gewebe an; weiterer Zufluß muß sofort gestoppt werden.

– Zu schnelles Einlaufen der Lösung mit Gefahr der Kreislaufüberlastung (Lungenödem); schließlich sogar Gefahr der Luftaspiration in das flüssigkeitsfreie Schlauchsystem und in die Vene (Luftemboliegefahr).

■ Sogenannte **Perfusoren** und **Infusomaten,** auf Infusionsmengen und Zeitraum einstellbare Geräte, automatisieren die Infusionsgeschwindigkeit; sie müssen immer wieder auf ihre Zuverlässigkeit durch die Pflegenden überprüft werden.

■ **Subkutane Infusion.** Dieses alte Verfahren könnte unter schwierigen äußeren Bedingungen auch heute noch Anwendung finden müssen. Sterile isotone Lösung wird an einer Stelle der Bauchhaut, Rückenhaut oder am Oberschenkel subkutan injiziert. Exaktes Vorgehen (Sterilität!) ist bei der großen Infektionsgefahr nötig. Man wählt mittellange, nicht zu feine Kanülen. Langsam injizieren!

74.4   Bluttransfusion

■ Eine direkte Übertragung vom Spender auf den Kranken ist heute in der Regel durch **Transfusion aus Konserven** abgelöst. **Voraussetzung** jeder Transfusion sind die Bestimmung der Blutgruppe von Spender und Empfänger, die serologische Unbedenklichkeit des Spenderblutes (negative Reaktionen für Lues, HIV, Hepatitis, Toxoplasmose, Zytomegalie) und die einwandfreie Kreuzprobe.

■ **Transfusionsbesteck.** Das Schlauchsystem, das an die Konserve angeschlossen wird, muß ein Sieb besitzen, damit das Eintreten von kleinen Blutgerinnseln aus der Konserve in das kindliche Gefäßsystem vermieden wird (Emboliegefahr).

■ **Vor der Transfusion** ist folgendes zu beachten; Schwester oder der Pfleger können durch ihre Aufmerksamkeit den Arzt wesentlich unterstützen:
– Konserven dürfen nur vorsichtig transportiert, möglichst nicht geschüttelt werden.
– Die Aufbewahrung erfolgt im Kühlschrank. 30 Minuten vor der Transfusion wird die Konserve in Zimmertemperatur gestellt. Jegliches Aufwärmen im Wasserbad ist verboten. Bei Eile kann auch die kühlschrankkalte Konserve transfundiert werden.
▪ Der Arzt prüft folgendes:
– Einwandfreies Aussehen der Konserve. Überstehendes Serum darf nicht rot sein (Verdacht auf Hämolyse).
– Übereinstimmung der Konservenbegleitkarte mit der Aufschrift der Konserve im Hinblick auf Konservennummer, Blutgruppe und Rhesusfaktor, Freigabevermerk der Blutbank, was z. B. besagt, das die Luesreaktion, die Tests auf Hepatitis B und HIV negativ sind.
– Vergleich der Blutgruppe des Empfängers mit der Blutgruppe der Konserve. Für die Blutgruppe des Empfängers muß eine schriftliche Befundmitteilung mit Unterschrift vorliegen!

– Vorliegen einer einwandfreien Kreuzprobe, wobei auch kontrolliert wird, ob die richtigen Blutproben geprüft wurden.

Dann wird die Konserve mehrfach kräftig umgeschwenkt, jedoch nicht geschüttelt, um den Inhalt zu vermischen.

■ **Am Krankenbett** werden noch zwei weitere Proben durchgeführt. Auf vorbereitete *Karten zur Blutgruppenbestimmung* werden Blutstropfen vom Kind und aus der Konserve aufgebracht und damit nochmals die Blutgruppe überprüft (Bedside-Test). Sodann folgt nach Anlegen des Transfusionssystems vor der eigentlichen Transfusion in vielen Kliniken die *Oehlekkersche Vorprobe* (2 – 10 ml Transfusionsblut 10 – 16 Minuten vor der Haupttransfusion; im einzelnen ist das Verfahren in jeder Klinik genau festgelegt. Während der Zeit, in der man eine ungünstige Reaktion des Patienten abwartet, fließt physiologische Lösung (z. B. 5%ige Traubenzuckerlösung) durch die liegende Nadel.

■ **Während der Transfusion** ist dauernde Kontrolle des Patienten nötig. Wird der Pflegende mit der Beobachtung betraut, hat er zu achten auf
▪ *subjektive Beschwerden:* Kopf-, Kreuz-, Gliederschmerzen, Jucken, Übelkeit, Brechreiz, Frösteln.
▪ *objektive Zeichen einer Unverträglichkeit:* Unruhe, Hautflecken, Pulsanstieg, Blutdruckabfall, Ohnmachtzeichen, Schüttelfrost, Temperaturanstieg
▪ und selbst bei leichten Reaktionen sofort in folgender Weise zu handeln:
– Unterbrechung der Transfusion durch Abklemmen,
– Nadel liegenlassen,
– Arzt alarmieren,
– injizierbares Kortikoidpräparat, Kalzium, Suprarenin (Adrenalin) und 5%ige Traubenzuckerlösung herrichten.
Weitere und evtl. später einsetzende Zeichen einer Unverträglichkeit des transfundierten Blutes sind: Anurie, Ikterus, Hämoglobinurie (Verfärbung des Harns).

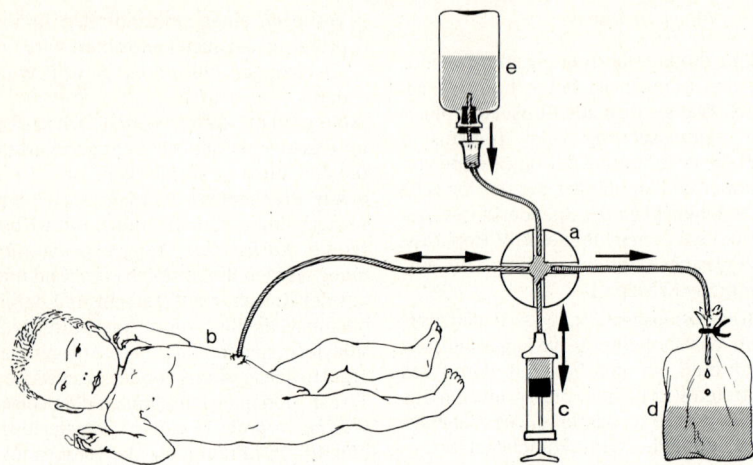

Abb. **252** Blutaustausch im geschlossenen System. Über einen 3-Wege-Verteiler (**a**) wird Blut aus der Nabelvene (**b**) in kleinen Portionen abgezogen (**c**) und in einen Auffangbeutel (**d**) weitergeleitet. Dieselbe Menge wird dann aus der Konserve (**e**) aspiriert und ins Gefäßsystem des Kindes geleitet (**b**).

Von jedem Transfusionszwischenfall wird die Blutbank unterrichtet; der Rest der Konserve wird aufgehoben und auf denkbare Ursachen überprüft.

74.5 Austauschtransfusion

■ Man benutzt möglichst frisches Blut, das durch Zusatz von Natriumzitrat oder Heparin ungerinnbar gemacht wurde. Die Art des Blutes muß sich nach der Art der Blutgruppen-Unverträglichkeit oder nach dem sonstigen Grund des Austausches richten. Nach und nach wird etwa das 1–2fache der kindlichen Blutmenge transfundiert und die gleiche Menge an Blut dem Kinde entnommen. Dauer der Austauschtransfusion: $1^{1}/_{2}$–$2^{1}/_{2}$ Stunden.

Das Kind liegt im gutgeheizten Raum, in einem Inkubator oder in einem Wärmebett. Es wird vom Pflegenden auf Atmung, Puls, Unruhe und eventuell Krämpfe beobachtet. Meist kann dieser auch die Aufgabe übernehmen, Ein- und Ausfuhr zu protokollieren. Der Arzt frischt unter strenger Asepsis die Nabelwunde an und sucht die Nabelvene auf. Zunächst muß das in der Lichtung der Vene liegende Gerinnsel abgesaugt werden. Dann erfolgt in Mengen von 10–20 ml Blutentnahme und Injektion von Spenderblut (Abb. 252). Bei Zitratblut wird dazwischen 10%iges Kalzium, bei Heparinblut am Ende Protaminhydrochloridlösung gegeben.

Nach dem Blutaustausch sind die Kinder sehr sorgfältig auf Krampfbereitschaft, Erbrechen, Temperaturanstieg, Verstärkung des Ikterus und Veränderungen am Nabel (Nachblutung, Entzündung) zu überwachen.

75 Desinfektion, Sterilisation

■ **Desinfektion.** Desinfektion im Zusammenhang mit Infektionskrankheiten s. Abschnitt 19.2 und bei den einzelnen Krankheiten.

▨ *Desinfektionslösungen* sind in der Liste von Desinfektionsmitteln der Deutschen Gesellschaft für Hygiene und Mikrobiologie und in der Liste des Bundesgesundheitsamtes zusammengefaßt und nach ihrer Wirksamkeit für Großflächendesinfektion (Wände, Böden), Wäschedesinfektion, Händedesinfektion und Desinfektion der Ausscheidungen aufgeführt.

Roh-Desinfektionsmittel für Wände, Böden, Wäsche und Exkrete sind u. a. 1–6%ig Bacillotox, 3%iges Buraton, 5%iges Sagrotan.

Für kleine Flächen sind Buraton-Spray oder Bacillol-Spray praktisch.

Desinfektionsmittel für Hände: Sterillium, Primasept u. a.

Desinfektionsmittel für Instrumente: Kohrsolin u. a.

Desinfektion der Hautstellen vor Injektionen erfolgt mit 70% Alkohol, Äther-Alkohol (im Verhältnis 1 : 1), Dibromol, Cutasept-Spray.

Schleimhautdesinfektion, z. B. vor Katheterismus: Wasserstoffperoxidlösung 1%.

Raumdesinfektion: Vernebelung von verdünnten Formaldehydlösungen. Wirkzeit 6 Stunden. Anschließend wird die Raumluft durch Ammoniaklösung neutralisiert.

■ **Saugerdesinfektion.** In Haushalt und Klinik werden die Sauger durch *Auskochen* desinfiziert. Sie werden nach Gebrauch mit Wasser ausgespült, mit Salz ausgerieben, damit sich Milchrückstände (Eiweiß- und Fettmoleküle) lösen und anschließend erneut mit Wasser ausgespült. Dann werden sie in kochendes Wasser gegeben und 2–3 Min. (Uhr stellen!) ausgekocht; die Sauger müssen dabei mit Wasser bedeckt sein.

Alternativ können Geräte zur *Dampfdesinfektion* eingesetzt werden (Vaporisator von Nuk). Die Sauger werden wie beschrieben gereinigt und dann 15 Min. lang im heißen Dampf bei 95 °C desinfiziert.

■ **Flaschen für Säuglingsnahrung** werden durch Auskochen desinfiziert. Nach mechanischer Reinigung (Flaschenbürste) werden sie im Topf mit kaltem Wasser aufgesetzt. Die Flaschen müssen dabei mit Wasser bedeckt sein, das 20–30 Min. sprudelnd kocht. In Kliniken werden die Flaschen mechanisch gereinigt und in der *Spülmaschine bei 95 °C* desinfiziert oder im *Heißluftsterilisator* sterilisiert.

■ **Sterilisation** bedeutet die vollständige Abtötung aller Keime einschließlich der Sporen. Es gibt verschiedene Verfahren:

▨ *Heißluftsterilisation.* Anheizzeit, Sterilisierzeit von 30 Min. (bei 180 °C) und Abkühlungszeit müssen genau eingehalten werden. Geeignet für Glas, Flaschen, Metall, nicht für Wäsche.

▨ *Dampfsterilisation.* Autoklaven arbeiten mit gespanntem Wasserdampf (2 atü, 134 °C). Verschiedene Programme können je nach Sterilisiergut eingestellt werden.

▨ *Ionisierende Gammastrahlen* werden in der Industrie verwandt, ebenso die Methode mit *Äthylenoxydgas.*

Ob die Sterilisatoren einwandfrei arbeiten, muß *mit Sporenerde* überprüft werden.

■ **Sterilisation von Spritzen und Instrumenten.** *Vorbereitung:* Glasspritzen werden auseinandergenommen und gesäubert, Instrumente in eine Desinfektionslösung gelegt und eventuell mit einer Bürste gereinigt. Anschließend wird das Material verpackt (eingeschweißt) und mit Datum der Sterilisation und einem Indikatorstreifen versehen.

▨ *Aufbewahren:* Sterilisiertes, nicht sofort benötigtes Material muß staubfrei und trocken aufbewahrt werden. *Vor Einsatz* ist auf unbeschädigte Packung und auf das Verfallsdatum zu prüfen. Insgesamt ist mit Sterilisiergut achtsam umzugehen. Nur sterile Materialien (Kompressen, Instrumente) dürfen in den Körper des Kranken eingebracht, nur damit Wunden versorgt werden. Wird die Sterilität mißachtet, kommt es zu Infektionen (Abszeß bis Sepsis).

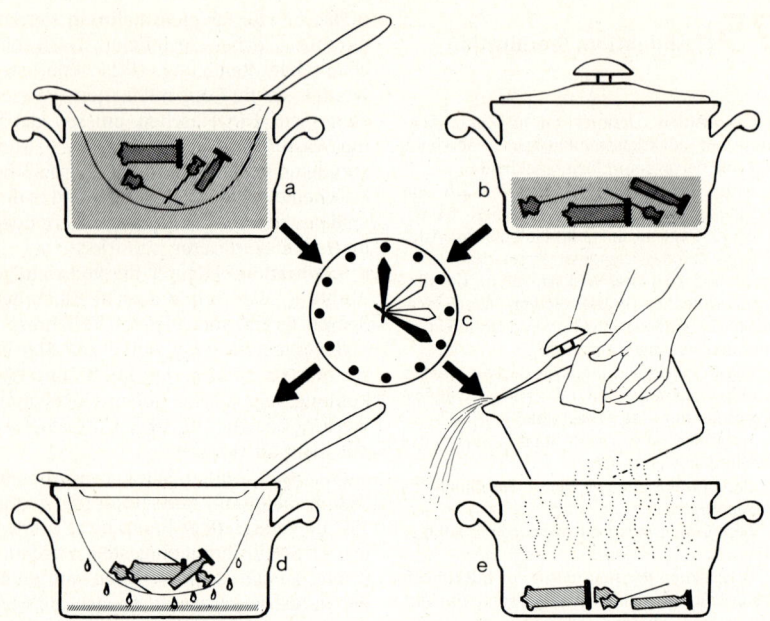

Abb. **253** Behelfsmäßiges Sterilisieren von Spritzen, Nadeln und Instrumenten. (**a**) Zerlegte Spritze und 1–2 Nadeln in ein Sieb legen und dies so weit in einen wassergefüllten offenen Topf hängen, daß die Spritzenteile und Nadeln mit Wasser gut bedeckt sind. (**b**) Falls kein Sieb vorhanden: kleinen Topf mit Deckel soweit mit Wasser füllen, daß die Instrumente, die zum Schutz gegen Zerbrechen mit sauberem Mulläppchen umwickelt werden, gerade untertauchen. (**c**) Zum Keimfreimachen muß das Wasser wenigstens 20 Minuten sprudelnd kochen. (**d**) Sieb herausnehmen, Wasser weggießen. Sieb dann wieder in den leeren Topf hängen, damit Spritzenteile gut abkühlen können. (**e**) Wasser abkippen bei liegendem Deckel. Dann bei offenem Topf Instrumente abkühlen lassen. Bewertung dieser Methode im Text.

Bei Problemen geben im Krankenhaus Mitglieder der sog. **Hygienekommission** Auskunft.

■ **Für Notfälle.** *Auskochen von Instrumenten* gibt nicht die Gewähr, daß alle Keime (Sporen und Viren, z. B. Serumhepatitisviren) zerstört sind. Daher ist es nur in Notfällen eine vertretbare

Methode: Kochdauer 20–30 Min., möglichst unter Zusatz von 0,5% Soda. Technische Einzelheiten s. Abb. 253. Noch besser wäre ein *Dampfkochtopf*, wie er in vielen Haushalten vorhanden ist. Beim Erscheinen des ersten roten Ringes herrscht ein Druck von 0,5 atü und eine Temperatur von 110 °C, beim zweiten Ring 1 atü und 118 °C.

76 Physikalische Therapie

■ Zur physikalischen Therapie gehören:
Hydro-, Thermo-, Helio-(Sonnen-)therapie,
elektrophysikalische Therapie, Bewegungs-
therapie und Inhalationen. An dieser Stelle
kann nur auf einige Therapieformen näher eingegangen werden.

76.1 Hydrotherapie, Medizinische Bäder, Wickel, Umschläge

■ Bei **Bädern mit medizinischen Zusät-**
zen ist zu beachten: Genaue Dosierung
des Zusatzes, keine weiteren Zusätze (Seife z. B.), Überprüfen der Wassertemperatur mit einem Badethermometer, Zeitbe-
grenzung mit Uhr überwachen (Säuglinge
5 Min., größere Kinder 10–20 Min.), Kind
gut beobachten, weil ein Bad kreislaufbe-
lastend sein kann.

■ Das **gewöhnliche Kinderbad** hat die
Temperatur 35–37 °C. Bei **Erwärmungs-**
bädern beträgt die Anfangstemperatur
2 °C mehr als die Temperatur des Kindes;
unter Zufluß von heißem Wasser (Vorsicht, Verbrühungsgefahr!) wird langsam
auf 39–40 °C gesteigert. Dauer des Bades
15 bis 20 Minuten, dann wird das Kind ins
vorgewärmte Bett gebracht. **Abkühlende**
Bäder bei hohem Fieber beginnen bei 1 °C
unter der Körpertemperatur. Sie erreichen unter Zufließen von kaltem Wasser
allmählich 33–30 °C. Das Badewasser soll
ständig bewegt sein. Bei blasser, bläuli-
cher Haut wird abgebrochen. Die Dauer
soll sowieso 5–10 Minuten nicht überschreiten. Danach das Kind tüchtig abtrocknen und ins vorgewärmte Bett bringen.

■ **Kaliumpermanganat-Bad.** Eine konzentrierte Kaliumpermanganat-Lösung stellt
man sich her, indem man 2 Kaliumper-
manganatkristalle in 100 g Wasser löst
und einige Tage unter mehrmaligem
Schütteln stehenläßt. Von dieser Lösung

gibt man so viel in die Badewanne, bis eine hellweinrote Farbe entsteht. Braunfär-
bung der Wanne und der Hände der Pflegenden können anschließend mit Was-
serstoffsuperoxid und Essigsäure leicht
entfernt werden.

■ **Kamillenbad.** 30–50 g Kamillenblüten
werden in einem Liter Wasser 5 Minuten
gekocht. Diese Menge durch ein Sieb oder
Tuch gießen und dem Kinderbad zugeben. Die Wasserfarbe sollte dann „hellblond" sein. Man kann auch käuflichen
Kamillenextrakt benutzen (Kamillosan).

■ **Feuchtwarme Umschläge** (Prießnitz-
Umschlag) oder **feuchtkühle Umschläge**
(nach Kneipp) werden in folgender Weise
ausgeführt: Auf dem Bett oder Wickeltisch wird ein wollenes Tuch ausgebreitet
und darüber ein in Wasser getauchtes
und gut ausgedrücktes Tuch gebreitet.
Das Kind wird so daraufgelegt, daß es die
Arme am Ende außerhalb der Packung be-
hält. Zuerst wird das feuchte Tuch, dann
das Wolltuch über dem Kind zusammen-
geschlagen. Soll Schweißausbruch erreicht werden, bleibt der Umschlag 1–1$\frac{1}{2}$
Stunden. Von Zeit zu Zeit wischt man dem
Kind den Schweiß ab. Durch geistige Ablenkung (Vorlesen usw.) ist dem Kind die
Prozedur zu erleichtern. Wird bei hoch-
fiebernden Kindern ein Abkühlungseffekt
angestrebt, wechselt man die kühlen Umschläge alle 30 Minuten.

■ **Wadenwickel.** Man umwickelt die Unterschenkel mit feuchtem, kühlen Tuch.
Die Körperwärme soll nach außen abgegeben werden. Erneuerung alle 10 Minuten, 3–4mal. Bei längerem Liegenlassen
wird aus einem Abkühlungswickel eine
Wärmepackung. Wadenwickel sollen erst
bei Fieber über 39 °C angelegt werden, solange, bis die Temperatur 1 bis 2 °C gesunken ist (Kontrolle der Körpertemperatur
etwa alle 30 Minuten).

■ **Leibwickel** werden als heiße Kompressen ausgeführt. Man legt ein etwa 50 °C
heißes, feuchtes Tuch auf den Leib und
schlägt vom Rücken her ein Wolltuch dar-

über. Obenauf kann eine halbgefüllte Gummiwärmflasche (kein Heizkissen!) gelegt werden. Dauer: 1–2 Stunden.

76.2 Thermotherapie, Anwendung von trockener Wärme und Kälte

■ Bei **Wärmflaschen** (Steingutkruke mit Patentverschluß) ist vor Gebrauch und Füllung zu prüfen, ob sie nicht gesprungen sind. Dies läßt sich durch Beklopfen mit dem Fingerknöchel leicht feststellen. Man füllt heißes Wasser von 45–55 °C ein, aber nicht randvoll, damit die sich entwickelnden Wasserdämpfe Platz zur Ausdehnung haben. Der Verschluß der Flasche wird durch Kippen und Schütteln auf seine Dichte geprüft. Im Bett liegend darf der Verschluß nicht vom Kinde erreichbar sein; der Verschluß weist also zum Fußende des Kindes. Jede Wärmflasche ist mit einer Umhüllung zu versehen (Moltonwindel). **Thermophore** sind Wärmeträger, die immer wieder aufgeheizt werden können und die Wärme langsam abgeben. Sie sind ungefährlicher als Wärmflaschen. **Gummiwärmflaschen** sind immer wieder auf die Dichte der Wand und des Verschlusses zu prüfen.

■ **Elektrische Heizkissen** sind bei Kindern wegen der Überhitzungsgefahr (trotz Thermostat) abzulehnen oder nur unter ganz besonderer Vorsicht bei größeren Kindern einzusetzen.

■ **Glühlichtbäder** werden als Kopflichtbäder bei Sinusitis angewandt. **Lichtbügel** dienen der Erwärmung unterkühlter Kinder, in der Verbrennungsbehandlung beim Trocknen von aufgetragenen Gelen. Beide Verfahren sind nicht ungefährlich. Durch die Glühlampen besteht Verbrennungsgefahr. Daher sollten diese Geräte nur bei großen Kindern/Jugendlichen eingesetzt werden. Durch die **Solluxlampe** entstehen Wärmestrahlen, die bei lokalen Entzündungsprozessen mit Erfolg eingesetzt werden. In der Regel bestrahlt man 10–20 Minuten bei 30 cm Abstand (der

exakt mit Maßstab bestimmt wird!). Kleine Kinder werden auf den Schoß genommen, damit sie nicht aus dem Wärmebereich geraten oder die heiße Lampenhülle berühren.

■ **Eisblasen** stehen in Beutel- oder Schlauchform zur Verfügung. Die Eisstücke sind stark zu verkleinern, damit sie nicht drücken. Der Verschluß muß dicht sein; er ist jedesmal daraufhin zu prüfen. Die Blase wird in ein Tuch eingeschlagen. Sobald die Eisstückchen geschmolzen sind, werden sie erneuert.

■ **Für trockene Wärme und Kälte.** Sehr praktisch sind verformbare Beutel mit Gel-Inhalt, *Hot-Cold-Pack*, die sowohl für Kälte- wie auch Wärmeapplikation brauchbar sind. In ihrer Anwendung verlangen sie aber einige Vorsicht, um Frostschäden oder Verbrennungen zu vermeiden. Sie dürfen nur mit einem weichen Tuch umhüllt für etwa 10 min einigemal pro Tag aufgelegt werden. Zum Aufheizen werden sie 10 bis 15 min in Wasser von 70–100 °C gelegt, zum tiefen Kühlen ins Gefrierfach.

76.3 Inhalationstherapie

■ Bei der Inhalationstherapie sollen ätherische **Öle, Wasserdampf, Antibiotika und/oder sekretverflüssigende Substanzen in die Luftwege** gebracht werden. Einfachstes Verfahren zur *Einatmung ätherischer Öle* ist, Salben mit solchen Ölen (z. B. Transpulminbalsam) auf der Brust einzureiben (Vorsicht bei empfindlicher Haut!) oder auf einen Waschlappen aufzubringen und in der Nähe des Kindes am Bett zu befestigen. *Wasserdampfanreicherung* der Atemluft wird mit Hilfe von *Kaltluftverneblern* angestrebt. Sekretlöser und Antibiotika können mit vernebelt werden.

■ **Dampfbett.** An heißen Sommertagen und bei geöffneten Balkontüren, im Winter bei sehr trockener Zimmerluft, hat man Schwierigkeiten, die erwünschte hohe Luftfeuchtigkeit zu erzielen. Man kann die Kinder sehr nahe an die Düse des Kaltluftverneblers heranbringen. Am besten schafft man durch feuchte Leinentücher ein Zelt (Abb. 254). Im Haushalt hat man zwei Möglichkeiten, den Feuchtigkeitsgehalt der Luft zu steigern. Man kann feuchte Tücher über Stühle und Heizungskörper legen. Ist im Notfall ein Maximum an Wasserdampf erwünscht, hilft man sich so, falls ein Badezimmer vorhanden ist: Die Brause in der Badewanne wird auf „heiß" gestellt, Türen und Fenster werden geschlossen und das Kind wird in den dampferfüllten Raum gebracht.

■ **Dampfbäder** lassen sich bei großen Kindern in folgender Weise verwirklichen *(Kopfdampfbad).* Das Kind beugt seinen Kopf über eine Schüssel mit dampfendem Wasser (z. B. mit eingestreuten Kamillenblüten). Durch über den Kopf gelegte Tücher wird eine Dampfkammer geschaffen (Dauer: 5–10 Minuten). Die Geduld des Kindes und die Intensität der Inhalation kann durch eine danebensitzende Person (z. B. Mutter) erheblich gesteigert werden. Bei Entzündungen oder anderen Schwellungszuständen der Nasenschleimhaut vorher abschwellende Nasentropfen geben! Nach dem Kopfdampfbad das Gesicht gut abtrocknen und vor kalter Luft schützen.

■ Bei der **Aerosoltherapie** werden Medikamente im Wasser oder in 0,9%-Kochsalzlösung nebelartig verteilt und inhaliert. Man benützt dazu Aerosolgeräte. Ultraschallgeräte liefern die feinste Teilchengröße. Die Kinder bekommen eine Atemmaske vor Mund und Nase. Der Pflegende sorgt für die regelmäßige, tiefe Einatmung und den guten Sitz der Maske. Dauer: 5–10 Minuten.

76.4 Phototherapie

■ Säuglinge mit *Ikterus (Hyperbilirubinämie)* erhalten Phototherapie, d. h. sie werden *mit blauem Licht* (Wellenlänge

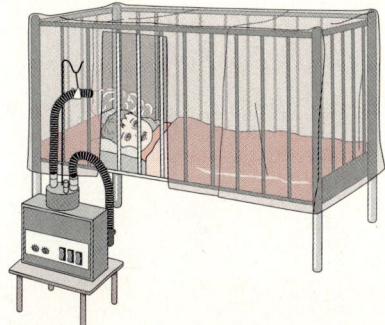

Abb. **254** Dampfbett. Kalte Ärosole werden am Kopfende eingeleitet.

um 460 nm) intensiv bestrahlt. Das unter der Haut im Gewebe abgelagerte oder in den Kapillaren wandernde Bilirubin wird dabei in farblose chemische Körper abgebaut und damit für eine schnellere Eliminierung über die Leber vorbereitet. Bestrahlt werden ikterische Kinder, deren Bilirubinspiegel schon früh relativ hoch ist oder rasch ansteigt. Einzelheiten S. 102.

■ **Technische Einzelheiten.** Die Säuglinge werden vollkommen entkleidet, damit die bestrahlte Fläche möglichst groß ist. Für Stuhlausscheidung wird eine kleine Windel untergelegt, der Harn im Beutel aufgefangen. Die Augen des Kindes müssen mit großer Sorgfalt vollständig abgedeckt sein, damit keine Retinaschädigung eintritt. Dazu wird eine Spezialbrille aus aluminiumbeschichtetem Zellstoff geschnitten, mit Watte oder Mulltupfern unterlegt und gut über den Augen fixiert (Abb. 255). Die Bestrahlung mit dem Phototherapiegerät – Abstand der Röhre 30–40 cm – erfolgt in der Regel im *Inkubator.* Wichtig ist die Kontrolle der Raumtemperatur und des Körpergewichts. Die Phototherapie kann auch im *Wärmebett* (mit Abdeckplatte) erfolgen, falls die Inkubatoren besetzt sind. Hier ist eine mögliche

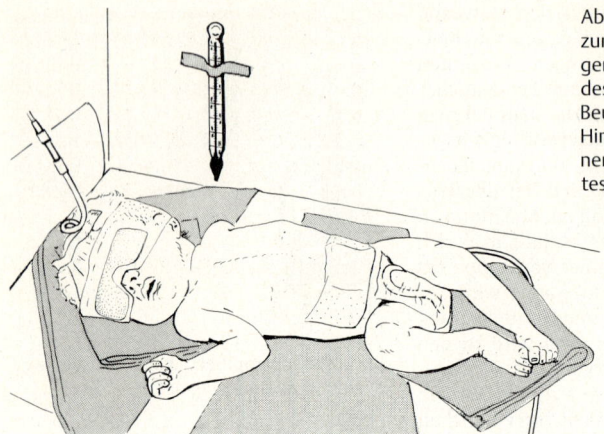

Abb. **255** Vorbereitung zur Phototherapie. Anlegen der Brille. Entkleiden des Kindes. Harn wird im Beutel aufgefangen. Im Hintergrund, an der Innenwand des Wärmebettes, das Thermometer.

Überhitzung durch Wärmestauung eine große Gefahr. Über Temperaturmessungen werden Aufzeichnungen geführt. Alle 4 Stunden wird das Kind gewendet, falls man nicht Bestrahlungspausen einlegt. Säuglingen, die im Nachbarbett oder Nachbarinkubator liegen, müssen vor den Strahlen des Phototherapiegerätes durch Tücher oder eine spanische Wand geschützt werden. Auf ausreichende Flüssigkeitszufuhr ist zu achten, damit das aufgespaltene Bilirubin ausgeschieden wird.

77 Medikamente

■ Die als Medikamente eingesetzten **chemischen Substanzen** werden in vielerlei Weise bezeichnet:

1. mit ihrer *exakten chemischen Benennung* (z. B. Natriumchlorid [Kochsalz]),
2. mit einer Gruppenbezeichnung, die die **chemische Stoffgruppe** charakterisiert, somit aber die vorliegende Substanz nicht bis in alle chemischen Feinheiten benennt (z. B. Penizilline, Kortikoide),
3. mit einer durch Übereinkunft geschaffenen Kurzbezeichnung, die anstelle der manchmal sehr langen chemischen Bezeichnung gebraucht wird. Man nennt diese Namen auch *internationale Freinamen* (generic names) (z. B. Ampicillin),
4. mit der *Firmenbezeichnung,* die warenrechtlich geschützt ist (z. B. Kamillosan, Luminal).

■ Bei den verschiedenen Arzneiformen ist streng zu beachten, ob sie zur *inneren oder äußeren Anwendung* bestimmt sind.

■ Die Medikamente liegen in Aqua destillata, isotoner Kochsalzlösung oder Alkohol gelöst vor, als *Saft, Sirup, Schüttelmixtur oder in Ampullen. Dragees, Tabletten oder Kapseln* enthalten sie in fester Form, Tabletten und Dragees mit Füllstoffen gemischt (Stärke, Milchpulver). *Zäpfchen (Suppositorien)* enthalten die Arznei in einer fettartigen Substanz, die bei Körpertemperatur schmilzt; deshalb müssen sie im Kühlschrank gelagert werden. Medikamente zur äußeren Anwendung, z. B. *Cremes, Salben, Pasten, Lotionen,* enthalten je nach Konsistenz anorganischen Puder (Talkum) und eine Fettsubstanz (z. B. Lanolin = Wollfett der Schafe); diesen Trägersubstanzen ist das Arzneimittel zugesetzt.

■ Der **Arzneimittelschrank auf Station** sollte abschließbar sein (nicht nur für die sogenannten Betäubungsmittel), fernab eines Heizkörpers stehen und die Medikamente in vernünftigen Mengen und übersichtlicher Ordnung aufbewahren. Als System kann man dem *Alphabet* folgen oder einer Ordnung nach *Applikationsformen* (Zäpfchen, Ampullen, Tabletten usw.). Eine Aufbewahrung nach Indikationsgebieten (Antibiotika, Zytostatika

usw.) hat sich nicht bewährt. Medikamente, deren *Kühllagern Pflicht* ist, sollten im Kühlschrank unter Temperaturkontrolle und getrennt von Lebensmitteln gelagert werden. Zu warme Lagerung hat die Gefahr des Wirkungsabfalles und des Entstehens toxischer Zerfallsprodukte.

■ **Beim Vorbereiten bestimmter Medikamente** für den Kranken müssen einige Gesichtspunkte besonders beachtet werden, im Interesse des Kranken und des Pflegenden. Saubere Arbeit, um die *Sterilität* zu wahren, gilt insbesondere für das Zurichten von Injektionen und Infusionen. Individuelle Mischungen von Infusionen sind mitunter recht zeitaufwendig und verlangen Geschick und exakte Grundeinstellung. Wichtig ist vor allem sorgfältige hygienische Händedesinfektion. Große Hilfe für Exaktheit und Schnelligkeit der Arbeit bringen spezielle Infusionsabfüllständer.

Der Umgang mit *Zytostatika* kann jeden gefährden, der seine Hände kontaminiert oder Material inhaliert. Den genannten Gefährdungen wird am besten mit einer sorgfältigen hygienischen Händedesinfektion vor und nach dieser Tätigkeit, mit Anlegen eines speziellen Kittels, der nur dafür gebraucht wird, mit Handschuhen und Mundschutz, eventuell Brillenschutz der Augen begegnet. Stationen, die vielfach mit Zytostatika arbeiten, sollten den besonderen Schutz des Laminar-airflow-Systems haben, eines schrankartigen Raumes mit Luftfilterung, Luftabzug und Glasschutz. Zytostatika-Ampullen, -Spritzen, -Nadeln und Tupfer sind „Sondermüll" und gehen in besonderen Sammelbehältern zum Verbrennen.

Auf die Packung mancher Medikamente ist ein **Verfallsdatum** aufgedruckt, nach welchem die volle Wirksamkeit nicht mehr garantiert ist. Ist kein Verfallsdatum aufgedruckt, sollte man das Einlegedatum in die Stationsapotheke auf die Packung schreiben.

■ Die **Dosierung** erfolgt

▪ *nach Altersgruppen,* eingeteilt in Säuglinge, Kleinkinder, Schulkinder;

▪ *nach der Körpermasse* pro kg Körpergewicht;

▪ *nach der Körperoberfläche:* Ein Säugling von 6 Monaten hat z. B. $^1/_5$ der Erwachsenenoberfläche und bekäme somit den 5. Teil einer Erwachsenendosis (Oberflächenbestimmung Abb. 275);

▪ *nach individuellen Erfordernissen:* Ein krankes Kind wird auf die bei ihm nötige Dosis „eingestellt" (z. B. Insulinbehandlung bei Diabetes).

■ **Vor der Verabreichung von Medikamenten** müssen folgende fünf Punkte beachtet werden:

– Ist es der richtige Patient?

– Das richtige Medikament?

– Die richtige Dosis?

– Die richtige Applikations-(Anwendungs-)form?

– Der richtige Zeitpunkt?

Die Verabreichung der Medikamente liegt, gerade bei Kindern, *im persönlichen Verantwortungsbereich des Pflegenden* und muß gewissenhaft und mit Geschick ausgeführt werden.

Bei den uns zur Verfügung stehenden Medikamenten sind in den letzten Jahrzehnten große Fortschritte erzielt worden. *Medikamente müssen immer gezielt eingesetzt werden,* es darf nicht zum **Medikamentenmißbrauch** kommen. Außerdem muß immer bedacht werden, daß jedes Medikament neben seiner Wirkung auch **Nebenwirkungen** hat.

■ **Placebo** ist ein pharmakologisch wirkstofffreies, äußerlich nicht vom Original unterscheidbares „Leer-" oder „Scheinmedikament". Es wird eingesetzt, entweder um das Verlangen nach einem nicht notwendigen Medikament zu befriedigen oder im sogenannten Blindversuch, der die Wirkung des Originalmedikamentes klar darstellen soll. *Einfacher Blindversuch:* Der Kranke weiß nicht davon, daß er ein Placebo erhält. *Doppelter Blindversuch:* Auch Arzt und Pflegender wissen nicht davon.

■ Im folgenden werden die üblichen **Gruppenbezeichnungen von Medikamenten** erläutert und einige typische Medikamente als Beispiel gebracht.

Anabole Steroide sind chemische Abkömmlinge des Sexualhormons Testosteron. Sie haben die vermännlichende Eigenschaft fast ganz verloren; ihre eiweißaufbauende Wirkung ist therapeutisch erwünscht. Präparat: Deca-Durabolin.

Analeptika sind Stoffe mit erregender Wirkung auf einige Abschnitte des Zentralnervensystems, u. a. auf das Atem- und Kreislaufzentrum. Präparat: Koffein.

Analgetika sind Substanzen zur Schmerzbekämpfung. Manche wirken gleichzeitig fiebersenkend, z. B. Paracetamol. Manche wirken gleichzeitig narkotisch: Opiumpräparate wie Dolantin, Psyquil.

Antiallergika werden bei allergischen Krankheiten eingesetzt. Dieser Begriff wird oft mit dem Begriff **Antihistaminika** gleichgesetzt, da bei allergischen Prozessen reichlich Histamin freigesetzt wird. Antiallergische Medikamente: Atosil, Tavergil.

Antiasthmatische Substanzen oder broncholytisch wirkende Substanzen führen zu einer Entspannung der verkrampften Bronchienmuskulatur. Hierbei werden β_2-Sympathikomimetika eingesetzt. Präparat: Spiropent.

Antibiotika sind aus Pilzen, gentechnisch oder auf synthetischem Wege hergestellte Substanzen, die bei bakteriellen Infektionen, einige auch bei Pilzerkrankungen eingesetzt werden. Man unterscheidet nach der chemischen Struktur verschiedene Gruppen, die auf verschiedene Spektren der Bakterienflora einwirken können (jeweils ein Firmenpräparat): *Aminoglykoside:* Refobacin. – *Cephalosporine:* Claforan. – *Chloramphenicol:* Paraxin. – *Lincomyzine:* Albiotic. – *Penizilline:* Amoxicillin. – *Streptomyzine:* Streptomycin. – *Tetrazykline:* Vibramycin.

Antiepileptika (oder **Antikonvulsiva**) sind Substanzen, die Hirnkrämpfe verhüten und in der Regel jahrelang eingenommen werden müssen. Es finden sich hierunter sehr verschiedene Stoffgruppen: Barbiturate (Luminal), ferner Mylepsinum, Hydantoine (Zentropil), Succinimide (Suxinutin), Valproinat (Ergenyl). Ferner werden auch hier ACTH und Kortikoide eingesetzt.

Antimykotische Substanzen richten sich gegen das Pilzwachstum und werden daher bei Mykosen und Soor eingesetzt, z. B. Ampho-Moronal, Batrafen.

Als **antirheumatische Medikamente** werden verschiedene Substanzen zusammengefaßt, welche gegen die rheumatischen Symptome wirksam sind. Neben den Kortikoiden sind es z. B. folgende Präparate: Aspirin, Imurek. **Antipyretika** sind fiebersenkende Medikamente. Präparate: Aspirin, Ben-u-ron.

Unter **Blutersatzmitteln** werden Lösungen mit Eiweißkörpern oder synthetischen Substanzen verstanden, die in der Lage sind, bei Kreislaufschwäche den Kreislauf aufzufüllen („Plasmaexpander"), z. B. Serumkonserve, Haemaccel.

Diuretika steigern die Harnausscheidung und helfen Ödeme ausschwemmen. Es sind vor allem Saluretika, welche zu einer Natrium- und Chlorausscheidung und damit zu einer Wasserausscheidung führen. Präparate: Lasix; Aldactone-A (Aldosteronantagonist).

Elektrolytlösungen sind wäßrige Lösungen von Salzen, Säuren oder Basen, die zur Korrektur von Salzverlusten oder zur Bekämpfung von Alkalose und Azidose eingesetzt werden. Sind auch noch Aminosäuren und Kohlenhydrate (Glukose, Fruktose, Sorbit) zugesetzt, haben sie den Charakter von Nährlösungen. Einige Lösungen: physiologische (0,9%) Kochsalzlösung, Ringer-Lösung, Kaliumchloridlösung, Natriumbikarbonatlösung, Sterofundin-Reihe u. a.

Bei den **Enzympräparaten** handelt es sich in erster Linie um Medikamente mit Verdauungsfermenten: Pankreon z. B.

Expektorantien sind Medikamente, die den Schleim der Bronchien lösen und damit das Aushusten erleichtern. Präparat: Fluimucil. Ferner sind hier Substanzen zu nennen, die inhaliert werden und von der Lichtung her eine schleimlösende Wirkung entfalten: Mucolyticum Lappe.

Zu den **herzwirksamen Medikamenten** zählen v. a. Fingerhut-(Digitalis-)Präparate. Sie fördern die Herzmuskelleistung. Einige Medikamente dieser Gruppe haben eine kumulierende („häufende") Wirkung, da sie sehr langsam ausgeschieden werden. Präparat: Lanitop, Dopamin, bei Rhythmusstörungen des Herzens Isoptin.

Hämostyptika fördern die Blutgerinnung. Präparate: z. B. Antihämophiles Globulin (AHG), Konakion (Vitamin K), PPSB.

Heilseren sind von Mensch oder Tier gewonnene spezifische Eiweißlösungen, die Antikörper gegen Erregersubstanzen oder Erregergifte enthalten. Sie werden im Rahmen der passiven Immunisierung eingesetzt. Präparate: Tetanus-,

Rubeola-Hyperimmunglobulin, Gammaglobulin, Diphtherie-, Schlangengift-Serum.

Homöopathische Medikamente. Die Homöopathie versucht, Eigenkräfte des Kranken dadurch zu wecken, daß mit kleinen Gaben von Substanzen Reaktionen hervorgerufen werden, die in größerer Gabe, Gesunden gegeben, den vorliegenden Krankheitserscheinungen ähnlich wären („Ähnliches mit Ähnlichem kurieren"). Z. B. Schnupfenbehandlung durch Jod, das die Nasenschleimhaut reizt. Es wird also eine *Reizbehandlung* vorgenommen, die der körpereigenen Abwehr zugute kommen soll, durch Medikamente, die durch „Potenzieren" (Verdünnen, Abkürzung D = Dezimalpotenz) individuell abgestimmt werden. – Seit S. Hahnemann (1796) versteht man im Gegensatz dazu unter **Allopathie** jene Heilmethoden mit Mitteln, die beim Gesunden Symptome hervorrufen, die der Krankheit entgegengesetzt erscheinen (z. B. bei Durchfall ein Darmlähmungsmittel wie Imodium, bei Erregung das Betäubungsmittel Barbiturat). Man erkennt, dies sind die Methoden der „Schulmedizin".

Hormone verschiedener Hormondrüsen sind als Medikamente im Handel, z. T. handelt es sich um Extrakte oder Trockenpräparate tierischer Drüsen, z. T. um synthetisch hergestellte Hormone. Aus der großen Zahl von Präparaten können nur wenige genannt werden:

Hypophysenvorderlappen, adrenokortikotropes Hormon: ACTH; Gonadotropin: Predalon; Wachstumshormon: Norditropin. *Hypophysenhinterlappen:* Minirin. – *Schilddrüse:* Thyroxin. – *Nebenschilddrüse:* AT 10. – *Insulinpräparate:* Alt-Insuline, Depot-Insuline. – Eine sehr große Rolle spielen die *Nebennierenrinden-Hormone.* Unter *Kortikoiden* versteht man Substanzen mit ähnlicher Wirkung wie Kortison. Präparat: Urbason. Bevorzugte Wirkung auf den Salzhaushalt hat das *Aldosteron,* Aldocorten.

Impfstoffe sind Präparate für passive (s. unter Heilseren) oder aktive Schutzimpfung.

Infusionslösungen s. Elektrolytlösungen.

Kortikoide s. unter Hormone.

Unter **Laxantien,** Abführmitteln, versteht man Medikamente, welche die Darmbewegung beschleunigen und Verstopfung bekämpfen. Einige Präparate: Karlsbader Salz, Milchzucker, Paraffin, Babylax, Bifiteral, Laxoberal, Mikroklist.

Lokalanästhetika führen bei örtlicher Anwendung zur Schmerzfreiheit in einem umschriebenen Körperabschnitt. Präparat: Xylocain.

Muskelrelaxantien. Diese Stoffe führen durch Lähmung der Nervenendplatte am Muskel eine Muskelerschlaffung herbei, wie dies durch das indianische Pfeilgift Kurare geschieht. Kurareähnliche Medikamente: Lysthenon.

Narkotika. *Inhalationsnarkotika* sind Gase oder leichtflüchtige Substanzen, die tiefen Schlaf (Narkose) hervorrufen. Sie führen gleichzeitig zu Schmerzfreiheit und allgemeiner Entspannung und bieten damit die Voraussetzung für eine chirurgische Operation. Präparat: Halothan. Viele Gasnarkotika sind leicht brennbar. *Intravenöse Narkotika:* Ketanest, Trapanal.

Psychopharmaka sind Stoffe, die die seelischen Funktionen anregend oder dämpfend beeinflussen. *Psychoanaleptika* haben eine anregende Wirkung, z. B. Ritalin. – *Neuroleptika* (Neuroplegika, Psychosedativa) bewirken eine Dämpfung, Beruhigung, seelische Entspannung, z. B. Phenothiazinabkömmlinge (Melleril, Melleretten). – *Tranquilizer* wirken beruhigend und entspannend, ohne schläfrig zu machen. Der Name kommt vom lateinischen Wort „tranquillitas" (Wind- und Meeresstille). Präparat: Valium.

Roborantien sind kräftigende Medikamente, die schlecht gedeihenden Kindern vor allem nach Infekten gegeben werden. Sie enthalten meist etwas Eisen, Leberextrakte, Lezithin und Vitamine, Präparat: Omnival.

Sedativa sind Medikamente zur Beruhigung. Sie vermindern die Erregbarkeit des Zentralnervensystems, ohne die normalen Funktionen nennenswert zu verändern. Manche Stoffe aus dieser Gruppe wirken in hohen Dosen als Schlafmittel (Hypnotika). *Beruhigungsmittel:* Baldrian – *Schlafmittel:* Barbitursäurepräparate (= Barbiturate; Luminal), Dormicum.

Spasmolytika, spasmenlösende Substanzen, sind Medikamente, die zu einer Erschlaffung der glatten Muskulatur von Hohlorganen führen können. Präparate: Belladonnapräparate und andere Parasympathikolytika, z. B. Buscopan.

Sulfonamide sind Substanzen, die ähnlich den Antibiotika bei Infektionen eingesetzt werden. Präparat: Omsat.

Tuberkulostatika hemmen Wachstum und Vermehrung des Tuberkelbakterium. Präparate: Isozid (INH); Streptomycin; Rifampicin (Rifa).

Medikamente mit Wirkung auf das vegetative Nervensystem. Das vegetative Nervensystem des Menschen und der Tiere wird in das sympathische und parasympathische System eingeteilt. Je nach Überwiegen der einen oder anderen Impulse spricht man von einem Überwiegen des Sympathikus oder des Parasympathikus. Von beiden Systemen weiß man, daß ihre Nervenendigungen Reizstoffe absondern, das Adrenalin an sympathischen, das Azethylcholin an parasympathischen Nervenfasern. Medikamente, die einen gleichen Effekt wie die sympathischen Reizstoffe machen, nennt man Sympathikomimetika. Bei Medikamenten, die dem Reizstoff des Parasympathikus entsprechen, spricht man dementsprechend von Parasympathikomimetika. Umgekehrt heißen lähmende Stoffe Sympathikolytika (besondere Gruppe: Betarezeptoren-Blocker) bzw. Parasympathikolytika. – *Parasympathikomimetika:* z. B. Prostigmin. – *Parasympathikolytika:* Belladonnapräparate, Homatropin. – *Sympathikomimetika:* Adrenalin, Euphyllin. – *Sympathikolytika:* Dihydergot (DHE).

Vitamine sind in zahlreichen Präparaten isoliert oder zusammen mit anderen Substanzen enthalten. Sie werden bei Vitaminmangelkrankheiten oder zur Verhütung von Mangelerscheinungen eingesetzt. – *Vitamin A:* Retinol. – *Vitamin B_1:* Betabion. – *Vitamin B:* Benadon. – *Panthothensäure:* Bepanthen. – *Folsäure:* Folsan. – *Vitamin B_{12}:* Cytobion. – *Vitamin-B-Komplex:* BVK „Roche". – *Vitamin C:* Cebion. – *Vitamin D:* Vigantol. – *Vitamin E:* Evion. – *Vitamin K:* Konakion. – *Vitamin-Kombinationspräparate* („Multivitamin-Präparate"): Multibionta.

Wurmmittel, Anthelminthika werden bei Wurmbefall der Speisewege angewandt. Einige der zahlreichen Präparate: Molevac, Yomesan.

Zytostatika sind Substanzen, die Wachstum und Vermehrung der Zellen in bösartigen Geschwülsten und bei Leukämie verhindern sollen. Man spricht auch von Zellgiften, Mitosegiften, Antimetaboliten, alkylierenden Substanzen, je nach der Wirkungsweise, z. B. Endoxan, Myleran, Methotrexat, Purinethol, Vincristin. Im Umgang mit diesen Substanzen (Vorbereiten der Injektionen) muß die Schwester besonders vorsichtig sein (PVC-Handschuhe, Schutzkittel mit langem Ärmel, am besten Schutzbrille, Mundschutz, exakte Beseitigung der Behälter). Siehe dazu S. 473.

78 Beschäftigung des kranken Kindes und Jugendlichen

■ Jedes ernstlich oder länger kranke Kind braucht ganz besonders seelische Hilfen, die sich der Krankheitsbelastung und dem Alter anpassen müssen: zur rechten Zeit Ablenkung und Entspannung, Mut zur aufbauenden Leistung, Anregung für Gespräche und geistige Auseinandersetzung. Anregung zum Basteln und Mitmachen im Spaß, im spannenden oder fröhlichen Spiel. Diese Hilfen dem Kind zu geben, sind ureigene Aufgaben einer Schwester und einen Pfleger, die sich diese nicht durch eine Kindergärtnerin oder andere soziale Betreuer nehmen lassen sollten; gewiß, sind Angehöriger dieser Berufe ebenfalls auf Station tätig, so soll eine gute Zusammenarbeit gegeben sein.

■ Stichwortartig sei einiges genannt, was einer **Beschäftigung oder einem Spielen** dienlich sein kann. Mit einfachen Tricks kann man oft die Kinder gut unterhalten: kleine Zauberkunststücke (z. B. Finger verschwinden lassen, Knüpfspiele mit Taschentüchern), Schattenspiele (Abb. 256). Beliebt sind Scherzfragen, Rätsel und Memory (z. B. „Ich komm ins Krankenhaus" von Johanna Süßmann, Otto-Maier-Verlag, Ravensburg). Kleine Zeichnungen können sehr leicht gelingen (Beispiele in Abb. 257).

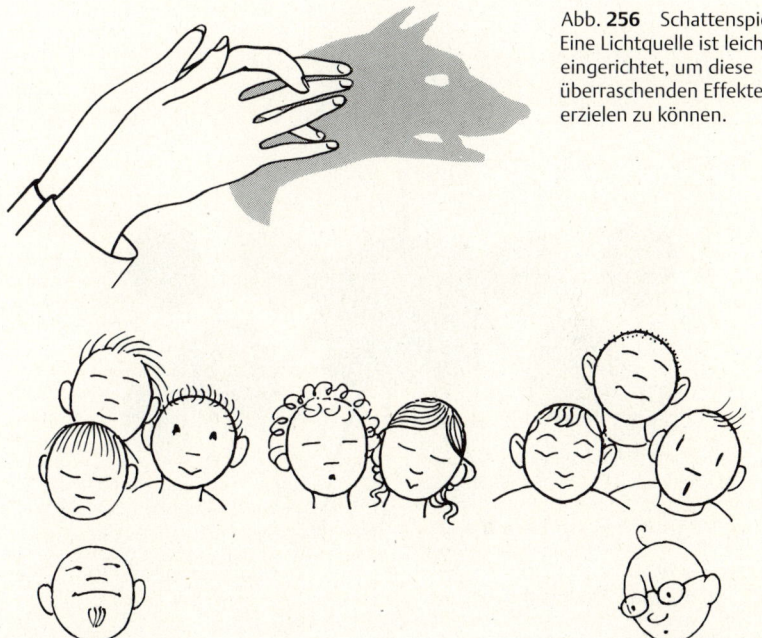

Abb. **256** Schattenspiel. Eine Lichtquelle ist leicht eingerichtet, um diese überraschenden Effekte erzielen zu können.

Abb. **257** So einfach ist ein Gesicht zu zeichnen. Die Bilder sollen eigentlich keine Vorlage zu einem reinen Abzeichnen sein. Sie sollen vielmehr zeigen, wie leicht Dinge unseres Lebens in einfachen Linien und Formen nachzugestalten sind. Als eine Anregung zum eigenen Ausdruck und eigenen Gestalten (nach Witzig).

Kleckse machen und deuten kann für Schulkinder sehr spannend sein (Abb. 258). Mehr Geist verlangen Drudelzeichnungen, die jedem als Rätselzeichnung einfallen können (Abb. 259). Eine Fülle von Anregungen ist in dem Buch von Ruth Zechlin, „Fröhliche Kinderstube", Otto-Maier-Verlag, Ravensburg, enthalten (s. z. B. Abb. 260). Krankheitszeit ist auch Zeit zum Lesen; die meisten Krankenhäuser haben heute eine schöne Bibliothek, die allen Altersgruppen etwas gibt.

■ Was ist das **richtige Spielzeug** für die einzelnen Altersgruppen? Hierzu gibt es einige Regeln, die vom Arbeitsausschuß „Gutes Spielzeug" (Ulm) zusammengestellt sind (vgl. dazu Tab. 30):

Es soll der Phantasie des Kindes genügend Raum lassen. Es soll in seiner Art nicht zu vollständig und zu fertig sein, damit das Kind seine Spielideen gleichsam noch hinzufügen kann. Je vielfältigere Spielmöglichkeiten gegeben sind, um so interessanter ist es für das Kind. Die Spielinhalte müssen dem Kind verständlich sein, sie sollen seiner Umwelt und seinem Vorstellungsvermögen entsprechen. Die Größe des Spielzeuges und das Material sollen dem Alter des Kindes und dem Spielzweck entsprechen. Die Haltbarkeit muß dem altersentsprechenden Gebrauch angemessen sein. Farben erhöhen den Reiz des Spielzeuges, übertriebene Farbigkeit stört aber häufig beim Spiel.

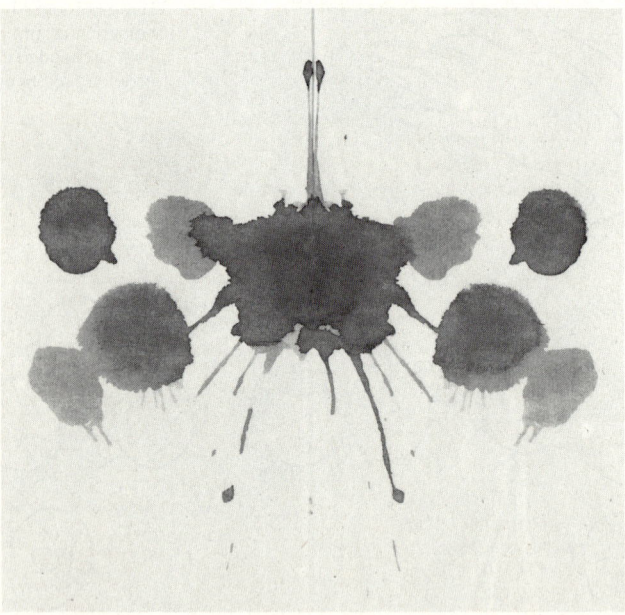

Abb. **258**   Klecksographie, ein Such- und Ratespiel mit Klecksen. Man nimmt ein kleines Blatt saugfähiges Papier, faltet in der Mitte und bringt einige Tintentropfen dazwischen. Dann drückt man die Hälften fest zusammen und entfaltet das Blatt wieder. Das Raten, was der einzelne sieht, kann beginnen.

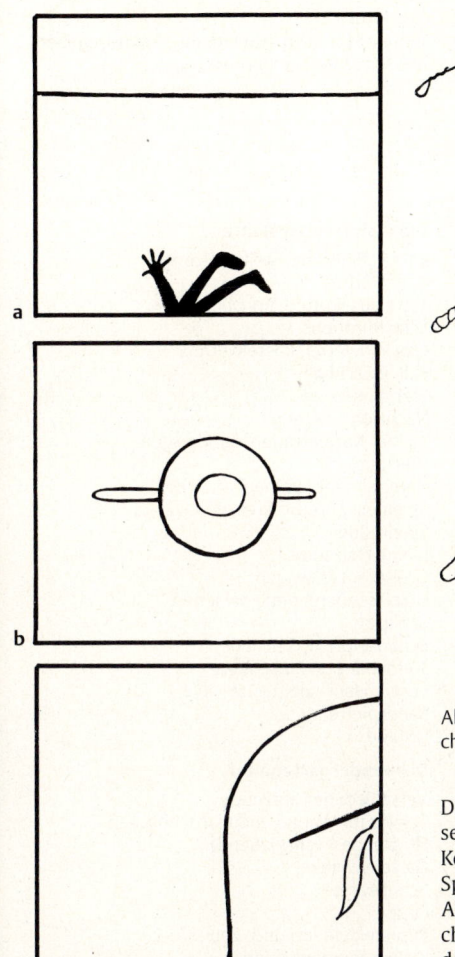

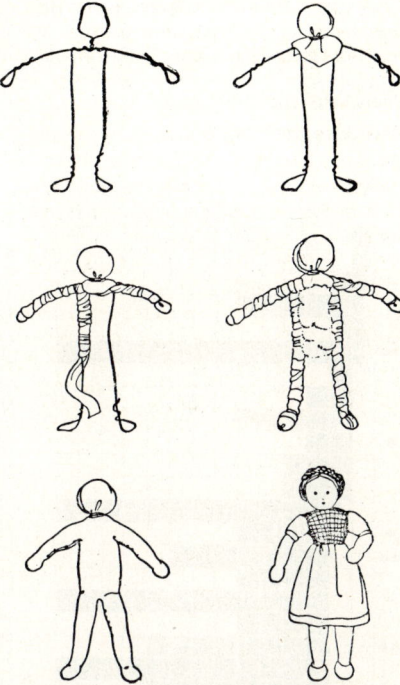

Abb. **260**   So entsteht eine kleine bewegliche Puppe (nach Zechlin).

Die Form soll bei kleinen Kindern einfach sein und frei von unnötigen Verzierungen. Konstruktion und Mechanismus des Spielzeuges sollen für die entsprechende Altersstufe verständlich sein. Auch die Sicherheit des Spielzeuges muß dem Alter des Kindes entsprechen. Dazu sind besondere Überlegungen nötig, wenn Kinder verschiedener Altersstufen in einem Raum zusammenspielen. Bei der Beurteilung des Preises sollte man berücksichtigen, ob es sich um ein wichtiges und pädagogisch wertvolles Spielzeug handelt und wie lange es gebraucht wird.

■ Vielfältig Positives wird mit **Zeichnen- und Malenlassen** für kranke Kinder und Jugendliche im Krankenhaus erreicht.

Abb. **259**   Drudelzeichnungen. In diesem amüsanten Ratespiel sagt jeder, was er in der Zeichnung zu sehen glaubt. Der Phantasie sind keine Grenzen gesetzt. Jeder kann selbst seine geheimnisvolle Zeichnung entwerfen. Drei Beispiele, dazu jeweils eine Deutungsmöglichkeit:
a Vom Seil gestürzter Artist
b Radfahrer mit Sonnenhut
c Ein Ritter verläßt das Tor (Lanze).

Tabelle **30**   **Das richtige Spielzeug im richtigen Alter**
Entnommen aus: Gutes Spielzeug – Kleines Handbuch für die richtige Wahl. Herausgegeben vom Arbeitsausschuß Gutes Spielzeug, Ulm. Otto Maier Verlag, Ravensburg.

Unentbehrliches Spielzeug • •

Wichtiges Spielzeug •

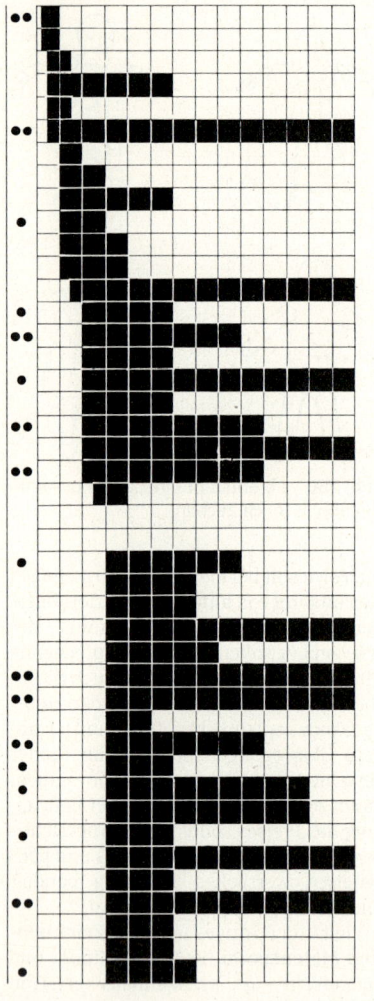

Alter
0 1 2 3 4 5 6 7 8 9 10 11 12 13 14

Die ersten Lebensjahre

Rassel, Beißring, Greifspielzeug
Kugelkette
Tiere aus Frottee, Kunststoff u. a.
Schwimmtiere
Glockenwürfel, Rasselwürfel
Ball, Plüschball
Steckspielzeug
Nachziehspielzeug
Kleiner Kastenwagen, Sandwagen
Werfpuppe
Hampelmann, Stehauf
Spieldose, Brummkreisel
Spielmöbel
Kleine Holzautos
Größerer Lastwagen
Holzeisenbahn ohne Schienen
Schlitten
Schaukelpferd, Reittiere
Teddybär u. a. Plüschtiere
Besen, Haushaltsgeräte
Sandspielzeug
Dreirad

Das Kindergartenalter

Verschiedene Fahrzeuge
Schiffe für Wanne und Planschbecken
Flugzeuge (nichtfliegend)
Gartenschaukel
Schubkarre
Puppe
Puppenkleidung und -zubehör
Kleiner Puppenwagen
Bauklötze
Steckbaumaterial, großteilig
Aufstellspielzeug (Städte, Tiere u. a.)
Einfache Miniaturautos
Material zum Legen, Stecken, Nageln
Zeichentafel, Tafeltuch, Kreide
Fingerfarben
Wachsmalblöcke und -stifte
Große Fädelperlen, Fädelringe
Flechtblätter
Einfache Bastelarbeiten

Alter

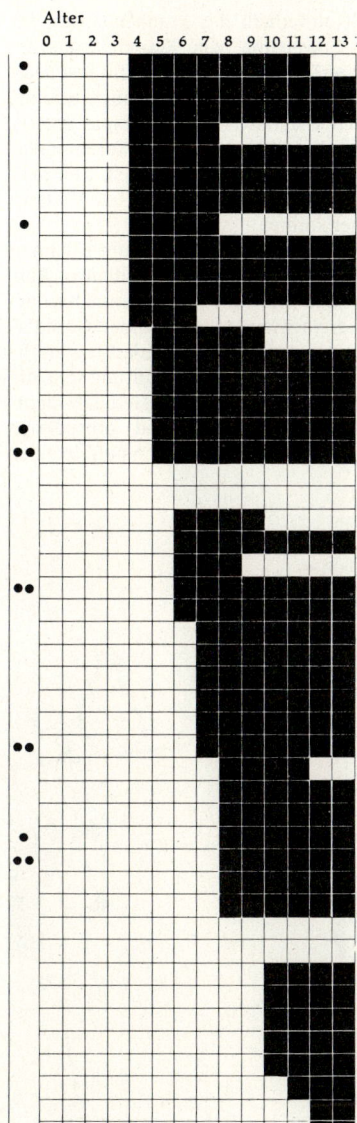

Das Kindergartenalter (Fortsetzung)

Roller, Ruderrenner u. ä.
Babypuppe und Zubehör
Puppenstube mit Puppen
Kaufladen
Zubehör zum Rollen- u. Theaterspiel
Handspielpuppen und -tiere
Große Bauelemente, Spielmöbel
Knetmaterial
Puzzle u. a. Geduldspiele
Kartenhaus
Buntpapier und Schere
Einfache Gesellschaftsspiele
Holzeisenbahn mit Schienen
Springseil
Großer Puppenwagen
Konstruktionsmaterial aus Holz
Kleinteiliges Baumaterial
Deckfarben und Pinsel

Die ersten Schuljahre

Kreisel
Dünnkernfarbstifte
Ausschneidebogen
Handarbeitsmaterial
Modelleisenbahn mit Uhrwerk
Schiffe für freies Gewässer
Katapultflugzeuge u. ä.
Rollschuhe und Schlittschuhe
Modellfahrzeuge
Webrahmen
Schwierige Gesellschaftsspiele
Stelzen
Modelliermaterial
Konstruktionsmaterial aus Metall
Material zum Basteln und Werken
Werkzeug
Modellierbogen
Modelleisenbahn mit Batterie

Nach der Grundschule

Blasrohr, Krocket u. a. Sportspiele
Herd u. a. elektrische Geräte
Modelleisenbahn mit Netzanschluß
Experimentiermaterial
Aquarellfarben
Marionetten
Modellbau
Fotoapparat und Anleitung

Zeichnen wird als eine einfache und praktisch leicht zugängliche Beschäftigung von den Kindern gern angenommen. Falls sich ihr Inhalt fernab von Krankheit bewegt, bringt es Ablenkung von bedrängenden Gedanken, sinn- und lustvolle Beschäftigung, Befriedigung im Gelingen eines Werkes. In gezielter Aufgabenstellung können brennende Probleme aus der Spontanität des Kindes besonders angesprochen oder in geschickter Themenführung angesprochen werden. Zeichnungen geben dann Pflegenden und Ärzten die einfache und immer willkommene Gelegenheit, mit den Kindern und Jugendlichen ins Gespräch zu kommen. Dies ist besonders bedeutsam für die Aufklärung krankmachender Faktoren in der Lebenswelt außerhalb des Krankenhauses, für die Bewertung von Krankheitsauswirkungen und für das Verständnis von Belastungen, die durch das Trennungstrauma, durch Diagnostik und Therapie entstehen. Hemmschwellen der Kommunikation können abgebaut werden, weil man sich in einem spannungsfreien Medium näher kommt.

■ Therapeutisch gesehen kann Zeichnen der spontanen Affektabfuhr dienen (Abb. 261–263). Es kann aber auch mit den daraus erwachsenden Kenntnissen Grundlage einer psychologisch bedachten ärztlichen und pflegerischen Führung sein, die gesetzte Schäden kompensieren, Fehleinstellungen aufheben und prospektive Angstreaktionen begrenzen hilft. In einer

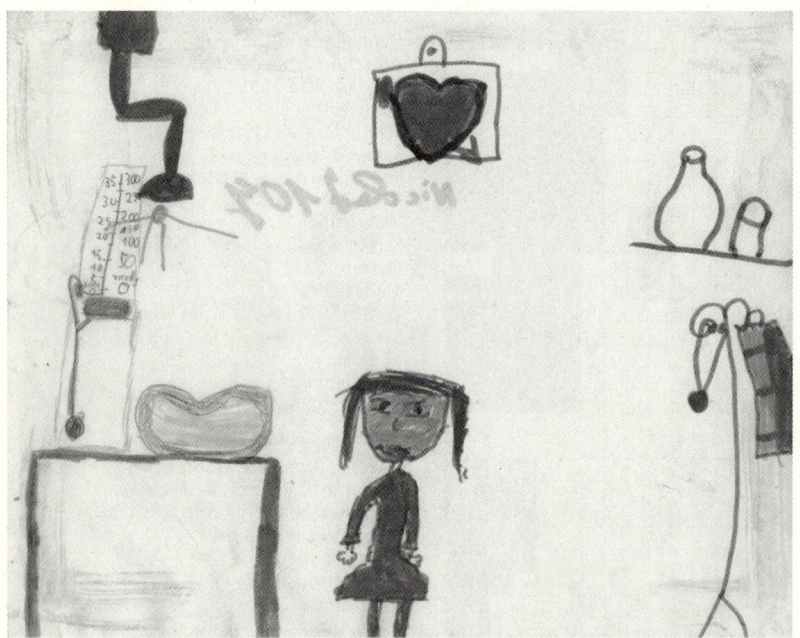

Abb. **261**   Ausgeliefert an Instrumente: Stethoskop, Transfusionsständer, Blutdruckapparat, Nierenschale. Beklommenes 10jähriges Mädchen mit chronischer Anämie. Das Bild mit dem durchbohrten Herzen: ein Ansatz zum Gespräch.

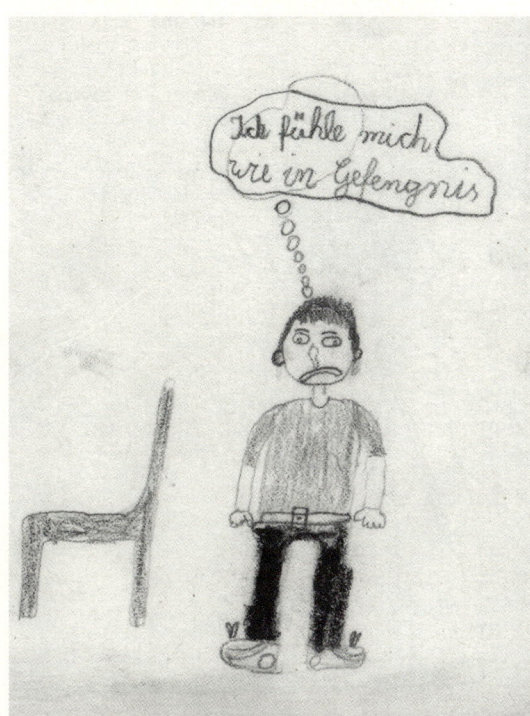

Abb. **262** Jugendliche haben es besonders schwer mit dem „Gefängnis Krankenhaus".

ersten Zeichnung dargestellte Konflikte können in weiteren Darstellungen besseren Lösungen zugeführt und dadurch abgebaut werden. Dies gilt vor allem für angstbesetzte Konflikte aus Narkosen, Operationen, nach Unfällen und für Probleme in einer gestörten Familie.

▪ Folgende *Themen* könnte dem zeichnenden Kind willkommen sein:
– aus dem Leben im Krankenhaus: Einzelheiten auf Station, bei ärztlichen Eingriffen, in Funktionsräumen wie Röntgen und Operationssaal;
– Empfindungen unter der Krankheitswirkung und der Auseinandersetzung mit der Krankheit: Schmerzen, Ängste, Verunsicherung, verschlüsselte Hoffnungen;

– Beschäftigung unabhängig von Krankheit und Krankenhaus: Leben mit den Jahreszeiten, Feste im Jahr, Lieblingsgestalten der Kinderphantasie, Ferienträume, Landschaften, Abenteuer.
▪ Auch Eltern können aus dem Dargestellten Einsichten dafür bekommen, was sich in ihrer Haltung ändern muß, und worin ihre besonderen Hilfen für ihr Kind liegen.
■ Schulkindern kann man auch den Rat geben, **etwas „von sich zu schreiben".** Es gibt so vieles, was Kinder und Jugendliche im Krankenhaus hinnehmen müssen. Sie haben zu wenige Möglichkeiten und Gelegenheiten, darüber frei zu sprechen und sich den Frust und Ärger von der Seele zu räumen. Was man längst schon sagen

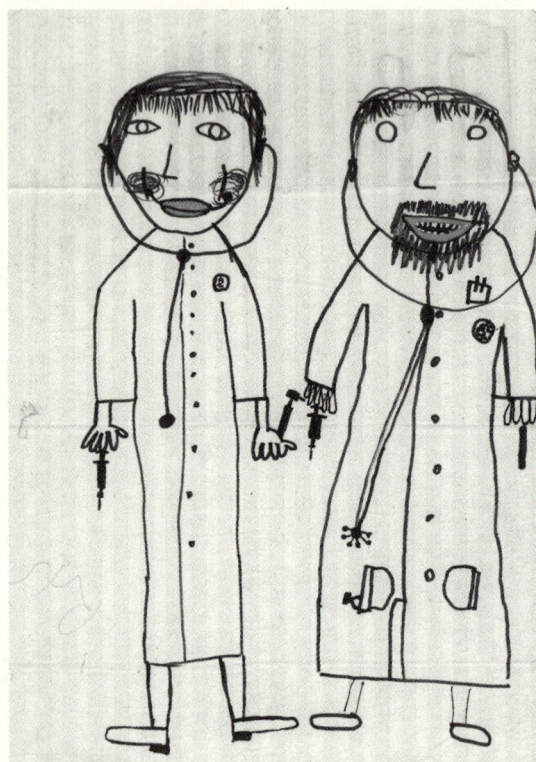

Abb. **263**   Ärzte, bedrohlich wie Gangster. Ausdruck der Furcht – oder ist auch etwas aggressive Rache dabei, die Ärzte so unvorteilhaft darzustellen? Man muß den 12jährigen Jungen fragen.

müßte und wollte, das soll man nun aufs Papier bringen, frei heraus schreiben, und Eltern, Pflegende und Ärzte sollen es durchaus dann lesen, zur Kenntnis nehmen, um daraus zu lernen und vor der eigenen Tür zu kehren, diskutieren, um aggressive Verspannungen zu lösen – und auch einmal, um sich mit dem Kranken über das Positive zu freuen, was es auch wohl im Krankenhaus zu registrieren gibt.

■ Folgende *Themen* könnten einem Kind und Jugendlichen angeboten sein:
   Was mir im Krankenhaus gar nicht gefällt. Was mir im Krankenhaus gefällt. Hier sage ich, was ich im Krankenhaus ändern würde; meine Vorschläge dazu. Meine Freunde/Freundinnen im Krankenhaus. Was ich im Krankenhaus lerne. Mein Traum im Krankenhaus.

79 Ernährung

79.1 Allgemeines zur Ernährung

■ Jedes Kind hat einen bestimmten **Energiebedarf,** der durch die Ernährung erfüllt werden muß (s. Tab. 38, S. 539). Die **Nahrungsmittel** sind auszuwählen
– nach ihrem Energiewert (Brennwert, Kalorienwert),
– nach dem Anteil an Kohlenhydraten, Fetten und Eiweiß, die in einem ausgewogenen Verhältnis zueinander stehen müssen,
– nach dem Gehalt an Vitaminen, Elektrolyten, Wasser,
– nach der Verträglichkeit und Verwertbarkeit, die den einzelnen Altersgruppen und dem Leistungszustand der Verdauungsorgane angepaßt sein muß,
– nach den Ernährungsgewohnheiten des Kindes und seiner Familie (z. B. besonders berücksichtigen: Vegetarier, Vollkostesser; Mohammedaner, die kein Schweinefleisch, Juden, die nur koscheres Fleisch essen),
– nach den küchentechnischen Gegebenheiten (z. B. jahreszeitlich schwankendes Angebot).
So soll die tägliche Nahrung ausgewogen, abwechslungsreich und den Bedürfnissen des Kindes in Gesundheit und Krankheit angepaßt sein. Zum täglichen Kostplan müssen Gemüse, Obst, Salate, Milch und Milchprodukte, mageres Fleisch oder Wurst, Fisch, Weizenschrotbrot, Haferflocken und Vollkornprodukte u. a. gehören, um den durch das Wachstum erhöhten Bedarf besonders an Eiweiß, Mineralien und Vitaminen zu decken.
■ Die **Hauptnährstoffe** Kohlenhydrate, Eiweiß und Fett liefern dem Organismus **Energie.** Diese wird vom Körper in Wärme (Körperwärme) und Arbeitsleistung umgesetzt.

Um die Wärmeenergie meßbar zu machen, wurde das Maß **Kalorie** eingeführt. Eine Kilokalorie (kcal) ist die Wärmemenge, die nötig ist, um 1 Liter Wasser von 14,5 °C auf 15,5 °C, also um 1 Grad zu erwärmen. Jetzt ist die **Internationale Maßeinheit für den Energiewert** das **Joule** (Aussprache: „dschul"; Joule, 1818–1889, engl. Physiker). Die Kalorie kann aber in der nächsten Zeit noch nebenher als Begriff mitbenutzt werden.
1 kJ (ausgeschrieben Kilojoule) = 0,339 kcal (Kilokalorie); 1 kcal = 4,2 kJ
■ **Energiewerte (Brennwerte) der Nahrungsstoffe:**
1 g Kohlenhydrate liefert 4,1 kcal bzw. 17,2 kJ.
1 g Eiweiß liefert 4,1 kcal bzw. 17,2 kJ.
1 g Fett liefert 9,3 kcal bzw. 39 kJ.
■ Der **Tagesenergiebedarf** sollte mit Eiweiß zu 15%, mit Fett zu 35% und mit Kohlenhydraten zu 50% gedeckt sein.

Energiequotient der Nahrung: $EQ = \dfrac{\text{Menge des Brennwertes}}{\text{kg Körpergewicht}}$

79.2 Besondere Diätformen

■ **Schonkost** soll aus ernährungsphysiologischer Sicht vollwertige Nahrung, dabei leicht verdaulich und nicht blähend sein. So können z. B. **Magen- und Leberkranke** versorgt werden. Die Zubereitung erfolgt schonend, z. B. durch dünsten. Mehrere kleine Mahlzeiten sind anzubieten, leicht gewürzt, nicht zu heiß, nicht zu kalt. In der Regel ist erlaubt, was bekommt. *Zu meiden sind:* hartgekochte Eier, scharf gebratenes fettes Fleisch, fette Wurst, fetter Käse, fetter Fisch, blähende Gemüsesorten (Kohl, Hülsenfrüchte, Paprika, Lauch, Rettich, Zwiebeln), rohes Stein- und Kernobst, zu süße Speisen, Pommes frites, Bratkartoffeln, frisches Brot, scharfe Gewürze, Kaffee, Alkohol.
■ **Kost bei Fieber.** Akut fiebernde Kinder sind appetitlos, viele neigen zum Erbrechen. Man soll sie nicht zum Essen zwingen. Das Flüssigkeitsbedürfnis ist erhöht. Man gibt vorwiegend flüssige und breiige Kost, Tee oder Obstsäfte mit 10% Traubenzucker oder (bei größeren Kindern) Kochzucker, später Milch, Banane, geriebenen Apfel, Zwieback, gedünstetes Obst, Joghurt, Quarkspeise, Milchbrei, Eigelb, mageres Fleisch. Kohlenhydrate werden bevorzugt. Bei länger fiebernden und länger kranken Kindern kann die Appetitarmut durch mehrere kleine Mahlzeiten

pro Tag (appetitliche „Happen") und durch gelenkte Wunschkost überspielt werden. Jetzt kommt es aber mehr darauf an, wenigstens den Erhaltungsbedarf zu decken, was u. a. durch kalorische Anreicherung (Sahne) erleichtert wird.

■ **Kost bei Durchfallskrankheiten, Enteritis.** Die Diät geht davon aus, daß Magen und Darm zunächst „ruhiggestellt" werden und nur Schritt um Schritt belastet werden sollen. Die Nahrung ist einige Tage fettarm, Pflanzenfette sind erlaubt. Zur *Rehydratation:* Zunächst für etwa 6 Stunden Tee in zahlreichen kleinen Portionen (Schwarztee, Kamillen-, Hagebuttentee) mit 5–10% Traubenzucker, dazu eventuell Süßstoff, unbedingt mit Elektrolyten (Kochsalz 2–3 g pro Liter oder Mineralwasser oder ein Drittel physiologische Kochsalz- bzw. Ringerlösung oder Industrieprodukte wie Oralpädon, Elotrans, GES 45, GES 60); auch Reisschleim-Elektrolyt-Diät wird gern genommen. Zur *Realimentation* die Übergangsdiät (etwa 3–5 Tage), die Anteile aus folgenden Nährmitteln haben kann: Karottensuppe, Reisschleim oder Haferschleim mit geriebenem Apfel, getrockneten Heidelbeeren oder gedrückten Bananen; Zwieback; Wasserkakao, Bananentee (Bananen mit Tee und Traubenzucker gemixt); Heilnahrung von Humana und Milupa, Kartoffel- und Karottenbrei, Magerquark, Halbmilchkakao. Als Übergang zur Normalkost: mageres Fleisch, Weißbrot, Röstbrot, Knäckebrot, Reisauflauf mit Äpfeln, Nudeln, schließlich Vollmilch.

■ **Diät bei Herzinsuffizienz.** Bei jedem herzkranken Kind ist durch eine nicht allzu kalorienreiche Kost zu vermeiden, daß es übergewichtig wird. Die Kost sei also fett- und kalorienarm. Eine ausgeprägte Diät ist bei Herzschwäche (Herzinsuffizienz) mit Lebervergrößerung, Ödemen oder Aszites angezeigt. Diese ist kochsalzfrei oder -arm, leicht und besonders appetitlich hergerichtet. Ferner wird durch Vermehrung der Mahlzeiten und Gabe kleiner Mahlzeiten die Verdauungsarbeit erleichtert und der Kreislauf entlastet. *Erlaubt sind* alle Gewürze, nicht jedoch Kochsalz. *In schweren Fällen* empfehlen sich zunächst Obst- oder Obstsafttage. Man kann auch 1–2 Tage pro Woche Obst- oder Obstsafttage einschieben. Eine aufgelockerte, salzarme (im Gegensatz zu salzfreier) Diät ist gegeben, wenn Brot, Butter und leichte Wurstwaren aus dem Handel bezogen werden, den Speisen von der Hausfrau jedoch kein Salz zugesetzt wird (kein „Nachsalzen").

■ **Nierenschondiät.** Diese ist durch ihre Kochsalzarmut, in den strengeren Formen auch durch Eiweißarmut und Beschränkung der Flüssigkeitsmenge ausgezeichnet. In den ersten 2 bis 3 Tagen einer akuten Nephritis mit Niereninsuffizienz werden zunächst Obst oder Obstsaft mit Zucker gegeben (halb Traubenzucker, halb Rohrzucker, 10 g/kg Körpergewicht), Süßspeisen (Eis, Konfitüre, milchfreier Pudding), eiweißarme Bisquits, Reis. Ist die Ausscheidungsleistung der Niere für Eiweißabbauprodukte regelrecht und sind Ödeme verschwunden, kann auf Normalkost (kein „Nachsalzen") übergegangen werden. Beim nephrotischen Syndrom wird zusätzlich Eiweiß in Form von Fleisch, Eiern, Quark und salzarmer Milch zugelegt. *Entsalzen der Butter:* Die Butter wird in dünne Scheiben geschnitten und über Nacht in Wasser gelegt.

■ **Diät bei Übergewicht, Adipositasdiät.** Durch zu hohe Kalorienzufuhr bei geringer Bewegung kommt es zu Übergewicht. Nun können dem Organismus nur weniger Kalorien in einer stufenweisen Reduzierung angeboten werden, damit es zur Gewichtsreduzierung kommt. Regelmäßige Gewichtskontrolle bestätigt den richtigen Weg oder verpflichtet zu härterer Gangart. Für die planvolle Umstellung müssen vordergründig die Eltern gewonnen werden, da häufig familiär bedingte Eßgewohnheiten eine entscheidende Rolle spielen. Professionelle Ernährungsberatung im Krankenhaus schafft Verständnis für die einzelnen Nahrungsmittel mit ihrem Kaloriengehalt und dafür, wie nun die Nahrung schmackhaft zusammengestellt sein muß.

Sättigung und Zufriedenheit der Kinder muß erreicht werden, damit sie nicht heimlich essen. Dies ist im Grunde das Geheimnis, wenn Adipositasdiät bei Kindern und Jugendliche Früchte bringen soll. Die Kinder dürfen nicht hungern, sie müssen satt werden, aber eben mit Speisen (so muß man ihr Verständnis gewinnen), die nicht dick machen. Vieles kann im Zurichten der Mahlzeiten positiv getan werden. Falsch sind die Ein-Teller-Gerichte, auf die sich die Kinder hungrig stürzen, um dann ohne ausreichendes Sättigungsgefühl vom Tisch zu gehen. Leichte Suppen (ohne Einlage), vorweg Salat als Zwischenessen, dann Fleischgericht, schließlich Obst oder extrem kalorienarmer Pudding als Nachtisch, so läßt sich der „Spaß am Essen" erhalten. Essen gehört nun einmal zu den wichtigsten positiven Erlebnissen eines menschlichen Alltags, gerade bei einem Kind und Jugendlichen mit dem alterstypischen „gesunden Appetit". Essen in einer fröhlichen Familienrunde, Erziehung zu guten Eßmanieren und langsamem Essen ist auch eine gute Hilfe im gewünschten Sinne für die Therapie der Adipositas. Energiewerte für Schulkinder und Jugendliche rund 3800–5500 Joule (= 900–1300 Kalorien).

▨ *Die Kost enthält* viel Obst, Salate und Gemüse, Kartoffeln, magere Fleisch-, Wurst-, Fisch- und Käsesorten, Magerquark, Joghurt, Bio-Milch mit 1,5% Fett.

▨ *Wenig salzen!* Als Getränk Mineralwasser oder Tee mit Süßstoff gesüßt; dann keine Einschränkung der Flüssigkeitszufuhr; es ist sogar erwünscht, daß die Kinder viel trinken.

▨ *Nicht erlaubt sind:* Feigen, Datteln, Avokados, Torten, Kuchen, Eiscreme, Nüsse, Schokolade, Bonbons, Limonade, Coca-Cola, unverdünnte Fruchtsäfte.

▨ *Tagesplan für ein Schulkind* (10 Jahre alt; rund 4500 Joule = 1200 Kalorien; Eiweißanteil auf 25% der Gesamtenergiemenge angehoben):

1. Frühstück: Tee mit Süßstoff in beliebiger Menge, 40 g Vollkornbrot oder Graubrot, 50 g magerer Speisequark mit Kräutern und etwas Salz, 1 Ei, 5 g Streichfett, 1 Tomate.

2. Frühstück: 150 g Obst (Apfel, Apfelsine oder Birne), 8 g (= 1 Scheibe) Knäckebrot.

Mittagessen: 140 g fettarmes Fleisch (140 g Huhn ohne Haut = 80 g Rindfleisch = 250 g Schellfisch oder Kabeljau), 100 g Kartoffeln, 10 g Pflanzenfett, 200 g Gemüse (nicht Hülsenfrüchte), 50 g Obst (Apfel, Apfelsine, Birne).

Nachmittag: 150 g Obst oder Obstsalat aus Apfel, Apfelsine und Birne.

Abendessen: Tee mit Süßstoff oder (zuckerfreies) Mineralwasser in beliebiger Menge, 40 g dunkles Brot, 175 g fettarmer Joghurt oder 50 g leichte Wurst (Frankfurter); Salat mit Essig und Zwiebeln; 30 g fettarmer Käse (bis 30% Fett i. Tr.; wie Camembert).

■ **Schlackenreiche Kost**, wie sie z. B. bei chronischer Obstipation erwünscht ist, enthält viel Obst, Gemüse und Salat, Vollkornbrot, jedoch wenig Eiweiß (Milch), keine Nudeln, Konditoreiwaren, Banane.

■ **Diät bei Zuckerkrankheit, Diabetes mellitus.** Es gelten folgende allgemeinen Regeln:
– keine freie, sondern eine geregelte Kost, ausgewogene Mischkost (einschließlich Vitaminträgern),
– Lösliche Kohlenhydrate weitgehend einschränken. Kohlenhydrate in einer Form anbieten, die verzögerte Verdauung und langsame Resorption bewirkt.
– Der Energiebedarf wird etwa in folgender Weise gedeckt: 45% aus Kohlenhydraten, 20% aus Eiweiß, 35% aus Fett. Die erforderliche Brennwertzufuhr kann nach der Formel 100 Kalorien × Alter in Jahren + 1000 errechnet werden (= 60 bis 65 kcal/kg Körpergewicht/Tag).
– Nicht wenige große, sondern mehrere kleine Mahlzeiten, mindestens 5 pro Tag:
7.00 Uhr 1. (großes) Frühstück,
10.00 Uhr 2. Frühstück (z. B. in der ersten Schulpause),
11.30 Uhr 3. Frühstück (z. B. in der zweiten Schulpause),
13.00 Uhr Mittagsmahlzeit (bei Schulkindern auch etwas später),
15.30 Uhr Zwischenmahlzeit,
18.30 Uhr abendliche Hauptmahlzeit,
20.00 Uhr Spätmahlzeit.
– Jeder Diabetiker soll eine seinen individuellen Bedürfnissen angepaßte Diät haben. Diese soll also weitgehend seinem persönlichen Geschmack, unbedingt seinen somatischen Anforderungen entsprechen: sie soll bei Untergewicht oder bei Übergewicht zum Norm-(Ideal-)Gewicht führen. Die Nahrungsmenge soll den täglichen Aktivitäten angepaßt sein und Sättigung und Zufriedenheit bewirken.

▨ Bei Einstellung eines Diabetes sollte anfangs möglichst eine Diätassistentin eingeschaltet werden, um Kind und Eltern in die Nahrung einzuweisen.

▨ Im Diätplan wird der *Kohlenhydratgehalt der Nahrungsmittel in Gramm* (Tab. 31), besser aber in der sog. *Broteinheit (BE)* angegeben:
▨ *1 BE = 12 g Kohlenhydrat = 50 kcal = 210 kJ = 25 g Graubrot = 1 mittelgroße Schnitte Graubrot.*
▨ Sog. *Zuckeraustauschstoffe* (Fructose [„Fruchtzucker" Fructosan]; Sorbit [„Diabetikerzucker" Sorbit, Sionon; Xylit]) müssen ebenfalls in die Berechnung einbezogen werden. Sie ersetzen die schneller in den Stoffwechsel eintretenden Zuckerarten Kochzucker und Traubenzucker (Glukose). Bei Verwendung von Nahrungsmitteln, die erklärtermaßen für die Diabetiker hergestellt sind, ist zu kontrollieren, ob diese Zuckeraustauschstoffe in der BE-Rechnung berücksichtigt sind; sie sind es immer dann, wenn die Bezeichnung *„neue BE"* oder *„BE neu"* lautet.

▨ Die Kinder sollen möglichst früh lernen, mit *Austauschtabellen* umzugehen, um ein hohes

Tabelle **31** **Diät bei Diabetes mellitus** – Kohlenhydrataustausch nach der Broteinheit

	1 BE		1 BE
Brot		**Mehle, Teigwaren, Nährmittel**	
Brötchen	25 g	Buchweizenmehl (Grütze)	15 g
Grahambrot	25 g	Cornflakes (ungezuckert)	15 g
Knäckebrot	15 g	Gerste (Körner, Mehl, Grütze)	15 g
Mischbrot (Graubrot)	25 g	Graupen	15 g
Pumpernickel	25 g	Grünkern (Dinkel)	15 g
Roggenbrot (Schwarzbrot)	25 g	Haferflocken	20 g
Salzstangen	15 g	Hirse	18 g
Semmelknödel	45 g	Nudeln, roh	15 g
Weißbrot, Toast	25 g	Nudeln, gekocht	50 g
Zwieback	15 g	Paniermehl	15 g
		Puddingpulver	15 g
Gemüse und Pilze		Reis, roh	15 g
Bohnen, getrocknet	20 g	Reis, gekocht	50 g
Erbsen, getrocknet	20 g	Roggenmehl	15 g
Linsen, getrocknet	20 g	Sago/Tapioka	15 g
		Sojavollmehl	45 g
Getränke		Stärkemehle* (Kartoffel-, Mais-, Reis-, Weizenmehl)	15 g
Fruchtsäfte: (unvergoren, ohne Zuckerzusatz)		Weizengrieß, -mehl	15 g
Apfelsaft	100 g		
Grapefruitsaft	120 g	* Für eine mit Mehl gebundene Soße ist ca. 1 BE zu berechnen	
Johannisbeersaft	100 g		
Orangensaft	110 g	**Milch und Milcherzeugnisse**	
		Buttermilch	300 g
Diabetiker-Fruchtsaftgetränke*, Diät-Limonade*, Diät-Cola*		Dickmilch	250 g
*Angaben des Herstellers bezüglich der BE-Werte beachten!		Entrahmte Milch	250 g
		Fettarme Milch	250 g
		Sauermilch	250 g
Kartoffel und Kartoffelerzeugnisse		Vollmilch	250 g
Kartoffeln	65 g	Joghurt	250 g
Kartoffel-Knödel (gekocht)	50 g	Kefir	250 g
Kartoffelpuffer-Mehl	15 g		
Kartoffel-Püree	100 g	**Nüsse und Hartschalenobst**	
Kartoffelchips	25 g	Cashewnüsse	40 g
Pommes frites	35 g	Erdnüsse	70 g
Kroketten	ca. 2 Stück	Haselnüsse	90 g
		Kastanien (Maronen)	30 g
Reibekuchen	mittel- groß	Kokosnuß	120 g
		Mandeln	70 g
		Walnüsse	80 g

Tabelle **31**   (Fortsetzung)

	1 BE		1 BE
Obst		**Obst**	
Ananas	100 g	Mirabellen	80 g
Äpfel	100 g	Nektarinen	70 g
Apfelsinen	100 g	Passionsfrucht (Maracuja)	80 g
Aprikosen	100 g	Pfirsiche	100 g
Bananen	50 g	Pflaumen	80 g
Birnen	100 g	Preiselbeeren	120 g
Brombeeren	150 g	Quitten	80 g
Clementinen	100 g	Renekloden	70 g
Erdbeeren	150 g	Stachelbeeren	130 g
Feigen (frisch)	80 g	Wassermelonen	250 g
Grapefruits	120 g	Zucker- (Honig-) Melonen	150 g
Heidelbeeren	100 g	Zwetschgen	50 g
Himbeeren	150 g	**Sonstiges**	
Holunderbeeren	150 g	Fructose	12 g
Johannisbeeren (rot)	120 g	Sorbit	12 g
Johannisbeeren (schwarz)	100 g	Xylit	12 g
Kirschen (sauer)	100 g	Diabetiker-Marmelade*	25 g
Kirschen (süß)	80 g	Diabetiker-Marmelade, kalorienreduziert*	35 g
Kiwis	130 g		
Mandarinen	100 g	* Angaben des Herstellers bezüglich der BE-Werte beachten!	
Mangos	80 g		

Bis zu 100 g/Tag ohne Anrechnung erlaubt

Artischocken	Karotten	Meerrettich
Erbsen, grün	Mais (aus der Dose)	Schwarzwurzeln
Fenchel	Maiskolben	Weiße Rüben

Ohne Anrechnung erlaubt

Auberginen	Gemüsezwiebeln	Rettich
Avocado	Grünkohl	Rhabarber
Bambussprossen	Gurken	Rosenkohl
Bleichsellerie	Kohlrabi	Rote Beete
Blumenkohl	Kohlrüben	Rotkohl
Bohnen, grün	Kopfsalat	Sauerkraut
Brokkoli	Kürbis	Sellerieknollen
Butterpilze	Lauch (Porree)	Steinpilze
Champignons	Mangold	Spargel
Chicorée	Morcheln	Spinat
Chinakohl	Paprikaschoten	Tomaten
Eisbergsalat	Pfifferlinge	Weißkohl
Endivien	Radicchio	Wirsing
Feldsalat	Radieschen	Zucchini

Maß an Selbständigkeit und Freiheit zu erhalten. Bezugspunkt ist in diesen Tabellen die Broteinheit (BE; s. Tab. 31).

Folgende Nahrungsmittel sind für diabetische Kinder ungeeignet; die Kinder sollten daran gewöhnt werden, diese grundsätzlich zu meiden: Zucker, Süßwaren aller Art (Pralinen, Bonbons, Schokolade, Gelee, gezuckerte Marmelade, Honig, Sirup), fettreiche Käsesorten (Rahm-Brie, Butterkäse, Schweizer, Emmentaler, Edamer), fette Fleischsorten, Leber, fette und stärkehaltige (billige) Wurstsorten, Datteln, Rosinen, Feigen, alle Backwaren wie Kuchen, Torte, Kleingebäck und kochzuckerhaltige Fruchtsäfte.

Die Eingangsdiät für ein Kind mit schwerem, bisher unbekanntem oder entgleistem Diabetes mit Azetonämie wird von Klinik zu Klinik etwas unterschiedlich gewählt, sehr einfach und wirkungsvoll ist der Beginn mit *Hafer-Obst-Eiweiß-Tagen* (neben Insulin und Infusionen). Man gibt die dem Körpergewicht entsprechende Kohlenhydratmenge in Form von Haferflocken und Obst (Brei, Trockengemisch, Gebäck), dazu Eiweiß. Dann Übergang auf normale, zunächst noch fettarme Kost.

■ Hafer-Obst-Eiweiß für 10jähriges Kind:
1. Frühstück: 2 BE Haferflocken, 1 BE Apfelsine, $^1/_2$ BE Apfel, $^1/_2$ BE Joghurt. – 2. Frühstück: 1 BE Haferflocken, 1 BE Orangensaft, 1 BE Banane, 30g Magerquark. – Mittag: 2 BE Haferflocken, 1 BE Orangensaft, 1 BE Apfel, 1 BE Banane, 60 g Magerquark. – Nachmittag: 1 BE Haferflocken, 1 BE Apfelsine, $^1/_2$ BE Banane, $^1/_2$ BE Buttermilch. – Abend: 2 BE Haferflocken, 1 BE Orangensaft, 1 BE Apfel, 1 BE Joghurt.

■ *Ernährungsplan für ein 10jähriges Kind* (Beispiel: Verordnung von 20 BE, 80 g Fett, 80 g tierisches Eiweiß, BE-Verteilung: 3/3/2/4/2/4/2, ca. 2000 Kalorien):

1. Frühstück (3 BE, 10 g F, 10 g EW): 2 BE Brot, $^1/_2$ BE Milch, $^1/_2$ BE Diabetikermarmelade, Auflage im Wert von 5 g EW.

2. Frühstück (3 BE, 10 g F, 10 g EW): 2 BE Brot, Auflage im Wert von 10 g EW, 1 BE Obst.

3. Frühstück (2 BE): 1 BE Obst, 1 BE Brot.

Mittag (4 BE, 30 g EW): 1$^1/_2$ BE Kartoffeln, $^1/_2$ BE Gemüse, $^1/_2$ BE Soße, $^1/_2$ BE Obst, 1 BE Nachtisch.

Nachmittag (2 BE, 5 g F, 5 g EW): 1 BE Knäckebrot, 1 BE Diabetikermarmelade, Magerquark.

Abendessen (4 BE, 15 g F, 20 g EW): 3 BE Brot, Auflage im Wert von 15 g EW, 1 BE Milch.

Spätmahlzeit (2 BE, evtl. 5 g F, 5 g EW): 1 BE Joghurt, 1 BE Obst.

■ **Kaliumreiche Kost** wird bei niedrigen Blut-Kalium-Werten, wie sie bei Enteritis und Nierenkrankheiten entstehen können, oder prophylaktisch bei Gefahr von Kaliumverlusten gegeben. Als kaliumreiche Nahrungsmittel können je nach Krankheitsfall gegeben werden: Tomaten, Karotten, Kartoffeln, Linsen, Bananen, Aprikosen (vor allem Trockenfrüchte), Datteln, Rosinen, Geflügel, Schinken, Nüsse.

■ **Diät bei Galaktoseintoleranz (Galaktosämie)** muß frei von Galaktose (Milchzucker, Laktose; s. Tab. 14 S. 157) sein. Das bedeutet praktisch vollständigen Entzug der Milch und aller Milcherzeugnisse einschließlich Butter. Fertigpräparate: Lactopriv (Töpfer), Alfaré, Milupa SOM, Multival Plus, Humana SL. Sojabohnenmehl kommt nicht in Frage, da es ein galaktosehaltiges Oligosaccharid enthält.

■ Die **Diät bei Nahrungsmittelallergie** muß berücksichtigen, gegen welches Nahrungsmittel eine Allergie besteht. Bei *Fischallergie* muß Fisch, bei *Kuhmilchallergie* Milch wegbleiben (bei Säuglingen dann Multival Plus, Alfaré, Milupa SOM, Humana SL) oder sehr stark reduziert werden. Bei *Glutenallergie (Zöliakie)* sind *verboten:* alle Getreideprodukte aus Roggen, Weizen, Hafer, Gerste, daraus Mehle, Grieß, Flocken, alle Teigwaren und handelsüblichen Brotsorten, Zwieback, Paniermehl, ferner alle Wurstwaren, denen Getreideprodukte zugesetzt sind. *Erlaubt* sind Reis, Kartoffeln, Mais, Buchweizen, Hirse, Sojabohnen, Bananen, geriebene Äpfel, Diaminpudding, Butter und Pflanzenmargarine, Vollmilch, Buttermilch, Joghurt, Quark, Eier, selbstgekochte Marmelade, echter Kakao, Kaba-Milchgetränk, glutenfreies Brot und Gebäck, das in speziellen Nahrungsmittelgeschäften (Reformhäusern) zu erhalten ist.

■ **Ernährung bei Mukoviszidose** s. Abschnitt 13.6.

■ **Sondenernährung** muß dünnbreiig sein. Sie soll bei länger dauernder Anwendung den Kalorienbedarf voll decken. Die Gesamtmenge/Tag kann eventuell auf einmal zubereitet werden. Die Einzelportionen werden jeweils vor der Verabreichung im Wasserbad auf 37 °C erwärmt. Die Kalorienmenge ergibt sich aus dem Körpergewicht. Es können *Fertigpräparate* benutzt werden, oder die Nahrung kann selbst hergestellt werden. Bei längerer Sondenernährung ist auch an ausreichende *Vitaminzufuhr* zu denken. Gewöhnlich wird über eine bis in den Magen reichende *Dauersonde* ernährt. Über eine Magensonde kann Tee mit Traubenzucker (oder Tee-Ringer-Traubenzucker) auch im Dauertropf gegeben werden. Man füllt Flüssigkeit in eine Infusionsflasche und hängt ein Schlauchsystem mit Tropfenzähler an. Flascheninhalt durch Etikett genau kennzeichnen, damit der Inhalt nicht versehentlich einmal intravenös infundiert wird!

▨ *Rektale Ernährung:* Durch ein Darmrohr können nur geringe Mengen von molekularen Lösungen oder Salzlösungen eingebracht werden (Ringer-Lösung, 5 – 10%ige Traubenzuckerlösung). Eine vollwertige Ernährung ist also nicht möglich. Man darf nur geringe Mengen pro Stunde, am besten im Dauertropf einbringen, damit nicht eine Reizung der Schleimhaut zur Darmentleerung führt.

79.3 Präparate für die Säuglingsernährung

▪ Die Kindernährmittelindustrie stellt zuverlässige *Fertigpräparate,* Säuglingsmilchen, Heilnahrung und Breie zur Verfügung. Für ihre Anwendung sollten die aufgedruckten Mengenangaben und das Verfallsdatum strikt beachtet werden. Die auf den Packungen angegebenen Pulvermengen werden in abgekochtem, danach auf etwa 50 °C abgekühltem Wasser unter Schütteln gelöst. *Trinkfertige Milchen* aus Pulver oder Kondensmilch dürfen nicht mehr aufgekocht, lediglich im Wasserbad auf die erwünschte Trinktemperatur aufgewärmt werden. Nicht im Mikrowellenherd aufwärmen, da der Flascheninhalt unterschiedlich erhitzt wird: Verbrühungsgefahr beim Saugen! Bei der *Breikostherstellung* wird die Pulvermilch in einer kleinen Milchportion gelöst. Einige Säuglingsmilchen stehen als *Fluidnahrung* schon trinkfertig für Kliniken zur Verfügung: sie sind steril und damit am zuverlässigsten. Pulvermilchen können für den Tag im Vorrat hergestellt werden, müssen dann aber bis zur Fütterung im Kühlschrank verwahrt werden; sonst besteht die Gefahr bakterieller Verseuchung, die zur Dyspepsie führen kann.

▨ Die industriell hergestellten Säuglingsmilchnahrungen lassen sich nach ihrem Aufbau folgendermaßen einteilen:

▪ **Anfangsmilchnahrungen,** die, soweit beim heutigen Stand der Technik möglich, in der chemischen Zusammensetzung der Muttermilch entsprechen: Eiweiß unter 2,5 g/100 ml, Verhältnis von Molkenprotein zu Kasein wie 1 : 1; Kohlenhydrate 6,3 – 8,0 g/100 ml, entweder nur aus Milchzucker (Laktose) oder auch aus anderen Zuckern und Polysacchariden; Fett 3,3 – 4,2 g/100 ml, Voll- oder Teilaustausch des Butterfettes gegen ein Fettgemisch aus gesättigten und ungesättigten Fettsäuren etwa im Verhältnis 1 : 1; Brennwert 67 – 72 kcal/100 ml; Mineralgehalt bis 0,3 g/100 ml.

▨ *Anfangsmilchnahrung mit der Produktkennzeichnung „Pre"* ist proteinadaptiert, enthält nur Laktose, sie wurde früher (voll-)adaptierte Säuglingsmilchnahrung genannt: Pre Aponti, Pre Aptamil, Pre Aletemil, Pre Beba, Pre Hipp, Pre Humana, Pre Lactana A, Milasan.

▨ *Anfangsmilchnahrung mit der Produktkennzeichnung „1"* enthält abweichend verschiedene Kohlenhydrate. Sie wird auch unter dem Begriff *Dauermilchnahrung* zusammengefaßt, früher war sie teiladaptiert genannt. Präparate: Aponti 1, Aptamil 1, Aletemil Dauermilchnahrung, Beba 1, Hipp 1, Humana 1, Humana baby-fit, Milumil 1, Lactana B, Ki-Na, Manasan.

▪ **Folgemilchnahrung,** *Produktkennzeichnung „2",* entspricht etwa einer Zweidrittelmilch: Aponti 2, Aptamil 2, Aletemil plus Folgemilchnahrung, Beba 2, Hipp 2, Milumil 2 mit Saccharose, Lactana C.

▪ **Frühgeborenennahrung** hat die *Produktkennzeichnung „0",* sie liegt im Eiweiß um 2,0 g, im Fett (mit z. T. ungesättigten Fettsäuren) um 3,5 g, in Kohlenhydraten (Laktose) um 8,0 g, jeweils auf 100 ml, kalorisch bei 70 – 75 kcal/100 ml: Aletemil 0, Beba 0, Humana 0 (als Pulver und flüssig), Humana 0 – B und 0 – F (flüssig), Prematil mit Milupan, Lactana F.

▪ **Sogenannte hypoallergene Milchnahrungen, Hydrolysat-Nahrungen:** Alfaré, Aptamil hyp, Aletemil HA, Beba HA, Beba HA 2, Hipp HA, Humana HA, Nutramigen, Pregestimil, Pregomin.

▪ **Heilnahrungen auf Kuhmilchbasis:** Aledin, HN Heilnahrung, HN Heilnahrung mit MCT, Heilnahrung HN 25, Heilnahrung Töpfer.

▪ **Milchhaltige Breinahrungen,** z. T. mit Früchten, **Obstbreie, Gemüsebreie, Obstsäfte, Gemüsesäfte** von Alete, Humana, Hipp, Milupa.

▪ **Kuhmilchfreie Dauernahrungen** beziehen ihr Eiweiß aus der Sojabohne. Dauersäuglingsnahrungen: Humana SL, Milupa SOM, Multival plus, Lactopriv.

▪ **Weitere Diätmittel.** *Elektrolytlösungen:* Oralpädon, GES 60, Rehydrat, Elotrans neu, Humana

Elektrolyt, Humana Reisschleim. *Diäthilfe bei Erbrechen,* zum Andicken: Nestargel. *Milchzucker:* Edelweiß-Milchzucker. *Traubenzucker:* Dextropur. *Stärkemehle:* Maizena, Mondamin, Gustin.

79.4   Rezepte für Säuglingsnahrungen

■ Auch im Zeitalter der Fertignahrungen sollten Rezepte zur Selbstherstellung zur Verfügung stehen.

■ **Grundsätzliches zur Selbstherstellung:** Peinlichste Sauberkeit bei der Zubereitung; Topf und Schneebesen nur zu diesem Zweck verwenden. Wird die gesamte Tagestrinkmenge hergestellt, müssen die einzelnen Trinkmengen in Babyflaschen abgefüllt und verschlossen im Kühlschrank aufbewahrt werden. Die aktuelle Flasche wird im Wasserbad (Wasser darf nicht kochen) auf Trinktemperatur erwärmt. Wird selbsthergestellte Milchnahrung an Säuglinge verfüttert, sind unbedingt *Vitamine* in Form von Säften zuzugeben, ab der 6. Lebenswoche: vitamin-C-haltige Säfte wie Orangen- oder schwarzer Johannisbeersaft, ferner der vitamin-A-haltige Karottensaft (S. 133). An den ersten Tagen 1–2 Teelöffel, dann steigern auf 6–10 pro Tag, je nach Verträglichkeit.

■ **3–5–10‰ Reissschleim.** 30–50–100 g Reiskörner werden gewaschen, 12 Stunden eingeweicht, dann in 1 Liter Wasser 45 Minuten lang gekocht und durch ein Sieb gedrückt. Mit abgekochtem Wasser wieder auf 1 Liter auffüllen. Leichter ist das Auflösen von 30–50–100 g Reisschleimpulver in 1 l Wasser.

■ **Halbmilch** nach Droese. 1 Teil pasteurisierte Frischmilch mit 3,5% Fettgehalt (keine andere!) mit 1 Teil Wasser verdünnen. 4% Kochzucker oder Milchzucker, 2% Stärkemehl (Mondamin), 1,5% Keimöl (Sonnenblumen). *Zubereitung:* Milch, Wasser und Zucker ohne Rühren zum Kochen bringen. Stärkemehl einrühren, aufkochen lassen. Nach Abkühlen das Keimöl zugeben, $^{1}/_{2}$ Min. langsam mixen oder mit Schneebesen gut verrühren.

■ **Zweidrittelmilch.** 2 Teile pasteurisierte Frischmilch (3,5% Fettgehalt) mit 1 Teil Wasser verdünnen. 5% Kochzucker oder Milchzucker, 2% Stärkemehl (Mondamin oder Schmelzflocken). Zubereitung prinzipiell wie bei der Halbmilch. Kein Ölzusatz.

Es folgen einige Rezepte, die *im Notfall bei einer Durchfallerkrankung des Säuglings* nützlich sein können. In der Regel sollte man allerdings Fertigpräparate bevorzugen.

■ **Karottensuppe** nach Moro. 500 g geschabte Karotten in 1 l Wasser 1–1$^{1}/_{2}$ Stunden kochen, 2–4 g Kochsalz dazusetzen. Durch Haarsieb drücken und mit abgekochtem Wasser auf 1 l wieder auffüllen. 50 g Traubenzucker zusetzen. Karottensuppe darf *nicht vor dem 3. Lebensmonat* gefüttert werden (Gefahr schwerer Verstopfung bis zum Ileus). Wird ab dem 5. Monat eine Milchmahlzeit durch eine *Gemüsemahlzeit* (Brei) ersetzt, sollten zunächst Karotten als Gemüse bevorzugt werden; später können es auch Blumenkohl, Kohlrabi, Broccoli und junge Erbsen sein. Gemüse und Kartoffeln schonend zubereiten (dünsten) und in pürierter Form geben. Nicht salzen!

■ **Gemüsebrei (mit Fleisch).** 100 g Karotten, 50 g Kartoffeln, 10 g Butter oder Keimöl. Später wird 20 g (ab 7. Monat 35 g) mageres, püriertes Fleisch dazugegeben (als Eisenzufuhr). Die Herstellung ist aufwendig, mehrere Tagesportionen können auf einmal zubereitet, dann geteilt und in Gefrierdosen eingefroren werden.

■ **Obstbrei.** 100 g zerdrückte Banane, 50 g geriebener Apfel. Später Frischobst der Saison. Kein Zucker dazu. Kombiniert man mit Getreideflocken (Instantflocken in warmem Wasser angerührt), entsteht der **Getreide-Obst-Brei.**

■ **Zwieback-Obst-Milch-Brei** (200 g). 50 g Obst (gedrückte Banane, zerriebener Apfel), 2–3 gebrochene Zwiebäcke, 5–10 g Rohrzucker mit 100 ml Vollmilch übergießen und etwas verrühren.

■ **Vollmilch-Getreide-Brei.** In 200 g Vollmilch (pasteurisierte Frischmilch mit 3,5% Fett) 20 g Vollkornflocken unter Erwärmen einrühren und aufkochen, 20 g Orangensaft vor dem Füttern dazugeben.

80 Tätigkeit in der Milchküche

■ Die Kindernährmittelindustrie hat mit trinkfertiger Flüssignahrung (Fluidmilch) und mit leicht lösbaren Nährmaterialien in perlierter oder Instantform (Heilnahrungen, Breie) Grundlagen für eine stille Revolution im Kern einer Kinderklinik gebracht: Die Notwendigkeit der Milchküche ist in Frage gestellt, viele Kinderkliniken kommen heute ohne Milchküche im herkömmlichen Sinne aus. Die Nahrung wird dann in den kleinen Teeküchen auf Station zubereitet, der Milchküche bleibt nur noch die Aufgabe der zentralen Reinigung und Sterilisierung von Flaschen und Saugern. Im einzelnen sind heute folgende Systeme gegeben:

1. *Verwendung von Pulvermilchen und Herstellung des Tagesbedarfes der Klinik.* Nach Abfüllung in die Flaschen wird die Nahrung schnell abgekühlt und in einer lückenlosen Kühlkette bis zum Zeitpunkt der Fütterung weitergeführt. Dieses System wäre dadurch zu verbessern, daß die auf Vorrat hergestellten Nahrungen einer sog. Schlußsterilisation unterzogen werden (etwa 108 °C), was aber zur Verminderung des Vitamingehaltes und zu einer Qualitätsminderung des Milcheiweißes führt. Daher wird anderenorts mit niedrigeren Temperaturen zwischen 80 und 90 °C gearbeitet, dann aber besser von Schlußpasteurisierung gesprochen; die Keimreduktion kann bei diesem Verfahren nicht so weit gehen wie bei den hohen Temperaturen.

2. *Verwendung von keimfreien Flüssignahrungen (Fluidnahrungen) in der Milchküche.* Diese Nahrung kann auf Flaschen verteilt werden, sie ist (in der Kühlkette) nach 24 Stunden noch zu 90% bakteriologisch einwandfrei.

3. *Herstellung der trinkfertigen Nahrung auf Station.* Fluidmilchen werden auf Station in gereinigte und sterilisierte Flaschen gegeben und nach Aufwärmen gefüttert. Die Industriepackungen sind nach Öffnen, im Kühlschrank gehalten, über 2 bis 3 Mahlzeiten einwandfrei haltbar. Heilnahrung und Breie müssen in der Stationsküche jeweils zubereitet werden, wobei die gute Lösbarkeit arbeitssparend ist.

Das heute gebräuchlichste System ist das an 2. und 3. Stelle genannte. Grundsätzlich gilt, daß teilweise verfütterte Flaschen nicht für eine zweite Mahlzeit aufgewärmt werden dürfen, der restliche Inhalt muß vernichtet werden. Für den Betrieb von Milchküchen gibt es strenge hygienische Vorschriften, die in einer Verordnung über diätetische Lebensmittel enthalten sind.

■ Für die Tätigkeit in der Milchküche lassen sich einige Vorschriften aufstellen und **Vorsichtsmaßnahmen nennen,** die für alle Kliniken Geltung haben dürften:

– Vor dem Einsatz in der Milchküche müssen Rachenabstrich und Stuhluntersuchung negative Befunde ergeben haben. Eine Ausnahme davon besteht nur dann, wenn aus unvorhersehbaren Gründen (z. B. Erkrankung der Milchküchenschwester) der Dienst sofort aufgenommen werden muß. Das Untersuchungsmaterial muß dann sofort abgesandt werden. Die betreffende Person gilt zunächst als „vorläufig tätig", bis das einwandfreie Hygieneergebnis bekannt ist. Die Stuhlprobe wird einmal jährlich wiederholt.

– Nicht in der Milchküche Tätige dürfen diese nicht betreten.

■ **Hygienemaßnahmen in der täglichen Arbeit:** Sorgfältige hygienische Händedesinfektionen, kurze Fingernägel, kein Nagellack. Kein Hand- oder Unterarmschmuck. Täglich frischer Kittel. Rutschfeste, sichere Schuhe, die nur in der Milchküche getragen werden. Kopfbedeckung während des Zubereitens der Nahrung und des Abfüllens.

– Hauteiterungen (Panaritien), fieberhafte Infekte der Luftwege, vor allem gastroenteritische Symptome müssen sofort gemeldet werden. Im Einzelfall wird jeweils besprochen, ob die Betroffene evtl. mit Behandlung in der Milchküche weiter arbeiten kann.

– Bei Störungen an den Apparaten (Sterilisatoren, Spülmaschine oder andere) muß sofort Meldung erstattet werden, damit gegebenenfalls auf Fertignahrungen ausgewichen werden kann.

– In 1–4wöchentlichen Intervallen finden Keimgehaltskontrollen an den hergestellten Nahrungen im Hygieneinstitut statt. Der Transport dorthin soll nicht durch die Post, sondern direkt durch Boten erfolgen, um eine exakte Bestimmung von Keimzahlen zu erhalten. Tolerante Keimzahlen ergeben sich aus der Diätverordnung. Es dürfen keine gramnegativen Keime nachweisbar sein, die Gesamtzahl darf 10 000 Keime und 150 Sporenbildner pro ml nicht übersteigen.

81 Sterben, Versorgen eines toten Kindes

■ *Sterben ist der Übergang vom Leben zum Tod, die letzte Phase nennt man Agonie* (zur pflegerischen Situation s. S. 40). Der Zeitpunkt des Todes (Exitus) muß genau festgehalten werden. Das Herannahen des Todes ist meist gekennzeichnet durch erhöhte oder erniedrigte Körpertemperatur, allgemeine motorische Unruhe oder auffallende Ruhe, bei manchen Kindern durch Angst, bei den meisten durch zunehmende Somnolenz und Bewußtlosigkeit, durch Schlechterwerden der Atmung, der Herzaktion (EKG) und des Kreislaufs. Die Atmung kann unregelmäßiger, flacher, schneller oder tiefer und langsamer werden. Rasselnde Atemgeräusche werden mitunter hörbar. Zeichen der Kreislaufschwäche sind kalter Schweiß, kalte Extremitäten, weiße Nasenspitze, blasse oder bläulich marmorierte Haut, rascher, schneller und unregelmäßiger Puls, sinkender Blutdruck. Das Sterben kann Tage dauern, aber auch nur Sekunden. Zeigt der Organismus keine Lebenszeichen, insbesondere keinen Herzschlag und keine Atmung mehr, ist das Gesicht verfallen, das Auge trüb, die Pupille weit und starr, spricht man

■ vom **klinischen Tod.** Dennoch ist diese Tatsache noch kein endgültiges Urteil, da die Körperorgane auch nach Stillstand von Kreislauf und Atmung noch einige Zeit Überlebensfähigkeit haben. Der Organismus kann Sekunden bis Minuten nach dem sog. Todeseintritt wiederbelebt, *reanimiert* werden. Dauert der klinische Tod an, sind Reanimationsbemühungen erfolglos oder ohne Aussicht, sind die Funktionen der lebenswichtigen Organe vollkommen erloschen, spricht man

■ vom **absoluten Tod.** Ein feiner Indikator ist das EKG und das EEG, das dann keinerlei Ausschläge mehr zeigt: „*Nulllinien-EEG*". Weitere *sichere Zeichen des Todes* sind Erkalten des Körpers, Auftreten von Leichenflecken (zuerst am Rücken bei Rückenlage des Sterbenden) und Leichenstarre (beginnt Stunden nach dem Tod, Lösen nach 1 bis 3 Tagen).

■ **Hirntod** ist der irreversible Funktionsausfall ausgedehnter, mit Bewußtseinsfunktionen verbundener Hirnabschnitte (Koma, Reaktionslosigkeit und Nullinien-EEG). Das Versagen von Herz-Kreislauf und Atmung wird nur durch künstliche Beatmung und medikamentös verhindert; ein Absetzen dieser Hilfen würde in kürzester Zeit zum Tod des Kranken führen.

■ **Wiederbelebungsmaßnahmen.** Da der klinische Tod kein absoluter Tod sein muß, entscheidet der Arzt darüber, ob Wiederbelebungsmaßnahmen ergriffen werden sollen. Ist der Pflegende bei plötzlichem, unvorhergesehenem Todeseintritt zunächst allein, ist er verpflichtet, Wiederbelebungsversuche bis zum Eintreffen des Arztes einzuleiten.

■ **Versorgung des toten Kindes.** Das Kind wird flach gelagert, Kissen und Decken werden entfernt. Entfernen von Sonden, Drainagen, Pflasterresten usw. Eventuell muß der Mund-Nasen-Rachen-Raum noch einmal abgesaugt werden. Das Kind waschen und anziehen. Geöffnete Augen werden zugedrückt. Um die Augen geschlossen zu halten, wird ein feuchter Tupfer auf die Lider gelegt. Der herabgesunkene Unterkiefer kann mit einer Rolle unterstützt oder mit einer Mullbinde hochgebunden werden, bis die Totenstarre eingetreten ist. Die Hände werden auf der Brust übereinander gelegt, Blumen dazwischen. Zuletzt wird ein sauberes Leinentuch über das Kind gebreitet, das Zimmer aufgeräumt und möglichst Blumenschmuck ans Bett gestellt. Wartende Angehörige können nun ins Zimmer geführt werden, falls nicht die Eltern von sich aus schon beim Betten ihres Kindes dabei sein wollen. Das Kind soll bald in den Leichenraum gebracht werden. Meist ist es üblich, an einem Fuß einen Zettel mit Name, Datum und Sterbezeit anzubringen. *Kinder mit islamischem Glauben:* die Hände nicht falten. Das Kind nicht anziehen, nackt in ein Tuch einschlagen.

82 Zusammenarbeit mit dem Reinigungspersonal

■ Die Reinigung der Krankenstationen ist heute meist Reinigungsfirmen übertragen. Pflegende und Ärzte sind dankbar, wenn sie Reinigungspersonal haben, das in großer Sorgfalt und Sauberkeit seine wichtige Aufgabe erfüllt. Sie wünschen sich auch, daß diese einen guten menschlichen Kontakt zu ihnen und zu den Kindern haben und sich ihrer Station zugehörig fühlen. Es ist anzustreben, daß in dieser Arbeitsgruppe nur wenig Wechsel vorkommt. Dieser Wunsch ergibt sich gerade auch aus einer Reihe von Erwägungen und Vorschriften, die für diesen Dienstleistungsbereich speziell in einer Kinderklinik gelten müssen.

▨ Es ist eine besondere und dabei durchaus oftmals schwierige Aufgabe, insbesondere der Stationsleitung und ihrer Vertreter, **das Reinigungspersonal in ihre Aufgabe einzuweisen** und zu überwachen. Es sind weitgehend immer wieder die gleichen Bitten und Forderungen, die an diese Personen gerichtet werden müssen. Es hat sich als zweckmäßig erwiesen, die wichtigsten Einzelheiten auf einem **Merkblatt** zusammenzufassen, das sich mit folgendem Inhalt an das Reinigungspersonal wendet:

– Sprechen Sie bei Dienstantritt auf einer neuen Station mit der Stationsleitung oder ihrer Stellvertretung alle Einzelheiten durch, die für diese Station speziell zu beachten sind. Fragen Sie jeden Tag nach Besonderheiten, die zu bedenken wären.

– Beachten Sie streng die Hygiene- und Isolierungsvorschriften: Schließen Sie sorgfältig die Zimmertüren. Benutzen Sie exakt die Schleusen, d. h.: die zweite Tür darf erst geöff-

net werden, wenn die erste geschlossen ist. Auch beim Putzen in der Schleuse darf immer nur eine Tür geöffnet sein. Fassen Sie die Kinder nicht an. Geben Sie den Kindern keine Spielsachen, die aus dem Bett gefallen sind, zurück ins Bett. Reichen Sie keine Spielsachen oder Speisen von Kind zu Kind. Gehen Sie wie Ärzte und Pflegepersonal anschließend an die frische Luft, wenn Sie in einem Zimmer mit Masern- oder Windpocken-Kindern waren („lüften").

– Haben Sie auf einer Station sowohl Zimmer mit Infektionskrankheiten als auch ohne Infektion, so reinigen Sie zuletzt die Zimmer mit den an einer Infektionskrankheit erkrankten Kindern.

– Bitte achten Sie mit uns auf die Sicherheit der Kinder, indem Sie versehentlich offene Bettgitter und versehentlich offene Fenster schließen, falls kletternde Kinder ins Freie stürzen könnten. Öffnen Sie Fenster nur so lange zum Lüften, wie Sie selbst im Raum bleiben.

– Sie können mitunter auch wichtige Beobachtungen machen, die Sie sofort melden sollten, so wenn ein Kind einen schweren Hustenanfall bekommt (z. B. bei Keuchhusten), einen Krampfanfall (sog. epileptischer Anfall) oder erbrechen sollte.

– Zu Ihrem eigenen Schutz ist darauf zu achten, daß Schwangere in den ersten drei Monaten der Schwangerschaft nicht zur Reinigung von Zimmern mit an Röteln erkrankten Kindern herangezogen werden sollen. Sollte dies versehentlich doch geschehen sein, wird um sofortige Benachrichtigung des Chefarztes oder des Oberarztes gebeten, damit Gegenmaßnahmen ergriffen werden. Prophylaktische Röteln- (und auch Hepatitis-B-)Schutzimpfung sollte vor Arbeitsantritt erwogen werden.

83 Juristische Fragen und Probleme in der Tätigkeit der Kinderkrankenschwester und des Kinderkrankenpflegers *

■ **Kann Medizin ohne Risiko sein?** Die Not des kranken Menschen sucht Hilfe in den Fähigkeiten der Medizin. Diese sind getragen von Ärzten und Pflegenden, denen als weitere Helfer medizinisch-technische Assistentinnen und andere Berufe zur Seite gestellt sind. Das alte lateinische Wort *„nil nocere"* (niemals etwas tun, was dem Patienten schadet) steht als eine entschiedene Forderung über unserem Gesundheitswesen, über jedem Krankenbett. Auf dieses Wort haben sich alle verpflichtet. *Leider kann man aber nicht davon ausgehen, daß medizinische, in Heilungsabsicht angesetzte Maßnahmen nur positive und keine negativen Auswirkungen auf den Kranken haben.* Bei seiner Individualität und bei der Differenziertheit der eingesetzten Mittel kann eine Schädigungsmöglichkeit von diagnostischen und therapeutischen Bemühungen nie ausgeschlossen sein, wenn sich auch deren Wahrscheinlichkeitsgrad in fast allen Fällen übersehen und – falls eine schädigende Nebenwirkung eingetreten ist – deren Auswirkungsgrad weitgehend begrenzen läßt.

Dabei ist grundsätzlich kein Unterschied zwischen irgendwelchen Zeitspannen in der Medizingeschichte zu erkennen, und gewiß trifft die häufig geäußerte Sorge nicht zu, daß die heutige Medizin besonders gefährlich sei, da sie sich soweit von der „Natur" entfernt habe. Das Gegenteil ist vielmehr der Fall. Die heute angewandten Medikamente sind viel genauer in Wirkung und Nebenwirkung zu übersehen als die aus so vielfältigen Bereichen der Natur früher stammenden Heilmittel (Pflanzen, Tierprodukte, Mineralien). Die heutige Medizin vermag dabei sehr viel mehr zu erreichen als die der früheren Jahrhunderte, mehr Menschen zu heilen oder wenigstens in ihren Krankheitssymptomen zu bessern, die früher verstorben oder einem Siechtum entgegengegangen wären. Erzielt ist diese bessere Medizin durch intensiv-wirksame und gezielt-ansetzende Medikamente oder durch neuere Operationstechniken oder durch weitere moderne Therapien wie die Radiotherapie. Begleitet ist diese bessere Medizin aber von einem hohen Risiko an unerwünschten Nebenwirkungen, die viele dieser hochkomplizierten, eingreifenden Therapien mit sich bringen. Gutes und Erwünschtes in Diagnostik und Therapie und eine damit verbundene Belastung, Risiko und Therapiechance sind leider oft untrennbar verknüpft. Um nur ein einfaches Beispiel zu nennen: Der Chirurg muß schneiden, um einen Tumor zu entfernen. Und ein Beispiel aus unserer Zeit: Heilungserfolge bei Leukämien werden nur deshalb heute möglich, weil man die Kranken einer maximal belastenden Therapie unterzieht. Man könnte sicherlich die Medizin in mancher Hinsicht risikoärmer machen, würde man auf risikobeladene Medikamente oder Operationstechniken verzichten. Dies bedeutet aber, auch auf die möglichen Heileffekte dieser Stoffe und Maßnahmen zu verzichten.

■ *Manche Nebenwirkungen sind zu erwarten,* im voraus zu besprechen und als Risiko vom Kranken und von den Therapeuten zu kalkulieren. Der Kranke erwartet dazu einen Rat des Arztes, er muß dann entscheiden, ob er dieses Risiko auf sich nehmen will. Manche Komplikationen im diagnostischen und therapeutischen Ablauf stellen *aber einen gänzlich unerwarteten Zwischenfall dar.* Man weiß also auch um solche Ereignisse in der medizinischen Tätigkeit, geht bei ihrer Seltenheit aber im Aufklärungsgespräch nicht unbedingt auf sie ein und kann sie auch im Einzelfall nicht sicher einkalkulieren. Aus der allgemeinen Erfahrung muß man also sich auch auf Überraschungen gefaßt machen. So sind manche Aussagen des Arztes nur *„nach menschlichem Ermessen"* formuliert.

Das Vorhaben des „nil nocere" scheint also eine Utopie und für eine eidähnliche Verpflichtung eine leere Sprachformel früher wie heute zu sein. Man muß aber die daran geknüpfte Haltung der Therapeuten anders sehen und weniger als gesichertes Versprechen, sondern mehr als fest-angestrebtes Ziel interpretieren: Eingeschlossen ist in Gedanken, daß nicht nur der Kranke, sondern auch Arzt und Pflegender zu akzeptieren haben, daß eine Medizin nicht ohne Risiko sein, sondern dem Kranken auch Schaden zufügen kann. Dieses Risiko muß man bejahen und mittragen als eine prinzipiell unabweisbare Handlungsfolge im Alltag um der positiven Seiten einer Therapiemaßnahme willen. Man kann

---

* Dr. jur. Norbert Hertl danke ich für die Durchsicht des Manuskriptes.

dies verkraften, wenn man *die Überzeugung hat, daß die angesetzte Maßnahme notwendig ist* (wie das Wort es sagt, für diesen Patienten, in dieser Situation) *und daß ein Unterlassen dieser Maßnahme auch eine Chance zur Heilung vergeben würde.* Entscheidend also ist die auf den einzelnen Kranken bezogene Einstellung, unter der ein Therapeut, ob Arzt oder Pflegender, tätig wird. So kann der wertvolle alte Grundsatz auch heute seine Tragfähigkeit beweisen: „Alles nur tun, was dem Kranken nützt, eine Hilfe sein und möglichst keinen Schaden zufügen!"

■ **Einige Rechtsbegriffe.** *Strafrecht und Zivilrecht regeln das Zusammenleben der Menschen.* Auch im Medizinbereich wird so von einer aus Erfahrung formulierten Rechtsordnung kontrolliert. Arzt und Pflegender unterliegen dabei zivilrechtlich und strafrechtlich gleichen juristischen Regeln wie alle anderen Bürger. Es gibt also *für den Medizinbereich keinen gesonderten Rechtsstandpunkt.* Gewiß gibt es in der Medizin spezielle Rechtsfragen, die durchaus für jede Zeit charakteristische Färbungen neben den ewig gleichwichtigen Fragen zu Leben, Gesundheit und Besitz des Mitmenschen haben können.

■ Nach dem *Zivilrecht* klagt ein Geschädigter gegen den Schädiger auf Schadensersatz (Zivilprozeß); der Richter entscheidet über die Berechtigung dieser Forderung. Nach dem *Strafrecht* erfolgt eine staatliche Ahndung sozialwidrigen Verhaltens; durch ein Strafverfahren ist eine Verurteilung zu einer Geld- oder Freiheitsstrafe möglich.

■ *Bei einer Schädigung des Kranken* erfolgt eine Schuldzuweisung an die Träger der Therapie (Arzt, Schwester, Pfleger, Krankenhausträger), wenn nachgewiesen werden kann, daß diese durch Außerachtlassen der in der fraglichen Situation gebotenen Sorgfalt verschuldet wurde. *Nachzuweisen wären also ein ursächlicher Zusammenhang und fahrlässiges Verhalten.* Wir können uns in diesem Zusammenhang auf die Fahrlässigkeit, z. B. durch Nachlässigkeit und mangelnde Vorsicht, beschränken, da eine vorsätzliche Schädigung eines Kranken durch Arzt oder Pflegepersonal in aller Regel nicht vorkommt. *Wer also die erforderliche Sorgfalt außer acht läßt, handelt fahrlässig.*

Für die zivilrechtliche Seite reicht dabei aus, daß der angelegte Sorgfaltsmaßstab dem Leistungsstandard entspricht, den man von einem gewissenhaften Angehörigen des Krankenpflegeberufes erwarten kann. Andererseits werden im Krankenhausbereich Ansprüche schon deshalb einklagbar, weil die gegebene Institution diesem Maßstab nicht entsprach. Es war in einem solchen Falle ein geschlossener Vertrag zur bestmöglichen Versorgung des Kranken nicht erfüllt und deshalb eine Pflicht zum Schadensersatz gegeben. Man kann sich also nicht damit herausreden, eine gegebene Handlung sei an dem betreffenden Krankenhaus „üblich". Man fordert einen allgemein-gültigen hochwertigen Maßstab vom Krankenhausträger, vom leitenden Arzt und von der Pflegedienstleitung, was sich im einzelnen darin zeigt, wie diese um qualifizierte Mitarbeiter, um einwandfreie Geräte und auch um einen aktualisierten Wissensstand bei sich und ihren Mitarbeitern bemüht sind. Man setzt die gleichen Ziele und den Einsatz dafür beim einzelnen Mitarbeiter voraus. Ist in dieser Hinsicht das Verhalten allseits sorgfältig, kann man seiner Arbeitsleistung auch in juristischer Hinsicht sicher sein. Wer also – jeweils auf seiner Ebene – so handelt, wie es in seinem Beruf nach anerkannten Regeln angeraten und für den einzelnen Kranken erforderlich ist, handelt korrekt und nicht fahrlässig.

■ *Der Vorwurf der Fahrlässigkeit und mangelnden Sorgfalt gilt immer einer einzelnen Handlung oder Unterlassung.* Als schuldig haftend wird dabei entweder das System der Arbeit (Krankenhausorganisation) oder der einzelne getroffen.

Bei einer Beurteilung durch das Strafrecht (im Gegensatz zum Zivilrecht) zählt nicht der objektive, sondern der subjektive Begriff der Fahrlässigkeit. Es wird also entschieden, wie weit eine Schuld einer bestimmten Person selbst zugewiesen werden kann, ob sie nach ihren eigenen Kenntnissen und Fähigkeiten imstande gewesen wäre, anders zu handeln. Dies ist in einem konkreten Fall der fahrlässigen Körperverletzung oder fahrlässigen Tötung die Frage und entsprechend zu beurteilen. Nicht selten strengt ein Kläger, dem eigentlich (nur) an einem Schadensersatz liegt, ein strafrechtliches Verfahren an, weil dann, kommt es mit Hilfe des Staatsanwalts in Gang, die Prozeßkosten von der Staatskasse bzw. dem Angeklagten zu tragen sind; mit seinen zivilrechtlichen Ersatzansprüchen hängt er sich dann diesem Schuldspruch an.

■ *Juristen haben ihre eigene Sprache,* die gerade wir Mediziner, Ärzte und Pflegende in einer Einheit gedacht, oft nicht verstehen können. Wir formulieren häufig anders; aus einem solcherart anderen Denken ergeben sich nicht selten Mißverständnisse und der Eindruck einer ungerechten juristischen Behandlung. Dies soll mit einem Beispiel belegt sein. Der Jurist sagt, daß jeder diagnostische und therapeutische Eingriff eine rechtswidrige Körperverletzung darstellt, *aber* dieser ist als Körperverletzung toleriert und erlaubt, *wenn und weil* der Patient in diesen Eingriff in seine Persönlichkeit eingewilligt hat. Dies ist also eine Definition der Medizin vom Negativen her, während wir die Medizin, getragen von Berufsgruppen, die am besten um das Heil und Wohl für den Kranken wissen und ihm entsprechen wollen, als etwas Positives ansehen und definieren würden. Die Einwilligung des Patienten wird dabei aber vom Juristen noch näher bestimmt. Sie ist nur dann rechtswirksam, wenn der Kranke die Tragweite der geplanten ärztlichen Maßnahme tatsächlich überblicken kann. Der Patient oder sein Rechtsvertreter – das sind bei einem kranken Kind die Eltern – muß dann entscheiden, ob er das Risiko einzugehen bereit ist.

■ **Arbeitsprinzipien der Pflegenden.** Schwester und Pfleger, die engsten Mitarbeiter des Arztes, haben *vielfältige Aufgaben im Prozeß der Krankheitserkennung und der Therapie.* Sie arbeiten unter zweierlei Aspekten.

▪ Einerseits haben sie ihre Aufgabe zu erfüllen *aus ihrer alleinigen Verantwortung,* die sich aus ihrer Berufswahl, ihrer Ausbildung, ihrer durch das Examen gegebenen Bestätigung ihres Könnens, aus einer zusätzlichen speziellen Schulung für Sonderaufgaben, aus ihrer eigenen Fortbildung und aus ihrer in Jahren gewachsenen Erfahrung ergibt. Diese Voraussetzungen bringen ihnen die Weite ihrer Arbeits- und Wirkungsmöglichkeit, das Maß einer großen Möglichkeit, ihrer eigenen Fähigkeit sicher zu sein, wenn sie am Kranken handeln. Diese Weite gibt ihnen aber auch ein Feld an Verantwortlichkeit, ein großes Feld, in dem sie allein verantwortlich zu bestehen haben.

▪ Andererseits haben die Pflegenden in einigen anderen Bereichen die Aufgabe, *dem Arzt in einer weisungsgebundenen Abhängigkeit Assistenzhilfe* zu leisten. Dabei haben sie als Ausführende zwar nicht für die Anordnung selbst Verantwortung, sie haben aber doch für die richtige Anwendung der vom Arzt als notwendig und richtig gedachten Maßnahmen so zu wirken, wie man es ihnen kraft ihrer Kenntnisse zutrauen und zumuten kann. Ohne dieses Zusammenwirken zwischen

Arzt und Pflegenden kann es keine fruchtbare Medizin geben. Auch dieser Dienst der Pflegenden ist zugleich ihr Verdienst, wenn Leiden gemildert und Krankheiten überwunden werden können. Ihre *Verantwortungspflicht findet dort eine klare Begrenzung,* wo sie nicht für den diagnostischen oder therapeutischen Entscheidungsansatz oder die Arbeitsorganisation, sondern nur für die Ausführung oder Überwachung einer Maßnahme verantwortlich sein müssen.

■ **Arbeitsorganisation in einem Krankenhaus.** Damit man um so klarer herausheben kann, was Aufgabe, Pflicht und Verantwortung der Pflegenden ist, sei zunächst ein Überblick über die Rechtsgrundlagen in der Medizin gegeben, wie sie der Arzt und die Pflegenden jeweils mit ihren Augen sehen und sehen müssen.

Die verpflichtende Rechtsordnung des Gesundheitswesens geht davon aus, daß *der Arzt den Kranken behandelt.* Es besteht also eine *arztzentrierte Rechtsauffassung.* Zu dieser Behandlung gehören alle Maßnahmen, die dem Erkennen der Krankheit (Diagnostik) und der Heilung oder Linderung (Therapie) dienen. Die Behandlungsmethoden müssen den anerkannten wissenschaftlichen Erkenntnissen entsprechen, für den konkreten Fall erforderlich und ausreichend sein.

■ Der Arzt handelt auf dieses Ziel hin in eigener Verantwortung entsprechend seiner Fachausbildung. Dem Pflegepersonal fehlt eine solche Ausbildung. Dieser Personenkreis darf somit nach dem Gesetz keine diagnostischen oder therapeutischen Entscheidungen treffen. Ein Pflegender kann also einen Patienten weder selbständig beraten noch behandeln, selbständig, das heißt: in alleiniger Verantwortung. Diese Aufgabe des Arztes ist dem Pflegepersonal im Grunde auch nicht übertragbar. *Übertragbar, delegierbar sind nur Teilaufgaben,* für deren richtigen Ansatz und deren richtige Durchführung dem Arzt die Verantwortung bleibt. Man spricht daher neben der direkten Verantwortung des Arztes, die er für seine persönlichen Handlungen hat, im Hinblick auf die Tätigkeit der Pflegenden *von seiner alleinigen Anordnungsverantwortung.*

▪ Dabei gibt es nur eine *Ausnahme: die Situation eines Notfalles.* Dann ist ein Pflegender, nicht weil er Krankenschwester oder -pfleger ist, sondern wie jeder Bürger schlechthin verpflichtet, dem Mitmenschen die augenblicklich notwendige, bestmögliche Hilfe zu leisten. So steht es im Strafgesetzbuch. Daß ein Pflegender diese Hilfe im Einzelfall besser als ein medizinischer Laie geben kann, steht außer Zweifel. Eine solche Situation gibt es vermehrt im Rahmen seiner beruflichen Tätigkeit, so daß er auf einer Station bei einem akuten Zwischenfall nicht nur berechtigt, sondern verpflichtet ist, aus eigener Erwägung Behandlungsmaßnahmen lebensrettend anzusetzen und anzuwenden, falls dafür ein Arzt nicht schnell genug erreichbar ist. Dazu ein bekanntes Beispiel: Atemstillstand oder Herzstillstand verlangen aus eigener Entscheidung Wiederbelebungsversuche bis zum Eintreffen des Arztes. Auf einer intensivmedizinischen Station kann dazu auch eigenmächtige Intubation des Kranken gehören, wenn eine Schwester oder ein Pfleger sich diese Methode zutrauen können. Außerhalb einer sogenannten *Notkompetenz* darf somit ein Pflegender einen Kranken nicht selbständig behandeln.

Man merkt manchen dieser Ausführungen sicher an, wie sehr da jedes Wort bedacht und zum Verständnis dessen, was gesagt werden will, bedeutsam ist.

■ *Warum will die Rechtsordnung diese Zentrierung auf den Arzt?* Indem so deutlich voneinander abgesetzt wird, was Sache und Verantwortung des Arztes und der Pflegenden ist, wird sichtbar, wie sehr man im Interesse des Kranken von einer einheitlichen Auffassung „dieser Krankheit in diesem Menschen" ausgehen will, um für den Patienten eine widerspruchslose Geschlossenheit von Diagnostik und Therapie zu erzielen. Erst bei näherem Zusehen erweist sich dieser juristische Arbeitsentwurf als eine Rahmenkonstruktion, in dessen umspanntem Feld auch der Pflegende ein hohes Maß an freigestalteter Arbeit und eigener Verantwortung erhalten kann und praktisch immer auch besitzt.

Das Wirken eines therapeutischen Teams verlangt nach einer *sinnvollen Organisation* im Personellen der einzelnen Heilberufe, in den technischen Hilfsdiensten (Labor, Röntgen, Sterilisierung, Apotheke, Küche, Einkauf, Wäscherei usw.) und in der Geräteversorgung (Einkauf, Wartung und Pflege, Überprüfung der Funktionstüchtigkeit). Eine diesbezügliche Verantwortung liegt bei der Krankenhausleitung (bei leitenden Arzt und in der Pflegedienstleitung (sog. *Organisationsverantwortung*). Zur nötigen Sorgfalt in der Organisation kann die *Ausarbeitung von Arbeitsrichtlinien* gehören, nach denen sich nachgeordnete Ärzte und Pflegende u. a. zu

richten haben (z. B. Medizinische Geräteverordnung). Von großer Bedeutung für die Arbeit in einem Krankenhaus ist das *Arbeitsklima* zwischen Ärzten und Pflegenden, unter Ärzten oder unter Schwestern und Pflegern, das nicht nur von jedem einzelnen Mitarbeiter, sondern eventuell auch von bestimmten Arbeitsvoraussetzungen abhängig sein kann.

■ **Grundpflege und Behandlungspflege.** In der Arbeit der Pflegenden unterscheidet man Grundpflege und Behandlungspflege. Wir müssen von diesen beiden Begriffen im folgenden ausgehen, obwohl diese sprachlich nicht glücklich sind. Gerade heute müssen wir dies so empfinden, wo wir die Arbeit der Pflegenden, so vielgestaltig wie sie ist, in einer geschlossenen Ganzheit sehen möchten, wie wir dies auch für den Arzt tun. Diese Zweiteilung hat längst auch zu sehr den unangenehmen Beigeschmack einer Rangordnung, als wäre die *Grundpflege* weniger wichtig und wertvoll und als würde sich der besondere, ein höherer Wert einer Schwester oder eines Pflegers, vor allem in der *Behandlungspflege* erkennbar machen (man glaubt es auch daran zu erkennen, wie weit die Grundpflege, vor allem in der Pflege der Erwachsenen, dem Hilfspersonal überlassen wird).

■ Grundpflege ist vordergründig wichtige Aufgabe der examinierten Schwester und des examinierten Pflegers! Die für den Kranken in menschlicher Hinsicht zunächst und vor allem wichtigen Hilfen werden ihm im Rahmen der Grundpflege gegeben: Zeichen der mitmenschlichen Nähe, Verständnis für sein Leiden, Rat und Anleitung zur Geduld, Mut zur Überwindung, Stärkung in der Angst. In recht wirkungsvoller Weise kann man dies nur mit Kenntnis und Erfahrung eines vollausgebildeten (examinierten) Pflegenden, nicht schon mit dem Eingangswissen einer Schülerin oder eines Schülers oder des Pflegehilfspersonals. Zudem erfährt die pflegende Person sehr viel in dieser Nähe zum Patienten, was für diesen Krankheitsfall als Erkenntnis bedeutsam ist. Auch dies geht in das Bestreben, Individualmedizin zu treiben, in das Mosaikbild der ärztlichen Diagnostik ein und wird im Rahmen der Therapie gebührend berücksichtigt. Und zudem: Wenn ein Pflegender dem Kranken mit menschlich-wohltuender Fürsorge Unruhe und Spannung nehmen und Schmerz vermindern kann, ist dies unserer Alltagserfahrung nach schon ein wichtiger Teil der spezifischen Behandlung des Leidens, das zur Krankenhausaufnahme geführt hat.

Wir sehen, daß wir gerade unter der heute gewandelten Auffassung von den Schwerpunkten einer patientenzentrierten Medizin den Begriffen einer Grundpflege oder Behandlungspflege, wie sie bisher verstanden und bewertet wurden, nur skeptisch gegenüberstehen können. Beide Begriffe definieren keine scharf-abgegrenzten Aufgabenbereiche, vielmehr gehen deren Einzelheiten in Grenzbereichen ineinander über. Dennoch, aus didaktischen Gründen müssen wir mehr das Trennende als das Verbindende dieser Begriffe betonen.

■ **Probleme in der Grundpflege.** Im Rahmen der Grundpflege folgt *der Pflegende in eigenem Leistungsvermögen und weitgehend in eigener Verantwortung* der medizinischen Grundtendenz, Heilung und Linderung der Leiden des Kranken zu erzielen.

■ *Wo liegen Gefährdungen und Fehlerquellen in der Grundpflege?* Wird die Grundpflege aus Nachlässigkeit oder mangelnder Vorsicht nicht richtig erfüllt, entstehen *Pflegeschäden:*

- Schlechte Hautpflege führt zu Entzündungen oder Dekubitus.
- Die Nahrung des Kranken muß die richtige Temperatur haben, sie muß der Diät entsprechen und darf nicht ungeduldig gefüttert werden.
- Mangelnde Vorsicht führt zur Übertragung von Infektionskrankheiten auf andere Patienten (oder auch den Pflegenden selbst).

■ Vor allem in einem Kinderkrankenhaus bestehen zahlreiche Gefahren durch Unvorsichtigkeit:

- wenn kräftige Säuglinge nicht genügend festgehalten werden oder auf dem Wickeltisch frei liegenbleiben;
- wenn Bettengitter nicht geschlossen sind oder größere Kinder niedrige Gitter übersteigen können und dann stürzen;
- wenn Strangulationsunfälle durch schlechtsitzende Fixierungsbänder, durch Spielzeugschnüre z.B. am Spieltelefon oder durch Zuleitungsschnüre des Krankenhausrundfunks geschehen können;
- wenn die Aspiration kleiner Teilchen aus Kinderspielzeug möglich ist;
- wenn Elektrosteckdosen nicht „kindersicher" sind oder wenn durch zusätzliche Verzweigungsstecker der Effekt kindersicherer Wanddosen wieder aufgehoben wird;
- wenn an Weihnachten oder an Geburtstagen Kerzenlichter im Zimmer erlaubt werden;

- wenn Desinfektionsmittel und andere giftige Substanzen in falschen Behältern aufbewahrt werden;
- wenn ein Fenster in einem Zimmer mit unbeaufsichtigten Kleinkindern offenbleibt.

■ Ein vieldiskutiertes Thema ist in diesem Zusammenhang die Frage, ob bei *Entlassung eines Kindes* die übergebende Schwester oder der Pfleger verpflichtet ist, die Legitimation des Abholenden zu überprüfen. Hier geht es zum Beispiel bei geschiedenen Ehen um das alleinige Sorgerecht eines Elternteiles. Es ist auch schon die Sorge einer Entführung eines Kindes geäußert worden. Wenn der Abholende nicht mit demjenigen identisch ist, der das Kind ins Krankenhaus gebracht hat, oder wenn während der Besuchszeit die klare familiäre Beziehung zum Kind nicht erkennbar wurde, sollte bei der Entlassung Rückfrage beim Erziehungsberechtigten erfolgen. Wird ein Kind nicht von den Eltern, sondern von einem Dritten abgeholt, empfiehlt sich immer Rückfrage oder Vorlage einer Legitimation, es sei denn, der Abholende ist Pflegenden hinreichend bekannt.

■ Außerordentlich große Probleme kann die *Beaufsichtigung von sehr lebhaften, vielleicht erethischen Kindern sowie von Aufstehkindern* bringen, wenn diese schlecht erzogen, verhaltensgestört oder geistig retardiert sind. Den Auftrag aus dem mit dem Krankenhaus geschlossenen Vertrag, für die Sicherheit der Kinder und Jugendlichen zu sorgen, muß mit allen Möglichkeiten nachgekommen werden. Gewiß kann jeder Pflegende immer nur einen begrenzten Rahmen durch seine direkte Anwesenheit übersehen. Er hat aber in einer Sorge, ein Kind könnte, unzureichend beaufsichtigt, eine Dummheit zum eigenen Schaden oder zum Schaden anderer machen, dies weiterzumelden an die leitende Schwester, den leitenden Pfleger und/oder an den diensthabenden Arzt. So könnte z.B. ein nachts allein Pflegender schnell überfordert sein. Die Entschärfung einer solchen Situation kann dann durch ein Beruhigungsmittel, durch Anbinden des Kindes oder durch ein Gitterbett mit Dachaufsatz erfolgen. In bestimmten Fällen wäre auch eine Verlegung in eine kinderpsychiatrische Abteilung oder die vorzeitige Entlassung denkbar. Bei verhaltensgestörten Kindern muß man auch einmal befürchten, daß andere, kleinere Kinder in einem anderen oder im gleichen Zimmer geschlagen oder über die Maßen geängstigt werden.

■ Ein besonderes Problem ist das *Weglaufen eines Kindes*, ein Verschwinden ohne Vorzeichen. Hier entstehen für eine Klinik aufregende Stunden, bis das Kind wieder gefunden ist. Meist ist es aus Heimweh nach Hause gelaufen und glücklicherweise ist ihm nichts passiert.

■ **Probleme in der Behandlungspflege.** In der Behandlungspflege bringt *der Pflegende auch unterstützende Leistungen für die direkte Tätigkeit des Arztes. Die Anordnungsverantwortung* liegt beim Arzt. Die fach- und sachgerechte Durchführung der ärztlichen Anordnungen im Pflegebereich bringt der Pflegende eigenverantwortlich. Man spricht von seiner *Durchführungsverantwortung.*

■ Er muß sich also bei der Übernahme eines Auftrages über dessen Inhalt klar sein, sich aber auch sogleich darüber *Rechenschaft geben, ob er in der Lage ist, diese Aufgabe zu erfüllen.* Diese kritische Prüfung ist auch für den Arzt von entscheidender Bedeutung, da er bei der Übergabe eines Auftrages mit der korrekten Ausführung rechnet. So trägt ein Pflegender auch die sogenannte *Übernahmeverantwortung.* Merkt er erst während seiner Bemühungen, die gestellte Aufgabe auszuführen, daß er dies nicht kann (mangels Erfahrung, mangels Geschick, wegen unerwarteter Schwierigkeiten beim Patienten oder aus eigener Schwäche, z. B. in einer Übermüdungsphase), hat er unverzüglich dies mitzuteilen und den Auftrag begründet zurückzugeben.

■ Noch mehr als in der Grundpflege hat *der Arzt in diesem Zusammenhang die Aufgabe der Beaufsichtigung, Anleitung und Überwachung der Tätigkeit des Pflegepersonals.* Einige Grundsätze muß er besonders hochhalten, um seinerseits die besten Voraussetzungen für eine erfolgreiche Arbeit zu schaffen:

– *Die ärztlichen Anordnungen müssen klar sein,* schriftlich und mit Unterschrift erfolgen und im Dokumentationssystem eindeutig dem Patienten zugeordnet sein. Problematisch sind telefonische Anordnungen, hier ist größte Vorsicht geboten. Hat der Pflegende etwas nicht richtig verstanden (im Wortlaut oder nach dem Sinn der Sache), ist er zum Nachfragen verpflichtet. Sonst käme er in Konflikt mit dem Begriff der Übernahmeverantwortung: Der Arzt ginge irrtümlich davon aus, seine Anordnung sei richtig verstanden und die Aufgabe übernommen worden; in der Wirklichkeit träfe dies aber eventuell so nicht zu.

– *Der Arzt muß selbst laufend kritisch prüfen,* ob von ihm festgelegte Vorschriften und Richtlinien, die verbindlich für bestimmte Situationen in seiner Klinik sind, noch vernünftig oder ausreichend sind, ergänzt, ersetzt oder aufgehoben werden müssen.

– Einzelne Aufgaben können *nur solche Pflegende* übernehmen, die *die dafür nötigen qualifizierten Kenntnisse, Fähigkeiten und Fertigkeiten wirklich besitzen.* Ausbildung in der Krankenpflege mit Examensabschluß läßt eine weitgehende diesbezügliche Vermutung zu, diese allein reicht aber nicht aus. Hinzu kommt natürlich aus der Berufstätigkeit eine eigene Erfahrung, eine von Jahr zu Jahr steigende Erfahrung. Ferner kann man davon ausgehen, daß weitere Kenntnisse in der Pflicht zur Fortbildung im Beruf zugewachsen sind. Vom tatsächlichen Kenntnisstand muß sich aber der Arzt und die Pflegedienstleitung zunächst direkt überzeugen. Für manche Leistungen sind zusätzliche Ausbildungszeiten nötig, z. B. für die Tätigkeit innerhalb der sogenannten Intensivmedizin. Auf Injektionstechniken und ihre Beherrschung wird besonders eingegangen.

– Die Anordnungsverantwortung des Arztes schließt ein, daß er dem Pflegenden keine Aufgaben übertragen darf, die über den Rahmen einer routinemäßigen Durchführung hinausgehen, *keine Aufgaben also, die unübersehbare Gefahren einschließen* und somit die Möglichkeit der fachgerechten Wahrnehmung und situationsbezogenen Reaktion in Zweifel ziehen. Also muß der Arzt z. B. die Wirkung und Gefährlichkeit eines Medikamentes angemessen berücksichtigen und, falls er einen bestimmten Arbeitsauftrag gegeben hat, eventuell durch persönliche Anwesenheit die Gefahrensituation absichern.

■ Von den leider *sehr zahlreichen Situationen, in denen einem Pflegenden zum Nachteil des Kranken Fehler unterlaufen können,* seien nur einige angedeutet:

– oberflächliche Beobachtung eines Kranken, unzureichende Weitergabe der Beobachtungen;

– schlechte Führung im Dokumentationssystem, so daß wichtige Beobachtungsergebnisse für die ärztlichen Entscheidungen nicht zur Verfügung stehen; fehlerhafte Eintragungen, die den Arzt zu falschen Schlußfolgerungen führen;

– fehlerhaftes Anlegen von Verbänden, insbesondere von zirkulären Verbänden an den Extremitäten, die zu Durchblutungsstörungen führen; schlechte Polsterung von Schienen mit der Gefahr eines Dekubitus;
– fehlerhafte Temperaturregulierung bei Flüssigkeiten, die für Spülungen (Haut, Blase, Darm) verwendet werden; Herstellen unrichtiger Verdünnungen, z. B. von Desinfektionsmitteln oder vom Spülflüssigkeiten;
– falsche Temperatureinstellung von Wärmekissen auf dem Operationstisch oder von Lichtbügeln auf der Station mit nachfolgender Verbrennung; zu heiße Wärmeflaschen;
– mangelhafte Fixierung des Kranken auf dem Operationstisch mit ungenügender Polsterung und anschließenden Lähmungen;
– mangelhaftes oder fehlerhaftes Anbringen der elektrischen Pole beim elektrischen Operieren mit lokaler Verbrennungsgefahr;
– falsche Einstellung des Inkubators, mangelnde Desinfektion; am Beatmungsgerät falsche Schlauchführung, unzureichende Überwachung während der Beatmungstherapie.

Auf zwei Gebiete muß besonders eingegangen werden: auf den Umgang mit Medikamenten und auf die Durchführung von Injektionen, Infusionen, Blutentnahmen und Bluttransfusionen.

■ **Umgang mit Medikamenten einschließlich Infusionen und Injektionen.** Zur rechten Zeit, in richtiger Dosis das richtige Medikament dem Kranken zu geben, ist eine eigenverantwortliche Aufgabe der examinierten Schwester oder des Pflegers. Gemeint sind in diesem Zusammenhang in erster Linie die oral applizierbaren Medikamente, die rektalen Suppositorien und die Einläufe. *Der Pflegende muß sich dabei auf eine klare Anordnung des Arztes stützen können,* die normalerweise schriftlich fixiert ist. Fehlen diese klaren Angaben, ist er zur Nachfrage verpflichtet. Die Sorgfaltspflicht verlangt bei telefonischer Anordnung, daß der Pflegende eine schriftliche Notiz zur Kontrolle noch einmal vorliest. Bei schwierigen Sachverhalten kann er eine direkte schriftliche Anordnung durch den Arzt verlangen.

▨ *Im engeren Rahmen seiner eigenständigen Tätigkeit hat der Pflegende zu bedenken,*
– daß Medikamente nur in Originalbehältern entgegengenommen und aufbewahrt werden,
– daß Lagerungsvorschriften und Verfallsdaten exakt beachtet werden,

– daß Medikamente des Betäubungs- und Suchtmittelgesetzes abgeschlossen aufbewahrt und diesbezügliche Listen genau geführt werden.

▨ Zieht ein Pflegender für den Arzt Spritzen auf, muß die leere *Ampulle zur Prüfung unaufgefordert bereitgehalten* werden. Sind es mehrere Spritzen für mehrere Kinder, ist es besser, an jede Spritze ein Pflaster zu kleben mit dem Namen des Patienten und dem aufgezogenen Medikament.

■ Injektionen, Infusionen, Blutentnahmen und Bluttransfusionen sind Aufgaben des Arztes. Über die Ausführung von *Injektionen durch die examinierte Schwester* ist gerade in den letzten Jahren viel diskutiert worden. Die Standorte sind mittlerweile klar abgegrenzt. In der Zwischenzeit liegen Stellungnahmen der Bundesärztekammer, der Krankenpflegeverbände und der Deutschen Krankenhausgesellschaft (DKG) u. a. vor, die in sich deckungsgleich sind und die auch mit den folgenden Ausführungen übereinstimmen.

▨ *Subkutane und intramuskuläre Injektionen* können der Schwester oder dem Pfleger zur eigenverantwortlichen Durchführung angeordnet werden, wenn man sich ihrer fachlichen Qualitäten sicher ist. In manchen Kliniken existiert ein „Spritzenschein", der einem Pflegenden ausgestellt wird nach genügender Einweisung und nachdem er unter Aufsicht bewiesen hat, daß er intramuskuläre Injektionen einwandfrei ausführen kann; auch Juristen raten zu einem solchen Spritzenschein, weil er in einem Zweifelsfall einen überzeugenden Nachweis für die korrekte Einübung dieser Handlungsweise darstellt. *Intravenöse Injektionen* erfolgen nur durch den Arzt. Auch in eine liegende Venenpunktionsnadel oder in den Schlauch kann normalerweise ein Pflegender nicht injizieren. *Sonderregelungen* gibt es nur nach einer weiteren Fortbildung, wobei nicht nur diese Techniken besonders einzuüben sind, sondern auch ausreichender Unterricht in der Pharmakologie und Toxikologie der zu injizierenden Stoffe vonnöten ist. Diese Ausweitung der Tätigkeit des Pflegepersonals ergibt sich praktisch nur für die Arbeit *auf einer Intensivabteilung* und dort ist sie wohlbegründet bei den dringenden besonderen Problemen.

▨ *Infusionsflaschen* können von einer examinierten Schwester oder einem Pfleger am liegenden System ausgetauscht, das heißt neu angesetzt werden, wenn ihr Inhalt durch ärztliche Anordnung klar bezeichnet ist. Eigenständig verantwortlich ist dem Pflegenden die Prüfung der Flasche (keine Trübung, einwandfreier Verschluß?) und der richtige Anschluß ans Infusionssystem auferlegt.

Für die Zugabe von zusätzlichen Medikamenten in die Infusionsflasche bedarf es ebenfalls genauer ärztlicher Angaben in bezug auf die Person des Patienten, die Art und Menge des Medikamentes und des Zeitraumes der Verabreichung. Was in die Flasche gegeben wurde, ist an der Infusionsflasche zusätzlich zu vermerken.

◾ Eine *Bluttransfusion* ist immer eine ärztliche Aufgabe. Der Arzt muß die Übertragung einleiten, die Verträglichkeit mit eigenen Augen prüfen, und er muß dies auch in eigener Person weiterhin tun, wenn noch eine weitere Konserve beim selben Patienten angehängt werden muß. Er kann sich aber bei einwandfreier laufender Transfusion von einer ausreichend ausgebildeten Schwester oder einem Pfleger vertreten lassen, wenn er sich sicher weiß, daß diese der Risikolage dieser verantwortungsvollen ärztlichen Aufgabe entsprechen können.

◾ Besonders verantwortungsreich ist der *Umgang mit Zytostatika*. Mit Blick auf den Kranken müssen Dosierungen, Verdünnungen und Infusionszeiten besonders streng beachtet werden. Im Umgang damit muß auch daran gedacht werden, daß diese Substanzen für die Pflegenden mutagene, teratogene und karzinogene Wirkungen haben können, falls sie in den Körper und Stoffwechsel aufgenommen werden. Alle Gefahren sind vermeidbar durch das Tragen von Handschuhen und einer Brille als Augenschutz beim Verdünnen und Aufziehen solcher Medikamente, sowie durch Arbeit in einem sog. Abzugskasten.

◾ **Schweigepflicht.** Die Schweigepflicht verletzt, wer unbefugt (das heißt, ohne Einwilligung des Kranken) ein fremdes Geheimnis offenbart, das ihm als Arzt oder Angehöriger eines anderen Heilberufes anvertraut oder bekannt wurde.

◾ Die Schweigepflicht gilt *grundsätzlich auch gegenüber Verwandten* und anderen nahestehenden Personen, selbst wenn diese sich in gut gemeinter Besorgnis nach dem Befinden des Kranken erkundigen wollen. Erst die Befreiung von der Schweigepflicht läßt ein solches Gespräch zu. Für *Kinder, deren Eltern geschieden*

sind, kann sich das Recht, Auskünfte zu bekommen, eventuell nur auf einen Elternteil beschränken (Sorgerecht). *Ab dem 14. Lebensjahr eines Kranken* muß die Schweigepflicht eventuell auch auf die Eltern dieses Jugendlichen erweitert werden, erst eine nähere Besprechung mit dem kranken Jugendlichen macht Arzt und Pflegenden den Eltern gegenüber aussagefähig. Eine diesbezügliche schwierige Situation könnte sich bei einem 15jährigen Mädchen z. B. einstellen, wenn es wegen eines Abortus im Krankenhaus liegt. Aus höherwertigen Gründen würde die Schweigepflicht in einer solchen Situation aber eventuell entfallen, wenn für die Behandlung und die weitere Lebensführung der besondere Beistand der Eltern notwendig und nur so zu erhalten wäre. Die Grenze von 14 Jahren ist nicht willkürlich gezogen: Ab diesem Alter ist eine Person im juristischen Sinne strafmündig.

◾ Im Krankenhaus kann es durchaus gelegentlich schwierig sein, die Schweigepflicht exakt zu erfüllen. Am leichtesten fällt es, am *Telefon* unbekannten oder nicht sicher identifizierbaren Personen keinerlei Angaben zu machen. Hält man sich aber zu einer telefonischen Auskunft berechtigt, ist ein Mithören von Unbefugten unbedingt zu vermeiden (keine offenen Türen!).

◾ *Patientenkurven und andere Krankenunterlagen* müssen gut verwahrt werden, sie können nur in gut bedachten Fällen vor der ärztlichen Visite ins Krankenzimmer gelegt werden. Wieweit Angehörige während einer Besprechung mit dem Kranken (ob durch Arzt oder Pflegenden) im Zimmer bleiben können, muß im Einzelfall entschieden werden. Im Kinderkrankenhaus werden in aller Regel die Eltern in die ärztliche Visite einbezogen. Eltern anderer Kinder im gleichen Zimmer müssen aber inzwischen den Raum verlassen.

◾ **Mitwirkung in der Aufklärung?** In der Aufklärung des Kranken oder seiner Angehörigen mitzuwirken, ist auch für die Pflegenden eine wichtige Aufgabe. Hier ist aber in Einzelheiten sehr zu differenzieren, und dies gerade aus juristischen Gründen.

◾ Die *Aufklärung über Diagnose, Prognose und Therapie,* eine Aufklärung über Risiken bei diagnostischen Eingriffen oder therapeutischen Verfahren ist *allein Aufgabe des Arztes.* Der Pflegende ist in diese Aufgabe auch dann im Grunde nicht einbezogen, wenn er Vordrucke und Merkblätter dem Kranken oder seinen gesetzlichen

Vertretern im Auftrag des Arztes übergibt mit dem Hinweis, dies genauestens studieren zu sollen. Diese Blätter der schriftlichen Aufklärung ersetzen nämlich das Aufklärungsgespräch nicht, zu dem der Arzt verpflichtet ist. Gewiß gibt es viele Kranke oder ihre gesetzlichen Vertreter, die nach dem Studium dieser schriftlichen Basisinformation keine weiterführenden Fragen mehr an den Arzt haben und ihr Einverständnis durch Unterschrift bestätigen. Andererseits haben andere Kranke oder Eltern noch weitere Überlegungen und Bedenken, die sie dann – eventuell durch die Pflegenden vermittelt – an den Arzt richten. Ein Pflegender sollte sich also gar nicht darauf einlassen, Fragen beantworten zu wollen, die in den juristisch scharf-gefaßten Rahmen der Aufklärungspflicht gehören.

■ Was sich in den letzten Jahren bei uns eingebürgert hat, ist ein sehr vernünftiges und brauchbares System der sogenannten *Stufenaufklärung:* Die Merkblätter (zur Zeit rund 300 für diagnostische und therapeutische Eingriffe) enthalten klare Angaben zum Vorhaben des Arztes mit den wichtigen Risiken, die dabei bewußtgemacht werden sollen. Mit dieser schriftlichen Darlegung erhält der Kranke nicht nur die Möglichkeit, ohne Zeitdruck alles zu lesen; es wird dabei mancher schwierige Sachverhalt in gut verständlicher Sprache genauestens abgehandelt und zudem ist damit die Gewähr gegeben, alles Wichtige tatsächlich gebracht zu haben, was im persönlichen Gespräch vielleicht zum Teil vergessen würde. Das persönliche Gespräch wird damit aber nicht hinfällig.

■ Im mündlichen Teil des Aufklärungsgespräches kann es allerdings einmal vorkommen, daß der Arzt *einen Pflegenden als Zeuge* hinzubittet und dessen Unterschrift dann auch zu den ärztlichen Krankenblattunterlagen hinzugefügt wird.

■ Aufklärung des Kranken ist aber noch viel weiter zu fassen und in weiterer Interpretation dann auch eine typische Aufgabe der Pflegenden. Darauf sei hingewiesen, ohne daß dies juristisch relevant ist. In Diagnostik und Therapie besteht für Schwester und Pfleger vielfach Anregung und Notwendigkeit, den Kranken auf ein richtiges Verhalten hinzuweisen. Man könnte von der *Sicherungsaufklärung* sprechen, damit ein Eingriff gelingen kann oder eine Therapieform gut vertragen wird. Auch *in den vielschichtigen Gesprächen mit dem Kranken,* die sich doch

in erster Linie um die Inhalte von Diagnose und Therapie bewegen, sollte ein Pflegender nicht zu ängstlich sein, seine persönliche Erfahrung und Einstellung einzubringen, zumal dies in der Regel der Beruhigung und Ermunterung des Kranken dient.

■ **Übertragung pflegerischer Tätigkeit auf Angehörige.** Heute kommt im Krankenhaus häufiger die Frage auf: *wie sieht es mit der Haftung aus, wenn Angehörigen von Kranken Pflegeaufgaben übertragen werden?* Dies gilt vor allem für ein Kinderkrankenhaus, in dem viele Mütter in liberalisierter Besuchszeit oder unter stationärer Mitaufnahme die Pflege und Beobachtung ihrer Kinder mit übernehmen. Dies gilt auch für Wochenbettstationen, in denen Mütter im Rooming-in ihre Neugeborenen versorgen.

■ *Einige typische Zwischenfälle* seien aufgezählt, um an ihnen dann die Verantwortlichkeit eines Pflegenden zu verdeutlichen:

– Kinder mit Enteritis, mit Neigung zum Erbrechen oder mit Diabetes mellitus erhalten durch eine nachgiebige Mutter nicht konsequent ihre Diät, der Heilverlauf ist dadurch kompliziert.

– In Abwesenheit eines Pflegenden fällt der pflegenden Mutter ihr Kind vom Wickeltisch; Commotio und Schädelfraktur sind die Folge.

– Ein schützendes Gitter am Bett wird von der Mutter oder einem anderen Angehörigen nicht geschlossen, das kranke Kind stürzt heraus und zieht sich Frakturen zu.

– Eine Mutter im Rooming-in übernimmt die Kontrolle einer Infusion; sie wird eingewiesen, merkt aber sehr spät, daß die Flüssigkeit paravenös gelaufen ist.

– Ein Angehöriger übernimmt eine Sitzwache, um die Atmung zu überwachen; er schläft ein, der tödliche Atemstillstand wird nicht erfaßt.

– Auf einer Kinderstation wird eine Mutter gebeten, während der kurzen Abwesenheit der Schwester oder des Pflegers die Aufsicht im Kinderzimmer zu übernehmen. Die Mutter widmet sich gerade ihrem Kind, während ein anderes Kind einem Mitspieler eine Verletzung zufügt.

– Auf einer Infektionsabteilung werden Hygieneverordnungen nicht genügend erfüllt; eine Mutter respektiert nicht die Luftschleuse oder geht mit infektiösen Körperausscheidungen in gefährdender Weise um.

– Ein Diabetespatient, ein Kind in seiner Unreife, ein Erwachsener mit schweren Sehstörungen ist nicht in der Lage, sich die Insulin-Injektion selbst zu verabreichen. Ein in die Technik eingewiesener Angehöriger gibt aus Versehen eine zu hohe Insulindosis, beim Kranken kommt es zu einem hypoglykämischen Schock.

■ *Jeder dieser Einzelfälle verlangt eine andere juristische Interpretation,* wenn man aus diesen Unglücksfällen ein Verschulden des Krankenhauspersonals ableiten wollte. Es kommt darauf an,

– ob es sich hier um den Angehörigen überlassene Pflegeleistungen handelt, die diese auch zu Hause an ihrem Kind oder einem kranken Erwachsenen durchführen würden und dafür in aller Regel genügende Erfahrungen besitzen,

– ob es spezifische Krankenhausleistungen sind, für die eine auch dem Laien verständliche und sachlich-ausreichende Einführung gegeben werden kann und gegeben wurde,

– oder ob solche Voraussetzungen nicht vorliegen.

■ *Einfache Pflegeleistungen, die einer Mutter zu Hause obliegen,* kann man einer geistig und körperlich gesunden Mutter auch im Krankenhausmilieu zutrauen. Ein Fehlverhalten, das z. B. zum Sturz vom Wickeltisch oder zum Erbrechen nach ungeschicktem Füttern führt, ist also dieser Mutter zuzurechnen. Es hätte ihr zu Hause genauso geschehen können.

■ Einer *Mutter im ersten Wochenbett* kann man allerdings noch nicht ohne weiteres zutrauen, daß sie ihr Kind beim täglichen Baden richtig hält; hier ist Anleitung und fürsorgliche Hilfe bei den ersten Versuchen durch die Pflegenden zu geben, bis man mit gesichertem selbständigem Handeln rechnen darf. Ist eine Mutter im Wochenbett noch durch die vorangegangene Geburt geschwächt oder ist sie geistig nicht ganz zurechnungsfähig und in einer besonderen Weise pflegebedürftig *(Suchtkrankheit, Wochenbettpsychose),* kann ihr auch die Pflege und die Kontaktaufnahme zum Kind nur in einer beschränkten Weise und unter besonderer Aufsicht zugestanden werden.

■ *Erbrechende Kinder* neigen zur Aspiration der Speise, und sie können dabei in eine Lebensbedrohung geraten. Bei einer schweren Krankheit mit Erbrechen, die nicht zuletzt deshalb zur Krankenhausaufnahme führen mußte, kann eine Mutter mit dem Füttern ihres Kindes überfordert sein; selbst wenn sie selbständig handeln will und dies ihr zugestanden wird, muß durch eine beaufsichtigende Schwester oder einen Pfleger eine schnell wirksame professionelle Hilfe bei heftigem Erbrechen zur Verfügung sein.

■ Wie ein *Gitterbett* zu schließen ist, sollte zu den ersten Inhalten eines Einweisungsgespräches des Pflegenden mit der Mutter gehören. Die richtige Bedienung kann nicht bei jeder vorausgesetzt werden, zumal die Verschlußtechniken variieren. Sehr wohl kann man bei einer geistig gesunden Mutter das Verständnis dafür voraussetzen, daß sie bei jeder Entfernung vom Bett das Gitter zu schließen hat.

So viele Situationen also auch im Krankenhaus gegeben sind, in denen eine Mutter wie zu Hause und damit in einer hier wie dort gegebenen eigenverantwortlichen Weise handelt, so muß doch im Krankenhaus als übergreifend wirksam eine abschirmende Funktion der Pflegenden gegeben sein, die nicht nur dem Wohl des Kindes, sondern auch der Kontrolle der Mutter dient. So bleibt es trotz aller vorsorglichen Besprechungen mit der Mutter oder anderen Angehörigen eine Pflicht der Pflegenden, z. B. in Abständen immer wieder durch die Zimmer zu gehen, nach den Gittern zu sehen, weil eben weggehende Eltern es doch einmal vergessen haben könnten.

Eine engmaschige Überwachung stößt erfahrungsgemäß auf Widerspruch bis zur Unfreundlichkeit bei nicht wenigen *Müttern im Rooming-in,* wenn diese durch die kontrollierende Nachtschwester oder -pfleger in der Nachtruhe gestört sind. Hier darf die Schwester oder der Pfleger nichts unterlassen, was ihnen wichtig erscheint. Rücksichtnahme könnte unter unglücklichen Umständen als Verletzung der Sorgfaltspflicht ausgelegt werden.

■ Bei anderen der genannten Beispiele handelt es sich *um Heilmaßnahmen, die Arzt und Pflegenden als Aufgabe im Krankenhaus obliegen und deren Beaufsichtigung und Kontrolle zu ihren typischen Aufgaben gehören: Infusionskontrolle, Sitzwache, Insulinmedikation.*

Will man eine solche Aufgabe an Angehörige des Kranken – mit deren Einverständnis – übertragen, so ist zuerst bei jeder Heilmaßnahme zu fragen, ob diese dafür überhaupt geeignet ist. Die Beaufsichtigung einer Bluttransfusion würde sofort ausscheiden müssen. Andere Maßnahmen, wie die Überwachung einer Infusion, können übertragbar sein, wenn man sich der Zuverlässigkeit dieser Person ausreichend sicher ist. Die hierbei nötige Einweisung soll je nach Fall nicht nur vom Pflegenden, sondern eventuell auch vom Arzt vorgenommen werden, indem auch dieser auf die gefährlichen Momente hinweist.

■ Ähnlich ist die Sachlage, wenn eine *Nachtwache durch Angehörige* übernommen wird. In einem solchen Fall kommt der Überwachung durch eine Schwester oder einen Pfleger eine besondere Bedeutung zu. Diese müssen nicht nur spontan ihren Kontrollgang machen und bei Zwischenfällen sofort zuspringen können, sondern auch immer wieder von neuem prüfen, ob die physischen Kräfte dieses Angehörigen für die gestellte Aufgabe ausreichen (seelische Überlastung durch persönliches Leid, eigene Krankheit, Übermüdung).

■ *Insulininjektionen durch Angehörige* müssen durch Aufklärung und technische Einübung gut vorbereitet werden, es sind aber Handlungen, die mit normaler Intelligenz und Sorgfalt auszuführen sind. Viele Diabetiker und ihre Angehörigen beweisen dies täglich. Zur Bewertung einer Beschuldigung ist also entscheidend, ob diese Einweisung angemessen erfolgt ist.

■ Je komplizierter eine Aufgabe ist, die Angehörigen übertragen werden soll, um so wichtiger ist es, eine ausreichend erfolgte Einweisung auch *im Krankenblatt schriftlich zu fixieren.*

■ *Hygienevorschriften* dienen nicht nur einzelnen infektiös Erkrankten, sondern auch dem Schutz der Umgebung vor Ansteckung. Von allen Besuchern eines Krankenhauses ist also zu fordern, sich diesen Richtlinien zu unterwerfen. Folgen sie trotz vernünftiger Einführung nicht dieser Pflicht, müssen sie vom Besuchsrecht ausgeschlossen werden.

■ Schwierig ist die Haftungsfrage in jenem Falle, wo eine Mutter *die Aufsicht über fremde Kinder* übernehmen sollte. Grundsätzlich gilt, daß in einem solchen Falle die Haftung für eventuelle Schäden dem Krankenhaus verblieben ist und im Schadensfalle das Krankenhaus einzutreten hat, es sei denn, es kann nachweisen, daß man seiner Aufsichtspflicht genügt hat und/oder daß auch bei gehöriger Aufsichtsführung dieser Schaden entstanden wäre.

■ **Arbeitsverweigerung?** Gibt es auch eine *Möglichkeit, eine aufgetragene Mitarbeit zu verweigern?* Diese Frage wurde schon bei der Besprechung der Übernahmeverantwortung grundsätzlich bejaht.

■ Ein Pflegender ist *verpflichtet, die Übernahme einer Aufgabe abzulehnen,*
– wenn er die betreffende Technik nicht gelernt hat und nicht kann,
– wenn eine Anordnung ihrem Ansatz nach einer gesicherten wissenschaftlichen Erkenntnis widerspricht, z. B. konträr zum Lehrbuchwissen steht,
– wenn diese Aufgabe nicht zu seinem Fachwissen oder in seine Berufsordnung gehört (es sei denn, diese Aufgabe ist ihm im Anstellungsvertrag direkt zugewiesen worden),
– wenn ein Pflegender aus akuter Erkrankung oder Ermüdung sich außerstande sieht,
– wenn die Tätigkeit in einer erkennbaren Weise Strafgesetzen widerläuft,
– wenn, z. B. bei einem Eingriff, eine Einwilligung dazu nicht vorliegt. (Jede Einwilligung ist jederzeit widerrufbar. Wird aufgrund einer ersten Einwilligung eine Injektion durch einen Arzt angeordnet, wird sie dann aber dem Pflegenden gegenüber von den Eltern abgelehnt, muß dieser von der Injektion Abstand nehmen, natürlich unter Rückmeldung an den Arzt.)

■ Eine begründete Arbeitsverweigerung ist arbeitsrechtlich niemals ein Kündigungsgrund.

■ In einem anderen Zusammenhang kann es eine Pflicht der Pflegenden sein, *auf Mißstände, die sie erkannt haben, hinzuweisen* und darüber an die Pflegedienstleitung, den leitenden Arzt oder die Krankenhausleitung, am besten schriftlich, Bericht zu geben. Die schriftliche Form ist vorzuziehen, weil auf diesem Wege in der Regel eine sehr präzise Darstellung möglich und – bei eventuell späterer juristischer Konsequenz – der Nachweis der rechtzeitigen Meldung am leichtesten zu führen ist.

Bei einer Arbeitsverweigerung muß aber *eine angemessene Form gewählt werden.* Keineswegs dürfen Kranke zu Schaden kommen, wie dies z. B. durch eine abrupte Verweigerung möglich wäre, wenn die Mithilfe bei einer Operation versagt würde. Die Arbeitsverweigerung muß auch auf den typischen Rahmen des gegebenen Berufes abgestimmt sein. Sich zu weigern, Kranke mit ansteckenden Krankheiten zu pflegen, würde der Berufsordnung widersprechen. Hier gibt es nur wenige Ausnahmefälle, z. B. für eine schwangere Schwester (die selbst noch nicht an Röteln erkrankt war) bei Kontaktmöglichkeit mit Röteln.

■ **Ausbildung in der Kinderkrankenpflegeschule.** Die Ausbildung zur Kinderkrankenschwester
und zum Kinderkrankenpfleger ist als eigen-
ständige Ausbildung, neben der allgemeinen
Krankenpflege, im Krankenpflegegesetz mit der
Ausbildungs-und Prüfungsordnung von 1985
festgeschrieben. An deren Ende soll die Befähi-
gung erlangt sein, kranke Kinder aller Altersstufen mit ihren besonderen physischen und psychischen, entwicklungsbedingten Merkmalen
ganzheitlich und mit Fachkompetenz zu pflegen
sowie als Partner und Berater der Eltern oder anderer Bezugspersonen zu fungieren.

■ Jedem Insider ist klar, daß die Ausbildung in
der Kinderkrankenpflege gleichen Schritt zur
enormen Entwicklung in der Pädiatrie halten
muß. Die hohen Anforderungen an sie im pflegerischen, medizinischen, medizin-technischen
und psychosozialen, im pädagogischen Bereich
ergeben sich aus dieser dynamischen Entwicklung. Die Kinderkrankenpflegeschule muß mit
ihren Schülerinnen und Schülern einen weiten
und fordernden Weg gehen, um das Ausbil-
dungsziel zu erreichen, bis dann die erlernten
Fähigkeiten und Fertigkeiten umgesetzt werden
können und die hohe Verantwortung für das
kranke Kind eigenständig übernommen werden
kann.

■ Viele Einzelheiten der praktischen Ausbil-
dung auf der Station können *nur unter direkter
Anleitung und Aufsicht* durch eine erfahrene, mit
dieser Lehraufgabe betrauten Person gelehrt, im
Selbstmachen gelernt und eingeübt werden.
Diese Aufsichts- und Lehrperson trägt dann die
Verantwortung für die richtige Durchführung.
Es kann sich z. B. um das Vorbereiten einer Infusion, das Legen einer Magensonde oder eines
Darmrohres handeln. Alles muß unter genauer
Anleitung und besorgter Überwachung ("hautnah", wie es ein Richter in einem Prozeß formu-
lierte) geschehen, bis diese Techniken eines Tages auch einem/r Schüler/in zur selbständigen
Ausführung überlassen werden können. Dies ist
dann keine Frage der Zeit, der Dauer der Lehr-
zeit, sondern des Könnens.

■ Das Krankenpflegegesetz verpflichtet den
Träger eines Krankenhauses, dem eine staatlich
anerkannte Schule angegliedert ist, besorgt zu
sein, daß diese umfassende und sorgfältige Ausbildung stattfindet. Schüler/innen sind arbeitsrechtlich nur Auszubildende und dürfen *nicht
als vollwertige Arbeitskräfte* eingesetzt werden.

■ **"Der konkrete Fall".** So sehr sich die vorliegenden Überlegungen immer wieder auf konkrete Funktionen oder Gefahren richteten, so
konnte doch *kein geschlossener Überblick über
alle denkbaren Situationen* gegeben werden, die
juristisch eine Bedeutung haben könnten. Im
Fluß der medizinischen Entwicklung, bei der Individualität des jeweiligen Krankheitsfalles und
der besonderen Persönlichkeitsprägung jedes
einzelnen Pflegenden wird es auch nie einen ge-
druckten Katalog geben können, in dem man
sich für alle Fälle alle Auskünfte holen kann, wie
zu handeln ist. Im Grunde wissen dies alle, Ärzte
und Pflegende, genau. Man sollte auch gar nicht
zu einem der Juristen um einen solchen Richt-
linienkatalog angehen, zu groß wäre die Gefahr,
daß Ärzte und Pflegende zu enge Verordnungen
wie ein Korsett angelegt bekämen, die die Arbeit
für den Einzelfall unelastisch werden lassen.
*Auch viele Juristen wissen aus ihrer Erfahrung
schwieriger Rechtsstreitfälle, wie schwer es ist,
mit Vorschriften und Gesetzen der Individualität
der einzelnen Problemsituationen gerade innerhalb der Medizin zu entsprechen.*

■ Natürlich ist es keine Frage: Die großen ethischen und beruflichpraktischen Leitlinien müssen in klarer, auch rechtlich einwandfreier Formulierung vorliegen, sie können nicht ständig
einer Diskussion unterliegen. Wir sollen aber
auch um die Freiheit und Elastizität froh sein,
die uns die Gesetzgebung läßt, um dann in dieser Freiheit und Gebundenheit für den einzelnen Kranken das Richtige zu tun.

84 Führen und Leiten in einem Krankenhaus (Management)

■ Mitarbeiter zu führen ist nicht nur eine Aufgabe von Chefarzt, Oberarzt und Stationsarzt, genauso eine tägliche Aufgabe der Pflegedienstleitung, der pflegerischen Stationsleitung, schließlich auch von jeder anderen Schwester oder jedem anderen Pfleger, die im Vertretungsaufgabe für eine fachgerechte Arbeit zu sorgen haben und dafür Verantwortung tragen. Die Aufgabe, jemanden zu führen und etwas zu leiten, kann aber auch jeder einzelnen Krankenschwester oder einem Krankenpfleger auferlegt sein, wenn diese eine Schülerin oder einen Schüler anzuleiten und zu überwachen haben. So lohnt es sich sehr, darüber nachzudenken, kritisch und selbstkritisch, darüber zu diskutieren, Anregungen aufzunehmen und in der entsprechenden Situation zu berücksichtigen.

▨ Wir können folgende *Fragen* stellen: Was wird in einer Führungsrolle erwartet? Welche Persönlichkeitsmerkmale erweisen sich dabei als günstig? Woran mißt man die Wirksamkeit eines Leitenden? Was sind günstige Verhaltensweisen in einer Führungsaufgabe?

■ **Grundsätzliches zur Arbeit.** Wir sollten zunächst Grundsätzliches zu unserer Arbeit sagen. Jede Arbeit, speziell das Arbeiten in einem Krankenhaus, ist nach dem *Arbeitsziel* und nach der *Motivation der Arbeitenden* zu durchleuchten. Bei der Übernahme jeglicher Arbeit kommt den berechtigten grundsätzlichen Überlegungen, mit der Arbeit eigene *physiologische Bedürfnisse* wie Essen, Trinken und Bezahlen einer Wohnung befriedigen zu können, eine vordergründige Bedeutung zu. Natürlich, zunächst müssen diese Notwendigkeiten für das Leben erfüllt sein. Wer aber speziell in einem Krankenhaus für den kranken Menschen arbeiten will, geht bei der Arbeitsplatzwahl bewußt auch von *ideellen Gedanken* zu eben dieser Tätigkeit aus.

Ein Arbeitsplatz im Krankenhaus gilt heute als weitgehend sicher, so daß man sich von Existenznöten bei der hier gegebenen Lohnsicherheit frei wissen darf.

Arbeit im Krankenhaus ist *Gruppenarbeit, Teamwork,* und man strebt in seiner Arbeit danach, einen *guten Kontakt zur* Gruppe zu haben. Vernünftigerweise identifiziert man sich mit dem Betrieb in seiner konkreten Arbeitsweise. Man löst im Verbund der Gruppe die gegebenen Probleme und verhindert bzw. beseitigt im Interesse eines guten Arbeitsklimas Konflikte, die dem Arbeitsziel entgegenstehen würden.

▨ In einem gesunden Empfinden strebt man nach *Achtung für die geleistete Arbeit,* nach Wertschätzung und nach persönlicher Anerkennung. Der Erfolg in dieser Hinsicht ergibt sich um so leichter, je herausragender die eigenen Leistungen in dieser Gruppenarbeit sind. Bei manchen entsteht schließlich als sehr individuelles Arbeitsmotiv noch das Bestreben, mit eigenen Ideen und eigener Kreativität die Verwirklichung des Arbeitszieles besonders zu fördern und die *eigene Begabung vollends zu entfalten.*

■ **Was wird in einer Führungsrolle erwartet?** Führen und Leiten bedeutet eine Einflußnahme auf andere, um diejenige Verhaltenseinstellung zu gewinnen, die einem festgelegten Ziel dient. Das Ziel in einem Krankenhaus oder in einer ärztlichen Praxis ist es, dem hilfesuchenden Patienten in heilkräftiger Weise zu begegnen, ihm zu nützen und zu dienen, ihn zu versorgen. Alle Mitarbeiter müssen also dahin geführt werden (soweit sie diesen Weg nicht schon spontan gehen), sich ganz auf den Kranken einzustellen, ihn in seinen Einzeleigenschaften so zu nehmen, wie er in seiner Persönlichkeit von vornherein und jetzt durch die Krankheit geprägt ist. Im Mitarbeiter müssen *Umgangsformen* geweckt und müssen *Kenntnisse* geschaffen werden, die dem Ziel dienlich sind. Ungünstige Einstellungen müssen geändert, widrige Stimmungsabhängigkeiten unterdrückt werden.

▨ Vom Führenden sind *Hilfestellungen* zu erwarten, die die Mitarbeiter auf das Ziel hin richten und zum persönlichen Einsatz motivieren. Zudem ist von ihm eine *angemessene, sachdienliche Organisation* zu schaffen. In der Ausbildung und in der täglichen Arbeit muß das Ziel im großen Rahmen und im Detail immer wieder herausgestellt werden. Informieren über das Ziel ist also nötig, Anleiten für richtiges Verhalten und für wirksames Handeln. Ein Kontrollieren der Untergebenen, ob sie sachgerecht handeln, ist nötig und bei Schwierigkeiten ein immer neues Motivieren der Mitarbeiter. Es kann ein Ziel auf hohem Niveau nur erreicht werden, wenn ein Führender immer wieder aus eigener Initiative Interessen weckt und die Mitarbeiter zum Mitgehen veranlaßt. Wichtig ist dabei, daß ein Leitender alles tut, damit die Mitarbeitergruppe zu einer Arbeitseinheit zusammenfindet bzw. in dieser effektvollen Haltung verbleibt. Spannungen, Auseinandersetzungen, Enttäuschungen sind in jeder Tätigkeit zu erwarten, sie belasten jede Arbeitsgemeinschaft, und sie können sie sogar in ihrem Bestand gefährden.

Eine *gute Zusammenarbeit* ist gewährleistet, wenn viele Mitarbeiter in ihrer Arbeit und an ihrem Arbeitsplatz Zufriedenheit empfinden. Zu diesem Gefühl des persönlichen Wohlbefindens kann ein Führender aus seiner persönlichen Art viel beitragen. Er kann es einerseits dadurch, daß er ausreichend Anleitungen zum Erreichen der Aufgabenziele gibt, er tut es andererseits mit alldem, was er für diese Gefühle des persönlichen Wohlbefindens eines Mitarbeiters Förderliches bewirkt. Ein Vorgesetzter soll seine eigenen Gefühle der Wertschätzung und der Anerkennung für den Mitarbeiter auch ausdrücken und damit dessen Ansehen in der Arbeitsgruppe nach dem Maß seines Verdienstes stärken. Er soll die zwischenmenschlichen Interaktionen der Gruppe erleichtern, die Mitarbeiter ermuntern, positiv miteinander umzugehen und enge, arbeitswirksame und emotional zufriedenstellende Beziehungen am Arbeitsplatz zu entwickeln.

Kommen solche Bemühungen an, wird das Arbeitsklima günstig sein. Man wird den Erfolg an der Arbeitsleistung der Gruppe, an der Zufriedenheit der Mitarbeiter, an der Offenheit des persönlichen Umganges, an der Bereitschaft für neue Aufgaben, auch an einer Risikofreudigkeit und an der Anpassungsfähigkeit an wechselnde Situationen ablesen können. Die Kündigungsrate an den Arbeitsplätzen wird kleiner, das Fernbleiben aus Krankheitsgründen wird seltener werden.

■ **Was sind die günstigen Persönlichkeitsmerkmale in einer Führungsposition?** Es ist nicht so, daß sich eine leitende Persönlichkeit von anderen Mitarbeitern grundsätzlich ganz und gar unterscheidet. Verschiedenes trifft zusammen, wenn jemand in eine Führungsposition kommt. Einerseits sind es *besondere Charaktereigenschaften.* Dazu kommen *persönliche Verhaltensweisen,* die sich für die jeweilige Gruppe als wertvoll erweisen. Zusätzlich sind es *besondere Situationsbedingungen,* die die Führungsrolle mitbegründen. Manchmal sind es aktuell günstige Eigenschaften, die jemanden schnell in den Mittelpunkt bringen. Sie reichen aber oft allein nicht weit, um auf Dauer zielorientiert und überzeugend zu führen. Als dauerhaft wirksame

Führungspersönlichkeit kann nur der anerkannt sein, der die für eine Aufgabe und für das Erreichen eines Zieles notwendigen Eigenschaften optimal besitzt, der in für seine Rolle vorbildlichen Normen lebt und diese konstant zeigen kann, z. B. Beherrschtheit, Disziplin, Korrektheit, Pünktlichkeit, Aufgeschlossenheit, Fleiß und dazu – gerade unter den Bedingungen eines Krankenhauses – Freundlichkeit, Höflichkeit und entgegenkommendes Verhalten.

■ Andere wichtige Persönlichkeitsmerkmale sind gute *psychische Belastbarkeit,* Streßresistenz und beherrschte Gefühlskontrolle unter belastenden Bedingungen, ist anpassungsfähige Flexibilität, ist ein hohes Maß an Selbstvertrauen und Selbstbewußtsein, ist Unabhängigkeit, die nicht zuletzt auch aus einem gewissen Maß von Distanz zu den Untergebenen entsteht.

■ Die erfolgreiche Verhaltensweise einer Führungspersönlichkeit ist schließlich geprägt durch *Wärme und persönliche Fürsorge für die Mitarbeiter,* durch Vertrauen in und Achtung vor deren Fähigkeiten, durch Offenheit für Diskussion und für mitbestimmende Gespräche. Das Arbeitsverhalten darf nicht nur durch Anweisungen geregelt sein.

■ Von wichtigster Bedeutung ist natürlich ein *besonderes Wissen im Fachgebiet,* das nicht nur eine Überlegenheit der führenden Person bewirkt, sondern auch dem Mitarbeiter Hilfe ist, Schutz ist in seiner Arbeit und eine förderliche Grundlage für die Anerkennung, die die Arbeit der Gruppe, damit auch die eigene Arbeit erfährt.

■ **Wie reagieren die Mitarbeiter?** Die Geführten reagieren in aller Regel auf solche Eigenschaften eines Leitenden mit Einsatz, Anstrengung, Gehorsam und eben mit Anerkennung dieser führenden Persönlichkeit.

■ Leider gilt dies nicht für alle Mitarbeiter. Persönliche Freundlichkeit und ein besonderes Eingehen auf die Individualität eines Mitarbeiters müssen dort Grenzen haben, wo das Arbeitsziel gefährdet wäre, wo ein einzelner Mitarbeiter diese Haltung zu oberflächlicher Arbeit und zu egozentrischer Arbeitszeitregelung ausnützt. Wer zuwenig fordert und zuviel durchgehen läßt, mag in den Ruf eines sympathischen Vorgesetzten kommen. In seiner kumpelhaften Abhängigkeit wird er es aber sehr schwer haben, sachlich notwendige und dabei für den Mitarbeiter beschwerliche Arbeitsnormen durchzusetzen. Er muß damit ein hochgesetztes Arbeitsziel verfehlen. Er versagt damit seinen positiv eingestellten Mitarbeitern und sich selbst das wertvolle Gefühl eines Arbeitserfolges.

In einem solchen Zusammenhang müssen jene Machtfaktoren zur Geltung und Wirkung kommen, die einem Vorgesetzten Untergebenen gegenüber zur Verfügung stehen: Verweigerung einer Belohnung, die sich verbal oder in anderen Zeichen einer persönlichen Wertschätzung äußern würde; Anwendung einer Bestrafungsmacht, die sich im direkten Tadel, im Zwang zur angeordneten Arbeitsaufgabe oder in der Androhung arbeitsrechtlicher Konsequenzen ausdrückt.

◾ *Persönliche, sehr ernste Aussprachen,* die der unmittelbare Vorgesetzte oder der übergeordnete Leiter herbeiführen, können oft den Hintergrund der Schwierigkeiten aufhellen und eine Änderung zum Besseren herbeiführen. In anderen Fällen sind schriftlicher Tadel, Verwarnungen oder arbeitsrechtlich fundierte Trennung (Rat zur persönlichen Kündigung durch den Mitarbeiter oder Kündigung durch die Krankenhausverwaltung) nicht zu umgehen.

◾ Faßt man die Tendenzen zusammen, die einen Führungsstil innerhalb einer Organisation wie dem Krankenhaus prägen, so ist es einerseits die *Orientierung auf die Aufgabe* und andererseits die *Orientierung auf die Personen,* die dieser Aufgabe dienen.

Unerfahrene Mitarbeiter und solche, deren Zuverlässigkeit aus anderen Gründen offenbleibt, müssen vordergründig aufgabenorientiert geführt werden. Ihre Persönlichkeitsstruktur bedarf einer fortlaufenden Einflußnahme, sprich Erziehung, bis sie als zuverlässige Mitarbeiter gelten dürfen, deren Individualität den Arbeitsinhalten entspricht.

Der ideale Mitarbeiter ist derjenige, der seinen Fähigkeiten entsprechend am richtigen Arbeitsplatz eingesetzt ist. Er ist derjenige, der sich mit seinen Kräften auf die gegebenen Aufgaben eingestellt hat, ihnen damit gerecht wird und zudem diese Tätigkeit als integriertes Glied einer zusammenarbeitenden Gruppe erfüllt. Ein solcher Mitarbeiter kann in erster Linie personenorientiert geführt werden, d. h., der Leitende kann sich bei einer Aufgabenstellung primär auf die aufgabenkonforme Individualität dieses Mitarbeiters verlassen. In einem solchen Falle könnte man nicht nur das Arbeitsziel optimal zentriert angehen, sondern es wäre auch dem Arbeitsklima in bester Weise gedient.

Erste Hilfe

Für Krankenwagen, eventuell Unfallarzt und Polizei: **Telefon-Notruf 110** im ganzen Bundesgebiet einheitlich.

85 Notfall: Aspiration, Gefahr des Erstickens

■ **Zeichen.** Fremdkörperaufnahme in die Luftwege (Aspiration) führt augenblicklich zu *stärkster Luftnot, erheblichem Husten, verzweifelten Atmungsbemühungen.* Je nach dem Grad der Atemsperre läuft das Kind bläulich an.

Manchmal kann man in der Eile gar nicht sicher erfassen, welches Material aspiriert wurde (Spielzeugteile? Erdnuß?). Im günstigsten Fall wird der Fremdkörper ausgehustet, oder er wird noch tiefer in die Luftwege, in die Bronchien, hineingezogen, so daß ein Teil der Lunge wieder beatmet werden kann.

■ **Verdacht auf Aspiration:** plötzliche unklare Hustenanfälle mit Erstickungszeichen.

Bleibt der Fremdkörper im Kehlkopf oder in der Luftröhre eingekeilt, kann man dieser absoluten Lebensbedrohung nur mit folgendem Vorgehen versuchen zu begegnen:

■ **Versuch,** mit dem Finger einen evtl. in den Kehlkopfeingang **eingeklemmten Fremdkörper** zu lösen.

■ Ferner:

▪ Kleinkinder: Man nimmt sie an den Füßen hoch, ein 2. Helfer drückt den Brustkorb am Rippenbogen mehrmals kräftig zusammen (**Brustkorbkompressionsgriff,** s. Abb. 264). Handelt es sich um ei-

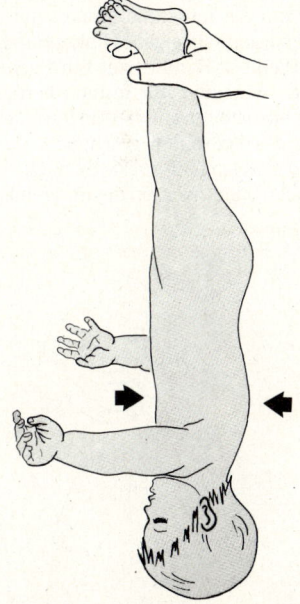

Abb. **264** Versuch, bei einem Kleinkind einen Fremdkörper aus den Luftwegen herauszutreiben: abrupte Brustkorbkompression! Helfer I hält Kind an den Beinen hoch.
Helfer II übt einen heftigen raschen Druck auf die Vorder- und Rückwand des Brustkorbes aus.
Kann nur eine Person um Hilfe bemüht sein, muß sie das hochgehaltene Kind mit der freien Hand ruckartig an die eigene Brust drükken.

nen Säugling und ist ein Helfer auf sich allein angewiesen, kann man mit der einen Hand das Kind an den Beinen hochhalten und es mit der anderen Hand zwei- bis dreimal kräftig an den eigenen Körper drücken, wobei die Hauptwirkung dieses heftigen, abrupten Druckes in der Höhe des Rippenbogens von vorn und von hinten erfolgen muß.

■ **Größere Kinder oder Jugendliche: Man wendet den Heimlich-Griff** an, am besten wie in Abb. 265 gezeigt. Der Helfer *steht hinter dem Erstickenden.* Er legt seine Arme um die Taille und umfaßt mit der rechten Hand sein eigenes linkes Handgelenk. Die linke Hand ist zur Faust geballt, und sie wird nun mit festem, heftigem Druck nach hinten aufwärts in die Magengrube des Bedrohten geschoben. Damit wird das Zwerchfell ruckartig nach oben gedrückt, damit werden die unteren Lun-

genabschnitte komprimiert. Die nach oben drängende Atemluft wirft das Hindernis aus dem Atemweg.

■ *Am liegenden Kranken* kann das gleiche versucht werden: Beide in die Magengegend gelegten Fäuste drücken ruckartig in den Oberbauch Richtung Herz!

Dieses Verfahren nach Heimlich kann sehr wirksam sein, aber es ist sehr belastend für den Kranken. Man darf in der Not vor der entschiedenen Anwendung dieses Griffes nicht zurückschrecken. Anschließend muß aber jedes Kind, bei dem dieser Griff angewendet wurde, einem Arzt zur Nachuntersuchung gezeigt werden mit der ausdrücklichen Angabe, daß der Heimlich-Griff angewendet wurde.

■ **Wichtig:** Nur 10% der aspirierten Fremdkörper werden wieder ausgehustet. Daher auch nach Besserung der schweren Atemnot unverzüglich zum Arzt!

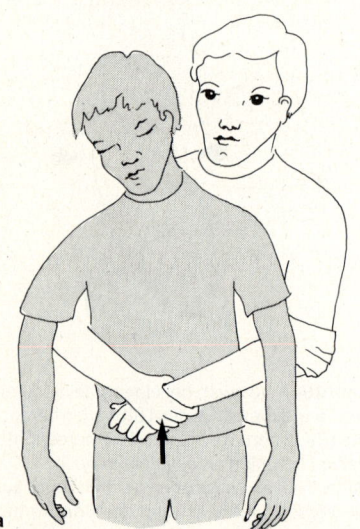
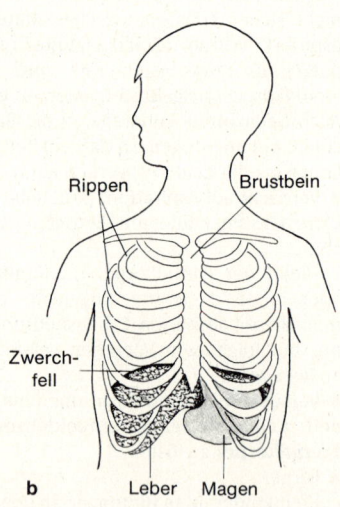

Abb. **265** Mit Hilfe des Heimlich-Griffs: Entfernung eines Fremdkörpers aus den Luftwegen (**a**). Dazu (**b**) Organskizze. Weitere Einzelheiten im Text.

86 Wiederbelebung bei Herzstillstand, Kreislaufstillstand, Atemstillstand

■ Stillstand oder höchstgradige Schwäche des Herzens führt zum Kreislaufstillstand. Gleichzeitig, kurz vorher oder kurz danach setzt auch die Atmung aus.

■ **Zeichen des akuten Kreislaufstillstandes:** Ein Kind wird plötzlich
- pulslos und blaß-grau,
- sein Bewußtsein schwindet,
- die Pupillen weiten sich,
- bald setzt die Atmung aus.

Hilfe bringt Atemspende, „Eigenbluttransfusion" und Herzmassage.

■ **Maßnahmen:** Vorrang hat die Atemspende!

1. *Freimachen der Luftwege* von Erbrochenem, Blut, Wasser, Schleim, Speichel, Fremdkörper. Eventuell absaugen!

2. *Lagerung* in Rückenlage *auf harter Unterlage.* Sofort anschließend: *Helfer I* kniet neben dem Kopf. Die eine Hand drückt den Unterkiefer nach vorn und oben. Damit schließt sich die Zahnreihe, das Zurücksinken der Zunge wird verhindert. Die andere Hand liegt auf dem Schädeldach. Der Kopf wird stark nach hinten zurückgebeugt. Dadurch werden die Luftwege frei.

Dann: Mund-zu-Nase-Beatmung oder, falls ein Tubus in den Mund eingelegt wurde, Mund-zu-Mund-Beatmung. Siehe nächste Seite!

3. Gleichzeitig: *Helfer II* hebt die Beine in gestreckter Stellung etwa 30° hoch und legt etwas unter. Dadurch strömt Blut zum Herzen („Eigenbluttransfusion").

4. Falls durch diese zwei Maßnahmen die Herztätigkeit noch nicht ausreichend in Gang gekommen ist (Puls tastbar?): Durch *Helfer III* äußere Herzmassage (s. Abschnitt 88).

■ Fortsetzen dieser Maßnahmen, eventuell auch auf einem Transport, bis vom Arzt der Tod festgestellt wird oder bis eine ausreichende Atem- und Herztätigkeit wieder einsetzt.

■ *Ist nur ein Helfer da, wird folgendermaßen vorgegangen:*
1. Atemwege frei machen,
2. Hochlagern der Beine,
3. im Wechsel Atemspende: 6mal belüften – Herzmassage: 15mal drücken – Atemspende – Herzmassage usw.

87 Wiederbelebung: Atemspende

■ Früher übliche Beatmungsverfahren (nach Silvester usw.) sind heute durch die entschieden bessere „Beatmung mit dem Mund" ersetzt. Es handelt sich hierbei um eine Überdruckbeatmung. Der Helfer bläst in die Lunge des Scheintoten seine eigene Ausatmungsluft. Er bläst in den Mund oder in die Nase, bei den kleinen anatomischen Verhältnissen der Kleinkinder in beide Öffnungen auf einmal. Zweifellos ist das Verfahren unhygienisch, und der Helfer hat Hemmungen zu überwinden. Man muß sich aber vor Augen halten: Es ist die beste, lebensrettende Methode einer Atemhilfe! Eventuell kann man ein Tuch dazwischen legen. Es gibt ferner für die Atemspende einen Tubus (z. B. Orotubus der Fa. Dräger), der in den Mund des Scheintoten eingelegt wird und ein Mundstück für den Helfer aufweist. Man kann bei kleinen Kindern auch einen Katheter (oder zwei) durch die Nase in den Rachenraum (nicht tiefer!) legen und durch ihn ausreichend beatmen.

■ **Technik der Atemspende, Mund-zu-Nase-Beatmung.** Zuerst Atemwege von Erbrochenem, Fremdkörpern oder Wasser frei machen. Evtl. absaugen oder bei seitwärts gewandtem und tief gelagertem Kopf die Flüssigkeit auslaufen lassen. Dann das Kind in Rückenlage auf feste Unterlage bringen.

Der Helfer kniet oder steht nun neben dem Kopf. Die eine Hand drückt den Unterkiefer nach vorn und oben; damit wird die Zahnreihe geschlossen und die Zunge am Zurückfallen gehindert. Die andere Hand liegt auf dem Schädeldach. Beide Hände beugen nun den Kopf stark im Nacken nach hinten. Die Atemwege sind damit frei für die Atemspende:

■ *Einstrom der Luft.* Der Helfer atmet ein, umschließt mit seinem Mund die Nase des Kindes und bläst die eigene Ausatmungsluft mit mäßigem Druck ein. Beim Säugling und bei Kleinstkindern kann der eigene Mund gleichzeitig Mund und Nase des Kindes umschließen. Die Wirkung der Atemspende ist am Heben des Brustkorbes zu erkennen.

■ *Ausstrom der Luft.* Man läßt die Nase los, die Ausatmung erfolgt durch Zurücksinken des Brustkorbes von selbst.

■ *Menge und Frequenz der einzelnen Luftspende.* Bei der Menge der Luft an die Größe der Lunge des betreffenden Kindes denken! Je kleiner das Kind, um so kleiner die Menge der einzelnen Spende, um so geringer der Druck, um so höher aber die Frequenz (Häufigkeit) pro Minute.
– Säuglinge etwa 35mal
– Kleinkinder etwa 30mal
– Schulkinder etwa 25mal
– Erwachsene etwa 20mal

■ **Vorsicht mit Mund-zu-Nase- oder Mund-zu-Mund-Beatmung bei Vergiftungen,** falls giftige Gase oder giftige Flüssigkeiten auf den Retter übertreten könnten! In solchen Fällen empfiehlt sich eine früher übliche *Beatmungsmethode nach König:* Der Helfer drückt mit beiden Handflächen kräftig auf die beiden Hälften des Brustkorbes (Ausatmung) und läßt wieder los (Einatmung).

88 Wiederbelebung: äußere Herzmassage

■ Wie die Abb. 266 zeigt, wird das Brustbein in Richtung auf die Wirbelsäule gedrückt und damit im Herzen befindliches Blut weiter bewegt. Beim Säugling genügt geringer Druck, beim Erwachsenen ist erheblicher Druckaufwand nötig.

■ **Beim Säugling:** Zwei Finger – Zeigefinger und Mittelfinger – kurz und kräftig auf die Mitte des Brustbeines, 120mal/Minute (Abb. 266 a).

■ **Beim Kleinkind:** Druck mit dem Ballen nur einer Hand (Abb. 266 b), 90mal pro Minute.

■ **Beim älteren Schulkind und beim Erwachsenen:** Mit beiden Händen auf das untere Brustbeindrittel drücken (Abb. 266 c), 60mal pro Minute kräftig und ruckartig nach unten drücken.

■ *Komplikationen.* Bei der äußeren Herzmassage kann es – gerade wenn sie kräftig und damit oft erfolgreich betrieben wird – zu Brustbein- und Rippenbrüchen kommen.

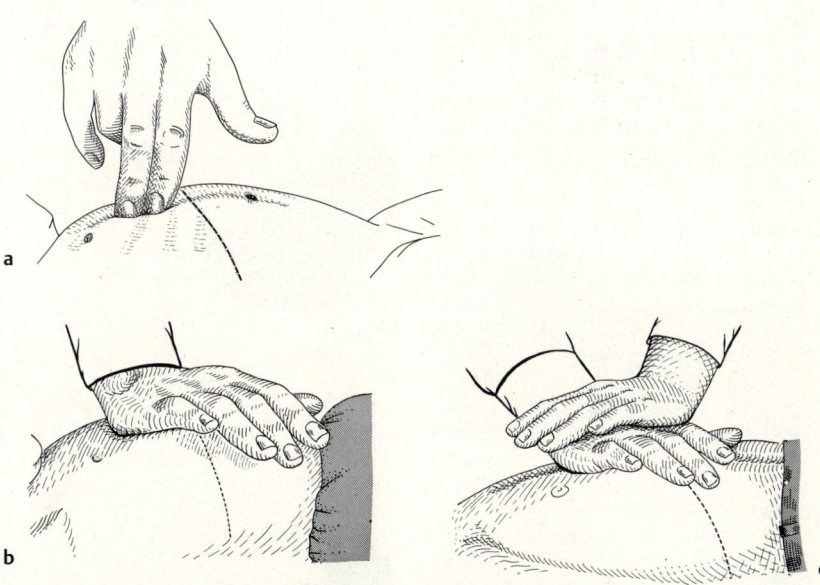

Abb. **266** Äußere Herzmassage. Strichlinie = Brustkorbgrenze.
a Zweifingermethode für Säuglinge
b Einhandmethode für Kleinkinder. Die Finger berühren die Brustwand nicht!
c Zweihandmethode für ältere Kinder und Erwachsene. Die Finger berühren die Brustwand nicht!

89 Bewußtlosigkeit

■ *Liegt der Bewußtlose auf dem Rücken,* sinken Unterkiefer und Zunge, der Schwerkraft folgend, nach hinten und versperren den Luftweg im Rachenbereich.

■ Mit dem **Esmarch-Handgriff** wird die Zunge nach vorn gelagert, der Atemweg frei. Vorgehen: Der Helfer steht hinter dem Kranken, umfaßt beiderseits mit seinen Händen den Unterkiefer und drückt ihn mit seinen Daumen – bei überstrecktem Nacken des Kranken – nach vorn. Dabei soll die untere Zahnreihe vor die Zähne des Oberkiefers kommen.

■ Das Einführen des **Guedel-Tubus** *(oropharyngealer Tubus,* Abb. 267), falls er zur Verfügung steht, wirkt noch sicherer; damit wird der Zungengrund von der Ra-

a

richtige Größe

zu lang

zu kurz

b

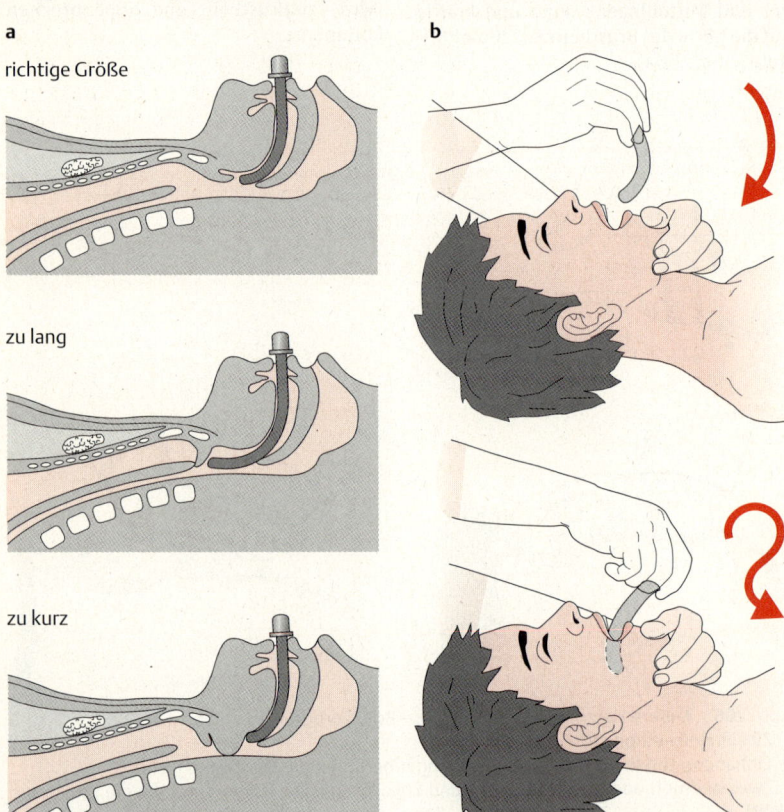

Abb. **267** Guedel-Tubus, oropharyngealer Tubus. Freihalten von Rachen und Kehlkopfeingang bei Bewußtlosen.
a Wahl der richtigen Größe.
b Einführen des Tubus. Siehe Text.

chenwand abgedrängt. Zunächst ist die richtige Größe zu wählen, zu lang drückt er auf den Kehldeckel, zu kurz wird die Zunge ungenügend vom Kehlkopfeingang abgedrängt. Beim Einführen zeigt die konvexe Rundung zur Nase des Kranken, anschließend wird um 180° gedreht und Richtung Kehlkopf geschoben. Der Tubus wird sodann mit einem Pflaster so fixiert, daß die Öffnung offen bleibt und abgesaugt werden kann.

■ **Lagerung.** Steht ein Guedel-Tubus nicht zur Verfügung (was meist der Fall ist) ist besondere Lagerung erforderlich, um die Luftwege freizuhalten und bei eventuellem Erbrechen eine Aspiration zu verhüten. Die Lagerung erfolgt in sog. **stabiler Seitenlage** (Abb. 268):

Der Helfer zieht das Kind aus der Rückenlage in Seitenlage, indem er die weiter weg liegenden Gliedmaßen in der Kniekehle und am Handgelenk faßt und zu sich heranzieht. Der unten liegende Arm kommt nach hinten. Der Kopf wird an Kinn und Stirn gefaßt, nackenwärts gebeugt, das Gesicht erdwärts gewendet. Die Finger der nahen Hand werden unter die Wange geschoben, um die Kopflage zu stabilisieren.

■ **Transport.** Wegziehen oder Tragen eines Bewußtlosen s. Abb. 272–274.

■ **Was ist zu bedenken?** *Was macht die Atmung, die Herzaktion?* Eventuell ist nun Atemspende und Herzmassage nötig. Unfall? Vergiftung? Suizid? Eventuell Material, giftige Früchte, Medikamentenbehälter sicherstellen! Zustand nach Krampfanfall? Diabetiker im hypoglykämischen Schock oder im Koma? Kreislaufschock (Ohnmacht)?

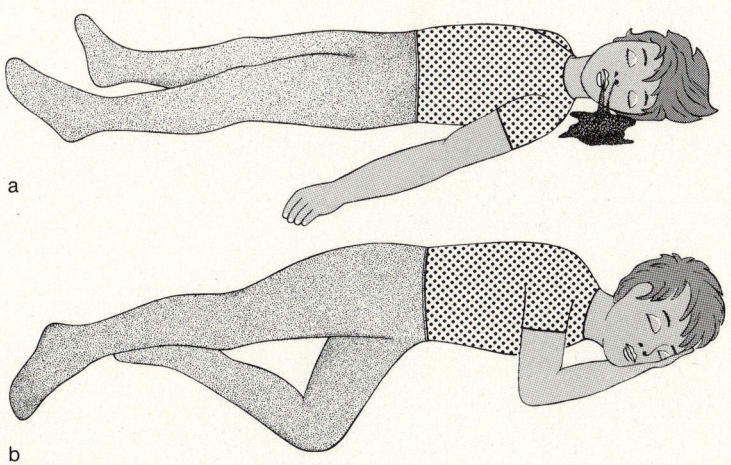

Abb. 268 Lagerung eines Bewußtlosen.
a Falsch! In Rückenlage droht durch Zurücksinken des Unterkiefers und der Zunge die Verlegung der Luftwege, zusätzlich die Aspiration durch Eindringen von Fremdkörpern in die Luftröhre (Blut, Erbrochenes).
b Richtig! Stabile Seitenlage. Der Luftweg bleibt frei. Erbrochenes und Blut können herausfließen. Weiteres im Text.

90 Verbrennung, Verbrühung

▪ Das Ausmaß der Hitzeschädigung entscheidet das Ausmaß in der Gefährdung des Kindes. *Ab 5% der Körperoberfläche unbedingt in die Klinik!*

▪ **Verbrennung und Verbrühung:** Insbesondere, wenn das Kind Kleider anhat, sofort reichlich kaltes Wasser über die verbrühten Körperbezirke schütten, kalter Wasserhahn oder kalte Dusche; man kann auch einfach die kalte Dusche zwischen die Kleider stecken. Erst dann die Kleider ausziehen.

▪ Erkrankte Flächen in saubere, möglichst sterile Leintücher einwickeln. Kinder mit Decken warm einpacken! Verbrannte Kleider nicht entfernen. Keine Lokalbehandlung mit Mehl, Salben oder Puder! Ein Arzt sollte möglichst bald ein Schmerzmittel verabreichen. Möglichst schneller, dabei möglichst schonender Transport!

91 Vergiftungen

■ *Keine Zeit verlieren, aber trotz aller Eile vernünftig und wohlüberlegt handeln!* **Bei jeder Vergiftung – schon bei Verdacht – mit der Vergiftungszentrale sprechen** (Telefon siehe unten) **und/oder Arzt hinzuziehen, telefonisch mit ihm sprechen, Kind in die Praxis oder gleich in die Klinik bringen!** Sofort feststellen, durch **welche Substanz** und **mit welcher Menge** und **wann** die Vergiftung erfolgt sein kann! **Packungen und Reste des Vergiftungsmittels sicherstellen und ins Krankenhaus mitnehmen!**

■ Bei **Gasvergiftung** sofort frische Luft schaffen durch Öffnen oder Zerschlagen der Fenster; noch besser, indem das Kind ins Freie gebracht wird. Keine Lichtschalter betätigen! Explosionsgefahr! Kein offenes Licht! Eventuell Atemspende und andere Maßnahmen der Wiederbelebung!

■ **Bei Aufnahme des Giftes durch den Mund:** Ist das Kind nicht bewußtlos, muß *durch Erbrechen der Magen entleert werden.* **Ausnahme:** Vergiftungen durch Trinken von Petroleum, Terpentin, Benzin, Säuren, Laugen, halogenierten Kohlenwasserstoffen und waschaktiven Substanzen: hierbei kein Erbrechen auslösen! **Keine Milch,** kein Rhizinusöl, da diese manche fettlösliche Substanzen noch schneller aus dem Darm in das Blut hineinbringen!

▣ **Möglichkeiten, um Erbrechen herbeizuführen:**

– Finger tief in den Rachen stecken (Abb. 269).

– Noch besser: Viel warmes Wasser trinken lassen. Die Kinder müssen zum Trinken gezwungen werden. Kein Salz-

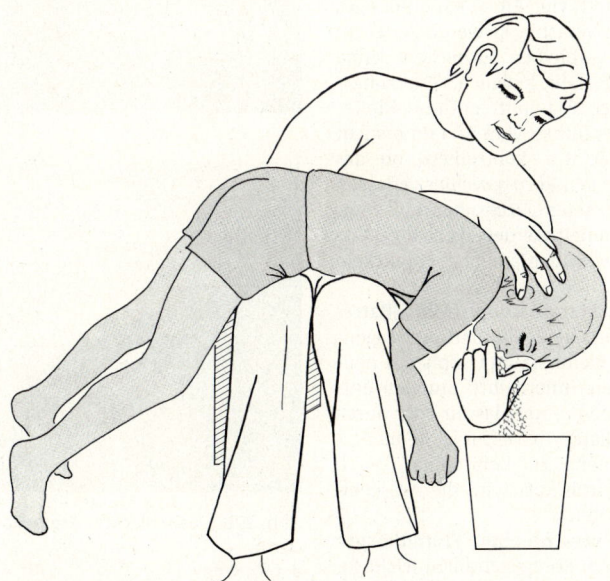

Abb. **269**   Erbrechenlassen bei einer Vergiftung. Einzelheiten im Text.

wasser! Mit Himbeersaft ist eventuell Geschmackskorrektur möglich! Es muß wiederholt erbrochen werden. Mehrfach Wasser anbieten, bis das Erbrochene klar ist. Erbrochenes aufheben!

– Unter ärztlicher Leitung: Eingabe – eventuell über Magensonde – von Ipecacuanha-Sirup, Kinder bis 2 Jahre 20 ml, ältere 30 ml. Sofort anschließend 100 bis 200 ml Saft oder Tee, notfalls durch die Sonde geben. Die meisten Kinder erbrechen innerhalb von 25 Minuten.

■ **Verätzung durch Säuren oder Laugen:** keine Magenspülung, keine Sondierung! *Bei Laugenvergiftung* dünne Säuren (Zitronensäure, verdünnte Essigsäure) trinken lassen. Bei *Säurevergiftung* verdünnte Laugen (Seifenwasser, Natriumbikarbonatlösung, eventuell Milch) trinken lassen.

■ **Quecksilber.** Aus zerbrochenen Quecksilber-Thermometern (Temperaturmessung in Mund oder After) kann flüssiges Quecksilber verschluckt werden oder im Mastdarm verbleiben. Es besteht keine Vergiftungsgefahr, lediglich Verletzungsgefahr durch Glassplitter. Diese Kinder müssen aber immer vom Arzt untersucht werden, der u. a. kontrolliert, ob das Quecksilber den Körper wieder verlassen hat. Verschüttetes Quecksilber muß sorgfältig gesammelt werden, da sich gefährliche Quecksilberdämpfe entwickeln können.

■ Eine verschluckte **Knopf-(Mini-)Batterie** ist eigentlich nur oberhalb des Magens gefährlich. Bleibt sie im Ösophagus hängen, muß sie innerhalb 6 Stunden entfernt werden (Würgenlassen oder durch Ösophagoskop). Ab Magen ist keine Ätzwirkung mehr zu befürchten. Durch schlackenreiche Kost wird die Ausscheidung gefördert.

■ **Andere verschluckte Fremdkörper** können durch Röntgenstrahlen leicht lokalisiert werden, wenn sie schattengebend sind (Abb. 270). Je nach Sitz ist es

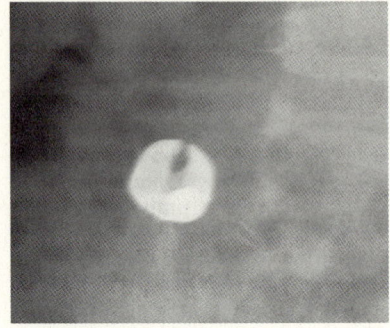

a

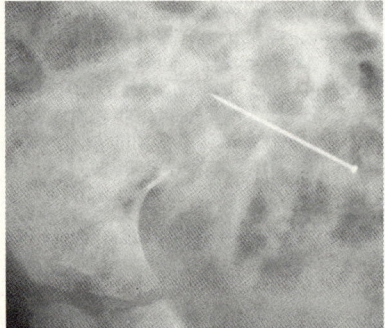

b

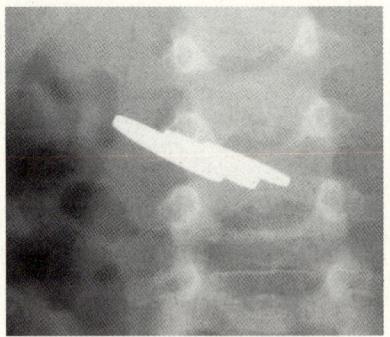

c

Abb. **270** Verschluckte Fremdkörper im Darm.
a Glöckchen
b Stecknadel
c Drei Geldstücke

dringlich, sie zu entfernen oder den natürlichen Abgang abzuwarten. Näheres bespricht der Arzt.

■ **Giftschlangenbisse.** Sofort zum Arzt oder ins Krankenhaus! Wenn möglich festes Abbinden der Gliedmaßen oberhalb der Bißstelle. Kein Aussaugen wegen Gefahr der Selbstvergiftung!

■ **Verletzung mit Fixerspritze.** Immer häufiger finden Kinder beim Spielen in Parks oder auf Spielplätzen Fixerbestecke und verletzen sich damit. Das AIDS-Risiko (HIV-Infektion) ist gering, aber gegen Hepatitis B sollte unbedingt geimpft werden.

■ **Telefonischer Rat in Vergiftungsfällen.** Jede Kinderklinik ist für jeden Vergiftungsfall ständig gerüstet. Von dort werden im Zweifelsfalle einer Vergiftung oder bei Unklarheit in der Behandlung auch Ratschläge über Telefon gegeben. Eine besonders gut besetzte *„Beratungsstelle für Vergiftungserscheinungen"* befindet sich in Berlin („Giftnotruf Berlin"). Tag und Nacht kann über jedes Medikament und fast über jede industrielle Substanz Auskunft gegeben werden. Telefon: Vorwähl-Nr. 030 (Berlin), 1 92 40.

In Österreich: Vergiftungsinformationszentrale, Universitätskliniken, Wien. Tel.: Vorwähl-Nr. 0222 (Wien) 406 43 43.

In der Schweiz: Schweizerisches toxikologisches Informationszentrum in Zürich. Tel.: Vorwähl-Nr. 01 (Zürich), 2 51 51 51.

Wer in einer Vergiftungszentrale anruft, muß sich auf 5 Fragen vorbereiten:
1. Wie kam die Vergiftung zustande? Welche Substanz?
2. Wie groß ist die Giftmenge?
3. Wann wurde das Gift eingenommen?
4. Wie alt ist das Kind?
5. Wie ist der Zustand des Kindes?

■ **Transport:** Bewußtlose Kinder in Seitenlage! Erbrechende Kinder in Bauchlage auf die Knie nehmen und Kopf etwas anheben! In Plastikeimer oder Plastiktüte hinein erbrechen lassen.

92 Schwere Blutung

■ **Nasenbluten** s. Abschnitt 20.4.
■ **Darmblutung:** Beruhigung des Kindes; Eisblase oder Tuch mit Eisstücken. Dann ins Krankenhaus.

■ **Blutungen an Extremitäten:** Hochlagern! Druckverband auf die blutende Stelle! Bei spritzenden Blutungen Abdrücken der Schlagadern, die zur Wunde ziehen (Abb. 271).

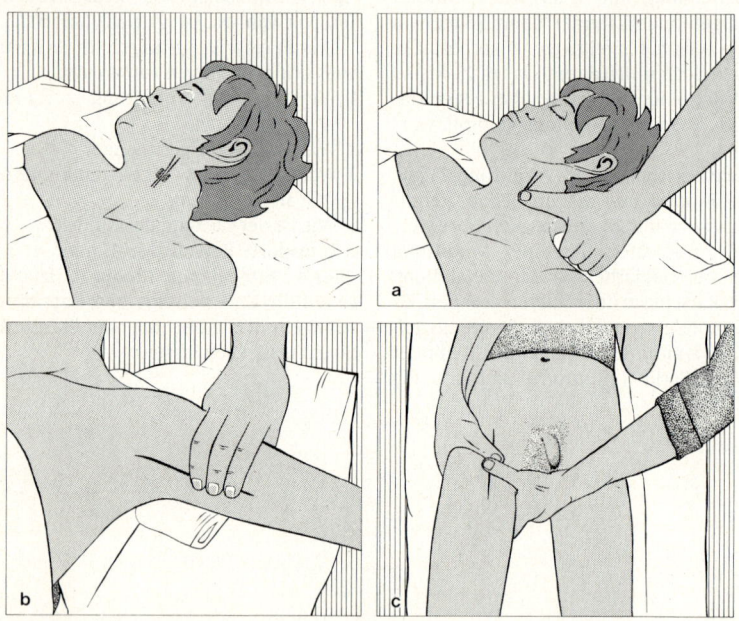

Abb. 271 Stillen von schweren Blutungen durch Abdrücken der blutführenden Arterie. Die Linie kennzeichnet jeweils den Verlauf der Schlagader.
a Abdrücken der Halsschlagader (A. carotis). Die Hand des Helfers umgreift den Hals von hinten. Der Daumen legt sich auf die Arterie etwa in Halsmitte, seitlich am Vorderrand des Kopfwendemuskels. Keinen Druck gegen den Kehlkopf ausüben! Es darf nur eine Schlagader (links oder rechts) abgedrückt werden, da sonst die lebenswichtige Hirndurchblutung gefährdet würde.
b Abdrücken der Armschlagader (A. brachialis) an der Innenseite des Oberarmes zwischen den Muskelwülsten der Beuger und Strecker. Druck gegen den Oberarmknochen.
c Abdrücken der Oberschenkelschlagader (A. femoralis) unterhalb des Leistenbandes gegen das Schambein. Der Helfer steht an einer Oberkörperseite, umgreift den Oberschenkel mit beiden Händen, der Daumen übt den gezielten Druck aus.

93 Ohnmacht

■ Die Kranken sind meist auf den Boden hingestürzt oder hingesunken, blaß, schlaff, schwer benommen bis bewußtlos.

■ Nicht in sitzende Stellung hochnehmen oder zum Aufstehen veranlassen wollen!

■ *Maßnahmen:* Flach lagern, Kleidung öffnen, Beine im Winkel von etwa 30° hochlagern, Kopf tief lagern mit Seitwärtswendung! Eventuell die Beine fest umwickeln, an den Füßen beginnend, um das Blut zum Körper hin zu drücken. Diese Maßnahme ist vor allem beim Kreislaufschock durch schweren Blutverlust („Eigenbluttransfusion!") angezeigt.

94 Zerebraler Krampfanfall, großer epileptischer Anfall

■ Das zuckende Kind so lagern, daß es sich nicht verletzen kann. Scharfe oder harte Gegenstände aus der Nähe entfernen. Kleidung am Hals öffnen, wenn möglich Gummikeil, Bleistift oder zusammengerolltes Tuch zwischen die Zähne schieben. Dabei keine Gewalt anwenden!

■ Keinen Sauerstoff geben! Krampfbild genau beobachten, damit es anschließend exakt geschildert werden kann. Einzelheiten der Beobachtung s. Tab. 19, S. 280.

Weiteres zu den Anfallskrankheiten s. Abschnitt 27.9.

■ **Wann den Arzt holen?** *Im Krankenhaus:* immer sofort den diensthabenden Arzt rufen. *Außerhalb des Krankenhauses:* Falls es sich um ein Kind mit Diabetes (Zuckerkrankheit) handelt, das Insulin gespritzt erhält, sofort den Arzt rufen und darauf hinweisen! Bei einem anderen Kind den Arzt rufen, falls der Anfall länger als 5 min dauert. Die meisten Anfälle endigen vor dieser Zeit. *Eine genaue Abklärung der Krampfursache ist auch nach kurzer Anfallsdauer nötig!*

■ **Elektrischer Unfall** s. Abschnitt 34.2.

95 Hypoglykämie

■ Eine typische Situation: *Diabetiker, der entweder zuviel Insulin gespritzt oder zu wenig Kohlenhydrate gegessen hat oder sich ungewöhnlich intensiv körperlich anstrengte.* Die Aufforderung, in der Hypoglykämie (Symptome S. 150) nun zu essen oder zu trinken, kann an der Sperrigkeit der Kranken scheitern; dann ist auch energischer Zuspruch angezeigt. Man gibt Säfte oder Festes, wobei die Reihenfolge die schnellste Wirkung anzeigt: 10 g Traubenzucker (Täfelchen oder Trinklösung, auch wiederholt), Orangensaft, Coca-Cola, Banane, Schokolade, Marmeladebrot.

■ Sonst Arzt/Notarzt telefonisch mit dem Hinweis auf den Diabetes mellitus rufen, der dann nicht nur Traubenzucker i.v., sondern eventuell auch Glukagon s.c. injizieren kann.

■ **Vorsicht:** Niemals einen Bewußtlosen etwas einflößen wollen! Erstickungsgefahr!

■ Wenn vorhanden: Selbst *Glukagon* spritzen!

96 Es brennt! Richtiges Verhalten bei Bränden im Krankenhaus

> **Telefon-Notrufe:** Feuerwehr 112 im ganzen Bundesgebiet einheitlich. Krankenwagen und Polizei 110 im ganzen Bundesgebiet einheitlich.

■ **Vorausdenken für den Notfall.** Jede aktuelle Katastrophensituation, wie sie ein Brand im Krankenhaus hervorrufen kann, bringt so viel Unvorhersehbares, daß unbedingt vorausschauend *soviel Vorsorge wie nur möglich* getroffen werden muß. Das heißt

– den Ernstfall durchdenken, durchsprechen, durchspielen. Am besten Unterricht und Übung durch einen Brandmeister der Feuerwehr. Brandschutzordnung in Ruhe lesen!

– Überblick schaffen über die im Krankenhaus gegebenen Möglichkeiten zur Bekämpfung eines Feuers: Löschgeräte, Alarmanlage. Gebrauchsanweisung von Feuerlöschern lesen!

– Ortskenntnisse im Arbeitsbereich sich verschaffen unter dem Gesichtspunkt eines Brandes mit Qualmentwicklung und evtl. zusätzlicher nächtlicher Dunkelheit. Zwei Fluchtwege bedenken, falls der eine verstellt ist. Treppenhäuser und Türen nach außen erkunden im Wissen, daß Aufzüge bei einem Brand nicht benutzt werden dürfen.

> **Es brennt!** *Ruhe bewahren, und klaren Kopf behalten.* Die Ruhe der Pflegenden muß auf die anvertrauten Kranken ausstrahlen und eine Panik verhindern!

■ **Türen schließen** beim Verlassen des Brandraumes, damit das Feuer möglichst lange auf den Herd beschränkt bleibt, Rauch und Hitze sich nicht so leicht ausbreiten können!

■ **Sofort Feuerwehr verständigen** über Feuermelder oder Telefon, auch wenn eigene Löschversuche möglich sind! (Keine Angst vor Kosten bei einer letztlich vielleicht unnötigen Alarmierung. Ein Feuerwehreinsatz bei Feuer und Menschenrettung ist immer kostenlos!) Jede Schwe-

ster, jeder Pfleger ist zum Notruf befugt, durch Kompetenzdenken verliert man wertvolle Zeit!

> *Bei telefonischer Brandmeldung sich auf das folgende einstellen:*
>
> | **4 wichtige Fragen** und | **4 klare Antworten** (Beispiel) |
> |---|---|
> | 1. Wo brennt es? | Krankenhaus Nord-West, Kinderabteilung |
> | 2. Was brennt? | Labor/Keller/Pflegestation/Dachstuhl |
> | 3. Menschen in Gefahr? | ja/nein/unbekannt |
> | 4. Wer meldet? Von wo? | Schwester Eva Meier, Frühgeborenenstation |

■ Nicht nur die Feuerwehr, sondern auch **andere gefährdete Personen in Kenntnis** setzen, vor allem andere Krankenstationen. Dienstarzt, Chefarzt, Oberarzt, Pflegedienstleitung, technischen Dienst des Krankenhauses und Verwaltung kann auch der **Pförtner nach einem Alarmplan** in Kenntnis setzen!

▨ *Einen Lotsen an die Krankenhauszufahrt stellen,* der den anrückenden Löschzug nach einem Alarmplan zur Brandstelle weisen kann!

▨ *Schlüssel für verschlossene Räume bereithalten.*

▨ Wichtig: *Im Brandfall niemals mit dem Aufzug (Lift) fahren!*

■ **Kranke beruhigen und anleiten.** Durch eigene Ruhe kopflose Flucht und Panik verhindern. Es sind verschiedene Situationen denkbar:

– Oft ist ein Räumen des Zimmers überhaupt nicht notwendig: der Brandherd liegt weit entfernt. Was tun? Türen schließen: Sie halten Rauch und Hitze ab, sie können helfen, daß sich das Feuer auf seinen Herd beschränkt. Fenster öffnen, es sei denn, die Verqualmung verstärkt sich dadurch!

– Oder: Die Kinder dieser Zimmer müssen zunächst noch warten, bis stärker gefährdete andere Zimmer evakuiert sind. Ruhe, Türen geschlossen halten, ein Fenster öffnen! Bei Qualmentwicklung sollen sich Kinder und Pflegende auf den Boden legen.

– Oder: Der Fluchtweg ist abgeschnitten. Was tun? Türen geschlossen halten, sie schützen vor Qualm, vor Hitze und behindern erheblich das Vordringen des Feuers. Evtl. Türe durch Wasser naßhalten. Bei Qualmentwicklung auf den Boden legen, nasses Tuch vor Mund und Nase zur Erleichterung der Atmung. Durch Zurufe oder Tücherschwenken aus dem Fenster auf sich aufmerksam machen. Nicht aus dem Fenster springen! Auf das Vordringen der Feuerwehr warten! Sie wird über die geschlossene Tür vordringen oder über Drehleiter oder durch das Sprungtuch retten. Keine Angst bei einer Rettung über die Leiter, der zu Rettende wird durch Leinen gesichert. Bei Rettung durch Sprungtuch erst auf Zuruf der Feuerwehr springen, nicht auf Passanten hören; es darf immer nur eine Person springen, da das Sprungtuch erneut gespannt werden muß.

■ **Evakuierung der Kranken und eigene Rettung.** *Nach Anweisung der Feuerwehr, im Notfall nach eigenem kühlen Verstand handeln.* Nicht zimperlich sein; wenn nötig, beherzt zugreifen. Klare und feste Anordnungen, durch Ruhe Vertrauen schaffen!

▨ *Transport der Kranken* im fahrbaren Bett, Leichtkranke zu Fuß, Kleinkinder in einer Decke tragen. Notfalls kann ein Kranker auch auf einem Bettuch liegen oder mit Hilfe eines um die Brust geschlungenen Tuches aus dem Gefahrenbereich gezogen werden (Abb. 272) oder behelfsmäßig getragen werden (Abb. 273 und 274). Bei reichlicher Rauchentwicklung ist die beste Technik diejenige, bei der Patient und Retter nahe am Boden bleiben, da dort die Verqualmung regelmäßig geringer ist.

▨ *Heiße Türen auf dem Fluchtweg nicht öffnen,* dahinter tobt das Feuer! Anderen Weg zur Flucht suchen. In einem verqualmten Gebäude soll man sich möglichst in Bodennähe an der Wand entlang tasten, so findet man am besten einen Ausgang (Türe, Fenster, Balkon).

▨ *Gerettete Kranke und Personal bei der Einsatzleitung melden,* um über noch vermißte Personen einen Überblick zu haben. Ins Freie evakuierte Kranke müssen außerhalb des Gefahrenbereichs ungefährdet von Rauch oder abstürzenden Trümmern oder der Tätigkeit der Feuerwehr gelagert werden, ohne daß die Angriffswe-

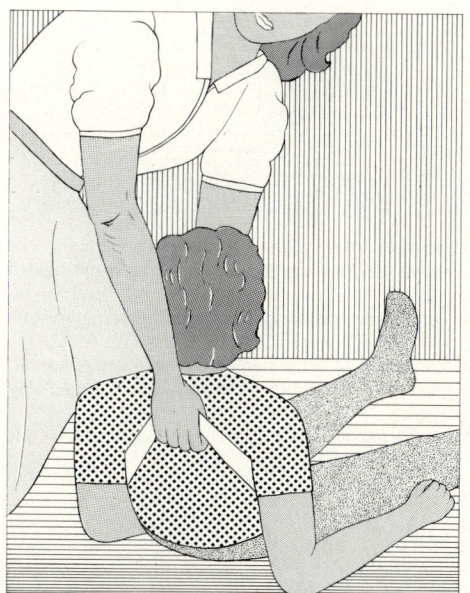

Abb. **272** Wegziehen aus dem Gefahrenbereich. Ein Dreiecktuch wird dem Kind unter den Achseln durchgezogen und vor der Brust geknotet. Die Helferhand faßt in der Nackengegend an.

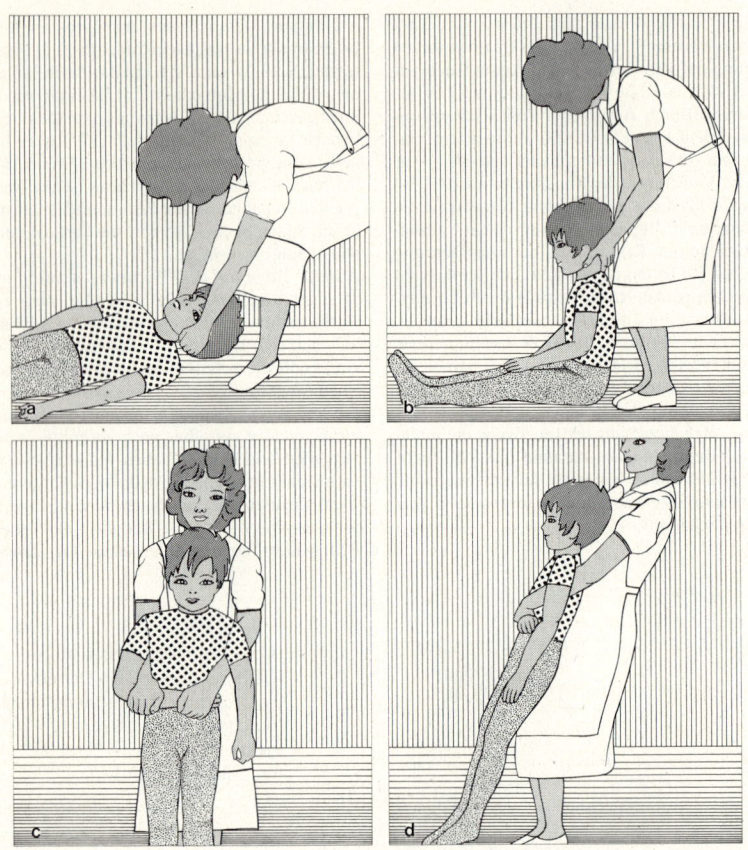

Abb. **273** Rautek-Griff, um einen Kranken aus dem Gefahrenbereich zu ziehen.
a Der Helfer steht mit den Füßen beiderseits am Kopf des Kindes und umfaßt mit beiden Händen den Nacken.
b Dann bringt er es mit einem Schwung zum Sitzen und stützt dabei den Oberkörper mit seinen Knien.
c Anschließend greift er mit beiden Armen unter den Achselhöhlen hindurch und nimmt einen Unterarm des Kranken quer über dessen Leib mit dem sog. Affengriff (die Daumen bleiben oben neben den anderen Fingern!).
d Der Helfer richtet sich auf, beugt sich zurück und zieht nun das Kind rückwärtsgehend aus dem Gefahrenbereich.

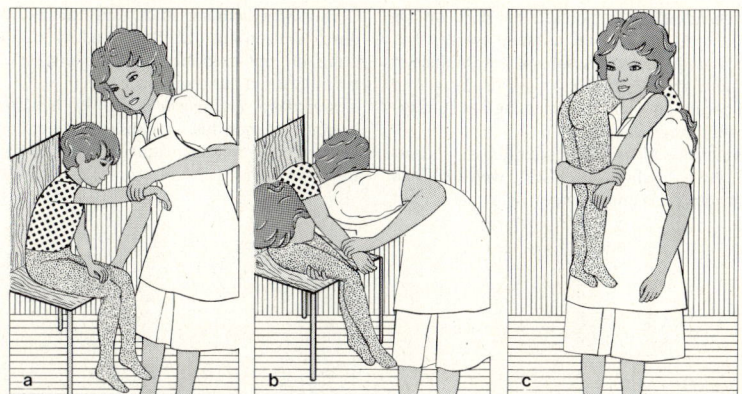

Abb. 274   Schultertragegriff (nach Rautek).

a Der Helfer steht vor dem auf einem Stuhl oder am Bettrand sitzenden Kind und nimmt dessen rechten Arm am Handgelenk.

b Dann beugt er sich und zieht diesen rechten Arm über den eigenen Nacken. Der andere Arm umfaßt beide Kniekehlen des Kindes und hebt und schiebt damit den Körper noch weiter über die eigene (rechte) Schulter. Schließlich faßt diese Helferhand das Handgelenk des Kindes.

c Nun hat der Helfer wieder seine linke Hand frei. Er stützt sich am eigenen Oberschenkel ab und richtet sich auf.

ge der Feuerwehr oder Rettungswege für andere Personen blockiert sind.

■ **Eigene Löschversuche.** *Bei Löschangriffen auf ein ausgebrochenes Feuer sollen möglichst mehrere Personen zusammenarbeiten und folgendes beherzigen:*

– Möglichst gebückt oder kriechend vorgehen, da Flammen, Hitze und Rauch sich immer nach oben ausbreiten und in Fußbodennähe noch am meisten Sauerstoff für die eigene Atmung zur Verfügung steht.

– Türen wegen Stichflammengefahr vorsichtig öffnen, dabei die Tür als Schutzschild nutzen, kurz abwarten und erst dann in den Raum eindringen und spritzen. Muß ein Löschversuch in diesem Raum abgebrochen werden, Türe stets wieder schließen!

– Feuer immer von vorn nach hinten und von unten nach oben bekämpfen!

– Immer darauf achten, daß ein Rückzugsweg offenbleibt! Niemals Feuer im Rücken dulden!

■ Folgende Arten von *Feuerlöschern* stehen zur Verfügung:

■ *Wasserlöscher.* Einsatz bei Bränden mit festen brennbaren Stoffen. Innerhalb des Krankenhauses finden sich, in Wandkästen mit einem roten „F", Wasserhydranten, die Strahlrohr, Schlauchtrommel und Ventil enthalten. Man muß das Strahlrohr entnehmen, die Schlauchtrommel herausschwenken, den Schlauch ganz abrollen, dann das Ventil öffnen. Am besten halten zwei Personen das Strahlrohr, sie hocken oder knien dabei am besten auf dem Boden. Sprühstrahl oder Vollstrahl kann bei einem Mehrzweckstrahlrohr erzeugt werden.

■ *Pulverlöscher.* Einsatz bei Brand von brennbaren Flüssigkeiten, Gasen oder von brennbaren festen Stoffen. Löschmittel ist Staub, der den Brandherd umgibt, den Rauch verdrängt, die Hitze abhält und das Feuer durch Sauerstoffentzug erstickt. Löschentfernung 3–4 Meter. Kommt man näher heran, könnte loses Brandgut aufgewirbelt und verschleudert werden, wodurch der Brandherd sich vergrößern kann. Wegen der kurzen Spritzdauer dieser Behälter darf der Feuerlöscher erst am Brandherd in Tätigkeit gesetzt werden.

■ *Kohlendioxidlöscher.* Einsatz nur dort, wo das brennbare Gut nicht verunreinigt werden soll (Labor und Operationssaal mit empfindlichen Geräten). Die Löschwirkung ist relativ gering und beruht auf einer Verdrängung des Luftsauerstoffes durch Kohlendioxid.

■ *Brennende Menschen* können durch Wasser- und Pulverlöscher abgelöscht werden. Man kann aber die Flammen meist viel einfacher mit Decken oder Kleidungsstücken ausdrücken oder durch Wälzen auf dem Boden ersticken. Kleidung, die mit brennbarer Flüssigkeit getränkt ist, muß sofort ausgezogen werden.

■ *Brennbare Flüssigkeiten,* die in Behältern brennen, können durch große Deckel oder übergeworfene Decken manchmal schlagartig abgelöscht werden.

Anhang: Übersichten und Tabellen

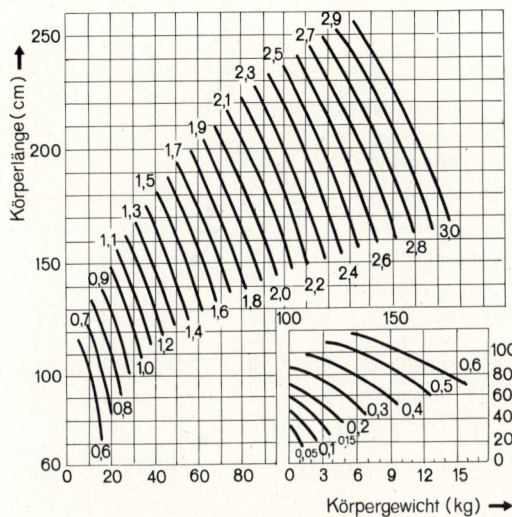

Abb. **275** Bestimmung der Körperoberfläche aus der Körperlänge (cm) und dem Körpergewicht (kg). Verbindet man beide Werte (cm, kg) trifft man auf das Oberflächenmaß (m²) (nach Sendroy und Cecchini).

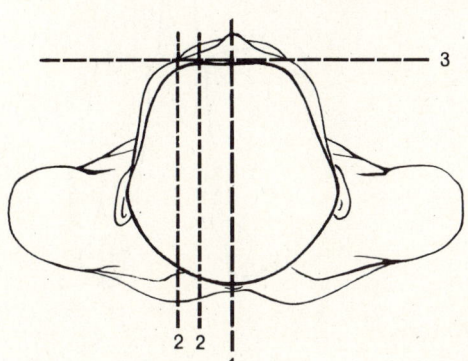

Abb. **276** Einteilung des Körpers, Hilfen für Beschreiben und Festhalten von Befunden.
a Ebenen
b Linien
c Bereiche
d Richtungen

a) **Ebenen**
1 Mittelebene (Medianebene)
2 Pfeilnahtebene (Sagittalebene)
3 Stirnebene (Frontalebene)

Medianebene: Sie trennt den Körper etwa in zwei spiegelbildliche gleiche Hälften.
Frontalebene: Es sind alle Ebenen gemeint, die parallel zur Stirn liegen.
Sagittalebene: Es sind alle Ebenen gemeint, die parallel zu einer Ebene liegen, die durch die Pfeilnaht des Schädels gedacht werden kann. Sagittalebenen liegen also parallel zur Medianebene.

b) **Linien**
1 vordere Mittellinie
2 mittlere Schlüsselbeinlinie (Medioklavikularlinie)
3 Brustwarzenlinie (Mamillarlinie)
4 vordere Achsellinie (Axillarlinie)

c) **Bereiche**

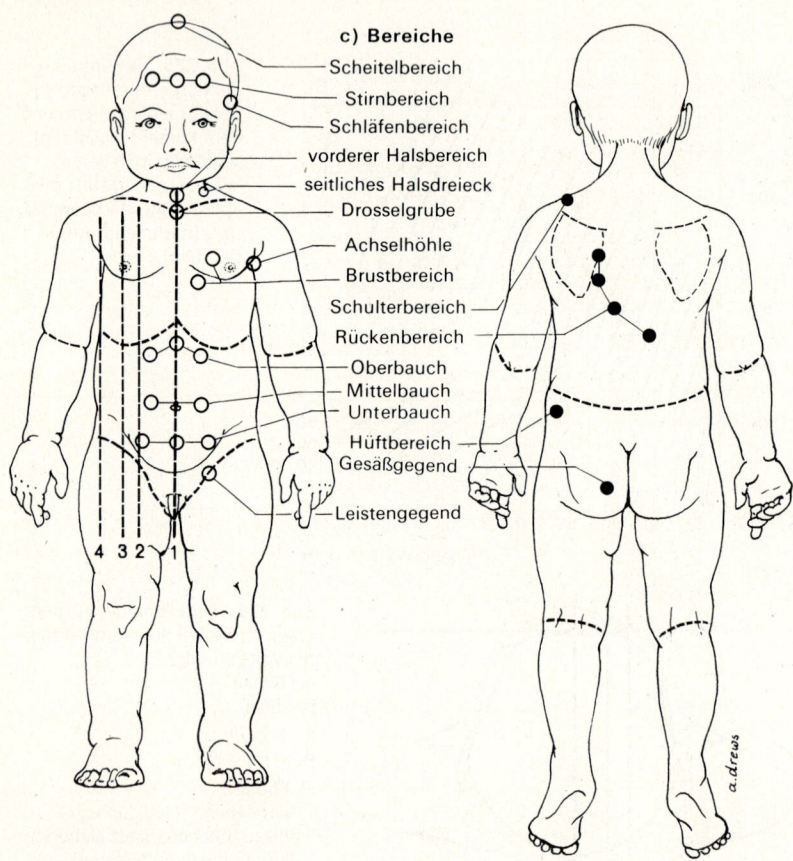

Scheitelbereich
Stirnbereich
Schläfenbereich
vorderer Halsbereich
seitliches Halsdreieck
Drosselgrube
Achselhöhle
Brustbereich
Schulterbereich
Rückenbereich
Oberbauch
Mittelbauch
Unterbauch
Hüftbereich
Gesäßgegend
Leistengegend

4 3 2 1

d) **Richtungen**
zum Kopf hin gelegen (kranial)
in Richtung der Beine gelegen (kaudal)
mehr zur Mitte hin gelegen (medial)
mehr zur Seite hin gelegen (lateral)
näher zum Körperzentrum gelegen (proximal)
mehr zur Körperperipherie gelegen (distal)
mehr zur vorderen Körperfläche hin gelegen (ventral, anterior)
mehr zum Rücken hin gelegen (dorsal, posterior)

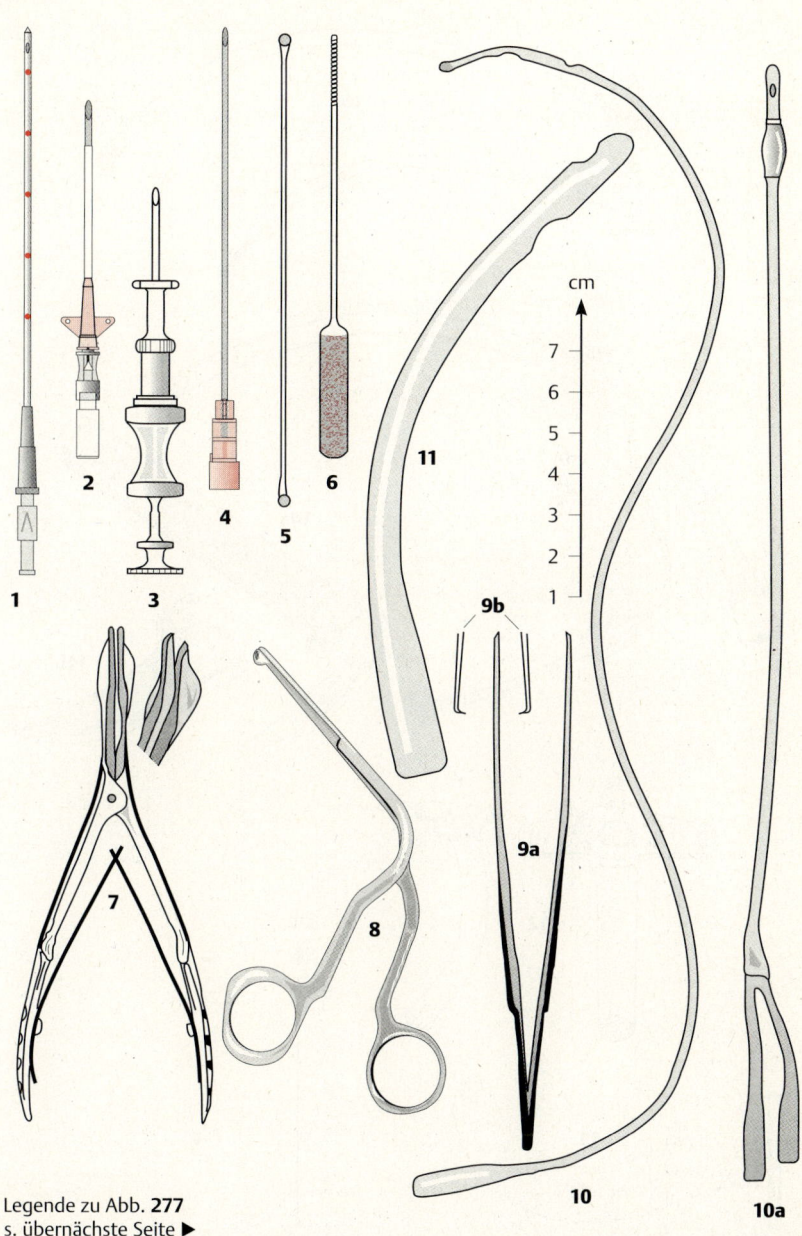

cm

7
6
5
4
3
2
1

1
2
3
4
5
6
7
8
9a
9b
10
10a
11

Legende zu Abb. **277**
s. übernächste Seite ▶

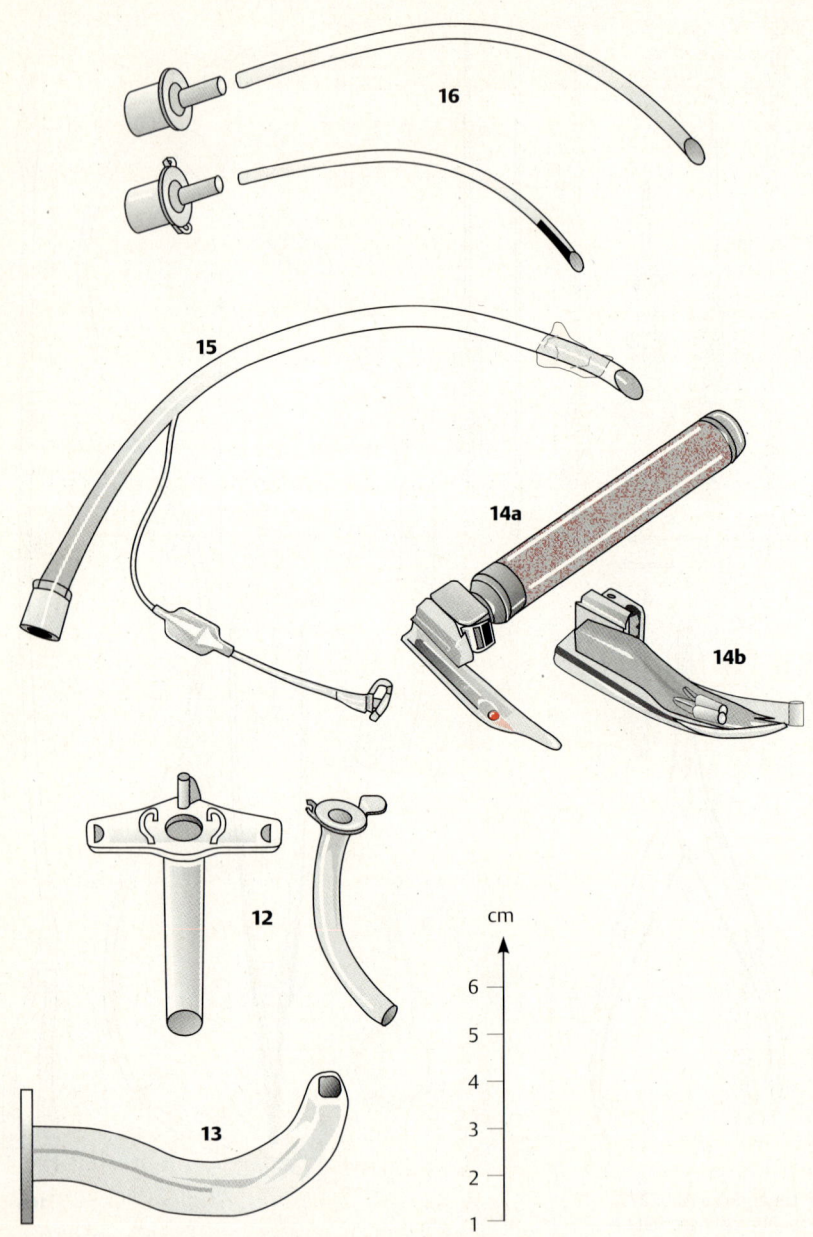

Abb. **277** Instrumente der Diagnostik und Therapie. Die Formen variieren firmenabhängig. Zur Aufgabe eines Mandrin: Als „Fülldraht" von Kanülen verhindert er Verstopfung und Verschmutzung der Lichtung. In dünnen Nadeln und weichen Sonden oder Kathetern dient er als verfestigender Führungsstab.

 1 Trokar(t): Kunststoffkanüle mit zusätzlichen seitlichen Öffnungen und Zentimetermarkierung; spitz geschliffener Metallführungsstift
 2 Venenverweilkatheter aus Teflon mit Führungskanüle; verschiedene Längen und Durchmesser
 3 Kanüle für Knochenmarkspunktion mit Eindringtiefe-Aretierung
 4 Lumbal-(Spinal-)kanüle, verschiedene Durchmesser und Länge
 5 Knopfsonde
 6 Watteträger aus Metall
 7 Nasenspekulum, etwas geöffnet
 8 Magill-Faßzange
 9 Pinzetten, **a** mit stumpfen Enden (anatomische Pinzette)
   b mit spitzen Enden (chirurgische Pinzette)
10 Katheter für Harngewinnung
   a Verweilkatheter mit Blockmanschette
11 Darmrohr
12 Trachealkanüle, Silberkanüle, auseinandergenommen; mit Ventil auch als Sprechkanüle einzusetzen. Zur Beatmung: Kunststoffkanüle mit anderer Bauart
13 Guedel-Tubus, oropharyngealer Tubus, verschiedene Größen
14 Laryngoskop: gerader Spatel für Frühgeborene und Neugeborene, gebogener Spatel für ältere Kinder
15 Endotrachealtubus mit Blockmanschette
16 Endotrachealtuben verschiedener Größe ohne Blockmanschette

Tabelle **32** **Häufigkeit der Atemzüge und der Pulsschläge pro Minute in Abhängigkeit vom Alter**

Alter	Atemfrequenz	Pulsfrequenz
Frühgeborene	40 – 60	100 – **130** – 180
Neugeborene	38 – 42	80 – **120** – 170
3 Monate	30 – 35	80 – **120** – 160
6 Monate	24 – 29	80 – **120** – 160
1 Jahr	23 – 24	80 – **120** – 160
5 Jahre	18 – 22	80 – **100** – 120
15 Jahre	16 – 18	60 – **75** – 90
Erwachsene	16 – 18	60 – **70** – 80

Tabelle **33** **Durchschnittslängenmaß (cm) und -gewicht (kg) bei Kindern und Jugendlichen**

Länge	± 2σ	Knaben Gewicht	± 2σ	Kopf- umfang	Jahre	Länge	± 2σ	Mädchen Gewicht	± 2σ	Kopf- umfang
52	4	3,5	0,8	35	**0**	51	4	3,4	0,8	34
60		5,8		41	**¼**	60		5,4		40
68	5	7,6	1,5	44	**½**	66	5	7,4	1,5	43
73		9,2		46	**¾**	72		8,9		45
76	6	10,4	2,5	47	**1**	75	6	9,8	2,5	46
82		11,6		48	**1½**	80		11,1		47
88	7	12,9		49	**2**	86	7	12,1		48
97	8	14,5	3,0	50	**3**	96	8	14,3	3,0	49
105	9	17,0	3,5	51	**4**	104	10	16,5	3,5	50
112	11	19,2	4,0	51	**5**	111	12	18,6	4,0	50
118		21,5		51	**6**	118		21,1		50
124		23,9	+ 7,0 – 5,5	52	**7**	124		23,6	+ 8,0 – 5,5	51
129		26,4		52	**8**	130		26,0		51
135	12	29,6	+10,5 – 7,5	52	**9**	135	13	28,9	+11,0 – 8,0	51
140		32,4		52	**10**	140		32,5		51
145	13	36,0	+15,5 –11,0	53	**11**	147	14	36,6	+16,5 –11,0	52
150		39,9		53	**12**	153		41,5		53
156	16	44,2	+20,0 –14,0	54	**13**	158	13	46,0	+19,0 –13,5	53
163		50,2		54	**14**	162		52,5		53
167		54,7		54	**15**	162		53,5		53
172		60,5		54	**16**	164		55,9		53
175		64,2		54	**17**	164		57,0		53
176		66,1		54	**18**	165		57,4		53

Tabelle **34**   **Normalwerte bei Blutuntersuchungen**

Blutzellen	Neugebo-renes	Säugling	Kleinkind	Schulkind	Erwachse-ner
Hämoglobin, g%	22 – 19	16 – 11	13 – 14	13 – 15	14 – 16
Erythrozyten, Mill./μl	6 – 5	5 – 4	4 – 4,5	4 – 5	4,5 – 5
Retikulozyten, ‰	40 – 60	5 – 10	5 – 10	5 – 10	5 – 10
Mittlerer Hämoglobingehalt in Erythrozyten (HB_E = MCH, pg)	38	33 – 26	27 – 25	27 – 28	27 – 35
Mittleres Erythrozytenvolumen (MCV, μm^3)	90 – 100	70 – 80	80	80	80
Erythrozytendurchmesser, μm	8,6	7,6	7,4	7,4	7,5
Leukozyten, 1000/μl	30 – 15	12 – 8	8 – 10	7 – 9	5 – 8
Eosinophile, %	2 – 4	2 – 5	2 – 5	2 – 5	2 – 5
Segmentkernige, %	70 – 50	20 – 40	40 – 50	50 – 60	60 – 70
Monozyten, %	3 – 12	5 – 15	4 – 8	4 – 8	4 – 8
Lymphozyten, %	35 – 25	50 – 70	40 – 50	30 – 40	25 – 35
Thrombozyten, 1000/μl	100 – 150	250 – 400	250 – 400	250 – 400	250 – 400
Hämatokrit, Vol.%	56 – 49	35 – 47	36 – 37	39 – 40	36 – 50

Osmotische Resistenz der Erythrozyten: Hämolysebeginn bei 0,45 – 0,39% NaCl, vollständige Hämolyse bei 0,33 – 0,30% NaCl

Blutmenge
beim Neugeborenen und Säugling $^1/_{10}$ des Körpergewichtes,
beim älteren Kind und Erwachsenen $^1/_{13}$ des Körpergewichtes

Blutkörperchen-Senkungsgeschwindigkeit (abgekürzt BKS oder BSG) nach Westergren:
in der 1. Stunde bis 10 mm, in der 2. Stunde bis 15 mm

Blutgerinnung
Blutungszeit: 3 – 6 min
Gerinnungszeit: 5 – 8 min (Venenblut, Zimmertemperatur)
Retraktionszeit: 30 – 60 min (Venenblut, Zimmertemperatur)
Prothrombinzeit: 11 – 15 sec (nach Quick) = 75 – 120%
partielle Thromboplastinzeit (PTT): 35 – 44 sec

Erklärungen: mg/100 ml = Milligramm pro 100 Milliliter Untersuchungsflüssigkeit,
μg/100 ml = Mikrogramm pro 100 Milliliter Untersuchungsflüssigkeit,
mval/l oder mmol/l = Milliäquivalent oder Millimol pro 1 Liter Untersuchungsflüssigkeit
U/l = Einheiten pro 1 Liter

Tabelle **34** (Fortsetzung)

Blutserum	mg/100 ml	mmol/l
Natrium		134 – 146
Kalium		3,9 – 5,4
Kalzium		2,2 – 2,8
Chlorid		9,8 – 100
Magnesium		0,8 – 1,0
Phosphat, anorganisch	4,5 – 6,7	1,3 – 2,3
Standardbikarbonat		21 – 25
Reststickstoff	21 – 40	
Harnstoff-Stickstoff	6 – 18	
Harnsäure	2,5 – 6,5	
Kreatinin	0,3 – 0,8	
Bilirubin, gesamtes	0,2 – 1,0	
Bilirubin, direktreagierendes	bis 0,2	
Blutzucker	60 – 100, beim Säugling weniger	
Fett, gesamt	300 – 800	
Cholesterin, gesamt	120 – 250	

Enzyme im Serum (U/l)	Säugling	Kinder	Erwachsene
Alphaamylase	0 – 2000	230 – 3000	230 – 3000
alkalische Phosphatase (AP)	180 – 700	110 – 700	60 – 170
Aldolase	2,1 – 4,5	1,8 – 5,5	2,4 – 3,5
Glutamat-Oxalacetat-Transaminase (GOT)	10 – 28	7 – 20	bis 18
Glutamat-Pyruvat-Transaminase (GPT)	5 – 28	2 – 20	bis 20
Laktatdehydrogenase (LDH)	200 – 300	160 – 240	bis 240
Kreatinphosphokinase (CPK) (U/l)	bis 65	bis 53	bis 50
Gammaglutamyltransferase (Gamma-GT)	4 – 35	4 – 14	bis 28

Weitere Serumwerte	Normalwerte
pH des Blutes	7,33 – 7,42
pCO_2	30 – 42 mm Hg (Torr)
pO_2	54 – 90 mm Hg (Torr)
Eisen	45 – 160 µg/100 ml
Serumeiweiß, gesamt	5 – 8 g/100 ml

Tabelle 35 **Normalwerte im Liquor**

Liquor	Normalwerte
Zellen	bis 20/3
Glukose	30 – 100 mg/100 ml
Eiweiß, gesamt	15 – 45 mg/100 ml

Tabelle 36 **Normalwerte bei Harnunter-suchungen**

Harn	Normalwerte
Amylase (U/l)	bis 3500
pH	5,3 – 7,2
spezifisches Gewicht	1002 – 1020
Eiweißreaktion	negativ
Zuckerreaktion	negativ
Urobilinogen	negativ bis leicht positiv
Bilirubin	negativ
Azeton	negativ
Sediment	flache Epithelien, bis 3 Leukozyten, keine Erythrozyten pro Gesichtsfeld
Kammerzählung	bis 20 Leukozyten, bis 5 Erythrozyten pro µl (mm³)

Tabelle 37 **Harnmenge bei Kindern**

Alter	ml/Tag	ml/Std.
bis 2 Tage	30 – 60	2
3 – 10 Tage	100 – 300	8
10 Tage – 2 Monate	250 – 450	15
2 – 12 Monate	400 – 500	18
1 – 3 Jahre	500 – 600	22
3 – 5 Jahre	600 – 700	27
5 – 8 Jahre	650 – 1000	34
8 – 14 Jahre	800 – 1400	46
über 14 Jahre	1000 – 1600	50

Tabelle 38 **Energiebedarf (Brennwertbedarf, Kalorienbedarf) pro Kilogramm Körpergewicht und Tag**

$$\textbf{Energiequotient } (EQ) = \frac{\text{Brennwert (Kalorien)}}{\text{kg Körpergewicht}}$$

Lebensalter	EQ in Joule	in Kalorien
Frühgeborenes	630	150
Säugling		
1. – 6. Monat	500	120
7. – 12. Monat	460	110
Kleinkind		
1 – 3 Jahre	380	90
4 – 6 Jahre	330	80
Schulkind	250	60
Jugendlicher	210	50
Erwachsener	145	35

Tabelle **39** **Für die Überwachung von Infusionen**
Tropfgeschwindigkeit und Menge der einlaufenden Flüssigkeit. 20 Tropfen = 1 ml

Tropfen pro Minute	Gesamtmenge (ml) in		
	6 Std.	12 Std.	24 Std.
4	72	144	288
5	90	180	360
6	108	216	432
8	144	288	576
10	180	360	720
12	216	432	864
14	252	504	1008
16	288	576	1152
18	324	648	1296
20	360	720	1440
25	450	900	1800
30	540	1080	2160
35	630	1260	2520

Tabelle **40** **Einfache Maße für die Herstellung von Nahrungen**
Die Angaben beziehen sich auf glatt gefüllte (mit dem Messerrücken glattgestrichene) Löffel

Material	Eßlöffel	Teelöffel
Trockenvollmilch	7 g	2 g
Stärkemehl	7 g	2 g
feiner Grieß	10 g	3 g
Kochzucker	10 g	3 g
Traubenzucker	9 g	3 g
Öl	10 g	4 g
Flüssigkeit (Wasser, Milch)	15 g	5 g
Butter, Margarine	20 g	8 g

Wasser oder wäßrige Lösung:
1 ml = 20 Tropfen

1 Suppenteller faßt etwa 250 ml

1 kleine Tasse faßt etwa 125 – 150 ml

1 Wasserglas hat einen Inhalt von 100 – 150 ml

1 Schnapsglas faßt 50 ml

1 Teelöffel faßt 5 ml

1 Kinderlöffel faßt 10 ml

1 Eßlöffel faßt 15 ml

1 Messerspitze = 0,5 bis 1 g von pulverförmigen Substanzen

Tabelle **41 – 44** **Aufstellung und Erläuterung von wissenschaftlichen Symbolen, die in der Medizin verwandt werden**

Tabelle **41** **Römische Zahlenzeichen**
Sie werden auf ärztlichen Rezepten für Portionsangaben verwandt

I	II	III	IV	V	VI	VII	VIII	IX	X
= 1	= 2	= 3	= 4	= 5	= 6	= 7	= 8	= 9	= 10

XI	XII	XX	L	C	D	M
= 11	= 12	= 20	= 50	= 100	= 500	= 1000

Tabelle **42**   Verwendung von **Buchstaben aus dem griechischen Alphabet**

Buchstabe	Sprechweise	Beispiele des Gebrauches
α	Alpha	α-Wellen im EEG; α-Globuline
β	Beta	β-Wellen im EEG, β-Globuline; β-Strahlen
γ	Gamma	γ-Globuline; γ-Strahlen
$\Delta\delta$	Delta	δ-Wellen im EEG
$\Theta\vartheta$	Theta	Θ-Wellen im EEG

Tabelle **43**   **Maße und Gewichte**

Körpermaße (Hohlmaße)

1 Kubikmeter (m^3) = 1000 dm^3 = 1 000 000 cm^3

1 Kubikdezimeter (dm^3) = 1 Liter (l) = 1000 cm^3 (ml)

1 Kubikzentimeter (cm^3) = 1000 Kubikmillimeter (mm^3)

Gewichte

1 Kilogramm (kg) = 1 Kilopond (kp) = 1000 g

1 Gramm (g) = 1000 mg

1 Milligramm (mg) = 1000 μg = $^1/_{1000}$ g

1 Mikrogramm (μg) = $^1/_{1000}$ mg; früher = 1 Gamma (γ)

Tabelle **44**   **Mathematische Zeichen**

Zeichen	Sprechweise und Erläuterung	Zeichen	Sprechweise und Erläuterung
%	vom Hundert (Prozent)	>	mehr als . . .
‰	vom Tausend (Promille)	<	weniger als . . .
/	je (pro); Beispiel: 1 g/Tag = 1 g je Tag	$\approx$	angenähert, nahezu gleich
+	plus, und	$\circ$	Grad, z. B. 10 °C = Temperatur 10 Grad in der Einteilung nach Celsius
–	minus, weniger		
=	gleich	′	Minute
		″	Sekunde

Einführung in Examensfragen

■ Jeder, der schon mal ein Examen gemacht hat, weiß, daß für einen guten Abschluß zweierlei zusammenkommen muß: *fundiertes Wissen und die Fähigkeit, dieses Wissen überzeugend anzubringen.*

▧ Das Letztere: Man stellt sich auf die Prüfungssituation mit ihrer Spannung ein, in der **mündlichen Prüfung** auf den Fragenden, seine bevorzugten Fragen und seine Fragetechnik, und in der schriftlichen Prüfung auf das System der **Multiple-choice-Fragen.**

▧ Beim Multiple-choice-Verfahren muß der Prüfling unter mehreren vorgegebenen Antworten die richtige kennzeichnen.

▧ In jede Frage-Antwort-Technik kann man sich einüben und damit Sicherheit gewinnen. Man sollte es in den Lehrjahren einer Krankenpflegeschule immer wieder und vor allem in den letzten Wochen vor dem Examen intensiv tun. Einige Anleitung dazu soll hier gegeben werden.

Zum Prinzip der Prüfungsverfahren:

■ Das **mündliche Prüfen mit frei formulierten Fragen** kann sich nur auf wenige Fragen beschränken. Dies ist sein Nachteil, weil damit nur Stichproben für das Ganze eines Wissens stehen können. In seiner Antwort kann der Kandidat mit etwas Geschick – falls er es mangels sicheren Wissens nötig hat – eventuell einer klaren Antwort („schwarz" oder „weiß") ausweichen („grau"). So ist das Urteil des Examinators in Gefahr, subjektiv gefärbt auszufallen – zweifellos ein Nachteil. Und ferner: Der Schweregrad der Fragen kann von Prüfling zu Prüfling trotz aller Bemühung um Objektivität variieren. Dem steht als wesentlicher Vorteil gegenüber: Neben der Prüfung von Fachwissen wird in solcher Frage-Antwort-Technik auch noch die Persönlichkeit des Prüflings miteingebracht, insofern erkennbar wird, wie dieser sich Problemsituationen stellt und sie in Haltung, geistiger Übersicht und sprachlichem Ausdruck beherrscht.

▧ Einige *Beispiele solcher freiformulierten Fragen für frei formulierte Antworten* (Auflösung auf der folgenden Seite):

1. Worin liegen die Unterschiede von Muttermilch und Kuhmilch?
2. Was tun, wenn ein Kind Angst hat?
3. Akut eingetretene Blässe: Was kann dahinter stecken, was ist zu tun?
4. Wie sieht das Gesicht bei Scharlach aus, wie bei Masern?
5. Beratung der Mütter von Säuglingen: Worauf kommt es in erster Linie an?
6. Mißhandlung eines Kindes durch die eigenen Eltern: Wie kommt es dazu?

■ Anders bei den **Examensfragen mit bereits vorgegebenen Antworten.** Diese heute zusätzlich üblichen, „objektiven" Prüfungsfragen zielen unausweichlich auf das vorhandene Wissen, verlangen keine Ausdrucksarbeit und zeitraubende Formulierungen. Sie gewinnen in der Schnelligkeit ihrer Beantwortung Zeit für weitere Fragen und erlauben gleichartige Prüfung größerer Schülergruppen mit absolut gleichlaufender, eventuell zentraler Auswertung. Pro Stunde werden üblicherweise 100 Fragen vom Prüfling bearbeitet. Die Auswertung dieser Examensantworten ist einfach, sie kann auch von Hilfspersonen oder einem Computer durchgeführt werden. Jede richtige Antwort ergibt einen Punkt.

Ein häufiger Einwand gegen diese Art der Prüfung richtet sich gegen die Tatsache, daß die richtige Antwort unter den Auswahlantworten bereits vorhanden ist. Daher kann man das Fragen komplizieren, indem die Fragen in einer negativen Form gestellt werden, so daß alle vorgeschlagenen Antworten richtig sind, mit Ausnahme einer einzigen, die der Kandidat bezeichnen muß. Schließlich kann auch keine einzige der genannten Antworten richtig sein.

Diese Unterschiede in Frage und Antwort sind auch auf die folgenden Fragen beispielhaft verteilt. So hat also der Prüfling damit zu rechnen, daß

– nur eine Antwort richtig ist,
– alle Antworten richtig sind außer einer,
– möglicherweise keine Antwort richtig ist oder
– alle Antworten richtig sind.

Dies klingt zunächst etwas verwirrend, der Leser wird sich aber schnell zurechtfinden.

■ *Fragen mit bereits vorgegebenen Antworten (Multiple-choice-Verfahren)* (Hinweise zur Lösung siehe unten):

1. *Die Prophylaxe ist*
   a eine Heilmaßnahme
   b ein bestimmtes Medikament
   c eine vorbeugende Maßnahme
   d eine bestimmte Untersuchungsmethode

2. *Credésche Prophylaxe ist nicht*
   a eine Impfung
   b ein geburtshilflicher Handgriff
   c eine Nabelbehandlung
   d prophylaktische Maßnahme gegen Bindehautgonorrhö

3. *Welche Eingeweidewürmer verursachen abends Juckreiz im Afterbereich?*
   a Spulwürmer
   b Schweinebandwürmer
   c Oxyuren
   d Rinderbandwurm

4. *Was ist der Hintergrund der Trotzphase des Kleinkindes*
   a tyrannisches Machtstreben
   b Aufbau eines gesunden Selbstbewußtseins
   c bedenkliche Störung der Eltern-Kind-Beziehung
   d Kennzeichen eines unverträglichen Charakters

5. *Wie viele der aspirierten Fremdkörper werden wieder ausgehustet?*
   a 50%
   b 90%
   c 10%
   d 30%

6. *Welche Infektionen können nicht im Pflegekontakt übertragen werden?*
   a Scharlach, Diphtherie
   b HIV-Infektion
   c Hepatitis B
   d Lues connata, Tuberkulose

■ **Bei der Einübung aufs Examen** kann die Leitung einer Krankenpflegeschule ihren Schülerinnen und Schülern eine wertvolle Hilfe bieten, wenn sie die Examensfragen vergangener Prüfungen gesammelt hat. Diese können dann den Lernenden zum Durcharbeiten zur Verfügung stehen und eventuell auch mit den Tutoren und Lehrern der Schule besprochen werden.

Auflösung der Examensfragen.

■ *Lösungen der Fragen mit bereits vorgegebenen Antworten*
Frage
1: c
2: a, b, c
3: c
4: b
5: c
6: keine Antwort ist richtig

■ *Lösungen der Fragen für freiformulierte Antworten*
Frage
1: S. 130
2: S. 27 f, 35 f, 40, 49, 373
3: S. 263 f, 513, 522, 523
4: S. 198
5: S. 37, 111, 115, 119, 328
6: S. 352 ff

Weiterführende Literatur

Biermann, G., R. Biermann: Das kranke Kind und seine Umwelt. Reinhardt, München 1982

Bremer, G., M. Adelhardt: Rechtskunde für das Krankenpflegepersonal und andere Berufe im Gesundheitswesen. 5. Aufl. Fischer, Stuttgart 1992

Gutjahr, P. (Hrsg.): Krebs bei Kindern und Jugendlichen. 3. Aufl. Deutscher Ärzte-Verlag, Köln 1993

Hertl, M.: Der Gesichtsausdruck des Kranken. Aussagen zur Diagnose und zum Befinden. Thieme, Stuttgart 1993

Hertl, M.: Die Welt des ungeborenen Kindes. Unser Leben vor der Geburt, Entwicklung, Verhalten, Gefühle. Piper, München 1994

Hertl, M., R. Hertl: Kranke und behinderte Kinder in Schule und Kindergarten. Thieme-Trias, Stuttgart 1979

Hertl, M., R. Hertl: Das kranke Kind. Elternratgeber für die Pflege zu Hause und bei Krankenhausaufnahme. 4. Aufl. Trias, Stuttgart 1996

Huss, G.: Mit Kindern in die Tropen. Kilian, Marburg 1994

Kurz, R., u. W. Muntean: Präventive Pädiatrie. Stuttgart, Thieme 1990

Leist, M.: Kinder begegnen dem Tod. Gütersloher Verlagshaus G. Mohn, Gütersloh 1979

Loux, F.: Das Kind und sein Körper in der Volksmedizin. Klett, Stuttgart 1980

Neuer-Miebach, Th., u. R. Tarneden: Vom Recht auf Anderssein. Anfragen an die pränatale Diagnostik und humangenetische Beratung. Marburg, Lebenshilfe-Verlag 1994

Obladen, M.: Neugeborenenintensivpflege. Grundlagen und Richtlinien. Heidelberg, Springer. 5. Aufl. 1995

Peiper, A. (Hrsg.): Chronik der Kinderheilkunde. 5. Aufl. Thieme, Stuttgart und Leipzig 1992

Schiff, H. S.: Verwaiste Eltern. Kreuz-Verlag, Stuttgart 1978

Schmid, R.: Wer hilft weiter? Ein bundesweiter Wegweiser des Kindernetzwerkes für kranke und behinderte Kinder und Jugendliche in der Gesellschaft e.V. Lübeck, Schmidt-Römhild 1996

Seidler, E.: Geschichte der Pflege des kranken Menschen. 5. Aufl. Kohlhammer, Stuttgart 1982

Stösser, A. v.: Plegestandards. Erneuerung der Pflege durch Veränderung der Standards. Heidelberg, Springer. 3. Aufl. 1994

Stück, B., B. Röhrig u. R. Rudolph: AIDS bei Frauen und Kindern. Leben mit der Krankheit. Stuttgart, Thieme 1989

Tardos, A., L. u. L. Valentin: Miteinander vertraut werden. Erfahrungen und Gedanken zur Pflege von Säuglingen und Kleinkindern. Freiamt, Arbor 1994

Theopold, W.: Das Kind in der Votivmalerei. Thiemig, München 1981

Züblin, W.: Das schwierige Kind. 5. Aufl. Thieme, Stuttgart 1983

Sachverzeichnis

Die **halbfette** Schreibweise der Seitenzahl besagt, daß an dieser Stelle die ausführlichere Darstellung des Problems zu finden ist. Die *kursive* Schreibweise der Seitenzahl weist darauf hin, daß an diesem Ort eine Abbildung zum Problem steht.